出入境检验检疫行业标准汇编

纺织检验卷

（下）

国家认证认可监督管理委员会　编

中国质检出版社
中国标准出版社
北　京

图书在版编目(CIP)数据

出入境检验检疫行业标准汇编. 纺织检验卷. 下/国家认证认可监督管理委员会编. —北京:中国标准出版社,2012
ISBN 978-7-5066-6844-6

Ⅰ.①出… Ⅱ.①国… Ⅲ.①国境检疫-卫生检疫-行业标准-汇编-中国②纺织品-国境检疫-行业标准-汇编-中国 Ⅳ.①R185.3-65②TS107-65

中国版本图书馆 CIP 数据核字(2012)第 138026 号

中国质检出版社
中国标准出版社 出版发行
北京市朝阳区和平里西街甲 2 号(100013)
北京市西城区三里河北街 16 号(100045)
网址:www.spc.net.cn
总编室:(010)64275323 发行中心:(010)51780235
读者服务部:(010)68523946
中国标准出版社秦皇岛印刷厂印刷
各地新华书店经销

*

开本 880×1230 1/16 印张 60.5 字数 1 628 千字
2012 年 8 月第一版 2012 年 8 月第一次印刷

*

定价 330.00 元

《出入境检验检疫行业标准汇编》

总 编 委 会

《出入境检验检疫行业标准汇编　纺织检验》

编　委　会

主　编　桂家祥

副主编　谢秋慧　徐鑫华　周丽萍　曹锡忠　王　东

编　者　（按姓氏笔画排序）

于　枫　牛增元　王　超　王小平　王建中　由瑞华
任春华　吴雄英　李丽霞　陈宝喜　林春能　罗楚成
赵珊红　唐敏峰　殷祥刚　耿　响　诸声伟　郭会清
高友军　董　伟　董锁拽　蒋　勇　魏孟媛

序

检验检疫标准化工作始于上世纪二十年代末，由于进出口贸易的需要，品质检验机构开始制定部分商品的品质和检测方法标准。新中国成立后，为促进和规范我国商品进出口工作，国家规定进出口商品检验部门可制定外贸标准。1992年，为配合《中华人民共和国标准化法》的实施，进出口商品检验部门将原外贸标准和专业标准调整为进出口商品检验行业标准，代号SN。1998年，原国家进出口商品检验局、动植物检疫局和卫生检疫局"三检"合并，进出口商品检验行业标准随之更名为检验检疫行业标准。2001年底，国家质量监督检验检疫总局成立，检验检疫标准化工作整体划归国家认证认可监督管理委员会管理，由此开启了检验检疫标准化工作新篇章。

时光荏苒，不知不觉中检验检疫标准化工作已经走过了八十多个年头。2003年我曾主持编写了《出入境检验检疫行业标准汇编》，八年来，检验检疫标准化工作又有了长足的发展：行业标准数量从当初的1484项发展到现在的3181项；标准的质量也稳步提升，方法标准验证要求已比肩国际权威机构，规程标准也已开始向国际通行的合格评定程序靠拢；国际地位显著提升；标准制修订各个环节管理更加科学系统；与检验检疫业务和科技工作的联动机制逐渐成熟；检验检疫标准对检验检疫业务的覆盖日趋完善，检验检疫标准体系不断健全。今天，我非常高兴地看到检验检疫标准化工作不断推进，检验检疫行业标准再次修订汇编成册，作为检验检疫行政执法的技术依据，行业标准多年来在保国安民、服务外贸、服务质检事业发展等方面发挥着越来越重要的作用，成为检验检疫业务工作不可或缺的技术支撑。

作为一个在检验检疫部门工作了几十年的老兵，我衷心希望检验检疫标准化工作能够在继承和发扬老一辈优良作风和传统的基础上，站在国家和社会的高度，开拓创新，不断进取，持之以恒，再创辉煌；也祝愿检验检疫行业标准进一步提升国际地位，更好地为检验检疫业务工作服务，在严把国门、促进外贸，推动检验检疫事业科学发展方面做出更大贡献。

王凤清

2011年9月

前　言

出入境检验检疫行业标准是检验检疫系统技术执法的主要依据，自1992年起，检验检疫系统已发布的行业标准达3753项，现行有效的3181项。一直以来，检验检疫行业标准受到了系统内外相关部门的普遍关注和使用。为了便于检验检疫技术执法，更好地服务外贸，也便于生产部门和相关单位的人员在工作中及时掌握、查找和使用检验检疫行业标准，组织出版《出入境检验检疫行业标准汇编》丛书，它在一定程度上反映了检验检疫行业标准化事业发展的基本情况和主要成就。

《出入境检验检疫行业标准汇编》是我国检验检疫行业标准化方面的一套大型丛书，按专业分类分别立卷。本套丛书收录了截至2011年7月1日前发布并有效的出入境检验检疫行业标准3181项，其中有36项标准因各种原因仅收录了标准名称。本套丛书由中国标准出版社陆续出版，分卷情况如下：

——动物检疫卷；

——纺织检验卷；

——化工品、矿产品及金属材料卷；

——机电卷；

——鉴定卷；

——轻工检验卷；

——食品、化妆品检验卷；

——卫生检疫卷；

——危险品包装检验卷；

——植物检疫卷；

——管理卷。

本卷为纺织检验卷，收集了截至2011年7月1日批准发布的纺织检验方面行业标准195项。纺织检验卷分为上册和下册，上册内容包括：通用标准和方法标准；下册内容包括：规程标准。

为了保证标准汇编的完整性，收入了即将调整的规程类标准，用“*”在目录中标注。

本汇编可供出入境检验检疫行业管理部门、科研机构、技术部门、出口企业的技术人员，各级出入境检验检疫局、检验机构、检测机构的相关人员使用。

编　者

2011年9月

目　录

规程标准

注：本汇编收集的标准年代号用四位数字表示。

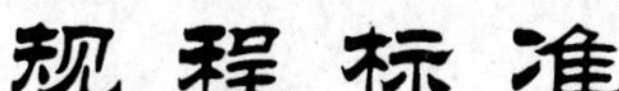

中华人民共和国进出口商品检验行业标准

SN 0026—92

出口机绣抽纱品检验规程

Rule for inspection of machine embroideries for export

1 主题内容和适用范围

本规程规定了机绣抽纱品的成品规格，质量要求，检验规则和包装要求。

本规程适用于棉、麻、丝及各种混纺、交织织物为面料的机绣及镶嵌抽纱品。

2 引用标准

GB 250 评定变色用灰色样卡

SN 0033—92 出口抽纱制品抽样检验规程

3 成品规格

3.1 各种成品规格按成交合同检验。

3.2 公差范围

经漂洗产品规格长公差－6%，宽、正方及圆(46、91、137、183 cm 四种规格公差－11%)公差－9%；成品以纬向作长度时，长(46、91、137、183 cm 四种规格公差－11%)公差－9%，宽公差－6%；不方度、不圆度不超过 3%。不经漂洗产品规格公差－2.5%；靠垫、座垫、枕套、被套等需填充内芯的，内径公差±1.25 cm(0.5 英寸)。成打、成对产品之间尺寸 25.4 cm 及以下偏差不超过 0.5 cm，25.4 cm 以上偏差不超过 1 cm。

4 质量要求

4.1 成品图案花样应与设计图纸相符，针法、工种搭配自然，拼缝处理恰当。

4.2 绣花

各种针法流畅整齐，间隔均匀，花位端正，轮廓完整饱满，不错绣，不漏绣，不露墨印(客户要求除外)，不露明显针迹，不留线头，1.5 cm 以上背面过线不允许存在。做到平、齐、匀、活、净、光。

注：① 平：针步平服，绣面平整。

② 齐：针法流畅整齐。

③ 匀：针距疏密均匀。

④ 活：线条活泼，流畅自然。

⑤ 净：绣片洁净。

⑥ 光：绣面色泽光亮。

4.3 色差

同种面料、绣线的配套产品色差均不能低于 4 级；套与套、面与里色差不能低于 3/4 级；箱与箱产品之间色差不能低于 3 级。

4.4 卷边要直、紧，边角要整齐。

4.5 缝纫

中华人民共和国国家进出口商品检验局 1992-09-01 批准　　1993-01-01 实施

拼缝线码匀直牢固，接针要套正，尾针要打回针，无线头。

折边车缝宽度上下层一致，不脱边。

4.6 锁边

不跳针，不叠纱，面底纱松紧适当。

4.7 针距密度

各部位针距密度按下表。

序号	项　目	尺寸,cm	针距密度,针
1	扦边	3	10～13
2	缝纫	3	明线 12～18,暗线 10 ～15
3	锁边	3	24～26

4.8 洗涤整熨

4.8.1 洗涤后产品洁净，色光白度一致，无色花，无异味。

4.8.2 整烫平服、整洁、干燥，不熨黄，不掉色，不走光，无死折。

4.8.3 折叠整齐，配套。

4.9 不允许疵点

a. 破洞(经纬纱共断或单断二根及以上)；

b. 破边；

c. 经纬不匀；

d. 粗纱：比原纱粗一倍(二根)长度占成品宽度(长)1/3 以上；

e. 油纱、色纱、杂纤维和其他影响外观的面料疵点；

f. 油迹、锈迹、色迹、污迹、水渍、浆斑、霉斑；

g. 错绣、漏绣、熨黄、泛黄。

5 检验规则

5.1 检验工具

钢卷尺、钢尺、木尺、放大镜、GB 250 评定变色用灰色样卡。

5.2 检验条件

成品需在正常的北向自然光线下或在灯下检验，其照度应约为 750 lx(相当于 40 W 日光灯管 3 支)。光源与样品距离为 1～1.20 m。

5.3 抽样及判定

按 SN 0033—92 出口抽纱品抽样检验规程执行。

5.4 检验方法

将成品平放，按 5.2 款进行目测，目测距离 60 cm。

5.4.1 规格

从抽取的检验样品中，每种规格测量不少于 3 片。

测量规格时应测外缘最高点，长、正方形产品经纬各测一次。圆和椭圆形产品过中心经纬各测一次。

5.4.2 色差

评定色差程度时，评级者眼睛与试样距离为 30～40 cm。样卡与试样放在同一平面上，样卡在评级者左方，试样在右方。

5.4.3 针距密度

在成品车缝、拼接、锁边位置上，任取 3 cm 走纱测定三处，取三次的算术平均值。

5.4.4 绣花

绣花针工质量应根据绣花质量要求和绣样进行鉴定。

6 包装

6.1 包装要求

内外包装应符合合同或订货单的要求，做到整齐、清洁、严密、干燥、牢固。

6.2 包装标志

6.2.1 内外包装标志应符合合同或订货单的要求。

6.2.2 外包装标志须用不易褪色的颜料刷明，唛头标志要清晰端正，不得有任何污迹。

附加说明：

本规程由中华人民共和国国家进出口商品检验局提出。

本规程由中华人民共和国汕头、天津进出口商品检验局起草。

本规程主要起草人郑瑞璇、林潮合、周文。

中华人民共和国进出口商品检验行业标准

出口手绣抽纱品检验规程 SN 0027—92

Rule for inspection of hand embroideries for export

1 主题内容和适用范围

本规程规定了手绣抽纱品的成品规格、质量要求、检验规则和包装要求。

本规程适用于棉、麻、丝、化纤及各种混纺、交织织物为面料的手工刺绣、挑补绣及镶嵌抽纱品。

2 引用标准

GB 250 评定变色用灰色样卡

SN 0033 出口抽纱制品抽样检验规程

3 成品规格

3.1 各种成品规格按成交合同检验。

3.2 公差范围

各种成品规格长公差－6%，宽、正方及圆公差－9%（46、91、137、183 cm 四种规格公差－11%）。成品以纬向作长度时长公差－9%（46、91、137、183 cm 四种规格公差－11%），宽公差－6%。不方度、不圆度不超过 3%。靠垫、座垫、枕套、被套等需填充内芯的，内径公差±1.25 cm（0.5 英寸）。成打、成对产品之间尺寸 25.4 cm 及以下偏差不超过 0.5 cm。25.4 cm 以上偏差不超过 1 cm。

4 质量要求

4.1 成品图案花样应与设计图纸相符，针法、工种搭配自然，拼缝处理恰当。

4.2 绣花

各种针法流畅整齐，间隔均匀，花位端正，轮廓完整饱满，不错绣、不漏绣、不露墨印（客户要求除外），扦补不露明显针迹。做到平、齐、匀、活、净、光。

注：① 平：针步平服，绣面平整；

② 齐：针法流畅整齐；

③ 匀：针距疏密均匀；

④ 活：线条活泼、流畅自然；

⑤ 净：绣片洁净；

⑥ 光：绣面色泽光亮。

4.3 色差

同种面料、绣线的配套产品色差均不能低于 4 级；套与套、面与里色差不能低于 3/4 级；箱与箱的产品之间色差不能低于 3 级。

4.4 雕锁

雕锁线码匀直牢固，尾针要打回针。

中华人民共和国国家进出口商品检验局1992-09-01批准 1993-01-01实施

4.5 雕剪

要雕干净整齐，不雕断，不剪伤。

4.6 卷边

卷边要直、紧，边角要整齐。

4.7 缝边

拼缝线距匀直牢固，接针要套正，尾针要打回针，无线头。折边车缝宽度上下层一致，不脱边。

4.8 锁边

不跳针、不叠纱。面底纱松紧适当。

4.9 针距密度

各部位针距密度接下表。

<table>
<tr><th>序号</th><th colspan="2">项　　目</th><th>尺寸,cm</th><th>针距密度,针</th></tr>
<tr><td>1</td><td colspan="2">雕锁</td><td>3</td><td>稀锁明线 22～24
密锁明线 32～36
(以不露布底为准)</td></tr>
<tr><td>2</td><td colspan="2">扦边</td><td>3</td><td>12～16</td></tr>
<tr><td>3</td><td colspan="2">缝纫</td><td>3</td><td>明线 12～18
暗线 10～15</td></tr>
<tr><td>4</td><td colspan="2">锁边</td><td>3</td><td>24～26</td></tr>
<tr><td rowspan="3">5</td><td rowspan="3">补花</td><td>细锁</td><td rowspan="3">3</td><td>25～28</td></tr>
<tr><td>粗锁</td><td>19～22</td></tr>
<tr><td>加粗锁</td><td>14～17</td></tr>
</table>

4.10 洗涤整熨

4.10.1 洗涤后产品洁净，色光白度一致，无色花，无异味。

4.10.2 整烫平服、整洁、干燥、不熨黄，不掉色，不走光，无死折。

4.10.3 折叠整齐，配套。

4.11 不允许疵点

a. 破洞(经纬共断或单断二根及以上)；

b. 破边；

c. 经纬不匀；

d. 粗纱：比原纱粗一倍(二根)，长度占成品宽(长)的 1/3 以上；

e. 油纱、色纱、杂纤维和其他影响外观的面料疵点；

f. 油迹、锈迹、色迹、污迹、水渍、浆斑、霉斑；

g. 绣面绣线接头和线头，1 cm 以上的背面过线；

h. 错绣、漏绣、烫黄、冷黄。

5 检验规则

5.1 检验工具

钢卷尺、钢尺、木尺、放大镜、GB 250 评定变色用灰色样卡。

5.2 检验条件

成品需在正常的北向自然光线下进行；或在灯下检验，其照度均为 750 lx（相当于 40 W 日光灯管 3 支）。光源与布面距离为 1～1.20 m。

5.3 抽样

按 SN 0033 执行。

5.4 检验方法

将成品平放，按照 5.2 款进行目测，目测距离 60 cm。

5.4.1 规格

从抽取的检验样品中，每个规格测量不少于三片。测量规格时应测外缘最高点，长、正方形产品经纬各测一次，圆和椭圆形产品过中心经纬各测一次。

5.4.2 色差

评定色差程度时，评级者眼睛与试样距离为 30～40 cm，样卡试样放在同一平面上，样卡在评级者左方，试样在右方。

5.4.3 针距密度

在成品车缝、拼接、锁边、雕锁位置上任取 3 cm 走纱测定三处，取三次的算术平均值。

5.4.4 绣花

绣花针工质量应根据绣花质量要求和绣样进行检验。

6 包装

6.1 包装要求

内外包装应符合合同或订货单要求，做到整齐、清洁、严密、干燥、牢固。

6.2 包装标志

6.2.1 内外包装标志应符合合同或订货单的要求。

6.2.2 外包装标志须用不易褪色的颜色刷明，唛头标志要清晰、端正，不得有任何污迹。

附加说明：

本标准由中华人民共和国国家进出口商品检验局提出。

本标准由中华人民共和国天津、汕头进出口商品检验局起草。

本标准主要起草人周文、郑瑞璇、林潮合。

中华人民共和国进出口商品检验行业标准

出口手编结抽纱品检验规程

SN 0028—92

Rule of inspection for export hand crochet and knitted articles

1 主题内容和适用范围

本规程规定了手编结抽纱品的成品规格,质量要求,检验规则和包装要求。

本规程适用于针、勾针、竹针、梭子、棒锤等各种工具编结成的各种抽纱品,以及镶拼制品。

2 引用标准

GB 250 评定变色用灰色样卡

SN 0033 出口抽纱制品抽样检验规程

3 成品规格

3.1 各种成品规格按成交合同检验。

3.2 公差范围

各种成品规格公差+3%至-5%(纯百代丽、即墨花边产品公差+3%至-6%);不方度、不圆度不超过2.5%;成打、成对产品之间尺寸25.4 cm及以下偏差不超过1 cm,25.4 cm以上偏差不超过2 cm。

4 质量要求

4.1 成品图案花样应与设计图纸相符,针法、工种搭配自然。

4.2 编结

松紧适当,间隔均匀,花位端正,不错针,不跳针,按工艺要求需存在的结头要处理好。

4.3 色差

同种纱线的配套产品色差均不能低于4级;套与套色差不能低于3/4级;箱与箱的产品之间色差不能低于3级。

4.4 洗涤整熨撑挂

4.4.1 洗涤后产品须保持原来纱色洁净,色光一致,无色花,无异味。

4.4.2 整熨平服、整洁、干燥,不熨黄,不掉色,不走光,无死折。

4.4.3 撑挂产品不变形,不断线,不漏扣,无锈眼。

4.4.4 折叠整齐,配套。

4.5 不允许疵点

a. 断纱;

b. 含杂纱;

c. 油迹、锈迹、污迹、色迹、水渍、浆斑、霉斑。

中华人民共和国国家进出口商品检验局1992-09-01批准　　1993-01-01实施

5 检验规则

5.1 检验工具

钢卷尺、钢尺、木尺;GB 250 评定变色用灰色样卡。

5.2 检验条件

成品须在正常的北向自然光线下或在灯下检验,其照度应约为 750 lx(相当于 40 W 日光灯管 3 支)。光源与样品距离为 1~1.20 m。

5.3 抽样及判定

按 SN 0033—92 执行。

5.4 检验方法

将成品平放,按 5.2 款进行目测,目测距离 60 cm。

5.4.1 规格

从抽取的检验样品中,每种规格测量不少于 3 片。

测量规格时应测外缘最高点,长、正方形产品经纬各测一次,圆形和椭圆形产品过中心经纬各测一次。

5.4.2 色差

评定色差程度时,评级者眼睛与试样距离为 30~40 cm,样卡与试样放在同一平面上,样卡在评级者左方,试样在右方。

5.4.3 编结

编结工种做法的质量,应按编结的质量要求和样品进行检验。

6 包装

6.1 包装要求

内外包装应符合合同或订货单要求,做到整齐、清洁、严密、干燥、牢固。

6.2 包装标志

6.2.1 内外包装标志应符合合同或订货单的要求。

6.2.2 外包装标志须用不易褪色的颜料刷明。唛头标志要清晰端正,不得有任何污迹。

附加说明:

本规程由中华人民共和国国家进出口商品检验局提出。

本规程由中华人民共和国汕头、天津进出口商品检验局起草。

本规程主要起草人郑瑞璇、林潮合、周文。

中华人民共和国进出口商品检验行业标准

出口抽纱制品抽样检验规程

SN 0033—92

Rule for sampling inspection of embroideries for export

1 主题内容与适用范围

本规程规定了出口抽纱品的抽样方案、抽样方法及相应的转移规则。

本规程适用于出口抽纱品外观、品质、规格抽样检验。

2 引用标准

GB 2828 逐批检查计数抽样程序及抽样表(适用于连续批的检查)

3 抽样

3.1 判定标准

以不合格品率表示。

3.2 不合格品分类

有一个及以上缺陷称为不合格品。按单位产品的不同质量特性及缺陷的不同程度,可分为A类不合格品、B类不合格品。

3.2.1 A类不合格品

单位产品的重要质量特性不符合规定,有一个及以上严重缺陷,也可能含有轻微缺陷。

3.2.2 B类不合格品

单位产品的一般质量特性不符合规定,有一个及以上轻微缺陷,但不含严重缺陷。

3.3 抽样方案

3.3.1 由第一样本大小n_1、第二样本大小n_2和判定数组[A_{c1},A_{c2},R_{e1},R_{e2}]组成的二次抽样方案。

3.3.2 符号

N:批量

n_1:第一样本大小;n_2:第二样本大小。A_{c1}:第一合格判定数;A_{c2}:第二合格判定数。R_{e1}:第一不合格判定数;R_{e2}:第二不合格判定数。

3.4 检查水平

一般检查水平Ⅱ

3.5 合格质量水平

3.5.1 A类不合格 AQL=2.5

B类不合格 AQL=4.0

3.6 抽纱品缺陷分类

见表1。

中华人民共和国国家进出口商品检验局1992-09-01批准 1993-01-01实施

表 1　抽纱品缺陷分类表

缺陷名称	A类不合格	B类不合格	说　　明
错绣(编)	主要部位1处及以上，次要部位1处以上	次要部位1处	
漏绣(编)	主要部位、主花、1处及以上，次要部位1处以上	次要部位1处	
破洞(边、锁)	1处及以上	次要部位不脱散1处	包括手编品
烫黄	1处及以上		
色差	低于标准规定		
规格尺寸不符	超公差50%及以上	超公差50%以下	
面料疵点	按标准规定		
斑渍	明显	次要部位不明显	明显：外观检验时容易发现且不易修复，严重影响产品的美观及使用 不明显：外观检验时不易发现即便发现也易修复至正常，对外观及使用影响不大
漏蓝	明显	不明显	
整烫撑挂不良	明显	不明显	
绣(编)不良	明显	不明显	

注：① 凡未列入缺陷可参照上述区分。

② 正面主花为主要部位，其他为次要部位。

3.7　方案实施

抽样方案见表2、表3。

表 2　正常检查二次抽样表　　单位：片

批量大小 N	样本 n	样本大小	累计样本大小	A类不合格 A_c	A类不合格 R_e	B类不合格 A_c	B类不合格 R_e
1～150	n_1	13	13	0	2	0	3
	n_2	13	26	1	2	3	4
151～280	n_1	20	20	0	3	1	3
	n_2	20	40	3	4	4	5
281～500	n_1	32	32	1	3	2	5
	n_2	32	64	4	5	6	7
501～1 200	n_1	50	50	2	5	3	6
	n_2	50	100	6	7	9	10
1 201～3 200	n_1	80	80	3	6	5	9
	n_2	80	160	9	10	12	13

续表 2 单位:片

批量大小 N	样本 n	样本大小	累计样本大小	A类不合格 A_c	A类不合格 R_e	B类不合格 A_c	B类不合格 R_e
3 201～10 000	n_1	125	125	5	9	7	11
	n_2	125	250	12	13	18	19
10 001～35 000	n_1	200	200	7	11	11	16
	n_2	200	400	18	19	26	27
35 001～150 000	n_1	315	315	7	11	11	16
	n_2	315	630	18	19	26	27

表 3 加严检查二次抽样表 单位:片

批量大小 N	样本 n	样本大小	累计样本大小	A类不合格 A_c	A类不合格 R_e	B类不合格 A_c	B类不合格 R_e
1～280	n_1	20	20	0	2	0	3
	n_2	20	40	1	2	3	4
281～500	n_1	32	32	0	3	1	3
	n_2	32	64	3	4	4	5
501～1 200	n_1	50	50	1	3	2	5
	n_2	50	100	4	5	6	7
1 201～3 200	n_1	80	80	2	5	4	7
	n_2	80	160	6	7	10	11
3 201～10 000	n_1	125	125	4	7	6	10
	n_2	125	250	10	11	15	16
10 001～35 000	n_1	200	200	6	10	9	14
	n_2	200	400	15	16	23	24
35 001～150 000	n_1	315	315	6	10	9	14
	n_2	315	630	15	16	23	24

3.8 样本大小等于或大于批量的规定:

当抽样方案的样本大小等于或大于批量时,则进行全数检验,抽样方案的判定数组保持不变。

3.9 检验批的构成

应以同一合同在同一条件下加工的同一品种为一检验批。

4 抽样

4.1 抽箱数

将总箱数开平方(去掉小数取整数)然后减 2。即 $\sqrt{\text{总箱数}}$(去掉小数取整数)－2＝抽箱数(至少开两箱)。

4.2 抽样方法

在总箱数内随机抽取应抽箱数,然后按规格、货号、颜色在所抽箱内随机抽取样品,如货号、颜色超过所抽样箱数,则不受抽箱数限制。

4.3 检验

外观品质检验依据各类出口抽纱品检验规程判定。

4.4 合格批与不合格批的规定

4.4.1 根据样本检查的结果,如果在第一样本中发现的A类、B类不合格品数同时小于或等于第一合格判定数,则判该批为合格批。

4.4.2 如果在第一样本中发现的A类、B类不合格品数大于或等于第一不合格判定数,则判该批为不合格批。

4.4.3 如果在第一样本中发现的不合格品数,大于第一合格判定数,同时又小于第一不合格判定数,则在原开箱数内抽第二样本进行检查,如果原箱内第二样本数不足,可扩大抽箱数,如果在第一和第二样本中发现的不合格品数总和小于或等于第二合格判定数,则判该批为合格批。如果在第一和第二样本中发现的不合格品数总和大于或等于第二不合格判定数,则判该批为不合格批。

4.5 转换规则

4.5.1 无特殊规定,开始一般采用正常检查抽样方案。在特殊情况下,开始可使用加严检查。

4.5.2 从正常检查到加严检查

使用正常检查时,连续5批中有2批经初次检查不合格,应从下一批转向加严检查。

4.5.3 从加严检查到正常检查

加严检查若连续5批经初次检查合格,则从下一批转向正常检查。

4.6 在执行加严检查中,如连续5批不合格时,暂停执行本规程检查,经供货方采取措施,使检查批达到了规定的质量要求,并经主管部门同意后,可恢复检查,一般应从加严检查开始。

4.7 本规程系采用二次抽样方案,当检查批不合格时,应做标记,经返工整理后,允许再提交一次检查,如提交批再次不合格,应做相应处理。

附加说明:

本标准由中华人民共和国国家进出口商品检验局提出。

本标准由中华人民共和国烟台进出口商品检验局起草。

本规程主要起草人李黎、孙民、于田增。

中华人民共和国进出口商品检验行业标准

进口腈纶混合条检验规程

SN/T 0062—92

Rules for determination of acrylic mixed tops for import

1 主题内容与适用范围

本标准规定了进口腈纶混合条的公量检验、品质项目中的线密度、断裂强力及其伸长率、纤维长度、毛粒、条重和条收缩率的检验方法。

本标准仅适用于进口腈纶混合条(即有高收缩率纤维和正规纤维按规定比例混合而成的腈纶条)的公量和品质检验。

2 引用标准

GB 4146 纺织名词术语 化纤部分

3 术语

3.1 试验用标准大气

调湿和试验用的标准大气条件,温度 20±2℃,相对湿度 63%~67%。

3.2 恒重(不变重量)

纺织材料试样经过处理,相隔一定时间,前后两次称重差异不超过规定范围时的重量。

3.3 并丝

粘合在一起不易分开的几根纤维。

3.4 僵丝

因生产工艺不当而形成的硬而发脆的纤维。

3.5 粗纤维

直径为正常纤维的 4 倍及 4 倍以上的单根纤维。

3.6 毛粒

凡纤维扭结成小粒状,用手指轻轻拨其周围纤维,仍不能分开,对照毛粒标样大于起点毛粒者。

3.7 偏差率

纺织材料性能指标的实测值与设计值(合约指标)之间的差数对设计值的百分率。

$$偏差率(\%) = \frac{实测值 - 设计值}{设计值} \times 100 \qquad (1)$$

3.8 变异系数

表示一列数值变异程度的相对指标,是标准差对平均数的百分率。

中华人民共和国国家进出口商品检验局1992-12-01批准　　1993-05-01实施

$$CV(\%)=\frac{\sqrt{\frac{\Sigma(x_i-\bar{x})^2}{n-1}}}{\bar{x}}\times 100 \qquad \cdots\cdots(2)$$

4 取样

4.1 取样数量

同一合约、同一发票、同一生产批号为一检验批。

每批取样数量按表1规定。

表 1

批量,件	取样比例,件	回潮率样品	品 质 样 品
100以下	5	每件取1只毛球	每件取4只毛球,共计20只毛球
100～200	10	每件取1只毛球	每件取2只毛球,共计20只毛球
201以上	按件数比例取5%	每件取1只毛球	每件取1～2只毛球,共计20只毛球;取样件数超过20件时,任意从其中20件各取1只毛球

取样包号应均匀分布于全批包号中。

4.2 取样方法和样品处理

4.2.1 公量样品

4.2.1.1 称重后随机从包件的不同部位任意取出1只毛球,拉去表面一层后,从其外层和内层各取一段合计约重50 g,迅速放入密封的塑料袋或容器中作为回潮率样品。及时(不迟于取样后8 h)将样品定重,试样称重精确至0.01 g。

4.2.1.2 从每根样条纵向取出一段细条子,全批20根细条,合并成一混合样,从混合样中随机抽取每份重约5 g的试样二份,作为上油率样品。

4.2.2 将所取毛球拉去表面一层,取出约2 m长的样品4段。其中1段作检验样品,3段作备样。取样时注意勿使条子拉毛及意外拉伸。

5 公量检验

5.1 重量检验

5.1.1 仪器设备

台秤:最大称量500 kg,最小分度值0.25 kg;

天平:最小分度值0.01 g;

开包工具。

5.1.2 试验步骤

按4.1规定的数量逐包过重,称计毛重精确到0.25 kg,皮重精确到0.01 kg。皮重按全批包数的2%回皮。如包装一致,包形整齐,包皮重量差异小者,可酌情减少,但最少不少于2包。

5.1.3 计算

检验样包总净重按下式计算:

$$W_n=W_G-W_B\times N \qquad \cdots\cdots(3)$$

式中:W_n——检验样包总净重,kg;

W_G——检验样包总毛重,kg;

W_B——每包平均皮重,kg;

N——检验样包数。

5.2 回潮率测定

5.2.1 仪器设备

热风式电烘箱:50～150℃(附有 0.01 g 天平、箱内称重设备和恒温控制装置)。

5.2.2 操作步骤

开启烘箱电源开关,并将升温开关调整到 105±2℃。当烘箱温度上升到规定温度时,将样品放入箱内,烘验温度控制在 105±2℃,烘至恒重。

5.2.3 计算

回潮率按下式计算:

$$R(\%) = \frac{G_0 - G}{G} \times 100 \quad \cdots\cdots(4)$$

式中:R——实测回潮率,%;

G_0——试样原始重量,g;

G——试样烘后重量,g。

计算值修约到小数点后第二位。

5.3 上油率测定

5.3.1 仪器和溶剂

精密天平:最小分度值 0.000 1 g;

索氏萃取器;

恒温水浴锅:0～100℃(有温控设备);

恒温烘箱:50～150℃(有温控设备);

溶剂:乙醚(分析纯)。

5.3.2 试验步骤

将二份试样分别用滤纸包好,放入索氏萃取器试样管中,下接已知烘干重量的蒸馏瓶,注入适量的溶剂。将索氏萃取器放在已加热水浴锅上,使溶剂蒸发上升,冷凝回流。每次试验时间约 2 h,总回流次数不少于 18 次。浸抽完毕后,取出试样,回收溶剂。将浸抽后的蒸馏瓶及试样分别放入 105±2℃烘箱内烘至恒重。

5.3.3 计算

上油率按下式计算:

$$O(\%) = \frac{G_2 - G_1}{G_3} \times 100 \quad \cdots\cdots(5)$$

式中:O——上油率,%;

G_1——萃取前蒸馏瓶重量,g;

G_2——萃取后蒸馏瓶重量,g;

G_3——试样除油后烘干重量,g。

计算值修约至小数点后第二位。

5.4 公量计算

5.4.1 检验样包公量计算

$$W_f = W_n \times \frac{100(100 + A)}{(100 + R)(100 + O)} \quad \cdots\cdots(6)$$

式中：W_f——检验样包公量，kg；

W_n——检验样包总净重，kg；

A——合约允升，%；

R——实测回潮率，%；

O——实测上油率，%。

计算值修约到小数点后第一位。

5.4.2 盈亏率计算

$$\beta(\%) = \frac{W_f - W_e}{W_e} \times 100 \quad \cdots\cdots(7)$$

式中：β——盈亏率，%；

W_f——检验样包公量，kg；

W_e——检验样包发票重量，kg。

5.4.3 全批公量计算

$$W = W_r \times (1 + \frac{\beta}{100}) \quad \cdots\cdots(8)$$

式中：W——全批公量，kg；

W_r——全批发票重量，kg；

β——盈亏率，%。

计算值修约到小数点后第一位。

6 品质检验

线密度、断裂强力及伸长率、长度、条重等受空气温湿度条件影响的测试项目应在试验用标准大气条件下进行。

6.1 线密度检验

6.1.1 仪器设备

纤维切断器：30 mm；

天平：最小分度值 0.02 mg；

投影仪或显微镜：（放大倍数 50～100 倍）；

附有限制器的绒板、梳子等。

6.1.2 试验步骤

随机从品质样品中取出约 1 000 根纤维，整理成基本顺直、一端整齐的纤维束。握住纤维束的一端，先以稀梳，继以密梳，梳除其游离纤维。将纤维束在切断器上切取中段纤维，切时应注意纤维和切刀保持垂直，切下中段纤维经水分平衡后，用天平称重。将纤维平行排列在玻璃片上，用投影仪（或显微镜）数根数。

6.1.3 计算

平均线密度按下式计算：

$$T = \frac{W_t \times 10\,000}{n \cdot L} \quad \cdots\cdots(9)$$

式中：T——平均线密度，dtex；

W_t——实测纤维中断切取重量，mg；

L——纤维中断切取长度，mm；

n——纤维根数。

计算值修约至小数点后第二位。

6.2 断裂强力及伸长率检验

6.2.1 仪器设备

单纤维强力机

6.2.2 试验条件

6.2.2.1 名义隔距长度为 20 mm。

6.2.2.2 断裂时间范围为 20±3 s。

6.2.2.3 断裂负荷选择：使样丝断裂时指针停留在刻度标尺的 25～75%范围内。

6.2.3 试验步骤

从品质试样中随机取出若干纤维，在已校正好的仪器上逐根进行测试，测试时的初张力 3.33dtex 为 0.3cN，5.55dtex 为 0.5cN(每大 1dtex 加 0.1cN)，每批共测 50 次。

6.2.4 计算

6.2.4.1 适用于等速伸长型(CRE)强力仪

$$F = \frac{\Sigma f}{n} \quad \cdots\cdots(10)$$

$$E = \frac{\Sigma e}{n} \quad \cdots\cdots(11)$$

式中：F——平均断裂强力，cN；

E——平均断裂伸长率，%；

f——每根纤维断裂强力值，cN；

e——每根纤维断裂伸长率，%；

n——纤维根数。

计算值修约到小数点后第二位。

6.2.4.2 适用于等速牵引型(CNT)强力仪

$$F' = \frac{G \cdot a}{100} + q \quad \cdots\cdots(12)$$

$$E' = \frac{e'}{20} \times 100 \quad \cdots\cdots(13)$$

式中：F'——平均断裂强力，cN；

G——重锤重量，cN；

a——强力标尺平均读数，%；

q——预加张力，cN；

E'——平均断裂伸长率，%；

e'——纤维断裂时伸长标尺的平均数，mm。

断裂强力和断裂伸长率计算值分别修约至小数点后第二位和第一位。

6.3 纤维长度测定

腈纶混合条纤维长度测定按照 ZB W53 007—86《进口腈纶毛条纤维长度测定方法》进行。

6.4 条重和条重变异系数的测定

6.4.1 仪器设备

天平：最小分度值为 0.01 g；

米制刻度板：附有弹簧夹子和直式量尺（或 Y 301 条粗滚筒测长器）；

剪刀。

6.4.2 操作步骤

从已经标准大气条件调湿平衡后的品质样中每根剪取约 1.5 m 长的条子，逐一夹于扁平弹簧夹内悬挂在刻度板上，注意在夹条时不要互相重迭，依靠条子自重下垂，按照米制刻度尺先后在 1 m 和零点处剪断，剪时视线正对标尺，注意准确（也可采用 Y 301 条粗滚筒测长器正确地摇取 1 m）。全批共测定 20 根。

将剪得的毛条分别在天平上称重（精确到 0.01 g）然后从每根条子上各取一段，合并成重约 50 g 的混合样，用烘箱法测得其回潮率。

6.4.3 计算

$$W = \frac{\Sigma W_i}{n} \qquad \cdots\cdots (14)$$

$$W_e = W \times \frac{100 + R}{100 + r} \qquad \cdots\cdots (15)$$

式中：W——平均条重，g；

W_i——每段条子重量，g；

W_e——公称条重，g；

R——公定回潮率，%；

r——实测回潮率，%；

n——测定条子的根数。

条重变异系数按 3.8 条通用公式（2）计算。

6.5 并丝、僵丝、粗纤维和毛粒含量的测定

6.5.1 仪器设备

黑底玻璃板；

天平：最小分度值 0.01 g。

6.5.2 试验步骤

从品质样品中每根剪取长约 10 cm 一段共 20 段，在天平上称重（精确到 0.01 g）。然后在黑底玻璃板上用手指轻轻将纤维拨开检验并丝、僵丝、粗纤维和对照标样计数毛粒。

6.5.3 计算

6.5.3.1 并丝、僵丝、粗纤维含量按下式计算：

$$F = \frac{F_p}{W} \qquad \cdots\cdots(16)$$

式中：F——并丝、僵丝、粗纤维含量，p/g；

F_p——并丝、僵丝、粗纤维总根数，p；

W——试样重量，g。

6.6 毛片含量的测定

6.6.1 仪器设备

毛玻璃片面检验工作台：具有 60 W 照明；

计数器；

毛片标样。

6.6.2 试验步骤

从做好条重试验的 20 根条子中取出 5 根进行检验，把试样逐根铺在检验台上，开启日光灯，纵向展开毛条，按毛片标样为准进行计数。

6.6.3 计算

毛片含量按下式计算：

$$p = \frac{p_p}{5} \qquad \cdots\cdots(17)$$

式中：p——毛片含量，个/m；

p_p——毛片总只数，个。

6.7 条收缩率测定

6.7.1 仪器设备

电热恒温水浴箱（或蒸锅）；

不锈钢（或铜丝）网蒸格；

黑板：附有弹簧夹子、直式量尺、定位块；

剪刀；

张力夹：50 cN。

6.7.2 试验步骤

从品质检验样品中取 10 根条子，每根长 60～70 cm 放入标准大气条件下松弛处理 4 h。然后将条子逐一用黑板上的弹簧夹夹住（钳口至直尺起始点的距离 5 cm 左右）条子下端加上张力，30 s 后在起始点和 50 cm 处各标一记号，下端留出 5 cm 后将其余部分剪去。

将做好标记的条子一一平摊在网格上，做到条子之间不互相重迭。

在水浴箱中加入一定量的水后，接通电源加热。当温度上升到 100℃时，将准备好的条子连同网格一起置于箱内（注意勿使条子与箱壁接触）。待箱内温度再上升到 100℃时开始记时，汽蒸 15 min。

汽蒸结束后，将条子取出放在通风处阴干，经标准大气条件下调湿处理 2 h 后，然后放在原测量黑板上，下端加张力夹 30 s 后正确量取收缩后的条子二端标记之间的长度。

6.7.3 计算

条收缩率按下式计算：

$$S(\%)=\frac{L_0-L_1}{L_0}\times 100 \quad \cdots\cdots(18)$$

式中:S——条收缩率,%;

L_0——收缩前长度,cm;

L_1——收缩后长度,cm。

附加说明:

本标准由中华人民共和国国家进出口商品检验局提出。

本标准由中华人民共和国上海进出口商品检验局修订起草。

本标准主要起草人夏大智、黄传敏、何济平。

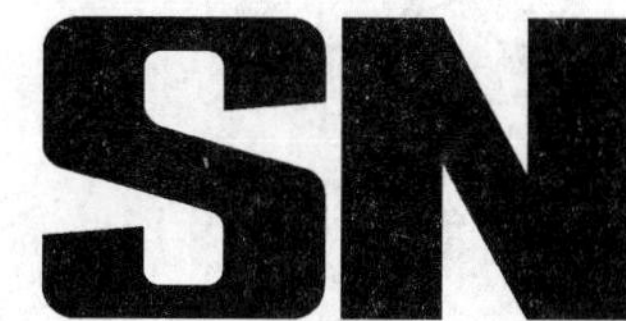

中华人民共和国出入境检验检疫行业标准

SN/T 0063—2010
代替 SN/T 0063—1992,SN/T 0468—1995

进出口弹力锦纶丝检验规程

Rules of inspection for import and export stretch nylon filament

2010-11-01 发布　　2011-05-01 实施

中华人民共和国
国家质量监督检验检疫总局　发布

前　言

本标准按照 GB/T 1.1—2009 给出的规则起草。

本标准代替 SN/T 0063—1992《进口单股弹力锦纶丝检验规程》和 SN/T 0468—1995《进出口弹力锦纶丝检验规程》。

本标准与 SN/T 0063—1992 和 SN/T 0468—1995 相比，主要技术变化如下：

——修改了规范性引用文件；

——术语和定义中增加“灰色样卡”；删除“试验用标准大气”、“偏差率”和“变异系数”；

——参考 BISFA 锦纶长丝纱试验方法中相关章节，修改了第 4 章“取样”，修改了抽样数量，并明确实验室样品、试验试样和备用试样的数量；

——在 5.1“重量检验”中，明确了用磅秤逐件称计毛重，外包装用台秤称计，内包装用天平称计；

——在 5.5“公量计算”中增加 BISFA 的计算方法；

——在 6.1“线密度检验”中参照 GB/T 14343，把调试时间改为 16 h；

——参考 BISFA 锦纶长丝纱试验方法中相关章节，修改了 6.2“干断裂强度及伸长率检验”中的隔距和拉伸速度；

——将 SN/T 0063—1992 中的卷曲性能测定和 SN/T 0468—1995 中的紧缩伸长率及弹性回复率检验整合修改为 6.3“卷缩伸长率及卷缩弹性恢复率检验”；

——增加“试验报告”一章。

本标准由国家认证认可监督管理委员会提出并归口。

本标准起草单位：中华人民共和国上海出入境检验检疫局。

本标准主要起草人：马力军、郑晔、陈庆东。

本标准所代替标准的历次版本发布情况为：

——SN/T 0063—1992；

——SN/T 0468—1995。

进出口弹力锦纶丝检验规程

1 范围

本标准规定了进出口弹力锦纶丝的公量、品质项目以及外观疵点的检验方法。

本标准适用于进出口弹力锦纶丝公量、品质及外观检验。

2 规范性引用标准

下列文件对于本文件的应用是必不可少的。凡是注日期的引用文件，仅注日期的版本适用于本文件。凡是不注日期的引用文件，其最新版本(包括所有的修改单)适用于本文件。

GB/T 250 纺织品 色牢度试验 评定变色用灰色样卡

GB/T 8170 数值修约规则与极限数值的表示和判定

FZ/T 01047 目测评定纺织品色牢度用标准光源条件

SN/T 0469 进出口涤纶加工丝上油率、含油率测定方法

BISFA 锦纶长丝纱试验方法

3 术语和定义

下列术语和定义适用于本文件。

3.1

预调湿 precondition

对于较湿试样，为了不致在调湿时形成放湿平衡所作的预干燥处理。一般先在不超过 50 ℃和相对湿度 10%～20%条件下，放置一定时间，至试样回潮率降至公定回潮率以下。

3.2

恒重 constant mass

纺织材料按 10 min 间隔连续称量，前后两次称得的质量差值不超过万分之五，后一次称量的质量为恒量。

3.3

灰色样卡 gray scale

有递进的颜色差异、代表色牢度等级的灰色的标准实物样卡。包括变色用灰色样卡和沾色用灰色样卡。

4 取样

4.1 取样及取样数量

同一合约、同一发票、同一规格为一检验批。

每批抽样数量按表 1 规定抽取。异常情况下，按批次全检。

表 1 抽样数量

检验批的总件数 件	第一次选取的包装件数 件	作为批样的件数 件	从批样每一包装件中抽取的筒(绞)数 个	实验室样品数 筒(绞)
10 及以下	全部	全部	从批样中抽取的筒(绞)总数至少应有 20 个,若检验批的筒(绞)数小于 20,则全部抽取。	约 20
11～20	10	10	2	20
21～40	15	10	2	20
40 以上	30	20	1	20

4.2 取样方法

4.2.1 公量试样

4.2.1.1 回潮率和洗涤减量率试样

将实验室样品称量后,从中任意抽取一筒(绞),先将样筒(绞)剥去约 1/100 的表层丝,然后迅速剥取或割取约 30 g～50 g 样品,装入干净的不致产生水分变化的容器中,作为回潮率或洗涤减量率试样。及时(不迟于抽样后 8 h)将样品称量。称量精确到 0.01 g。

4.2.1.2 上油率试样

从取过回潮率或洗涤减量率试样的样筒(绞)中取混合样 20 g,剪成 50 mm 左右的短丝,充分混合后,称取 5 g 一份的上油率试样两份。称量精确到 0.000 1 g。

4.2.2 品质样品

从实验试样品中任意取 1 筒(绞)～4 筒(绞)作为品质样品,在外观检验完毕后,剥去约 1/100 的表层丝。

5 公量检验

5.1 重量检验

5.1.1 仪器设备

5.1.1.1 磅秤:最大称量 500 kg,最小分度值 0.1 kg。

5.1.1.2 台秤:称量 50 kg～100 kg,最小分度值 0.1 kg。

5.1.1.3 天平:最小分度值 0.01 g。

5.1.1.4 取样刀。

5.1.1.5 倒筒车。

5.1.2 试验步骤

5.1.2.1 按表 1 规定的数量用磅秤逐件称计毛重,外包装用台秤称计,内包装用天平称计。毛重称重精确到 0.1 kg,外皮重准确到 0.1 kg,内皮重精确到 0.5 g。

5.1.2.2 从检验样箱中，随机抽取筒子(每批不少于5个)，使用倒筒车或其他方法称取每个筒管的重量并计算其平均值。称量精确到0.5 g。

5.1.3 计算

包装件总净重计算见式(1)：

$$W_n = W_g - W_b \times N \qquad \cdots\cdots (1)$$

式中：

W_n ——称量包装件总净重，单位为千克(kg)；

W_g ——称量包装件总毛重，单位为千克(kg)；

W_b ——称量包装件平均皮重，单位为千克(kg)；

N ——称量包装件总数。

计算结果按GB/T 8170修约至小数点后第一位。

5.2 回潮率测定

5.2.1 原理

试样称量后，置于105 ℃±2 ℃的烘箱内烘干水分至恒重，试样的湿重与干重之差除以干重之比的百分数，即表示试样的回潮率。

5.2.2 仪器设备

热风式电烘箱：附有分度值0.01 g天平的箱内称重设备和恒温控制设备。

5.2.3 试验步骤

将4.2.1.1所取回潮率样品放入温度为105 ℃±2 ℃的烘箱内烘至恒重G_0。

5.2.4 计算

5.2.4.1 试样回潮率

试样回潮率计算见式(2)：

$$R_i = \frac{G - G_0}{G_0} \times 100\% \qquad \cdots\cdots (2)$$

式中：

R_i ——试样回潮率，%；

G ——试样烘前重量，单位为克(g)；

G_0 ——试样烘后干重，单位为克(g)。

计算结果按GB/T 8170修约至小数点后第二位。

5.2.4.2 平均回潮率

平均回潮率计算见式(3)：

$$R = \frac{\sum R_i}{n} \qquad \cdots\cdots (3)$$

式中：

R ——平均回潮率，%；

R_i ——试样回潮率，%；

n ——试样个数。

计算结果按 GB/T 8170 修约至小数点后第二位。

5.3 上油率测定

5.3.1 原理

用乙醚在索氏萃取器中对样品进行循环萃取，充分溶解、分离试样中的油剂，计算出试样的油剂含量。

5.3.2 仪器设备

5.3.2.1 烘箱：附有恒温控制装置。

5.3.2.2 天平：最小分度值为 0.1 mg。

5.3.2.3 索氏萃取器：规格 60 mL。

5.3.2.4 恒温水浴锅。

5.3.3 试剂

乙醚(分析纯)。

5.3.4 试验步骤

5.3.4.1 将两份试样分别用滤纸包好，放入索氏萃取器中，下接已知烘干重量的蒸馏瓶，注入适量的乙醚。

5.3.4.2 将索氏萃取器放置在水浴锅上，调节水浴锅温度，使溶剂回流总次数不少于 9 次，时间不少于 2 h(按照 SN/T 0469)。

5.3.4.3 浸油完毕后，取出试样，回收溶剂，将蒸馏瓶及试样分别在 105 ℃±2 ℃烘箱中烘至恒重。

5.3.5 计算

实测上油率计算见式(4)：

$$O=\frac{G_2-G_1}{G_3}\times 100\% \qquad \cdots\cdots(4)$$

式中：

O ——实测上油率，%；

G_1——试验后蒸馏瓶烘后干重，单位为克(g)；

G_2——试验前蒸馏瓶烘后干重，单位为克(g)；

G_3——试样除油后烘后干重，单位为克(g)。

计算结果按 GB/T 8170 修约至小数点后第二位。

5.4 洗涤减量率

5.4.1 原理

用中性洗涤剂对样品进行洗涤、烘干后，计算出试样重量的减少量。

5.4.2 仪器设备

5.4.2.1 烘箱：附有天平的箱内称量设备和恒温控制装置的热风式烘箱。

5.4.2.2 天平：最小分度值为 0.01 g。

5.4.2.3 脱脂涤纶丝袋。

5.4.3 试剂

中性洗涤剂。

5.4.4 试验步骤

5.4.4.1 将4.2.1.1所取洗涤减量试样称量，并进行编号后，分别放入脱脂的涤纶网袋中，投入以下洗液中进行洗涤，并不断地搅拌。

洗液中每升含中性洗涤剂：5 g。

浴比：1∶100(对试样重)。

处理温度：70 ℃～75 ℃。

处理时间：30 min。

5.4.4.2 处理完毕取出试样，经脱水后，用清水继续漂洗，直至洗净为止。

5.4.4.3 把洗净、脱水后的试样置于通风处经初步阴干后，放在105 ℃±2 ℃烘箱内烘至恒重。

5.4.5 计算

洗涤减量率计算见式(5)：

$$D=\frac{G_4-G_5}{G_5}\times 100\% \qquad \cdots\cdots(5)$$

式中：

D ——洗涤减量率，%；

G_4 ——试样原始重量，单位为克(g)；

G_5 ——试样洗涤后烘后干重，单位为克(g)。

计算结果按GB/T 8170修约至小数点后第二位。

5.5 公量计算

5.5.1 计算公式

5.5.1.1 适用于合约规定以去油后纤维干重加合约规定的重量补贴为结算基础的长丝，计算见式(6)：

$$W_f=W_n\times\frac{100\times(100+A)}{(100+R)(100+O)} \qquad \cdots\cdots(6)$$

式中：

W_f ——称量包装件公量，单位为千克(kg)

W_n ——称量包装件总净重，单位为千克(kg)；

A ——合约规定的除油烘干后的重量补贴，%；

R ——实测回潮率，%；

O ——实测上油率，%。

计算结果按GB/T 8170修约至小数点后第二位。

5.5.1.2 适用于合约规定以洗涤后纤维干重加合约规定的重量补贴为结算基础的长丝(BISFA法)，计算见式(7)：

$$W_f=W_n\times\frac{100+A'}{100+D} \qquad \cdots\cdots(7)$$

式中：

W_f ——称量包装件公量，单位为千克(kg)；

W_n ——称量包装件总净重，单位为千克(kg)；

A' ——合约规定的洗涤烘干后的重量补贴,%;

D ——洗涤减量率,%;

计算结果按 GB/T 8170 修约至小数点后第二位。

5.5.2 盈亏率

盈亏率计算见式(8):

$$\beta=\frac{W_{f}-W_{e}}{W_{e}}\times 100\% \qquad (8)$$

式中:

β ——盈亏率,%;

W_{f} ——称量包装件公量,单位为千克(kg);

W_{e} ——称量包装件发票重量,单位为千克(kg);

计算结果按 GB/T 8170 修约至小数点后第二位。

5.5.3 全批公量

全批公量计算见式(9):

$$W=W_{v}\times\left(1+\frac{\beta}{100}\right) \qquad (9)$$

式中:

W ——全批公量,单位为千克(kg);

W_{v} ——全批发票重量,单位为千克(kg);

β ——盈亏率,%;

计算结果按 GB/T 8170 修约至小数点后第一位。

6 品质检验

6.1 线密度检验

6.1.1 原理

对退绕的长丝施加一定的预加张力,使其自然伸长,然后截取一定长度的长丝称量,并通过计算得出它的线密度。

6.1.2 仪器设备

6.1.2.1 立式量尺:长度 1 m,最小分度值为 1 mm,上端附有夹持器。

6.1.2.2 烘箱:附有恒温控制装置。

6.1.2.3 天平:最小分度值为 0.000 1 g。

6.1.3 试验步骤

6.1.3.1 从剥去表层丝后的每个卷装丝样品中,在保持卷缩状态下,取长 40 cm～60 cm 的试样两根,经预调湿处理后放在标准大气条件下,调湿平衡 24 h。

6.1.3.2 将每根试样夹入立式量尺的上端夹持器中,下端加相当于 1 cN/tex 的预加张力,匀速下降,待 30 s后,准确地切取 1 m 长的样丝,在天平上逐根称量。称量精确到 0.000 1 g。

6.1.3.3 按照 5.2 的操作过程,测得试样的回潮率。

6.1.4 计算

6.1.4.1 实测线密度

实测线密度计算见式(10)：

$$M_d = \frac{\sum G_i}{n \cdot L} \times 1\ 000 \qquad (10)$$

式中：

M_d ——实测线密度，单位为特克斯(tex)；

G_i ——每根丝的重量，单位为克(g)；

n ——试验总次数；

L ——每根丝的长度，单位为米(m)。

计算结果按 GB/T 8170 修约至小数点后第二位。

6.1.4.2 公称线密度

公称线密度计算见式(11)：

$$M_s = M_d \times \frac{100 + A}{100 + R} \qquad (11)$$

式中：

M_s ——公称线密度，单位为特克斯(tex)；

M_d ——实测线密度，单位为特克斯(tex)；

A ——公定回潮率，%；

R ——实测回潮率，%。

计算结果按 GB/T 8170 修约至小数点后第二位。

6.2 干断裂强度及伸长率检验

6.2.1 原理

以一定速度拉伸试样，试样发生断裂时所承受的最大拉力。

6.2.2 仪器设备

6.2.2.1 等速伸长强力机(CRE)。

6.2.2.2 秒表。

6.2.3 试验条件

6.2.3.1 预加张力：5.0 cN/tex±0.5 cN/tex(根据锦纶丝名义线密度计算)，特殊情况参见附录 A；

6.2.3.2 隔距和拉伸速度见表 2。

表 2 隔距和拉伸速度

断裂伸长率 %	隔距 mm	拉伸速度 mm/min
≥50	250	1 000

6.2.3.3 标准大气：温度 20 ℃±2 ℃，相对湿度 65%±4%。

6.2.4 试验步骤

6.2.4.1 把剥去表层丝的每个卷装丝放入试验用标准大气中调湿平衡 48 h。

6.2.4.2 将试样用单纱强力机逐一测得断裂强力和伸长率，每个卷装丝测试两次。试样断裂处在距夹持器钳口 1 cm 以内，以及样丝在拉伸过程中打滑者其结果不计入，应重新剪取试样。

6.2.5 计算

平均干断裂强力计算见式(12)，平均干断裂伸长率计算见式(13)，干断裂强度计算见式(14)：

$$F=\frac{\sum f_i}{n} \qquad \cdots\cdots(12)$$

$$E=\frac{\sum e_i}{n} \qquad \cdots\cdots(13)$$

$$S=\frac{F}{M_s} \qquad \cdots\cdots(14)$$

式中：

F ——平均干断裂强力，单位为厘牛(cN)；

f_i ——每根试样的断裂值，单位为厘牛(cN)；

E ——平均干断裂伸长率，%；

e_i ——每根试样的断裂伸长率，%；

n ——试验次数；

S ——干断裂强度，单位为厘牛每特克斯(cN/tex)；

M_s——公称线密度，单位为特克斯(tex)。

断裂强度和伸长率的计算结果按 GB/T 8170 分别修约至小数点后第二位和第一位。

6.3 卷缩伸长率及卷缩弹性恢复率检验

6.3.1 原理

比较试样在轻张力和重张力下的长度变化，得出试样的弹性情况。

6.3.2 仪器设备

6.3.2.1 水浴锅：附有恒温控制装置，温度范围 0 ℃～100 ℃。

6.3.2.2 烘箱：附有恒温控制装置。

6.3.2.3 立式量尺：上端有张力夹，长度为 1 m，最小分度值为 1 mm。

6.3.2.4 格子盘、秒表、红印尼、小钢片等。

6.3.3 试验步骤

6.3.3.1 从每个已经剥取表层丝的卷装丝上分别剪取长度约 50 cm 的试样两根，放入 40 ℃热水中处理 30 min，取出后进行自然干燥。

6.3.3.2 将自然干燥过的试样置于 45 ℃±2 ℃的烘箱中进行预调湿，使水分降低到公定回潮率以下，再置于试验用标准大气条件中调湿 24 h。

6.3.3.3 从经卷曲显现和调湿处理的样丝中，在保持其卷缩状态下，截取每根约 30 cm 长的试样。并将其分别夹在立式量尺的夹持器上端 0 位处，下端加 0.018 cN/tex 张力负荷，持续 30 s，在 20 cm 处作标记 M，即为试样的初试长度 L_1。

6.3.3.4 给试样改加 1 cN/tex 张力负荷，持续 30 s 测量 M 点在标尺上的位置，即为试样加重荷时的

长度 L_2。

6.3.3.5 去掉重负荷，让试样慢慢回缩 2 min 后，再加 0.018 cN/tex 张力负荷，持续 30 s，观察 M 点在标尺上的位置，即为恢复长度 L_3。

6.3.4 计算

卷缩伸长率计算见式(15)，卷缩弹性恢复率计算见式(16)：

$$C_E = \frac{L_2 - L_1}{L_1} \times 100\% \quad \cdots\cdots(15)$$

$$S_R = \frac{L_2 - L_3}{L_2 - L_1} \times 100\% \quad \cdots\cdots(16)$$

式中：

C_E ——卷缩伸长率，%；

S_R ——卷缩弹性恢复率，%；

L_1 ——按 6.3.3.3 测得试样初试长度；

L_2 ——按 6.3.3.4 测得试样加重荷的长度；

L_3 ——按 6.3.3.5 测得试样的恢复长度。

计算结果按 GB/T 8170 修约至小数点后第二位。

6.4 捻度检验

6.4.1 原理

在规定的张力下，夹住一定长度试样的两端，旋转试样一端，退去试样的捻度，直到试样的构成单元平行。根据退去试样捻度所需转数求得纱线的捻度。

6.4.2 仪器设备

6.4.2.1 捻度机。

6.4.2.2 挑针。

6.4.3 试验条件

6.4.3.1 夹持距离：50 cm。

6.4.3.2 预加张力：0.5 cN/tex。

6.4.4 试验步骤

6.4.4.1 将每个品质样筒，先去掉丝头 2 m～3 m，然后在规定张力下，把丝夹子捻度机上，进行解捻，当单丝间彼此达到平行时，记录其捻数。

6.4.4.2 每个样筒测试两次，每次测试丝间隔不少于 2 m。

6.4.5 计算

平均捻度计算见式(17)：

$$X = \frac{\sum X_i \times 2}{n} \quad \cdots\cdots(17)$$

式中：

X ——平均捻度，单位为捻每米(捻/m)；

X_i ——各次测的捻数，单位为捻；

n ——测定次数。

计算结果按 GB/T 8170 修约至整数位。

6.5 根数检验

6.5.1 原理

试样解捻后，计数纤维根数。

6.5.2 仪器设备

6.5.2.1 捻度机。

6.5.2.2 绒板。

6.5.2.3 挑针。

6.5.3 试验步骤

从每个样筒(绞)中任取一段，在捻度机上解捻，衬以黑绒板，用挑针挑开纤维，计数纤维根数。

6.6 熔点检验

6.6.1 原理

用熔点仪测出锦纶丝在多少温度下，大分子间键接结构发生变化，由固态变为液态。

6.6.2 仪器设备

熔点仪。

6.6.3 试验步骤

6.6.3.1 从试样中取数根纤维，夹在两片盖玻片之间，置于熔点仪的电热板上。调焦，使纤维成像清晰。

6.6.3.2 调节加热器温度，使每分钟升温 6 ℃～8 ℃。在接近纤维熔点前 10 ℃时，升温速度控制在不大于每分钟 1 ℃，在此过程中仔细观察纤维外形变化。当发现纤维开始熔化时，记录其温度。本方法规定测试次数不小于 3 次。

6.6.4 计算

纤维熔点平均值计算见式(18)：

$$P=\frac{\sum p_i}{n} \qquad \cdots\cdots\cdots\cdots (18)$$

式中：

P ——纤维熔点平均值，单位为摄氏度(℃)；

p_i ——每次测的纤维熔点，单位为摄氏度(℃)；

n ——试验次数。

计算结果按 GB/T 8170 修约到整数。

6.7 染色均匀度检验

6.7.1 原理

在单喂纱系统圆形织袜机上，按规定的针织工艺条件将试样依次织成袜筒，并在规定的条件下染色,对照灰色样卡,目测评定试样的染色均匀度等级。

6.7.2 仪器设备

6.7.2.1 袜机:直径为 $3\frac{1}{2}$in 的喂纱系统圆型织袜机,不同线密度的样品,选用不同针数的袜机,具体要求见表 3:

表 3 织袜机工艺参数

变形丝细度 tex	适合的针筒针数 针
小于 5(45D)	280～320
5(45D)～22.2(200D)	240～260
大于 22.2(200D)	180～240

6.7.2.2 染色机:0 ℃～100 ℃(能控制升温速度和温度)。
6.7.2.3 离心脱水机。
6.7.2.4 天平:最小分度值为 0.01 g。
6.7.2.5 评定变色用灰色样卡:符合 GB/T 250 要求。
6.7.2.6 量杯、量筒各一套。

6.7.3 试验步骤

6.7.3.1 织成袜筒

将已剥去表层丝的样筒逐一编号,用织袜机织成每段长约 5 cm 的袜筒。

6.7.3.2 煮炼

6.7.3.2.1 煮炼条件:
——中性皂片:20%(对织物重量);
——浴比:1∶100;
——温度:50 ℃～90 ℃;
——时间:30 min。

6.7.3.2.2 水洗:煮后用 70 ℃的软水洗净,然后用较低温度软水继续充分洗涤、冲洗,直到皂液洗净为止。

6.7.3.3 染色

6.7.3.3.1 染浴配料:
——染料:普拉灰 BL 1%(对织物重量);
——助剂:平平加 1%(对织物重量);
——浴比:1∶100(对织物重量)。

6.7.3.3.2 染色过程:

a) 锦纶 6:待染液升温至 40 ℃后将袜筒放入染液中,以 2 ℃/min 左右的速度升温,使染液温度升至 100 ℃并保持 30 min 后结束染色。染色自始至终保持搅拌状态。染色完成后取出袜筒,用 40 ℃软水清洗干净,离心脱水机脱水或绞干后阴干,见图 1。

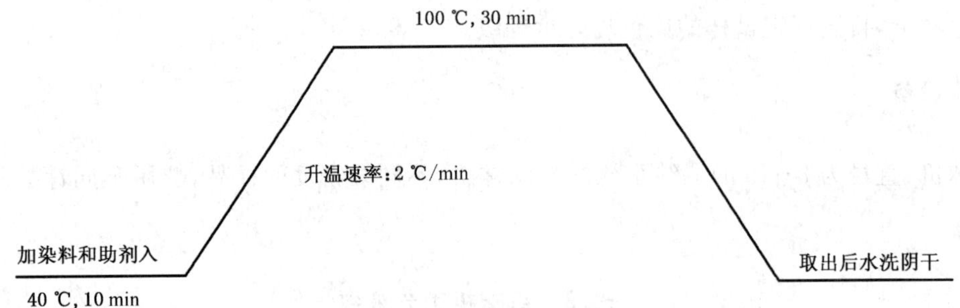

图 1 锦纶 6 的升温曲线

b) 锦纶 66：待染液升温至 40 ℃后将袜筒放入染液中，以 1.5 ℃/min 左右的速度升温，使染液温度升至 100 ℃并保持 45 min～60 min 后结束染色。染色自始至终保持搅拌状态。染色完成后取出袜筒，用 40 ℃软水清洗干净，离心脱水机脱水或绞干后阴干，见图 2。

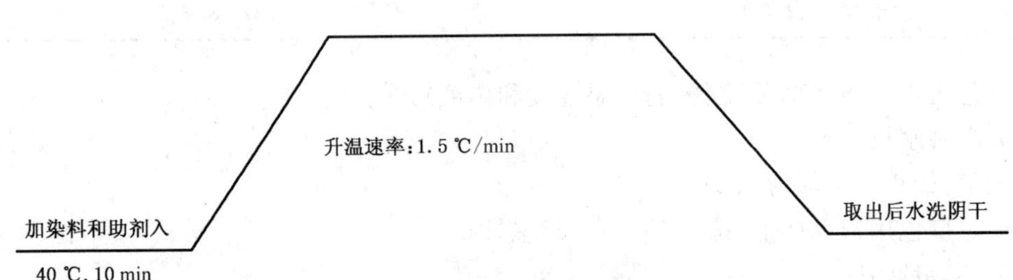

图 2 锦纶 66 的升温曲线

6.7.4 定级

将袜筒放于中性灰颜色的评级板上，按照 FZ/T 01047 要求，将袜筒表面与入射光成 45°，观察方向大致垂直于袜筒表面，观测距离 30 cm～40 cm，在观测不清时，可将袜筒表面与入射光成 70°，与观察人员目光成 30°，逐段观测。

以两段袜筒色差最显著者为本批色差等级，与灰色样卡对比，确定产品的染色均匀度等级。

7 外观检验

7.1 仪器设备

7.1.1 检验台。

7.1.2 分级架。

7.2 试验步骤

将每一筒样丝放在检验台上，在照度大于 400 lx 条件下，用目光及手感普遍审查其色光是否一致，有无疵点，包装等是否正常，作好详细记录。疵点系指油污、污染、毛丝、粘连、断段、捻度不良等。

8 试验报告

试验报告应包括以下项目：

a) 试样样品来源和规格；

b) 试验日期和人员；
c) 检验依据；
d) 公量检验结果；
e) 品质检验结果；
f) 外观检验结果。

附 录 A
（资料性附录）
预加张力的求取方法

A.1 当某些试样不适应正文中规定的预加张力时，可用本方法求取预加张力。

A.2 预加张力的求取试验在 CRE 单纱强伸仪上进行。

A.3 在试验仪上用试样做拉伸试验得到负荷-伸长曲线（见图 A.1）。

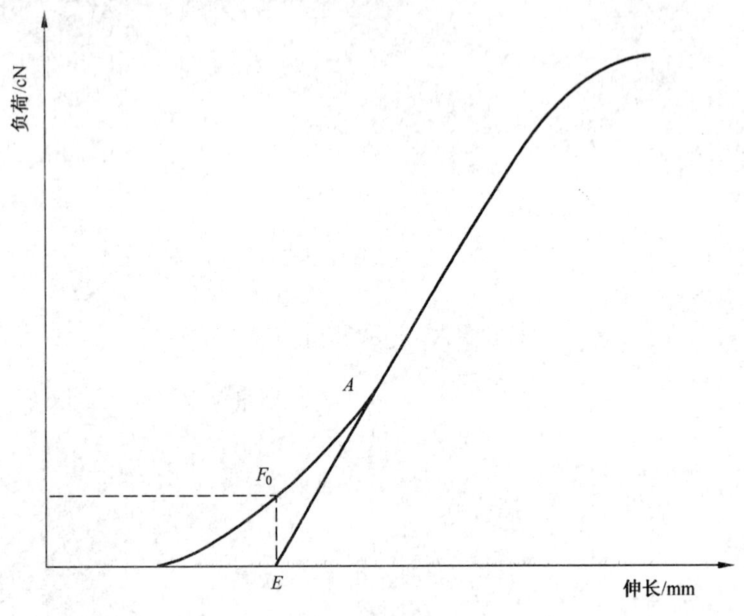

图 A.1 负荷-伸长曲线

A.4 从图上负荷零点附近取负荷变化随伸长变化最大的 A 点作切线与伸长轴相交于 E，再由 E 作垂线与负荷-伸长曲线相交于 F_0，F_0 所表示的负荷值就是试样的预加张力值。

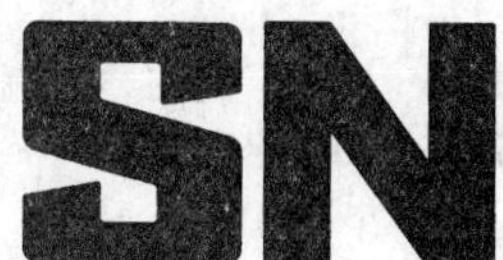

中华人民共和国出入境检验检疫行业标准

SN/T 0069—2003
代替 SN 0069—1992,SN/T 0939—2000,SN/T 0942—2000,SN/T 1009—2001

进出口皮革服装检验规程

Rule of the inspection of leather garments for import and export

2003-03-17 发布　　2003-09-01 实施

中华人民共和国国家质量监督检验检疫总局 发布

前　言

本标准是对SN 0069—1992《出口革皮服装检验规程》、SN/T 0939—2000《进出口二层绒面革服装检验规程》、SN/T 0942—2000《进出口散层革服装检验规程》、SN/T 1009—2001《出口革皮裤、革皮裙检验规程》进行了修订。

本标准在修改过程中增加了“引用标准”、“定义”、“抽样方案”、“检验结果的判定”和“检验有效期”等内容，并对文字做了修改。

本标准的附录A、附录B、附录C为规范性附录。

本标准自发布之日起同时替代SN 0069—1992、SN/T 0939—2000、SN/T 0942—2000、SN/T 1009—2001。

本标准由国家认证认可监督管理委员会提出并归口。

本标准起草单位：中华人民共和国辽宁出入境检验检疫局。

本标准主要起草人：白莉、张涛、董学武、呼子明、邢玉信、莫建畅。

进出口皮革服装检验规程

1 范围

本标准规定了进出口皮革服装的抽样、检验和检验结果的判定。

本标准适用于进出口正面革、绒面革、剖层革及仿旧革服装的检验。

2 规范性引用文件

下列文件中的条款通过本标准的引用而成为本标准的条款。凡是注日期的引用文件，其随后所有的修改单（不包括勘误的内容）或修订版均不适用于本标准，然而，鼓励根据本标准达成协议的各方研究是否可使用这些文件的最新版本。凡是不注日期的引用文件，其最新版本适用于本标准。

GB 250 评定变色用灰色样卡

GB/T 2828 逐批检查计数抽样程序及抽样表（适用于连续批的检查）

QB/T 1615 皮革服装

QB/T 1872 服装用皮革

SN/T 0864 进出口裘皮、革皮制品包装检验规程

3 定义

下列定义适用于本标准。

3.1

A 类不合格品

单位产品上出现明显的破洞、僵硬、松面、厚薄不均、死折、磨焦、露底、裂面、裂浆、粒面疤痕、配件锈蚀损坏，皮衣配皮色差在四级以下（不包括四级）、皮纹明显差异及错码等严重影响外观及穿着性能的缺陷。

3.2

B 类不合格品

单位产品上出现不易明显看出的上述外观缺陷及线头、粉迹、粘污、缉线线路不直等一般影响外观的缺陷。

4 抽样

4.1 抽样方案

按 GB/T 2828 正常检查一次抽样方案。

4.2 检查水平

按 GB/T 2828 规定，采用一般检查水平Ⅱ。

4.3 合格质量水平 AQL

A 类不合格品：AQL＝1.0；

B类不合格品:AQL=4.0。

5 方案实施

5.1 抽样表

抽样表见表1、表2、表3。

表1 正常检查一次抽样表

批量,N	抽验数	A类不合格品 AQL=1.0		B类不合格品 AQL=4.0	
		合格 A_c	不合格 R_e	合格 A_c	不合格 R_e
91～500	13	0	1	1	2
501～3 200	50	1	2	5	6
3 201～10 000	80	2	3	7	8
10 001～35 000	125	3	4	10	11

表2 加严检查一次抽样表

批量,N	抽样数	A类不合格品 AQL=1.0		B类不合格品 AQL=4.0	
		合格 A_c	不合格 R_e	合格 A_c	不合格 R_e
91～500	20	0	1	1	2
501～10 000	80	1	2	5	6
10 001～35 000	125	2	3	8	9

表3 放宽检查一次抽样表

批量,N	抽样数	A类不合格品 AQL=1.0		B类不合格品 AQL=4.0	
		合格 A_c	不合格 R_e	合格 A_c	不合格 R_e
91～500	5	0	1	0	1
501～3 200	20	0	1	2	3
3 201～10 000	32	1	2	3	4
10 001～35 000	50	1	2	5	6

5.2 检验批

以同一合同在同一条件下加工的同一品种为一检验批或报检批为一检验批。

5.3 抽样数

根据包装情况及所需抽样数量,以抽样件数为准。

6 原辅料要求

6.1 原料要求

6.1.1 正面革:粒面完整,革身丰满、柔软、有弹性,厚薄均匀,染色均匀,涂饰层牢固、均匀,革面细致、光洁、平整。

6.1.2 绒面革:革身较丰满、柔软、有弹性,绒面均匀、细致、具有丝光感,无油腻感。

6.1.3 剖层革：革身较丰满、柔软，绒面较均匀，无油腻感。

6.1.4 仿旧革：革身丰满、柔软、厚薄基本均匀，仿旧色在一件服装上分布自然、不掉色。

6.1.5 理化指标：符合 QB/T 1872。

6.2 辅料要求

6.2.1 配件：金属镀层、喷漆和其他配件应均匀、光滑、美观、坚实、外表无锈蚀，拉链咬口吻合良好，流利光滑。

6.2.2 里料：色泽与皮革面料相适应（特殊要求除外），无明显跳丝、色差、色花。

6.2.3 毛皮：色泽光润，毛被长短、粗细基本一致。

6.2.4 缝线：质量良好，线色与皮色相称（特殊要求除外）。

7 技术要求

7.1 缝制要求

7.1.1 针距符合表 4 规定。

表 4 皮装缝制针距

皮革厚度/mm	面料表面面线/（针/25 mm）	里线/（针/25 mm）
<0.6	9～10	6～8
0.6～1.0	7～8	
>1.0	5～6	

7.1.2 缉线自然顺直，针距均匀，上下线吻合，松紧适宜。

7.1.3 不能有针板及送料牙所造成的明显伤痕。

7.1.4 锁眼不偏斜，扣与眼位相对，顶扣收线打结须牢固。

7.1.5 商标钉位准确、端正，号型标志正确、清晰。

7.2 外观质量要求

外观质量要求符合表 5 的规定。

表 5 皮装外观质量

部位名称	外观质量规定
领 子	领面平服，领窝圆顺，左右领尖对称，不起翘
驳 头	串口、驳口顺直，左右驳头宽窄、领嘴大小对称
肩	肩部平服，肩缝顺直，肩省长短一致，左右对称
袖	绱袖圆顺，吃势均匀，两袖前后、长短一致
背叉、摆叉	不吊、不歪，平板
底 边	平服，无脱胶、起皱，宽窄一致，松紧适宜
袢	左右高低、长短、大小一致，不得歪斜，牢固
门襟、里襟	止口顺直平挺，门襟不短于里襟
口 袋	左右袋高低、前后对称，袋盖与袋宽相适应
扣 眼	长短宽窄一致，扣眼对应边距相等，不歪斜
腰 头	里、面衬平服，松紧适宜

表 5（续）

部位名称	外观质量规定
前、后裆	圆顺、平服
串带	长短、宽窄一致，位置准确、对称
裤腿	两裤腿长短、肥瘦一致，两裤脚口宽度一致
夹里	夹里大小、长短与面料相适应，坐势松紧适宜
整体要求	周身平服，松紧适宜，不得起皱、打裥、吊紧或拔宽，整体不得有污渍、划破、烫痕、掉扣、拉链头脱落损坏、脱色、严重异味等

8 部位名称

8.1 部位名称

8.1.1 上衣部位名称见附录 A 图 A.1。

8.1.2 皮裤部位名称见附录 A 图 A.2。

8.1.3 皮背心部位名称见附录 A 图 A.3。

8.1.4 皮裙部位名称见附录 A 图 A.4。

8.2 测量方法及允差

8.2.1 上衣测量见附录 B 图 B.1。

8.2.2 上衣测量允差见表 6。

表 6 皮衣测量允差

项目	测量方法	允差/cm
领大	领子摊平，量两领角中间距离(无领角的从领底口量一周)	±1.0
胸围	扣好钮扣(拉好拉链)前后身摊平，沿腋下十字缝下处横量加倍计算	±2.0(背心±1.5)
袖长	从袖子最高点量至袖口边；从后领接缝中点量至袖口边	±0.5；±1.0；±1.2
底边	扣好钮扣(拉好拉链)下摆摊平横量加倍计算	±2.5(宽摆大衣±4.0；背心±1.0)
前身长	由领侧最高点垂直量至底边	±1.0(大衣±2.5；背心±1.0)
后身长	从后领中点垂直量至底边(特殊规格可上下浮动 1.5)	±1.0(大衣±2.5；背心±1.0)
总肩宽	从左肩袖接缝处量至右肩袖接缝处(背心包括挂肩边)	±1.0
袖口	袖口摊平，横量加倍计算	±0.5

8.2.3 裤子测量见附录 B 图 B.2。

8.2.4 裤子测量允差见表 7。

表 7 皮裤测量允差

项目	测量方法	允差/cm
裤长	由腰上口沿侧缝摊平量至裤脚边	±1.5
腰围	扣好裤钩(钮扣)，沿腰宽中间横量加倍计算	±1.5
臀围	从腰缝以下的上裆三分之二处，前后片分别横量加倍计算	±1.5
横裆	由前裆与后裆交点处平行量至外侧缝处加倍计算	±1.5

表 7（续）

项　目	测　量　方　法	允差/cm
内裆长	裤子放平，由前后裆交点十字缝处量至脚口	±1.0
前裆长	由腰头下经前门量至十字缝	±0.8
后裆长	由腰下沿后裤缝量至十字缝	±1.0
裤脚	由内侧缝沿裤角量至外侧缝端点加倍计算	±1.0

8.2.5　皮裙测量见附录 B 图 B.3。

8.2.6　皮裙测量允差见表 8。

表 8　皮裙测量允差

项　目	测　量　方　法	允差/cm
裙边	由腰上口量至底边	±1.0
裙底边	裙底边放平横量加倍计算	±1.5
裙腰	裙腰放平横量加倍计算	±1.0
臀围	横量加倍计算	±2.0

9　部位划分

9.1　上衣部位划分见附录 C 图 C.1。

第一部位：包括领面、驳头、大袖、前身、后身、腰线以上部位。

第二部位：包括摆缝前后各 8 cm（以摆缝为中线）、袖底（小袖）二分之一以下部位，后身腰线以下部分。

第三部位：包括领里、驳头里、小袖二分之一以上贴边或挂面等部位。

9.2　皮裤部位划分见附录 C 图 C.2。

第一部位：腰面、表袋、前片、后片上半节、后翘、后贴袋、裤门襟。

第二部位：腰袢、内侧缝前后各 3 cm（以内侧缝为中心线），后片二分之一以下部分。

第三部位：裤门底襟、袋口贴皮、垫袋等隐蔽部位。

9.3　皮裙部位划分见附录 C 图 C.3。

第一部位：前片、后片、腰面。

第二部位：后衩里面。

10　包装检验

按 SN/T 0864 规定执行。

11　结果判定

11.1　A 类、B 类不合格品数同时小于等于 A_c 的数字，则判定为全批合格。

11.2　A 类、B 类不合格品数同时大于等于 A_c 的数字，则判定为全批不合格。

11.3　当 A 类不合格品数大于等于 R_e 时，不管 B 类不合格品数是否超出 R_e，应判定全批不合格。

11.4　当 B 类不合格品数大于等于 R_e，A 类不合格品数小于 A_c，两类不合格品数相加，如小于两类不

合格品 R_e 总数,可判定全批合格。如大于等于两类不合格品 R_e 总数,则判定全批不合格。

11.5 发现断针判定全批不合格。

11.6 安全、卫生项目不符合有关强制性检验规定的判定全批不合格。

12 转换规则

12.1 无特殊规定,开始一般采用正常检查抽样方案。

12.2 从正常检查到加严检查:使用正常检查抽样连续五批中有二批不合格应及时转向加严检查。

12.3 从加严检查到正常检查:加严检查若连续五批合格,可转向正常检查。

12.4 从正常检查到放宽检查:正常检查抽样连续 10 批检查合格,生产企业长期质量稳定可转向放宽检查。

12.5 放宽检查出现下列情况之一,应转向正常检查:

a) 放宽检查出现一批不合格。

b) 产品质量不稳定。

13 检验有效期

检验有效期 60 天。

附 录 A
（规范性附录）
部 位 名 称

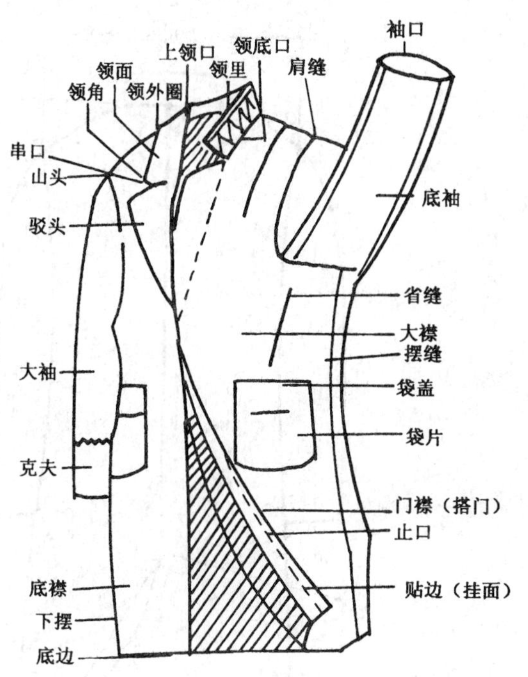

图 A.1 上衣部位名称

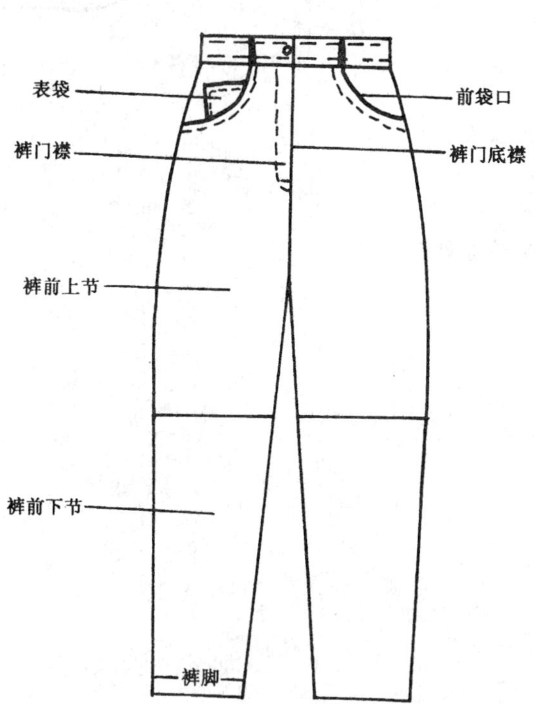

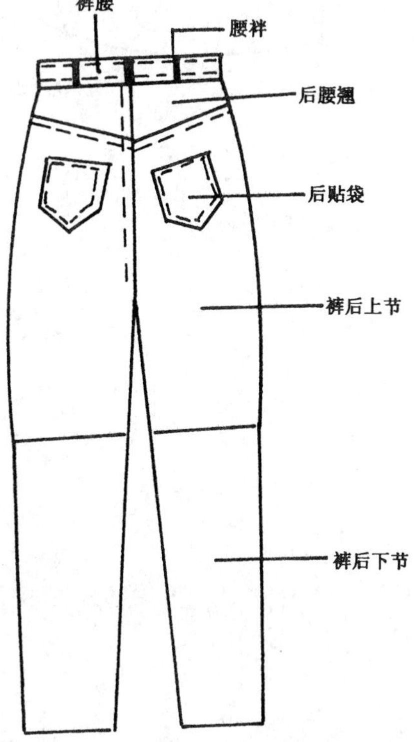

图 A.2 皮裤部位名称

附 录 B
（规范性附录）
测 量 方 法

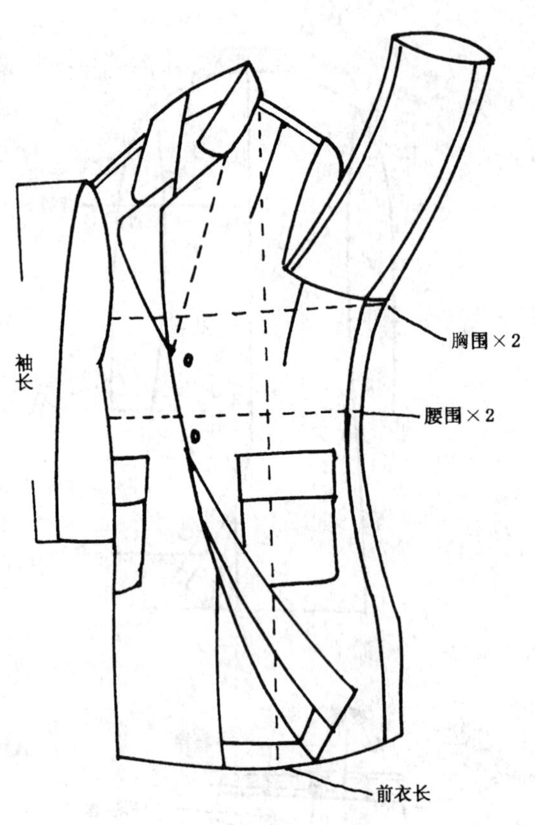

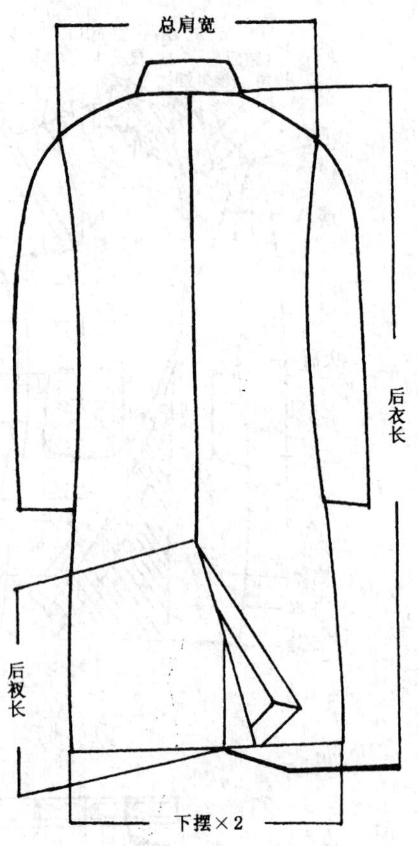

图 B.1 上衣部位测量

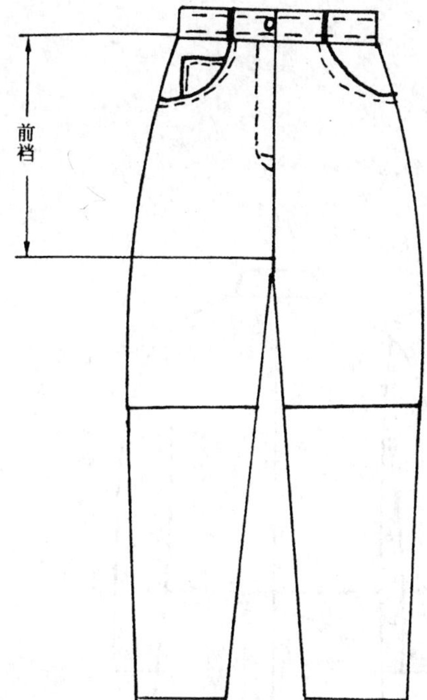

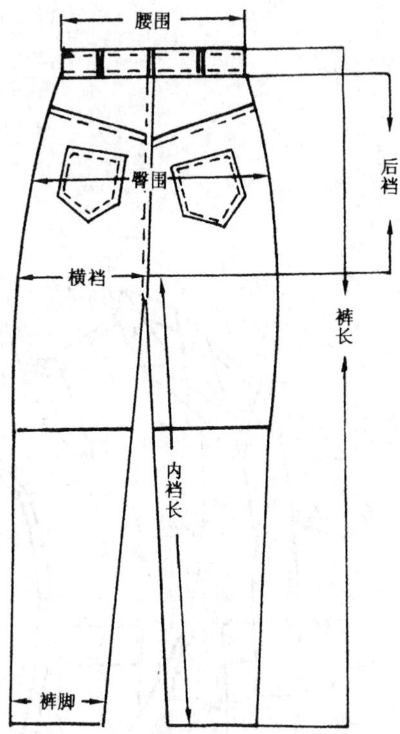

图 B.2　皮裤部位测量

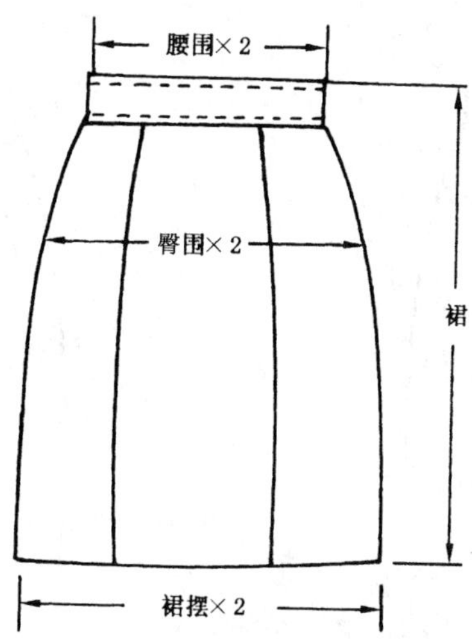

图 B.3　皮裙部位测量

附 录 C
（规范性附录）
部 位 划 分

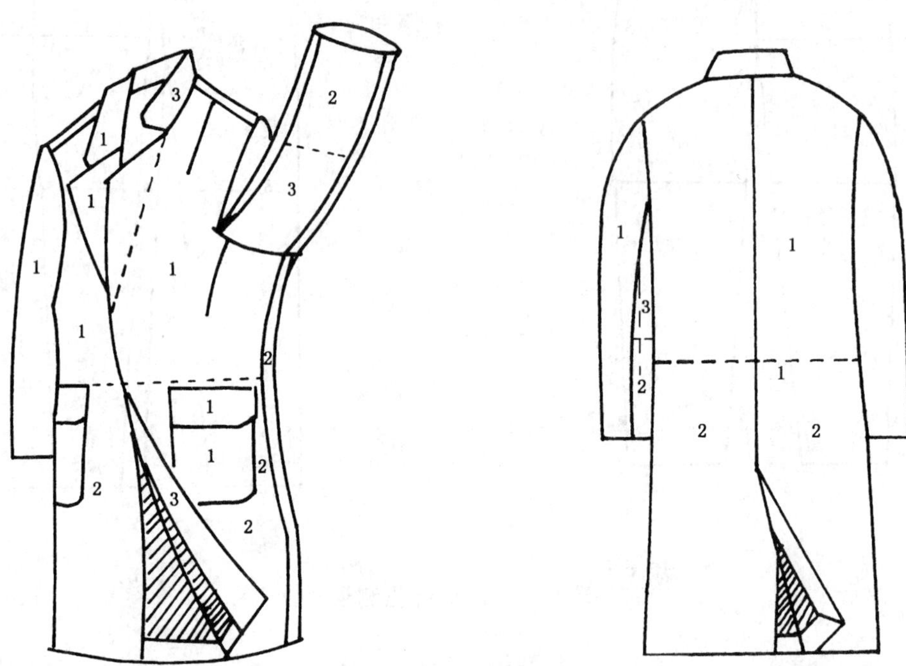

图 C.1 上衣部位划分

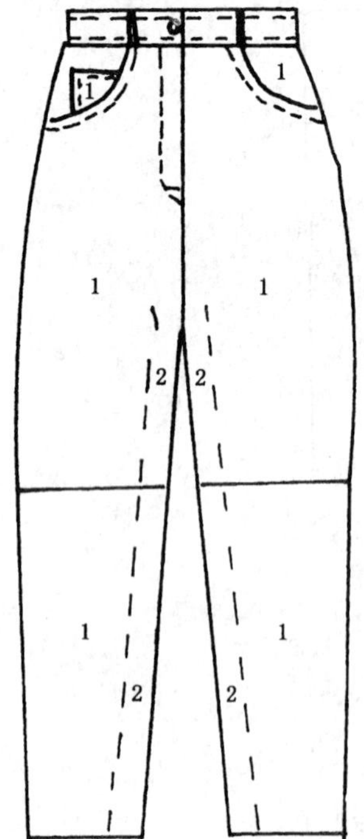

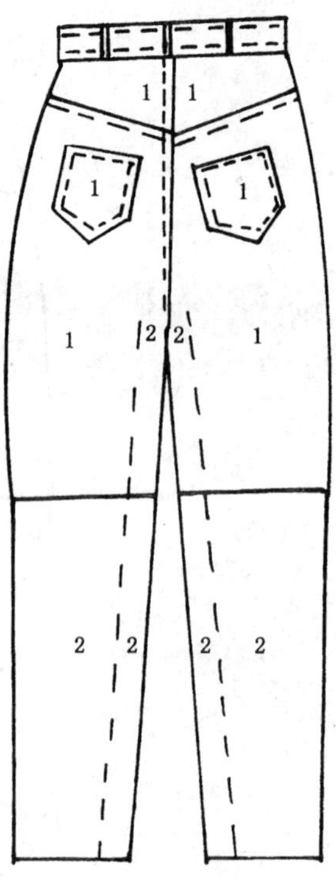

图 C.2 皮裤部位划分

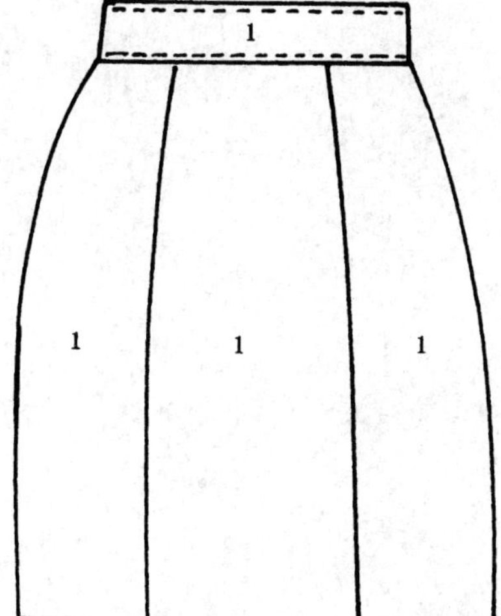

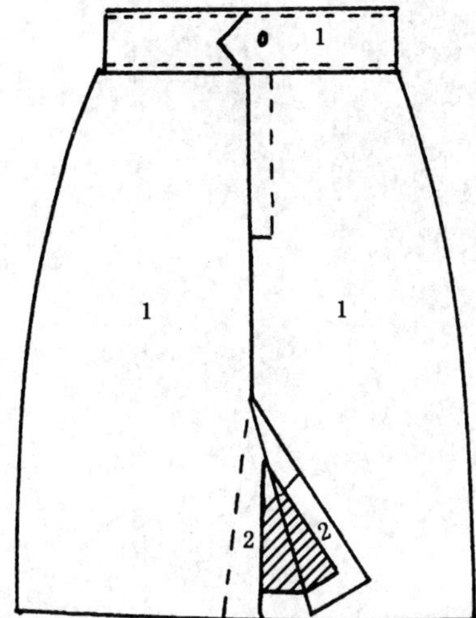

图 C.3　皮裙部位划分

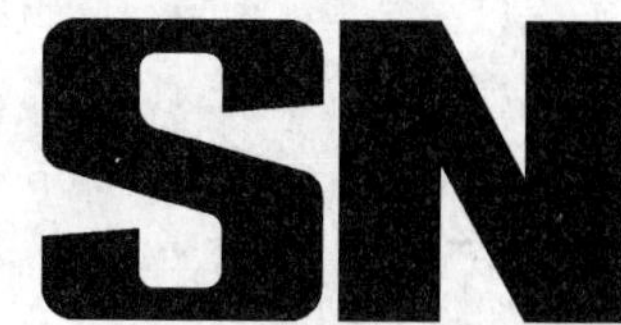

中华人民共和国出入境检验检疫行业标准

SN/T 0106—2010
代替 SN 0106—1992

出口无毛绒检验规程

Protocol of inspection for export dehaired cashmere

2010-01-10 发布　　2010-07-16 实施

中华人民共和国国家质量监督检验检疫总局 发布

前　言

本标准代替 SN 0106—1992《出口无毛绒检验规程》。

本标准是对 SN 0106—92 的修订，主要变化如下：

——调整了部分术语和定义；

——增加了品质要求；

——增加了异色纤维含量检验项目；

——增加了平均直径试验项目；

——增加了平均断裂强力试验项目；

——在长度检验中，增加了对环境的要求；

——将水分检验修订为回潮率检验；

——含脂率试验方法参照 GB/T 6977，修订为乙醚提取物、乙醇提取物两种方法；

——其他动物纤维含量试验方法参照 GB/T 14593 或 GB/T 16988 进行，对原标准进行了修订。

本标准由国家认证认可监督管理委员会提出并归口。

本标准起草单位：中华人民共和国天津出入境检验检疫局。

本标准主要起草人：张澜君、王琨、诸乃彤。

本标准所代替标准历次版本发布情况为：

——SN 0106—1992。

出口无毛绒检验规程

1 范围

本标准规定了出口无毛绒的样品制备和试验方法。

本标准适用于出口无毛山羊绒、无毛驼绒、无毛牦牛绒的检验。

2 规范性引用文件

下列文件中的条款通过本标准的引用而成为本标准的条款。凡是注日期的引用文件，其随后所有的修改单(不包括勘误的内容)或修订版均不适用于本标准，然而，鼓励根据本标准达成协议的各方研究是否可使用这些文件的最新版本。凡是不注日期的引用文件，其最新版本适用于本标准。

GB/T 2910(所有部分) 纺织品 定量化学分析方法

GB/T 2911 纺织品 三组分纤维混纺产品定量化学分析方法

GB/T 6500 羊绒纤维回潮率试验方法 烘箱法

GB/T 6977 洗净羊毛乙醇萃取物、灰分、植物性杂质、总碱不溶物含量试验方法

GB/T 8170 数值修约规则与极限数值的表示和判定

GB/T 10685 羊毛纤维直径试验方法 投影显微镜法

GB/T 14593 山羊绒、绵羊毛及其混合纤维定量分析方法 扫描电镜法

GB/T 16988 特种动物纤维与绵羊毛混合物含量的测定

GB 18267 山羊绒

3 术语和定义

下列术语和定义适用于本标准。

3.1

山羊绒 cashmere

山羊原绒、过轮山羊绒、洗净山羊绒、分梳山羊绒统称为山羊绒。

3.2

无毛(分梳)山羊绒 dehaired cashmere

经洗涤、工业分梳加工后除去粗毛的山羊绒。

3.3

粗毛 goat hair

从山羊身上采集的、直径大于25 μm的毛绒纤维。一端有绒特征，另一端具有粗毛特征，粗毛长度占纤维全长二分之一以上者，按粗毛处理。

3.4

异色纤维 colour fibre

自山羊绒中含有的与其颜色有差异的毛绒纤维。

3.5

非动物纤维 non-animal fibre in cashmere

山羊绒中含有的植物纤维、化学纤维等。

3.6

其他动物纤维 other animal fibre in cashmere

山羊以外其他动物的纤维。

3.7

含粗率　goat hair content

分梳(无毛)山羊绒中粗毛的质量占总质量的百分数。

3.8

含杂率　impurity content

分梳(无毛)山羊绒中杂质(包括皮屑)的质量占总质量的百分数。

3.9

短绒率　short cashmere content

长度在 15 mm 及以下的绒纤维根数占总根数的百分数。

4　要求

合同有规定的按合同要求,合同未规定的参考表 1 规定执行。

表 1　无毛山羊绒指标要求

指　　标	档　别		
	A	B	C
含杂率/%	≤0.2	≤0.3	＞0.3
15 mm 以下短绒率/%	平均长度＞40 mm		
	≤6	≤8	＞8
	平均长度 30 mm～40 mm		
	≤10	≤14	＞14
	平均长度＜30 mm		
	≤15	≤19	＞19
平均断裂强力/cN	≥3.5	≥3.2	＜3.2
异色绒纤维含量/(根/5 g)	≤15	≤30	＞30
直径变异系数/%	≤21	≤23	＞23

5　抽样

抽样数量、抽样方法按 GB 18267 进行。

6　检验

6.1　仪器和设备

按 GB 18267 进行。

6.2　样品制备

6.2.1　试验室样品

将批样平铺在试验台上进行充分混合,用对分法分成两等份,一份为试验室样品,一份留作备样。

6.2.2　试验试样

6.2.2.1　将试验室样品充分混合,用多点法从正、反两面随机抽取试样,试样的质量及数量见表 2。

表 2 试样质量及数量

试验项目	每份试样质量/g	试样数量/份
含粗率	5	3
含杂率	5	3
异色纤维含量	5	2
手排长度	0.05	3
平均直径	5	3
其他动物纤维含量	5	3
非动物纤维含量	5	3
含油脂率	5	3
平均断裂强力	0.1	3

6.2.2.2 称取回潮率试样,每份试样质量 50 g,精确至 0.01 g。

6.3 试验方法

6.3.1 含粗率、含杂率试验

6.3.1.1 称取试样 5 g,精确至 0.01 g。将试样置于与被测绒纤维颜色反差较大的绒板上,用镊子将粗毛、杂质(包括肤皮屑)拣出,分别称取质量,精确至 0.000 1 g。

6.3.1.2 含粗率按式(1)计算:

$$B_c = \frac{m_c}{m} \times 100 \qquad \cdots\cdots(1)$$

式中:

B_c——含粗率,%;

m_c——粗毛质量,单位为克(g);

m——试样质量,单位为克(g)。

6.3.1.3 含杂率按式(2)计算:

$$B_z = \frac{m_z}{m} \times 100 \qquad \cdots\cdots(2)$$

式中:

B_z——含杂率,%;

m_z——杂质质量,单位为克(g);

m——试样质量,单位为克(g)。

6.3.1.4 当两份试样的含粗率或含杂率的绝对差值超过 0.05%时,须增试第三份试样,并以三份试样含粗率或含杂率的平均值作为最终结果。计算结果含粗率修约至整数,含杂率修约至一位小数。

6.3.2 异色纤维含量试验

6.3.2.1 称取试样 5 g,精确至 0.01 g。将试样置于白色衬纸上,并在白色光不小于 400 lx 的光源条件下进行。用镊子将白山羊绒中含有的与其颜色有差异的毛绒纤维拣出。

6.3.2.2 异色纤维含量以“×根/5 g”的形式表示,计算结果修约至整数。

6.3.2.3 以两份试样异色纤维含量的平均值为最终结果。

6.3.3 手排长度试验

6.3.3.1 试样制备:将试验室样品充分混合,用多点法从正、反两面随机抽取纤维(不少于 40 个点)约 150 mg,充分混合,平分成三份,称取各份样品质量,其中两份用于平行试验,一份留作备样。

6.3.3.2 样品应在温度(20±2)℃湿度 65%±2%环境下平衡 4 h,并在此环境下排图。

6.3.3.3 排图:将抽取的试样用手反复整理成一端接近平齐且纤维自然顺直的小绒束,右手握住小绒束平齐的一端,将另一端贴于绒板并用左手的大拇指揌住该端,将纤维由长至短从绒束中缓缓拔出,使逐次被拔出的纤维沿绒板左上端自上而下、自左而右、一端平齐地贴覆在绒板上,当手中的纤维全部拔完后用镊子将试样起出,再理成小绒束。如此操作数遍(不多于五遍),直至将试样均匀地排成底边长度为 250 mm±10 mm、纤维分布均匀的长度分布图(如图 1 所示)。

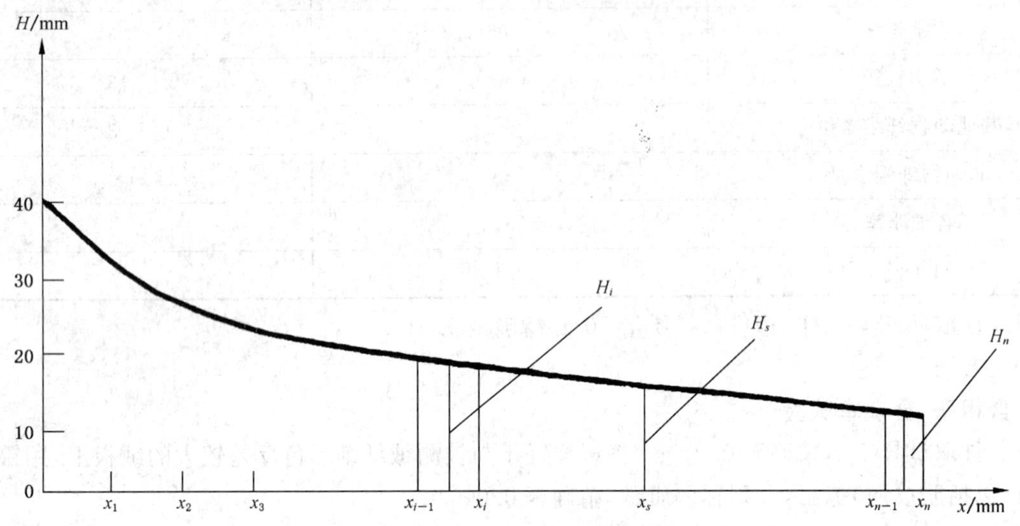

图 1 纤维长度分布图

6.3.3.4 作图:将手排长度标准板置于已排好的长度分布图上,目光直视图形的每一个观测点,按照手排长度标准板上的刻度,将相关的数值记录下来。以长度分布图的底边为横坐标,以纤维长度为纵坐标,从原点自左向右每间隔 10 mm 标出横坐标 x_1、x_2、…、x_i、…、x_{n-1},如果末组组距小于 10 mm,标出终点坐标点 x_n,测量每一组中点对应的纤维长度 H_1、H_2、…、H_i、…、H_{n-1}。长度分布图底边总长度为 x_n。

6.3.3.5 平均长度按式(3)计算:

$$L=\frac{10\sum_{i=1}^{n-1}H_i+(x_n-x_{n-1})H_n}{x_n} \qquad \cdots\cdots(3)$$

式中:

L——平均长度,单位为毫米(mm);

H_i——第 i 组中点坐标对应的纤维长度,单位为毫米(mm);

x_n——长度分布图底边总长度,单位为毫米(mm);

H_n——末组中点坐标对应的纤维长度,单位为毫米(mm)。

6.3.3.6 短绒率按式(4)计算:

$$S=\frac{x_n-x_s}{x_n}\times 100 \qquad \cdots\cdots(4)$$

式中:

S——根数短绒率,%;

x_n——长度分布图底边总长度,单位为毫米(mm);

x_s——15 mm 长度纤维 H_s 对应的横坐标值,单位为毫米(mm)。

6.3.3.7 以两份试样平均长度的平均值为试验结果,当两份试样平均长度的绝对值差异超过 2 mm 时,应增试第三份试样,并以三份试样平均长度的平均值作为最终结果。平均长度计算结果修约至整数。短绒率计算结果修约至一位小数。

6.3.4 **平均直径试验**

按 GB/T 10685 进行。

6.3.5 **含油脂率试验**

按 GB/T 6977 进行。

6.3.6 **平均断裂强力试验**

按 GB 18267 进行。

6.3.7 **回潮率试验**

按 GB/T 6500 进行。

6.3.8 **其他动物纤维含量试验**

按 GB/T 14593 或 GB/T 16988 进行。

6.3.9 **非动物纤维含量试验**

按 GB/T 2910 或 GB/T 2911 进行。

6.3.10 **公量试验**

按 GB 18267 进行。

6.4 **试验数据的修约**

按 GB/T 8170 进行。

7 检验结果判定

各项指标试验结果均合格，判定该批质量合格，否则为不合格。合约另有规定的除外。

中华人民共和国进出口商品检验行业标准

出口纯棉牛仔布检验规程

SN/T 0251—93

Rules for the inspection of cotton denim for export

1 主题内容与适用范围

本标准规定了出口纯棉牛仔布的品种规格、技术要求、分等规定、取样、检验、检验规则、标志和包装。

本标准适用于出口纯棉牛仔布的质量检验。

2 引用标准

GB 250 评定变色用灰色样卡
GB 3923 机织物断裂强力和断裂伸长的测定(条样法)
GB 4667 机织物幅宽的测定
GB 4668 机织物密度的测定
GB 4669 机织物单位长度质量和单位面积质量的测定
GB 8628 测定织物尺寸变化时试样的准备、标记和测量
GB 8629 纺织品试验时采用的家庭洗涤及干燥程序
GB 8630 纺织品在洗涤和干燥时尺寸变化的测定

3 品种规格

出口纯棉牛仔布的品种规格按合同规定执行。

4 技术要求

技术要求包括密度、重量、尺寸变化率、断裂强力、幅宽、纬斜、色差、布面疵点等八项指标。

4.1 分等规定

4.1.1 出口纯棉牛仔布的品等分为A等品、A－等品、B等品、C等品。

4.1.2 密度、重量、尺寸变化率、断裂强力按批评定品等,幅宽、纬斜、色差、布面疵点按匹(段)评定品等。

4.1.3 经纬密度、重量、经纬尺寸变化率、断裂强力评等规定如表1。

表1

项目	单位	允许范围
经纬密度	根/10 cm(根/in)	－2%
重量	g/m²(oz/y²)	－3%
经纬尺寸变化率	%	不超过±3,破斜纹、提花织物不超过±4
断裂强力	N	不低于合同规定

4.1.4 幅宽、纬斜、色差评等规定如表2。

中华人民共和国国家进出口商品检验局1993-11-05批准　　1994-05-01实施

表 2

项目	单位	允许范围
幅宽	cm(in)	$^{+2.5}_{-1.3}\left(^{+1}_{-1/2}\right)$
纬斜	%	幅宽 140 cm(55 in)及以下 5～9
	%	幅宽 140 cm(55 in)以上 6～11
色差	级	同匹左、中、右 不低于 4
	级	同匹前、后 不低于 3—4
	级	同包内匹间 不低于 3
	级	同批内包间 不低于 3

4.1.5 布面疵点分等规定如表 3。

表 3

允许分数 等品 / 单位	A	A—	B	C
每平方米	0.48	0.96	1.92	1.92 以上
每平方码	0.40	0.80	1.60	1.60 以上

4.1.6 任一项技术指标不符合品等规定，在原评等基础上降一个等，二项及以上不符合降二个等。

4.1.7 未经后整理的出口纯棉牛仔布不需测试重量、尺寸变化率和纬斜。

4.2 布面疵点评分规定

4.2.1 布面疵点评分如表 4。

表 4

疵点长度 评分数 / 名称		1	2	3	4
经向疵点	轻微	15 cm 及以下	15.1～91 cm	—	—
	明显	8 cm 及以下	8.1～15 cm	15.1～23 cm	23.1～91 cm
纬向疵点	轻微	15 cm 及以下	15.1～全幅	—	—
	明显	8 cm 及以下	8.1～15 cm	15.1～23 cm	23.1～全幅
横档疵点		—	轻微	—	明显
斑渍	轻微	8 cm 及以下	8.1～15 cm	15.1～23 cm	23.1～91 cm
	明显	2.5 cm 及以下	2.51～5 cm	—	5.1～91 cm
破损疵点		—	—	—	2.5 cm 及以下

4.2.2 疵点计量规定

4.2.2.1 布面疵点评分按经向或纬向的最大长度计量，凡两种及以上不同疵点混合在一起时以严重一项评分。

4.2.2.2 在经向 91 cm(36 in)长度内累计评分数最多 4 分。

4.2.2.3 凡每处评 4 分的疵点必须作出明显标记。

4.2.3 布面疵点评分说明

4.2.3.1 布面疵点轻微与明显程度的区别，可按 GB 250 检验评定。4 级为轻微，3—4 级为明显，3 级及以下为严重。对条状型疵点以三个方向看得出的为明显，1、2 个方向看得出的为轻微。

4.2.3.2 未列入本规程的疵点，按其形态，参照相似疵点评定。

4.2.3.3 距边 1.5 cm($\frac{5}{8}$ in)及以内的疵点和布面修整较好的疵点按表 4 规定减半评分，布面修整好的疵点不评分。

4.2.3.4 任何一项呈轻微程度的疵点散布二分之一匹长及以上时，应在其他各类疵点累计评分定等基础上顺降一等。

4.2.3.5 A 等品内不允许有连续 2.7 m(3y)以上的同一项明显疵点。

4.2.3.6 A 等品布匹两端经向 91 cm(36 in)长度内不允许有一处 4 分疵点或 3 分疵点。

4.2.3.7 每 91 m(100 y)长度的 A 等品内一处评 4 分的百脚疵点不能超过四处。

4.2.3.8 每 91 m(100 y)长度的 A 等品内一处评 4 分的稀纬、密路疵点不能超过六处。

4.2.3.9 幅宽 140 cm(55 in)及以下的布匹平均 9 m (10 y)，幅宽 140 cm(55 in)以上的布匹平均 7 m (8 y)允许有一处评 4 分的疵点，超过的不能评为 A 等品。

4.2.3.10 凡 1.3 cm($\frac{1}{2}$ in)以上的稀弄，2.5 cm(1 in)以上的破洞、跳花、不对接扎梭，45 cm(18 in)以上的错纬等 5 项严重疵点必须开剪。B 等品、C 等品可采取评分办法。

5 取样

5.1 按同一合同、同一品种规格、同一品等、同一批次的纯棉牛仔布为一个检验单元。

5.2 外观取样

每一个检验单元随机抽取 $\sqrt{全批数量(m 或 y)}\times 8$ 的样品，最低抽取数量不少于 3 包(卷)。

5.3 内在质量取样

5.3.1 在外观抽取的样品中随机取样。

5.3.2 批量 300 包(卷)及以内者取试验样品 3 块；批量在 300 包(卷)以上，每增加 1～100 包(卷)另增取 1 块试验样品。

6 检验

6.1 布面疵点检验

6.1.1 检验条件

a. 工作台检验时采用 40 W 加罩日光灯 2～4 支，布面照度不低于 400 lx；验布机上检验时采用 40 W 加罩日光灯 3～4 支，布面照度不低于 750 lx。

b. 工作台上检验速度 12±1 m(13±1 y)/min，验布机上检验速度 20～30 m/min。

6.1.2 检验方法

6.1.2.1 布面疵点检验以布匹的正面为准。布面疵点按 4.2 条评定。工作台上检验时将布匹平摊在台面，由两名检验人员按纬向逐幅展开评定；验布机上检验由两名检验人员按经向逐段评定。检验时检验人员的视线应正视布面，眼与布面的距离一般为 50～60 cm。若布面疵点检验有异议时应以工作台上检验为准。

6.1.2.2 色差评定按 GB 250。

6.1.2.3 纬斜每匹布均匀测量 3 处，取其平均值。计算公式：

$$纬斜(\%) = \frac{纬斜最大距离(cm) - 纬斜最小距离(cm)}{纬斜处实测幅宽(cm)} \times 100$$

6.2 内在质量检验

6.2.1 幅宽按 GB 4667 检验。

6.2.2 密度按 GB 4668 检验。

6.2.3 重量参照 GB 4669 检验。

6.2.4 断裂强力按GB 3923检验。

6.2.5 洗涤和干燥时尺寸变化率参照GB 8629中2A洗涤程序检验。

7 检验规则

7.1 外观疵点的不合格率不得超过5%。

7.2 抽验数量中的长度不合格率超过1‰,应按实际情况多退少补。

8 标志和包装

按合同规定检验。

附 录 A
洗涤和干燥时尺寸变化率、重量试验方法
（补充件）

A1 洗涤和干燥时尺寸变化率试验

A1.1 尺寸变化率试验采用 GB 8629 的 2A 洗涤程序，其中的洗涤溶液使用清水。填料 2 kg。烘箱干燥法。

A1.2 试样采用 60 cm×全幅，经纬向各作 3 对标记。每对标记间的距离为 50 cm 并在试样上均匀分布。或经向每对标记间距离 50 cm，纬向标记测量全幅。

A1.3 同批尺寸变化率试验的合格与不合格结果不得平均。如果有试验结果不合格，允许在同批货物的其他包（卷）中再抽取 3 块试样进行复试，并以复试结果为评等的依据。

A1.4 合同未注明尺寸变化率极限规定时，允许有 0.5%的误差。

A2 重量试验

A2.1 试验方法

A 法：将试验样品暴露在标准大气中至少 24 h。然后剪取 10 cm×10 cm 的方形或 100 cm^2 的圆形试样 5 块。精确称重至 0.001 g。

计算公式：

$$Gu = \frac{Gb}{5} \times 100 \qquad \text{(A1)}$$

式中：Gu——试样调湿后的单位面积重量，g/m^2；

Gb——试样重量，g。

B 法：如不具备标准大气条件。可按 A 法尺寸剪取 5 块试样放入 105～110℃的恒温烘箱中，烘至恒重。精确称重至 0.001 g。

计算公式：

$$GW = G \times 20 \times (1 + W) \qquad \text{(A2)}$$

式中：GW——试样公定回潮的单位面积重量，g/m^2；

G——试样干重，g；

W——试样公定回潮，%。

A2.2 单位换算

$$1oz/y^2 = 0.029493\ g/m^2$$

A2.3 测试结果的处理、复试取样方式与尺寸变化率试验相同。

A2.4 合同未注明重量极限规定时，允许－3%的误差。

附 录 B
参照标准样照评定的布面疵点
（补充件）

B1 经向疵点

粗经、松经、紧经、色经、条花、筘路。

B2 纬向疵点

粗纬。

B3 横档疵点

稀纬、密路、云织、毛纱档、条干不匀、色档、压痕。

B4 经纬向共有的疵点

织补痕、竹节、白星、烧毛不匀、折痕、皱纹等。

附　录　C
布面疵点说明
（参考件）

C1 经向疵点

粗经、断经、松经、紧经、双经、穿错、错经、色经、油经、条花、筘路、松紧边等。

C2 纬向疵点

粗纬、双纬、百脚、歇梭、纬缩、油纬、杂物织入等。

C3 横档疵点

稀纬、密路、云织、毛纱档、色档、条干不匀、错纬、压痕等。

C4 斑渍疵点

污渍、油渍、水渍、浆斑、染斑等。

C5 破损疵点

破洞、跳花、破边、稀弄等。

C6 经纬向共有的疵点

跳纱、织补痕、竹节、结头不良、白星、烧毛不匀、折痕、皱纹等。

附加说明：

本标准由中华人民共和国国家进出口商品检验局提出。

本标准由中华人民共和国广东进出口商品检验局负责起草。

本标准主要起草人张远宽。

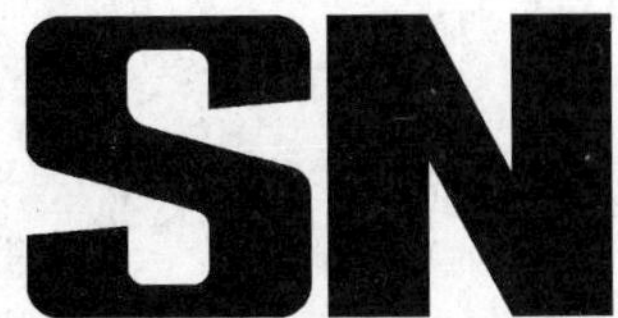

中华人民共和国出入境检验检疫行业标准

SN/T 0252—2005
代替 SN/T 0252—1993

进出口砂洗真丝服装检验规程

Rules for the inspection of sandwash silk dressing for import and export

2005-02-17 发布　　2005-07-01 实施

中华人民共和国国家质量监督检验检疫总局　发布

前　言

本标准代替 SN/T 0252—1993《出口砂洗真丝服装检验规程》。

本次修订主要作了如下修改和补充：

——增加了缝制线迹密度；

——增加了内在质量检验项目、检验方法和判定。

本标准的附录 A 为资料性附录。

本标准由国家认证认可监督管理委员会提出并归口。

本标准起草单位：中华人民共和国浙江出入境检验检疫局。

本标准主要起草人：彭涛、沈文龙、赵珊红、陈燕、吴俭俭。

本标准所代替标准的历次版本发布情况为：

——SN/T 0252—1993。

进出口砂洗真丝服装检验规程

1 范围

本标准规定了进出口砂洗真丝服装的抽样、检验及检验结果的判定。

本标准适用于进出口砂洗真丝服装的检验。

2 规范性引用文件

下列文件中的条款通过本标准的引用而成为本标准的条款。凡是注日期的引用文件，其随后所有的修改单(不包括勘误的内容)或修订版均不适用于本标准，然而，鼓励根据本标准达成协议的各方研究是否可使用这些文件的最新版本。凡是不注日期的引用文件，其最新版本适用于本标准。

GB 250 评定变色用灰色样卡(GB 250,idt ISO 105-A02)

GB/T 2910 纺织品 二组分纤维混纺产品定量化学分析方法(eqv ISO 1833)

GB/T 2911 纺织品 三组分纤维混纺产品定量化学分析方法(eqv ISO 5088)

GB/T 4669 机织物单位面积和单位面积质量的测定(eqv ISO 3801)

GB/T 8427 纺织品色牢度试验 耐人造光色牢度(eqv ISO 105-B02)

GB/T 12490 纺织品耐家庭和商业洗涤色牢度试验方法(neq ISO 105-C06)

GB/T 13772.1 机织物中纱线抗滑移性能测定方法 缝合法

GB 18401 国家纺织品安全基本技术规范

GSB 16-1165—2000 出口砂洗真丝服装疵点缺陷标准样照

FZ/T 01095 纺织品 氨纶混纺产品含量分析方法

SN/T 0553 出口服装检验抽样规程

SN/T 0554 出口服装包装检验规程

SN/T 0555—1996 出口西服大衣检验规程

SN/T 0556—1996 出口衬衫检验规程

SN/T 0557—1996 出口便服检验规程

3 术语和定义

下列术语和定义适用于本标准。

3.1

砂洗 sand-washed

真丝绸成衣或面料经柔软、蓬松处理，使织物表面起绒，手感柔软、有弹性。

3.2

砂道 sand-washed strip

真丝绸成衣或面料在砂洗中因工艺不当或操作不慎等使织物表面呈现出一道道白色的痕迹。

3.3

砂洗鸡爪印 sand-washed zigzag strip

真丝绸成衣或面料在砂洗中因工艺不当或操作不慎，使织物表面呈现出鸡爪样的白色的痕迹。

3.4

砂斑 sand-washed cloud

由于砂洗后道工艺操作不当，造成织物表面呈现出一块块斑状样的痕迹。

3.5

披裂 fissure

绸面上局部经丝、纬丝移位,呈现稀缝或裂开。

3.6

皱印 crease mark

绸面上呈现不同形态的折皱条印。

3.6.1

拖皱印形态 crease mark

绸面经向呈现不规则的细皱印。

3.6.2

直皱印与轧皱印形态 crease mark

绸面上呈现像树木棰长的年轮纹形状,经向呈现条形皱痕。

3.6.3

甩水印(鸡爪印)形态 crease mark

绸面上呈现错乱不规则的细皱纹。

3.6.4

吊襟印形态 crease mark

绸面横向呈现似喇叭口上方的边都有吊襟洞,严重的吊襟印在皱印处起茸毛。

3.6.5

轴皱印形态 crease mark

绸面呈现无规律的斜皱印。

3.7

检验批 check batch

同一合同或同一报检批为一检验批,简称批。

4 抽样

4.1 外观和包装质量检验按 SN/T 0553 进行抽样。

4.2 内在质量检测除缝制性能需采用成品检测外,其他项目可采用面料测试,面料应与成品具有相同的组织规格和染整工艺。

5 检验

5.1 面辅料检验

用料单位应对进厂的面料和辅料质量进行检验,面料和辅料的质量应符合合约或相应标准的要求。

5.2 外观质量检验

5.2.1 检验工具

卷尺、评定变色用样卡(见 GB 250)。

5.2.2 检验条件和方法

成衣检验应在北向自然光下进行,如在日光灯下检验,其照度不应低于 750 lx。检验时将样品平摊在检验台上,逐件进行检验。

5.2.3 成衣部位划分

按 SN/T 0556—1996 中 4.2.3、SN/T 0557—1996 中 4.2.3 和 SN/T 0555—1996 中 4.2.3 规定执行。

5.2.4 成衣面料疵点检验

按 SN/T 0556—1996 中 4.2.4、SN/T 0557—1996 中 4.2.4 和 SN/T 0555—1996 中 4.2.4 规定执行。

5.2.5 成衣对格对条、外型及缝制检验

5.2.5.1 按 SN/T 0556—1996 中 4.2.6、4.2.8a)、4.2.9，SN/T 0557—1996 中 4.2.6、4.2.8a)、b)、4.2.9和 SN/T 0555—1996 中 4.2.6、4.2.8a)、b)、4.2.9 规定执行。

5.2.5.2 成衣各部位应整烫平服、整洁，无烫黄、变色、水渍和明显极光及渗胶。

5.2.5.3 每件(条/套)内的色泽应一致，每盒(包)内顺色，箱与箱之间色差不低于 2 级—3 级，按照 GB 250进行评定。

5.2.6 砂洗缺陷检验

5.2.6.1 砂洗缺陷检验见表 1。

表 1 砂洗缺陷检验

序号	缺陷名称	质量要求				
		0 部位	1 部位	2 部位	3 部位	4 部位
1	皱印	不允许	不允许	不允许	允许轻微一处，长度不超过 20 cm	允许轻微一处，长度不限；轻微两处，长度每处不超过 15 cm
2	砂道	不允许	不允许	不允许	允许轻微一处，长度不超过 15 cm	允许轻微一处，长度不限；轻微两处，长度每处不超过 15 cm
3	斑状	不允许	不允许	不允许	允许轻微存在	允许轻微存在
4	鸡爪印	不允许	不允许	不允许	允许轻微存在	允许轻微存在
5	披裂	不允许	不允许	不允许	允许轻微两处，其最大度不超过 1 cm	允许轻微两处，其最大度不超过 1 cm

5.2.6.2 砂洗后成衣上不应有擦伤痕迹。

5.2.6.3 砂洗后成衣门襟拉链平服，钮扣无松散，无开线、断线。

5.2.6.4 砂洗后成衣无脏污、无砂洗残留渍。

5.2.6.5 全批成衣砂洗效果一致，绸面不发亮，纤维有茸毛感、柔软有弹性(有特殊要求除外)。

5.2.7 成衣缝制线迹密度检验

缝制线迹密度检验见表 2。

表 2 缝制线迹密度

检验项目	线迹密度
明线、暗线、包缝线	≥12 针/3 cm
锁眼	≥12 针/1 cm
钉扣	≥6 根线/眼
手工缲针	≥4 针/3 cm
手工钉扣	每眼双线三针，绕三周

5.2.8 成衣规格检验

5.2.8.1 各对称部位对比方法及极限互差见表 3。

5.2.8.2 规格测量方法及极限偏差见表 4、表 5、表 6、表 7 和表 8。

表 3 各对称部位对比方法及极限互差

单位为厘米

序号	部位名称	对比方法(目测、对比、测量)	极限互差
1	领　尖	左右领尖对比	0.3
2	长袖长	左右袖子,山头对齐对比	0.6
3	短袖长	左右袖子,山头对齐对比	0.4
4	门里襟	门里襟对比(里襟不应长于门襟)	0.4
5	胸袋高低	左右胸袋对比	0.4
6	胸袋进出	左右胸袋对比	0.5
7	袖　口	左右袖口放平对比	0.5
8	裤　长	裤子左右外侧缝对齐、放平对比	0.8
9	裤脚口	左右裤脚口放平对比	0.5

表 4 衬衫的测量方法及极限偏差

单位为厘米

序号	部位名称	测 量 方 法	极限偏差
1	领　大	领子摊平:由扣眼中心到扣子中心;由领子下口左端量至右端	±0.7
2	衫　长	由肩缝最高点垂直量至底边;后中垂直至底边	±1.5
3	长袖长	由袖子最高点量至袖口边	±1.2
4	短袖长	由袖子最高点量至袖口边	±0.8
5	统袖长	由后领中量至袖口边	±2
6	全胸围	扣好钮扣,前后身放平、在袖底缝处横量(周围计算)	±3
7	肩　宽	有过肩的由袖缝边过肩二分之一拉平直量;无过肩的由肩衫缝交叉放平直量	±1
8	小肩宽	由肩缝处领脚边量至袖山头边	±0.5
注:套衫、背心参照衬衫的测量方法及极限偏差执行。			

表 5 西装的测量方法及极限偏差

单位为厘米

序号	部位名称	测 量 方 法	极限偏差
1	后衣长	由后领窝居中处量至底边	±1.5
2	胸　围	扣好钮扣、前后身放平、在袖底缝处横量(周围计算)	±3
3	肩　宽	由肩袖缝的交叉点摊平横量	±1
4	袖　长	由袖子最高点量至袖口边	±1.2
5	统袖长	由后领中量至袖口边	±2
6	小肩宽	肩缝处领脚边量至袖山头边	±0.5

表 6　茄克衫的测量方法及极限偏差

单位为厘米

序号	部位名称	测 量 方 法	极限偏差
1	后衣长	由后领窝居中处量至底边	±1.5
2	胸　围	闭合拉链(或扣上钮扣)前后身摊平,沿袖笼横量(周围计算)	±3
3	肩　宽	由肩袖缝的交叉点摊平横量	±1.5
4	领　大	摊平横量	±1.2
5	袖　长	由袖子最高点量至袖口边	±1.2
6	统袖长	由后领中量至袖口边	±2
7	下摆大	闭合拉链(或扣上钮扣)前后身摊平,在下摆处横量(周围计算)	±3
8	小肩宽	肩缝处领脚边量至袖山头边	±0.5
注：填充物茄克衫中褛参照茄克衫的测量方法及极限偏差执行。			

表 7　长裤、短裤的测量方法及极限偏差

单位为厘米

序号	部位名称	测 量 方 法	极限偏差
1	裤　长	由腰上口沿侧缝量到脚口边	±2
2	裤内长	由裤裆十字缝沿下裆缝量至脚口边	±1.5
3	腰　围	扣好钮扣(裤钩)沿腰宽中间横量(周围计算)	±2
4	臀　围	腰口至横裆三分之一处前后分别横量(周围计算)	±3
5	横　裆	从下裆最高处横量半围	±1.5
6	前　裆	由腰上口沿门襟直量至十字裆缝处	±0.5
7	后　裆	由腰上口沿后裆缝直量至十字裆缝处	±0.8
8	裤脚口	裤脚口处横量半围	±0.7
9	短裤长	由腰上口沿侧缝量至脚口边	±1
10	短裤脚口	裤脚口处横量半围	±1

表 8　连衣裙、腰裙的测量方法及极限偏差

单位为厘米

序号	部位名称	测 量 方 法	极限偏差
1	裙　长	由腰上口侧缝量至底边(裙长 90 cm 以上)	±2
2	裙　长	由腰上口沿侧量至裙底边(裙长 60 cm～89 cm)	±1.5
3	裙　长	由腰上口沿侧缝量至裙底边(裙长 59 cm 以内)	±1
4	肩　宽	有过肩的由袖缝边过肩二分之一拉平直量;无过肩的由肩衫缝交叉放平直量	±1
5	全胸围	扣好钮扣,前后身放平、在袖底缝处横量(周围计算)	±3
6	腰　围	扣好裤钩(钮扣)沿腰宽中间横量(周围计算)	±2
7	裙摆围	裙下摆边处横量(周围计算裙摆围 150 cm 及以内)	±3
8	裙摆围	裙下摆边处横量(周围计算裙摆围 150 cm 以上)	±5
注：裙裤参照裙子的测量方法及极限偏差执行。			

5.3 内在质量检验

5.3.1 纤维含量按 GB/T 2910、GB/T 2911 和 FZ/T 01095 规定执行。

5.3.2 游离甲醛含量、水萃取液 pH 值、可分解的芳香胺染料、耐汗渍色牢度、耐水色牢度和耐摩擦色牢度按 GB 18401 规定执行。

5.3.3 耐洗色牢度按 GB/T 12490 中的 AlS 方法规定执行。

5.3.4 耐光色牢度按 GB/T 8427 规定执行，采用正常条件件暴晒下的方法 3。

5.3.5 缝制性能按 GB/T 13772.1 规定执行，采用方法 B-定负荷法；成品的测试部位见表 9(另有要求除外)，定负荷值规定见表 10。

表 9 成品的测试部位

考核部位	取样部位规定
袖笼缝	后袖笼弯袖底十字后 7 cm 为样本中心
裆底缝	后袖笼弯袖底十字后 7 cm 为样本中心
裙后中缝	从腰头向下 20 cm 为样本中心

表 10 定负荷值规定

面料规格	定负荷值
12 m/m 以上	60 N
12 m/m 及以下	45 N

5.3.6 面料单位面积质量按 GB/T 4669 规定执行。

5.4 包装检验

按照 SN/T 0554 规定执行。

6 检验结果的判定

6.1 外观质量判定

6.1.1 **A、B 类缺陷划分**

根据缺陷影响服装整体外观及穿着性能的轻重程度判定 A 类和 B 类缺陷。

6.1.1.1 面料、缝制、整烫缺陷 A、B 类划分按 SN/T 0556—1996 中 5.1.1、SN/T 0557—1996 中5.1.1 和 SN/T 0555—1996 中 5.1.1 规定执行。

6.1.1.2 砂洗缺陷 A、B 类划分按 GSB 16-1165-2000 规定执行。

6.1.1.3 未列入的缺陷，按照上述类似缺陷掌握。

6.1.2 全批外观质量判定

按照 SN/T 0553 进行判定。

6.2 内在质量判定

内在质量按批评定。合同和国家法规有要求的，按合同和国家法规要求进行判定。合同和国家法规未要求的，游离甲醛含量、水萃取液 pH 值、可分解的芳香胺染料、耐汗渍色牢度、耐用水色牢度和耐摩擦色牢度按 GB 18401 规定判定，其他可参见附录 A 进行判定。

6.3 包装质量判定

按 SN/T 0554 进行判定。

6.4 综合判定

上述外观、内在和包装质量检验结果均合格，判全批合格；其中任何一项不合格，则判全批不合格。合同和国家法规有要求的，按合同和国家法规要求，并结合本标准综合判定。

附 录 A
（资料性附录）
理化性能指标

纤维含量、耐洗色牢度、耐光色牢度和缝制性能-滑移量指标见表 A.1、表 A.2 和表 A.3。

表 A.1 纤维含量

面料分类	允许偏差
纯蚕丝织物的丝含量	0
混纺或交织产品中的蚕丝含量(绝对百分比)	±5
注：当一种纤维的标注含量不超过 10%时，其含量不应少于标注值的 70%(绝对值)。	

表 A.2 耐洗色牢度、耐光色牢度

检验项目		色牢度/级
耐洗色牢度	变色	≥3—4
	沾色	≥3
耐光色牢度		≥3—4
注 1：纯蚕丝织物沾色牢度以丝沾色和棉沾色中程度最重的考核(另有规定的除外)。 注 2：干洗类产品不考核耐洗色牢度。		

表 A.3 缝制性能-滑移量

面料分类	滑移量
12 m/m 及以下，定负荷 45 N	滑移量≤6 mm 双道缝线二分之一滑移量≤3 mm
12 m/m 以上，定负荷 60 N	
注：纱、绡类产品不考核。	

中华人民共和国进出口商品检验行业标准

出口纯棉印染拉绒布检验规程

SN/T 0299—93

Rules for the inspection of cotton printed and dyed nap cloth for export

1 主题内容与适用范围

本标准规定了出口纯棉印染拉绒布的技术要求、试验方法、检验规则及包装要求。

本标准适用于出口纯绵印染拉绒布的品质检验。

2 引用标准

GB 250 评定变色用灰色样卡

GB 251 评定沾色用灰色样卡

GB 432 印染棉布验收规则

GB 3920 纺织品耐摩擦色牢度试验方法

GB 3923 机织物断裂强力和断裂伸长的测定　条样法

GB 4667 机织物幅宽的测定

GB 4668 机织物密度的测定

GB 8630 纺织品在洗涤和干燥时尺寸变化的测定

3 抽样

3.1 外观质量、绒毛质量验收的抽验量为该批产品的5%～10%，但不得少于40匹。

3.2 内在质量的验收抽验量为该批产品的2%，但每批不得少于三块。

4 检验

4.1 检验条件

4.1.1 采用40 W加罩日光灯2～4支，布面照度不低于750 lx为准，光源与布距离1～1.2 m。

4.1.2 布匹的复验、验收应在工作台面上按纬向展开，检验人员的视线应正视布面，眼与布面的距离为55～60 cm。

4.2 检验项目

4.2.1 检验项目包括内在质量、绒毛质量、外观质量。内在质量有纬纱密度、缩水率、断裂强力、染色牢度。外观质量有局部性疵点和散布性疵点。

4.2.2 内在质量技术要求见表1和表2，染色牢度的评定按GB 251执行。

中华人民共和国国家进出口商品检验局1993-12-28批准　　1994-05-01实施

表 1

项　　目	单　　位	技术要求	允许误差
纬纱密度	根/10 cm	按设计规定或合同	1%
缩水率	%	防缩整理按合同要求	
断裂强力	N/5×20 cm	按设计规定	－8%
染色牢度	级	见表 2	

表 2　　　　级

布别	染料名称	耐　洗		耐摩擦	
		原样退色	白布沾色	干摩	湿摩
染色布	还原染料	3～4	4	3	2～3
	活性染料	3	3	2～3	2
	纳夫妥染料	3	3	2～3	
印花布	涂　　料	3	3	2～3	2
	其他染料	3	3	2～3	2

4.2.3　绒毛质量要求

4.2.3.1　绒毛要求长短整齐、密集无明显漏地、均匀无云斑状。

4.2.4　外观质量评定

4.2.4.1　局部性疵点评定见表 3。

表 3

疵点名称	疵点程度	疵点长度	评　分　数			
			1 分	2 分	3 分	4 分
经向疵点	线状	轻微	每 1.0～50 cm			
		明显	0.5～8 cm	8.1～16 cm	16.1～24 cm	24.1～100 cm
	条状	轻微	0.5～8 cm	8.1～16 cm	16.1～24 cm	24.1～100 cm
		明显	0.5 cm 及以内	0.6～2 cm	2.1～10 cm	10.1～100 cm

续表 3

<table>
<tr><th rowspan="2">疵点名称</th><th rowspan="2">疵点程度</th><th rowspan="2">疵点长度</th><th colspan="7">评　分　数</th></tr>
<tr><th>1分</th><th colspan="2">2分</th><th colspan="2">3分</th><th colspan="2">4分</th></tr>
<tr><td rowspan="6">纬向疵点</td><td rowspan="2">线状</td><td>轻微</td><td>1.0 cm～半幅</td><td colspan="2">半幅以上</td><td colspan="2"></td><td colspan="2"></td></tr>
<tr><td>明显</td><td>0.5～8 cm</td><td colspan="2">8.1～16 cm</td><td colspan="2">16.1 cm～半幅</td><td colspan="2">超过半幅</td></tr>
<tr><td rowspan="2">条状</td><td>轻微</td><td>0.5～8 cm</td><td colspan="2">8.1～16 cm</td><td colspan="2">16.1 cm～半幅</td><td colspan="2">超过半幅</td></tr>
<tr><td>明显</td><td>0.5 cm 及以内</td><td colspan="2">0.6～2 cm</td><td colspan="2">2.1～10 cm</td><td colspan="2">10.1 cm～全幅</td></tr>
<tr><td rowspan="2">稀密路</td><td>轻微</td><td>1 cm～半幅</td><td colspan="2">半幅以上</td><td colspan="2"></td><td colspan="2"></td></tr>
<tr><td>明显</td><td></td><td colspan="2"></td><td colspan="2">半幅及以内</td><td colspan="2">半幅以上</td></tr>
<tr><td rowspan="3">破损</td><td colspan="2">破边</td><td>每 10 cm 及以内</td><td colspan="2"></td><td colspan="2"></td><td colspan="2"></td></tr>
<tr><td colspan="2">破洞</td><td>经纬共断 2 根</td><td colspan="2"></td><td colspan="2"></td><td colspan="2">经纬共断 3 根至 2 cm以内</td></tr>
<tr><td colspan="2">披裂或纬移</td><td>每 10 cm 及以内</td><td colspan="2"></td><td colspan="2"></td><td colspan="2"></td></tr>
<tr><td rowspan="2">边疵</td><td colspan="2">深入 0.5 cm 以上至 1 cm 的深浅边</td><td>1～100 cm</td><td colspan="2"></td><td colspan="2"></td><td colspan="2"></td></tr>
<tr><td colspan="2">深入 0.5 cm 以上至 1 cm 的荷叶边</td><td>经向 1～16 cm 及以内</td><td colspan="2"></td><td colspan="2"></td><td colspan="2"></td></tr>
<tr><td rowspan="2">散布性疵点</td><td colspan="2" rowspan="2">平均每米允许最高评分数</td><td>幅宽 100 cm 及以内</td><td rowspan="2">一等品</td><td>0.3 分</td><td rowspan="2">二等品</td><td>0.5 分</td><td rowspan="2">三等品</td><td>0.8 分</td></tr>
<tr><td>幅宽 100 cm 以上</td><td>0.45 分</td><td>0.75 分</td><td>1.2 分</td></tr>
</table>

本表未列入的疵点可参照有关疵点评分定等。

4.2.4.2　散布性疵点评定见表 4，色差评定按 GB 250 执行。

表 4

项目		内容		级别	处理
不合格色样		同类布样	漂、色布	3 级	降低一等
		同类布样	花布	2 级	降低一等
		参考样	漂、色布	2～3 级	降低一等
		参考样	花布	1～2 级	降低一等
左中右色差		漂、色布		3～4 级	降低一等
		花布		3 级	降低一等
前后色差		漂、色布		3～4 级	降低一等
		花布		3 级	降低一等
正反面色差		漂、色布		2～3 级	降低一等
同箱(包)内色差		漂、色布		达到 4 级	
		花布		达到 3～4 级	
箱(包)与箱(包)色差		漂、色、花布均达到 3 级			
幅　　宽		100 cm 以上＋2.5 cm －1.5 cm 100 cm 及以下＋2 cm －1 cm			或按合同规定
歪斜	花斜或纬斜	超过 6%			降低一等
	格　　斜	超过 4%			降低一等
绒　　毛		不符合标样			降低一等

4.2.5　疵点评定说明

4.2.5.1　一等品内不允许存在一处评满 4 分的疵点。

4.2.5.2　影响外观不到评分起点的通匹性疵点一等品不允许存在。

4.2.5.3　超过 4 cm 的条状明显 3 分的疵点，40 m 以下定长布一等品不允许存在。

4.2.5.4　超过 20 cm 的线状明显 3 分的疵点，40 m 以下定长布一等品不允许存在。

4.2.5.5　粗 0.3 cm 以上的杂物织入和长 20 cm 及以上的荷叶边一等品不允许存在。

4.2.5.6　印花布的外观疵点可根据其布面总效果评定。

4.2.5.7　局部性疵点的轻微与明显按 GB 250 检验评定，4 级为轻微，3～4 级及以下为明显。

4.2.5.8　每段布允许总分数＝每米允许评分数×段长(m)(保留整数)。

4.2.5.9　绒毛标样由山东局制定送报国家局，各地市商检局按标样自行复制。

4.3　试验方法

4.3.1　幅宽试验方法按 GB 4667 执行。

4.3.2　纬纱密度试验方法按 GB 4668 执行。

4.3.3　断裂强力试验方法按 GB 3923 执行。

4.3.4　缩水率试验方法按 GB 8630 执行。

4.3.5　耐洗色牢度试验方法按 GB 3921 执行。

4.3.6　耐摩擦色牢度试验方法按 GB 3920 执行。

4.3.7 试验结果的有效数字按数字修约规定处理,取小数点1位。

5 标志和包装

5.1 标志按合同规定检验。

5.2 包装检验。

5.2.1 卷板(筒)。

5.2.1.1 卷板(筒)必须整齐,布边进出差距不得超过1 cm,织物卷板(筒)折皱印不得超过50 cm。

5.2.1.2 粘贴腰封、商标时不准有浆糊渍,一经发现按类似疵点评分。

5.2.2 折叠

5.2.2.1 折叠包装时布面必须平整,折叠印不得超过50 cm。

5.2.2.2 吊牌必须认真填写清楚,字迹工整,不得涂改,吊牌线必须穿在布角上。

5.2.2.3 每段布的反面两头距边5 cm以内加盖明显梢印。

附加说明:

本标准由中华人民共和国国家进出口商品检验局提出。

本标准由中华人民共和国山东进出口商品检验局负责起草。

本标准主要起草人张秀琍、张爱莉。

中华人民共和国进出口商品检验行业标准

出口120道手工打结丝毯检验规程

SN/T 0305—93

Rules for the inspection of 120 lines hand-made knotted silk carpets for export

1 主题内容与适用范围

本标准规定了出口丝毯的抽样方案，检验方法与检验结果的判定。

本标准适用于出口120道手工打结丝毯的检验。

2 引用标准

GB 250 评定变色用灰色样卡

GB 2828 逐批检查计数抽样程序及抽样表（适用于连续批的检查）

ZB W56 002 手工打结丝毯

3 检验依据

合同、信用证、确认函及成交小样有明确规定的按规定检验。合同及信用证无规定或规定不明确、不具体的按本规程检验。

4 抽样

4.1 抽样方案

根据提交检验批次的数量，按GB 2828逐批检查计数抽样法，采用一般检查水平Ⅱ，一次正常抽样方案，抽取具有代表性样品。

4.2 抽样数量

抽样数量见表1。

表1 抽样数量表 条

交验批数量	2～25	26～50	51～90	91～500
抽样数量	5	8	13	20

4.3 合格质量水平的规定

B类不合格 AQL＝10；

C类不合格 AQL＝65。

5 检验

检验以传统的直观目测及手感为主，结合量具量计。

5.1 程序：将丝毯平放在地上，依次检验毯面、毯背、测面积、量绒簇股长度，检验外观。

中华人民共和国国家进出口商品检验局1993-12-28批准 1994-05-01实施

5.2　检验工具:卷尺、深度卡、木尺。

5.3　检验条件:应在自然光线充足的平坦场地进行。

5.4　检验项目和技术要求:

5.4.1　长度。长度公差$^{+1.5}_{-0.6}$%。圆型丝毯公差±1.0%。

5.4.2　宽度。宽度公差±0.6%。

5.4.3　经头数(纵列头数)。经头数公差±3 头(390 头/m±6 头)。

5.4.4　纬道数(横列道数)。纬道数公差±3 道(390 道/m±6 道)。

5.4.5　绒簇股长度

绒簇股长度要求:四边 5 cm 以内必须符合绒簇股长度标准,6.4 mm(2/8 in)或 8 mm(3/16 in),允许公差为$^{+0.5}_{-0.8}$ mm,分散性的绒簇股长度公差±0.5 mm;－0.8 mm 以内的超薄累计面积不能超过全毯面积的 10%。

5.4.6　毯型

方型、长方型要求四边横平竖直,四周方正、长度公差±1.0%,宽度±0.6%。

圆型丝毯要求圆线条流畅,圆度相对公差(包括长圆型长向)±1.0%。

5.4.7　图案布局。要求布局合理,线条流畅,四角对称、奎龙正、大小边一致。各部位公差为表 2 规定。

表 2　图案布局公差表　　mm

规格宽度	各部位对称点差　≤				
	角云	奎龙横向	奎龙竖向	大边	小边
≤910(≤3 ft)	6	6	9	3	1.5
≤1 830(≤6 ft)	9	9	12	6	3
≤2 740(≤9 ft)	12	12	15	8	5
≤3 660(≤12 ft)	15	15	19	9	6

注:圆毯、长圆毯的奎龙公差,参照表中规定。

5.4.8　底子、毯穗

底子必须平整无纵,不脱落;毯穗修剪整齐,挽扣不脱;无污染。底子、毯穗高度规定及公差见表 3。

表 3　底子、毯穗高度规定及公差表　　mm

名称	规　格　宽　度		
	≤910(≤3 ft)	≤1 830(≤9 ft)	≤3 660(≤12 ft)
底子	12±1	20±1	25±1
毯穗	75±5	85±5	100±10

5.4.9　毯面

要求主地、主花、主边颜色符合色标,色头正,色差不低于 4 级,无截色、错色。毯面平顺、光洁、无搓板、浮丝、窝头、躺头、纬头、明显沟岗,分散性半截头累计面积不能超过全毯面积的 5%。手感弹性好、无污渍、水印、焦印。

5.4.10 剪花

要求剪口清楚，宽窄一致，无漏剪、串剪、断筋，剪口宽为 2～3 mm，剪口宽与深之比为 1∶1～1∶1.2。

5.4.11 毯背

要求平整、干净，无绞口、凸经、纬头、纬套、搓板（明显沟岗）、疙瘩及修痕。

5.4.12 撩边。撩边松紧一致，不露边经，扫边齐直，无疵边及荷叶边。

5.5 检验方法

5.5.1 长度检验

以两条横边上的中点为基准，用钢卷尺测量毯边之间的距离。

5.5.2 宽度检验

以两条立边的中点为基准，用钢卷尺测量毯边之间的距离。

5.5.3 经头数

在毯背选择经头数明显不均匀部位，任量一个 30.48 cm（约 1 ft），数其所含经头数。

5.5.4 纬道数

在毯背选择纬道数明显不均匀部位，任量一个 30.48 cm（约 1 ft），数其所含纬道数。

5.5.5 绒簇股长度

用深度卡顺着丝绒头纬道的空隙插至毯基面上，量计毯基面至绒梢的距离。

5.5.6 毯型

距离四角 70～100 mm（3～5 in）处打“井”字，用钢卷尺测量其对应边之差。圆毯型（包括长圆毯型）对折后，量计对应圆毯弧度之差。

5.5.7 图案布局

以丝毯对应两边（横边、立边）中点连线为基准，量计角云、奎龙、大小边的对称点之距离差。

5.5.8 底子及毯穗高度

底子高度为完活末道至挂穗之距离；毯穗高度为挂穗处至穗梢（自然伸直）之间距离。

5.5.9 毯面、毯背、剪花、撩边

毯面、毯背、剪花、撩边的检验为丝毯外观检验，以检验员站立直观目测为准，目测色差等各类疵点。

5.6 包装检验

包装必须清洁、牢固、干燥，适于长途运输。

包装标记：唛头要清晰、不退色。

包装印刷品名、规格必须与实物相符。

6 结果判定与处理

6.1 不合格分类

6.1.1 A 类不合格：有危险性、破损、伤残等致命缺陷。

6.1.2 B 类不合格：经头低于公差，道数低于公差，绒簇股长度四边 5 cm 以内低于公差，分散性绒簇股长度低于公差超过全毯面积 10%，明显错色，明显油渍、毯面烫焦，毯型长、宽超公差，毯边明显不平、不直等严重降低产品实用性能的缺陷。

6.1.3 C 类不合格

长度尺寸低于公差、主地、大边、主花色泽与色样差低于 4 级，错色，穗长、底子高低于公差，底子不平，穗子结扣不齐，沟岗，搓板，剪花不清，伤花，小油渍等轻微缺陷。

6.2 判定

6.2.1 A 类不合格不允许。

6.2.2 B 类和 C 类不合格判定如表 4。

表 4　B类和C类不合格判定表

批量 条	抽样数量 条	B类不合格 AQL=10		C类不合格 AQL=65	
		A_c	R_e	A_c	R_e
2～25	5	1	2	7	8
26～50	8	2	3	10	11
51～90	13	3	4	14	15
91～500	20	5	6	21	22

注：当抽样数量等于或大于批量时，批量看作抽样数，抽样方案的判定数组不变。

6.2.3　A_c 为合格判定数，R_e 为不合格判定数，以不合格数计。

6.2.4　合格批：B类、C类不合格数同时小于或等于 A_c 数，则判定为合格批。

6.2.5　不合格批：B类、C类不合格数同时等于、大于 R_e 的数字，则判定为不合格批。

6.2.6　当B类不合格数等于、大于 R_e 时，不管C类数是否超出 R_e，应判定为不合格批。

6.2.7　当C类不合格数等于、大于 R_e，B类不合格数小于 A_c，两类数相加，如小于两类数 R_e 总数，可判定合格批。反之为不合格批。

6.3　结果处理

6.3.1　对于合格批中所验各类不合格必须整修，或调换成合格品方能出厂。

6.3.2　对于不合格批必须全部进行返工整修，修复不合格品，经厂检合格，工厂提供返工记录，方可重新报验。若重验仍不合格，则该批产品不得再行报验。

7　检验有效期

经检验合格的产品，自检查之日起，在合格仓储条件下，其合格有效期为一年。

附 录 A
术 语
（参考件）

A1 检验批：出口报验批为一检验批。

A2 计数抽样有关术语，按照 GB 2828 标准的规定。

A3 经头（纵列）30.48 cm（1 in）内所包含的经线根数。

A4 纬道（横列）30.48 cm（1 in）内所包含栽绒根数。

A5 绒簇股长度：毯基面至绒稍长度，不包括毯基厚度。

A6 底子：用本白丝线编织的横头毯边。

A7 穗子：底子外打结的穗子。

A8 毯型：丝毯规格型式，如长方型、方型、圆型、长圆型等。

A9 角云：丝毯四角的图案花纹。

A10 奎龙：丝毯中心的主要图案花纹。

A11 主地：丝毯的基调色。

A12 大边：丝毯边色图案中面积最大的花纹部位。

A13 主花：丝毯图案中主要的花纹样。

A14 色标：丝毯色样卡中的标准色样、色卡、色号。

A15 色头：丝毯色样的色相、色光、色差的综合统称。

A16 错色：栽绒色线用错。

A17 搓板：毯面有搓衣板似有规律的光泽、色泽、差异条纹。

A18 躺头：倒伏着的栽绒头。

A19 半截头：两头不齐的栽绒头，如有一线头短缩在绒簇内。

A20 沟岗：毯面不平有凹陷或凸出的条、道。

A21 串剪：剪花中把相邻色剪通。

A22 断筋：织毯、剪花中把花纹样织断、剪断。

A23 伤地：剪伤地花、地色。

A24 绞口、工人操作不当形成的纵向间隙或界线。

A25 凸经：经线松弛，而凸出在毯背上。

A26 凸泡：毯背部鼓、凸起的部位称凸泡疵点。

A27 疙瘩：毯背经头或纬线的大结子。

A28 撩边：在丝毯两立边末根经头上绕编的毯边。

A29 截色：用有较大色差的色线，织入同一花纹上造成的色差。

A30 窝头：栽绒线头曲折在绒簇层内。

A31 纬头：因栽绒线粗及其它原因，毯面形成不匀的点状缺陷。

附加说明：

本标准由中华人民共和国国家进出口商品检验局提出。

本标准由中华人民共和国江苏进出口商品检验局负责起草。

本标准主要起草人徐晓。

中华人民共和国进出口商品检验行业标准

出口本色手工夏布检验规程

SN/T 0310—94

Rules for the inspection of grey manual grass cloth for export

1 主题内容与适用范围

本规程规定了出口本色手工夏布的质量要求、抽样方法、检验方法和包装要求。

本规程适用于使用经过人工半脱胶处理的苎麻纱或环锭纺纯苎麻纱作经纱,半脱胶苎麻纱作纬纱,并用手工织成的各种本色夏布。

2 引用标准

GB 250 评定变色用灰色样卡

GB 2828 逐批检查计数抽样程序及抽样表(适用于连续批的检查)

GB 3291 纺织名词术语(纺织材料、纺织产品通用部分)

GB 4666 机织物长度的测定

GB 4667 机织物幅宽的测定

GB 4668 机织物密度的测定

3 定义

3.1 筘数:夏布的名义密度。

3.2 对数:2.54 cm 内,经向或纬向密度根数的一半。

3.3 半脱胶:用浸沤、半煮练、日晒夜露等方式除去生麻中约 5%～10%胶质的一种处理方法。

3.4 半脱胶苎麻纱:生苎麻经人工半脱胶处理,用针撕劈成细丝状,然后再头尾拈绩而成的纱。

4 质量要求

4.1 夏布以匹(约定匹长为 24.60 m)作为单位产品进行检验。

4.2 各种规格按成交合同检验。

4.3 公差范围

各种本色手工夏布的长度、幅宽、密度允许公差范围见表 1。

表 1 公差范围

项目	长度,%	宽度,%	密度,对/2.54 cm	
			经向	纬向
公差	−3	−2.5	−1	−1

4.4 布面质量

本色手工夏布布面质量评定按表 2 要求进行。

中华人民共和国国家进出口商品检验局 1994-12-02 批准　　　　1995-05-01 实施

表 2　布面质量

<table>
<tr><th colspan="2">疵　点　名　称</th><th>允　许　限　度</th></tr>
<tr><td colspan="2">经向疵点</td><td>连续长度 5 cm～20 cm,5 处
20 cm～50 cm,3 处
50 cm～100 cm,1 处</td></tr>
<tr><td colspan="2">纬向疵点</td><td>连续长度 5 cm～10 cm,5 处
10 cm 以上,3 处</td></tr>
<tr><td>密集性
疵　点</td><td>结　头
毛　丝</td><td>20 cm 内,10 个
20 cm 内,5 个</td></tr>
<tr><td>分散性疵点</td><td>杂物织入
麻皮麻根
色丝织入</td><td>累计 5 处
累计 5 处
累计 5 处</td></tr>
<tr><td>块状、条状疵点</td><td>污、油、水、色渍
色泽不匀</td><td>累计面积 50 cm²
3—4 级</td></tr>
<tr><td rowspan="2">破损性疵点</td><td>破洞</td><td>一处经纬共断(单断)4～5 根 1 处,一处经纬共断 3 根及以下 2 处</td></tr>
<tr><td>破(烂)边</td><td>一处经纬共断(单断)4～5 根 1 处,一处经纬共断 3 根及以下 2 处</td></tr>
<tr><td colspan="2">幅宽极差不匀率</td><td>2%</td></tr>
<tr><td colspan="2">对数极差</td><td>±4 根/2.54 cm</td></tr>
</table>

注：幅宽极差不匀率$=\frac{\text{幅宽极差}}{\text{幅宽平均值}}\times 100$。

4.5　表 2 中经向疵点包括:3 根及以下断(缺)经,0.15 cm 及以上粗经,布边 0.3 cm 及以上凹凸不平等。

4.6　表 2 中纬向疵点包括:2 根及以下断(缺)纬,0.15 cm 及以上粗纬,偏差在 3 根/2.54 cm 及以下稀密弄等。

4.7　连续长度为 100 cm 以上的经向疵点不允许。

4.8　布面严重凹凸不平,布面有霉点(斑)者不允许。

4.9　一处经纬共断(单断)6 根及以上的破洞、破(烂)边不允许。

4.10　非约定匹长的疵点允许限度参照掌握。

4.11　幅宽在 45 cm 以下的疵点允许限度减半掌握,幅宽在 75 cm 以上的疵点允许限度加倍掌握。

4.12　经向对数在 31 对及以上的疵点允许限度减半掌握,经向对数在 22 对及以下的疵点允许限度加倍掌握。

4.13　表 2,4.5,4.6 中未列入的疵点,参照所列疵点评定。

5　检验规则

5.1　检验工具

钢卷尺,织物密度镜,GB 250 评定变色用灰色样卡。

5.2　检验条件

本色夏布检验须在正常北向自然光线下进行,如在灯光下检验,其照明光度应约为 750 lx(相当于

40 W 日光灯管三支),光源与样品距离为 1～1.2 m。

5.3 抽样

5.3.1 抽样方法

在包装完整的情况下,按同一合同(信用证),同一规格为一检验批次,并按 5.3.2 规定在总箱数内随机抽取应抽箱数。

5.3.2 抽样数量

5.3.2.1 抽样箱数

$$抽样箱数=\sqrt{本批总箱数} \quad (取整数)$$

5.3.2.2 抽样匹数(见表 3)

表 3 抽样表

批量(匹)N	抽验数量 n	AQL=4,检查水平 Ⅰ	
		A_c	R_e
1～90	13	1	2
91～150	20	2	3
151～280	32	3	4
281～500	50	5	6
501～1 200	80	7	8
1 201～3 200	125	10	11
3 201～10 000	200	14	15
≥10 001	315	21	22

5.4 合格批与不合格批的判定

5.4.1 不合格品

长度、幅宽、密度不符合表 1 公差要求者为不合格品。布面质量不符合表 2 任一款项要求者为不合格品。

5.4.2 合格批

不合格品数小于等于 A_c,则判定为全批合格。

5.4.3 不合格批

不合格品数大于或等于 R_e,则判定为全批不合格。

5.5 检验方法

5.5.1 外观检验

将叠好的夏布平放摊开,目测距离约 60 cm,逐页翻开进行外观检验。

5.5.2 长度检验

用钢卷尺测量,精确至厘米。

5.5.3 幅宽检验

用钢卷尺在布上均匀测量 5 处,精确至厘米,但距布的头尾各不小于 1 m,以其算术平均值作为该匹布的实际幅宽,并计算幅宽极差不匀率。

5.5.4 密度检验

用织物密度镜在布面上随机点数 2.54 cm 内经纬向对数(密度)各 5 处,但距布的头尾各不小于

1 m,距布边不小于 0.1 m,以其算术平均值作为该匹布的实际经纬向密度(精确至 1 根),并计算对数(密度)极差。

6 包装

6.1 包装要求

6.1.1 内外包装应符合合同或订货单要求,做到整齐、清洁、严密、干燥、牢固,并适应长途运输。

6.1.2 纸箱内应衬防潮牛皮纸,外用封箱胶带、四道编织带,“井”字型打包。

6.2 包装标志

6.2.1 内外包装标志应符合合同或订货单要求。

6.2.2 外包装标志须用不易褪色的颜料刷明唛头、标志,要求清晰、端正、没有污渍。

6.3 夏布的成箱回潮率不高于 10.5%,超过此项标准时,不得出口。

附加说明:

本标准由中华人民共和国国家进出口商品检验局提出。

本标准由中华人民共和国江西进出口商品检验局、江西省纺织品进出口公司、江西省工艺品进出口公司、江西省土产进出口公司负责起草。

本标准主要起草人杜青安、桂家祥、晏礼峰、徐文彬、章元生、龚华龙。

中华人民共和国进出口商品检验行业标准

出口本色棉灯芯绒割绒布检验规程

SN/T 0312—94

Rules for the inspection of grey corduroy and cut pile fabrics for export

1 主题内容与适用范围

本规程规定了出口本色棉灯芯绒割绒布的取样、检验条件、检验项目、分等规定、检验方法及判定规则。

本规程适用于出口本色棉灯芯绒割绒布及本色棉灯芯绒割绒烧毛布的检验。

2 引用标准

GB 250 评定变色用灰色样卡

GB 3923 机织物断裂强力和断裂伸长的测定(条样法)

GB 4666 机织物长度的测定

GB 4667 机织物幅宽的测定

GB 4668 机织物密度的测定

GB/T 14310 棉本色灯芯绒

3 取样

3.1 在包装完整的情况下,按同一规格一次报验量作为一批进行检验。

3.2 幅宽、布面疵点按匹进行检验,每批布随机抽取总匹数的5%的代表性样品,但不得少于50匹。

3.3 密度、断裂强力按批进行检验,每批布取样数量不少于3块,以全批检验结果的平均值作为该批评等的依据。

4 检验

4.1 检验条件

4.1.1 布面疵点检验须在正常北向自然光线下进行。如在灯光下检验,其布面照度应不低于400 lx(相当于40 W日光灯管2支),光源和布面距离为1~1.2 m。

4.1.2 检验时应将布匹平摊在工作台面上,由检验人员按纬向逐幅展开检验。

4.2 检验项目

检验项目包括幅宽、密度、断裂强力、布面疵点四项。

4.3 分等规定

4.3.1 本色棉灯芯绒割绒布分为一等品、二等品、三等品、等外品。

4.3.2 本色棉灯芯绒割绒布的评等以匹为单位。幅宽、布面疵点按匹评等,密度、断裂强力按批评等,并以四项中最低的一项品等作为该匹布的品等。

4.3.3 幅宽、密度、断裂强力分等规定见表1。

中华人民共和国国家进出口商品检验局1994-12-02批准 1995-05-01实施

表 1

项目		标准	一等品允许公差
幅宽,cm		按设计或合同规定	+2.0% −1.0%
密度 根/10 cm	经纱	按附录A(补充件)计算	−2.0%
	纬纱		−1.5%
断裂强力 N	经向	按附录A(补充件)计算	−8.0%
	纬向		−8.0%

4.3.4 幅宽、密度、断裂强力超过表1规定降到二等品为止。

4.3.5 布面疵点分等规定见表2

表 2

允许分数,平均分/m / 幅宽,cm / 品等	110及以下	110以上～150	150以上
一等品	0.3	0.4	0.5
二等品	0.6	0.8	1.0
三等品	1.2	1.5	1.8

4.4 检验方法

4.4.1 幅宽按GB 4667检验。

4.4.2 密度按GB 4668检验。

4.4.3 断裂强力按GB 3923检验。

4.4.4 布面疵点检验见表3。

表 3

疵点类别		评分分数				备注
		1	2	3	4	
经向疵点(条)	轻微	8 cm及以下	8 cm以上～16 cm	16 cm以上～24 cm	24 cm以上～100 cm	
	明显	1 cm及以下	1 cm以上～2 cm	2 cm以上～4 cm	4 cm以上～100 cm	
纬向疵点(条)	轻微	8 cm及以下	8 cm以上～16 cm	16 cm以上～半幅	半幅以上～全幅	
	明显	1 cm及以下	1 cm以上～2 cm	2 cm以上～4 cm	4 cm以上～全幅	
横档	轻微	半幅及以下	半幅以上			
	明显			半幅及以下	半幅以上	
严重疵点					100 cm及以下	①破洞、豁边、破边、经纬纱共断或单断二根的评1分 ②0.2cm及以下的脱绒露底每个评1分

4.4.5 各类布面疵点名称的说明见附录B(补充件)。

4.4.6 布面疵点检验的说明

4.4.6.1 每匹布允许评分数按下式计算：

每匹布允许总评分＝每米允许评分分数(分/m)×匹长(m)

每匹布允许总评分有小数时，按数字修约规定。

4.4.6.2 经向 1 m 中累计评分最多为 4 分。

4.4.6.3 疵点评分以布的正面为准。

4.4.6.4 根据品种特点，留边要求超过 0.7 cm，凡不超过留边部分的疵点不评分(破洞、豁边、破边、金属杂物织入除外)。

4.4.6.5 布面横档疵点的评分，花纬按 GB 250 评定。4 级为轻微，3—4 级及以下为明显。其他疵点轻重程度按疵点宽度评定。疵点宽度超过 0.1 cm 为明显，0.1 cm 及以下为轻微。

4.4.6.6 超过 1 cm 的破洞、豁边、破边、霉斑四个严重疵点必须开剪。

4.4.6.7 一等品中每匹(30～40 码)布允许存在 2 个一处评为 4 分的疵点，但不包括严重疵点。

4.4.6.8 未列入本规程的疵点，按其形态，参照相似疵点评定。

4.4.7 布面疵点的计量

4.4.7.1 一个或几个经(纬)向疵点，在宽 1 cm 以内按一条评分，宽度超过 1 cm 的每 1 cm 为一条，其不足 1 cm 的按一条计。

4.4.7.2 测量疵点长度以经向或纬向最大长度计算。

4.4.7.3 除严重疵点和拖纱外，其他疵点评分的起点长度均为 0.2 cm，拖纱疵点评分的起点长度为 1 cm。

4.4.7.4 凡两种以上不同疵点混合在一起时以严重一项评分。

5 判定规则

5.1 布面疵点漏验规定

5.1.1 一匹中所有疵点加合累计(平均分/m)，超过允许分数应为降等品。

5.1.2 严重疵点应为降等品。

5.1.3 一等品中一处评为 4 分疵点超过允许限度的应为降等品。

5.2 布面疵点的漏验率不得超过 4%。

附 录 A
出口本色棉灯芯绒割绒布各项物理指标的计算
（补充件）

A1 割绒加工系数

$$割绒加工系数=\frac{一个完全组织的底纬根数}{一个完全组织的总纬根数} \quad \cdots\cdots (A1)$$

A2 经密加工系数

$$经密加工系数=\frac{本色棉灯芯绒布标准幅宽}{本色棉灯芯绒割绒布标准幅宽} \quad \cdots\cdots (A2)$$

A3 纬密加工系数

$$纬密加工系数=\frac{100}{100+伸长率} \quad \cdots\cdots (A3)$$

A4 本色棉灯芯绒割绒布标准经纱密度

本色棉灯芯绒割绒布标准经纱密度＝本色棉灯芯绒布标准经纱密度×经密加工系数 ……………………(A4)

A5 本色棉灯芯绒割绒布标准纬纱密度

本色棉灯芯绒割绒布标准纬纱密度＝本色棉灯芯绒布标准纬纱密度×纬密加工系数×割绒加工系数 ……………………(A5)

A6 本色棉灯芯绒割绒布标准经向断裂强力

本色棉灯芯绒割绒布标准经向断裂强力＝本色棉灯芯绒布标准经向断裂强力×经密加工系数 ……………………(A6)

A7 本色棉灯芯绒割绒布标准纬向断裂强力

本色棉灯芯绒割绒布标准纬向断裂强力＝本色棉灯芯绒布标准纬向断裂强力×纬密加工系数×割绒加工系数 ……………………(A7)

注：本色棉灯芯绒布标准断裂强力按 GB/T 14310 规定。

附 录 B
各类布面疵点名称的说明
（补充件）

B1 经向疵点

B1.1 经向轻微疵点

竹节纱、浅油经、浅油渍、污渍、水渍、浆斑、色经、色渍、松经。

B1.2 经向明显疵点

深油经、深油渍、色经、色渍、漏割、单丝、断经、沉纱、偏毛、割绒条花、拖纱。

B2 纬向疵点

B2.1 纬向轻微疵点

竹节纱、浅油纬、浅油渍、污渍、水渍、浆斑、色纬、色渍、纬缩。

B2.2 纬向明显疵点

深油纬、深油渍、色纬、色渍、拖纱。

B3 横档

脱纬、百脚、花纬、错纬、跳纱、云织、拆痕、稀纬、密路、割绒停刀印。

B4 严重疵点

破洞、豁边、破边、金属杂物织入、粗0.3 cm以上的杂物织入，影响组织的浆斑、霉斑、烧毛不匀、擦毛、拉毛，影响绒毛的修整不良、底板擦伤，0.2 cm以上的脱绒露底。

附加说明：

本规程由中华人民共和国国家进出口商品检验局提出。

本规程由中华人民共和国山东进出口商品检验局负责起草。

本规程主要起草人李坤。

中华人民共和国进出口商品检验行业标准

出口栽绒地毯检验规程

SN/T 0363.2—95

Rules for the inspection of tufted carpets for export

1 主题内容与适用范围

1.1 本规程规定了出口栽绒地毯的抽样方案，检验方法及结果的判定。

1.2 本规程适用于出口手工打结栽绒地毯的检验。

合同、信用证、确认函及成交小样对品质有明确规定的按规定检验，合同、信用证无规定或不具体的按本规程检验。

2 引用标准

GB 2828 逐批检查计数抽样程序及抽样表(适用于连续批的检查)

GB 250 评定变色用灰色样卡

GB 251 评定沾色用灰色样卡

GB 3920 纺织品耐摩擦色牢度试验方法

3 抽样

3.1 抽样方案

根据提交检验批次的数量，按 GB 2828 逐批检查计数方法，采用一般检查水平Ⅱ，一次正常抽样方案，抽取具有代表性样品。

3.2 抽验数量

抽验数量见表 1。

表 1

单位：条

交验批数量	1～15	16～50	51～90	91～150	151～500
抽验数量	2	8	13	20	32

3.3 合格质量水平规定

B 类不合格 AQL＝6.5

C 类不合格 AQL＝40

4 检验

检验以直观目测及手感为主，结合量具量计。

4.1 检验工具

卷尺、深度卡、木尺。

4.2 检验条件

检验应在光线充足、平坦场地进行，避免在阳光直射或光线太弱的场地进行。

中华人民共和国国家进出口商品检验局 1995-04-17 批准

1995-10-01 实施

4.3 检查与要求

质量要求分为内在质量和外观质量两个方面。

4.3.1 内在质量

4.3.1.1 经头头数允差要求

经头头数允差以名义道数的+1%、-6%为准。

4.3.1.2 道数允差要求

道数允差以名义道数的+1%、-5%为准。

4.3.1.3 绒簇股长度要求

顺斜量绒簇股长度要求四边15 cm内必须符合绒簇股长度标准,无下公差。分散性的绒簇股长度允差+0.8%、-0.6%,但累计不得超过全毯面积10%。

4.3.1.4 规格尺寸要求

4.3.1.4.1 长度允差

长度允差+2%、-1.5%,最大上公差不得超过8 cm,最小下公差不得超过4 cm。

4.3.1.4.2 宽度允差

宽度允差+1.5%、-1.2%,最大上公差不得超过7 cm,最大下公差不得超过3 cm。

4.3.1.5 底子和底穗要求见表2。

表2 cm

地毯宽度	底子高度	地毯宽度	底穗长度
274 cm及其以上	4～4.6	183 cm及其以上	9～10.7
274 cm以下	3.3～4	183以下	7.5～9

4.3.1.6 色泽检验

对照色标,色卡,用GB 250评定变色用灰色样卡,评定色泽差异,大地、大边,主花颜色与色标、色卡比、色差不低于三级。

大地、大边、主花各自之间色差应达四级。

耐摩擦牢度应达四级(该项属破坏性试验,一般不做此项,只对有争议的产品进行试验)。

4.3.2 外观质量

4.3.2.1 毯型

4.3.2.1.1 毯型允差要求见表3。

表3

	长　度	宽　度	圆　度
90道及其以上	1%	0.8%	2%
90道以下	1%	1%	2%

4.3.2.1.2 毯形要求

四边要平直无纵,无荷叶边,圆形地毯的圆度要圆、对称。

4.3.2.2 底子和底穗

底子要求平整无纵,底穗结扣要整齐,不脱落,洗白剪齐。

4.3.2.3 撩边一致,不露边经,不疵边,扫边齐。

4.3.2.4 剪、片

剪口清楚、宽窄一致;片口光亮、坡度适宜。

4.3.2.5 褪色

洗后褪色,依照GB 250标准对绒簇股顶部和底部进行比较,色差不低于三级。

4.3.2.6 毯面要求

毯面要求平整，洗后有光泽，无明显沟岗，无接色，无色花，无错色。分散性疵点集中起来不超过全毯面积10%。

4.3.2.7 后背要求

后背平整，无明显沟岗、明显绞口、稀密不匀。

4.3.2.8 无污渍

毯面无明显油污、土污、色污、锈污及其它污渍。

4.3.3 包装要求

包装必须清洁、牢固、干燥、适于长途运输。

包装标记、唛头要清晰、不褪色。

包装所刷品名、规格必须与实物相符。

5 检验方法

5.1 长度：以两个横边的中心点测量数为准。

5.2 宽度：以两个立边的中心点测量为准。

5.3 经头头数：在后背任意一个30.48 cm数其所含经头头数。

5.4 道数：在后背任意一个30.48 cm数其所含道数。

5.5 绒簇股长度：用深度卡插至毯基，量其绒簇股长度。

5.6 毯型：以距四角15 cm处用卷尺量井字尺寸，测量相对之差；圆形地毯叠成半圆，按其圆度重合之差计算百分比。

5.7 底子高度及底穗长度：用尺测量，底子高从打底或完活末一道量至锁底子，穗长从锁底子量至穗稍。

5.8 外观检验：以检验员站立直观，目测出各类疵点为准。

5.9 色泽检验：以检验员站立直观，目测出色差、接色、色花为准。

6 结果判定与处理

地毯质量由内在质量和外观质量检验结果综合判定，内在质量、外观质量均合格，全批合格。

6.1 不合格分类

6.1.1 A类不合格：有危险性、破损、伤残等致命缺陷。

6.1.2 B类不合格：经头低于公差；道数低于公差；四边绒簇股长度低于公差；分散性绒簇股长度低于公差超过全毯面积10%；明显接色；明显污渍；毯型明显不正；毯边明显不直；长宽尺寸低于公差；色牢度低于三级等及其它严重影响产品实用性能的缺陷。

6.1.3 C类不合格：主花、主地、大边色泽与色样色差低于三级；错色、润色不良；穗长、底子高低于公差；底子不平；底穗结扣不齐；活坯软；清水不净；有沟岗；剪口不匀；伤花；轻度污渍等及其它轻微影响实用性能的缺陷。

6.2 质量判定

6.2.1 A类不合格不允许。

6.2.2 B类和C类不合格判定见表4。

表 4 单位:条

批量	抽样数量	B类不合格 AQL=6.5		C类不合格 AQL=40	
		A_c	R_e	A_c	R_e
1～15	2	0	1	2	3
16～50	8	1	2	7	8
51～90	13	2	3	10	11
91～150	20	3	4	14	15
151～500	32	5	6	21	22

注:A_c 为合格批判定数,R_e 为不合格批判定数。

6.2.3 B类、C类不合格同时小于或等于 A_c 值,则判定为合格批,反之,为不合格批。

6.2.4 当B类不合格数等于或大于 R_e 值,不管C类不合格数是否超过 R_e 值,应判定为质量不合格批。

6.2.5 当C类不合格数等于或大于 R_e,B类不合格数小于 A_c,两类不合格数相加,如小于两类不合格数 R_e 总数,可判定外观质量合格批。反之,为不合格批。

6.3 不合格批处理

6.3.1 对于合格批中所验各类不合格品必须整修后或调换成合格品方能出厂。

6.3.2 对于不合格批必须全部进行返工整修,修复不合格品,经厂检合格后,工厂提供返工记录,方可重新报验,若重验仍不合格,则该批产品不得再进行报验。

7 检验有效期

经检验合格的产品,自检验之日起,在合格的仓储条件下,其合格证有效期为一年。

附加说明:

本标准由中华人民共和国国家进出口商品检验局提出。

本标准由中华人民共和国河北、天津进出口商品检验局起草。

本标准主要起草人安玉贞、盛纯善、宋庆和。

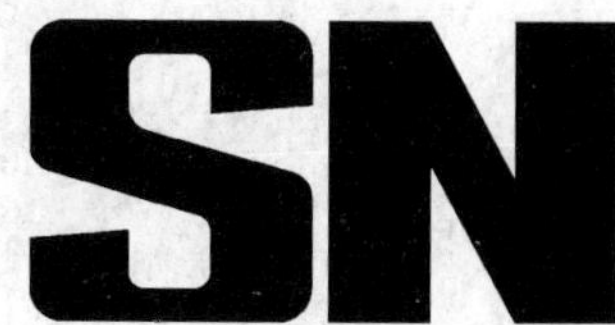

中华人民共和国出入境检验检疫行业标准

SN/T 0450—2009

代替 SN/T 0450—1992,SN/T 1497.1—2004,SN/T 0784—1999

进出口本色纱线检验规程

Rules for the inspection of import and export grey yarn

2009-09-02 发布　　　　2010-03-16 实施

中华人民共和国国家质量监督检验检疫总局　发布

前　言

本标准代替 SN/T 1497.1—2004《出口桑蚕双宫捻线丝检验规程》、SN/T 0450—1995《出口本色棉纱线和精梳涤棉混纺纱线检验规程》和 SN/T 0784—1999《出口筒装桑蚕经纬捻线丝外观检验规程》。

本标准对 SN/T 0450—1995 作了以下修改：

——修改了抽样数量；

——舍弃了筒子外观质量抽样方案中的加严和放宽检验；

——舍弃了百米重量抽样方案和单纱强力抽样检查方案。

本标准的附录 A、附录 B、附录 C 均为规范性附录。

本标准由国家认证认可监督管理委员会提出并归口。

本标准起草单位：中华人民共和国上海出入境检验检疫局。

本标准主要起草人：徐苇。

本标准所代替标准的历次版本发布情况为：

——SN/T 0450—1995；

——SN/T 0784—1999；

——SN/T 1497.1—2004。

进出口本色纱线检验规程

1 范围

本标准规定了进出口筒装桑蚕(生丝)经纬捻线丝的抽样、外观检验及检验结果的评定;规定了进出口桑蚕双宫捻线丝、进出口本色棉纱线和(涤纶比例在60%及以上)的抽样、检验及检验结果的评定。

本标准适用于9根及以下其原料纤度33D(37dtex)及以下的进出口筒装桑蚕(生丝)经纬捻线丝的外观检验:适用于以名义纤度为250D(278dtex)及以下的桑蚕双宫丝加工而成的进出口桑蚕双宫捻线丝及其他桑蚕双宫捻线丝的检验;适用于进出口环锭机制棉纱线和精梳涤棉混纺本色纱线(包括织布用纱和针织用纱)的检验。

本标准不适用于特种用途棉纱线和其他混纺纱线的检验。

2 规范性引用文件

下列文件中的条款通过本标准的引用而成为本标准的条款。凡是注日期的引用文件,其随后所有的修改单(不包括勘误的内容)或修订版均不适用于本标准,然而,鼓励根据本标准达成协议的各方研究是否可使用这些文件的最新版本。凡是不注日期的引用文件,其最新版本适用于本标准。

GB/T 398 棉本色纱线

GB/T 2543(所有部分) 纺织品 纱线捻度的测定

GB/T 2910 纺织品 二组分纤维混纺产品定量化学分析方法

GB/T 3292 纺织品 纱条条干不匀试验方法 电容法

GB/T 3916 纺织品 卷装纱 单根纱线断裂强力和断裂伸长率的测定

GB/T 4743 纱线线密度的测定 绞纱法

GB/T 8170 数值修约规则与极限数值的表示方法

GB/T 8693 纺织品 纱线的标示

GB/T 9995 纺织材料含水率和回潮率的测定 烘箱干燥法

FZ/T 01050 纺织品 纱线疵点的分级与检验方法 电容式

FZ/T 10008 棉及化纤纯纺、混纺本色纱线标志与包装

FZ/T 42005 桑蚕双宫丝

3 术语和定义

下列术语和定义适用于本标准

3.1

桑蚕双宫捻线丝 douppion thrown silk

两根或两根以上的桑蚕双宫丝并合加捻而成的本色丝。

3.2

纬线丝 thrown woof silk

两根或两根以上的无捻生丝经合并加捻的本色丝。

3.3

经线丝 thrown warp silk

两根或两根以上的有捻生丝合并,再加捻的本色丝。

3.4

商业质量　commercial mass

材料干燥后质量加上相应于商业回潮率的质量或材料经萃取后干燥质量加上相应商业匀贴的质量所得的材料质量。

3.5

检验规程　inspection rules

对检验技术要求和实施程序所做的统一规定。

3.6

接受质量限　acceptance quality limit,AQL

当一个连续系列批被提交验收抽样时,可允许的最差过程平均质量水平。

3.7

检验批　inspection lot

同一合同、同一品种的一个报验批为一检验批。

4　抽样

4.1　桑蚕双宫捻线丝和筒装经纬捻线丝的抽样

4.1.1　抽样方法

抽样应遍及最小包装内丝把或丝筒的不同部位,绞装丝每把限抽一绞。

4.1.2　抽样数量

4.1.2.1　外观检验样丝

绞装丝检验整批丝;筒装丝每批抽取50%。

4.1.2.2　品质检验样丝

绞装丝每批从丝把的边、中、角三个部位抽取四绞、四绞、两绞;筒装丝每批从纸箱的上下两个部位分别抽取五筒,每箱限抽一筒。

4.1.2.3　重量检验样丝

绞装丝每批抽取两份;筒装丝从品质检验样筒中抽取四只样筒,剥取重量检验样丝,每批两份每份两筒。

4.2　本色棉纱线和精梳涤棉混纺纱线的抽样。

4.2.1　每检验批检验抽样数量见表1。

表1　本色棉纱线和涤棉混纺纱线的抽样

批量(箱计)	商业质量样箱	品质外观样箱	品质样筒数	测回潮样筒数
150及以下	8	8	8	8
151～280	13	13	13	13
281～500	20	20	20	20
501及以上	32	32	32	32

4.2.2　筒子外观质量抽样检查方案见表2。

表2　本色棉纱线和涤棉混纺纱线外观质量抽样检查方案

批量(筒计)	样本大小	A_c	R_e
3 200及以下	50	2	3
3 201～10 000	80	3	4
10 001～35 000	125	5	6
35 001及以上	200	7	8

4.2.3 其他检验项目的抽样数量按相应的方法标准规定，从按表1规定抽取的筒子中抽取。

5 检验

5.1 包装、标志和标示检验

包装和标志检验按有关合同、规定及参照 FZ/T 10008，纱线的标示按 GB/T 8693 规定执行。

5.2 商业质量检验

5.2.1 仪器设备

a） 磅秤：最小分度值为 0.05 kg；

b） 天平：最小分度值为 0.01 g；

c） 电热恒温烘箱：附有最小分度值为 0.01 g 天平。

5.2.2 质量检验

根据本标准商业质量检验的抽样箱数逐箱秤计毛重（精确到 0.05 kg），每箱回皮秤重，内包装不少于2箱（包），外包装不少于5箱（包）（精确到 0.05 kg），按式(1)计算总净重。

$$W_n = W_g - W_b \times N \qquad (1)$$

式中：

W_n——样品总净重，单位为千克（kg）；

W_g——样品总毛重，单位为千克（kg）；

W_b——每箱（包）平均皮重（内外包装重之和）；

N——总样箱（包）数。

计算结果按 GB/T 8170 修约至小数点后两位。

5.2.3 回潮率测定

回潮率测定按 GB/T 9995 标准执行。

5.2.4 商业质量计算

商业质量按式(2)计算。

$$G_k = G_j \times \frac{100 + W_k}{100 + W} \qquad (2)$$

式中：

G_k——质重，单位为千克（kg）；

G_j——净重，单位为千克（kg）；

W_k——公定回潮率，%；

W——实测回潮率，%。

计算结果按 GB/T 8170 修约至小数点后两位。

5.3 外观质量检验

5.3.1 检验工具

在北向自然光或照度为 450 lx～500 lx 的平面组合灯罩或集光灯罩装置下进行检验，检验台案高 80 cm，台案大小适合放置 50 个筒子。

5.3.2 检验方法

5.3.2.1 筒装丝

逐筒拆除包装材料，放在检验台上，大头向上，用手将筒子倾斜转动一周，检查筒子的端面和侧面。

5.3.2.2 绞装丝

逐把拆除包装纸的一端，排列于检验台上，需拆把检验时，拆把数量为 10 把，解开丝把一道纱绳检查。

5.4 百米重量的检验

百米重量试验方法按照 GB/T 4743。

5.5　单纱强力

单纱强力的试验方法按照 GB/T 3916。

5.6　条干均匀度及棉结杂质检验。

5.6.1　条干均匀度检验方法按照 GB/T 3292。

5.6.2　棉结杂质的检验方法按照 GB/T 398。

5.7　纤维成分

纤维成分检验方法按照 GB/T 2910。

5.8　捻度

纱线捻度的检验方法按照 GB/T 2543。

5.9　10 万米纱疵

10 万米纱疵的检验方法按照 FZ/T 01050。

6　检验结果的判定

6.1　外观质量的判定

6.1.1　纱线外观质量的判定

6.1.1.1　纱线外观质量要求见附录 A 表 A.1 及表 A.2，超过程度者按疵筒计。

6.1.1.2　累计疵筒数小于等于 A_c 时，合格。累计疵筒数大于等于 R_e 时，不合格。

6.1.1.3　霉变纱、黄白纱、错规格和异性纤维纺入一经发现，全批不合格。

6.1.2　桑蚕捻线丝外观质量的判定

6.1.2.1　筒装桑蚕经纬捻线丝的外观质量要求见附录表 B.1。

6.1.2.2　桑蚕双宫捻线丝的外观质量要求见附录表 C.1。

6.1.2.3　累计疵筒数小于批注数量，合格。

6.1.2.4　累计疵筒数大于等于批注数量，不合格。

6.2　物理指标结果的判定

6.2.1　桑蚕双宫捻线丝的物理指标要求按照 FZ/T 42005 一级执行。

6.2.2　纱线的物理指标要求按照 GB/T 398 一级执行，无单项低于一级者为全批合格，出现一项低于一级者为全批不合格。

附　录　A
（规范性附录）
进出口本色棉纱线和精梳涤棉混纺纱线筒子外观质量要求

A.1　纱线筒子外观疵点质量要求

纱线筒子外观疵点质量要求见表 A.1。

表 A.1　纱线筒子外观疵点质量要求

项　　目	程　　度
小头攀	长度 4 cm 以上，3 cm～4 cm 超过 1 根者或 2.5 cm 以下 5 根成网状
大头攀	3 cm 以上者
侧面重叠端面反边	卷边长度超过 5 cm 或宽度超过 0.3 cm 者
小辫子纱绕管攀	不允许
生头纱	长度短于 13 cm 或有结头，油污渍
菊花芯	细支纱小头攀管壁 1 cm 以上
轧断头	不允许
筒重偏差	超出允许范围不允许
平头筒子	距筒管壁 1 cm 内纱线与筒管平齐
标签不符	商标、支别标签错贴、漏贴、重叠
筒管不良	筒管用错、明显变形、筒管里外有油污、浆糊
杂物附着	筒子纱内外包装夹带飞花、回丝及其他杂物
成形不良	筒子纱表面明显凹凸，深度 0.3 cm 明显压印、松筒
注：定长纱不允许有生头纱。	

A.2　筒重偏差要求

筒重偏差要求按表 A.2。

表 A.2　筒重偏差要求

装箱情况/（只/箱）	每箱公定质量（1001b 时，单只筒重）/g	每箱公定质量（1001b 时，单只筒重）/g	允许偏差/g	定长纱允许偏差/g
18	2 520	2 778	±100	±35
24	1 890	2 083	±75	±30
30	1 512	1 667	±75	±30
36	1 260	1 389	±75	±30
48	945	1 042	±50	±25

附 录 B
（规范性附录）
进出口筒装桑蚕（生丝）经纬捻线丝外观疵点批注范围

表 B.1 进出口筒装桑蚕（生丝）经纬捻线丝外观疵点和批注范围

<table>
<tr><th colspan="2">疵点名称</th><th>疵点名称说明</th><th>批注数量（全批）</th></tr>
<tr><td rowspan="7">主要疵点</td><td>宽急股</td><td>单丝或股丝松紧不一，呈小麻花状</td><td>10</td></tr>
<tr><td>拉白丝</td><td>张力过大，光泽变异，丝条拉白</td><td>8</td></tr>
<tr><td>多根（股）与缺根（股）</td><td>股线中出现比规定多根（股）或缺根（股），长度在1.5 m及以上者</td><td>1</td></tr>
<tr><td>双线</td><td>双线长度在1.5 m及以上者</td><td>1</td></tr>
<tr><td>污染丝</td><td>丝条被异物污染</td><td>8</td></tr>
<tr><td>成形不良</td><td>丝筒两端不平整，高低差4 mm者或两端塌边或有松紧丝层</td><td>20</td></tr>
<tr><td>明显硬伤</td><td>丝筒中有明显硬伤现象</td><td>2</td></tr>
<tr><td rowspan="8">一般疵点</td><td>缩卷丝</td><td>定型后丝条呈卷曲状</td><td>10</td></tr>
<tr><td>切丝</td><td>股丝中存在一根及以上的断丝</td><td>8</td></tr>
<tr><td>色不齐</td><td>筒与筒之间，颜色程度差异较明显</td><td>10</td></tr>
<tr><td>色圈</td><td>同一丝筒内颜色程度差异较明显</td><td>20</td></tr>
<tr><td>杂物飞入</td><td>废丝或杂物带入丝筒内</td><td>10</td></tr>
<tr><td>长结</td><td>结端长度在4 mm以上</td><td>10</td></tr>
<tr><td>丝筒不匀</td><td>筒子重量相差在15%以上者，即
$\frac{\text{大筒重量}-\text{小筒重量}}{\text{大筒重量}}\times 100>15\%$</td><td>20</td></tr>
<tr><td>跳丝</td><td>丝筒一端丝条跳出，其弦长：菠萝形大头为50 mm；圆柱形为30 mm</td><td>10</td></tr>
</table>

附　录　C
（规范性附录）
进出口桑蚕双宫捻线丝外观疵点批注范围

表 C.1　进出口桑蚕双宫捻线丝外观疵点批注范围

疵点名称		疵点说明	绞装批注数量			筒装批注数量
			整批/把	拆把/绞	样丝/绞	外观样筒/筒
主要疵点	宽急股	单丝或股丝松紧不一，呈小麻花状	—	8	3	5
	多根(股)与缺根	股丝线中比规定出现多根(股)或缺根(股)，长度在 1.5 m 及以上	—		1	1
	双线	双线在 1.5 m 及以上	—		1	1
	污染丝	非油渍异物污染丝条	—	8	2	5
	杂物飞入	废丝及杂物带入丝绞内	—	8	2	5
	跳丝	丝筒下端丝条跳出，其弦长在 30 mm 以上	—	—	—	3
	虫伤丝	虫咬伤、咬断丝条	1	—	1	1
	油污丝	油渍污染	1	—	1	1
次要疵点	缩曲丝	定型后丝条呈卷曲状		8	2	5
	切丝	股丝中存在一根及以上的断丝			2	3
	色不齐	绞与绞，把与把或筒与筒之间颜色程度差异较明显	10			8
	长结	结端长度在 8 mm 以上	—	8	2	5
	夹花	同一丝绞中颜色差异较明显	10			—
	色圈	同一丝筒中有明显色圈	—	—	—	10
	整理不良	丝把不匀、编丝留绪不当，筒装有塌边现象	10			5

中华人民共和国进出口商品检验行业标准

出口麻棉色织布检验规程

SN/T 0451—95

Inspection rule for export linen (ramie)-cotton union yarn dyed fabrics

1 主题内容与适用范围

本规程规定了出口麻棉色织布的产品规格、分等规定、布面疵点评分方法、取样方法、检验方法、检验规定及包装和标志。

本规程适用于检验出口机织亚(苎)麻棉混纺色织布、亚(苎)麻棉交织色织布的品质。

2 引用标准

GB 250 评定变色用灰色样卡

GB 251 评定沾色用灰色样卡

GB 3291 纺织名词术语(纺织材料、纺织产品通用部分)

GB 3920 纺织品耐摩擦色牢度试验方法

GB 3921 纺织品耐洗色牢度试验方法

GB 3923 机织物断裂强力和断裂伸长的测定(条样法)

GB 4666 机织物长度的测定

GB 4667 机织物幅宽的测定

GB 4668 机织物密度的测定

GB 8628 测定织物尺寸变化时试样的准备、标记和测量

GB 8629 纺织品试验时采用的家庭洗涤及干燥程序

GB 8630 纺织品在洗涤和干燥时尺寸变化的测定

GB n 286 色织布检验规则

3 产品规格

出口麻棉色织布的产品规格按合同规定执行。

4 分等规定

4.1 出口麻棉色织布的品等分为一等品、二等品、三等品、等外品。

4.2 出口麻棉色织布的定等，综合经纬密度、尺寸变化率、染色牢度、断裂强力、纤维含量、幅宽、纬斜率、色差和布面疵点等九项指标，经纬密度、尺寸变化率、染色牢度、断裂强力和纤维含量按批评定；幅宽、纬斜率、色差和布面疵点按匹(段)评定。

4.3 出口一等品经纬密度、尺寸变化率、染色牢度、断裂强力、纤维含量规定见表1。

中华人民共和国国家进出口商品检验局1995-09-06批准 1996-01-01实施

表 1

项目			允许范围
经、纬密度 根/10 cm			−2%及以内
尺寸变化率 %			不大于 5
染色牢度 级	耐洗	原样变色	3
		白布沾色	3
	耐摩擦	干摩	3
		湿摩	2
断裂强力 N			不低于 200
纤维含量 %			5

注：① 未经整理的织物尺寸变化率不考核。

② 染色牢度允许有 2 个项目低于表 1 规定半级。

4.4 4.3 条任一项超过表 1 允许范围，则定该项为二等。

4.5 出口一等品幅宽、纬斜、色差规定见表 2。

表 2

项目	允许范围
幅宽 cm	−1.5%及以内
纬斜率 %	有格织物 3%及以内
	无格织物 5%及以内
色差 级	同匹左、中、右 4
	同匹前、后 4
	同箱匹间 3—4
	同批箱间 3
	与原样、同类样 3
	与参考样 2—3

4.6 4.5 条任一项超过表 2 允许范围，则定该项为二等。

4.7 布面疵点分等规定见表 3。

表 3

最大允许分 单位 \ 品等	一	二	三	等外
平方米	0.5	1.0	2.0	2.0 以上

4.8 任一项检验结果不符合品等规定，在原评等基础上降一个等，二项及以上不符合降二个等。

5 布面疵点评分

5.1 布面疵点按表 4 评分。

表 4

cm

疵点类别 \ 疵点长度 \ 评分数		1	2	3	4
经向疵点	轻微	16 及以下	16 以上～100	—	—
	明显	8 及以下	8 以上～16	16 以上～24	24 以上～100
纬向疵点	轻微	16 及以下	16 以上～全幅	—	—
	明显	8 及以下	8 以上～16	16 以上～半幅	半幅以上
横档疵点		—	轻微	—	明显
斑渍疵点	轻微	5 及以下	5 以上～16	16 以上～24	24 以上～100
	明显	1 及以下	1 以上～2	2 以上～5	5 以上～100
破损疵点		—	—	—	2.5 及以下

5.2 疵点的计量规定

5.2.1 疵点长度按经向或纬向最大长度计量。

5.2.2 经向 1 m 内累计评分最多 4 分。

5.2.3 两种及以上疵点混合在一起，按严重一种评分。

5.2.4 一处性评 4 分的疵点必须作出明显的标记。

5.3 疵点评分说明

5.3.1 布面疵点的程度按 GB 250 评定；4 级为轻微，3—4 级为明显，3 级及以下为严重。

5.3.2 局部性纬斜超过表 2 允许范围的每处评 4 分。

5.3.3 杂物织入疵点宽 0.3 cm 及以下每只评 1 分，宽 0.3 cm 以上每只评 4 分。

5.3.4 0.5 cm 及以下的疵点，经向 0.5 m 内轻微程度每 3 只评 1 分，明显程度每 2 只评 1 分。

5.3.5 距边 1.5 cm 内轻微疵点不评分，明显疵点减半评分。

5.3.6 一等品中 30 m 长度内允许有一处性评 4 分的疵点。

5.3.7 一等品中距布端 2 m 内不允许有一处性评 4 分的疵点。

5.3.8 任一项疵点累计散布 1/2 匹长及以上时，应在其他各类疵点累计评分定等基础上顺降品等，呈轻微程度的顺降一个等，呈明显程度的顺降二个等。

5.3.9 一、二等品中不允许 2.5 cm 以上破损性疵点存在。

6 取样

6.1 按同一合同，同一品种规格，同一批次，同一品等的出口麻棉色织布为一检验单元，随机取样。

6.2 外观质量取样

6.2.1 取样数量计算公式

$$取样数 = \sqrt{全批数量(m)} \times 8 \quad \cdots\cdots (1)$$

6.2.2 每一检验单元最少取样数为3自然匹(段)。

6.3 内在质量取样

6.3.1 在抽取的外观样品中取样。

6.3.2 按色取样；全批不少于3个；平均每100匹不少于1个。

7 检验

7.1 外观质量检验

7.1.1 外观检验方式按GBn 286执行。

7.1.2 布面疵点评分按本规程第5章规定评定。

7.1.3 纬斜计算公式

$$纬斜率 = \frac{纬纱歪斜最大经向距离(cm)}{纬斜处实测幅宽(cm)} \times 100 \quad \cdots\cdots (2)$$

7.1.4 幅宽按GB 4667检验。

7.1.5 色差按GB 250评定。

7.2 内在质量检验

7.2.1 密度按GB 4668检验。

7.2.2 尺寸变化率按GB 8628～8630检验(采用GB 8629中2A洗涤程序)。

7.2.3 耐摩擦色牢度按GB 3920检验。

7.2.4 耐洗色牢度按GB 3921检验。

7.2.5 断裂强力按GB 3923检验。

7.2.6 纤维含量按《麻棉混纺纱、织物的定量分析》(上海局编制)检验。

7.3 长度按GB 4666检验。

8 检验规定

8.1 布面疵点不合格品率不得超过5%。

8.2 抽验样品中的长度短溢超过0.1%，应按实际情况折算全批数量。

8.3 任一项检验结果不符合品等规定，应重新取样复验一次，其复验结果作为该项最终定等的依据。

9 标志和包装

按合同规定检验。

10 其他

合同有规定的按合同规定检验，特殊品种及需方有特殊要求的品种应订协议或标准。

附 录 A
布面疵点说明
（参考件）

A1 经向疵点

粗经、双经、松经、紧经、断经、色经、错经、油经、筘路、针路、穿错、条花、松紧边等。

A2 纬向疵点

粗纬、双纬、脱纬、油纬、纬缩、百脚、杂物织入等。

A3 横档疵点

稀纬、密路、云织、条干不匀、色档、拆痕、错纬、错格等。

A4 斑渍疵点

污渍、油污、色渍、浆斑、锈斑、洗污渍等。

A5 破损疵点

破洞、跳花、破边等。

A6 经纬向共有疵点

跳纱、竹节、织补痕、皱痕、经缩、布面拖纱、结头等。

附加说明：
本规程由中华人民共和国国家进出口商品检验局提出。
本规程由中华人民共和国广东进出口商品检验局负责起草。
本规程主要起草人陈晋美、李合珠、张远宽。

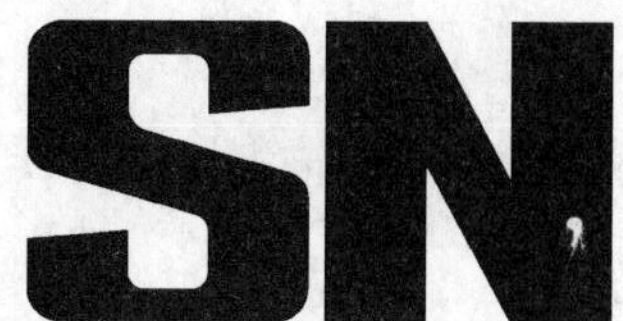

中华人民共和国出入境检验检疫行业标准

SN/T 0452.1—2011

进出口针织服装检验规程 第1部分:通则

Rules for inspection on import and export knitted garment—Part 1:General principles

2011-02-25 发布　　2011-07-01 实施

中华人民共和国国家质量监督检验检疫总局 发布

前　言

SN/T 0452《进出口针织服装检验规程》共分为三部分：

——第1部分：通则；

——第2部分：针织外衣；

——第3部分：针织内衣。

本部分为 SN/T 0452 的第1部分。

本部分按照 GB/T 1.1—2009 给出的规则起草。

本部分由国家认证认可监督管理委员会提出并归口。

本部分起草单位：中华人民共和国山东出入境检验检疫局。

本部分主要起草人：李黎、衣玉凤。

引　言

SN/T 0452 是进出口针织服装检验的工作依据，对进出口针织服装检验起到指导和规范作用。

随着我国加入世界贸易组织（WTO），《中华人民共和国进出口商品检验法》、《中华人民共和国进出口商品检验法实施条例》的颁布，进出口商品检验工作模式发生了很大的变化，进出口针织服装大多与穿着者身体密切接触，因此，涉及安全、健康、环保以及反欺诈等技术指标，为适应形势和变化，保护人类健康，国家检验检疫主管部门建立并逐步完善检验检疫标准体系。

本部分属于检验检疫标准体系中的轻纺检验专业标准体系，本部分位于标准体系中的第四层——个性标准。

制定本部分旨在对各类进出口针织服装的检验做出通用的要求，为建立进出口针织服装系列检验规程提供技术支持，有利于轻纺检验专业标准体系的建立和完善。

进出口针织服装检验规程 第1部分:通则

1 范围

SN/T 0452 的本部分规定了进出口针织服装的要求,以及抽样、检验和判定的通用要求。

本部分适用于各类非特殊用途的进出口针织服装的检验。

2 规范性引用文件

下列文件对于本文件的应用是必不可少的。凡是注日期的引用文件,仅注日期的版本适用于本文件。凡是不注日期的引用文件,其最新版本(包括所有的修改单)适用于本文件。

GB/T 250 纺织品 色牢度试验 评定变色用灰色样卡

GB 5296.4 消费品使用说明 纺织品和服装使用说明

GB 18401 国家纺织产品基本安全技术规范

SN/T 1649—2005 进出口纺织品安全项目检验规范

SN/T 1932.2 进出口服装检验规程 第2部分:抽样

3 术语和定义

下列术语和定义适用于本文件。

3.1

进出口针织服装合格评定程序 conformity assessment procedures for import and export knitted garment

进出口针织服装的合格评定程序包括抽样、检验、检查;评估、验证、合格保证以及各项的组合。

3.2

检验规程 inspection rules

对检验技术要求和实施程序所做的统一规定。

3.3

检验批 inspection lot

在一定条件下生产并提交检验的一定数量的单位产品。

对于出口:以同一合同、同一条件下加工的同一品种为一检验批或一个出口报验批为一检验批。

对于进口:同一报检批或同一报检批中同一品种为一检验批。

3.4

进出口针织服装外观质量 apparent quality of import and export knitted garments

可由检验人员通过感官及简单工具即可进行质量判定的项目,包括外观品质质量、标识的规范性和包装质量。

3.5

进出口针织服装内在质量 internal quality of import and export knitted garments

必须通过检测仪器检测或试验才可以进行质量判定的项目,主要涉及安全项目和常规项目。

3.6

进出口针织服装安全项目 safety specification of import and export knitted garments

主要指涉及人身安全、卫生、环保、健康、反欺诈等项目。如甲醛、可分解芳香胺染料等。

3.7

进出口针织服装常规项目 normal specification of import and export knitted garments

不涉及人身安全、卫生、环保、健康、防欺诈等项目。如尺寸稳定性、强力等。

4 要求

4.1 外观质量要求

4.1.1 进口针织服装的外观质量要求包括外观品质、数量、规格等,应满足本系列标准其他对应商品部分的外观质量要求的规定。

4.1.2 出口针织服装的外观质量要求包括外观品质、数量、规格等,应满足本系列标准其他对应商品部分的外观质量要求的规定。

4.2 内在质量要求

4.2.1 进口针织服装的内在质量要求,涉及安全项目的应满足 GB 18401 的规定,涉及常规项目的应满足产品标明采用标准及本系列标准其他对应商品部分的规定。

4.2.2 出口针织服装的内在质量要求,涉及安全项目的应满足 SN/T 1649 的规定,涉及常规项目的应满足本系列标准其他对应商品部分的规定。

4.3 进出口针织服装标识规范性要求

4.3.1 对进口针织服装标识规范性的要求,应满足 GB 5296.4 的规定。

4.3.2 对出口针织服装标识规范性的要求,应满足 SN/T 1649—2005 中 4.2.12 和 4.2.13 的规定。

4.4 进出口针织服装包装质量要求

4.4.1 进口针织服装包装质量应对所包装服装起到足够的保护作用,保证其外观整洁、不易沾污、便于运输。

4.4.2 出口针织服装包装质量应对所包装服装起到足够的保护作用,保证其外观整洁、不易沾污、便于运输。若输入国家有相应技术法规,则应满足输入国家相应技术法规的规定。

5 抽样

进出口针织服装检验抽样方法按照 SN/T 1932.2 的规定抽样。

6 检验

6.1 外观质量检验

6.1.1 进口针织服装的外观质量包括品质、规格等,按照本系列标准其他对应商品部分的外观品质质量检验项目规定进行检验。

6.1.2 出口针织服装的外观质量包括品质、规格等,按本系列标准其他对应商品部分的外观品质质量检验项目的规定进行检验。

6.2 内在质量检验

6.2.1 进口针织服装的内在质量,涉及安全项目的应按照 GB 18401 的检验项目进行检验,涉及常规项目的应按照产品标明采用标准及本系列标准其他对应商品部分的规定进行检验。

6.2.2 出口针织服装的内在质量,涉及安全项目的按照 SN/T 1649 进行检验,涉及常规项目的应满足本系列标准其他对应商品部分的规定进行检验。

6.2.3 检验仪器及条件:对进出口针织服装内在质量检验的仪器及条件应满足相应检测项目对应的检测方法标准的要求。

6.3 进出口针织服装标识规范性检验

6.3.1 进口针织服装标识的规范性应按照 GB 5296.4 的规定进行检验。

6.3.2 出口针织服装标识的规范性应按照 SN/T 1649—2005 中 4.2.12 和 4.2.13 的规定进行检验。

6.4 进出口针织服装包装质量检验

6.4.1 进口针织服装包装质量应符合本部分 4.4.1 的规定。

6.4.2 出口针织服装包装质量应符合本部分 4.4.2 的规定。

6.5 检验工具及条件

对进出口针织服装外观质量检验的工具为卷尺、GB/T 250 评定变色用灰色样卡;成衣外观检验应在北向自然光下进行,如在日光灯下检验,其照度不应低于 750 lx;检验工作台宽 1 m 以上、长 2 m 以上。检验时将抽取的样品平摊在检验台上,按程序逐件进行检验,检验员的视线与被检验产品的距离为 50 cm 左右。

7 检验结果的判(评)定

7.1 外观质量判定

7.1.1 进口针织服装外观质量根据本系列标准其他对应商品部分和 SN/T 1932.2 的抽样规定对全批进行判定。

7.1.2 出口针织服装外观质量根据本系列标准其他对应商品部分和 SN/T 1932.2 抽样的规定对全批进行判定。

7.2 内在质量判定

7.2.1 进口针织服装的内在质量判定,涉及安全项目的应根据 GB 18401 的规定进行判定,涉及常规项目的应根据产品标明采用标准及本系列标准其他对应商品部分的规定进行判定。

7.2.2 出口针织服装的内在质量判定,涉及安全项目的应根据 SN/T 1649 的规定进行判定,涉及常规项目的应根据本系列标准其他对应商品部分的规定进行判定。

7.3 进口针织服装标识规范性质量判定

7.3.1 进口针织服装的标识规范性根据 GB 5296.4 的规定进行判定。

7.3.2 出口针织服装标识规范性根据 SN/T 1649—2005 中 4.2.12 和 4.2.13 的规定进行判定。

7.4 进口针织服装包装质量判定

7.4.1 进口服装包装质量依据本部分 4.4.1 的规定进行判定。

7.4.2　出口针织服装包装质量应依据本部分4.4.2的规定进行判定；若输入国家有相应技术法规，则应按照输入国家相应技术法规的规定进行判定。

7.5　综合判定

检验结果应根据一定的合格评定程序得出，依据外观质量检验结果和内在质量检验结果进行综合判定，所有项目均符合标准规定则判全批合格，其中任一项不符合标准规定，则判全批不合格。

8　其他

我国或输入国强制性技术规范有其他特殊要求的，按照我国或输入国强制性技术规范要求检验，并结合本部分综合判定。

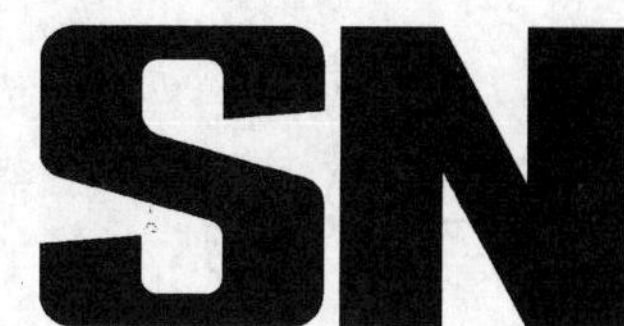

中华人民共和国出入境检验检疫行业标准

SN/T 0452.2—2008
代替 SN/T 0452—1995

进出口针织服装检验规程 第2部分：针织外衣

Rules for the inspection on import and export knitted garment—Part 2：Knitted garments

2008-09-04 发布　　2009-03-16 实施

中华人民共和国国家质量监督检验检疫总局 发布

前言

SN/T 0452《进出口针织服装检验规程》分为以下部分：

——第1部分：通则；

——第2部分：针织外衣；

——第3部分：针织内衣。

本部分为SN/T 0452的第2部分。

本部分代替SN/T 0452—1995《出口针织外衣检验规程》。

本部分与SN/T 0452—1995相比，主要技术变化如下：

——范围中增加了内在质量、标识和检验程序的要求；

——修改了术语部分的内容；

——抽样内容中修改了内在质量的抽样规定；

——检验内容中修改了内在质量的项目，增加了标识检验内容；

——增加了内在质量评定的项目，修改了内在质量的评定规定；

——修改了外观质量的评定规定；

——检验结果增加了标识的评定。

本部分由国家认证认可监督管理委员会提出并归口。

本部分起草单位：中华人民共和国江苏出入境检验检疫局、中华人民共和国江西出入境检验检疫局、中华人民共和国山东出入境检验检疫局。

本部分主要起草人：吴鸣、韦锋、周丽萍、李黎、衣玉凤。

本部分所代替标准历次版本发布情况为：

——SN/T 0452—1995。

进出口针织服装检验规程
第2部分:针织外衣

1 范围

SN/T 0452的本部分规定了进出口针织外衣的内在质量、外观质量以及抽样、检验条件、检验方法、检验程序和检验结果的判定。

本部分适用于各种纺织材料制的进出口针织外衣的检验。

2 规范性引用文件

下列文件中的条款通过SN/T 0452的本部分的引用而成为本部分的条款。凡是注日期的引用文件,其随后所有的修改单(不包括勘误的内容)或修订版均不适用于本部分,然而,鼓励根据本部分达成协议的各方研究是否可使用这些文件的最新版本。凡是不注日期的引用文件,其最新版本适用于本部分。

GB/T 250 纺织品 色牢度试验 评定变色用灰色样卡

GB/T 3921 纺织品 色牢度试验 耐皂洗色牢度

GB/T 8628 纺织品 测定尺寸变化的试验中织物试样和服装的准备、标记及测量

GB/T 8629 纺织品 试验用家庭洗涤和干燥程序

GB/T 8630 纺织品 洗涤和干燥后尺寸变化的测定

GB/T 8878—2002 棉针织内衣

FZ/T 73007—2002 针织运动服

SN/T 0452.1 进出口针织服装检验规程 第1部分:通则

SN/T 1649—2005 进出口纺织品安全项目检验规范

SN/T 1932.2 进出口服装检验规程 第2部分:抽样

3 术语和定义

SN/T 0452.1确立的以及下列术语和定义适用于SN/T 0452的本部分。

针织外衣 knitted garment

以针织面料或以针织面料为主制成的,具有外穿功能的针织服装。

4 抽样

4.1 检验批的确定按照SN/T 1932.2执行。

4.2 内在质量、外观质量检验抽样按照SN/T 1932.2执行。

5 检验

5.1 检验条件

内在质量、外观质量的检验工具和条件按SN/T 0452.1要求执行。

5.2 检验内容

5.2.1 内在质量检验

5.2.1.1 可分解芳香胺染料：按 SN/T 1649—2005 中 5.5 进行检验。

5.2.1.2 游离甲醛含量：按 SN/T 1649—2005 中 5.1 进行检验。

5.2.1.3 pH 值：按 SN/T 1649—2005 中 5.2 进行检验。

5.2.1.4 异味：按 SN/T 1649—2005 中 5.4 进行检验。

5.2.1.5 耐水（变色、沾色）色牢度：按 SN/T 1649—2005 中 5.3.1 进行检验。

5.2.1.6 纤维成分：按 SN/T 1649—2005 中 4.2.12 进行检验。

5.2.1.7 耐酸汗渍（变色、沾色）色牢度：按 SN/T 1649—2005 中 5.3.2 进行检验。

5.2.1.8 耐碱汗渍（变色、沾色）色牢度：按 SN/T 1649—2005 中 5.3.2 进行检验。

5.2.1.9 耐干摩擦色牢度：按 SN/T 1649—2005 中 5.3.3 进行检验。

5.2.1.10 涂料印花耐干摩擦色牢度：按 SN/T 1649—2005 中 5.3.3 进行检验。

5.2.1.11 涂料印花耐湿摩擦色牢度：按 GB/T 8878—2002 中 5.4.4 进行检验。

5.2.1.12 耐洗（变色、沾色）色牢度：按 GB/T 3921 进行检验。

5.2.1.13 涂料印花耐洗（变色、沾色）色牢度：按 GB/T 3921 进行检验。

5.2.1.14 尺寸变化率：按 GB/T 8628、GB/T 8629 和 GB/T 8630 进行检验。

5.2.1.15 弹子顶破强力：按 GB/T 8878—2002 中 5.4.1 进行检验。

5.2.1.16 水洗后扭曲率：按 FZ/T 73007 进行检验。

5.2.1.17 耐湿摩擦色牢度：按 GB/T 8878—2002 中 5.4.4 进行检验。

5.2.2 外衣外观质量检验

5.2.2.1 外观品质质量检验

5.2.2.1.1 检验步骤及部位划分

按照从整体到局部，从前到后，从正到反，从左到右（从右到左）的步骤，对成衣进行外观质量检验。

成衣部位的划分：成品分主要部位与次要部位。

次要部位的规定：

上衣：大身边缝与袖底缝左右各 1/6（按尺寸比例计算）。

裤子：裤腰下裤长的 1/5 和内侧裤缝左右各 1/6（按尺寸比例计算）。

主要部位的规定：

次要部位以外的部位均为主要部位。

上衣部位划分见图 1。

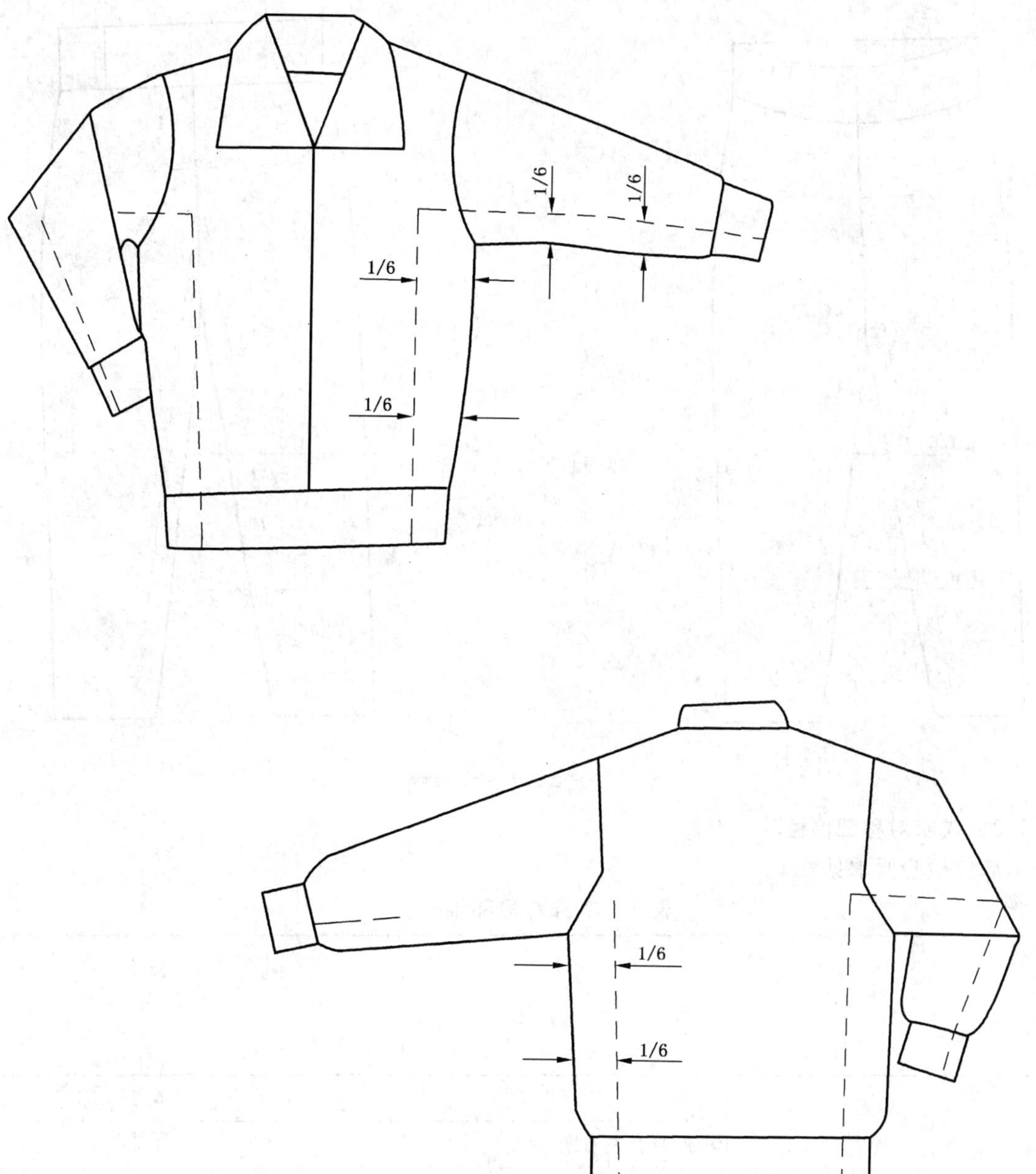

图 1 上衣部位示意图

裤子部位划分见图 2。

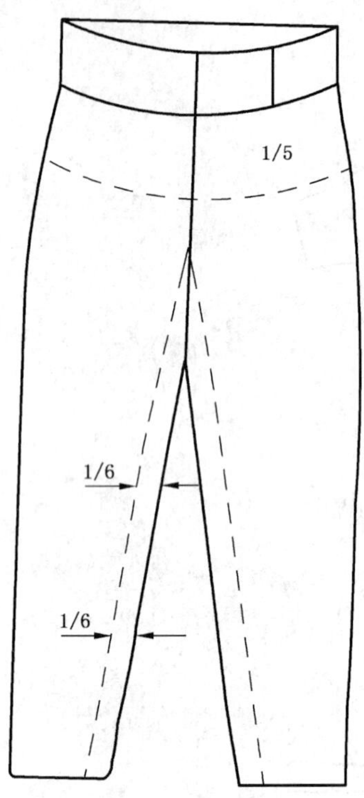

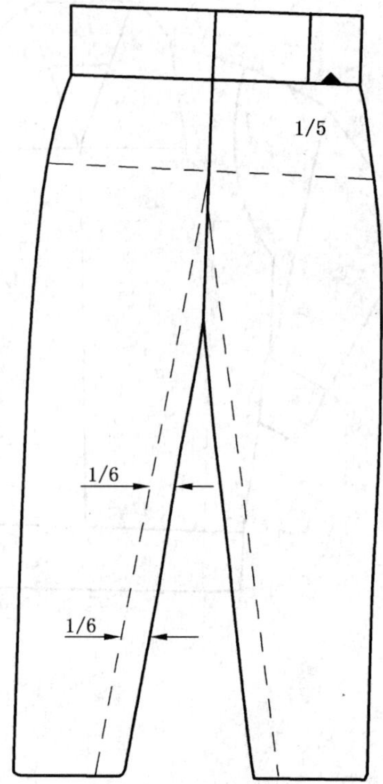

图 2 裤子部位示意图

5.2.2.1.2 **成衣对称部位检验**

对称部位检验要求见表 1。

表 1 本身对称部位检验

项目		公差 cm ≤
衣长不一	门襟	0.8
	前后身及左右腰缝	1.5
袖长不一	长袖	1.0
	短袖	0.8
	拼接袖	1.5
袖阔不一		1.0
挂肩不一		1.0
两单肩宽窄不一		0.5
背心背带不一		0.5
背心胸背不一		1.5
胸宽不一	上、下不一(宝塔型)	2.0
	前后片宽度不一	1.0

表 1（续）

项目		公差 cm ≤
裤长不一	长裤	1.0
	短裤	0.5
腿阔不一		1.0
罗口不一		0.5
口袋高低不一		0.5
注：其他本身尺寸差异参照执行。		

5.2.2.1.3 **成衣针迹密度检验**

5.2.2.1.3.1 针迹密度要求见表 2。

表 2 针迹密度要求

单位为针迹数每 2 cm

类别	机种（针迹数不低于）							
	平缝	四线包缝	双针绷缝	平双针压条	三针	宽紧带	包缝卷边	捏缝
各种织物	9	8	7	8	9	7	7	8

5.2.2.1.3.2 锁眼机针迹密度，每厘米不低于 8 针～9 针，两端各打套结不低于 2 针～3 针。

5.2.2.1.3.3 钉扣机的针迹密度，每个扣眼不低于 5 针。

5.2.2.1.3.4 包缝机缝边宽度不低于 0.5 m。

5.2.2.1.3.5 跳针允许 1 针分散 2 处。

5.2.2.1.4 **成衣整烫外观检验**

5.2.2.1.4.1 整烫平服，外观平挺、整洁，无烫黄、掉色。

5.2.2.1.4.2 领型端正、不得歪斜、左右翻领一致、对称、折叠端正。

5.2.2.1.4.3 色差按 GB/T 250 进行检验。

5.2.2.1.4.4 无多余针头及其他金属异物。

5.2.2.1.5 **成衣缝制检验**

5.2.2.1.5.1 各部位线路顺直，松紧适宜，整齐、牢固，对称部位和双明线宽窄一致。

5.2.2.1.5.2 领子平整对称，圆领圈圆顺，袖窿圆顺，吃势均匀。

5.2.2.1.5.3 平缝起、收针处须打回针，打回针的针迹应回到原线上。

5.2.2.1.5.4 裤袋口平服、封口牢固。

5.2.2.1.5.5 锁眼位置正确，线迹美观，眼与扣位相适宜。

5.2.2.1.5.6 商标、尺码、洗涤说明等标志位置正确、整齐、牢固，符合确认样要求。

5.2.2.1.5.7 条格、花型面料主要部位应对条对格，纹路倒顺一致。

5.2.2.1.5.8 绣花服装花型对称，线色一致，针密一致，针法流畅，轮廓完整，花型周围无明显皱纹，不漏绣，不露墨印。绣花衬应处理干净。

5.2.2.1.5.9 合肩处、裤裆叉子合缝处，袖口、领口、下摆、裤口与罗纹接缝处，用夹边（嘴子）滚领、袖边、腰边的合缝处需加固的应加固。

5.2.2.2 **成衣规格检验**

5.2.2.2.1 规格测量方法见表 3。

表 3 规格测量方法

类别	序号	部位	测 量 方 法
上衣	1	衣长	由肩缝最高处量到底边,连肩的由肩宽中点量到底边
	2	胸宽	由袖窿缝与肋缝缝合处向下 2 cm 水平横量
	3	袖长	由肩缝与袖窿缝的交点到袖口边,插肩式由后领中点量到袖口处
	4	单肩宽	由肩缝最高处量到肩缝与袖窿缝交点
	5	挂肩	大身与衣袖接缝处自肩到腋的直线距离
裤子	6	裤长	沿裤缝由侧腰边垂直量到裤口边
	7	直裆	裤身相对折,从腰边口向下斜量到裆角处
	8	横裆	裤身相对折,从裆角处横量
	9	腰宽	腰边横量
背心	10	肩带宽	肩带合缝处横量
注:各部位测量值精确至 0.1 cm。			

5.2.2.2.2 规格尺寸偏差见表 4。

表 4 规格尺寸偏差

单位为厘米

部位名称		公差	
		儿、中童	成人
身长		−1.0	+2.0 −1.5
1/2 胸(腰)围		−1.0	±1.5
肩宽		−1.0	±1.5
挂肩		−1.0	±1.0
袖长	长袖	−1.0	+2.0 −1.5
	短袖	−0.5	−1.0
裤长	长裤	−1.5	±2.0
	短袖	−1.0	−1.5
直裆		±1.5	±2.0
横裆		−1.5	−2.0
背心肩带宽		−0.5	−0.5
领长(衬衫领)		—	±1.0
注 1:上衣胸围 75 cm 以上为成人;长裤裤长 91 cm 以上为成人。 注 2:其他公差参照执行。			

5.2.3 包装质量检验

按 SN/T 0452.1 中的要求进行检验。

5.2.4 标识检验

按照 SN/T 1649—2005 中 4.2.12 和 4.2.13 的要求进行检验。

6 检验结果的判定

6.1 综合判定原则

根据内在质量、外观质量、标识、包装质量四方面综合判定，四项均符合本部分规定，则判全批合格；其中任一项不符合本部分规定，则判全批不合格。

6.2 内在质量检验的判定

6.2.1 根据可分解芳香胺染料、游离甲醛含量、pH值、异味、耐水色牢度、耐酸汗渍色牢度、耐碱汗渍色牢度、耐摩擦色牢度、涂料印花耐摩擦色牢度、纤维成分，耐洗色牢度、涂料印花耐洗色牢度、尺寸变化率，水洗后扭曲率和弹子顶破强力综合判定，各项均符合本部分规定，则判全批外观质量合格；其中任一项不符合本部分规定，则判全批外观质量不合格。

6.2.2 可分解芳香胺染料、游离甲醛含量、pH值、异味、耐水色牢度、耐酸汗渍色牢度、耐碱汗渍色牢度、耐干摩擦色牢度、涂料印花耐干摩擦色牢度、纤维成分：按SN/T 1649—2005中6.2进行判定。

6.2.3 尺寸变化率：按FZ/T 73007—2002中4.3.1和4.3.4一等品判定。见表5。

表5 部分内在质量规定

项目			数值
尺寸变化率 %		直向	−5.0～+2.0
		横向	−5.5～+2.0
弹子顶破强力 N	≥	单面、罗纹织物	150
		双面、绒织物	220
水洗后扭曲率 %	≤	上衣	6.0
		裤子	2.5
耐洗色牢度 级	≥	变色	3-4
		沾色	3
涂料印花耐洗色牢度 级	≥	变色	3
		沾色	3
耐湿摩擦色牢度 级		≥	2-3
涂料印花耐湿摩擦色牢度 级		≥	2

6.2.4 弹子顶破强力：按GB/T 8878—2002中4.3.1表1一等品判定。见表5。

6.2.5 水洗后扭曲率：按FZ/T 73007—2002中4.3.1表1一等品判定。见表5。

6.2.6 耐洗色牢度、涂料印花耐洗色牢度：按GB/T 8878—2002中4.3.1表1一等品判定。见表5。

6.2.7 耐湿摩擦色牢度、涂料印花耐湿摩擦色牢度：按GB/T 8878—2002中4.3.1表1一等品判定。见表5。

6.3 外观质量检验的判定

6.3.1 根据外观品质、标识和包装检验综合判定，各项均符合本部分规定，则判全批外观质量合格；其中任一项不符合本部分规定，则判全批外观质量不合格。

6.3.2 按照SN/T 1932.2对全批外观品质质量进行判定。

根据缺陷影响服装整体外观及穿着性能的轻重程度判定A类和B类缺陷。

外衣A、B类缺陷分类见表6。

服装面辅料疵点根据疵点所在部位及轻重程度判定。

表 6　外观疵点的评定规定

疵点类别	疵点名称	A类	B类
纱疵	细纱	严重	轻微
	粗纱、大肚纱、色纱、油纱	主要部位:轻微 次要部位:严重	次要部位:轻微
织疵	里子跳纱、里子纱露面、进纱不匀、稀路针、横路、散花针、三角眼、修痕、毛丝	主要部位:轻微 次要部位:严重	次要部位:轻微
	单纱、破洞、漏针、断面子纱、断里子纱、小辫子	存在	—
	长花针	主要部位:轻微 次要部位:严重	次要部位:轻微
	油棉飞花	主要部位:存在 次要部位:无洞眼者 0.5 cm 一处以上	次要部位:无洞眼者 0.5 cm 两处及以上或 1 cm 一处及以上
	油针	主要部位:存在 次要部位:轻微 1 针 8 cm 以上一处	次要部位:轻微 1 针 8 cm 及以下一处
	修疤	存在	—
染整疵点	纹路歪斜　一般产品	大于 6.0%	—
	纹路歪斜　上衣彩条横向	大于 4.0%	—
	起毛不匀、起毛露底、脱绒、色花、风渍、折印、极光、印花疵点(如:缺花、露底、搭色、套版不正等)	主要部位:轻微 次要部位:严重	次要部位:轻微
	锈斑	存在	—
	色差	同件内主料间低于 4 级	—
	印花不良	严重	轻微
缝烫疵点	缝纫曲折高低	0.5 cm 以上	0.2 cm 以上
	底边脱针	每面 1 针两处,但不得连续,骑缝处缝牢,脱针不超过 1 cm	—
	底边明针	—	0.2 cm 以上,骑缝处 0.3 cm 以上,单面长超过 3 cm
	缝纫针迹密度低于标准	—	存在
	烫黄、针洞、漏缝	存在	—
	重针(单针机除外)	领圈部位除合理接头外一处及以上;每个过程中除合理接头外两处及以上;每个过程中除合理接头外一处 4 cm 以上	—
	线头	—	死线头:超过 1.5 cm 长 2 个(线圈部位 1 处),活线头 4 个
	绣花不良	严重	轻微

表 6（续）

疵点类别	疵点名称	A类	B类
缝烫疵点	绣花不良	严重	轻微
	锁眼、钉扣不良	严重	轻微
	整烫不良	—	存在
污色渍		主要部位：存在 次要部位：严重	次要部位轻微
其他疵点	缺漏附件	存在	—
	规格偏差、本身尺寸差异	超过公差	—
	破损	存在	—

注 1：疵点程度的描述：

严重——疵点目视明显，影响服装整体外观及穿着性能。

轻微——疵点目视不明显，但能感觉到疵点的存在，影响服装整体外观及穿着性能不明显。

注 2：纹路歪斜，直向以身长为限，横向以胸、腰宽为限。

注 3：表中未列出的疵点，可参照同类疵点评定。

6.4 包装质量检验的判定

包装质量按照 SN/T 0452.1 中规定进行判定。

6.5 标识检验的判定

按照 SN/T 1649—2005 中 4.2.12 和 4.2.13 进行判定。

7 其他

我国或输入国强制性技术规范有其他特殊要求的，按照我国或输入国强制性技术规范要求检验，并结合本部分综合判定。

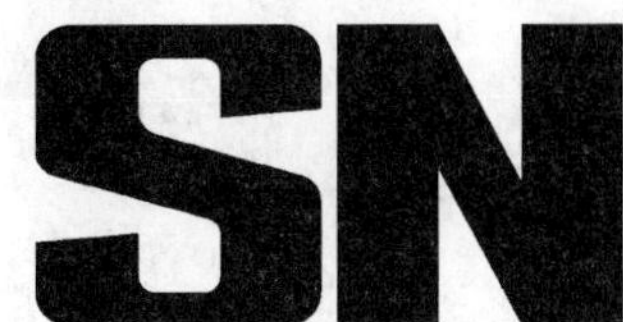

中华人民共和国出入境检验检疫行业标准

SN/T 0452.3—2009
代替 SN/T 0454—1995

进出口针织服装检验规程
第3部分：针织内衣

Rules for the inspection on import and export knitted garment—
Part 3：Knitted underwear

2009-07-07 发布　　2010-01-16 实施

中华人民共和国
国家质量监督检验检疫总局　发布

前　言

SN/T 0452《进出口针织服装检验规程》分为以下部分：

——第1部分：通则；

——第2部分：针织外衣；

——第3部分：针织内衣。

本部分为SN/T 0452的第3部分。

本部分代替SN/T 0454—1995《出口针织内衣检验规程》。

本部分与SN/T 0454—1995相比，主要技术变化如下：

——增加了术语和定义的内容；

——在检验内容中增加了涉及安全的内在质量项目和外观质量要求、标识等内容，以及相应增加的判定内容；

——对范围、规范性引用文件、抽样、检验和结果判定等内容作了修改；

——对内在质量要求、外观质量要求的规格尺寸偏差、本身尺寸差异、缝制要求和外观疵点以及包装要求等内容作了修改。

本部分的附录A为规范性附录。

本部分由国家认证认可监督管理委员会提出并归口。

本部分起草单位：中华人民共和国福建出入境检验检疫局。

本部分主要起草人：林春能、吴洪武、周雪晖、罗宏伟、陈志刚。

本部分所代替标准的历次版本发布情况为：

——SN/T 0454—1995。

进出口针织服装检验规程 第3部分:针织内衣

1 范围

SN/T 0452的本部分规定了进出口针织内衣的内在质量和外观质量以及抽样、检验条件、检验方法、检验程序和检验结果的判定。

本部分适用于进出口棉及棉与其他纤维混纺、交织的各种针织内衣的检验。其他面料针织内衣可参照执行。

本标准不适用于文胸的检验,也不适用于功能性内衣,如保暖内衣、抗菌除臭内衣、塑身内衣、减肥内衣、降血压内衣等。

2 规范性引用文件

下列文件中的条款通过SN/T 0452的本部分的引用而成为本部分的条款。凡是注日期的引用文件,其随后所有的修改单(不包括勘误的内容)或修订版均不适用于本部分,然而,鼓励根据本部分达成协议的各方研究是否使用这些文件的最新版本。凡是不注日期的引用文件,其最新版本适用于本部分。

GB/T 250 纺织品 色牢度试验 评定变色用灰色样卡

GB/T 3921 纺织品 色牢度试验 耐皂洗色牢度

GB 6675—2003 国家玩具安全技术规范

GB/T 8878—2002 棉针织内衣

SN/T 0452.1 进出口针织服装检验规程 第1部分:通则

SN/T 1649—2005 进出口纺织品安全项目检验规范

SN/T 1932.2 进出口服装检验规程 第2部分:抽样

EN 1811 直接和长期与皮肤接触的产品中镍释放量的参考测试方法

EN 12472 涂覆物中镍释放量检测用腐蚀和磨损模拟方法

3 术语和定义

SN/T 0452.1确立的以及下列术语和定义适用于SN/T 0452的本部分。

3.1

针织内衣 knitted underwear

以针织面料或以针织面料为主制成的,一般情况用于与人体皮肤直接接触或大部分面积与人体皮肤直接接触的作为内穿的针织服装。

3.2

附件 accessories

附在内衣上的起固定、连接、装饰、说明作用的部件。

3.3

毛刺 burr

附件上的粗糙部分。

3.4

可触及性锐利边缘 accessible edge

在正常穿着条件下,内衣服装上两表面连接处形成的长度超过2.0 mm的可能对人体产生伤害的边线。

3.5

可触及性锐利尖端 accessible sharp point

在正常穿着条件下，内衣服装上可能对人体产生伤害的尖端。

4 抽样

4.1 检验批的确定按 SN/T 0452.1 规定执行。

4.2 内在质量、外观质量检验的抽样按 SN/T 1932.2 执行。

5 检验

5.1 检验条件

内在质量、外观质量的检验工具和条件按 SN/T 0452.1 的要求执行。

5.2 检验内容

5.2.1 内在质量检验

5.2.1.1 分解芳香胺染料：按 SN/T 1649—2005 中 5.5 进行检验。

5.2.1.2 游离甲醛含量：按 SN/T 1649—2005 中 5.1 进行检验。

5.2.1.3 pH 值：按 SN/T 1649—2005 中 5.2 进行检验。

5.2.1.4 异味：按 SN/T 1649—2005 中 5.4 进行检验。

5.2.1.5 耐水(变色、沾色)色牢度：按 SN/T 1649—2005 中 5.3.1 进行检验。

5.2.1.6 耐酸汗渍(变色、沾色)色牢度：按 SN/T 1649—2005 中 5.3.2 进行检验。

5.2.1.7 耐碱汗渍(变色、沾色)色牢度：按 SN/T 1649—2005 中 5.3.2 进行检验。

5.2.1.8 耐干摩擦色牢度：按 SN/T 1649—2005 中 5.3.3 进行检验。

5.2.1.9 耐湿摩擦色牢度：按 GB/T 8878—2002 中 5.4.4 进行检验。

5.2.1.10 涂料印花耐干摩擦色牢度：按 SN/T 1649—2005 中 5.3.3 进行检验。

5.2.1.11 涂料印花耐湿摩擦色牢度：按 GB/T 8878—2002 中 5.4.4 进行检验。

5.2.1.12 耐洗(变色、沾色)色牢度：按 GB/T 3921.3 进行检验。

5.2.1.13 涂料印花耐洗(变色、沾色)色牢度：按 GB/T 3921.3 进行检验。

5.2.1.14 附件的镍释放量：按 EN 1811 和 EN 12472 进行检验。

5.2.1.15 纤维成分：按 SN/T 1649—2005 中 4.2.12 进行检验。

5.2.1.16 弹子顶破强力：按 GB/T 8878—2002 中 5.4.1 进行检验。

5.2.1.17 水洗尺寸变化率：按 GB/T 8878—2002 中 5.4.2 进行检验。

5.2.2 外观质量检验

5.2.2.1 外观品质质量检验

5.2.2.1.1 成衣外观安全项目检验

5.2.2.1.1.1 将抽取的包装完好的样品逐件(套)通过金属检测仪进行多余针、残断针和其他金属异物的检测，检测方法见附录 A。

5.2.2.1.1.2 无多余针、残断针和其他金属异物。

5.2.2.1.1.3 附件的可触及性锐利边缘、可触及性锐利尖端按 GB 6675—2003 附录 A 要求进行检验。

5.2.2.1.1.4 无存在可触及性锐利边缘、可触及性锐利尖端的附件。

5.2.2.1.1.5 附件光滑，无生锈，无毛刺。

5.2.2.1.2 成衣对称部位检验

对称部位检验要求见表 1。

表 1 本身对称部位检验

单位为厘米

项目		允许差异 ≤
衣长不一	门襟	0.8
	前后身及左右腰缝	1.5
袖长不一	长袖	1.0
	短袖	0.8
	拼接袖	1.5
袖阔不一		1.0
挂肩不一		1.0
两单肩宽窄不一		0.5
背心肩带不一		0.5
背心胸背不一		1.5
胸宽不一	上、下不一(宝塔形)	2.0
	前后片宽度不一	1.0
裤长不一	长裤	1.0
	短裤	0.5
腿阔不一		1.0
罗口不一		0.5
口袋高低不一		0.5
注:其他本身尺寸差异参照执行。		

5.2.2.1.3 成衣针迹密度检验

5.2.2.1.3.1 针迹密度检验要求见表 2。

表 2 针迹密度检验

单位为针迹数每 2 cm

织物	机种(针迹数不低于)									
	平缝	单线切缝	包缝	双针绷缝	平双针压条	三针	滚领	滚带	宽紧带	包缝卷边
绒布	8	7	7	6	7	8	8	8	7	6
单、双面布	9	—	8	7	8	9	9	9	8	7

5.2.2.1.3.2 锁眼机针迹密度按角计量,每厘米不低于 8 针,两端各打套结不低于 2 针。

5.2.2.1.3.3 钉扣机的针迹密度,每个扣眼不低于 5 针。

5.2.2.1.3.4 包缝机缝边宽度不低于 0.3 cm,四线不低于 0.4 cm,五线不低于 0.6 cm。

5.2.2.1.3.5 平缝机的跳针允许 1 针分散 2 处。

5.2.2.1.3.6 测量针迹密度以一个缝纫过程的中间处计量。

5.2.2.1.4 成衣整烫外观检验

5.2.2.1.4.1 整烫平服,外观平挺、整洁,无烫黄、掉色。

5.2.2.1.4.2 领型端正,不歪斜,左右翻领一致、对称,折叠端正。

5.2.2.1.4.3 色差按 GB/T 250 进行检验,同件(套)内色差不低于 4 级,件与件之间色差不低于

3-4 级,箱与箱之间色差不低于 3 级。

5.2.2.1.4.4 面料为印花或格(条)的内衣服装,应对花、对格(条)。

5.2.2.1.5 成衣缝制检验

5.2.2.1.5.1 缝制线路顺直,转弯处圆顺、均匀、整齐,对称部位基本一致,无跳线、开线、断线。

5.2.2.1.5.2 领圈部位平整、美观,扣与眼相对应,挂钩、套结定位准确,锁眼不偏斜、大小适宜。钉扣牢固,每孔 5 针～8 针。

5.2.2.1.5.3 商标、成分标、尺码唛、洗水说明等位置准确,缝制整齐、牢固。

5.2.2.1.5.4 缝纫、锁眼、钉扣线色泽与面料基本一致。

5.2.2.1.5.5 平缝起、收针处应打回针,扣回针的针迹应回到原线上。

5.2.2.1.5.6 绣花针法流畅整齐,间隔均匀,花位端正,不错绣,不漏绣,不露墨印,绣花衬应处理干净。

5.2.2.1.5.7 合肩处、裤裆叉子合缝处,袖口、领口、下摆、裤口与罗纹接缝处,用夹边(嘴子)滚领、袖边、腰边的合缝处应加固。平缝机、包缝机的针迹缝到边口处应加固。

5.2.2.2 成衣规格检验

5.2.2.2.1 规格测量方法见表 3。

表 3 规格测量方法

类 别	序 号	部 位	测 量 方 法
上衣	1	衣长	由肩缝最高处量到底边,连肩的由肩宽中点量到底边
	2	胸宽	由袖窿缝与肋缝缝合处向下 2 cm 水平横量
	3	袖长	由肩缝与袖窿缝的交点到袖口边,插肩式由后领中点量到袖口处
	4	单肩宽	由肩缝最高处量到肩缝与袖窿缝交点
	5	挂肩	大身和衣袖接缝处自肩到腋的直线距离
裤子	6	裤长	后腰宽的四分之一处向下直量到裤口边
	7	直裆	裤身相对折,从腰边口向下斜量到裆角处
	8	横裆	裤身相对折,从裆角处横量
	9	腰宽	侧腰边向下 8 cm～10 cm 处横量
背心	10	肩带宽	肩带合缝处横量
注:各部位测量值精确至 0.1 cm。			

5.2.2.2.2 规格尺寸偏差见表 4。

表 4 规格尺寸偏差

单位为厘米

部位名称		公差	
		儿童、中童	成 人
衣 长		−1.0	+2.0 −1.5
胸(腰)宽		−1.0	±1.5
肩 宽		−1.0	±1.5
挂 肩		−1.0	±1.0
袖 长	长 袖	−1.0	+2.0 −1.5
	短 袖	−0.5	−1.0

表 4（续） 单位为厘米

部位名称		公差	
		儿童、中童	成人
裤长	长裤	−1.5	±2.0
	短裤	−1.0	−1.5
直裆		±1.5	±2.0
横裆		−1.5	−2.0
背心肩带宽		−0.5	−0.5
注 1：上衣胸围 75 cm 以上为成人；长裤裤长 91 cm 以上为成人。 注 2：其他公差参照执行。			

5.2.2.3 包装质量检验

按 SN/T 0452.1 的要求进行检验。

5.2.2.4 标识检验

按 SN/T 1649—2005 中 4.2.12 和 4.2.13 的要求进行检验。

6 检验结果的判定

6.1 综合结果的判定

根据内在质量、外观质量检验综合判定，两项均符合标准规定，则判定全批合格；其中任何一项不符合标准规定，则判定全批不合格。

6.2 内在质量检验的判定

6.2.1 根据可分解芳香胺染料、游离甲醛含量、pH 值、异味、耐水色牢度、耐酸汗渍色牢度、耐碱汗渍色牢度、耐干摩擦色牢度、耐湿摩擦色牢度、涂料印花耐干摩擦色牢度、涂料印花耐湿摩擦色牢度、耐洗色牢度、涂料印花耐洗色牢度、附件的镍释放量、纤维成分、弹子顶破强力和水洗尺寸变化率综合判定，各项均符合标准规定，则判定全批内在质量合格；其中任何一项不符合标准规定，则判定全批内在质量不合格。

6.2.2 内在质量各项目的判定见表 5。

表 5 内在质量各项目的判定

项目	指标要求
可分解芳香胺染料	按 SN/T 1649—2005 中 6.2 进行判定
游离甲醛含量	
pH 值	
异味	
耐水色牢度	
耐酸汗渍色牢度	
耐碱汗渍色牢度	
耐干摩擦色牢度	
涂料印花耐干摩擦色牢度	
纤维成分	

表 5（续）

项　　目			指 标 要 求
耐湿摩擦色牢度			≥3 级
涂料印花耐湿摩擦色牢度			≥3 级
耐洗色牢度	变　色		≥3-4 级
	沾　色		≥3 级
涂料印花耐洗色牢度	变　色		≥3-4 级
	沾　色		≥3 级
镍释放量			≤0.5 μg/(cm² · 周)
弹子顶破强力	单面、罗纹织物		≥150 N
	双面、绒织物		≥220 N
水洗尺寸变化率	绒织物	直向	≥−7.0%
		横向	−4.0%～+3.0%
	双面织物	直向	≥−5.0%
		横向	−5.0%～0.0%
	单面织物	直向	≥−5.0%
		横向	−5.0%～0.0%
	弹力织物	直向	≥−5.0%

6.3　**外观质量检验的判定**

6.3.1　**外观品质、标识和包装检验判定**

根据外观品质、标识和包装检验综合判定，各项均符合标准规定，则判定全批外观质量合格；其中任何一项不符合标准规定，则判定全批外观质量不合格。

6.3.2　**全批外观品质质量判定**

6.3.2.1　按照 SN/T 1932.2 对全批外观品质质量进行判定。

6.3.2.2　根据缺陷影响服装整体外观及穿着性能的轻重程度判定 A 类和 B 类缺陷。

6.3.2.3　成衣 A 类缺陷和 B 类缺陷分类见表 6。

表 6　外观疵点的分类

疵点类别	疵 点 名 称	A　　类	B　　类
纱疵	细纱	严重	轻微
	大肚纱、粗纱、色纱、油纱	主要部位：轻微； 次要部位：严重	领圈露面部位 1 处，其他部位 1 cm 以上单面布 3 处，双布 4 处。 次要部位：轻微
织疵	里子跳纱、里子纱露面、进纱不匀、稀路针、横路、散花针、三角眼、修痕、毛丝	主要部位：轻微； 次要部位：严重	次要部位：轻微
	单纱、破洞、漏针、断面子纱、断里子纱、小辫子	存在	—

表 6（续）

<table>
<tr><th>疵点类别</th><th colspan="2">疵 点 名 称</th><th>A　　类</th><th>B　　类</th></tr>
<tr><td rowspan="4">织疵</td><td colspan="2">长花针</td><td>主要部位:轻微;
次要部位:严重</td><td>次要部位:轻微</td></tr>
<tr><td colspan="2">油棉飞花</td><td>主要部位:存在;
次要部位:无洞眼者 0.5 cm 一处以上</td><td>次要部位:无洞眼者 0.5 cm 两处及以上或 1 cm 一处及以上</td></tr>
<tr><td colspan="2">油针</td><td>主要部位:存在;
次要部位:轻微 1 针 8 cm 以上 1 处</td><td>—</td></tr>
<tr><td colspan="2">修疤</td><td>存在</td><td>—</td></tr>
<tr><td rowspan="6">印染整理疵点</td><td rowspan="2">纹路歪斜</td><td>一般产品</td><td>大于 6.0%</td><td>—</td></tr>
<tr><td>上衣彩条横向</td><td>大于 4.0%</td><td>—</td></tr>
<tr><td colspan="2">起毛不匀、露底、脱绒、色花、风渍、折印、极光、印花疵点(缺花、露底、搭色、套版不正等)</td><td>主要部位:轻微;
次要部位:严重</td><td>次要部位:轻微</td></tr>
<tr><td colspan="2">锈斑</td><td>存在</td><td>—</td></tr>
<tr><td colspan="2">色差</td><td>同件内主料间低于 4 级,主辅料间低于 3-4 级</td><td>—</td></tr>
<tr><td colspan="2">印花不良</td><td>严重</td><td>轻微</td></tr>
<tr><td rowspan="4">缝纫整烫疵点</td><td colspan="2">缝纫曲折高低</td><td>1 cm 以上</td><td>0.5 cm 以上</td></tr>
<tr><td colspan="2">底边脱针</td><td>每面 1 针不连续两处以上,或连续两处;骑缝处三线包缝超过2 针,四、五线超过 3 针</td><td>—</td></tr>
<tr><td colspan="2">底边明针</td><td>—</td><td>0.2 cm 以上,骑缝处 0.3 cm 以上,单面长超过 3 cm</td></tr>
<tr><td colspan="2">缝纫针迹密度低于标准</td><td>—</td><td>存在</td></tr>
<tr><td rowspan="8">缝纫整烫疵点</td><td colspan="2">烫黄、针洞、漏缝</td><td>存在</td><td>—</td></tr>
<tr><td colspan="2">重针(单针机除外)</td><td>领圈部位除合理接头外一处及以上;每个过程中除合理接头外两处及以上</td><td>每个过程除合格接头外 4 cm 以上 1 处</td></tr>
<tr><td colspan="2">线头</td><td>—</td><td>死线头:超过 1.5 cm 长 2 个(线圈部位 1 处),活线头 4 个</td></tr>
<tr><td colspan="2">绣花不良</td><td>严重</td><td>轻微</td></tr>
<tr><td colspan="2">其他缝制不良</td><td>严重</td><td>轻微</td></tr>
<tr><td colspan="2">锁眼、钉扣不良</td><td>严重</td><td>轻微</td></tr>
<tr><td colspan="2">整烫不良</td><td>—</td><td>存在</td></tr>
<tr><td colspan="2">污色渍</td><td>主要部位存在,或次要部位严重</td><td>次要部位轻微</td></tr>
</table>

表 6（续）

疵点类别	疵点名称	A 类	B 类
其他疵点	缺漏附件	存在	—
	安全质量问题	存在多余针、残断针和其他金属异物；附件不光滑，生锈，有毛刺；存在可触及性锐利边缘和尖端	—
	规格不符	超过公差	—

注 1：成衣分主要部位与次要部位。主要部位是指上衣前身上部的三分之二(包括后领窝露面部位)。裤类无主要部位。

注 2：疵点程度的描述：

严重——疵点目视明显，影响服装整体外观及穿着性能。

轻微——疵点目视不明显，但能感觉到疵点的存在，影响服装整体外观及穿着性能不明显。

注 3：纹路歪斜，直向以身长为限，横向以胸、腰宽为限。

注 4：上表未列出的疵点，可参照同类疵点评定。

6.3.2.4 服装面辅料疵点根据疵点所在部位及轻重程度判定。

6.3.3 包装质量检验的判定

按照 SN/T 0452.1 中规定进行判定。

6.3.4 标识检验的判定

按照 SN/T 1649—2005 中 4.2.12 和 4.2.13 进行判定。

7 其他

我国或输入国强制性技术规范有其他特殊要求的，按照我国或输入国强制性技术规范要求检验，并结合本部分综合判定。

附　录　A
（规范性附录）
断针检测方法

A.1　原理

利用磁感应，测定内衣服装中是否存在多余针、残断针和其他金属异物。

A.2　设备

A.2.1　名称

金属检测仪。

A.2.2　性能综合指标

A.2.2.1　检测有效范围：600 mm（宽度）×100 mm（高度）。

A.2.2.2　检测灵敏度：直径 0.8 mm～1.0 mm 铁球（镶嵌在塑料方块内，又称试针块）。

A.2.2.3　传送带速度：32 m/min～34 m/min。

A.2.2.4　性能综合指标与 A.2.2.1～A.2.2.3 要求相当的金属检测仪。

A.3　取样时间

A.3.1　内衣服装包装完毕。

A.3.2　包装完毕的内衣服装上的金属附件在缝制前均已消磁。

A.4　试验步骤

A.4.1　将试针块放入金属检测仪内，对金属检测仪进行校准，以保证检测灵敏度。

A.4.2　将包装完毕的内衣服装正反两面逐件通过传送带送入金属检测仪进行检测。

A.5　判定

当金属检测仪发出鸣叫声时，该件内衣服装存在多余针、残断针或其他金属异物，为不合格品；否则，该件内衣服装不存在多余针、残断针或其他金属异物，为合格品。

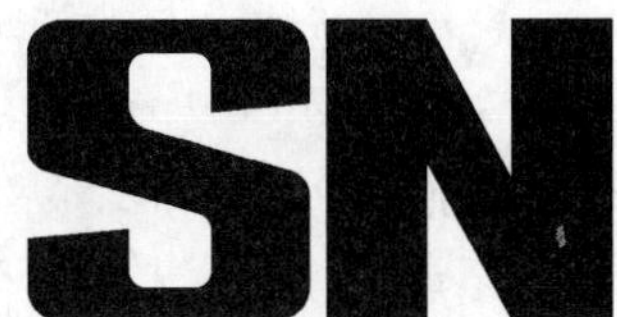

中华人民共和国出入境检验检疫行业标准

SN/T 0453—2009
代替 SN/T 0453—2005

进出口毛针织品检验规程

Rules of inspection for import and export wool knitting goods

2009-09-02 发布　　　　2010-03-16 实施

中华人民共和国国家质量监督检验检疫总局　发布

前　言

本标准代替 SN/T 0453—2005《出口毛针织品检验规程》。

本标准与 SN/T 0453—2005 相比，主要变化如下：

——标准名称由原来的《出口毛针品检验规程》修订成《进出口毛针织品检验规程》；

——对规范性引用文件做了调整；

——对原标准格式及部分内容做了调整；

——安全性要求增加了安全项目；

——物理指标改为内在质量要求；

——增加了抽样内容。

本标准由国家认证认可监督管理委员会提出并归口。

本标准起草单位：中华人民共和国上海出入境检验检疫局。

本标准主要起草人：周丽霞、薛敏。

本标准所替代标准的历次版本发布情况为：

——SN/T 0453—1995；

——SN/T 0453—2005。

进出口毛针织品检验规程

1 范围

本标准规定了进出口毛针织品(含羊绒制品)的技术要求、抽样方案、检验方法、判定规则及包装要求。

本标准适用于精、粗梳羊绒纯纺及混纺针织服装,精、粗梳羊毛纯纺及混纺针织服装,精、粗梳其他毛(绒)纤维纯纺及混纺毛针织服装的检验。其他毛针织品可参照执行。

2 规范性引用文件

下列文件中的条款通过本标准的引用而成为本标准的条款。凡是注日期的引用文件,其随后所有的修改单(不包括勘误的内容)或修改版均不适用本标准。然而,鼓励根据本标准达成协议的各方研究是否可使用这些文件的最新版本。凡是不注日期的引用文件,其最新版本适用于本标准。

GB/T 250—2008 纺织品 色牢度试验 评定变色用灰色样卡

GB/T 251—2008 纺织品 色牢度试验 评定沾色用灰色样卡

GB/T 2828.1—2003 计数抽样检验程序 第1部分:按接受质量限(AQL)检索的逐批检验抽样计划(ISO 2859-1:1999,IDT)

GB/T 4802.3—2008 纺织品 织物起毛起球性能的测定 第3部分:起球箱法

GB/T 7742.1—2005 纺织品 织物胀破性能 第1部分:胀破强力和胀破扩张度的测定 液压法

GSB W20001—1996 毛针织品外观疵点国家标准样品(样照)

FZ/T 20011—2006 毛针织成衣扭斜角试验方法

FZ/T 20018—2000 毛纺织品中二氯甲烷可溶性物质的测定

SN/T 0554 出口服装包装检验规程

SN/T 1649—2005 进出口纺织品安全项目检验规范

3 技术要求

3.1 安全性要求

安全性要求按 SN/T 1649—2005 评定。

3.1.1 安全项目

按 SN/T 1649—2005 中的检验条件及程序进行:

——可分解芳香胺染料:按 SN/T 1649—2005 中 5.5 检验;

——甲醛:按 SN/T 1649—2005 中 5.1 检验;

——pH 值:按 SN/T 1649—2005 中 5.2 检验;

——异味:按 SN/T 1649—2005 中 5.4 检验;

——色牢度:按 SN/T 1649—2005 中 5.3 检验;

——其他安全项目根据输入国和地区法律法规要求的不同,按 SN/T 1649—2005 中 4.2 检验。

3.2 内在质量要求

纤维含量按 SN/T 1649—2005 中 4.2.12 检验并评定。

其他内在质量要求按表 1 评定。

表 1 内在质量

项目		试验方法	单位	限度	精梳产品	粗梳产品
顶破强度	单纱	GB/T 7742.1—2005	kPa (kgf/cm²)	不低于	—	196 (2.0)
	股纱			不低于	294 (3.0)	215 (2.2)
二氯甲烷可溶性物质		FZ/T 20018—2000	%	不高于	—	1.7
起球		GB/T 4802.3—2008	级	不低于	3	3
注 1：二氯甲烷可溶性物质只考核粗纺产品。 注 2：纯羊绒产品的顶破强度按单纱指标考核。						

3.3 外观质量要求

3.3.1 外观实物质量

外观实物质量系指款式、花型、表面外观、色泽、手感、做工等，款式要符合封样。

3.3.2 主要规格尺寸允许偏差

a) 长度方向：

80 cm 及以上：±2.0 cm；

80 cm 以下：±1.5 cm；

b) 宽度方向：±1.0 cm；

c) 对称性偏差：≤1.0 cm。

注 1：主要规格尺寸偏差指毛衫的衣长、胸阔(二分之一胸围)、袖长；毛裤的裤长、腰围、直档、横档；裙子的裙长、腰围、臀围；围巾的宽、二分之一长等实际尺寸与设计尺寸或标注尺寸的差异。

注 2：对称性偏差指同件产品的对称性差异，如毛衫的两边袖长、毛裤的两边裤长的差异。

注 3：缩毛和拉毛产品的尺寸允许偏差增加±0.5 cm。

注 4：弹力衫、弹力裤类以直向长度为主考核，横向规格作为参考，以适穿为原则。

3.3.3 缝迹伸长率(袖缝、摆缝)

a) 平缝不小于 10%(平缝仅限于圆机产品)；

b) 包缝不小于 20%；

c) 链缝不小于 30%(包括手缝)。

3.3.4 领圈拉开尺寸

a) 成人：≥30 cm；

b) 中童：≥28 cm；

c) 小童≥26 cm。

注：本规定只限于圆领、樽领领圈。

3.3.5 成衣扭斜角

成衣扭斜角≤5°(只限平针产品)

扭斜角按 FZ/T 20011—2006 测量毛针织成衣扭斜角的试验方法测量。

3.3.6 外观疵点分类见表 2。

表 2　外观疵点分类

疵点分类	疵点名称	疵点程度		A 类	B 类	备注
原料疵点	(1) 条干不匀	粗细明显、云斑较深	主要部位	●		比照标样
			次要部位		●	
	(2) 粗细节、紧捻纱	粗节:25tex 及以上大于本身直径 1 倍 25tex 以下大于本身直径 0.5 倍	主要部位	●		比照标样每 3 cm 为一处
			次要部位 3 处		●	
		细节:25tex 及以上小于本身直径 1 倍 25tex 以下小于本身直径 0.5 倍		●		
	(3) 厚薄档	明显		●		比照标样
	(4) 色花	明显		●		比照标样
	(5) 毛线接头	正面不明显	主要部位 1 处以上	●		不包括针织绒
			次要部位 2 处以上	●		
	(6) 草屑、毛粒、毛片、染色毛	稀疏明显	主要部位	●		比照标样
			次要部位		●	
		密集明显		●		
编织疵点	(7) 毛针	轻微	主要部位	●		比照标样 限 1 个针柱
		严重		●		
	(8) 单毛	不明显	超过 3 个	●		
	(9) 漏针			●		
	(10) 花针、瘪针、三角针、针圈不匀	明显		●		比照标样
	(11) 里纱露面、混色不匀	明显		●		
	(12) 花纹错乱	明显	主要部位	●		
			次要部位		●	
	(13) 纹路倒顺	明显		●		影响产品 色泽差异
裁缝及整理疵点	(14) 拷缝及缝合不良	漏针、漏缝		●		
		缝合不平、缝线没修齐	主要部位	●		
			次要部位		●	
		缝合线与衫身色相不一致 明线部位与衫身色差低于 4 级		●		
	(15) 锁眼、钉扣不良	扣眼横竖或左右颠倒		●		
		明显扣眼不光、扣距不一等		●		
	(16) 缩毛、拉毛不良	明显		●		
	(17) 烫焦	烫黄、焦化		●		
	(18) 轧光、压烫印	明显	主要部位	●		
			次要部位		●	

表 2（续）

疵点分类	疵点名称	疵点程度		A类	B类	备注
其他	（19）修痕	明显		●		
	（20）油污、水渍、斑渍	轻微			●	
		严重		●		
	（21）色差	同件主件之间低于4级-5级		●		两袖口、两裤口、两下摆边、两口袋边要一致
		同件主件与副件、副件之间低于4级		●		
		套装件与件之间低于4级		●		
	（22）色档			●		
	（23）串色、搭色	明显		●		
	（24）印花不良		主要部位	●		
			次要部位		●	
	（25）绣花不良		主要部位	●		
			次要部位		●	
	（26）断纱、破洞、破边			●		
	（27）规格	规格超公差		●		
	（28）领圈拉开尺寸不足	小于规定		●		
	（29）缺漏辅件			●		

注1：次要部位规定（见图1）：
上衣：大身边缝和袖底缝左右各六分之一（按尺寸比例计算）；
裤子：裤腰下裤长的五分之一和内侧裤缝左右六分之一（按尺寸比例计算）。

注2：各类污渍达GB/T 251—2008 3级-4级及以下为轻微，2级-3级及以下为严重；色差用GB/T 250—2008评定。

注3：疵点标样为GSB W20001—1996毛针织外观疵点国家标准样品（样照）。凡标准中未规定的外观疵点可参照相似疵点评定。

注4：一般产品反面疵点以不影响正面外观和实物质量为原则。两面穿的产品，外观疵点检验两面。

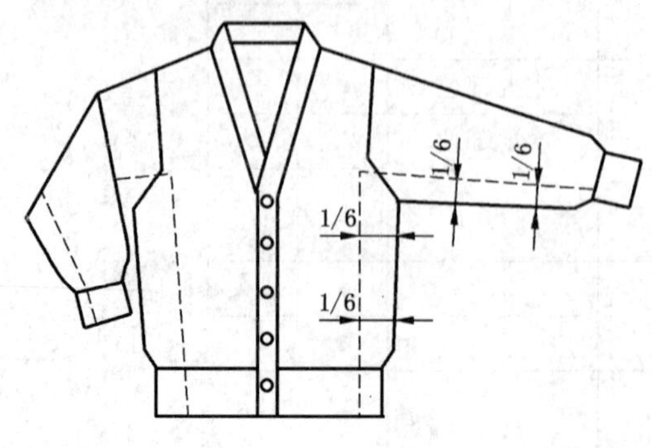

a)

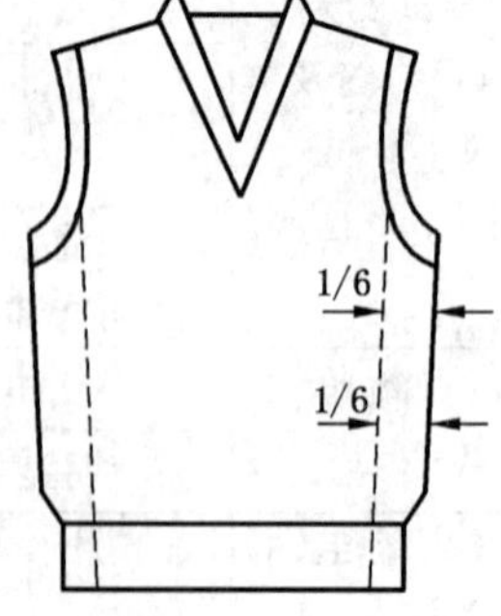

b)

图1 次要部位规定

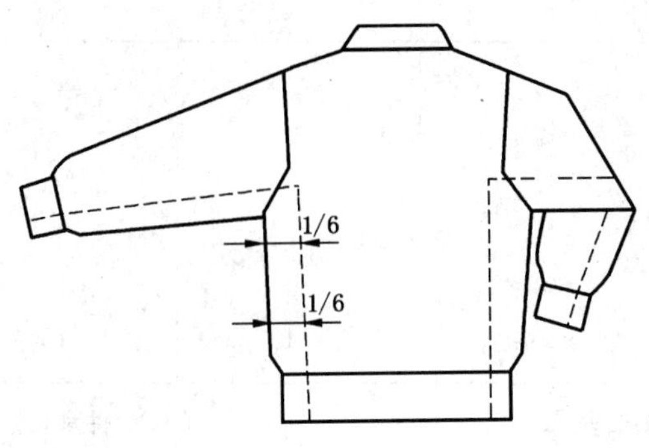

c)

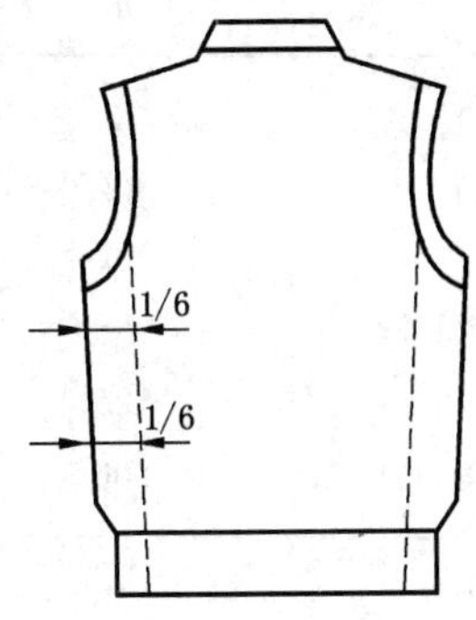

d)

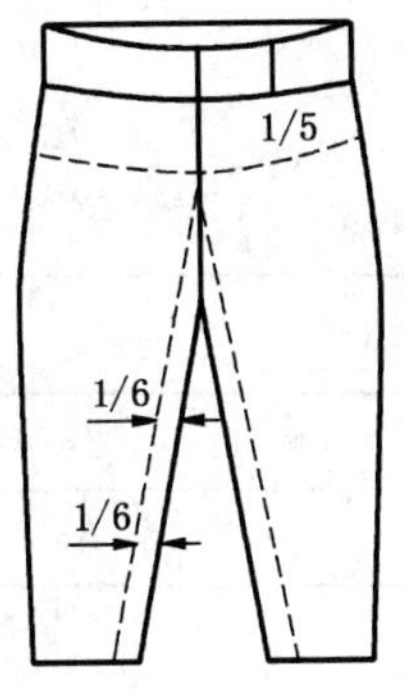

e)

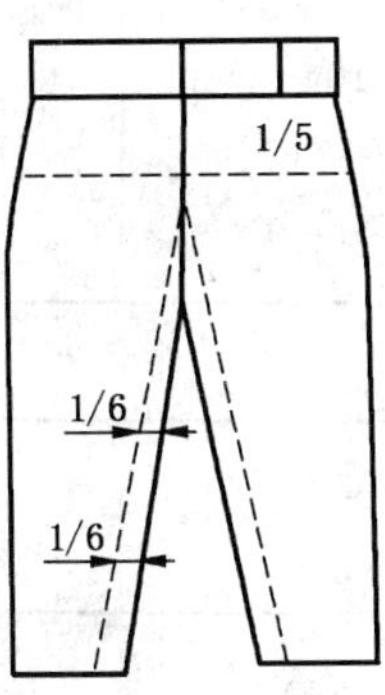

f)

图 1（续）

4 抽样和制样

4.1 抽样

4.1.1 外观质量检验抽样方案

一次抽样。

4.1.2 检查水平

采用 GB/T 2828.1—2003 规定的一般检查水平Ⅰ。

4.1.3 合格质量水平

A 类不合格品：AQL＝2.5

B 类不合格品：AQL＝4.0。

A 类不合格品：单位产品中有一个及以上 A 类疵点，也可能含 B 类疵点。

B 类不合格品：单位产品中有一个及以上 B 类疵点，不含 A 类疵点。

4.1.4 方案实施

4.1.4.1 检验抽样方案见表 3、表 4、表 5。

表 3　一次正常抽验表

单位为件和(或)套

批量 N	抽样数 n	A 类不合格品		B 类不合格品	
		Ac	Re	Ac	Re
91～500	20	1	2	2	3
501～1 200	32	2	3	3	4
1 201～3 200	50	3	4	5	6
3 201～10 000	80	5	6	7	8
10 001～35 000	125	7	8	10	11
35 001～150 000	200	10	11	14	15

表 4　一次放宽抽验表

单位为件和(或)套

批量 N	抽样数 n	A 类不合格品		B 类不合格品	
		Ac	Re	Ac	Re
91～500	8	0	1	1	2
501～1 200	13	1	2	1	2
1 201～3 200	20	1	2	2	3
3 201～10 000	32	2	3	3	4
10 001～35 000	50	3	4	5	6
35 001～150 000	80	5	6	7	8

表 5　一次加严抽验表

单位为件和(或)套

批量 N	抽样数 n	A 类不合格品		B 类不合格品	
		Ac	Re	Ac	Re
91～1 200	32	1	2	2	3
1 201～3 200	50	2	3	3	4
3 201～10 000	80	3	4	5	6
10 001～35 000	125	5	6	8	9
35 001～150 000	200	8	9	12	13

4.1.4.2　抽箱方法：在总箱数内随机抽取的$\sqrt{\text{总箱数}}\times 0.6$箱数(取整数)，不足 2 箱的应抽取 2 箱，然后按规格、货号、颜色在所抽箱内随机抽取样品，如规格、货号、颜色超过所抽样箱数，则不受抽样箱数限制。

4.1.4.3　规格检验抽样数不少于抽样数的 20%，但每一规格不得少于 5 件。

4.1.4.4　当抽样方案的样本大小等于或大于批量时，则进行全数检验，抽样方案的判定组数不变。

4.1.4.5　检验批的构成：应以同一合同在同一条件下加工的同一品种为一检验批或一个出口报检批为一检验批。

4.1.5　合格批与不合格批的判定

4.1.5.1　合格批：A 类 B 类不合格品数同时小于等于 Ac 的数字，判定为全批合格。

4.1.5.2　不合格批：A 类 B 类不合格品数同时大于等于 Re 的数字，判定为全批不合格。

4.1.5.3　当 A 类不合格品数大于等于 Re 时，不管 B 类不合格品数是否超出 Re，判定为全批不合格。

4.1.5.4　当 B 类不合格品数等于大于 Re，A 类不合格品数小于 Ac，两类不合格品数相加，如小于两类不合格品 Re 总数，可判定全批合格。

4.1.6 **转换规则**

4.1.6.1 无特殊规定，开始一般采用正常检验抽样方案，在特殊情况下，开始可使用加严检验或放宽检验抽样方案。

4.1.6.2 从正常检验到加严检验抽样

使用正常检验抽样连续5批中有2批不合格应及时转向加严检验抽样。

4.1.6.3 从加严检验到正常检验抽样

加严检验若连续5批合格，可转向正常检验抽样。

4.1.6.4 从正常检验到放宽检验抽样

正常检验抽样连续10批检验合格，出口工厂长期质量稳定，可转向放宽检验。

4.1.6.5 放宽检验抽样出现下列情况之一，应转向正常检验抽样：

a) 放宽检验发现一批检验不合格；

b) 产品质量不稳定。

4.1.6.6 当检验批判定不合格经整理后，应进行重新抽样检验。

4.2 **制样**

内在质量检验的制样按检验项目相关的标准要求执行，均以最终成品作为检测样品。

5 检验

5.1 **外观检验**

5.1.1 外观检验条件

a) 一般采用灯光检验，照度为750 lx。可用青光或白光日光灯一支，上面加罩，罩内涂白漆。灯管与检验台面中心垂直距离为80 cm±5 cm。

b) 在室内利用自然光，应光线适当，光源射入方向为北向左(或右)上角，不能使阳光直接照射在产品上。

c) 检查外观疵点时，台面铺白布一层，将成品平摊在台面上，检验人员的视线应正视，目光与产品中心的距离为40 cm～50 cm。

d) 检验工具：

——卷尺；

——GB/T 250—2008 评定变色用灰色样卡；

——GB/T 251—2008 评定沾色用灰色样卡。

5.1.2 根据封样核对款式、结构、花型、原料、机号、纱支、做工等是否相符。

5.1.3 根据客供规格单或客户确认规格进行规格测量。

5.1.4 领圈拉开尺寸检验方法：领内口撑直拉足，量两端点距离，即为领圈拉开尺寸。

5.1.5 缝迹伸长率检验及计算方法：将产品摊平，在大身摆缝(或袖缝)中段量10 cm，做好标记，握持标记两端，用力拉足。量得尺寸即是缝迹伸长尺寸。

缝迹伸长率计算方法见式(1)：

$$缝迹伸长率=\frac{缝迹伸长尺寸(cm)-10(cm)}{10(cm)}\times 100\% \qquad \cdots\cdots(1)$$

5.1.6 外观疵点检验按3.3执行。

5.2 **安全性要求检验**

安全性要求检验按3.1执行。

5.3 **内在质量要求检验**

内在质量要求检验按3.2执行。

5.4 包装检验

包装检验按 SN/T 0554 执行。

6 检验结果的评定

根据安全性要求检验结果、物理指标检验结果和外观质量检验结果综合判定、三者均符合标准要求,则判全批合格;其中任一项不符合标准要求,则判全批不合格。

中华人民共和国进出口商品检验行业标准

出口手工结扣西藏地毯 检验规程

SN/T 0457—95

Rules of inspection for export hand-made knotted Tibetan carpets

1 主题内容与适用范围

本规程规定了出口手工结扣西藏地毯的抽样方案、检验方法、质量要求及结果的判定。

本规程适用于出口手工结扣西藏地毯的品质检验。

2 引用标准

GB 250 评定变色用灰色样卡

GB 251 评定沾色用灰色样卡

GB 2828 逐批检查计数抽样程序及抽样表(适用于连续批的检查)

GB 3920 纺织品耐摩擦色牢度试验方法

3 检验依据

合同、信用证、确认函及成交小样对品质有明确规定的按规定检验,合同、信用证规定不明确或不具体的按本规程检验。

4 抽样

4.1 抽样方案

根据提交检验批次的数量,按 GB 2828 逐批检查计数方法,采用一般检查水平Ⅱ,一次正常抽样方案,抽取具有代表性样品。

4.2 抽验数量

抽验数量见表 1。

表 1　　条

交验批数量	1～15	16～50	51～90	91～150	151～500
抽验数量	2	8	13	20	32

4.3 合格质量水平的规定

B 类缺陷为 AQL=6.5;

C 类缺陷为 AQL=40。

5 检验

以量具量计及直观目测、手感检验为准。

中华人民共和国国家进出口商品检验局 1995-09-06 批准　　1996-01-01 实施

5.1 检验工具

卷尺、深度卡、直尺。

5.2 检验条件

检验应在光线充足、平坦整洁场地进行，避免在阳光直射或光线太弱的场地进行。

5.3 检验方法

5.3.1 长度

以两个横边的中心点测量数为准。

5.3.2 宽度

以两个立边的中心点测量数为准。

5.3.3 经线头数

在后背任意一个 30.48 cm 数其所含经线头数。

5.3.4 道数

在后背任意一个 30.48 cm 数其所含道数。

5.3.5 绒簇股长度

用深度卡，根据绒簇股的倾斜度，插至毯基，量其绒簇股的直线长度。

5.3.6 毯型

以距四角 15 cm 处用卷尺量井字，测量相对之差；圆形地毯叠成半圆，按其圆度重合之差计算百分比。

5.3.7 底穗长度(包括结扣)

以直尺测量。

5.3.8 外观检验

以检验员站立直观，目测出各类疵点为准。

5.3.9 手感检验

用手平推地毯簇绒部分，以手感觉为准。

6 质量要求

质量分为内在质量和外观质量两方面。

6.1 内在质量

6.1.1 经线头数允差

经线头数允差以标准经线头数的±2 个为准。

6.1.2 道数允差：

道数允差以标准道数的±1 道为准。

6.1.3 绒簇股长度允差

距四边 15 cm 内必须符合绒簇股长度标准，无下公差。分散性绒簇股长度允差±5%，但累计不得超过全毯面积 10%。

6.1.4 长度允差

长度允差+2%，-1.5%，最大上公差不得超过 8 cm，最大下公差不得超过 4 cm。

6.1.5 宽度允差

宽度允差+1.5%，-1.2%，最大上公差不得超过 7 cm，最大下公差不得超过 3 cm。

6.1.6 色泽要求

对照色标、色卡，用 GB 250 评定变色用灰色卡，评定色泽差异。大地、大边、主花颜色与色标、色卡比色差不低于 3 级。大地、大边、主花之间色差不低于 3 级。耐摩擦牢度应达 4 级及以上(该试验属破坏性实验，一般不做此项)。

6.2 外观质量要求

6.2.1 毯型要求

方型:横平竖直,允许轻微毯型不正。偏差长1%,宽0.5%。

圆型:圆周要圆,圆度相对偏差不能超过2%。

6.2.2 底子

平整无纵,不松不紧,锁底子不断头。

6.2.3 撩边

松紧一致,边直,不露边经,无疵边,无荷叶边。

6.2.4 毯边要求

活坯挺实,有弹性,不松软。外边经6 cm内经线头数无下公差。

6.2.5 纹样要求

纹样符合大稿。

6.2.6 毯面要求

毯面平整无纵,道数清晰,无明显沟岗,四面坡边,清洁。不准出现半截头,无绞口、戗毛、长毛、纬鼻子、窝头、扣松、粗股、偏沟等。

6.2.7 毯背要求

应平净,不许有绞口、沟岗、凸经、跳纬、疙瘩及明显穿修痕、污迹。

6.2.8 洗工要求

有光泽,保色,毛头丰满,底穗洁白。无明显浮毛,洗尖,折印,串色。

6.2.9 投沟

要求坡剪口,无明显半截茬及错漏剪。剪口深宽度均匀。

7 结果判定与处理

7.1 不合格分类

7.1.1 A类不合格

有危险性、破损、伤残等致命缺陷。

7.1.2 B类不合格

经线头数低于公差;道数低于公差;四边绒簇股长度低于公差;分散性绒簇股长度低于公差超过全毯面积10%;明显污渍;毯型不正;毯边明显不直;长宽尺寸低于公差;色牢度低于3级等其他严重影响产品实用性能的缺陷。

7.1.3 C类不合格

主花、大地、大边色泽与色样色差低于3级;局部纹样错色;清水不净;刀花;伤花、窜剪;轻度污渍等轻微影响实用性能的缺陷。

7.2 结果判定

7.2.1 A类不合格不允许。

7.2.2 B类和C类不合格判定见表2。

表2　　条

批量	抽样数量	B类不合格,AQL=6.5		C类不合格,AQL=40	
		A_c	R_e	A_c	R_e
1～15	2	0	1	2	3
16～50	8	1	2	7	8

续表 2 条

批量	抽样数量	B类不合格,AQL=6.5		C类不合格,AQL=40	
		A_c	R_e	A_c	R_e
51～90	13	2	3	10	11
91～150	20	3	4	14	15
151～500	32	5	6	21	22

注：A_c 为合格批判定数,R_e 为不合格批判定数。

7.2.2.1 B类、C类不合格数同时小于或等于 A_c 值,则判定为合格批,反之,为不合格批。

7.2.2.2 当B类不合格数等于或大于 R_e 值,不管C类不合格数是否超过 R_e 值,应判定为不合格批。

7.2.2.3 当C类不合格数等于或大于 R_e 值,不管B类不合格数是否超过 R_e 值,应判定为不合格批。

7.3 不合格批处理

7.3.1 对于合格批中所验各类不合格品必须整修或调换成合格品方能出厂。

7.3.2 对于不合格批必须全部进行返工修整,修复不合格品,经厂检合格后,工厂提供返工记录,方可重新报验,若复验仍不合格,则该批产品不得再行报验。

8 包装要求

包装完整、牢固,适合长途运输,唛头清晰。

9 检验有效期

经检验合格的产品,自检验之日起,在合格的仓储条件下,其合格证有效期为一年。

附加说明:

本标准由中华人民共和国国家进出口商品检验局提出。

本标准由中华人民共和国天津进出口商品检验局负责起草。

本标准主要起草人宋庆和、盛纯善。

中华人民共和国进出口商品检验行业标准

出口羊毛、化纤胶背地毯检验规程

SN/T 0458—95

Rules of inspection
for export wool acrylic full cut rug

1 主题内容与适用范围

本规程规定了出口羊毛、化纤胶背地毯的抽样方案、检验方法、质量要求及结果的判定。

本规程适用于出口羊毛、化纤胶背地毯的品质检验。

2 引用标准

GB 250 评定变色用灰色样卡

GB 251 评定沾色用灰色样卡

GB 2828 逐批检查计数抽样程序及抽样表(适用于连续批的检查)

GB 3920 纺织品耐摩擦色牢度试验方法

3 检验依据

合同、信用证、确认函及成交小样对品质有明确规定的按规定检验,合同、信用证规定不明确或不具体的按本规程检验。

4 抽样

4.1 抽样方案

根据提交检验批次的数量,按GB 2828逐批检查计数方法,采用一般检查水平Ⅱ,一次正常抽样方案,抽取具有代表性样品。

4.2 抽验数量

抽验数量见表1。

表1　　条

交验批数量	1～15	16～50	51～90	91～150	151～500
抽验数量	2	8	13	20	32

4.3 合格质量水平的规定

B类缺陷为AQL=6.5;

C类缺陷为AQL=40。

5 检验

以量具量计及直观目测、手感检验为准。

5.1 检验工具

卷尺、深度卡、直尺。

中华人民共和国国家进出口商品检验局1995-09-06批准　　1996-01-01实施

5.2 检验条件

检验应在光线充足、平坦整洁场地进行，避免在阳光直射或光线太弱的场地进行。

5.3 检验方法

5.3.1 长度

以两个横边的中心点测量数为准。

5.3.2 宽度

以两个立边的中心点测量数为准。

5.3.3 密度

在毯面任意一个 30.48 cm 数其纵向所含绒簇股个数。

5.3.4 绒簇股长度

用深度卡，根据绒簇股的倾斜度，插至毯基，量其绒簇股的直线长度。

5.3.5 毯型

以距四角 15 cm 处用卷尺量井字，测量相对之差，圆形地毯叠成半圆，按其圆度重合之差计算百分比。

5.3.6 底穗长度(包括结扣)

以直尺测量。

5.3.7 外观检验

以检验员站立直观，目测出各类疵点为准。

5.3.8 手感检验

用手平推地毯簇绒部分，以手感觉为准。

6 质量要求

质量分为内在质量和外观质量两方面。

6.1 内在质量要求

6.1.1 针步允差

针步允差以标准针步数的±3 针为准。

6.1.2 趟数允差

趟数允差以标准趟数的±2 趟为准。

6.1.3 绒簇股长度

距四边 12 cm 内必须符合绒簇股长度标准，无下公差。分散性绒簇股长度允差±5%，但累计不得超过全毯面积 10%。

6.1.4 长宽度允差

长宽度允差+2%，−1.5%，最大上公差不得超过 8 cm，最大下公差不得超过 4 cm。

6.1.5 色泽要求

对照色标、色卡，用 GB 250 评定变色用灰色卡，评定色泽差异，大地、大边、主花颜色与色标、色卡比色差不低于 3 级。大地、大边、主花之间色差不低于 3 级。耐摩擦牢度应达 4 级及以上(该试验属破坏性实验，一般不做此项)。

6.2 外观质量要求

6.2.1 毯型要求

方型：横平竖直，允许轻微毯型不正。毯形偏差允许 1%。

圆型：圆周要圆，圆度相对偏差，不能超过 2%。

6.2.2 纹样要求

纹样符合大稿。

6.2.3　毯面要求

毯面平整无纵，无明显沟岗、搓板、刀花，分散性半截头累计面积不得超过全毯面积的8%。

6.2.4　毯背要求

网布无破洞，刷胶均匀不脱网，胶和网布要到毯边，无明显胶疙瘩。

6.2.5　洗工要求

有光泽，保色，手感好。无明显浮毛、洗尖、折印、串色、过清不净等。

6.2.6　投沟

要求深度、宽度适宜，纹样清晰，无错，无漏剪及明显半截茬。

6.2.7　片口要求

片口光亮，坡度适宜。

6.2.8　整洁要求

毯面应无污迹。

7　结果判定与处理

7.1　不合格分类

7.1.1　A类不合格

有危险性、破损、伤残等致命缺陷。

7.1.2　B类不合格

长宽度低于公差；四边绒簇股长度低于公差；分散性绒簇股长度低于公差超过全毯面积10%；明显污渍；漏胶；毯型不正；毯边明显不直；长宽尺寸低于公差；色牢度低于3级等其他严重影响产品实用性能的缺陷。

7.1.3　C类不合格

主花、大地、大边色泽与色样色差低于3级；局部纹样错色；低穗密度不足、清水不净；刀花；伤花；窜剪；轻度污渍等轻微影响实用性能的缺陷。

7.2　结果判定

7.2.1　A类不合格不允许。

7.2.2　B类和C类不合格判定见表2。

表2　　条

批　量	抽样数量	B类不合格，AQL=6.5		C类不合格，AQL=40	
		A_c	R_e	A_c	R_e
1～15	2	0	1	2	3
16～50	8	1	2	7	8
51～90	13	2	3	10	11
91～150	20	3	4	14	15
151～500	32	5	6	21	22

注：A_c 为合格批判定数，R_e 为不合格批判定数。

7.2.2.1　B类、C类不合格数同时小于或等于 A_c 值，则判定为合格批，反之，为不合格批。

7.2.2.2　当B类不合格数等于或大于 R_e 值，不管C类不合格数是否超过 R_e 值，应判定为外观质量不合格批。

7.2.2.3　当C类不合格数等于或大于 R_e，B类不合格数小于 A_c，两类不合格数相加，如小于两类不合

格数 R_e 总数,可判定为外观质量合格批。反之,为不合格批。

7.3 不合格批处理

7.3.1 对于合格批中所验各类不合格品必须整修或调换成合格品方能出厂。

7.3.2 对于不合格批必须全部进行返工修整,修复不合格品,经厂检合格后,工厂提供返工记录,方可重新报验,若复验仍不合格,则该批产品不得再行报验。

8 包装要求

包装完整、牢固,适合长途运输。

9 检验有效期

经检验合格的产品,自检验之日起,在合格的仓储条件下,其合格证有效期为一年。

附加说明:

本标准由中华人民共和国国家进出口商品检验局提出。

本标准由中华人民共和国天津进出口商品检验局负责起草。

本标准主要起草人宋庆和、盛纯善。

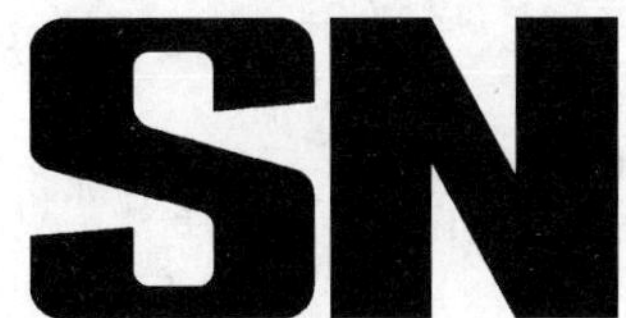

中华人民共和国出入境检验检疫行业标准

SN/T 0460—2010
代替 SN/T 0460—1995

进出口腈纶纱检验规程

Rules of inspection for import and export acrylic yarn

2010-11-01 发布　　2011-05-01 实施

中华人民共和国
国家质量监督检验检疫总局 发布

前　言

本标准按照 GB/T 1.1—2009 给出的规则起草。

本标准代替 SN/T 0460—1995《进口腈纶纱检验规程》。

本标准与 SN/T 0460—1995 相比，主要技术变化如下：

——调整了部分术语和定义；

——修订了对部分检测内容的描述；

——增加了新型仪器检测腈纶纱的方法；

——对标准的章节进行了必要的调整。

本标准由国家认证认可监督管理委员会提出并归口。

本标准起草单位：中华人民共和国山东出入境检验检疫局。

本标准主要起草人：乔铁军、张秀琍、王新、郑丽莎、王仑、高山、孙宝芬、王东。

本标准所代替标准的历次版本发布情况为：

——SN/T 0460—1995。

进出口腈纶纱检验规程

1 适用范围

本标准规定了进出口腈纶纱的术语、外观、重量及品质的检验方法和试验步骤。

本标准适用于进出口棉型、中长型、毛型腈纶纱的检验。

2 规范性引用文件

下列文件对于本文件的应用是必不可少的。凡是注日期的引用文件，仅注日期的版本适用于本文件。凡是不注日期的引用文件，其最新版本（包括所有的修改单）适用于本文件。

GB/T 2543.1 纺织品 纱线捻度的测定 第1部分：直接计数法

GB/T 2543.2 纺织品 纱线捻度的测定 第2部分：退捻加捻法

GB/T 3292.1 纺织品 纱线条干不匀试验方法 第1部分 电容法

3 术语和定义

下列术语和定义适用于本文件。

3.1

腈纶 acrylic

聚丙烯腈纤维，通常指用85%以上的丙烯腈与第一、第二单体共聚，经湿法或干法纺丝制得的合成纤维。

3.2

检验批 inspection lot

同一合同、同一发票、同一生产批号为一个检验批。

3.3

试样 test sample

从所验货物中随机抽取的用于测定外观及品质项目的代表性样品。

3.4

试验用标准大气 standard atmosphere for testing

调湿和试验用的标准大气条件。温度为20 ℃±2 ℃，相对湿度为65%±4%。

3.5

预调湿 preconditioning

对于较湿的试样，为了不致在调湿时形成放湿平衡，而在不超过50 ℃和相对湿度10%～20%条件下进行预干燥处理，使试样含湿降至公定回潮率以下。

3.6

恒重 constant mass

纺织材料试样经过处理，相隔一定时间，前后两次称重差异不超过规定范围时的重量。本标准规定的恒重为前后两次称量差异不超过0.1 g的重量。

3.7

偏差率　deviation ratio

纺织材料性能指标的实测值与设计值之间的差数对设计值的百分率[见式(1)]。

$$D = \frac{\overline{X} - X_0}{X_0} \times 100\ \% \qquad \cdots\cdots(1)$$

式中：

D ——偏差率，%；

$\overline{X}$ ——实测值；

X_0——设计值。

计算值修约到小数点后第二位。

3.8

变异系数　coefficient of variation

表示一列数值变异程度的相对指标，是标准差对设计值的百分率[见式(2)]。

$$CV = \frac{\sqrt{\frac{\sum (X_i - \overline{X})^2}{N-1}}}{\overline{X}} \times 100\ \% \qquad \cdots\cdots(2)$$

式中：

CV——变异系数，%；

X_i ——各测试值；

$\overline{X}$ ——各测试值的平均数；

N ——实测次数。

计算值修约到小数点后第二位。

4　取样

4.1　取样数量

每批取样数量按表1规定随机抽取。

表1　进出口腈纶纱样本量

到货数量 箱、包	抽样数量 箱、包	取样筒(绞)数	
		公量	品质
100及以下	5	5	20
101～300	10	10	20
301～500	15	15	20
501～1 000	20	20	40
1 001～5 000	25	25	40
5 001及以上	50	50	80

4.2　取样方法及样品处理

4.2.1　公量样品

4.2.1.1　称量后按取样数量规定随机抽取，绞装取整绞，筒装剥去约1/100的表层纱，然后迅速剥取或割取样品 30 g～50 g，装入密闭的容器或完好的塑料袋内，做回潮率样品。

4.2.1.2 在 8 h 之内将回潮率样品定重。试样称量精确到 0.01 g。

4.2.2 品质样品

4.2.2.1 按取样规定之品质数量随机取出样绞(筒装剥去约 1/100 的表层纱)，抽取各种品质检验项目的样品。

4.2.2.2 断裂强力、伸长率及线密度样纱，检验前需按 3.5 规定进行预调湿处理。

4.2.2.3 捻度检验的试样直接取自原绞(筒)。

5 公量检验

5.1 重量检验

5.1.1 按 4.1 规定的取样数量，用已校准之台秤逐件称计毛重(精确至 0.1 kg)及内外包装皮重(内皮精确至 0.05 kg)，筒管称取 3 个～5 个，求得平均值(筒管重精确至 0.01 kg)。

5.1.2 计算：总净重，见式(3)。

$$W_n = W_g - W_B \qquad (3)$$

式中：

W_n ——称量样箱总净重，单位为千克(kg)；

W_g ——称量样箱总毛重，单位为千克(kg)；

W_B ——称量样箱总皮重，单位为千克(kg)。

计算值修约到小数点后第二位。

5.2 回潮率检验

5.2.1 仪器设备

热风式电烘箱：附有最小分度值 0.01 g 天平的箱内称量设备和恒温控制设备。

5.2.2 试验步骤

将定重后的回潮率试样放入温度控制在 105 ℃±2 ℃的烘箱内烘至恒重。

5.2.3 计算

5.2.3.1 实测回潮率计算见式(4)：

$$R_i = \frac{G_0 - G}{G} \times 100\% \qquad (4)$$

式中：

R_i ——实测回潮率，%；

G_0 ——试样烘前重量，单位为克(g)；

G ——试样烘后重量，单位为克(g)。

5.2.3.2 实测平均回潮率计算见式(5)：

$$R = \frac{\sum R_i}{n} \qquad (5)$$

式中：

R ——实测平均回潮率，%；

R_i——实测回潮率,%;

n ——试样个数。

计算值修约到小数点后第二位。

5.3 上油率检验

5.3.1 仪器设备

5.3.1.1 索氏油脂萃取器。

5.3.1.2 恒温烘箱。

5.3.1.3 恒温水浴锅。

5.3.1.4 分析天平:最小分度值 0.1 mg。

5.3.2 溶剂

乙醚(分析纯)。

5.3.3 试验步骤

5.3.3.1 从回潮率试样的筒(绞)中,随机抽取混合试样约 20 g,剪成 50 mm 左右的短纱,充分混合后称量约 5 g 的试样 2 份。

5.3.3.2 将试样用滤纸包好,放入萃取器的萃取管内,下接已称烘干重量(G_1)的萃取瓶,注入溶剂。

5.3.3.3 加热水浴锅使溶剂蒸发上升冷凝回流。在一次试验中回流次数不得少于 9 次,回流时间不少于 2 h。

5.3.3.4 萃取完毕后,取出试样,回收溶剂。

5.3.3.5 将萃取后的萃取瓶放入 105 ℃±2 ℃烘箱内烘至恒重(G_2)。

5.3.3.6 将除油后的试样放入 105 ℃±2 ℃烘箱内烘至恒重(G_3)。

5.3.3.7 当平行试验的两次结果差异超过平均数的 25%时,需重新取样,再做平行试验,最终结果以四次试验结果的算术平均值表示。

5.3.4 计算

实测上油率计算见式(6):

$$O=\frac{G_2-G_1}{G_3}\times 100\ \% \qquad \cdots\cdots(6)$$

式中:

O ——实测上油率,%;

G_1 ——萃取前萃取瓶烘干重量,单位为克(g);

G_2 ——萃取后萃取瓶烘干重量,单位为克(g);

G_3 ——试样除油后烘干重量,单位为克(g)。

计算值修约到小数点后第二位。

5.4 公量计算

5.4.1 称量箱公量计算见式(7):

$$W_f=W_n\times\frac{100(100+A)}{(100+R)(100+O)} \qquad \cdots\cdots(7)$$

式中:

W_f ——称量箱公量,单位为千克(kg);

W_n——称量样箱总净重，单位为千克(kg)；

A ——合约规定的除油烘干后的重量补贴，%；

R ——实测回潮率，%；

O ——实测上油率，%。

本式适用于合约规定以去油后纱的干重加合约规定的重量补贴为结算基础的腈纶纱。

5.4.2 盈亏率计算见式(8)：

$$\beta=\frac{W_f-W_e}{W_e}\times 100\% \qquad \cdots\cdots(8)$$

式中：

β ——盈亏率，%；

W_f——称量箱公量，单位为千克(kg)；

W_e——称量箱发票重量，单位为千克(kg)。

5.4.3 全批公量计算见式(9)：

$$W=W_r\times(1+\frac{\beta}{100}) \qquad \cdots\cdots(9)$$

式中：

W ——全批公量；

W_r——全批发票重量，单位为千克(kg)；

β ——盈亏率，%。

公量计算值修约到小数点后第一位，盈亏率计算值修约到小数点后第二位。

6 外观疵点检验

6.1 仪器设备

6.1.1 检验台。

6.1.2 挂纱钩。

6.1.3 暗室。

6.2 检验方法

将抽样箱(包)的全部筒(绞)放在检验台上，在照度 400 lx 条件下，目测及手感，普遍审查其色光是否一致，有无松紧纱、毛粒、双纱等。

7 品质检验

7.1 线密度检验

7.1.1 仪器设备

7.1.1.1 纱线测长仪：张力为 0.1 cN/tex，周长应为 1 m，装有匀速往返的横动导纱装置和能控制纱线张力的喂入系统。

7.1.1.2 恒温烘箱：附有 1/100 g 箱内称量设备和恒温控制装置。

7.1.1.3 天平：最小分度值 0.01 g。

7.1.2 试验步骤

7.1.2.1 当抽取的品质样纱数量＜40 件时，每个试样摇取 100 m 长的纱绞各两绞，当品质样纱数量≥40件时，每个试样摇取 100 m 长的绞纱各一绞。
7.1.2.2 将摇好的绞纱在天平上逐绞称量，并记录每绞重量。
7.1.2.3 将全部样纱小绞在 105 ℃±2 ℃的烘箱内烘至恒重。

7.1.3 结果计算

线密度计算见式(10)：

$$T=\frac{1\,000\times W\times(1+\frac{R}{100})}{L\times N} \quad \cdots\cdots(10)$$

式中：
T——线密度，单位为特克斯(tex)；
W——样纱小绞总干重，单位为克(g)；
R——公定回潮率，%；
L——每绞纱长度，单位为米(m)；
N——样纱绞数。
百米重量偏差率见 3.7 中通用式(1)。
百米重量变异系数见 3.8 中通用式(2)。

7.2 断裂强力和伸长率检验

7.2.1 仪器设备

等速伸长强力仪(CRE)。

7.2.2 试验条件

7.2.2.1 测试距离和拉伸速率

允许采用两种测试长度，一般为 500 mm，特殊情况下也可采用 250 mm。
当采用 500 mm 测试距离时，拉伸速率为 500 mm/min；当采用 250 mm 测试距离时，拉伸速率为 250 mm/min。

7.2.2.2 预加张力

预加张力一般为 0.5 cN/tex±0.1 cN/tex。

7.2.2.3 测试温度和湿度

试验应在标准大气条件下进行。

7.2.3 试验步骤

7.2.3.1 取试样纱筒 10 个，放置在标准大气条件下吸湿平衡。通常平衡时间不少于 24 h。
7.2.3.2 将平衡后的试样纱筒去除前段 5 m 左右，依次放置于纱筒架上，并将纱线前段按设备要求夹到导纱器上。
7.2.3.3 开启强力机，设定相应测试距离和拉伸速率，并设定每个纱筒测试次数为 10 次。
7.2.3.4 启动试验。
7.2.3.5 测试完毕，打印测试结果。

7.2.4 试验数据处理

因设备条件限制，无法直接得出试验结果的，试验结果按式(11)、式(12)计算：

$$F=\frac{\sum F_i}{N} \qquad \cdots\cdots(11)$$

$$E=\frac{\sum E_i}{N} \qquad \cdots\cdots(12)$$

式中：

F ——平均断裂强力，单位为厘牛(cN)；

F_i——各根纱线的断裂强力，单位为厘牛(cN)；

E ——平均断裂伸长率，%；

E_i——各根纱线的断裂伸长率，%；

N——测试次数。

断裂伸长率计算值修约到小数点后第一位，断裂强力计算值修约到小数点后第二位。

断裂强力和伸长率变异系数见3.8中式(2)。

7.3 捻度检验

7.3.1 仪器设备

纱线捻度机。

7.3.2 试验条件

7.3.2.1 每绞(筒)先去掉纱头2 m～3 m，每次检验间隔不少于2 m。

7.3.2.2 试样夹持器间距离为50 cm。

7.3.2.3 预加张力为0.5 cN/tex±0.1 cN/tex。

7.3.3 试验方法

7.3.3.1 退捻加捻法，试验步骤按照GB/T 2543.2的规定执行。

7.3.3.2 直接计数法，试验步骤按照GB/T 2543.1的规定执行。

7.4 条干均匀度检验

7.4.1 仪器设备

条干均匀度测试仪。

7.4.2 试样制备

7.4.2.1 从抽取的腈纶纱样品中任选10筒～20筒(绞纱需制成筒纱)。

7.4.2.2 选定的样品按3.4规定达到调湿要求。

7.4.3 试验步骤

按照GB/T 3292.1的规定执行。

7.5 十万米纱疵数检验

7.5.1 仪器设备

全自动纱疵仪。

7.5.2 试验步骤

7.5.2.1 从品质样品中任取10个纱筒(绞纱需制成筒纱),按照设备要求放置于样品架上。

7.5.2.2 设定每个纱筒测试距离为1 000 m,启动试验。

7.5.2.3 试验结果由设备自动折算得出。

中华人民共和国进出口商品检验行业标准

SN/T 0461—95

进出口化纤正规条检验规程

代替 ZBW 52010—87

Rule for the inspection of chemical fibre regular top for import and export

1 主题内容与适用范围

本规程规定了进出口化纤正规条的公量、品质及外观的检验方法。

本规程适用于进出口本色和正规的合成纤维条的检验。

2 术语

2.1 试验用标准大气

调湿和试验用的标准大气条件。温度 20±2℃,相对湿度 63%～67%。

2.2 预调湿

对于较湿试样,为了不致在调湿时形成放湿平衡所作的预干燥处理。一般先在不超过 50℃和相对湿度 10%～20%条件下,放置一定时间,至试样含湿降至公定回潮率以下。

2.3 恒重(不变重量)

纺织材料试样经过处理,相隔一定时间,前后两次称重差异不超过规定范围时的重量。

2.4 偏差率

纺织材料性能指标的实测值与设计值之间的差数对设计值的百分率。

$$偏差率 = \frac{实测值 - 设计值}{设计值} \times 100 \quad\cdots\cdots(1)$$

计算修约到小数点后第二位。

2.5 变异系数

表示一列数值变异程度的相对指标,是标准差对平均数的百分率。

$$CV = \frac{\sqrt{\frac{\Sigma(X_i - X)^2}{N-1}}}{\overline{X}} \times 100 \quad\cdots\cdots(2)$$

式中:X_i——各实测值;

$\overline{X}$——各实测值的平均数;

N——实测次数。

计算修约到小数点后第二位。

3 取样

3.1 取样数量

同一合约、同一发票、同一生产批号为一检验批。

每批取样数量按表 1 规定随机抽取。

中华人民共和国国家进出口商品检验局 1995-09-06 批准　　　　1996-01-01 实施

表 1

批量,件	取样比例,件	回潮率样品	品质样品
100 及以下	5	每件取 2 只毛球	每件取 4 只毛球,共计 20 只毛球
101～200	10	每件取 2 只毛球	每件取 2 只毛球,共计 20 只毛球
201 及以上	按件数比例取 5%	每件取 2 只毛球	每件 1～2 只毛球,共计 20 只毛球;取样件数超过 20 件时,任意从其中 20 件各取 1 只毛球

取样包号应均匀分布于全批包号中。

3.2 取样方法及样品处理

3.2.1 公量样品

3.2.1.1 称重后随机从包件的不同部位任意取出 2 只毛球,拉去表面一层后,从其外层和内层各取一段,合计约重 50 g,迅速放入干净的塑料袋或密封的容器中作为回潮率样品。及时(不迟于取样后 8 h)将样品定重,试样称重精确至 0.01 g。

3.2.1.2 从每根样条纵向取出一段细条子,全批 20 根细条,合并成一混合样,从混合试样中随机抽取每份重约 5 g 的试样二份,作为上油率样品。

3.2.2 品质样品

3.2.2.1 取样毛球拉去表面一层后,取出约 2 m 长的样品 5 段,其中一段作检验,4 段作备样。取样时注意勿使条子有意外拉伸。

3.2.2.2 条重和重量变异系数

从每段品质样品中取出长约 1.5 m 的条子 20 根作条重试验。

3.2.2.3 长度试样

3.2.2.3.1 梳片机法:取好的品质样品,按 2.2 条规定条件进行预调湿处理后,任意抽取试样条子 6 根,每批测定 2 次(每次 3 根条为一组)。

3.2.2.3.2 排图法:从品质样品中取出长约 1～1.2 m 的 1 段条子,纵向均分为 4 根。按 2.2 条规定处理,然后任意将每 4 根条子各取出 1/4 条子合并成 1 根,全批合并成 5 根,使其达到标准大气状态。

3.2.2.3.3 Almeter 法:取 20 根条子平均分成二组,每组 10 根,每根条子顺长方向取出一小束,每组合并成 1 根,合并后每根条子长度必须大于试样中纤维平均长度的三倍。试样重一般 2 g 左右。每批测 2 组,每组各一次,取二组平均值。

3.2.2.3.4 Wira 法:从品质样品中各取出长 1.30 m 的条子,共 20 根,平均分成两组,每组 10 根,每根条子顺长度方向取出一小束,每组合并成一根。每批测二组,每组各一次,取二组平均值。

3.2.2.4 用 Uster 仪测量条干不匀率,取 5 只毛球(每批不少于 5 只),每只毛球拉去表面一层后,按 2.2 条规定条件进行预调湿处理。

3.2.2.5 条干变异系数

每只毛球外层测定 25 m,芯层测定 25 m,5 只毛球,共测定 10 次。

3.2.2.6 毛粒和毛片

从每根品质样品中剪取长约 20～25 cm 的条子 1 段,共 20 段。在天平上称重,精确至 0.01 g。

3.2.2.7 线密度和强伸度

从品质样品中取长约 20 cm 的条子,纵向取出一小条(约 1/8)。全批各根条子以同样方法抽取,所得的小条子合并成一混合样品,使其达到 2.1 条规定的试验用标准大气状态。

4 公量检验

4.1 重量检验

4.1.1 用已校准之台秤逐件称计毛重，精确至 0.25 kg，皮重精确至 0.01 kg，皮重按全批包数的 5%回皮。

4.1.2 如属定量包装，可采取抽样称重法，称重包数＝16＋全批包数×1%。

4.1.3 计算

$$W_n = W_g - W_b \cdot N \qquad (3)$$

式中：W_n——称重包件总净重，kg；

W_g——称重包件总毛重，kg；

W_b——每包件平均皮重，kg；

N——称重包件数。

4.2 回潮率测定

4.2.1 仪器设备

热风式电烘箱，附有分度值 1/100 g 天平的箱内称重设备和恒温控制装置。

4.2.2 试验步骤

将试样放入温度控制在 105±2℃的烘箱内烘至恒重。

4.2.3 计算

$$R = \frac{G_0 - G}{G} \times 100 \qquad (4)$$

式中：R——实测回潮率，%；

G_0——试样烘前重量，g；

G——试样烘后干重，g。

计算修约到小数点后第二位。

4.3 上油率测定

4.3.1 仪器设备

a. 索氏油脂萃取器；

b. 恒温烘箱；

c. 恒温水浴锅；

d. 分析天平：分度值 0.1 mg。

4.3.2 溶剂

a. 涤纶：乙醚(分析纯)；

b. 锦纶：四氯化碳(分析纯)；

c. 腈纶：苯-乙醇(分析纯)，容量比 2∶1。

4.3.3 试验步骤

4.3.3.1 将 3.2.1.2 条二份试样分别用滤纸包好，放入索氏萃取器浸抽管内，下接已知烘干重量(G_1)的浸抽瓶，注入溶剂。加热水浴锅，使溶剂蒸发上升，冷凝回流。在一次试验中总回流次数不少于 12～18 次。乙醚 18 次，时间不少于 2 h；四氯化碳、苯-乙醇 12 次，时间不少于 3 h。浸抽完毕后，取出试样，回收溶剂。将浸抽后的浸抽瓶及试样分别放入 105±2℃烘箱中烘至恒重。

4.3.4 计算

$$O = \frac{G_2 - G_1}{G_3} \times 100 \qquad (5)$$

式中：O——实测上油率，%；

G_1——浸抽前浸抽瓶烘干重量，g；

G_2——浸抽后浸抽瓶烘干重量，g；

G_3——试样除油后烘干重量，g。

计算修约到小数点后第二位。

4.4 公量计算

4.4.1 计算公式

$$W_f = W_n \cdot \frac{100(100+A)}{(100+R)(100+O)} \quad \cdots\cdots(6)$$

式中：A——合约规定除油烘干后的重量补贴，%；

W_f——称重包件公量，kg；

W_n——称重包件总净重，kg；

R——实测回潮率，%；

O——实测上油率，%。

上式适于合同规定以除油后绝干重量加合约规定的重量补贴为结算基础。

4.4.2 盈亏率

$$\beta = \frac{W_f - W_e}{W_e} \times 100 \quad \cdots\cdots(7)$$

式中：β——盈亏率，%；

W_f——称重包件公量，kg；

W_e——称重包件发票公量，kg。

4.4.3 全批公量

$$W = W_r(1 + \frac{\beta}{100}) \quad \cdots\cdots(8)$$

式中：W——全批公量，kg；

W_r——全批发票重量，kg；

β——盈亏率，%。

公量计算修约到小数点后第一位，盈亏率计算修约到小数点后第二位。

5 品质检验

线密度、断裂强力及伸长率、长度、条重、条干不匀率等受空气温湿度条件影响的测试项目应在2.1条试验用标准大气下进行。

5.1 线密度检验

5.1.1 仪器设备

a. 纤维切断器：30 mm；

b. 天平：分度值0.02 mg；

c. 投影仪或显微镜；

d. 附有限制器的绒板、梳子等。

5.1.2 试验步骤

随机从品质样品中取出约1 000根纤维，整理成基本平直、一端整齐的纤维束。握住纤维束的一端，先以稀梳，继以密梳，梳除其游离纤维。将纤维束在切断器上切取中段纤维，切时应注意纤维和切刀保持垂直。切下中段纤维经水分平衡后，用天平称重。将纤维平行排列在玻璃片上，用投影仪（或显微镜）数根数。

纤维名义长度51 mm以上，约1 000根，用式(9)求得n根纤维约计重量：

$$W_1 = \frac{T \cdot n \cdot L}{1\ 000} \quad \cdots\cdots(9)$$

式中：W_1——n根纤维约计重量，mg；

T——纤维名义线密度，tex；

L——纤维名义长度,mm;

n——根数。

5.1.3 试验次数

一批测定二次,结果以算术平均数表示,如二次测定结果差异超过平均值的4%,则重复测一次,最终以三次测定的算术平均值表示。

5.1.4 线密度计算

$$T_1 = \frac{W_i \times 1\ 000}{n \cdot L_1} \quad \cdots\cdots(10)$$

式中:T_1——实测线密度,tex;

W_i——实测纤维中段切取重量,mg;

L_1——纤维中段切取长度,mm;

n——纤维根数。

计算修约到小数点后第二位。

5.1.5 线密度偏差率用2.4条通用公式(1)计算。

5.2 断裂强力及伸长率检验

5.2.1 设备仪器

单纤维强力机。

5.2.2 试验条件

5.2.2.1 试样夹距为20 mm。

5.2.2.2 断裂时间为20±3 s。

5.2.2.3 重锤选择以纤维断裂时指针平均停留在强力标尺的40%～60%之间为准。

5.2.2.4 预加张力见表2。

表2

纤维名义线密度,dtex	预加张力,cN	
	锦纶	其他纤维
1.89～2.70	0.2	0.3
2.79～3.60	0.3	0.4
3.69～4.50	0.4	0.5
7.29～8.10	0.8	0.9
8.19～9.00	0.9	1.0

5.2.3 计算公式

5.2.3.1 适用于等速伸长型CRE强力仪

$$g = \frac{\Sigma f_i}{n_0} \quad \cdots\cdots(11)$$

计算修约到小数点后第二位。

$$e = \frac{\Sigma e_i}{n_0} \quad \cdots\cdots(12)$$

计算修约到小数点后第一位。

式中:g——平均断裂强力,cN;

e——平均断裂伸长率,%;

f_i——每根试样断裂值,cN;

e_i——每根试样断裂伸长率,%;

n_0——试样次数。

断裂强度：

$$S' = \frac{g}{T_1} \quad \cdots\cdots (13)$$

式中：S'——断裂强度，cN/tex；

T_1——实测线密度，tex；

g——平均断裂强力，cN。

5.2.3.2 适用于等速牵引型CRT强力仪

$$S = \frac{\frac{G \cdot a}{100} + P}{T} \quad \cdots\cdots (14)$$

式中：S——断裂强度，cN/tex；

G——重锤重力，cN；

a——强力标尺平均读数，%；

P——预加张力，cN；

T——试样的名义线密度，tex。

$$E = \frac{e_1}{20} \times 100 \quad \cdots\cdots (15)$$

式中：E——断裂伸长率，%；

e_1——纤维断裂时伸长标尺的平均数，mm。

5.3 长度

5.3.1 梳片机法

5.3.1.1 仪器设备

a. 梳片式测长机；

b. 夹毛钳；

c. 压锤；

d. 天平：分度值 0.001 g。

5.3.1.2 试验步骤

5.3.1.2.1 从经 2.1 条条件处理后的品质试样中任意抽取试样条子 6 根，每 3 根为一组。将 3 根条子依次平直地放在第一架梳片内。每根条子的一端须露出第一梳片外约 15 cm，用压锤将条子压入针内（3 根条子分清，纤维不相混淆）。

5.3.1.2.2 将露出梳片外约 15 cm 左右的条子用手轻轻拉去一段，用夹毛钳修去游离纤维，使条子端部和第一梳片平齐，然后将第一梳片放下，用夹毛钳将第一根条子的全部宽度的纤维紧紧夹住，从梳片中缓缓拉出，并以下面附有的小梳片从根部开始梳理一次，使纤维顺直，每组抽取不得少于 5 次。

5.3.1.2.3 将梳理后的纤维放入第二架梳片机上。当纤维接近第一梳片时，用压锤将纤维压入针内，并缓缓向前拖拽以减少纤维卷缩而不致使纤维拉断。当夹毛钳将纤维拉到与第一梳片相齐时，即应将纤维放下，依此方法再取第二把纤维束，但拉取前要将游离纤维修去，使纤维束端再度平齐。如此 3 根条子连续进行，直到第二架梳片机上的纤维束重量达到 2～2.5 g 左右，宽度约 8 cm。

5.3.1.2.4 在第二架梳片机上加装五片上梳片，将梳片机转身放下前面梳片，直到最长纤维露出为止，然后用夹毛钳抽出各组纤维，用天平分组称重（精确到 0.001 g），依次记入结果计算表内。

5.3.1.3 计算公式

$$L_W = A + \frac{\Sigma(W_i \times D_i)}{\Sigma W_i} \times I \quad \cdots\cdots (16)$$

$$\sigma = \sqrt{\frac{\Sigma(W_i \times D_i^2)}{\Sigma W_i} - \left(\frac{W_i \times D_i}{W_i}\right)^2} \times I \quad \cdots\cdots (17)$$

$$CV = \frac{\sigma}{L_W} \times 100 \quad \cdots\cdots (18)$$

$$D_i = \frac{L_i - A}{I} \quad \cdots\cdots (19)$$

$$W_B = \frac{W_s}{\Sigma W_i} \times 100 \quad \cdots\cdots (20)$$

式中：L_W——加权平均长度，mm；

A——假定平均数；

W_i——每组重量，mg；

D_i——差异，mm；

I——组距，mm；

σ——均方差，mm；

CV——变异系数，%；

W_B——短纤维率，%；

W_s——30 mm 及以下短纤维重量，mg；

L_i——每组长度组中值，mm。

若二次结果和平均值的差超过 5 mm 时，进行第三次试验，最终结果以三次结果平均数表示。计算修约到小数点后第一位。

5.3.2 排图法

5.3.2.1 仪器设备

a. 电子天平（扭力天平）：感量 0.2 mg；

b. 绒板、梳子、透明板、毫米透明坐标纸等。

5.3.2.2 试验步骤

5.3.2.2.1 将按规定方法处理过的条子在近端部拉去一小段（10～15 cm）后，一手握持条子，另一手将其端部须丛游离纤维拔出弃去，使端部平齐。然后拔取距离约 1 cm 的纤维移至黑绒板上。如此重复操作直至在绒板上取足一定数量的纤维为止。

5.3.2.2.2 将已整理的纤维束用手夹持平齐的一端，另一端加捻成笔尖状。然后沿绒板的底线，按纤维的长短次序排成纤维图（图形底线约为 250 mm）。

5.3.2.2.3 用透明板描下图形外廓，再翻印于坐标纸上，以 5 mm 为一组。记录各组界线处和两端纤维的长度。同时从绒板上将短纤维界限（30 mm）以下纤维和超长纤维（名义长度＋10 mm）取出，分别在天平上称重，然后合并入全部纤维，称取试样总重。

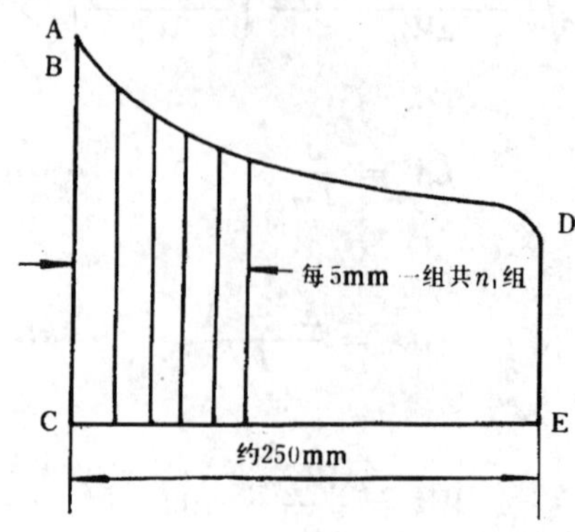

纤维图

5.3.2.3 计算

$$\overline{L} = \frac{\frac{1}{2}(BC + DE) + \Sigma L_i}{n_1} \quad \cdots\cdots (21)$$

式中：$\overline{L}$——平均长度，mm；

BC、DE——纤维曲线两端端线长度，mm；

L_i——图中各隔距间纤维长度，mm；

n_1——组数。

$$W_L = \frac{W_s}{W} \times 100 \quad \cdots\cdots (22)$$

$$W_O = \frac{W_O V}{W} \times 100 \quad \cdots\cdots (23)$$

式中：W_L——短纤维率，%；

W_s——短纤维重量，mg；

W_O——超长纤维率，%；

W——试样总重量，mg；

$W_O V$——超长纤维重量，mg。

5.3.3 Almeter 法

将 3.2.2.3.3 备好的 2 根试样条，分别用 FL-100 自动取样机取样，并按照 AL-100 测量程序，对纤维长度进行测试，结果从自动打印机上同时得到：重量加权平均长度及变异系数，根数平均长度及变异系数。

5.4 条重和重量变异系数

5.4.1 仪器设备

a. 天平：分度值 0.01 g；

b. 热风式电烘箱：附有分度值 0.01 g 天平的箱内称重设备和恒温控制装置；

c. 米制刻尺、扁平弹簧夹、剪刀。

5.4.2 试验步骤

分别将 3.2.2.2 条制备的 1.5 m 长试验条子的一端，夹于扁平弹簧夹，悬挂于一块竖直的黑色光滑木板前，依靠条子的本身重量垂下，然后根据板上附有的米制刻度，先后在 1 m 和零点处剪断。剪时视线正对标尺刻度，注意准确。全批 20 根条子，每次可同时夹数根条子，但条子不得互相重叠，而影响剪断长度。剪下的 20 根条子分别在天平上称重，精确至 0.01 g。对于合纤条，经试验用标准大气处理，实测条重与公称条重差异不大，可不进行回潮率修正。

5.4.3 计算

5.4.3.1 平均条重

$$W_t = \frac{\Sigma W_i}{n_2} \quad \cdots\cdots(24)$$

5.4.3.2 公称条重

$$W_c = W_t \times \frac{100 + R_c}{100 + R} \quad \cdots\cdots(25)$$

式中：W_t——实测条重，g/m；

W_c——公称条重，g/m；

n_2——根数；

R_c——公定回潮率，%；

R——实测回潮率，%；

W_i——各段条子重量，g。

5.4.3.3 条重偏差

按 2.4 条通用公式(1)计算。

5.4.3.4 条重变异系数

按 2.5 条通用公式(2)计算。

5.5 条干变异系数

5.5.1 仪器设备

Uster Ⅱ-B 型条干均匀度测定仪。

5.5.2 试验步骤

将 3.2.2.4 条制备的样品按 GB 3292《电子均匀度仪测定纱条短片段不匀率方法》操作。

6 熔点

6.1 仪器设备

熔点仪。

6.2 试验步骤

从试样中取数根纤维夹在两片盖玻片之间，置于熔点测定仪的电热板上，调焦使纤维成像清晰。通过调节加热器温度，使每分钟升温 6～8℃，在接近纤维熔点前 10℃时，升温速度控制在不大于每分钟 1℃，在此过程仔细观察纤维视象变化，当发现纤维开始熔化时，记录其温度。

6.3 计算

$$P = \frac{\Sigma P_i}{n_3} \quad \cdots\cdots(26)$$

式中：P——纤维熔点平均值，℃；

P_i——每次熔点测定值，℃；

n_3——试验次数，n_3 不小于 3。

7 毛粒和毛片

7.1 毛粒

7.1.1 仪器设备

a. 天平：分度值 0.01 g；

b. 玻璃板、黑纸。

7.1.2 试验步骤

将3.2.2.6条制备的品质样品，在天平上称重，精确至0.01 g，然后在衬有黑底的玻璃板上用手指拨开纤维，计算毛粒。凡纤维扭结成小粒状并经手指按纤维平行方向轻拨，纤维仍不能解开者均属毛粒。

7.1.3 计算

$$y=\frac{N_{P}}{G_{P}} \quad \cdots\cdots\cdots(27)$$

式中：y——毛粒，只/g；

N_{P}——毛粒个数，只；

G_{P}——试样重量，g。

7.2 毛片

7.2.1 仪器设备

检验工作台。

7.2.2 试验步骤

将3.2.2.6条制备的品质样品铺在检验台上，纵向展开毛条，毛纤维相互缠结成片状，附于毛条上的称为毛片。

7.2.3 计算

$$F=\frac{N_{f}}{L_{f}} \quad \cdots\cdots\cdots(28)$$

式中：F——毛片，只/m；

N_{f}——毛片只数，只；

L_{f}——试样长度，m。

附加说明：

本规程由中华人民共和国国家进出口商品检验局提出。

本规程由中华人民共和国北京进出口商品检验局负责起草。

本规程主要起草人张荣娜、钱黎明。

中华人民共和国进出口商品检验行业标准

进出口腈纶坯纱及染色腈纶膨体纱检验规程

SN/T 0463—95

代替 ZB W52 006—87

Rules of inspection for import and export undyed acrylic yarn and dyed acrylic bulky yarn

1 主题内容与适用范围

本标准规定了进出口未染色、未加膨的腈纶坯纱及染色腈纶膨体纱的公量检验、线密度、断裂强度和伸长率、捻度、条干均匀度、染色牢度等品质检验方法以及色差、色花等外观疵点的检验方法。

本标准适用于进出口未染色、未加膨的腈纶坯纱及染色腈纶膨体纱的品质、公量及外观检验。

2 引用标准

GB 2543 纱线捻度的测定

GB 3916 单根纱线断裂强力和断裂伸长的测定

GB 3920 纺织品耐摩擦色牢度试验方法

GB 3921 纺织品耐洗色牢度试验方法

GB 3922 纺织品耐汗渍色牢度试验方法

3 名词术语

3.1 试验用标准大气

调湿和试验用的标准大气条件。温度 20±2℃，相对湿度 63%～67%。

3.2 预调湿

对于较湿试样，为了不致在调湿时形成放湿平衡作的预干燥处理，一般先在不超过 50℃和相对湿度 10%～20%条件下，放置一定时间，至试样含湿降至公定回潮率以下。

3.3 恒重(不变重量)

纺织材料试样经过处理，相隔一定时间，前后两次称重差异不超过规定范围的重量。

3.4 偏差率

纺织材料性能指标的实测值与设计值之间的差数对设计值的百分率。

$$偏差率(\%) = \frac{实测值 - 设计值}{设计值} \times 100 \quad \cdots\cdots(1)$$

3.5 变异系数

表示一列数值变异程度的相对指标，是标准差对平均数的百分率。

$$CV(\%) = \frac{\sqrt{\frac{\Sigma(X_i - \overline{X})^2}{N-1}}}{\overline{X}} \times 100 \quad \cdots\cdots(2)$$

式中：X_i——各实测值；

中华人民共和国国家进出口商品检验局1995-09-06批准　　1996-01-01实施

$\bar{X}$——各实测值的平均数；

N——实测次数。

4 取样

4.1 取样数量

同一合约、同一发票、同一生产批号为一检验批。

每批取样数量按表1规定随机抽取。

表1

到货数量，箱	抽样件数，箱	抽样筒（绞）数	
		公　量	品　质
100及以下	5	5	20
101～300	10	10	20
301～500	15	15	20
500以上	20	20	20

4.2 取样方法和样品处理

4.2.1 公量样品

4.2.1.1 在称重后按规定数量随机抽取。绞装取整绞，筒装剥去约1/100的表层纱，然后迅速剥取或割取样品约30～50 g，装入干净的塑料袋或密闭的容器中，作为回潮率试样。

4.2.1.2 及时（不迟于取样后8 h）将样品称重。精确到0.01 g。

4.2.1.3 从取过回潮率样品的样筒（绞）中取混合样共约20 g，剪成50 mm左右的短丝，充分混合后，称取5 g一份的上油率试样二份，称重精确到0.000 1 g。

4.2.2 品质样品

4.2.2.1 从按4.1条的规定抽取的品质样绞（筒）中抽取必要数量的品质试样。在取样时对筒装纱要剥去1/100的表层纱。对色纱在取样时要考虑到不同的色号。

4.2.2.2 捻度检验的试样直接取自原绞（筒）。

5 公量检验

5.1 重量检验

5.1.1 仪器设备

a. 台秤：称量500 kg，最小分度值0.25 kg；

b. 天平：最小分度值0.01 g；

c. 倒筒车。

5.1.2 试验步骤

5.1.2.1 按4.1条规定的数量逐件称计样箱的毛重及内外包装物皮重。毛重称重精确到0.25 kg，内皮称重精确到0.5 g。

5.1.2.2 从检验样箱中随机抽取筒子（每批不少于5个），使用倒筒车或其他方法称得每个筒管的重量，并计算其平均值，称重精确到0.5 g。

5.1.3 计算

$$W_n = W_G - W_B \times N \quad \cdots\cdots(3)$$

式中：W_n——称重样箱总净重，kg；

W_G——称重样箱总毛重，kg；

W_B——每箱平均皮重，kg；

N——称重样箱数。

计算值修约至小数点后第一位。

5.2 回潮率测定

5.2.1 仪器设备

烘箱:附有天平的箱内称重设备和恒温控制装置的热风式烘箱。

5.2.2 试验步骤

5.2.2.1 开启烘箱电源开关,并将升温开关调整到 105±2℃。

5.2.2.2 将回潮率试样放入箱内,烘干温度控制在 105±2℃,烘至恒重。

5.2.3 计算

5.2.3.1 试样回潮率

$$R_i = \frac{G_0 - G}{G} \times 100 \qquad \cdots\cdots (4)$$

式中:R_i——试样回潮率,%;

G_0——烘干前试样重量,g;

G——烘干后试样重量,g。

计算值修约至小数点后第二位。

5.2.3.2 平均回潮率

$$R = \frac{\Sigma R_i}{n} \qquad \cdots\cdots (5)$$

式中:R——平均回潮率,%;

R_i——试样回潮率,%;

n——试样个数。

计算值修约至小数点后第二位。

5.3 上油率测定

5.3.1 仪器设备及溶剂

a. 索氏萃取器:接受瓶 250 mL;

b. 恒温水浴锅;

c. 恒温烘箱;

d. 溶剂:苯、乙醇(容量比 2:1);

e. 天平:最小分度值为 0.000 1 g。

5.3.2 试验步骤

5.3.2.1 将两份试样分别用滤纸包好,放入索氏萃取器中,下接已知烘干重量的蒸馏瓶,注入适量的溶剂。

5.3.2.2 将索氏萃取器放置在水浴锅上,调节水浴锅温度,使溶剂回流总次数不少于 12 次,总回流时间不少于 3 h。

5.3.2.3 浸抽完毕后,取出试样,回收溶剂,将蒸馏瓶及试样分别在 105±2℃烘箱中烘至恒重。

5.3.3 计算

$$O = \frac{G_1 - G_2}{G_3} \times 100 \qquad \cdots\cdots (6)$$

式中:O——纤维上油率,%;

G_1——试验后浸抽瓶烘干重量,g;

G_2——试验前浸抽瓶烘干重量,g;

G_3——试样除油后烘干重量,g。

5.4 公量计算

5.4.1 称重样箱公量

$$W_f = W_n \times \frac{100(100 + A_1)}{(100 + R)(100 + O)} \quad \cdots\cdots(7)$$

式中：W_f——称重样箱公量，kg；

A_1——合约规定的除油烘干后的重量补贴，%；

W_n——称重样箱总净重，kg；

R——实测回潮率，%；

O——实测上油率，%。

计算值修约至小数点后第一位。

5.4.2 盈亏率

$$\beta = \frac{W_f - W_e}{W_e} \times 100 \quad \cdots\cdots(8)$$

式中：β——盈亏率，%；

W_f——称重样箱公量，kg；

W_e——称重样箱发票重量，kg。

计算值修约至小数点后第二位。

5.4.3 全批公量

$$W = W_v \times (1 + \frac{\beta}{100}) \quad \cdots\cdots(9)$$

式中：W——全批公量，kg；

W_v——全批发票重量，kg；

β——盈亏率，%。

6 线密度检验

6.1 仪器设备

a. 绞纱测长器：周长应为 1 m 并装有匀速往返的横动导丝装置和能控制纱张力的喂入系统；

b. 热风式电烘箱：附有 0.01 g 天平及箱内称重设备和恒温控制装置；

c. 天平：最小分度值为 0.01 g；

d. 加膨蒸锅。

6.2 试验条件

线密度检验需在试验用标准大气条件下进行。

6.3 坯纱膨前线密度检验

6.3.1 试验步骤

6.3.1.1 将每个样筒用测长器摇取 25 m 绞纱各二绞。摇纱时张力为 0.1 cN/tex。

6.3.1.2 将摇好的绞纱在天平上逐一称重。称重精确到 0.01 g。

6.3.1.3 将称好重量的全部绞纱在 105±2℃烘箱中烘至恒重。

6.3.2 计算

6.3.2.1 膨前实测线密度

$$m_d = \frac{\Sigma G_i}{n \cdot L} \times 1\,000 \quad \cdots\cdots(10)$$

式中：m_d——膨前实测线密度，tex；

G_i——每绞纱重量，g；

L——每绞纱长度，m；

n——测试绞数。

计算值修约至小数点后第二位。

6.3.2.2 膨前公称线密度

$$m_s = \frac{G_o(100 + R) \times 40}{100 \times n} \quad \cdots\cdots(11)$$

式中：m_s——膨前公称线密度，tex；

G_o——烘干绞丝的总重量，g；

n——测试绞数；

R——公定回潮率，%。

计算值修约至小数点后第二位。

6.4 坯纱膨后线密度检验

6.4.1 检验步骤

6.4.1.1 从每绞品质样品中分出一部分，在100℃的加膨蒸锅中处理15 min后取出，在通风处阴干后，放入试验用标准大气条件下，调湿平衡24 h。

6.4.1.2 将每个样品用测长器摇取25 m的绞纱各二绞，摇纱时张力为0.1 cN乘膨后纱的名义线密度值。

6.4.1.3 将摇好的绞纱在天平上逐一称重。称重精确到0.01 g。

6.4.1.4 将称好重量的全部绞纱在105±2℃烘箱中烘至恒重。

6.4.2 计算

6.4.2.1 膨后实测线密度

$$m'_d = \frac{\Sigma G'_i}{n \times L} \times 1\,000 \quad \cdots\cdots(12)$$

式中：m'_d——膨后实测线密度，tex；

G'_i——膨后每绞纱重量，g；

L——每绞纱长度，m；

n——测试绞数。

6.4.2.2 膨后公称线密度

$$m'_s = \frac{G'_o \times (100 + R) \times 40}{100 \times n} \quad \cdots\cdots(13)$$

式中：m'_s——膨后公称线密度，tex；

G'_o——膨后绞丝烘干后的总重量，g；

n——测试绞数；

R——公定回潮率，%。

计算值修约至小数点后第二位。

6.5 色纱线密度检验

检验步骤同6.3.1条，计算同6.3.2条。

7 断裂强力和伸长率检验

7.1 仪器设备

a. 单纱强力机；

b. 秒表。

7.2 试验条件

7.2.1 上下夹持器间距为50 cm。

7.2.2 断裂时间范围为 20±3 s。

7.2.3 平均断裂负荷选择以样丝断裂时指针停留在刻度标尺的 25%～75%范围内为准。

7.2.4 检验应在试验用标准大气条件下进行。

7.3 试验步骤

7.3.1 把剥去表层丝的每个样纱(筒)放入试验用标准大气中,调湿平衡 48 h。

7.3.2 将试样用单纱强力机逐一测得断裂强力和断裂伸长,每个品质样纱测两次。试样断裂处在距夹持钳口 1 cm 以内及样纱在拉伸过程中打滑者须重新剪取试样,其结果不计入。测试时的初张力为 0.1 cN/tex。

7.4 计算

$$F = \frac{\Sigma F_i}{n} \qquad \cdots\cdots(14)$$

$$E = \frac{\Sigma E_i}{n} \qquad \cdots\cdots(15)$$

式中：F——平均断裂强力,cN;

F_i——各根样纱的断裂强力,cN;

E——平均断裂伸长率,%;

E_i——各根样纱的断裂伸长率,%;

n——测试根数。

8 捻度检验

8.1 仪器设备

a. 捻度试验机;

b. 挑针。

8.2 试验条件

8.2.1 试夹持距离为 50 cm。

8.2.2 试样预加张力为 0.1 cN/tex。

8.3 试验步骤

8.3.1 将每个品质样筒先去掉纱头 2～3 m,然后在规定张力下,把纱夹于捻度机上进行解捻,当单纱间彼此达到平行时记录其捻数。

8.3.2 每个样筒测试两次,每次测试纱间隔不少于 2 m。

8.4 计算

$$X = \frac{\Sigma X_i \times 2}{n} \qquad \cdots\cdots(16)$$

式中：X——平均捻度,捻/m;

X_i——各次测得捻数,捻;

n——测定次数。

计算值修约至整数位。

9 条干均匀度检验

9.1 织片方法

9.1.1 仪器设备

a. 织片机(横机);

b. 夹织片玻璃木框；

c. 暗室。

9.1.2 试验步骤

9.1.2.1 将支数、强力测定后余下的样纱放在织片机上织片，织片规定单根单面，每片面积为 50 cm×30 cm。

其针圈密度规定如表 2：

表 2

线密度范围 tex	针板规格	针圈密度		备注
		横向 针/10 cm	纵向 转/10 cm	
25/2 以下	14	74 针	49 转	针板可用 12 针
35.7/2 （包括 25/2～35.7/2）	11 11 10½	66 62 58	44 41 39	针板可用 12 针 针板可用 10½针 针板可用 10½针
35.7/2 以上	10 9	50 43	35 27	

9.1.2.2 将织片放在灯光架上，在 150 lx 光照条件下，透视其条干不匀、厚薄段、粗细节纱等疵点。检验时视线应正对检验物，视线距离为 100～150 cm。

9.1.2.3 将上述检验的样片对照标样进行评定。

9.2 Uster 条干均匀度仪检验

9.2.1 仪器设备

Uster 条干均匀度仪 B-Ⅰ型或Ⅱ型。

9.2.2 试验步骤

9.2.2.1 用软刷除去主机上部测试槽灰尘（用一张干燥薄片或照相软片清洁），并根据纱支数选择测试槽。

9.2.2.2 在开机 20 min 后，调整仪器零位，按规定速度对每一筒纱逐一进行测试。

9.2.2.3 全部测试完毕后，记录仪将自动印出所需的频谱图和纱的 *CV* 值。

10 色差、色花检验（织片方法）

10.1 仪器设备

a. 织片机（横机或圆筒机）；

b. 暗室。

10.2 试验步骤

10.2.1 将按规定取得的品质样纱，放在织片机上织片，每绞织一片，织片面积 10 cm×30 cm，其针圈密度规定同 9.1.2.1 条。

10.2.2 将织片在 400 lx 光照条件下用目测对照合同规定或成交标样进行评定。

10.2.3 检验人员的视线，应正对检验物，距离为 40 cm 左右，角度为 45°。

10.2.4 圆筒机针圈密度规定如表 3：

表 3

线密度范围,tex	针板规格	针圈密度	
		横向,针/5 cm	纵向,转/5 cm
25/1	18	55	72～73
25/1	21	52	57～58

11 染色牢度试验

11.1 耐摩擦色牢度试验按 GB 3920 进行。

11.2 耐洗色牢度试验按 GB 3921 进行。

11.3 耐汗渍色牢度试验按 GB 3922 进行。

附加说明：

本标准由中华人民共和国国家进出口商品检验局提出。

本标准由中华人民共和国上海进出口商品检验局负责起草。

本标准主要起草人范良加、吴瑷、夏大智。

中华人民共和国进出口商品检验行业标准

SN/T 0465—95

代替 ZB W52 009—87

进出口氨纶丝检验规程

Rule of inspection for import and export spandex yarn

1 主题内容与适用范围

本标准规定了进出口氨纶丝的公量检验，线密度、断裂强度和伸长率、定伸长对应强度、定伸长应力松弛、湿热定型比率、沸水收缩率、定伸长塑性变形率、伸度等品质检验方法。

本标准适用于进出口氨纶丝的公量、品质检验。

2 引用标准

GB 8170 数值修约规则

3 名词术语

3.1 试验用标准大气

调湿和试验用的标准大气条件。温度 20±2℃，相对湿度 63%～67%。

3.2 调湿

将试样在标准温湿度条件下放置一定的时间，调节试样含湿，使达到吸湿平衡的一种处理。

3.3 预调湿

对于较湿试样，为了不致在调湿时形成放湿平衡所做的预干燥处理。一般先在不超过 50℃和相对湿度 10%～20%的条件下，放置一定时间，至试样含湿降至公定回潮率以下。

3.4 恒重(不变重量)

试样经过处理，相隔一定时间，前后两次称重差异不超过规定范围时的重量。

3.5 变异系数

表示一列数值变异程度的相对指标，是标准差对平均数的百分率。

$$CV = \frac{\sqrt{\frac{\Sigma(X_i - \overline{X})^2}{N-1}}}{\overline{X}} \times 100 \qquad \cdots\cdots(1)$$

式中：X_i——各实测值；

$\overline{X}$——各实测值的平均数；

N——实测次数。

计算值修约到小数点后第二位。

4 取样

4.1 取样数量

同一合约、同一发票、同一生产批号为一检验批。每批取样数量按下表规定随机抽取。

中华人民共和国国家进出口商品检验局 1995-09-06 批准　　1996-01-01 实施

到货数量,箱	抽样数量	公量,筒	品质,筒
100及以内	5	5	20
101～200	10	10	20
201及以上	15	15	20

4.2 取样方法及样品处理

4.2.1 公量样品

4.2.1.1 称重后按取样数量规定随机抽取,将样筒剥去1%表层丝,然后迅速剥取样品30～50 g,装入塑料袋或密闭容器中。

4.2.1.2 8 h以内将回潮率样品定重,试样称重精确到0.01 g。

4.2.2 品质样品

4.2.2.1 按取样规定的品质数量随机抽取样筒,剥去1%表层丝,按各品质检验项目取出试样。

4.2.2.2 将试样经预调湿后放在标准大气条件下进行调湿平衡。

5 公量检验

5.1 重量检验

5.1.1 按所规定之取样数量,用已校准的台秤逐件称计毛重(精确至0.1 kg)及内外包装皮重(内皮精确至0.5 g),筒管称取3～5个,求得平均值(筒管称准至0.01 g)。

5.1.2 计算

$$W_n = W_g - W_B \quad \cdots\cdots(2)$$

式中:W_n——称重样箱总净重,kg;

W_g——称重样箱总毛重,kg;

W_B——称重样箱总皮重,kg。

计算值修约至小数点后第二位。

5.2 回潮率测定

5.2.1 仪器设备

热风式电烘箱:附有0.01 g天平及箱内称重设备和恒温控制装置。

5.2.2 试验步骤

5.2.2.1 开启烘箱电源,将箱内温度调整到105±2℃。

5.2.2.2 当箱内温度升至规定温度时,放入样品,烘干温度控制在105±2℃,烘至恒重。

5.2.3 计算

5.2.3.1 试样回潮率

$$R_i = \frac{G_0 - G}{G} \times 100 \quad \cdots\cdots(3)$$

式中:R_i——试样回潮率,%;

G_0——烘干前试样重量,g;

G——烘干后试样重量,g。

5.2.3.2 平均回潮率

$$R = \frac{\Sigma R_i}{N} \quad \cdots\cdots(4)$$

式中：R——平均回潮率，%；

R_i——试样回潮率，%；

N——试样个数。

计算值修约至小数点后第二位。

5.3 上油率测定

5.3.1 A法 乙醚萃取法

5.3.1.1 仪器设备及溶剂

a. 索氏萃取器；

b. 恒温水浴锅；

c. 烘箱；

d. 天平：最小分度值 0.000 1 g；

e. 乙醚：分析纯。

5.3.1.2 试验步骤

a. 从抽取回潮率的试样的样筒中随机剪取 3～5 g 试样 2 份。称重精确至 0.000 1 g。

b. 将索氏萃取器的蒸馏瓶洗净，置于 105±2℃烘箱中烘至恒重，前后两次称重相差 0.000 5 g 以内。

c. 将试样用滤纸包好，放入萃取器中，下接已知重量的蒸馏瓶，注入适量乙醚。

d. 调节水浴锅温度，使溶剂回流次数每小时不少于 9 次，总回流时间不少于 2 h。

e. 将萃取后的试样取出，回收溶剂。将蒸馏瓶在 105±2℃烘箱中烘至恒重。

f. 将萃取后的试样在 105±2℃烘箱内烘至恒重。

5.3.1.3 计算

$$O = \frac{G_1 - G_2}{G_3} \times 100 \quad \cdots\cdots(5)$$

式中：O——上油率，%；

G_1——试验后的蒸馏瓶烘干重量，g；

G_2——试验前的蒸馏瓶烘干重量，g；

G_3——试样除油后烘干重量，g。

计算值修约至小数点后第二位。

5.3.2 B法 石油醚浸渍法

5.3.2.1 仪器设备及溶剂

a. 具塞三角烧瓶：200 mL；

b. 量杯：250 mL；

c. 恒温烘箱；

d. 天平：最小分度值 0.000 1 g；

e. 石油醚：分析纯。

5.3.2.2 试验步骤

5.3.2.2.1 从每个抽取回潮率试样的样筒中，随机剪取约 20 g 的样品，剪成 50 mm 左右的短丝，放入 105±2℃烘箱中烘至恒重，取出，放入干燥器中冷却后称取 2 g 试样 2 份，称重精确至 0.000 1 g。

5.3.2.2.2 将 2 g 试样放入 200 mL 的具塞三角烧瓶中，加入适量石油醚，在常温下浸渍试样 10 min 后取出。

5.3.2.2.3 再利用相同温度，相同数量的石油醚，重复 5.3.2.2 步骤后取出。

5.3.2.2.4 将试样放在通风处阴干，然后放入 105±2℃烘箱中烘至恒重。在干燥器中冷却后称重，称重精确至 0.000 1 g。

5.3.2.3 计算

$$Q=\frac{G-G_0}{G_0}\times 100 \qquad \cdots\cdots(6)$$

式中：Q——试样上油率，%；

G——处理前试样的烘干重，g；

G_0——处理后试样的烘干重，g。

计算值修约至小数点后第二位。

5.4 公量计算

5.4.1 样箱公量

$$W_f=W_n\times\frac{100(100+A)}{(100+R)(100+Q)} \qquad \cdots\cdots(7)$$

式中：W_f——称重样箱公量，kg；

W_n——称重样箱净重，kg；

A——合约公差，%；

R——实测回潮率，%；

Q——实测上油率，%。

计算值修约至小数点后第二位。

上式适用于合约规定以去油后丝的干重加合约规定的重量补贴（合约公差）为结算基础的公量计算。

5.4.2 盈亏率

$$\beta=\frac{W_f-W_e}{W_e}\times 100 \qquad \cdots\cdots(8)$$

式中：β——盈亏率，%；

W_f——称重样箱公量，kg；

W_e——称重样箱发票重量，kg。

计算值修约至小数点后第二位。

5.4.3 全批公量

$$W=W_r\left(1+\frac{\beta}{100}\right) \qquad \cdots\cdots(9)$$

式中：W——全批公量，kg；

W_r——全批发票重量，kg；

β——盈亏率，%。

计算值修约至小数点后第一位。

6 线密度检验

6.1 仪器设备

a. 立式量尺：最小分度值 1 mm，附有上夹持器；

b. 天平：最小分度值 0.05 mg，0.1 mg；

c. 纱剪；

d. 秒表等。

6.2 试验步骤

6.2.1 从已调湿的品质样筒中任取 1.2 m 长的样丝 2 根，全批不少于 20 根，校正回潮样约 5 g。

6.2.2 将样丝夹入夹持器中，下端施加张力负荷(0.000 01 cN/tex)30 s，准确剪取 1 m(或 50 cm)长的试样，分别在天平上称重。

6.2.3 按 5.2 条回潮率测定方法测定校正回潮率。

6.3 计算

6.3.1 实测线密度

$$M_d = \frac{\Sigma G_i}{N \cdot L} \times 1\,000 \quad \cdots\cdots (10)$$

式中：M_d——实测线密度，tex；

G_i——每根样丝的重量，g；

N——试验总次数；

L——每根样丝的长度，m。

计算值修约至小数点后第二位。

6.3.2 公称线密度

$$M_s = M_d \cdot \frac{100 + A}{100 + R} \quad \cdots\cdots (11)$$

式中：M_s——公称线密度，tex；

M_d——实测线密度，tex；

A——公定回潮率，%；

R——实测回潮率，%。

计算值修约至小数点后第一位。

6.3.3 CV 值按 3.5 条进行计算。

6.3.4 若合约规定每千克长度时，按式(12)计算。

$$M = \frac{10^6}{T} \quad \cdots\cdots (12)$$

式中：M——每千克长度，m/kg；

T——公称线密度，tex。

7 强度、伸长率的测定

7.1 断裂强度、断裂伸长的测定

7.1.1 仪器设备

a. 电子强力机：附有自动记录装置；

b. 纱剪；

c. 负荷；

d. 镊子；

e. 绒板等。

7.1.2 试验条件

7.1.2.1 上下夹持间距样丝长度为 50 mm。

7.1.2.2 拉伸时的最大倍率需在 10 以上。

7.1.2.3 下降速度 60 mm/min 以上。

7.1.2.4 记录仪的速度与满负荷量程的调整原则为使试样断裂时的应力应变曲线成正方形。

7.1.2.5 试验应在标准大气条件下进行。

7.1.3 试验步骤

7.1.3.1 从剥去 1/100 皮层丝的样筒中任取约 10 cm 的试样一根，全批不少于 20 根。

7.1.3.2 按电子强力机的使用说明进行调试，使之处于工作状态。

7.1.3.3 将试样的一端夹在上夹持器中，试样下端施加初负荷（0.000 01 cN/tex），按所选择的夹距将试样夹紧于下夹持器中。

7.1.3.4 按下强力机的启动开关和自动记录仪工作开关，拉伸试验即进行，直至试样断裂。

7.1.3.5 按回升开关，使夹持器回复原位，取出记录纸进行计算。

7.1.3.6 试样断裂在钳口处或滑脱者不计。

7.1.4 计算

$$F = \frac{\Sigma F_i}{N} \qquad \cdots\cdots (13)$$

$$E = \frac{\Sigma E_i}{N} \qquad \cdots\cdots (14)$$

$$S = \frac{F}{T} \qquad \cdots\cdots (15)$$

式中：F——平均断裂强力，cN；

F_i——每根样丝断裂强力，cN；

E——平均断裂伸长率，%；

E_i——每根样丝断裂伸长率，%；

S——断裂强度，cN/tex；

T——公称线密度，tex；

N——试验次数。

计算值修约至小数点后第二位（断裂伸长一位）。

7.2 定伸长对应强度

7.2.1 仪器设备

同 7.1.1 条。

7.2.2 试验条件

同 7.1.2 条。

7.2.3 试验步骤

7.2.3.1 同 7.1.3.1 条。

7.2.3.2 同 7.1.3.2 条。

7.2.3.3 同 7.1.3.3 条。

7.2.3.4 按下启动开关、自动记录仪工作开关，拉伸试验即进行。根据定伸长要求（100%、200%、300%或根据合同规定），当拉伸至规定伸长时，终止拉伸。作记录。

7.2.3.5 在拉伸曲线上量取定伸长时的对应强力。

7.2.3.6 亦可在断裂的应力应变曲线上量取定伸长时的对应强力。

7.2.4 计算

$$F_{100} = \frac{\Sigma F_{i100}}{T \cdot N} \qquad \cdots\cdots (16)$$

$$F_{200}=\frac{\Sigma F_{i200}}{T\cdot N} \quad \cdots\cdots (17)$$

$$F_{300}=\frac{\Sigma F_{i300}}{T\cdot N} \quad \cdots\cdots (18)$$

式中：F_{100}——伸长100%时的对应强度，cN/tex；

F_{i100}——伸长100%时的对应强力，cN；

F_{200}——伸长200%时的对应强度，cN/tex；

F_{i200}——伸长200%时的对应强力，cN；

F_{300}——伸长300%时的对应强度，cN/tex；

F_{i300}——伸长300%时的对应强力，cN；

T——公称线密度；

N——试验次数。

计算值修约至小数点后第二位。

7.3 定伸长应力松弛

当试样固定形变时，内部应力随时间的增长而衰减。试样受力拉伸至规定伸长时，强力值 W_1 开始下降，下降至1 min时的强力值为 W_2，W_1-W_2 的差值 ΔW 即为试样定伸长的应力松弛力。

7.3.1 仪器设备

同7.1.1。

7.3.2 试验条件

同7.1.2。

7.3.3 试验步骤

7.3.3.1 同7.1.3.1条。

7.3.3.2 同7.1.3.2条。

7.3.3.3 同7.1.3.3条。

7.3.3.4 按下强力机启动开关、自动记录仪工作开关，拉伸试验即进行。根据定伸长要求（100%、200%、300%或按合同规定），当拉伸至规定伸长时，立即终止拉伸，待试样保持1 min后再继续拉伸，稍大于规定拉伸时即可停止试验。

7.3.3.5 根据不同伸长率分别进行测试，每种定伸长松弛力测试不少于20根。

7.3.4 计算

$$W=\frac{\Sigma\Delta W}{N} \quad \cdots\cdots (19)$$

$$\Delta W=W_1-W_2 \quad \cdots\cdots (20)$$

式中：W——定伸长松弛力，cN；

W_1——拉伸到规定伸长时的力，cN；

W_2——停止拉伸1 min后的力，cN；

ΔW——拉伸至规定伸长时的力与衰减后的力之差，cN；

N——试验次数。

计算值修约至小数点后第一位。

8 湿热定型比率

样丝伸长100%，在80℃热水中处理40 min，充分松弛后的残余伸长值对原长的百分率。

8.1 仪器设备

a. 恒温水浴锅:0～100℃;

b. 不锈钢板尺:15 cm,最小分度值 1 mm;

c. 夹持器若干;

d. 夹子若干;

e. 纱剪;

f. 秒表。

8.2 试验步骤

8.2.1 从已调湿的品质样筒中任取 20 cm 长样丝 1 根,用夹持器固定在钢板尺上,夹持器为零点。

8.2.2 将钢板尺竖立,样丝下端施加初负荷(0.000 0 1 cN/tex),30 s 后在 7 cm 处做记号 M 点。

8.2.3 用手握住 M 点以下位置,使其伸长 100%(14 cm 处),用夹子固定之。

8.2.4 将挂好样丝的钢板尺浸入 80℃的恒温水浴锅中,处理 40 min。

8.2.5 取出后放在毛巾内(脱脂纱布)吸干水分,除去下端夹子,让样丝充分松弛约 12 h。

8.2.6 在试验用标准大气条件下,按 8.2.2 条进行,在 7 cm 处作一记号 M′。

8.3 计算

$$A = \frac{L_1 - L_0}{L_0} \times 100 \quad \cdots\cdots(21)$$

式中:A——湿热定型比率,%;

L_1——处理后 M′点与零点的平均距离,mm;

L_0——处理前 M 点与零点的平均距离,mm。

计算值修约至小数点后第一位。

9 沸水收缩率检验

9.1 仪器设备

a. 立式量尺:最小分度值 1 mm,附有上夹持器;

b. 电热锅;

c. 纱剪等。

9.2 试验步骤

9.2.1 从已调湿的品质样筒中任取 60～70 cm 长的样丝一根,全批不少于 20 根。将样丝夹在立式量尺的夹持器中,施加初负荷(0.000 01 cN/tex),30 s 后在样丝上任作两点 M、M′,使 MM′距离为 50 cm。

9.2.2 将作好记号的样丝对折,用纱布包好,放入沸水中处理 30 min,取出,自然干燥 12 h 后,放入标准大气条件中进行调湿平衡。

9.2.3 将其中一点固定在夹持器上为零点,下端施加初负荷,30 s 后观察另一点的距离。

9.3 计算

$$B = \frac{L_0 - L_1}{L_0} \times 100 \quad \cdots\cdots(22)$$

式中:B——沸水收缩率,%;

L_0——试样处理前平均长度,cm;

L_1——试样处理后平均长度,cm。

计算值修约至小数点后第一位。

10 定伸长塑性变形率检验

10.1 仪器设备

a. 立式量尺：最小分度值 1 mm，附有上夹持器；

b. 固定夹子；

c. 纱剪；

d. 秒表等。

10.2 试验步骤

10.2.1 从已调湿的品质样筒中任取 20～50 cm 长的样丝一根，全批不少于 20 根。将样丝夹在立式量尺的夹持器中，施加初负荷(0.000 01 cN/tex)。30 s 后在 10 cm 处做一 M 点。

10.2.2 用手握住样丝下端，缓缓拉伸使 M 点至所要求的伸长处(一般 100%、200%、300%或根据合同)。用固定夹子固定，保持 30 min，然后用手握住样丝，去除夹子，匀速放松。

10.2.3 待样丝恢复 2 min 后，再加初负荷。30 s 后量取 M 点的距离。

10.3 计算

$$C = \frac{L_1 - L_0}{L_0} \times 100 \qquad \cdots\cdots(23)$$

式中：C——塑性变形率，%；

L_0——原长，10 cm；

L_1——塑性变形后平均长度，cm。

计算值修约至小数点后第一位。

11 伸度检验

给试样施加一定的负荷，使其伸长率达到 400%(或按合同)而不致使试样断裂。

11.1 仪器设备

a. 立式量尺：最小分度值 1 mm，附有上夹持器；

b. 负荷；

c. 秒表；

d. 纱剪等。

11.2 试验步骤

11.2.1 从已调湿的品质样筒中任取约 10 cm 的样丝一根，全批不少于 20 根。

11.2.2 将试样夹在立式量尺的上夹持器中，加轻负荷(0.000 01 cN/tex)30 s 后，在 10 cm 处做 M 点(L_0)。

11.2.3 试样下端施加重负荷(0.03 cN/tex)，在手托持下缓缓下降，待重负荷脱离手时，观察 M 点的距离(L_1)。

11.2.4 根据伸度的含义，重负荷(0.03 cN/tex)是个经验参考值，若数据低于合同，样丝又未断裂可适当增加负荷量。

11.3 计算

$$E = \frac{L_1 - L_0}{L_0} \times 100 \qquad \cdots\cdots(24)$$

式中：E——伸度值，%；

L_0——试样原长，10 cm；

L_1——试样伸长平均距离，cm。

计算值修约至小数点后第一位。

附加说明：
本标准由中华人民共和国国家进出口商品检验局提出。
本标准由北京市纺织纤维检验所、中华人民共和国上海进出口商品检验局负责起草。
本标准主要起草人黄爱华、林秀玲、齐肇京、夏大智。

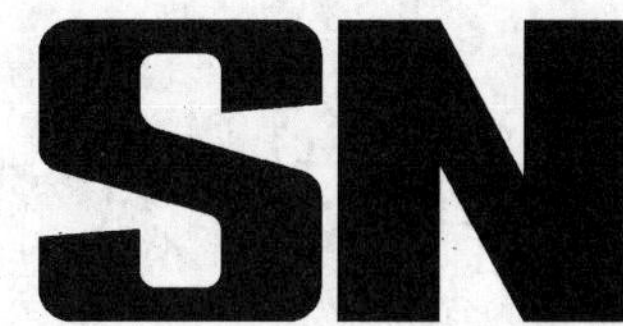

中华人民共和国出入境检验检疫行业标准

SN/T 0473—2003
代替 SN/T 0473—1995

进出口含脂毛检验规程

Rules of inspection of greasy wool for import and export

2003-05-28 发布　　　　2003-12-01 实施

中华人民共和国
国家质量监督检验检疫总局　发布

前　言

本标准是根据国际毛纺织组织IWTO的相关检验规则及方法和相应的国家标准对SN/T 0473—1995《进出口含脂毛检验规程》进行修订的。

本标准与SN/T 0473—1995相比主要变化如下：

——对原标准编写顺序作了重新编排，将子样的洗涤、烘干及灰分、乙醇抽出物、植物性杂质基和总碱不溶物含量等测定均编写在附录中，并在内容中更加规范、更加系统、更加全面。

——对原标准洗涤烘干子样修订为洗后子样的烘干质量测定。

——将原标准附录C中的含脂毛色泽检验直接归入在检测方法中，在具体测试方法上除了采用C光源和2°观察器测试外，又增加了采用CIE D65和10°观察器测试。

——在测试平均纤维直径方面，新增加了目前较为先进的采用光学纤维直径分析仪和激光纤维直径分析仪的测试方法。

——增加了采用ATLAS毛丛长度和强度联合测试仪测试含脂毛毛丛长度和强度的方法。

——本标准所列表格中的数据均采用IWTO最新规定，原表格中数据均得到了修订。

本标准附录A、附录B、附录C、附录D、附录E、附录F、附录G、附录H、附录I、附录J、附录K、附录L、附录M、附录N均为规范性附录。

本标准由国家认证认可监督管理委员会提出并归口。

本标准起草单位：中华人民共和国上海出入境检验检疫局。

本标准主要起草人：黄发明、陈志伟、唐敏峰。

本标准于1986年首次发布，1995年第一次修订，2002年第二次修订。

进出口含脂毛检验规程

1 范围

本标准规定了进出口含脂毛质量、毛基、植物性杂质基、洗净率、平均纤维直径、平均毛丛长度、强度、色泽、品位等的检验方法。

本标准适用于进出口同质型绵羊的含脂毛检验。

2 规范性引用文件

下列文件中的条款通过本标准的引用而成为本标准的条款。凡是注日期的引用文件，其随后所有的修改单(不包括勘误的内容)或修订版均不适用于本标准，然而，鼓励根据本标准达成协议的各方研究是否可使用这些文件的最新版本。凡是不注日期的引用文件，其最新版本适用于本标准。

GB/T 4710 羊毛束纤维断裂强度试验方法

GB/T 6976 羊毛毛丛自然长度试验方法

GB/T 8170 数值修约规则

GB/T 10685 羊毛纤维直径试验方法 投影显微镜法

IWTO-30 进出口含脂毛毛丛长度和强度检验规程—ATLAS法

IWTO-8 用投影显微镜法测定羊毛和其他动物毛纤维的纤维直径分布及有髓纤维百分含量的方法

IWTO-12 用Sirolan激光纤维直径分析仪测定纤维直径的平均值和分布

IWTO-19 原毛钻芯样品的毛基和植物性杂质基的测定

IWTO-28 用气流仪法测定原毛钻芯样品平均纤维直径

IWTO-30 毛丛长度和毛丛强度的测定

IWTO-31 交货原毛的IWTO合并检验证书的计算

IWTO-47 用光学纤维直径分析仪测定羊毛纤维直径的平均值和分布

IWTO-56 原毛色泽的测定方法

IWTO 钻芯取样检验规程

3 术语和定义

下列术语和定义适用于本标准。

3.1

含脂毛 greasy wool

取自绵羊身上或绵羊皮上剪下的未经洗涤、溶剂脱脂、碳化或其他方法处理过的羊毛。

3.2

样品 sample

用钻芯取样方法从所验货物毛包中钻取的羊毛钻芯样。

3.3

子样 subsample

从样品中随机抽取的代表性样品，再经洗涤、烘干处理。

3.4

检验试样 test specimen

从已洗涤、烘干的子样中随机抽取的具有代表性部分样品，用于毛基和植物性杂质基的测定。

3.5

试验室样品　laboratory sample

从已洗涤并已烘干的子样中随机抽取的具有代表性的样品，供平均纤维直径测定的样品制备用。

3.6

细度试样　fineness sample

从实验室样品中得到的试样，直接用于平均纤维直径的测定。

3.7

色泽试样　colour sample

从已洗涤并烘干的子样中随机抽取的有代表性的部分样品，用于色泽测定。

3.8

抓毛样品　grab sample

按所交货物毛包数的一定比例，从毛包中抓取的样品，用于品位检验。

3.9

毛基　wool base

除去所有杂质，即除去灰分、乙醇抽出物、所有植物性杂质和其他不溶于碱的杂质后的羊毛纤维烘干质量，以钻芯样品质量的百分率表示。

3.10

植物性杂质基　vegetable matter base

草刺(包括硬头草刺)、枝梗、种籽、叶屑、草屑(即除去其灰分、乙醇抽出物)的烘干质量，以钻芯样品质量的百分率表示。

3.11

硬头带刺和枝梗基　hard heads and twigs base

硬头草刺和枝梗(除去其灰分、乙醇抽出物)的烘干质量，以钻芯样品质量的百分率表示。

3.12

总碱不溶物　total alkali-insoluble impurities

除上述定义的植物性杂质外，加上经洗涤后出现的所有碱不溶物，例如：皮块、粪块、粪层结块毛、绳、纸和石灰等。所有碱不溶物除去其灰分、乙醇抽出物的烘干质量，以洗后烘干样品质量的百分率表示。

3.13

洗净率　scoured yield

将毛基调整到加上灰分和乙醇抽出物的标准含量 2.27%[1)](即以毛基百分率加上标准灰分和乙醇抽出物表示)，加上植物性在杂质基后，再调整到回潮率为 R 时的净毛得率。按式(1)计算：

$$\text{公定回潮率为}R\text{时的 IWTO 洗净率} = (\text{毛基} + \text{植物性杂质基}) \times (100 + R)/97.73 \quad \cdots(1)$$

3.14

预调湿　preconditioning

试样为了不致在调湿时形成放湿平衡，需进行预干燥处理。一般先在温度不超过 50℃ 和相对湿度 10%～25% 的条件下，放置一定时间，至试样含湿降至公定回潮率以下。

3.15

试验用标准大气　standard atmosphere for testing

---

1) 2.27% 的数值相当于每 86 份毛基中存在二份灰分和乙醇抽出物，即 1.7% 的乙醇抽出物和 0.57% 的灰分(即 97.73＝100－2.27)。

调湿和试验用标准大气条件，湿度为20℃±2℃，相对湿度为63%～67%。

3.16

恒重 constant mass

试样经过处理，相隔一定时间连续称重，前后两次称得质量差对后一次值得百分率不超过规定范围时的质量。

3.17

光亮度或光泽度 lightness or brightness

测试羊毛对光强的反射能力，可以用三刺激值中的Y和Z或白度指数的W表示。

3.18

黄色度 yellowness

羊毛的Y三刺激值和Z三刺激值之间的差异(即$Y-Z$)。

3.19

基色 base colour

含脂毛或商业洗净毛及碳化毛经实验室洗涤除去杂质(即羊毛脂、汗脂、污垢、植物性杂质)后羊毛固有的色泽。

3.20

原色 “as is” colour

由实验室制备的商业洗净毛或碳化毛样品的色泽。其制备可在色泽测试前完成。

4 抽样

4.1 钻芯取样

4.1.1 检验批的每只毛包应在过磅的同时进行钻芯取样，钻取的样品应立即放入密闭容器内，所钻取的样品应足以提供八只子样，每只子样的质量不少于150 g。钻芯样品中必须去除所有包装材料。

4.1.2 钻芯取样可采用手工操作的压入式电动旋转取样工具。钻样筒长度必须达到取样毛包长度的47%以上，同样钻芯深度也必须达到毛包长度的47%以上。

4.1.3 钻样管必须按毛包的加压方向进入毛包，钻样点应在包装表面随机位置上，但须距离毛包边缘75 mm以上，钻芯样必须在毛包两面钻取相同的芯样数。

4.2 抓毛取样

每批到货适当考虑牧场批，一般按总毛包数的10%进行抓样，抓毛样品每包不少于1 kg，全批样品不少于20 kg。抓毛抽样必须按毛包中套毛叠放方向一致。所取样品供毛丛长度、毛丛强度和品位检验用。

4.3 分取子样

所有钻芯样品应在8 h内进行称重，精确到0.1 g，称得的样品总质量用W表示。然后进行混样和分样，在此过程中不得遗落纤维和植物性杂质。子样应从混样后的钻芯样品中分取。如在不同时间分取子样，由于混样、分样或储存等原因，样品和余样质量会发生变化，为此子样质量必须根据样品和余样质量变化进行修正。

为保证子样具有代表性，混样和分样可采用下列4.3.1和4.3.2方法进行。

4.3.1 机械方法

先将样品称得总质量(W)，然后用机械方法进行彻底混合，既不丢失羊毛和植物性杂质，又不影响两者的分布。混合后重新称取样品总质量(W_B)，精确到0.1 g，得出修正系数W_B/W，以代入式(4)、式(5)、式(6)进行计算。重新称量后，应立即进行分取子样五只，每只子样质量150 g，精确至0.1 g。任何物质只要不是羊毛或植物性杂质，例如砂土，在重新称量前可以丢弃。

4.3.2 手工方法

在样品经称量得到总质量(W)后，将样品铺展在适宜的工作台上，用手混合到均匀状态，使样品铺成 30 mm～60 mm 厚。然后采用两分法、再分法将样品分成 16 个等份，再从每等份样品中随机取出小撮纤维，直至满足每只子样所需 150 g，共五只子样。

完成分取子样后，须对每只子样和剩余保留样品进行称量，称量精确至 0.1 g。剩余保留样质量加上五只子样重得到样品总质量(W_B)，以决定修正系数 W_B/W 代入公式(4)、式(5)、式(6)进行计算。

5 检验

5.1 质量

货物的毛包称计毛重，精确到 0.25 kg，同时称计皮重，精确到 0.1 kg，每批回皮不得少于三包。按下列式(2)计算验收净重。

$$W_N = W_G - W_T \qquad (2)$$

式中：

W_N——净重，单位为千克(kg)；

W_G——验收毛重，单位为千克(kg)；

W_T——总皮重(包括铁皮质量)，单位为千克(kg)。

5.2 毛基、植物性杂质基和净毛量

5.2.1 子样的洗涤

每只子样的洗涤应除去子样中存在的外来杂质，以确保不遗落羊毛纤维和植物性杂质。如果用于测定平均纤维直径，洗涤后子样的乙醇抽出物含量最高允许值为不超过 2%。详细洗涤程序见附录 A。

5.2.2 洗涤后子样的烘干

按照附录 B 的方法获得每只洗后子样的修正烘干质量。

5.2.3 每只洗后子样的外来物质测定

按照附录 C、附录 D、附录 E 的方法测定每只洗后子样的灰分、乙醇抽出物和植物性杂质含量，用于毛基和植物性杂质基的测定。

用于测定灰分、乙醇抽出物和总碱不溶物的烘干检验试样可以在洗后子样的烘干后的热子样中直接分取，但限时在 60 s 内分取完成。如果超出规定时间必须根据分取子样前后变化的质量，求出修正值，并对分取后的检验试样予以修正。

5.2.4 计算

5.2.4.1 符号

W——收到的样品总质量，单位为克(g)；

W_B——所有子样质量之和加上余样的总质量，单位为克(g)；

W_i——从混合后钻芯样品中分取的第 i 只子样的质量，单位为克(g)；

W_n——货物验收净重，单位为千克(kg)；

W_v——货物的发票质量，单位为千克(kg)；

W_c——货物验收净毛量，单位为千克(kg)；

P_i——第 i 只子样洗后的烘干质量，单位为克(g)；

E_i——第 i 只洗后烘干检验试样的乙醇抽出物，以占该检验试样的百分率表示，%；

A_i——第 i 只洗后烘干检验试样的灰分含量，以占该检验试样的百分率表示，%；

V_i——第 i 只洗后烘干检验试样去除灰分、乙醇抽出物后的植物性杂质烘干量，以占该检验试样质量的百分率表示，%；

H_i——第 i 只洗后烘干检验试样去除灰分、乙醇抽出物的硬头草刺和枝梗的烘干质量，以占该检验试样质量的百分率表示，%；

T_i——第 i 只洗后烘干检验试样去除灰分、乙醇抽出物后的总碱不溶物总烘干质量，以占该检验试

样质量的百分率表示,%;

B_i——第 i 只子样的毛基,%;

B——样品的毛基,%;

V——样品的植物性杂质基,%;

H——样品的硬头草刺和枝梗基,%;

Y——公定回潮率为 R 式的样品验收洗净率,%;

R——公定回潮率,%;

β——货物验收净毛重的盈亏率,%。

5.2.4.2 单只子样的毛基

按式(3)计算第 i 只子样的毛基 B_i(%):

$$B_i = \frac{P_i(100 - F_i - A_i - T_i)}{W_i} \times 100 \qquad \cdots\cdots(3)$$

5.2.4.3 检测的有效范围

全批货物的检验必须至少检测两只子样。

a) 如果子样毛基值的极差在表1中列出的相应数值范围内,则按照5.2.4.4的方法计算结果。

b) 如果子样毛基值的极差超出表1中列出的相应数值范围,则可利用剩余样品,加测子样,必要时直至剩余样品全部测试完毕为止。如果全套子样数值极差符合a)要求,按5.2.4.4的方法计算结果。

c) 检查获得的结果,如果确实发现差错并且可以加以修正,修正后的结果能够确保所有子样值的极差符合a)要求,则可采用5.2.4.4方法计算结果。

d) 如果根据c)要求确认的差错不能加以修正,则舍弃有差错的数值;如果保留的数值符合a)要求,则可用于计算,但保留数值至少有三个。

e) 如果保留的结果仍超出表1中列出的数值范围,则所有保留的数值都可用于计算结果,但至少有四个保留数值。

f) 如果保留的结果仍超出表1中列出的数值范围并且只有三个保留数值,则将重新钻芯取样和检验。如果新子样的检测值符合a)到d)要求,但与原始检测结果不相符,则舍弃所有原始检测结果并采用新的检测值进行计算结果。

表1 毛基检测的有效范围

平均毛基/(%)	检测的子样数						
	原始检测		原始加上附加检测				
	2	3	3	4	5	6	7
≤40	3.2	3.6	4.7	5.0	5.2	5.4	5.6
40.1~45.0	2.7	3.1	4.0	4.2	4.4	4.6	4.7
45.1~50.0	2.3	2.6	3.3	3.6	3.7	3.9	4.0
50.1~55.0	1.9	2.1	2.8	2.9	3.1	3.2	3.3
55.1~60.0	1.5	1.7	2.2	2.4	2.5	2.6	2.7
60.1~65.0	1.2	1.3	1.8	1.9	2.0	2.0	2.1
≥65.1	1.0	1.2	1.5	1.6	1.7	1.8	1.8

5.2.4.4 样品的毛基和植物性杂质基

按式(4)、式(5)分别计算样品的毛基 B(%)和植物性杂质基 V(%):

$$B = \frac{W_B}{W} \times \frac{\sum B_i W_i}{\sum W_i} \times 100 \quad\cdots\cdots(4)$$

$$V = \frac{W_B}{W} \times \frac{\sum P_i V_i}{\sum W_i} \times 100 \quad\cdots\cdots(5)$$

5.2.4.5 **样品的硬头草刺及枝梗基**

按式(6)计算样品的硬头草刺及枝梗基 H(%)：

$$H = \frac{W_B}{W} \times \frac{\sum P_i H_i}{\sum W_i} \times 100 \quad\cdots\cdots(6)$$

在检验报告中硬头草刺及枝梗基应表示包含在植物性杂质基(V)内，按下列表示法：

植物性杂质基(包括________%硬头草刺和枝梗基________%)

5.2.4.6 **样品的验收洗净率，货物的验收净毛量和盈亏率**

按式(7)、式(8)、式(9)计算样品公定回潮率为 R 式的验收洗净率，货物的验收净毛量和货物验收净毛量的盈亏率：

$$Y = (B + V) \times \frac{100 + R}{97.73} \quad\cdots\cdots(7)$$

$$W_C = W_n \times Y \quad\cdots\cdots(8)$$

$$\beta = \frac{W_C - W_V}{W_V} \times 100 \quad\cdots\cdots(9)$$

注：97.73 参见 3.13。

5.3 **平均纤维直径的测定**

5.3.1 **气流仪法**

5.3.1.1 **基本要求**

a) 气流细度仪必须采用现行的一套标准羊毛条进行标定。标准羊毛条的标准值应由国际羊毛试验室协会指定的由其国际羊毛试验室成员进行循环试验而获得的。

b) 检验试样的乙醇抽出物含量必须不能超出 2.0%。

c) 采用相宜的设备必须保证洗后羊毛子样在均匀开松及除去尘土和大部分植物性杂质的同时，没有过多羊毛损失。

d) 试验室样品在作进一步制备前须进行预调湿，将其回潮率烘干至低于 10%，然后在标准大气中达到水分平衡，并在该大气压下进行测定。

e) 从每只试验室样品中称取细度试样质量：定重检验须称取 2.500 g±0.004 g；可变质量检验须称取 2.400 g～2.600 g 之间可变质量检验只适合于大于或等于纤维直径最细的标准毛条时的羊毛平均纤维直径的测定。

f) 需测定的试样必须至少为两份 2.500 g，并且每份只样品测两次。

5.3.1.2 **仪器设备**

a) 气流细度仪；

  1) 传统的气流细度仪；

  2) 电子气流细度仪；

b) 天平，最小分度值为±0.001 g；

c) 锡莱分析仪(毛型)；

d) 烘箱，将试验室样品的回潮率烘至 10%以下。

5.3.1.3 **细度试样的制备**

a) 从至少两份洗后子样中随机分取出约等量的羊毛，并保证检验试样的乙醇抽出物含量低于 2.0%，进行混合后能组成 30 g 质量的试验室样品。

注:可以从铺展在一块板上的每份洗后子样中抽取代表性样品,将其分成八个等份,从每等份中分取出小撮羊毛直至积累到足够的数量(当子样为二和三只时,其质量依次为 15 g 和 10 g)。

b) 将试验室样品置于锡莱分析仪中进行除尘去杂。

c) 按 5.3.1.1d)要求对试验室样品进行预调湿和调湿处理。

注:如果试样由于调湿时间不充分而未达到平衡,或者由于大气的相对湿度变化,则测定结果就可能不准确。在维持恒定温度和相对湿度的通风良好的试验室内,经过充分开松的洗后样品,至少需要暴露 4 h 才能达到平衡。

如果样品装在网袋或其他容器中,由于降低了大气通过纤维的作用则所需时间更长。

d) 从每一只开松混合好的试验室样品中称取两份细度试样(定重检验每份称取 2.500 g±0.004 g,可变质量检验称取 2.400 g~2.600 g 之间)。

注:所有细度试样的羊毛尽可能少的用手接触,由于手上的水分可能改部分试样的回潮。特别要避免用手抓取羊毛进行过渡或用手掌挤压羊毛,为此尽可能使用镊子进行操作。

5.3.1.4 程序

a) 按附录 F 的方法对仪器进行标定。

b) 确保仪器放平,将传统式气流仪上的刻度与液面和浮标与液面调至到零位,将电子气流细度仪的气流和压力传递器读数调至有效范围内。

c) 保证气流细度仪的气流通道中无羊毛纤维碎屑及尘土存在,并根据附录 G 相关条款对仪器气压进行校整,采用校正塞检测上述可能发生气流通道阻塞,以及安装一块过滤板对仪器进行检查和调整。

d) 采用镊子将细度试样每次少量并均匀地填入试样筒内,切勿用手以避免试样的回潮率发生变化,然后采用填样棒的短端将试样填入,特别注意确保均匀填塞纤维,避免擦毛试样筒的内壁和底部。

e) 将多孔塞抽入并推进试样筒,旋紧定位帽盖,避免多孔塞跟着旋转,并且确保多孔塞和试样筒之间没有纤维夹入。

f) 如采用传统式气流仪时,则开启气流阀,调节在测压管的液体水平面到指标压力,与浮标水平相一致,读出气流最高时的表示值,精确到 1 mm,并根据标定后获得微米值。

g) 如果用电子气流仪时,开放气流阀,按下计算机键盘中的专用键,等待压力达到指标到的数值为止,最后由计算机获取微米读数。

h) 从试样筒中取出细度试样,无须整理将其翻转后,用镊子而不是手重新填入试样筒,按上述方法获得第二次读数。每一份细度试样必须重复这一程序。

i) 仅对可变质量检验而言,可根据细度试样的质量来选择相宜的标定公式来得到结果。

j) 采用可变质量测定细度试样的平均纤维直径,如果其质量小于或等于最细的标准羊毛条质量,则该结果必须废除。为此所有接下来的测定均采用定重(2.500 g)的程序进行。

5.3.1.5 测定结果的表达与计算

表 2 为气流仪测试数据间的允差范围,用于各测试值的校核,便于查出误差原因。允差范围分成试验室内标准差和分析范围(99%置信限度),它们随着直径和读数量的变化而不同。

a) 每只最初至少测定两份细度试样,共得到四个读数。平均纤维直径,用 μm 表示(保留 1 位小数)。

b) 如果四个读数之间的差异大于允差范围,校核可能出现的差错并加以修正。随后将此已测试的一或两个细度试样重新称重并重新测定。如果此时四个读数之间的差异小于或等于允差范围,则取此四个读数的平均值作为最终检验结果。如果此时的四个读数间的差异仍超出允差范围,则须加测两份细度试样(共获得八个读数)。

c) 如果八个读数之间的差异小于或等于允差范围,则取八个读数的平均值作为最终检验结果。如果八个读数之间的差异大于允差范围,查出产生最大差异的该份试样并废除其两个读数(保留六个读数)。如果六个读数之间的差异小于或等于允差范围,则六个读数的平均值作为最终检验结果。如果六个读数之间的差异仍超出允差范围,则须再加测两份细度试样(此时产生12个读数)。

d) 如果12个读数之间的差异小于或等于允差范围,则取12个读数的平均值作为最终检验结果。如果12个读数之间的差异大于允差范围,查出产生最大差异的该份试样并废除其两个读数(保留10个读数)。如果10个读数之间的差异小于或等于允差范围,则10个读数的平均值作为最终检验结果。如果10个读数之间的差异仍超出允差范围,保留所有12个读数,取12个读数的平均值作为最终检验结果。

表2 气流仪测试读数间的允差范围

平均纤维直径/μm	标准差/μm	允差范围				
		测定个数(读数)				
		2(4)	3(6)	4(8)	5(10)	6(12)
15.0以下	0.099 0	0.4	0.5	0.5	0.5	0.5
15.1~20.0	0.135 7	0.6	0.6	0.7	0.7	0.7
20.1~25.0	0.172 3	0.8	0.8	0.9	0.9	0.9
25.1~30.0	0.209 0	0.9	1.0	1.0	1.1	1.1
30.1~35.0	0.245 7	1.1	1.2	1.2	1.3	1.3
大于35.1	0.282 3	1.2	1.3	1.4	1.5	1.5

5.3.2 光学纤维直径分析仪法(OFDA法)

5.3.2.1 基本要求

a) 用于切断细度试样的装置,即能钻取1.9 mm~2.1 mm直径的装置(微型钻芯取样机)。

b) 在显微镜载物片上可任意分散已切断的具有代表性的细度试样的短片段纤维样的器具。

c) 切取后的短片段纤维样必须是洁净的。

d) 仪器在使用前必须采用由国际羊毛试验室协会指定的由国际羊毛试验室成员进行循环试验而获得的标准羊毛条进行标定。标准毛条的样品制备,切割均采用相同方法。标定方法按附录H进行。

e) 制备好的载物片必须全部测量完,需要时可测量两片载物片,但至少须测量2000根纤维。仪器在使用前,必须根据附录I进行校验,包括样品切取、制备及测量方法。

5.3.2.2 仪器设备

a) 光学纤维直径分析仪由下列组成:

1) 一台相适宜的光电输送显微镜,配有由计算机控制的电动驱动装置的显微镜载物台,并且同步于载物台移动的频闪观测照明设备以及相宜的CCD摄像设备。

2) 具有获取影像及分析实物系统。

3) 一台能控制摄影机、载物台马达和照明元件之间相互作用的设备。

4) 带有可选择控制和记录获取和数据处理软件的计算机。

5) 一台适宜的图像监视器并能在有效的时间内显示每个图像结构作为数据检测跟踪应用。

b) 合页式载物片,由上下两片组成,两片的一侧由胶布带粘住,形成合页,足以坚固经得住反复操作,其内侧表面光亮清洁不伤痕。

c) 切割工具符合5.3.2.1中a)要求的切割工具。

d) 载物片布样器:一个载物片布样器(调样器),能够将具有代表性的短片段纤维样用镊子均匀放置在布样器筛网上，然后开动电机，带动金属片在紧贴短片段纤维上方来回转动，将短片段纤维通过筛网，并能控制一定密集度均匀的散落在洁净的玻璃载物片表面。

注：对 OFDA 仪最佳的遮蔽面积为纤维对扫描面积的比率(载物片密度)在 15%～25%之间。

5.3.2.3 短片段纤维样和载物片的制备

a) 从至少两份洗后子样中随机分取出约等量的羊毛进行充分混合后，再将其分成两份等量的细度试样(样品中如有植物性杂质可用镊子除去)，每只细度试样至少足以保证用于有效测量 2 000根短片段纤维样的切取，然后将细度试样置于标准大气压条件进行平衡。

b) 对已达到平衡的细度试样采用微型钻芯取样机进行钻芯取样，以获取短片段纤维样，每只短片段纤维样可分若干次钻取直至获取足够的短纤维。通常平均纤维直径在 20 μm～35 μm 的羊毛，钻取质量应在 45 mg～75 mg 就足够了。

c) 将钻取的短纤维样置于洁净的玻璃或金属容器中，以防由于静电作用造成纤维分离散落以及防止短纤维样沾污或气流作用导致较细纤维损失。

d) 载物片可采用不起毛的擦布，用乙醇擦净，避免其表面留有手印、划痕或沾污。在没有置入纤维的情况下应先进行测量，如果有读数获得，则该载物片必须废除。

e) 将载物片置于载物片布样器中，用镊子或微型取样杓将短纤维样分成五等份代表性样掺入到载物片调样器中。在此过程中避免丢失纤维。

f) 在调样器中的短片断纤维样扩散完成后，小心将洁净的盖玻片覆盖在纤维上而不弄乱纤维，并将其置于仪器固定的位置上。

g) 每只短片段纤维样制备一块载物片。

5.3.2.4 程序

a) 按照附录 I 对图像分析仪进行校准，以确保检验必要条件得以满足。

b) 每次测量前应对显微镜聚焦点进行调整，然后各取一份已知平均纤维直径的细支和粗支羊毛条，按照相同的程序制备样品作常规样品测量，以进行校对使用。如果校对结果与已知数值不同并大于表 3 规定的允差，仪器应进行检查、调整或再校对直至仪器运行正常。

表 3 OFDA 校对测量的允差范围

毛条平均纤维直径/μm	允差/μm
15.0 及以下	0.3
15.1～20.0	0.6
20.1～25.0	0.8
25.1～30.0	1.0
30.1～35.0	1.2
大于 35.1	1.4

c) 将须测量短片段纤维样的载物片卡紧在载物台夹紧装置上，使用“整块载物片 X1”测量全部载物片，如果测量根数未能达到最低数的 2 000 根，则需使用“整块载物片 X 2”继续测量。

d) 每检验批至少测量到四个读数(读数间的允差范围见表 4)。

表 4 OFDA 测量读数值之间的允差范围(99%置信限度)

平均纤维直径/μm	标准差[a)] (读数)/μm	允差范围 细度试样只数 n [$Q^{b)}$]				
		4 (4.40)	7 (4.88)	8 (4.99)	11 (5.23)	12 (5.29)
15.0 及以下	0.100 5	0.4	0.5	0.5	0.5	0.5
15.1～20.0	0.155 7	0.7	0.8	0.8	0.8	0.8
20.1～25.0	0.210 8	0.9	1.0	1.1	1.1	1.1
25.1～30.0	0.266 0	1.2	1.3	1.3	1.4	1.4
30.1～35.0	0.321 2	1.4	1.6	1.6	1.7	1.7
大于 35.1	0.376 4	1.7	1.8	1.9	2.0	2.0

a) 是由循环试验而获得的。它是试验室内读数间决定的。

b) 为上限 1%位置的学生允差,在括号中的数值是随着读数量而变化,获得的允差范围是随着标准差增大而增大。

5.3.2.5 测量结果的表达与计算

a) 如果四个读数间差异小于或等于允差范围,则四个有效读数的平均值作为最终结果。

b) 如果四个读数间的差异大于允差范围,则需附加测量四个读数。获得的八个读数间差异小于或等于允差范围,则八个有效读数的平均值作为最终结果。

c) 如果八个读数间差异大于允差范围,则舍去一个最大差异的读数,保留七个读数。七个读数间差异小于或等于允差范围,则七个有效读数的平均值作为最终结果。

e) 如果七个读数间差异大于允差范围,则保留八个读数,再另行增加测量四个读数。获得的 12 个读数间差异小于或等于允差范围,则 12 个有效读数的平均值作为最终结果。

f) 如果 12 个读数间差异大于允差,则舍去一个最大差异的读数,保留 11 个读数。11 个读数间差异小于或等于允差范围,则 11 个读数的平均值作为最终结果。

g) 如果 11 个读数间差异大于允差范围,则保留所有 12 个读数,其平均值作为最终结果。

h) 最终结果按下列表示:

1) 平均纤维直径,单位为微米(μm)(保留 1 位小数);

2) 纤维直径标准差,单位为微米(μm)(保留 1 位小数);

3) 纤维直径变异系数,%(保留 1 位小数)。

5.3.3 激光纤维直径分析仪法

5.3.3.1 基本要求

a) 一台纤维直径分析仪(激光型)。

b) 用于切断细度试样的装置,即能钻取 1.8 mm～2.0 mm 直径的装置(微型钻芯取样机)。

c) 仪器放置的环境温度控制在 17℃±3℃。

d) 仪器必须采用现行的国际羊毛试验室协会标准毛条进行标定,标定样品的制备通常采用日常细度试样测量的相同方法进行(见附录 J)。

e) 每一只细度试样至少获得 1 000 根计数。

f) 每批至少测量四只细度试样。

g) 所有测量的实验室样品必须从干燥处移至标准大气压下达到平衡。

5.3.3.2 试剂与设备

5.3.3.2.1 试剂

a) 蒸馏水；

b) 异丙醇；

c) 低泡非离子洗涤剂。

5.3.3.2.2 设备

5.3.3.2.2.1 SIROLAN 激光纤维直径分析仪

纤维直径分析仪由下列组成：

——一种使在异丙醇和水或者水和洗涤剂混合液中的短片段纤维样通过激光光束的装置。

——一种由于短片段纤维样的通过致使激光光束密度减弱并且将此转换成数字形式的测量装置。

——一种阻止测量的纤维完全横切光束以及诸如纤维碎片、脏物和植物性杂质通过光束的识别系统。

——一种换算和整理结果的计算机系统。

5.3.3.2.2.2 切割工具

一种能切取一定长度的短片段纤维样的工具 5.3.3.1 b)为适宜的工具。

5.3.3.2.2.3 测量异丙醇含水量的工具

——一根比重为 0.800～0.900 的比重计；

——一根 0℃～50℃的温度计。

5.3.3.3 短片段纤维样品的制备

按 5.3.2.3 中的 a)、b)进行，但每一只细度试样切取量至少达到 1 000 根纤维或钻取的质量在 23 mg～38 mg 之间。

5.3.3.4 程序

5.3.3.4.1 操作条件

——激光光源调节和探测器位置调整按日常维护手册进行。仪器必须调整到可测量最大直径大于标定毛条中最大纤维直径。测量短片段纤维样品之前仪器零位(或基线)必须在操作手册规定的范围内。

——纤维直径分析仪须有相当的稳定性，为此必须装有一个稳压电源装置，以便测量短片段纤维样超过 2 h，所获得的结果平均值和标准差在 0.5 μm 之内。

——仪器应在环境温度为 17℃±3℃的条件下操作。

注：仪器的箱内温度应保持选定值 20℃±1℃以内，以便循环液体保持在恒温下运行。

——采用的异丙醇其含水量应保持在 8%±1%。

——采用水和洗涤剂混合液时，试验室应为此而制定相应的日常操作程序，并使用最粗的国际羊毛绒试验室的标准毛条测量其短片段纤维样品的平均纤维直径所需时间与循环液体保持一种平衡。

5.3.3.4.2 纤维直径分析仪的标定

仪器将按附录 J 规定的方法进行标定，并得到通过。

5.3.3.4.3 测量前检验

每次开始测量期间要确保仪器处在 5.3.3.4.1 中的操作条件下，尔后至少测量已知直径的粗支毛条和细支毛条的细度试样各一份。该细度试样采用相同的程序重新制备并将此作为日常工作样品进行校验测量。

注：这些直径可以根据循环试验确定，或根据纤维直径分析仪共 10 次连续测量的平均值确定。现行的国际羊毛试验室协会的标准毛条可作为进一步校验使用。

如果校验细度试样结果不同于已知值或大于表 5 中规定的允差，纤维直径分析仪应进行调整，如有必要进行重新标定直至后来的毛条细度试样获得所需正确值为止。

表 5 激光仪纤维直径校验测量允差范围

毛条平均纤维直径/μm	允差/μm
15.0 及以下	0.3
15.1～20.0	0.6
20.1～25.0	0.8
25.1～30.0	1.0
30.1～35.0	1.2
大于 35.1	1.4

5.3.3.4.4 **测量**

——确保仪器保持平稳安放，测量前(包括标定、校验)仪器必须预热 1 h，并打开箱体门，排除可能产生的气泡，以确保仪器始终处在正常测量状态。

——从至少两份洗后子样中随机分取约等量的羊毛各两份组成细度试样，每只细度试样再使用微型钻芯取样机分别钻取两只短片段纤维样品用作测量(样品中如有植物性杂质和超长纤维可用镊子除去)。

——排空液体一至二次，待液体回升至约 10 mm 时，将已钻取的短片段纤维样品全部投入仪器中进行测量。每只短片段纤维样品一次性测量须获得至少 1 000 根纤维，而当连续测量未能一次性获得1 000根纤维时，应舍去数据，重新钻取新的短片段纤维样品直到一次性测量获取至少 1 000 根纤维为止。

——每检验批至少测量到四个读数，然后按照表 6 给定的读数间允差范围进行对照以便查出差错，以确定下一步检测。

表 6 激光仪读数值之间的允差范围(99%置信限度)

平均纤维直径/μm	标准差[a)](读数)/μm	允差范围 细度试样只数 n [Q[b)]]				
		4 (4.40)	7 (4.88)	8 (4.99)	11 (5.23)	12 (5.29)
15.0 及以下	0.106 4	0.5	0.5	0.5	0.6	0.6
15.1～20.0	0.173 6	0.8	0.8	0.9	0.9	0.9
20.1～25.0	0.240 9	1.1	1.2	1.2	1.3	1.3
25.1～30.0	0.308 1	1.4	1.5	1.5	1.6	1.6
30.1～35.0	0.375 4	1.7	1.8	1.9	2.0	2.0
大于 35.1	0.442 6	1.9	2.2	2.2	2.3	2.3

a) 同表 4 注。

b) 同表 4 注。

5.3.3.5 **测量结果的表达与计算**

按照 5.3.2.5 中 a)至 g)逐一进行。

5.3.4 **投影显微镜法**

按照 5.3.1.3 a)至 c)规定制备细度试样并按 GB/T 10685 规定方法进行检测及计算。

5.4 **毛丛长度与强度**

5.4.1 **A 法(ATLAS 法)**

按照 IWTO-30 规定的方法进行样品制备和检测及计算。

5.4.2 **B 法**

a) 按照 GB/T 6976 相关规定进行测量,但测试的毛丛样品应从抓毛样品中获取,获取的毛丛数应不少于 200 束。

b) 按照 GB/T 4710 相关规定进行测试,结果表示应于 ATLAS 法保持一致。

5.5 色泽

5.5.1 基本要求

a) 羊毛代表性样品必须按 4.1 规定获得。

b) 用于色泽测试的检验试样制备包括色泽试样的取样、洗涤(仅对基色而言)、去除植物性杂质、烘燥和在标准试验用大气压的条件下进行测试。所有这些程序所采用的方法应确保检验试样的基色变化降到最低限度。

c) 采用商业洗净毛或碳化毛进行"原色"检验,从包件中或货物中抽取的代表性样品要避免因不小心而受到沾污。

d) 色泽试样可采用 C 光源和 2°观察器或采用 CIE D65 光源和 10°观察器测试其三刺激值 X、Y 和 Z。仪器间的偏差可采用标准羊毛或采用已经鉴定过的瓷板校准仪器来降低。

e) 黄色度根据三刺激值 Y 和 Z 获得,用 $Y-Z$ 表示。采用的羊毛光源参数范围按表 7 现定执行:

表 7

色泽种类	$Y-Z$	
	C/2°	65/10°
超白	−2	7
白色	0	8
奶油色	3	11
黄色污染	12	18

5.5.2 仪器设备

a) 一台适宜的比色计:分光比色计或分光光度计,及辅助装置。

b) 盛放色泽试样的盛样盒。

符合 3.15 要求的试验室。

色泽试样制备的相关设备见附录 K。

5.5.3 色泽试样的制备

从按 4.1 规定获取的样品中随机分取出等量的色泽试样约 30 g,或者至少两份洗后子样中随机抽取等量的色泽试样约 15 g,经充分混合后确保其色泽变化保持最低限度。

用于羊毛基色和原色测定的试验室样品制备方法可以是:

——含脂毛或商业洗净毛或碳化毛(已经实验室洗涤和烘干并按附录 K 中规定的方法进行梳理开松,以便测定其基色);

——商业洗净毛(已在 105℃温度下烘干,并按照附录 K 规定的方法进行梳理开松以便测定基原色),须进行检查以确保其方法在色泽测试中不发生变化。

注意在样品制备中有许多因素能影响羊毛的色泽,例如:

——洗涤样品所用的水质,采用蒸馏水或非离子型水洗涤样品的方法与正常进行洗涤的样品进行比较其色泽测定的情况。

——烘燥:长时间在 105℃下进行烘燥会使一些羊毛发黄,因此应避免这种情况发生。

——试验室的空气质量:在干燥时和大量空气通过羊毛进行平衡处理时,如果空气中含有许多灰尘夹在羊毛试样中,就会影响试样的色泽测试。

——锡莱分析机进行开松:开始时应检查锡莱机箱体机壳,以确保其因生锈物质降落到样品中从而影响检验中样品的色泽测试。

——荧光照明:须避免样品长时间受荧光照明,特别是样品接近光源会使其色泽测试有所变化。

5.5.4 仪器的校准和标定

比色计、分光比色比色计和分光光度计的校准和标定,按照附录L中规定的程序进行。

注:比色计可采用已对标准羊毛测试过的一块工作标定瓷板或在附录L中规定的一块已经检定的瓷板进行,每操作4 h至少校核一次。仪器的安装应采用工作标定瓷板代替由制造厂供应的白色标定瓷板,按照制造厂的细则进行调节。

分光比色计和分光光度计的稳定性要好于比色计。为此,要求校核标定可以不必要每4 h至少一次。考虑到试验室可接受的操作规程,故在校核前须开始一系列的测试。

5.5.5 测试

5.5.5.1 程序

a) 将色泽试样装入试样盒(筒)内,按下列两种方法之一进行每组三刺激值测试四次。

1) 采用一份色泽试样,先测试两面,然后将试样分扯并重新组合成两个新的测试面,并再次测试其两个面;

2) 采用两份色泽试样,分别测试其两个面。

b) 记录测试值及采用标定的种类(如:标准羊毛或已检定的瓷板)。

5.5.5.2 检测过程中有效范围的校核

含脂毛检测过程中有效范围的校核按照表8具体规定执行,有效范围内的允差值在99%水平下可分成实验室内的标准差和“学生范围”值两种,它们不同于各种色泽参数并且随着测试样品的增加而增大。具体规定如下:

a) 色泽试样开始获得四个面的读数。

b) 如果四个读数允差小于或等于四次读数的允差范围,则测试完成,四个读数有效。

c) 如果四个读数允差大于四次读数的允差范围,则按5.5.5.1 a)1)规定将试样分扯后再测试两个面或者另取第三份色泽试样并测试其两个面。

d) 如果六个读数允差小于或等于六次读数的允差范围,则测试完成,六个读数有效。

c) 如果六个读数允差大于六次读数的允差范围,则按5.5.5.1 a)1)规定将试样分扯后再测试两个面或者另取第四份色泽试样并测试其两个面。

f) 如果八个读数允差小于或等于八次读数的允差范围,则检测完成,八个读数有效。

g) 如果八个读数允差大于八次读数的允差范围,则测试值中远离本体值的确定按下列程序进行计算:

1) 对有超出允差范围特性值时,可以将八个读数按数值从小到大顺序进行排列,即n_1,n_2,……,n_7,n_8。

2) 然后,计算$R_1=(n_8-n_7)/(n_8-n_2)$和$R_2=(n_2-n_1)/(n_7-n_1)$

3) 当$R_1>0.683$,则舍去n_8的三刺激值所有值,并计算七个保留读数的允差。如果七个读数的允差小于或等于七次读数的允差值,则测试完成,七个读数有效。

4) 当$R_2>0.683$,则舍去n_1的三刺激值所有值,并计算七保留读数的允差(或当按上述3)已舍去n_8后,那么就计算六保留读数的允差)。如果七测试值的允差(或已舍去n_1和n_8后的六个读数的允差)小于或等于七次读数的允差值(或已舍去n_1和n_8后的六个读数的允差值),则测试完成,七个读数有效(或已舍去n_1和n_8后的六个读数有效)。

5) 如果上述3)或2)中,其七个读数的允差(或已舍去n_1和n_8后的六个读数的允差)均超出七个读数的允差值(或已舍去n_1和n_8后的六个读数的允差值),则保留所有八个读数并出具平均结果。检测已完成,八个读数有效。

6) 如果R_1和R_2都不大于0.683,则计算八个读数的平均结果。检测完成,八个读数有效。

表 8　含脂毛色泽测试的允差范围

参数	实验室内标准差	允差范围			
		检测读数[a)]			
		4(4.40)	6(4.76)	7(4.88)	8(4.99)
X	0.626 3	2.8	3.0	3.1	3.1
Y	0.657 7	2.9	3.1	3.2	3.3
Z	0.715 7	3.1	3.4	3.5	3.6
a）同表 4 注。					

5.5.6　**计算 *X*、*Y* 和 *Z* 的平均值**

——计算有效测试值的每一组三刺激值的平均数，精确至 0.1 单位，对采用玻璃试样盒（见附录 M）的测试需使用已经检定的瓷板标定，以获得准确的三刺激值平均数，并且必须用国际照明委员会 CIE 色泽区域确定三刺激值的准确值（详见附录 L）。

对于采用标准羊毛条标定而进行的测试无须对平均三刺激值实施校准。

——采用两种标定方式测试的三刺激值是不同的，但可以根据下列公式进行换算：

$$X_W = -3.6935 + 0.9834X_t \quad (10)$$

$$Y_W = -1.9252 + 0.9298X_t \quad (11)$$

$$Z_W = -1.4508 + 1.0405Z_t \quad (12)$$

$$(Y-Z)_W = Y_W - Z_W \quad (13)$$

$$X_t = 3.7559 + 1.0169X_W \quad (14)$$

$$Y_t = 2.0705 + 1.0755Y_W \quad (15)$$

$$Z_t = 1.3944 + 0.9611Z_W \quad (16)$$

$$(Y-Z)_t = Y_t - Z_t \quad (17)$$

式中：

X_W、Y_W、Z_W——为仪器采用标准羊毛标定而获得的三刺激值（采用 C 光源和 2°观察角度）。

X_t、Y_t、Z_t——为仪器采用已经检定的瓷板标定及对玻璃试样盒表面校准而获得的三刺激值（采用 D65 光源和 10°观察角度）。

5.5.7　**计算色泽值**

按照下列方法计算特定范围内的色泽值：

a）黄色度最简单的表示为：$Y-Z$。

b）白度按式(8)计算白度等级，精确至 0.1：

$$W = [(100-0.94Y)^2 + (2.84X-2.35Z)^2]^{1/2} \quad (18)$$

5.5.8　**测试结果的表示**

a）平均三刺激值 X、Y 和 Z，精确至 0.1。

b）平均黄色度 $Y-Z$，精确至 0.1。

c）白度（如果需要）W，计算值按三刺激值中的 Y 和 Z 平均值计算，四舍五入至 0.1。

5.6　**品位**

5.6.1　**仪器设备**

——拣毛台；

——台秤：最小分度值为 0.25 kg。

5.6.2 检验程序

将抽取的全部抓毛样品置放在拣毛台上。在自然光下，用肉眼分拣出除正身以外的各类疵点毛。分拣结束后，把拣得的正身毛和各类疵点毛分别称重，精确至 0.25 kg。

5.6.3 结果的计算

按式(19)计算各类疵点毛，精确至小数点后一位，用%表示：

$$各类疵点毛质量百分率 = \frac{各类疵点毛质量}{正身毛 + 各类疵点毛质量} \times 100 \quad \cdots\cdots\cdots (19)$$

注：各类疵点毛包括弱节毛、集中草刺毛和其他疵点毛。

附　录　A
（规范性附录）
子样洗涤的方法

A.1　基本要求

a)　采用洗涤剂洗毛时，必须确保通过 75 μm（每英寸 200 目）筛网的羊毛纤维和植物性杂质不受到损失。

b)　保留在 75 μm 筛网上的任何羊毛纤维和植物性杂质应该重新并回到子样内。由于洗液中回收物的数量一般很小，并可以充分预计，可以按照 A.6 规定的方法得出一个修正值，则不再需要收集和合并。但在特殊情况下，则所有必须物质必须回收且重新合并到子样中。

c)　洗涤剂

1)　如果使用非离子型洗涤剂，使用或不使用助洗剂都可以。洗涤的温度和条件只要不损伤羊毛并且不影响烘后子样的检验为宜。

2)　如果使用含有碳酸钠的洗涤剂，洗涤液温度应保持在 52℃±3℃范围内。

d)　按照附录 D 规定测试的洗后子样乙醇抽出物含量不能超过 5%。

A.2　洗涤方法

作为举例 A.3～A.5 列出了每只子样洗涤使用的相宜设备和程序。只要符合 A.1 的基本要求，也可以使用其他设备或程序。

A.3　设备

A.3.1　洗毛槽：容量为 30 L～50 L，底部呈漏斗状并留有漏孔出水口并与一小段落水管相连。漏孔出水口对准一只 75 μm 筛网（每英寸 200 目）的中心，筛网直径约为 120 mm～200 mm，支座在收集盘上。

A.3.2　一至二块金属 150 μm（每英寸 100 目）的筛网板，长乘宽应与洗毛槽长乘宽相近，四周装有适宜的橡胶皮，防止洗涤后筛网板取出时羊毛纤维和植物性杂质遗落在溶液中。

A.3.3　控温装置，能使供给洗毛槽的洗液温度控制在所需温度的±3℃范围内。

A.3.4　浮洗瓶或杯容量约为 1 L～2 L 的玻璃或透明塑料瓶或杯，高约 20 cm，用于将 200 目筛网上的羊毛短纤维从混合的泥砂和其他的杂质中用浮选法分离出来。

A.3.5　挤干式脱水器或离心脱水机。用于洗后的子样在置于烘箱进行烘干前除去多余的水分。

A.3.6　网袋约为 150 μm（每英寸 100 目）或更细目数的网袋。将洗后的子样装入网袋内进行脱水。

A.4　洗涤剂

A.4.1　洗液 A：非离子型洗涤液浓度为 0.3%。

A.4.2　洗液 B：非离子型洗涤液浓度为 0.15%。

A.4.3　洗液 C：含有 0.3%碳酸钠（Na_2CO_3）和 0.1%肥皂片的洗液，（脂酸冻点不超过 25℃），再加入 0.3%的聚磷酸盐型氧化钙多价螯合剂。

A.4.4　洗液 D：含有 0.3%碳酸钠（Na_2CO_3）和 0.05%肥皂片的洗液，（脂酸冻点不超过 25℃），再加入 0.3%的聚磷酸盐型氧化钙多价螯合剂。

A.5　程序

如果采用 A.3.1 洗毛槽，按下列程序进行：

A.5.1 将金属筛网板嵌入洗毛槽，将子样浸入 A.4.1 洗液 A 中，温度为 35℃～45℃（如浸入 A.4.3 洗液 C 中，水温为 52℃±3℃），浴比为每 15 g 羊毛不少于 1 L，搅拌 3 min，洗液通过 75 μm（每英寸 200 目）筛网排放，用温水（35℃～45℃）冲洗羊毛，尽可能冲去多余的砂和尘土，对于粪粘结物和粪块可以加以捏碎并随砂和尘土一起冲走。取出金属筛网板，同时将遗留在槽底的羊毛纤维和植物性杂质放回洗后羊毛中并丢弃其他杂质。

A.5.2 将遗留在 75 μm（每英寸 200 目）筛网上的混合物先用温水冲淋，然后移入至浮洗瓶或杯中，用温水注满可用玻璃棒搅动，使羊毛与杂质分离。待沉淀后捞出羊毛纤维和植物性杂质，归入洗后羊毛中。再用温水注满浮洗瓶或杯并进行搅动，待沉淀，如前再捞一次。如果估计沉淀物中含有羊毛纤维和植物性杂质仍超子样质量的 0.05%，则在丢弃沉淀物之前再如前浮洗一次。只要符合 A.6 的基本要求，则可以求得浮洗物的平均质量，并可用它来修正计算以代替每次浮洗操作。

A.5.3 将金属筛网置入 A.4.2 洗液 B 或 A.4.4 洗液 D 中，重复 A.5.1～A.5.2 的搅拌、排放、冲洗、浮洗等操作步骤。

注：洗液 A 与洗液 B 为一组，第一次皂洗用洗液 A，接下来就用洗液 B，反之第一次用洗液 C，接下来皂洗则用洗液 D。

A.5.4 将金属筛网板放置在位，再重复两次上述操作程序，但此时须用 35℃～45℃的温水代替洗液。冲淋时用手尽可能拣除并丢弃毛样中的绳、皮块和其他不带羊毛纤维和植物性杂质的外来杂质。

A.5.5 将最后一次用浮洗法回收来的羊毛纤维及植物性杂质和洗后子样彻底混合，放入网袋中，置于挤干脱水器中或离心脱水机内排除多余的水分，然后置于 105℃烘箱内，烘干至恒重（按附录 B 进行测定）。

A.6 对丢弃羊毛纤维和植物性杂质的修正

因丢弃少量物质而对此损失采用一种标准予以修正，必须符合下列基本要求：

a) 此修正只能适用于干燥羊毛纤维和植物性杂质的平均损失，通常不超过洗涤前以洗毛槽中的子样为单位的样品质量的 0.3%。此平均值必须根据至少在 500 只子样中随机取出不少于 50 次洗涤测定结果后得到。这些测定结果的标准差必须不超出洗涤前子样质量的 0.1%。

b) 每经 50 只子样洗涤后至少校核一次，或至少每天校核一次，以证实其丢弃物损失在上述限度内。

c) 如果无法符合上述限度，每只子样的回收物必须重新合并到洗后羊毛中，直到符合 a）中要求为止。

附　录　B
（规范性附录）
洗后子样烘干质量的测定方法

B.1　基本要求

a）使用105℃±2℃的强制式热空气进行加热。

b）加热的空气如不是抽自3.15规定的标准大气，烘干空气的水分含量要予以修正。根据表B.1、表B.2获得相应修正值或按式(B.1)计算出修正值。

c）子样应均匀地填放在烘样盒(筒)或烘篮内，以得到均匀的填装密度，而烘样盒(筒)或烘篮应装有筛网孔不粗于150 μm(每英寸100目)的筛网，以防止在烘干过程中羊毛纤维或植物性杂质的遗落。

d）如果子样在烘箱内热称重，烘箱的空气进口和出口在称重时应予以关闭，以避免热风或气体对流干扰称重。如果子样留在烘样盒(筒)或烘篮内在箱外天平上进行热称重，天平应加护罩以避免热空气影响(见注2)。

e）应对箱外称得的质量进行浮力和对流效应的修正(见注B.3)。浮力和对流修正在环境温度范围内每隔10℃测定一次。

f）当到达估计烘干时，每隔预计烘干时间的30%进行称重，但至少不得少于5 min。当其烘干率为每分钟不少于该子样前一次称重的0.01%时，该子样即可以认为已被烘干。

注1：对进入烘箱内的加热空气水分含量的修正系数可按照式(B.1)直接计算出：

$$\text{修正系数} = 1 + 0.000\,53(9.470 - \frac{622er}{760 - er}) \qquad \text{(B.1)}$$

式中：

e——饱和蒸气压，单位为帕(Pa)；

r——相对湿度，%。

注2：受到干扰影响的简单试验方法为：将一只质量100 g的子样经过两倍于平时烘干时间进行烘干，每30 min内不断观察读数变化应不超过0.02 g即可。

注3：浮力和对流修正的测定，是将已知干重的洁净涤纶纤维均匀地装填进一只未加热但已知质量的烘样盒(筒)或烘篮内。涤纶纤维的干重测定可以将其置于标准大气下达到平衡后减去假定回潮率为0.4%时的质量。在计算烘样盒(筒)或烘篮和涤纶纤维总干重后，将此装有涤纶纤维的烘样盒(筒)或烘篮置于烘箱内以通常加热时间的两倍进行加热，然后进行热称重。此热称的质量与计算烘样盒(筒)或烘篮和涤纶纤维总干重之差，即为浮力与对流影响的总和，可以作为专指设备在此环境温度下施加热称质量的修正值。

B.2　仪器设备

——热风式电烘箱。

——强制式快速烘干器或只要能符合B.1要求的其他烘燥设备。

——天平：最小分度值0.01 g。

B.3　程序

a）将洗涤后的脱水子样均匀地装填入洁净的烘样盒(筒)或烘篮中，并不遗落任何羊毛纤维和植物性杂质。

b）确保烘干设备的温度控制在105℃±2℃内。

c）将盛有子样的烘样盒(筒)或烘篮置于烘干设备的规定位置，开启烘干设备开关，按所用烘干设备对羊毛烘干所需时间进行烘干。

d) 烘干所需时间达到后按照 B.1 d)进行首次称重。如箱外称重从取出烘样盒(筒)或烘篮和称重总的时间不得超过 30 s。记录质量,继续进行烘干,常规烘干设备大约继续烘干约 15 min,快速烘干设备大约烘干为 5 min。

e) 使用温湿度计测定环境空气的温湿度,并作好记录,在烘干过程中至少每小时记录一次。

f) 按 B.1 d)进行第二次称重。如果子样质量变化大于 0.05%,记录此新质量。再进行烘干,重复上述程序直到子样质量变化不超过 0.05%(即恒重)。如果质量变化在 0.05%内,烘干完成。

g) 对最后记录的子样烘干质量,如箱外称重则加上该环境温度时的浮力和对流影响的修正值。

h) 根据环境相对湿度,从表 B.1 查得环境空气含湿量的修正系数,或者根据最新记录的环境干、湿球温度,从表 B.2 查得修正系数,再或者采用式(B.1)求出修正系数。

i) 将子样烘干质量乘上修正系数,得到洗后子样的烘干质量 P_i(精确至 0.01 g)。

表 B.1 进入烘箱空气的含湿量修正表

环境空气温度/℃	环境相对湿度/(%)								
	15	25	35	45	55	65	75	85	95
6	1.005	1.004	1.004	1.004	1.003	1.003	1.003	1.002	1.002
8	1.004	1.004	1.004	1.003	1.003	1.003	1.002	1.002	1.002
10	1.004	1.004	1.004	1.003	1.003	1.002	1.002	1.002	1.001
12	1.004	1.004	1.003	1.003	1.002	1.002	1.002	1.001	1.001
14	1.004	1.004	1.003	1.003	1.002	1.002	1.001	1.001	1.000
16	1.004	1.004	1.003	1.002	1.002	1.001	1.001	1.000	0.999
18	1.004	1.003	1.003	1.002	1.001	1.000	0.999	0.999	0.999
20	1.004	1.003	1.002	1.002	1.001	1.000	0.999	0.999	0.999
22	1.004	1.003	1.002	1.001	1.000	0.999	0.998	0.998	0.997
24	1.004	1.003	1.002	1.001	1.000	0.999	0.998	0.997	0.996
26	1.003	1.002	1.001	1.000	0.999	0.998	0.997	0.995	0.994
28	1.003	1.002	1.001	0.999	0.998	0.997	0.996	0.994	0.993
30	1.003	1.002	1.000	0.999	0.997	0.996	0.994	0.993	0.991
32	1.003	1.001	1.000	0.998	0.996	0.995	0.993	0.991	0.990
34	1.002	1.001	0.999	0.997	0.995	0.993	0.992	0.990	0.989
36	1.002	1.000	0.998	0.996	0.994	0.992	0.990	0.988	0.986
38	1.002	1.000	0.997	0.995	0.993	0.990	0.988	0.986	0.983
40	1.001	0.999	0.996	0.994	0.991	0.989	0.986	0.983	0.981

表 B.2 进入烘箱空气的含湿量修正表

环境温度/℃	湿球下降温度(环境温度—湿球温度)/℃																			
	1.0	2.0	3.0	4.0	5.0	6.0	7.0	8.0	9.0	10.0	11.0	12.0	13.0	14.0	15.0	16.0	17.0	18.0	19.0	20.0
6	1.002	1.003	1.003	1.004	1.004	1.004	1.005													
8	1.002	1.002	1.003	1.003	1.004	1.004	1.004	1.005												
10	1.001	1.002	1.002	1.003	1.003	1.004	1.004	1.004	1.005											
12	1.001	1.001	1.002	1.002	1.003	1.003	1.004	1.004	1.005											
14	1.000	1.001	1.001	1.002	1.002	1.003	1.003	1.004	1.004	1.004										
16	1.000	1.000	1.001	1.001	1.002	1.002	1.003	1.003	1.004	1.004	1.005									
18	0.999	0.999	1.000	1.001	1.001	1.002	1.002	1.003	1.003	1.004	1.004	1.005								
20	0.998	0.999	0.999	1.000	1.000	1.001	1.002	1.002	1.003	1.003	1.004	1.004	1.005							
22	0.997	0.998	0.998	0.999	1.000	1.000	1.001	1.002	1.002	1.003	1.003	1.004	1.004	1.005						
24	0.996	0.997	0.997	0.998	0.999	0.999	1.000	1.001	1.001	1.002	1.002	1.003	1.004	1.004	1.005					
26	0.995	0.995	0.996	0.997	0.998	0.999	0.999	1.000	1.001	1.001	1.002	1.002	1.003	1.003	1.004	1.004				
28	0.993	0.994	0.995	0.996	0.997	0.998	0.998	0.999	1.000	1.000	1.001	1.002	1.002	1.003	1.003	1.004	1.004			
30	0.992	0.993	0.994	0.995	0.996	0.996	0.997	0.998	0.999	1.000	1.000	1.001	1.002	1.002	1.003	1.003	1.004	1.004		
32	0.990	0.991	0.992	0.993	0.994	0.995	0.996	0.997	0.998	0.999	0.999	1.000	1.001	1.001	1.002	1.003	1.004	1.004	1.004	
34	0.988	0.989	0.990	0.992	0.993	0.994	0.995	0.996	0.996	0.997	0.998	0.999	1.000	1.000	1.001	1.002	1.002	1.003	1.004	1.004
35	0.987	0.988	0.989	0.991	0.992	0.993	0.994	0.995	0.996	0.997	0.998	0.998	0.999	1.000	1.001	1.001	1.002	1.003	1.003	1.004
36	0.986	0.987	0.989	0.990	0.991	0.992	0.993	0.994	0.995	0.996	0.997	0.998	0.999	0.999	1.000	1.001	1.002	1.002	1.003	1.003
37	0.985	0.986	0.987	0.989	0.990	0.991	0.992	0.993	0.994	0.995	0.996	0.997	0.998	0.999	1.000	1.000	1.001	1.002	1.002	1.003
38	0.983	0.985	0.986	0.988	0.989	0.990	0.991	0.992	0.994	0.995	0.995	0.996	0.997	0.998	0.999	1.000	1.001	1.001	1.002	1.003
39	0.982	0.984	0.985	0.987	0.988	0.989	0.991	0.992	0.993	0.994	0.995	0.996	0.997	0.998	0.999	0.999	1.000	1.001	1.002	1.002
40	0.981	0.982	0.984	0.985	0.987	0.988	0.989	0.991	0.992	0.993	0.994	0.995	0.996	0.997	0.998	0.999	0.999	1.000	1.001	1.002

附　录　C
（规范性附录）
洗后子样的灰分含量测定方法

C.1　基本要求

a）检验试样应从洗后子样中分取，须避免其矿物质含量发生任何变化。
b）检验试样的烘干质量应为 10 g，准确到 0.01 g。
c）灰化应在高温炉内以 750℃±50℃的温度进行。
d）所有含碳物质全部被氧化，灰化即完成。

C.2　仪器设备

a）天平，用以测定检验试样质量，精确到 0.01 g，以及用以测定残余灰分质量的天平，精确至0.001 g。
b）空坩埚质量，已经 750℃±50℃焙烧后的已知精确质量。
c）高温灰化炉，能保持 750℃±50℃温度。
d）煤气灯，用以在灰化前检验试样的碳化。
e）干燥器，用以冷却坩埚及残余灰分。

注 1：只要符合 C.1 基本要求，也可采用其他形式的设备以及不同的操作程序。

C.3　程序

a）按附录 B 中规定在称取洗后子样的烘干质量后，立即从热的子样中以小簇快速分取约 10 g 的检验试样，在此过程中注意不遗落任何矿物质。
b）在称得洗后子样烘干质量后的 60 s 内称取检验试样质量（用 G_1 表示），精确到 0.01 g。除了在称取检验试样前存放在密封容器内烘干子样的回潮不超过 1%以外，要不在分取和称重检验试样前，再次对洗后子样称重，精确到 0.01 g，然后对检验试样的质量根据回潮的提高予以修正。
c）称取空坩埚质量，（已经 750℃±50℃烘燥）精确至 0.01 g（用 G_2 表示）。
d）将检验试样置于坩埚内，稍用蒸馏水湿润羊毛（见注 2）。
e）将煤气灯置于盛有检验试样的坩埚下进行焙烧，尽可能多的除去挥发性物质。
f）将坩埚置于控温在 750℃±50℃的高温炉内，直至所有含碳物质都被氧化为止。
g）从高温炉内取出坩埚，置于干燥器内冷却。
h）将盛有残余灰分的坩埚进行称重，精确至 0.001 g（用 G_3 表示）。

C.4　计算

按式（C.1）计算洗后子样的灰分含量（用 A_i 表示），精确至 0.1%：

$$A_i = \frac{G_3 - G_2}{G_1} \times 100 \qquad \cdots\cdots\cdots\cdots(\text{C.1})$$

式中：
G_1——洗后子样烘干后在 60 s 内称取的检验试样质量，单位为克（g）（精确到 0.01 g）；
G_2——空坩埚质量，单位为克（g）（精确至 0.01 g）；
G_3——盛有残余灰分的坩埚的质量，单位为克（g）（精确至 0.001 g）。

注 2：当焙烧时，羊毛会膨胀发泡，从而损失其质量，用蒸馏水湿润羊毛可减少发泡现象。

附 录 D
（规范性附录）
洗后子样的乙醇抽出物测定方法

D.1 基本要求

a) 检验试样应从洗后子样中分取，须避免其乙醇抽出物发生任何变化。
b) 检验试样的烘干质量约为 5 g，精确至 0.01 g(用 G_4 表示)。
c) 检验试样在测定前，回潮率不得超过 5%。
d) 用于抽取的乙醇规格按 D.2 的要求。
e) 抽取过程的虹吸回流次数至少 20 次(或不少于 3 h)才得以完成。
f) 乙醇抽出物的重量应精确至 0.001 g。

D.2 试剂及仪器设备

D.2.1 试剂

无水乙醇(分析纯)，浓度不低于 94%(浓度要求是使用正常量的该乙醇作空白试验时，残留物不超过 0.001 g，其操作程序按照 D.3 中的 d)到 1)进行，不同的是套管内不装试样)。

D.2.2 仪器设备

a) 天平，用于称取检验试样质量精确至 0.01 g 和用于称取乙醇抽出物质量精确至 0.001 g 的天平。
b) 索氏萃取器，浸抽管容量为 250 mL，配有磨砂玻璃接口接装 250 mL 蒸馏瓶，并附有适宜的回流式冷凝装置。
c) 加热装置，具有可调节的控温装置，用以加热索氏蒸馏瓶。
d) 过滤套管，能滤去所有细小固体，其长度是以超过虹吸口的顶部，其容量能装入 5 g 羊毛，或用滤纸代替包住 5 g 羊毛。
e) 通风式加热烘箱，具有保持 105℃±5℃的温度。
f) 干燥器，用以冷却蒸馏瓶。

注 1：只要能符合 D.1 的要求，其他装置和不同的程序也能适用。

D.3 程序

a) 按附录 B 中规定在称取洗后子样的烘干质量后，立即从热的子样中以小簇快速分取约 5 g 的检验试样。
b) 在称得洗后子样烘干质量后的 60 s 内称取检验试样质量(用 G_4 表示)，精确到 0.01 g。除了在称取检验试样前存放在密封容器内烘干子样的回潮不超过 1%以外，要不在分取和称重检验试样前，再次对洗后子样称重，精确到 0.01 g，然后对检验试样的质量根据回潮的提高予以修正。
c) 将检验试样置于过滤套管内或用滤纸包好，并保证羊毛试样在萃取过程中低于虹吸管的顶部。
d) 将洁净的空蒸馏瓶称重至 0.001 g(已经 105℃±2℃烘燥并已冷却，用 G_5 表示)。
e) 将装有检验试样的过滤套管或包有试样的滤纸置于浸抽管内，接装好萃取装置。
f) 注入足量的乙醇，保证在整个萃取过程中虹吸回流可以顺利进行而蒸馏瓶不致于干竭。
g) 将装好的萃取装置置于加热器上，调整加温速率，使在萃取所需时间内至少发生 20 次虹吸回流。

h) 如果虹吸回流不正常，该次测定将作废。

i) 经过至少20次虹吸回流后，取出检验试样，回收乙醇。

j) 当回收乙醇完成，取下蒸馏瓶，当蒸馏瓶中的乙醇蒸发净后，置于105℃±5℃的烘箱内进行加热30 min。

k) 从烘箱内取出蒸馏瓶，置于干燥器内进行冷却。

l) 从干燥器内取出蒸馏瓶，立即称重，精确至0.001 g(用G_6表示)。

D.4 计算

按式(D.1)计算洗后烘干子样的乙醇抽出物百分含量E_i：

$$E_i = \frac{G_6 - G_5}{G_4} \times 100 \qquad \text{(D.1)}$$

式中：

E_i——第i只洗后烘干子样的乙醇抽出物百分含量，%(精确至0.1%)；

G_4——洗后烘干的检验试样质量，单位为克(g)(精确至0.01 g)；

G_5——空蒸馏瓶质量，单位为克(g)(精确至0.001 g)；

G_6——乙醇抽出物与空蒸馏瓶的质量，单位为克(g)(精确至0.001 g)。

附 录 E
（规范性附录）
洗后子样植物性杂质基和总碱不溶物的测定方法

E.1 基本要求

a) 对约 40 g 的烘干检验试样进行测定。

b) 氢氧化钠(NaOH)溶液的浓度、温度及浸渍时间应能确保完全溶解羊毛。溶解液应进行过滤以保留未被碱液溶解的残余物。

c) 碱不溶残余物应经淋洗，以去除残留的碱。

d) 必要时应将碱不溶物分类，再以 110℃±2℃温度进行烘干。

f) 确定未被溶解于碱的物质中各类残余物的比例，并根据各自在碱中的部分溶解程度采用相宜的修正系数。

g) 根据采用氢氧化钠的浓度、温度和浸渍时间以及所采用的过滤和淋洗程序而制定出碱不溶物相应的修正系数。

注 1：采用本附录操作程序，采用相应的修正系数见表 E.1。

h) 碱不溶残余物的灰分含量应予测定或估算。

E.2 试剂及仪器设备

a) 试剂：10%氢氧化钠(NaOH)溶液(由 10 g±1 gNaOH 配制的 100 mL 溶液)。

b) 天平：用于称取检验试样质量，精确至 0.01 g 和用于称取碱不溶物质量及其灰分质量，精确至0.001 g。

c) 相宜的加热装置，用于将氢氧化钠(NaOH)液液加热至沸点。

d) 耐碱筛网，名义筛孔为 355 μm～425 μm(每英寸 40 目～50 目)，用于收集不溶于碱的残余物。

e) 已知质量的空坩埚(已经 750℃±50℃高温烘燥后的准确质量)，精确至 0.001 g。

f) 烘箱：能以 110℃±2℃的热空气烘干残余物而不损失物质。

注 2：只要符合 E.1 的要求，其他形式的装置和不同的操作程序也能使用。

E.3 程序

a) 按附录 B 中的规定在获取子样的烘干质量后立即从热的子样中以小簇分取约 40 g 的检验试样。注意勿落失任何不溶于碱的物质。

b) 在称取洗后子样烘干质量的 60 s 内称取检验试样质量，精确至 0.01 g。除了在称取检验试样前存放在密封容器内的烘干子样的回潮率不超过 1%以外，要不在分取和检验试样称重前，再次对洗后子样称重，精确至 0.01 g。然后对检验试样的质量根据回潮率的提高而予以修正。

c) 将检验试样置入 600 mL 煮沸的氢氧化钠(NaOH)溶液中，不须继续加热并不断进行搅拌 180 s±10 s。

d) 将溶液倾倒在筛网内以及将遗留在容器或烧杯内的杂质用水一起冲入至筛网内，同时用水不断冲淋筛网内不溶于碱的物质，至少 3 min。

e) 将收集的残留物置于 110℃±2℃的烘箱进行烘干。残留物的烘干速率须达到估计烘干时间后，其间隔 5 min 时的残留物小于 5 mg/min 时，即残留物才被认为已烘干。

f) 将总碱不溶物进行称重，精确至 0.001 g 以及决定不同种类的残留物的比值。这些比值可以按下列方式在称取总碱不溶物之前或之后进行：

1）当总碱不溶物不超出 0.5 g 时，须将粪块分开并称重以及剩余碱不溶物可以用肉眼决定比值含量；

2）当总碱不溶物超过 0.5 g 时，所有不同种类的残留物必须分开并称重，如果以后测试的每只检验试样的总碱不溶物不超过 2 g，当用肉眼估测各检验试样间的残留物不存在明显的差异，则可以用第一只检验试样测定的比值来估测各种类残留物的质量百分率。

g）将所有残留物移入到已知质量的空坩埚内，按附录 C 所述的程序进行灰分含量的测定，或者根据 E.5 提出的方法对残留物灰分加以估测。

h）根据表 E.1 中获取适用于上述 E.3 f）所测定的各种类残留物的修正系数。

表 E.1 不同种类碱不溶物的修正系数

碱不溶物种类	符号	修正系数
草籽和碎草屑	f_1	1.40
螺旋草刺	f_2	1.20
硬头草刺和枝梗	f_3	1.03
皮块	f_4	2.00
其他碱不溶物	f_5	1.05
注 1：表中给出的各种类植物性杂质和其他碱不溶物除去灰分、乙醇抽出物的洗后烘干质量与相应实际回收到的碱不溶物除去灰分、乙醇抽出物后的烘干质量之比的平均值。		

E.4 计算

E.4.1 符号

采用下列符号表示各数据：

A_T——经检验后回收的灰分质量，精确至 0.001 g；

f_1——草籽和碎草屑的修正系数；

f_2——螺旋草刺的修正系数；

f_3——硬头草刺和枝梗的修正系数；

f_4——皮块的修正系数；

f_5——除植物性杂质和皮块外的其他碱不溶物的修正系数；

M_i——从第 i 只洗后烘干子样中抽取的检验试样质量；

m——回收的碱不溶物总烘干质量，精确至 0.001 g；

m_1——草籽和碎草屑质量，精确至 0.001 g；

m_2——螺旋草刺质量，精确至 0.001 g；

m_3——硬头草刺和枝梗质量，精确至 0.001 g；

m_4——皮块质量，精确至 0.001 g；

m_5——除了植物性杂质和皮块外的其他碱不溶物的质量，精确至 0.001 g；

T_i——第 i 只检验试样除去灰分、乙醇抽出物的碱不溶物总烘干质量占其检验试样质量的百分率，精确至 0.1%；

V_i——第 i 只检验试样除去灰分、乙醇抽出物的植物性杂质烘干质量占其检验试样质量的百分率，精确至 0.1%；

H_i——第 i 只检验试样除去灰分、乙醇抽出物的硬头草刺和枝梗烘干质量占其检验试样质量的百分率，精确至 0.1%。

E. 4. 2 植物性杂质

按式(E. 1)及表 E. 1 中相应的修正系数，计算检验试样中植物性杂质百分率(V_i)：

$$V_i = \frac{100}{M_i}\sum_{j=1}^{3} f_i m_i (1 - \frac{A_T}{m}) \quad \cdots\cdots (E.1)$$

E. 4. 3 硬头草刺和枝梗

按式(E. 2)和表 E. 1 中的硬头草刺和枝梗的相应修正系数，计算检验试样中硬头草刺和枝梗百分率(H_i)：

$$H_i = \frac{100}{M_i} \times f_3 \times m_3 \times (1 - \frac{A_T}{m}) \quad \cdots\cdots (E.2)$$

E. 4. 4 总碱不溶物

按式(E. 3)和表 E. 1 中的相应修正系数，计算检验试样中总碱不溶物百分率(T_i)：

$$T_i = \frac{100}{M_i}\sum_{j=1}^{5} f_j m_j (1 - \frac{A_T}{m}) \quad \cdots\cdots (E.3)$$

E. 5 另一种计算结果的方法

根据多个试验室的数据分析表明：回收碱不溶物的灰分可以用一个多元线性回归方程来预测，包括在总碱不溶物中的粪块和非粪块两者的质量，条件是粪块含量不能超出 5%(即 40 g 检验试样中不超出 2 g)。

注 3：当试验试样中粪块含量超出 5%时，或者为解决争议进行复验时，应该实测其灰分含量而不采用估算。

这种回归方程式在各试验室之间有所不同，并且随着时间而发生变化。因此采用多元回归方程式来估测灰分，只有当每周至少定期校核 20 只试样的灰分测试才能被接受。质量控制校核的现行记录，包括检验数据和计算，必须由试验室保存。

质量控制计算表对每星期 20 只样品给出的平均差异(估测质量－实测质量)将用于回归方程式执行的监控。当试验室超出两年并证明具有一个稳定的体系，根据更有规律的质量控制程序维持，其校核的次数可以减少为每月 20 只样品(例如：高温炉温度和灰化时间的控制)。

采用式(E. 1)、式(E. 2)、式(E. 3)将总碱不溶物中的灰分估测质量(A_p)代替实测灰分质量(A_T)后，获得 V_i、H_i、T_i 值。

附　录　F
（规范性附录）
气流细度仪的标定

F.1　标准毛条

气流细度仪的标定必须采用现行的标准毛条。标准毛条由国际羊毛试验室协会组织许多试验室成员采用气流仪和投影显微镜法经反复多次循环测试而获得，它是由一套八种平均纤维直径的干梳毛条组成。标准毛条采用二氯甲烷萃取获得的二氯甲烷可溶物含量（含油率）小于1%，使用前不必进行清洗处理。

F.2　标定前的准备

将标准毛条切取约10 mm～20 mm长度，标定用的试样和随之制备用的样品应采用相同方法切取纤维，并使纤维呈不平行状态。随后将切断后的样品置于锡莱分析仪中进行充分混合和开松。

按附录G相关条款对仪器进行必要的校验和检测。

F.3　标定

F.3.1　气流仪

对于传统式气流仪：在压力计零位下680 mm处，作一水平标记（Z），在流量计背面固定一把以毫米为刻度的标尺，标尺的零位和流量计近底部标记（零位）相重合（见图F.1）。

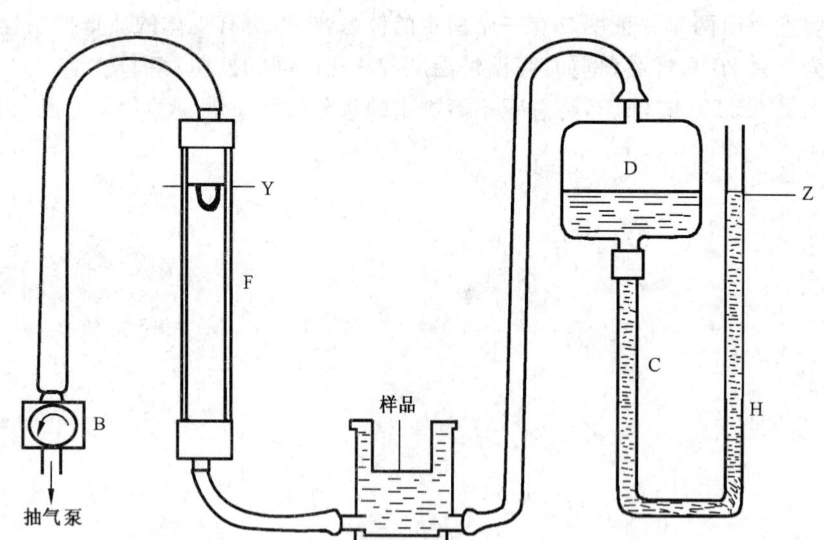

A—圆柱体试样筒；
B—空气阀；
C—液体流量计；
D—压力贮液筒；
H—压力计工作液面位置；
Z—液面零位标记；
F—流量计。

图F.1　传统式气流仪

对于电子气流仪：测定位于 ADC 部件中由压力管(C)决定的 180 mm 的水压差(见图 F.2)。

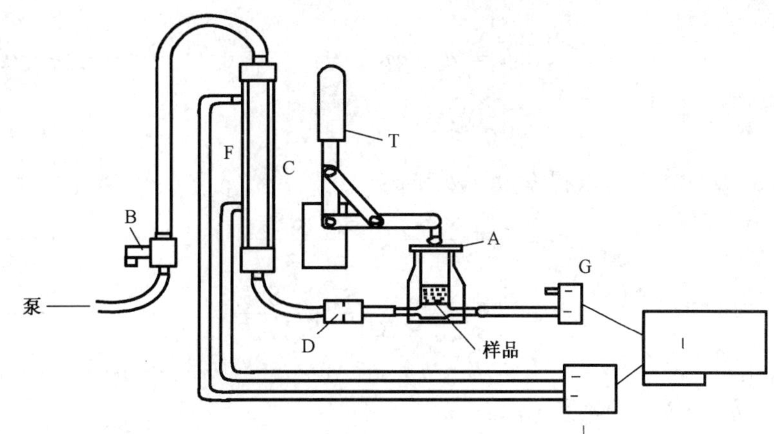

A—圆柱体试样筒；
B—气流控制阀；
D—空气过滤器；
F—流量传感器；
T—试样握持器；
G—压力传感器；
J—压差传感器；
I—模拟数字传换卡。

图 F.2　电子式气流仪

切取的标准毛条作为新的羊毛样品按 5.3.1.3 d)要求用相同方法进行处理。进行调湿处理前，重要的是切取的标准毛条作用原样，采用完全相同的方法将其回潮率烘燥至低于 10%(即相同的干燥温度和时间)，然后从每份标准毛条中称取五只细度试样(2.500 g±0.004 g)。按照 5.3.1.4 规定的方法测定每一只试样。

对传统式气流仪：调节气流阀使压力管中的液体弯月水平面与 180 mm 的参照标记(H)相重合，记录流量计从零位到浮标间用毫米表示的 H 距离。用相同方法每份标准毛条获得总计 10 个读数，并计算出平均读数。

对电子气流仪：标准在 ADC 部件中相同于预先采用压力管(C)测定的 180 mm 压差位置的数值，然后记录在 ADC 部件中的气流 h。

F.3.2　定重检验

用毫米表示的平均读数 h 可以对已知用微米表示的平均纤维直径 d 作图表示，对 ADC 附件也相适用，并检查确保落下的各点近似线性关系。

获得的结果可采用下面给定的最小二乘法绘制曲线。回归方程是一个标定方程且必须采用确定气流仪读数和平均纤维之间的关系。最好采用直接计算方法，但也可使用气流仪读数对平均纤维直径相关的表格。

F.3.3　可变质量检验

对 2.400 g±0.004 g 细度试样检验和 2.600 g±0.004 g 细度试样检验应重复 F.3.1 中概述的程序。

用毫米表示的平均读数 h 对已知用微米表示的平均纤维直径的值 d 作图表示，对可变质量标定其三种不同试样质量均分别进行作图表示。对每一只细度试样检验应检查确保落下的各点近似线性关系。

所有计算必须采用至少可储存八种有效数值的计算器或计算机进行。

按下列公式均能获得每一只标准毛条的气流高度 h 的一个二次多项式以说明气流高度与细度试样重量之间的关系：

$$h = a + bm + cm^2 \quad \cdots\cdots(F.1)$$

式中：

a,b,c 均为常数。

按式(F.2)、式(F.3)、式(F.4)求得系数 a,b 和 c：

$$b = \frac{S_{mh} \times S_{zz} - S_{hz} \times S_{mz}}{S_{mm} \times S_{zz} - S_{mz}^2} \quad \cdots\cdots(F.2)$$

$$c = \frac{S_{mm} \times S_{hz} - S_{mh} \times S_{mz}}{S_{mm} \times S_{zz} - S_{mz}^2} \quad \cdots\cdots(F.3)$$

$$a = h - b \times m - c \times z \quad \cdots\cdots(F.4)$$

定义：$\bar{m} = \sum m/n$；$\bar{h} = \sum h/n$；$\bar{z} = \sum z/n$；$z = m^2$

$S_{mm}, S_{hh}, S_{mh}, S_{mz}, S_{hz}$ 值按下列通用公式获得：

$$S_{xy} = \sum(x \times y) - \frac{\sum x \times \sum y}{n} \quad \cdots\cdots(F.5)$$

采用式(F.1)计算八种标准毛条中每一种纤维的气流高度 h，而每只细度试样质量 m 为 2.400 g 到 2.600 g，精确至 0.001 g。

关于定重标定在本附录 F.3.4 中概述，然后每只细度试样 d 的二次回归，根据 h 的平均值采用相同的方法进行获得。

采用细度试样质量在 2.400 g 到 2.600 g 之间的试样，其直径的计算可参照定重检验相同的方法分别标定的情况而进行。

获得的结果必须用下列给定的最小二乘法绘制曲线，回归方程是一个标定方程且必须使用该方程确定气流读数和平均纤维直径间的关系采用直接计算方法，但也可以使用气流读数对平均纤维直径相关的表格方法进行计算。

F.3.4 用最小二乘法绘制曲线

根据 h 值绘制 d 值的二次回归线，这样就能求出公式中的 a,b 和 c 系数：

$$h = a + bd + cd^2 \quad \cdots\cdots(F.6)$$

解方程式：

$$b = \frac{S_{dh} \times S_{zz} - S_{hz} \times S_{dz}}{S_{dd} \times S_{zz} - S_{dz}^2} \quad \cdots\cdots(F.7)$$

$$b = \frac{S_{dd} \times S_{hz} - S_{dh} \times S_{dz}}{S_{dd} \times S_{zz} - S_{dz}^2} \quad \cdots\cdots(F.8)$$

$$a = \bar{h} - b \times \bar{d} - c \times z \quad \cdots\cdots(F.9)$$

$$\bar{d} = \sum d/n \qquad \bar{h} = \sum h/n \qquad \bar{z} = \sum z/n \qquad z = d^2$$

$S_{dd}, S_{hh}, S_{dh}, S_{dz}, S_{hz}$ 值采用下列通式确定：

$$S_{xy} = \sum(x \times y) - \frac{\sum x \times \sum y}{n}$$

$$d = \frac{-b + \sqrt{b^2 + 4 \times c \times (h - a)}}{2 \times c} \quad \cdots\cdots(F.10)$$

求得 a、b、c 值后，代入 F.3.4 中的公式计算出与标准毛条(d_1、d_2 等)相一致的气流仪测定高度的 d 值，在此 h 为根据标准毛条名义细度 d 所获得的高度值。所有计算必须采用至少可储存八种有效数值的计算器或计算机进行。

根据公式计算出均方差：

$$MSE = \frac{\sum(dr - dc)^2}{n - 3} \quad \cdots\cdots(F.11)$$

式中：

d_r——标准条的直径值；

d_c——标准条的计算直径值。

对可变质量标定，采用式(F.10)计算其均方差，它的细度试样质量应为 2.400 g 到 2.600 g，精确至 0.001 g。

当均方差小于 0.03 μm^2 标定可接受。

如果定质量的标定，其均方差大于 0.03 μm^2，则采用标准条的新细度试样对全部程序进行重复标定。

如果第二次标定后的均方差小于 0.03 μm^2，则丢弃第一次标定的数据而采用第二次标定的数据。

如果均方差大于 0.03 μm^2，则须检查以确定不是下列或其他原因而影响读数。

注：影响气流读数存在许多因素包括：

——仪器的泄漏；

——仪器中纤维的积聚状态；

——试样盒(筒)中的柱塞帽盖未能旋紧；

——各试样质量的差异；

——温湿度条件：

1) 有关温湿度条件和检验用标准大气压条件后的变化；

2) 大气压的变化如果能确定误差不是这些原因造成，则根据二次标定合并数据。当已获得有效的 a,b,c 后，代入 F.3.4 中的公式，根据气流中的浮标高度的读数计算出平均纤维直径值。最好采用直接计算法。将公式输入计算机程序设计器中进行计算，气流浮标高度值则是最关键的。另一种方法则是根据第二组公式的结果制成 d 和 h 的对照表，h 间距为 1 mm，d 值为四舍五入精确至 0.1 μm。

附 录 G
（规范性附录）
气流仪的日常校验

G.1 加装滤尘器的校验

在操作过程中，空气通过纤维团进入气流仪中，即进入气流仪装有空心浮标的流量管内。由于测定用细度试样均来自原毛的钻芯试样，故在连接管中很快会集结灰尘以及在流量管内的空心浮标上集结灰尘沉淀物。为避免灰尘集结必须采取在流量管和试样盒（筒）之间加装滤尘器，使其频繁进行清洁流量管和浮标。

滤尘器夹住并固定在圆形容器内的气流进出口处的金属圆筒内，在滤尘器底部留有凹口使圆管能正好安装在与固定的容器内相对应的螺栓位置上。当滤尘器使用时，须拧紧在容器上的帽盖。

对钻芯取样的羊毛进行测定时，每天必须清洁滤尘器。

G.2 对大气压的修正

大气压的变化一定程度会影响流量管读数。

G.2.1 修正公式

a) 采用在 3.15 规定的试验用标准大气压下平衡的标准羊毛条，在其接近环境大气压平均值时对仪器进行校验；

b) 当进行日常检验时，如果大气压偏离标准压已超过 10 mmHg，应记录该大气压；

c) 根据修正公式可获得用微米表示的校验增加值为：

$$(C-H)\times m\times d \qquad \cdots\cdots(\text{G.1})$$

式中：

C——校验大气压，单位为毫米汞柱（mmHg）；

d——仪器读数，单位为微米（μm）；

H——校验时大气压，单位为毫米汞柱（mmHg）；

m——仪器常数，单位为升每毫米汞柱（L/mmHg）。

（根据仪器构造 m 值可查得，本附录 $m=0.000\ 22$。测定 20 μm～35 μm 之间的羊毛其压差为 40 mmHg，得到的修正值为 0.2 μm～0.3 μm）。

仪器常数 m 可以根据仪器规定要求进行精确测定，可调节气阀，由压力计表示出试样盒（筒）上方压力所减少的数值，再按照 5.3.1.4 规定的操作程序将气压计汞柱下降 0，20，40，80 及 100 mmHg 来测定一组羊毛条而获得仪器读数，并根据这些结果得出修正校验式（G.1）中的 m 值。

G.2.2 校验

同样也可以选择另外方法来代替校验公式，仪器校验可以在检测大气压数值的同时一起进行。

G.2.3 校验塞

大气压的修正可以采用填入不吸湿的纤维，例如涤纶纤维的塞子辅助进行。用不吸湿已修正质量的纤维填入并且在塞子的顶端用树脂封固。树脂应采用尽可能低的温度以避免损伤纤维（例如100℃）。在空试样盒（筒）内夹住塞子，当校准的大气压为 5 mmHg 时，读取数次读数，平均读数用 C 表示（μm）。在接下来的校验中仍插入塞子并获取读数，此读数用 T 表示（μm）。然后将校验结果乘上系数 C/T 即可。

a) 不吸湿纤维的修正质量用 2.5 P/1.31 g 来表示，P 为不吸湿纤维密度，1.31 为羊毛密度。故涤纶纤维的修正重量为 2.63 g。

b) 应确保试样盒(筒)口与校验塞凸缘间有一块良好的密封垫,"O"形的橡胶是非常适合的选择之一。

G.3 用穿孔板校验气流仪

建议采用两块穿孔板对仪器进行常规的日常校验,以确定仪器是否处于良好的工作状态中。两块穿孔板由与试样盒(筒)外侧直径相同的铝质圆板构成,每块圆板开有一个中心孔。圆板有一凸缘正好放置在试样盒(筒)环形口顶部,使用时试样盒(筒)内不放纤维。当仪器处于正常工作条件或使用时,一块圆板的中心孔直径选择在压力管上获得标有刻度读数的大约三分之一处,第二块圆板的中心直径相似,选择在大约获得刻度读数的三分之二处。

每天应采用两块穿孔板对仪器校验一次,以便空气只能通过中心孔直径进入仪器并记录读数。两块穿孔板得到的读数差异分别不能超过 2 mm 和 4 mm,这是一种有用快速校验仪器功能的方法。

附 录 H
（规范性附录）
光学纤维直径分析仪（OFDA）的标定

H.1 原理

OFDA 仪的标定采用由国际羊毛试验室协会组织制备的现行标准羊毛条进行的。标准羊毛条由八种已知纤维直径和直径分布组成的。采用 OFDA 仪对标准羊毛条进行测量而获得八个平均值转换成无量纲的“W”数，对应已知标准羊毛条提供的平均纤维直径的平均值呈线性回归关系。结果可按式（H.1）确定系数 A 和 B。

$$\text{IH 平均} = A + B(\text{OFDA“W”}) \tag{H.1}$$

式中：

IH 平均——为标准羊毛条的平均纤维直径的平均值，由循环试验根据显微投影仪法而获得；

OFDA“W”——由 OFDA 仪获得的无量纲纤维直径数。

计算出标定图表并且提供 OFDA 仪的纤维测量需应用的测微器宽度种类的确定。

H.2 标定程序

a） 将标准羊毛条切取成 12 mm～15 mm 长度，按 5.3.2.3 规定方法制备载物片。

b） 为确保仪器必要的校验和调整，标定应采用“整块载物片×2”测量每一块载物片。每一种标准羊毛条测量纤维根数至少达到 4 000 根，而后打印出平均值。记录测量中的调整偏差和斜率，以便校验采用。

H.3 标定的计算

H.3.1 根据制备的 m 片载物片以及记录的各载物片平均纤维直径（d_n），计算平均纤维直径的平均值（d_i），见式（H.2）

$$d_i = (\sum_{n-1}^{m} dn)/m \tag{H.2}$$

H.3.2 根据 OFDA 仪的标定菜单，确定现行标定的“调整偏差”和“斜率”（可以由制造厂标定），计算每一种羊毛条的平均值“W”，见式（H.3）：

$$W_i = (d_i - \text{现行“调整偏差”}) / \text{现行“斜率”} \tag{H.3}$$

H.3.3 计算下列系数的平均值，见式（H.4）、式（H.5）：

$$\alpha = (\sum_{i=1}^{8} W_i)/8 \tag{H.4}$$

$$\beta = (\sum_{i=1}^{8} \phi_i)/8 \tag{H.5}$$

式中：

ϕ_i——为由国际羊毛试验室协会提供的第 i 只羊毛条的平均纤维直径。

H.3.4 计算系数 B 和 A，见式（H.6）和式（H.7）：

$$B = \frac{\sum_{i=1}^{8}(W_i - \alpha)(\phi_{ii} - \beta)}{\sum_{i=1}^{8}(W_i - \alpha)^2} \qquad \cdots\cdots(\text{H.6})$$

$$A = \beta - B\alpha \qquad \cdots\cdots(\text{H.7})$$

计算结束后，根据仪器菜单选择“标定”并且将 A 值作为新的“调整偏差”，B 值作为新的“斜率”输入仪器中。

附 录 I
（规范性附录）
光学纤维直径分析仪的校验

I.1 原理

采用新的标定来测量已知平均纤维直径和分布特性的羊毛细度试样。最好是采用标定过的不同直径羊毛条。比较已知值和标定值的结果。如果产生的差异在有效范围内则表示通过。

I.2 程序

按照新的标定来制备和测量一套载物片（同一样品，相同制备、切取、处理条件和相同布样方法），即已知特性的八种毛条，每一种毛条至少两片载物片（对较粗的毛条需制备更多载物片，但可根据载物片之间的偏差程度而定）。根据每组载物片的平均值计算测量的平均纤维直径（d_i）与已知值（ϕ_i）之间的差异（T_i）。

I.2.1 判断标准

必须满足下列每一个判断标准：

I.2.1.1 按式（I.1）、式（I.2）、式（I.3）计算平均偏差、均方差和 t-值：

a） 平均偏差

$$D = (\sum_{i=1}^{8} r_i)/8 \qquad \text{(I.1)}$$

b） 均方差

$$S_D^2 = \left\{\sum_{i=1}^{8} r_i^{\,2} - \left[(\sum_{i=1}^{8} r_i)^2/8\right]\right\}/7 \qquad \text{(I.2)}$$

c） t-值

$$t = (D\sqrt{8})/S_D \qquad \text{(I.3)}$$

判断标准 1：t-值必须不能超过 2.365［学生 t-值在 0.05 水平下自由度为 7（即 $n-1$）］。

I.2.1.2 按式（I.4）、式（I.5）、式（I.6）计算偏差回归对已定的国际羊毛试验室协会平均纤维直径的斜率、均方差和 t-值：

a） 斜率

$$g = \frac{8\sum_{i=1}^{8} r_i\phi_i - (\sum_{i=1}^{8} r)(\sum_{i=1}^{8}\phi_i)}{8\sum_{i=1}^{8}\phi_i^{\,2} - (\sum_{i=1}^{8}\phi_i)^2} \qquad \text{(I.4)}$$

b） 均方差

$$Sg^2 = \left|\frac{8\sum_{i=1}^{8} r_i^{\,2} - (\sum_{i=1}^{8} r_i)^2}{8\sum_{i=1}^{8}\phi_i^{\,2} - (\sum_{i=1}^{8}\phi_i)^2} - g^2\right|/6 \qquad \text{(I.5)}$$

c） t-值

$$t = g/Sg \qquad \text{(I.6)}$$

判断标准 2：t-值一定不能超出 2.447［学生 t-值在 0.05 水平下自由度为 6（$n-2$）］。

I.2.1.3 按照下列程序计算校验均方差：

根据八组校验载物片获得的平均测量直径（$OFDA_i$）和由国际羊毛试验室协会提供的八组毛条的

显微投影仪值(ϕ_i),计算已知的 PM 值和 $OFDA$ 平均值之间的回归:

$$U = (\sum_{i=1}^{8} OFDA_i)/8 \qquad \cdots\cdots(\text{I}.7)$$

$$V = (\sum_{i=1}^{8} \phi_i)/8 \qquad \cdots\cdots(\text{I}.8)$$

式中:

ϕ_i——由国际羊毛试验室协会提供的第 i 种毛条的平均纤维直径。

按式(I.9)、式(I.10)计算系数 S 和 T:

$$T = \frac{\sum_{i=1}^{8}(OFDA_i - U)(\phi_i - V)}{\sum_{i=1}^{8}(OFDA_i - U)^2} \qquad \cdots\cdots(\text{I}.9)$$

$$S = V - TU \qquad \cdots\cdots(\text{I}.10)$$

按式(I.11)计算每一种毛条的显微投影仪等效回归值:

$$PM_i = S + T\,OFDA \qquad \cdots\cdots(\text{I}.11)$$

按式(I.12)计算均方差:

$$MSE = \frac{\sum_{i=1}^{8}(\phi_i - PM_i)^2}{6} \qquad \cdots\cdots(\text{I}.12)$$

判断标准 3:MSE 不能超过 0.10 μm^2。

I.2.2 校验

如果判断标准中任何一条不能满足,那么仪器必须进行调整,要不就是载物片之中不具有代表性。反常情况通常可以通过检查标定曲线和检查相对于回归线的校验数据来查出。如果仪器需要校整,那么必须进行重新标定仪器。

标定一经得出结论就可进行校验。通常可以重新测量所有的平均纤维直径和纤维标准差或者选取在标定中使用的载物片重新测量(以及可以认为有用的包括纤维特性分布范围的其他数据)并且根据粘贴在载物片上的标签记录结果。这种载物片可以用粘带围绕其边缘牢固地粘贴,平放保管,保持标准状态,注意维护并保持无油脂或其他表面沾污,此可作为测量前仪器的校核使用。

附 录 J
（规范性附录）
SIROLAN 激光仪的标定

J.1 原理

采用 SIROLAN 激光仪测量由国际羊毛试验室协会提供的现行已知投影显微镜法(PM)平均直径的八种标准毛条的细度试样所获得数据形成一种线性转换式的频率曲线。然后根据仪器获得的读数分别计算八种标准条的平均值。

J.2 测量

J.2.1 仪器的调试

仪器安装调试要达到能测量最大直径的纤维，各项安装调试值须按手册逐一进行，校对这些值必须按照标定程序执行。这种校对只是对每一根标定的毛条所测量 1 000 根短纤维片段而言，如果经标定校对发现在标准毛条产生最大直径值之前已经达到最大的模拟数字转换值(ADC)后，那么仪器必须进行调试。如果该 ADC 未能达到软件所允许的最大微米值(通常为 80)时，仪器也应进行调试，直至接近最大值而获得最好效果为止。

注 1：计数的纤维如超过 0 μm～80 μm 范围，SIROLAN 激光仪的“超储存器”自动记数，则该结果就可能不正确。

J.2.2 短纤维片段的制备

将由国际羊毛试验室协会提供的每一种标准毛条分成六等份长度，从每一长度中切取约 20 mm 长度作为细度试样，经标准大气压下达到平衡后取适宜量，再采用微型钻芯取样机或闸刀式切断器(试用于羊毛条)对细度试样分别进行钻芯取样或切断取样以获得短片段纤维。

短片段纤维有两种方法获取：

——微型钻芯取样机取样(适用于原毛和羊毛条)，钻取细度试样两端长度大约在 1.8 mm～2.0 mm之间。如果羊毛条试样及原毛试样不能全部置于钻芯取样机内，则应该将其试样分成若干等量份再进行钻取。每份等量样品钻取后应足够提供检验子样所需要求。

——闸刀式切断器切取样品(仅适用于羊毛条)，其切取细度试样两端长度同样大约在 1.8 mm～2.0 mm之间。每一只毛条试样切取相同数量，既不能在毛条一端部 100 mm 中，也不能在最长纤维端的长度中连续切取短片段纤维，经数次切取后合并成检验子样并满足所需测试要求。

注 2：切断器切取的长度明显短于 1.8 mm 可能使获得的结果产生偏差，而过长短片段纤维可能使仪器发生阻塞，为此应尽量避免这些现象发生。

J.2.3 标准条的测量

仪器先进行预热以确保其稳定性，并按照仪器手册进行校对和调整。每一种标准毛条采用“直线射程”以获得总量为 10 000 根纤维接受测量。

J.3 计算

八根标准条的计算值与已知平均值之间的差异应达到均方差小于 0.1 μm^2。

根据所获得的公式采用计算机确定每一种纤维组距为 1 μm 的脉冲高度值(用模拟数字转换器)来作为一个标定图表。采用准确的 μm 表示组中值来计算软件中的组中界限，例如：包括所有 20 μm 组的纤维大于或等于 19.5 μm 或小于 20.5 μm。

J.4 标定的校验

J.4.1 仪器的调整

标定结束后应对标定图表进行校核以确保第一数据库中的最大模拟数字换值对应的纤维直径大于在显微投影仪分布中表示的最大的纤维直径。如果不是这种情况仪器必须调整并重新进行标定。

J.4.2 毛条的校验

对已知显微投影仪(PM)的平均值与标准差进行测量的八种毛条的每一种细度试样进行测量。这八种毛条可以是国际羊毛试验室协会提供的标准原始参考毛条。细度试样必须以标定毛条的相同程序进行制备。

J.4.2.1 平均纤维直径

计算每一种毛条的测量平均值 d_i 与标准条已确定 m_i 的 PM 值之间的差异，通过计算检查平均差异是否与起始点有较大不同：

$$\bar{d} = \frac{(\sum d_i)}{n} \qquad \text{(J.1)}$$

$$S_d^2 = \frac{\sum d_i^2 - \frac{(\sum d_i)^2}{n}}{n-1} \qquad \text{(J.2)}$$

$$t\text{值} = \frac{\bar{d}\sqrt{n}}{S_d} \qquad \text{(J.3)}$$

式中：

n——标准毛条数；

d——平均差异；

S_d^2——差异间的方差。

再计算差异回归对标准毛条 PM 平均值之间的斜率，通过计算检查斜率是否与起始点有较大不同：

$$g = \frac{n\sum d_i m_i - \sum d_i \sum m_i}{n\sum m_i^2 - (\sum m_i)^2} \qquad \text{(J.4)}$$

$$S_g{}^2 = \frac{n\sum d_i{}^2 - (\sum d_i)^2}{n\sum m_i{}^2 - (\sum m_i)^2} - g^2/n-2 \qquad \text{(J.5)}$$

$$t\text{值} = g/S_g \qquad \text{(J.6)}$$

式中：

m_i——第 i 种标准毛条的 PM 平均值；

g——斜率；

$S_g{}^2$——斜率的方差。

统计 T—检验有效的另一种可接受的方法即采用激光软件的 F 检验(“F 值”是 t 值的平方)。

标定有两种情况可认为不能通过：

——绝对差异大于 0.1 μm 以及在($n-1$)的自由度其“t”值大于 1%水平时的对应 t 值；

——回归斜率的绝对值大于 0.004 以及在($n-2$)的自由度其“t”值大于 1%水平时的对应 t 值，或者在(1,$n-2$)自由度其“F”值大于 1%水平时的对应 F 值。

如果标定不能通过，则 SIROLAN 激光仪必须进行调整并重新标定，直至标定通过上述校验。

注 3：新近的 SIROLAN 激光仪软件有一完成上述校验程序的选择菜单。

J.4.2.2 纤维直径的标准差

SD 的校验程序取决于获得的有效 SD 数据并且暂时还未有强制性规定。

采用 J.4.2.1 规定的平均值校验程序对 SD 值同样适用。计算与国际羊毛试验室协会提供的 PM 数的标准差(SD)差异。0.01 的斜率限度可使用。如果 SD 值校验未能通过，则可通过重新标定及重新校验的办法加以改进。

附 录 K
（规范性附录）
色泽试样的制备程序

K.1 绪言

如果直接从羊毛钻芯试样中随机分取色泽试样，则有两种方法制备色泽试样。

——混合器法（见第 K.2 章）适用于羊毛中不包含有苜蓿属植物类的羊毛光泽和黄色度测试。要改变其方法必须证明羊毛色泽不会因此而变化的其他方法也可接受。

——机械开松法（见第 K.3 章）适用于含有苜蓿属植物类草籽的羊毛光泽和黄色度测试。其他方法只要能证明不会改变羊毛色泽同样适用。

K.2 混合器法

K.2.1 设备与材料

a） 一台适宜的混合器（如浆式混样器）；

b） 聚二乙醇 400（PEG400）；

c） 非离子型洗涤剂；

d） 无硅消泡剂；

e） 40℃～45℃和 50℃～55℃的温水；

f） 乙醇；

g） 定时钟或能表示测试时间为 30 s 间隔的其他工具。

K.2.2 取样

从已混和好的钻芯样品中随机抽取两份各 12 g～13 g 的试样。

K.2.3 除去植物性杂质

将样品放入洁净的混样器中，倒入少量聚二乙醇（PEG400），含脂毛为 20 mLPEG400，洗净毛为 10 mLPEG400。开启混样器运转 30 s，约 13 500 r/min 速度。此时大多数植物性和外来杂质将因聚二乙醇作用而散布在混样器盒（筒）壁上。从混样器中取出羊毛，用温水清洁混样器，使其处于干燥状态。

K.2.4 洗涤

按下列方法制备洗涤液：

K.2.4.1 含脂毛

——15 mL、10％非离子型洗涤剂消泡水溶液；

——15 mL、50％乙醇溶液；

——500 mL、50℃～55℃的温水。

K.2.4.2 洗净毛

——5 mL、10％非离子型洗涤剂水溶液；

——5 mL、50％硅消泡剂乙醇溶液；

——500 mL、50℃～55℃的温水。

注 1：上述需要量并不严格。

将洗涤液注入混合器中，按 K.2.3 加入已除去植物性杂质的羊毛。混样器运转 30 s，倒出洗涤液，用 40℃～45℃温水清洗羊毛。

K.2.5 烘燥与处理

将样品置于不超出 60℃温度下进行烘燥，烘燥后取出羊毛。采用洁净干燥压缩空气，无一定方向喷射样品，随后置于标准大气条件下进行平衡。

K.2.6 抽取色泽试样

抽取一或两份所需质量的色泽试样，并用镊子除去残留的植物性杂质或其他可见杂质。

对定容积试样盒(筒)应称出存储密度为 160 kg/cm³ ±5 kg/cm³ 的色泽试样。

注 2：用镊子除去植物性杂质或其他非羊毛物质可能影响色泽测试。对于定容积试样盒(筒)称取的色泽试样其所需质量应精确至 0.1 g。

K.3 机械开松法

——按照 5.2.1～5.2.2 中规定的程序进行子样洗涤、烘干。在 105℃下延长烘燥时间可能会使羊毛产生发黄，为此当羊毛一达到干燥状态就应迅速从烘箱内取出。

——从每只洗后烘干子样中抽取等质量羊毛，进行合并组成色泽试样至少 20 g。

——采用锡莱分析机将色泽试样开松并除去尘土和植物性杂质，而没有过多羊毛损失；将开松后的色泽试样置于标准大气压条件下进行平衡。

分取一份或两份所需质量用于测试的色泽试样，用镊子除去残留的植物性杂质和其他可见物质；对定容积试样盒(筒)应称出存储密度为 160 kg/cm³ ±5 kg/cm³ 的色泽试样。

附 录 L
（规范性附录）
采用标准羊毛或已检定的瓷板校准和标定

L.1 采用标准羊毛的校准

（C 光源 2°观察角度）

采用标准羊毛条可大大降低试样盒（筒）和仪器特性的影响。仪器之间的差异由于标准羊毛本身在色泽上的不同仍存在，但这些差异影响是比较小的。

频繁的采用羊毛标定比色剂或分光比色剂是不合适的，为此更可取的标定可采用更合适的工作标准——米黄色瓷板来代替，并按下列程序进行操作：

a） 选择 C/2°进行测试；

b） 根据制造厂的程序进行校准仪器；

c） 调整零位；

d） 将每份标准羊毛分成若干只试样。从每只试样中抽取一份适合于试样盒使用的测试子样；

e） 将测试子样置入羊毛试样盒内，并将羊毛试样盒安置在仪器测试孔上；

f） 调整仪器表示出每份标准羊毛的校准值；

g） 用米黄色工作瓷板来代替试样盒（筒）并记录视在的三刺激值；

h） 重复 b）～d）程序直至每只测试子样获得两组三刺激值；

i） 计算每组三刺激值的所有平均值，该所有平均值就是采用此瓷板的标定值。

L.2 采用已检定瓷板对准仪器测试孔的校准

（D65 光源/10°观察角度）

采用已经检定瓷板参照标准来标定色泽测试仪，按照附录 M 的规定确定采用玻璃试样盒的修正系数。

L.2.1 采用米黄色标准瓷板标定仪器

下列程序适用于直接采用陶瓷标准板标定仪器。按下列程序将符合标准的陶瓷白板值输入到仪器存储装置内：

a） 选择 D65/10°进行测试；

b） 按制造厂的程序校准仪器并且采用陶瓷黑、白校准板对准仪器测试孔进行校准。

L.2.2 采用制造厂标准校准仪器

下列程序仅适用于采用仪器制造厂标准来校准仪器：

a） 选择 D65/10°进行测试。

b） 采用制造厂的程序和标准对准仪器测试孔来校准仪器。

c） 每块陶瓷检定板直接对准仪器测试孔测试四次 X、Y 和 Z 值，每次测试将瓷板旋转 90°。

d） 计算对准测试孔的每块瓷板 X、Y 和 Z 值的平均数。

e） 将每块陶瓷板的已检定值和“对准测试孔”的测得值制成表格。

f） 对瓷板每组已经检定的 X、Y 和 Z 值对测试“对准测试孔”（MAP）值进行回归。注意这些公式不强制通过零位。公式所有形式为：

$$X_{CIE} = a_1 + b_2 X_{MAP} \qquad \text{(L.1)}$$

$$Y_{CIE} = a_2 + b_2 Y_{MAP} \qquad \text{(L.2)}$$

$$Z_{CIE} = a_3 + b_3 Z_{MAP} \qquad \text{(L.3)}$$

表 L.1 为实例说明的例子：

表 L.1

	已检定值			对准测试孔值		
瓷板	X_{CIE}	Y_{CIE}	Z_{CIE}	X_{MAP}	Y_{MAP}	Z_{MAP}
白色	83.51	88.19	92.82	84.81	89.48	94.59
80%灰色	75.95	80.22	84.95	76.92	81.20	86.24
70%灰色	66.62	7 046	75.22	67.76	71.60	76.67
70%淡灰	58.19	61.50	65.50	59.43	62.72	67.11
50%灰色	47.60	50.35	53.89	48.46	51.26	55.31
40%灰色	37.85	40.08	42.80	38.48	40.80	43.55
33%灰色	32.55	34.25	36.75	33.31	35.01	37.22
中灰	23.39	24.66	26.20	23.82	24.99	26.52
深灰	4.46	4.77	4.92	4.67	4.98	5.13
羊毛 1	67.01	70.51	60.43	68.11	71.63	61.88
羊毛 2	57.46	59.80	45.42	58.27	60.64	46.18

式中：

X_{CIE}——瓷板已检定的 X 值；

Y_{CIE}——瓷板已检定的 Y 值；

Z_{CIE}——瓷板已检定的 Z 值；

X_{MAP}——对准仪器测试孔测试的 X 值；

Y_{MAP}——对准仪器测试孔测试的 Y 值；

Z_{MAP}——对准仪器测试孔测试的 Z 值；

a_1——对 X 的回归常数；

a_2——对 Y 的回归常数；

a_3——对 Z 的回归常数。

L.2.3 CIE(国际照明委员会)对仪器测试孔标定的校验

在继续确定试样盒中玻璃面的修正值之前先对“测试孔”标定进行校验，按下列程序进行：

a) 每块已标定的陶瓷板直接对准仪器测试孔测试四次 X、Y 和 Z 值，每次测试将瓷板旋转 90°；

b) 计算对准测试孔的每块瓷板 X、Y 和 Z 值的平均数；

c) 必须采用在标定过程中获得的公式将所得的值转成为 *CIE* 值；

d) 将每块陶瓷板的已检定值和“对准测试孔”的测得值之间的差异制成表格(如需要应校准 *CIE* 的刻度)。

注：差异大于 0.5 则表明标定已失败或某块瓷板已沾污或已损坏并需要更换。

表 L.2 为实例说明的例子：

表 L.2

	已检定值			对准测试孔值			差异(测试孔-已检定值)		
瓷板	X_{CIE}	Y_{CIE}	Z_{CIE}	X_{MAP}	Y_{MAP}	Z_{MAP}	ΔX	ΔY	ΔZ
白色	83.51	88.19	92.82	83.52	88.16	92.82	0.01	−0.03	0.00
80%灰色	75.95	80.22	84.95	75.73	79.99	84.63	−0.22	−0.23	−0.32

表 L.2(续)

	已检定值			对准测试孔值			差异(测试孔-已检定值)		
瓷板	X_{CIE}	Y_{CIE}	Z_{CIE}	X_{MAP}	Y_{MAP}	Z_{MAP}	ΔX	ΔY	ΔZ
70%灰色	66.62	7 046	75.22	66.69	70.52	75.22	0.07	0.06	0.00
70%淡灰	58.19	61.50	65.50	58.47	61.75	65.83	0.28	0.25	0.33
50%灰色	47.60	50.35	53.89	47.64	50.43	54.24	0.04	0.08	0.35
40%灰色	37.85	40.08	42.80	37.79	40.10	42.69	−0.06	0.02	−0.11
33%灰色	32.55	34.25	36.75	32.69	34.39	36.46	0.14	0.14	−0.29
中灰	23.39	24.66	26.20	23.32	24.49	25.96	−0.07	−0.17	−0.24
深灰	4.46	4.77	4.92	4.42	4.73	4.94	−0.04	−0.04	0.02
羊毛 1	67.01	70.51	60.43	67.04	70.55	60.69	0.03	0.04	0.26
羊毛 2	57.46	59.80	45.42	57.33	59.69	45.26	−0.13	−0.11	−0.16

附　录　M
（规范性附录）
玻璃面试样盒（筒）修正系数的测定

M.1　程序

下述程序适用于采用标准色泽的标准物对仪器测试孔已经标定的所有仪器对在附有玻璃面的试样盒内测试羊毛试样，而不直接对准测试孔，则必须试样盒肯定会受到影响。然后对在该试样盒内获得测试值予以修正，具体程序按下列进行：

a）确保仪器选择在 D65/10°；

b）采用陶瓷黑、白标准板按制造厂的程序校准仪器，或者将制造厂的标准板对准仪器测试孔进行校准仪器；

c）每块已检定的陶瓷板直接对准仪器测试孔测试四次 X、Y 和 Z 值，每次测试将瓷板旋转 90°；

d）计算每块瓷板对准测试孔的 X、Y 和 Z 值的平均数；

e）将连续测试用的试样盒中的玻璃面置于仪器所测试使用的规定位置的测试孔上；

f）采用陶瓷黑、白标准板按照制造厂的程序校准仪器，或者采用制造厂的标准将玻璃面顶部对准仪器测试孔进行校准仪器（即：对光源而言是在玻璃窗口的背面）；

g）每一块已检定陶瓷板在玻璃窗口背面测试四次 X、Y 和 Z 值，每次测试将陶瓷板旋转 90°；

h）计算每块瓷板“玻璃面背面”的 X、Y 和 Z 的平均数；

i）分别推算出 X、Y 和 Z 的玻璃面修正公式（见第 M.2 章的规定）。

M.2　确定玻璃面修正值的运算举例

表 M.1 为已经检定的瓷板对准仪器测试孔和对准玻璃面背面进行测试后获得的测试值。

注 1：由于某些仪器对黑色瓷板测试困难，故黑色瓷板不包括在内。

表 M.1

	对准测试孔值			玻璃窗口背面		
瓷板	X_{MAP}	Y_{MAP}	Z_{MAP}	X_{MBG}	Y_{MBG}	Z_{MBG}
白色	84.81	89.48	94.59	85.30	89.97	95.03
80%灰色	76.92	81.20	86.24	26.63	80.83	85.77
70%灰色	67.76	71.60	76.67	66.89	70.58	75.85
70%淡灰	59.43	62.72	67.11	57.63	60.81	65.17
50%灰色	48.46	51.26	55.31	46.45	49.15	52.94
40%灰色	38.48	40.80	43.55	36.61	38.70	40.95
33%灰色	33.31	35.01	37.22	31.24	32.76	34.93
中灰	23.82	24.99	26.52	22.00	23.01	24.57
深灰	4.67	4.98	5.13	4.22	4.50	4.64
羊毛 1	68.11	71.63	61.88	67.23	70.58	59.77
羊毛 2	58.27	60.64	46.18	56.67	58.79	43.57

研究表明修正系数是根据一个二次方程式而获得的。

对 X：

$$C = C_1(X^2 - T_1X) \qquad \text{(M.1)}$$

对 Y：

$$C = C_2(X^2 - T_2X) \qquad \text{(M.2)}$$

对 Z：

$$C = C_3(X^2 - T_3X) \qquad \text{(M.3)}$$

式中：

C——修正系数；

C_1——X 计算值的常数；

C_2——Y 计算值的常数；

C_3——Z 计算值的常数；

T_1——标准校验白板的 X 确定值(或检定值)；

T_2——标准校验白板的 Y 确定值(或检定值)；

T_3——标准校验白板的 Z 确定值(或检定值)；

X——经测试物质的有关"玻璃面背面的"三刺激值(即 X、Y、Z)。

此举例中，校验瓷板确定为：

$X = 80.47$　　$Y = 85.25$　　$Z = 90.63$

根据下列步骤计算每个 X、Y、Z 的玻璃面修正值。

a) 必须计算每块瓷板的"玻璃面背面值"(MBG)和"对准测试孔"(MAP)之间的 X、Y、Z 读数差异。"对准测试孔"值必须减去"玻璃面背面"值，在此举例中，根据白板对 Y 的差异为：$D=89.48-89.97=-0.49$

本举例所有差异在表 M.2 中：

表 M.2

瓷板	差异(D)：(对准测试孔－玻璃面背面)		
	ΔX	ΔY	ΔZ
白色	−0.49	−0.49	−0.44
80%灰色	0.29	0.37	0.48
70%灰色	0.87	1.03	0.82
70%淡灰	1.79	1.92	1.94
50%灰色	2.02	2.11	2.37
40%灰色	1.87	2.10	2.60
33%灰色	2.07	2.25	2.29
中灰	1.83	1.98	1.96
深灰	0.45	0.48	0.49
羊毛 1	0.88	1.05	2.11
羊毛 2	1.60	1.85	2.61

b) 计算每块瓷块的每一个 X、Y、Z 的(X^2-T_nX)。本举例中对白板的 $Y(X^2-T_nX)$为：

$$(X^2 - TX) = (89.97)^2 - (85.25 \times 89.97) = 424.66$$

(X^2-bX)结果的余下部分按表 M.3 中：

表 M.3

瓷板	X^2-T_nX		
	X	Y	Z
白色	411.55	424.66	418.38
80%灰色	−294.44	−357.08	−417.25
70%灰色	−908.50	−1 035.69	−1 121.22
70%淡灰	−1 316.18	−1 486.38	−1 659.23
50%灰色	−1 580.26	−1 774.28	−19 955.3
40%灰色	−1 605.70	−1 801.50	−2 034.42
33%灰色	−1 537.90	−1 719.57	−1 945.65
中灰	−1 286.16	−1 432.04	−1 622.89
深灰	−321.96	−363.18	−399.20
羊毛 1	−890.26	−1 035.41	−1 844.50
羊毛 2	−1 348.66	−1 555.66	−2 050.39

c) 对每个 X、Y、Z，按 a)获得的差异对按 b)获得的相应值进行回归。强行回归通过零位是必须的，以确定每个 X、Y、Z 的常数值(即 C_1、C_2、C_3)。

本举例的常数为：

对 X:$C_1=-0.001\ 248$　　对 Y:$C_2=-0.001\ 215$　　对 Z:$C_3=-0.001\ 185$

d) 对采用瓷板校准而进行连续测试，应计算每个 X、Y、Z 的玻璃面修正值以及加上羊毛试样的测试。例如：试样的 Y_{MBG}值为 60.45，(采用玻璃面背面)，将适用下列修正：

$$C = -0.001\ 215 \times (60.45^2 - 85.25 \times 60.45) = 1.85$$

修正后结果为：

$$Y_{MAP} = Y_{MBG} + 1.82$$

$$Y_{MAP} = 60.45 + 1.82 = 62.27$$

如果需要对 CIE D65/10°色泽区间作进一步修正，则将附录 L.2.2f)规定进行回归确定，即：

$$Y_{CIE} = 0.987\ 4Y_{MAP} - 0.184\ 5$$

$$Y_{CIE} = 0.987\ 4 \times 62.27 - 0.184\ 5 = 61.17$$

注意在所有过程中不能发生将任一结果的尾数截去而直接进行四舍五入的错误。

附　录　N
（规范性附录）
校对检验与重复检验二次检验结果间的最大允差范围

表 N.1　校对检验与重复检验二次检验结果间的最大匀差范围对照表

检验类别	最大复验允差(绝对值)		
毛基/(%)			
40.0 及以下	3.1		
40.1～45.0	2.8		
45.1～50.0	2.5		
50.1～55.0	2.1		
55.1～60.0	1.9		
60.1～65.0	1.8		
65.1 及以上	1.6		
植物性杂质基/(%)			
0.5 及以下	0.3		
0.6　1.0	0.5		
1.1～1.5	0.6		
1.6～2.0	0.8		
2.1～3.0	1.0		
3.1～5.0	2.0		
5.0 及以上	3.2		
平均纤维直径/μm	气流	OFDA	激光
15.0 及以下	0.5	0.4	0.3
15.1～20.0	0.6	0.4	0.3
20.1～25.0	0.8	0.6	0.5
30.1～35.0	1.1	0.9	0.9
25.1～30.0	1.0	0.7	0.7
35.1～40.0	1.3	1.0	1.1
平均黄色度(单位)	2.1		
毛丛长度/mm	套毛	非套毛	
	7	8	
毛丛强度/N/Kt	套毛	非套毛	
	8	8	

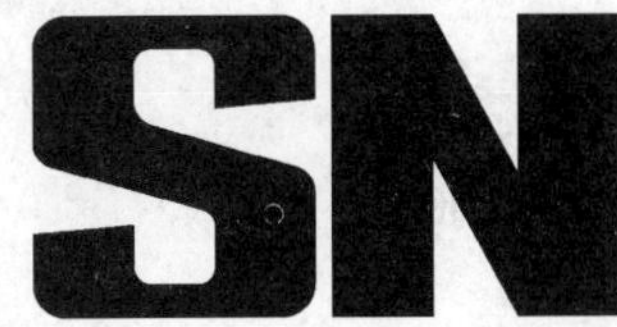

中华人民共和国出入境检验检疫行业标准

SN/T 0478—2003
代替 SN/T 0478—1995

进出口洗净毛、碳化毛检验规程

Rules of inspection for import and export scoured and carbonized wool

2003-05-28 发布　　2003-12-01 实施

中华人民共和国国家质量监督检验检疫总局　发布

前　言

本标准是根据国际毛纺织组织 IWTO 的相关检验规程及方法和相应国家标准及方法对 SN/T 0478—1995《进出口洗净毛、碳化毛检验规程》进行修订的。

本标准与 SN/T 0478—1995 相比主要变化如下：

——对原标准在编写顺序作了一定调整和修订，如将原附录 B 的色泽检验直接归入检验之中，在具体测试方法上除了采用 C 光源和 2° 观察器测试外，又增加了采用 CIE D65 和 10° 观察器测试。整个检验过程中等效采用了 IWTO-56《原毛色泽的测定方法》中相应规定。

——对原标准质量检验中的回潮率测试修订为烘干质量测定，且在操作程序、检验过程以及结果的表达和计算上均与 IWTO 相应的规定保持一致。

——针对从澳大利亚及新西兰等国家进口的洗净毛与碳化毛极大部分均采用了按净毛率（本标准命名为羊毛验收率）检验结果结算交货质量，故本修订版本又增加了毛基、植物性杂质基和羊毛验收率的检测，其中包括对烘后子样的灰分、乙醇抽出物和总碱不溶物的检测。从而确保验收质量在检验方法和结果计算上与国外相一致。

——在测试平均纤维直径测试方面，新增加了目前较为先进的采用光学纤维直径分析仪和激光纤维直径分析仪的测试方法。

——按照 GB/T 4711《羊毛单纤维断裂强力和伸长试验方法》，增加了洗净毛纤维断裂强力和伸长的测试。

——在原标准中的干死毛检测又增加了切片法，对干死毛含量较多可采用此方法。

——本标准所列表格中的数据均采用 IWTO 最新规定，原表格中数据均得到了修订。

本标准的附录 A、附录 B、附录 C、附录 D、附录 E 均为规范性附录。

本标准由国家认证认可监督管理委员会提出并归口。

本标准起草单位：中华人民共和国上海出入境检验检疫局。

本标准主要起草人：黄发明、陈志伟、唐敏峰。

本标准于 1986 年首次发布，1995 年第一次修订，2002 年第二次修订。

进出口洗净毛、碳化毛检验规程

1 范围

本标准规定了进出口洗净毛、碳化毛的质量、品质项目中的平均纤维直径、长度、色泽及外观疵点等的检验方法。

本标准适用于进出口洗净毛、碳化毛的检验。

2 规范性引用文件

下列文件中的条款通过本标准的引用而成为本标准的条款。凡是注日期的引用文件，其随后所有的修改单(不包括勘误的内容)或修订版均不适用于本标准，然而，鼓励根据本标准达成协议的各方研究是否可使用这些文件的最新版本。凡是不注日期的引用文件，其最新版本适用于本标准。

GB/T 4711 羊毛单纤维断裂强力和伸长试验方法

GB/T 8170 数值修约规则

GB/T 10685 羊毛纤维直径试验方法投影显微镜法

SN/T 0473—2003 进出口含脂毛检验规程

SN/T 0479—2003 进出口羊毛条检验规程

IWTO-5 用单纤维长度测试仪测定羊毛纤维和毛纱或织物的纤维长度分布方法

IWTO-8 用投影显微镜法测定羊毛和其他动物纤维的纤维直径分布及有髓纤维百分含量的方法

IWTO-10 羊毛条和商业洗净毛与碳化毛二氯甲烷的测定方法

IWTO-12 用 Sirolan 激光纤维直径分析仪测定纤维直径的平均值和分布

IWTO-19 原毛钻芯样品的毛基和植物性杂质基的测定

IWTO-28 用气流仪法测定原毛钻芯样品的平均纤维直径

IWTO-33 洗净毛与碳化毛烘干重量和发票计算重量的测定方法

IWTO-47 用光学纤维直径分析仪测定羊毛纤维直径的平均值和分布

IWTO-56 原毛色泽的测定方法

IWTO 钻芯取样检验规则

IWTO 洗净毛与碳化毛公量检验规则

3 术语和定义

下列术语和定义适用于本标准。

3.1

洗净毛 scoured wool

经洗毛工序除去油脂及尘土后的羊毛。

3.2

碳化毛 cabonised wool

经碳化(或酸处理)去除植物性杂质后的羊毛。

3.3

钻芯试样　core sample

用钻芯取样方法从所验毛包中钻取的羊毛芯样。

3.4

抓毛试样　grab sample

用手从所验毛包中抓取的羊毛。

3.5

钻芯样品　core specimen

从钻芯试样中获取的具有代表性样品，供烘干质量测试用。剩余子样可作平均纤维直径等测试用。

3.6

子样　subsample

从钻芯样品中分取的至少三只以上的烘干质量样品，每只不得少于 80 g。待烘干质量测试结束后立即分样供毛基、植物性杂质基测试等用。

3.7

抓毛样品　grab specimen

从抓毛试样中随机分取获得的样品，供平均纤维长度、强度、色泽、干死毛及外观疵点等检验用。

3.8

烘干质量　oven-dry mass

按 5.1.2.2 条获得的总子样烘后质量。

3.9

检验批　lot

同一合同、同一发票、同一生产批号为一个检验批。

3.10

预调湿　preconditioning

样品在试验用标准大气中调湿前，先将其放置在温度不超过 50℃和相对湿度 10％～25％的条件下进行预干燥处理，使样品含湿降至公定回潮率以下。

3.11

试验用标准大气　standard atmosphere for testing

调湿和试验用的标准大气条件。温度为 20℃±2℃，相对湿度为 63％～67％。

3.12

恒重　constant mass

试样经过处理，相隔一定时间连续称重，前后两次称得的质量差值对后一次值的百分率不超过规定范围时的质量。

4　抽样

4.1　钻芯取样

4.1.1　检验批的每一毛包应在过磅的同时进行钻芯取样，以保证在过磅和取样之间毛包质量不发生变化。钻取的样品中必须剔除所有包装材料并立即置于密封容器内，并确保不损失羊毛纤维及避免与外界空气接触。所钻取的试样质量应不少于 1.5 kg。

4.1.2　钻芯取样可采用手工操作的加压取样设备或电动旋转式取样工具。钻头直径应在 12 mm～25 mm范围内，钻芯管长度必须达到取样毛包长度的 47％～50％之间。

4.1.3　钻样管必须按毛包加压方向进入毛包，钻样点应在包装表面随机位置上，但须距离毛包边缘 75 mm以上，钻芯试样必须在毛包的两面钻取并钻取相同的总样数。

4.2 抓毛取样

每一检验批，按到货毛包的20%抽取(最少不得少于五包)，其包号应均匀分布于全批包号中(采用附录A检验的同时进行)。每包抓毛样品至少80 g，总抓毛试样不得少于2 kg。

4.3 分取样品

每检验批获得的钻芯样品必须用于烘干质量的测定，用于测定烘干质量的钻芯样品在取样结束后应尽快称取质量，或不迟于4 h，称量精确至0.01 g，用 W 表示。除了在钻芯取样时已将用于烘干质量的钻芯样品合理分开之外，否则在定重时将钻芯样品可分成两份钻芯样品(另一份作其它检验用)，每份样品质量应大致相同。

如果需要进行附加项目测试，如草杂基、灰分含量和乙醇抽出物含量(含油率)等，则钻芯试样必须在分取样品前进行混样。这些项目测试的样品可以是两份样品中的其中一份中分取，也可以是待烘干质量测定后的该份样品中分取。

为保证样品具有代表性，混样和进行附加项目测试的样品分样可采用下列方法进行。

4.3.1 机械方法

采用机械方法混样品要保证混合充分，而不丢失羊毛纤维和植物性杂质，又不影响两者之间的分布。

4.3.2 手工方法

将试样铺展在适宜的工作台上，用手翻混到均匀状态，再将试样铺成30 mm～60 mm厚，然后采用两分法，再分法直至将试样分成16个等份，再从每等份样品中随机抽出一小撮纤维，直至满足所测项目应需质量为止。

如果进行测试附加项目的样品是从烘干质量测定后烘后样品中分取(热样分取)，则全部分取过程应在60 s内完成，否则须对样品分取前后的质量予以修正。

4.3.3 混样和分样结束后，须重新称取子样质量(W_i)，精确至0.01 g。重新称取样品的总质量用 W_B(即 $W_B=\sum W_i$)表示，以决定修正系数 W_B/W。

用于烘干质量的子样至少分取不少于三份样品，每份样品不少于80 g，精确至0.01 g。

5 检验

5.1 质量

5.1.1 仪器设备

a) 烘干器或装有通风设备的烘箱。
   1) 烘干器或烘箱可以是单种或多种型号。
   2) 可以是一种如附录A中所表示的具有相宜防护措施的干燥烘箱，以便烘干后的样品能在连接于烘箱上的天平进行称量。如果称量在箱外天平上进行，则必须采用附录A中的有关规定。
   3) 烘箱内气流补充至少达到每小时20次。
   4) 输入烘箱内的空气气流温度必须控制在105℃±2℃，并且在烘箱内装有相宜的温度计，以便控制温度。

b) 固定质量的盛样器或盛样筒(烘篮)。

c) 用于测定烘箱内空气温度的温度计。

d) 天平，最小分度值为0.01 g。

e) 磅称，最小分度值为0.25 kg以及最小分度值为0.01 kg的台秤。

5.1.2 检验程序

5.1.2.1 逐一对全批货物的毛包称计毛重，精确至0.25 kg，同时称计皮重，精确至0.01 kg，每批回皮不得少于三包。

5.1.2.2 烘干质量的测定：按照附录A中规定的方法正确测定每一只样品的烘干质量。

5.1.3 **结果的表达与计算：**

所有结果计算到小数点后一位。

5.1.3.1 **符号表示**

M_m——全批货物总毛重，单位为千克(kg)；

M_j——全批货物总净重，单位为千克(kg)；

M_p——平均皮重，单位为千克(kg)；

N——全批货物总包数；

M_{oi}——第 i 只子样的烘前修正质量($i=1,2,\cdots\cdots,n$)，单位为克(g)（即第 i 只样品烘前质量乘上按照附录C中表C.1或表C.2查出的修正系数）；

M_{bi}——第 i 只子样烘前校正质量，即 $M_{oi}\times W_B/W$，单位为克(g)；

M_{si}——第 i 只样品的烘干修正质量($i=1,2,\cdots\cdots,n$)，单位为克(g)；

M_s——样品的总烘干质量，单位为克(g)；

M_f——钻芯样品烘干质量百分率，%；

R——公定回潮百分率，%；

R_c——实测回潮率，%；

R_s——实测含水率，%；

M_c——全批货物的发票质量，单位为千克(kg)；

M_g——公定回潮率为 R 时的货物验收公量，单位为千克(kg)；

M_x——全批货物盈/亏质量，单位为千克(kg)；

β——验收公量盈/亏率，%。

5.1.3.2 **结果计算**

5.1.3.2.1 按式(1)计算全批货物总净重：

$$M_j = M_m - (M_p \times N) \qquad (1)$$

5.1.3.2.2 按式(2)计算所有样品烘干质量百分率：

$$M_f = \frac{M_s}{\sum M_{bi}} \times 100$$

或

$$M_f = \frac{\sum M_{si}}{\sum M_{bi}} \times 100 \qquad (2)$$

5.1.3.2.3 按式(3)计算公定回潮率为 R 时的货物验收公量：

$$M_g = M_j \times \frac{M_f}{100} \times (1 + \frac{R}{100}) \qquad (3)$$

5.1.3.2.4 按式(4)计算全批货物验收公量盈/亏率：

$$\beta = \frac{M_g - M_c}{M_c} = \frac{M_x}{M_c} \times 100 \qquad (4)$$

5.1.3.2.5 如果需要，按式(5)计算实测回潮率：

$$R_c = \frac{\sum M_{bi} - M_s}{M_s} \times 100$$

或

$$R_c = \frac{\sum M_{bi} - \sum M_{si}}{\sum M_{si}} \times 100 \qquad \cdots\cdots(5)$$

5.1.3.2.6 如果需要，按式(6)计算实测含水率：

$$R_s = \frac{\sum M_{bi} - M_s}{\sum M_{bi}} \times 100$$

或

$$R_s = \frac{\sum M_{bi} - \sum M_{si}}{\sum M_{bi}} \times 100 \qquad \cdots\cdots(6)$$

5.2 毛基、植物性杂质基和验收质量

对于洗净毛与碳化毛只要其乙醇抽出物含量不大于5%时，不须进行子样的洗涤。但当乙醇抽出物含量大于5%时，则必须按照SN/T 0473—2003中5.2.1～5.2.2的规定进行子样的洗涤、烘干等检验。

5.2.1 子样的外来物质测定

按照SN/T 0473—2003附录C、附录D、附录E规定的方法分别测定烘后子样的灰分、乙醇抽出物和植物性杂质含量(以获得毛基、植物性杂质基及羊毛验收率检验结果)。子样的获取限时在烘干质量测定后的60 s内完成，如果超过时间以及子样不是从热的烘干质量样品中获得，则所测定子样的质量均须进行修正(根据附录C中表C.1或表C.2查得修正系数予以修正)。

5.2.2 计算

5.2.2.1 按式(7)计算第i只子样的毛基B_i：

$$B_i = \frac{P_i(100 - E_i - A_i - T_i)}{W_i} \times 100 \qquad \cdots\cdots(7)$$

式中：

B_i——第i只子样的毛基，%；

P_i——第i只子样的烘干质量，单位为克(g)；

W_i——第i只子样的烘前质量，单位为克(g)；

E_i——第i只子样的乙醇抽出物，以占该子样的百分率表示，%；

A_i——第i只子样的灰分含量，以占该子样的百分率表示，%；

T_i——第i只子样除去灰分、乙醇抽出物和总碱不溶物含量后的烘干质量，以占该子样质量的百分率表示，%。

注：如果采用钻芯试样的另一份样品进行检验，则按照SN/T 0473中的相关规定进行检测并计算。

5.2.2.2 有效检测值的判断

每一检验批的检验至少检测两只子样。

a) 如果子样毛基值的极差在表1中列出的相应数值范围内，则按照5.2.2.1方法计算结果。

b) 如果子样毛基值的极差大于表1中列出的相应数值范围，则可采用剩余样品，加测子样，必要时直至剩余样品全部测试完毕为止。如果全套子样的数值极差符合a)要求，则按照5.2.2.1方法计算结果。

c) 检查获得的结果，如果确实发现有差错存在并且可以加以修正，则修正后的结果应确保所有子样数值的极差符合a)要求，则按5.2.2.1方法计算结果。

d) 如果根据c)要求确认的差错不能加以修正，则舍弃有差错的数值。如果保留的数值符合a)要求，则可用于计算，但保留数值至少有三个。

e) 如果保留的数值仍超出表1中列出的相应范围，则所有保留的数值均可用于计算结果，但至少有四个保留数值。

f) 如果保留的数值仍超出表1列出的相应范围,并且只有三个保留数值,则将重新钻芯取样和检验。

如果新子样的检测值符合a)~d)要求,但与原始检测结果不相符,则舍去所有原始检测结果,并采用新的检测值进行计算结果。

表1 有效检测值的判断

平均毛基/(%)	检测的子样数						
	原始检测		原始加上附加检测				
	2	3	3	4	5	6	7
小于40	3.2	3.6	4.7	5.0	5.2	5.4	5.6
40.1~45.0	2.7	3.1	4.0	4.2	4.4	4.6	4.7
45.1~50.0	2.3	2.6	3.3	3.6	3.7	3.9	4.0
50.1~55.0	1.9	2.1	2.8	2.9	3.1	3.2	3.3
55.1~60.0	1.5	1.7	2.2	2.4	2.5	2.6	2.7
60.1~65.0	1.2	1.3	1.8	1.9	2.0	2.0	2.1
大于65.1	1.0	1.2	1.5	1.6	1.7	1.8	1.8

5.2.2.3 按式(8)、式(9)分别计算整批试样的毛基B(%)和植物性杂质基V(%):

$$B=\frac{W_B}{W}\times\frac{\sum B_i\times W_i}{\sum W_i}\times 100 \quad\cdots\cdots(8)$$

$$V=\frac{W_B}{W}\times\frac{\sum P_i\times V_i}{\sum W_i}\times 100 \quad\cdots\cdots(9)$$

式中:

W——收到钻芯样品的总质量,单位为克(g);

W_B——经混样及分样后的钻芯样品总质量,单位为克(g);

W_i——第i只子样的质量,单位为克(g);

P_i——第i只子样的烘干质量,单位为克(g);

B——整批试样的毛基,%;

V——整批试样的植物性杂质基,%。

5.2.2.4 按式(10)计算整批试样的硬头草刺及枝梗基H(%):

$$H=\frac{W_B}{W}\times\frac{\sum P_i\times H_i}{\sum W_i}\times 100 \quad\cdots\cdots(10)$$

式中:

H_i——第i只子样的硬头草刺及枝梗基,%;

H——整批试样的硬头草刺及枝梗基,%。

在检验报告中硬头草刺及枝梗基应包含在植物性杂质基(V)内,按下列表示法:

植物性杂质基(包括______%硬头草刺及枝梗)______%。

5.2.2.5 按式(11)、式(12)、式(13)分别计算回潮率R时的验收率(Y)、货物的验收质量(M_g)和货物验收质量盈/亏率(β):

$$Y=(B+V)\times\frac{100+R}{97.73^{*}} \qquad \cdots\cdots(11)$$

$$M_g=M_j\times Y \qquad \cdots\cdots(12)$$

$$\beta=\frac{M_g-M_c}{M_c}=\frac{M_x}{M_c}\times 100 \qquad \cdots\cdots(13)$$

式中：

Y——回潮率为 R 时的羊毛验收率，%；

M_g——回潮率为 R 时的羊毛验收质量，单位为千克(kg)；

M_j——全批货物总净重，单位为千克(kg)；

M_c——全批货物的发票质量，单位为千克(kg)；

M_x——全批货物的盈亏质量，单位为千克(kg)；

β——全批验收质量盈亏率，%。

注：97.73* 为相当于每 86 份毛基中存在 2 份灰分和乙醇抽出物(2.27%)，即 1.7%的乙醇抽出物和 0.57%的灰分(97.73=100−2.27)。除毛基保留至小数点后两位外，其他均保留一位小数。

5.3 平均纤维直径

按 SN/T 0473—2003 中 5.3 进行。检验样品可以从已混合好的钻芯样品中获取，或从抓毛样品按照 4.3.2 方法获取。

5.4 平均纤维长度

5.4.1 单纤维长度测试仪法

5.4.1.1 仪器设备

a) 单纤维长度测试仪(如 WIRA)，单根纤维在一定张力控制下自动测量，长度区按 0.5 cm 分组并记录每 0.5 cm 组内的纤维根数。任何类似的能获得相同结果的仪器均可使用。

b) 尖头镊子及黑绒板一块。

c) 相距 0.5 cm 刻度线的标尺，用于区分短于 2 cm 长度的纤维。

5.4.1.2 样品制备

按 4.3.2 方法获取长度子样约 30 g，经混合后再将其等份分取三份试样。从每份试样中随机抽取 20 撮，然后将每撮纤维小心地一分为二，丢弃一半。留下的一半再一分为二，再丢弃一半。这一程序一直持续到留下的纤维仅约 50 根左右。每一过程必须小心而避免损伤或弄断纤维，为此分开纤维时应从纵向进行。

待 20 撮纤维稍加整理结束后(约 50 根/撮)，分别置放于黑绒板上，并放入标准大气条件下进行平衡。

注：20 撮纤维丢弃的部分仍按撮分别保留，可作检验备用。

5.4.1.3 测量程序

5.4.1.3.1 仪器校准

5.4.1.3.1.1 打开仪器开关，使仪器开始运转，按下操作按钮，检查纤维探测金属丝是否落入固定的水银槽内融点处，从而触发止动装置致使横向导杆停止转动。如果探测金属丝没有落入正确位置，则用一根分析针小心地在固定点校准其横向位置。当按钮压板升高并低于金属丝 0.5 mm 时，须检查纤维探测金属丝是否与按钮压板并行。如果不是，则可采分析针对金属丝在固定端进行弯折以调整其垂直位置。

5.4.1.3.1.2 用镊子抽取一根纤维，按 5.4.1.3.2 规定方法进行测量，当纤维末端滑过水银槽时，注意旋转螺杆是否立刻停住。如果不是，则须调准水银的平面，直至旋转螺杆在水银一滑过水银后立即止动。

5.4.1.3.2 测量

5.4.1.3.2.1 从每撮纤维中随机抽取至少 20 根，每份试样测量根数不少于 400 根。将待测纤维的绒板放置于适宜高度以方便夹持纤维而通过引入衬垫进入纤维导轨。

5.4.1.3.2.2 顺时针方向转动“计数器复位轮”，将各计数器的数字均复位到零，再按仪器正面转动计数器直至全部停止，然后按逆时针方向转动“计数器复位轮”直至不能转动为止，此时计数器则可正常工作。

5.4.1.3.2.3 测量并记录样品中纤维的长度：用尖头镊子随机夹住黑绒板上某根纤维的端部，轻微拉出过引入衬垫，进入纤维导轨，同时用左手食指按下操作键，并使镊子顺着旋转螺杆方向向右平行移动，直到还有很短一小段纤维尚未通过纤维导向衬垫为止。在此操作过程中，镊子不能触及旋转螺杆。将夹有纤维的镊子慢慢向右平移，当纤维另一端滑过纤维衬垫时，探测金属丝因落入水银槽内而触及到水银，旋转螺杆停止转动，镊子同时停止平移。而此时操作键仍处在按下位置，镊子始终与螺杆保持垂直，故不应过分倾斜而触及计数器，然后将镊子向上抬起，迅速升起处在正面的计数器键，从而记录纤维长度。非常短的纤维，如短于 0.5 mm 的则可采用标有刻度线的标尺用肉眼目测。

5.4.1.3.2.4 每一检验批至少测量两份试样，两次结果之差超过平均值的 6%时，则须再测量一份试样。如果第三份试样与前两份试样的平均值之差小于第三份试样与前二份试样的平均值的 6%时，则三份试样的平均值为最终结果；如果仍大于时，则将第三份分别对第一份或第二份试样进行比较，只要两者之差小于该两次平均值的 6%时，则取该两次结果的平均值，作为最终结果；如果所有比较后其两者之差均大于其平均值的 6%时，则废弃所有结果，重新取样另行测量。

注：仪器计数器的数字标有“0”键的长度组为 0.25 cm，标有 0.5 cm 的长度组为 0.75 cm，依此类推。

5.4.1.4 结果的表达与计算

从计数器上读出并记录每一长度组的纤维根数，按式(14)、式(15)、式(16)和式(17)分别计算出平均纤维长度、长度标准差、长度变异系数和短纤维率：

$$\bar{L} = \frac{\sum L_i \times N_i}{\sum N_i} \qquad \cdots\cdots(14)$$

$$S = \frac{\sqrt{\sum (L_i - \bar{L})^2 \times N_i}}{\sum N_i} \qquad \cdots\cdots(15)$$

$$CV = \frac{S}{\bar{L}} \times 100 \qquad \cdots\cdots(16)$$

$$U = \frac{\sum n}{\sum N_i} \times 100 \qquad \cdots\cdots(17)$$

式中：

$\bar{L}$——平均纤维长度，单位为毫米(mm)；

L_i——第 i 组的纤维长度组中值，单位为毫米(mm)；

N_i——第 i 组的纤维根数，单位为根(pcs)；

S——长度标准差，单位为毫米(mm)；

CV——长度变异系数，%；

U——短纤维含量，%；

n——短纤维根数，单位为根(pcs)（平均纤维直径≤26.0 μm 短纤维为 30 mm，平均纤维直径＞26.0 μm，短纤维为 40 mm）。

所有计算结果修约至小数点后一位。

5.4.2 手排长度法

5.4.2.1 仪器设备

a） 黑绒板；

b） 镊子；

c） 手排长度标准刻度板(可自制)。

按4.3.2方法获取子样约30 g，经混合后再分取等份样品三份。将每份样品的羊毛轻轻松开并随机抽取约150 mg长度样品，然后置于标准大气条件下进行平衡。

5.4.2.2 **手排程序**

5.4.2.2.1 排图：将抽取的长度样品用手反复整理成一端接近平齐且纤维自然顺直的小毛束，右手握住小毛束平齐的一端，另一端贴于黑绒板并用左手的大拇指摁住该端，将纤维由长至短从毛束中缓缓拉出，使逐次被拉出的纤维沿黑绒板左上端自上而下、自左而右，一端平齐地贴覆在黑绒板上，当手中的纤维全部拉完后用镊子将样品起出，再整理成小毛束。如此重复操作不多于五遍，直至将样品均匀地排成底边长度为250 mm±10 mm、纤维分布均匀的长度分布图(如图1所示)。

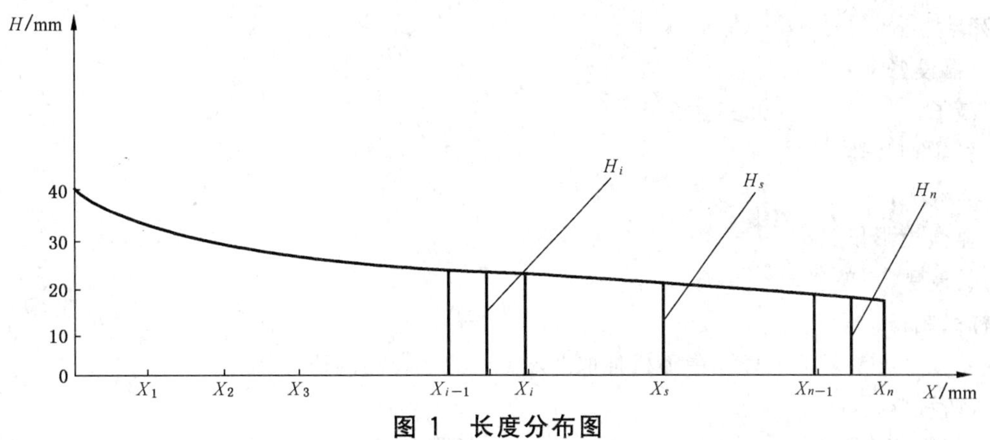

图1 长度分布图

5.4.2.2.2 作图：将手排长度标准刻度板置于已排好的长度分布图上，目光直视图形的每一个观测点，按照手排长度标准刻度板的刻度，记录相关数值。以长度分布图的底边为横坐标，以纤维长度为纵坐标，从零点自左向右每间隔10 mm标出横坐标，X_1、X_2、……、X_i、……、X_{n-1}，如果末组组距小于10 mm，标出终点坐标点X_n。测量每组中点对应的纤维长度H_1、H_2、……、H_i、……、H_n。长度分布图底边总长度为X_n。

注：也可采用一块透明玻璃覆盖于已排好的长度分布图上，用半透明坐标纸根据5.4.2.3.2绘出相应坐标值和纤维长度。

5.4.2.3 结果表达与计算

按照式(18)、式(19)、式(20)和式(21)分别计算平均纤维长度、长度标准差、长度变异系数和短纤维率：

$$\bar{L}=10\sum_{i=1}^{n-1}H_i+(X_n-X_{n-1})\times H_n/X_n \qquad (18)$$

$$S=\frac{\sqrt{\sum_{i=1}^{n}(H_i-\bar{L})^2}}{n-1} \qquad (19)$$

$$CV=\frac{S}{\bar{L}}\times 100 \qquad (20)$$

$$U=\frac{X_n-X_s}{X_n}\times 100 \qquad (21)$$

式中：

$\bar{L}$——平均纤维长度，单位为毫米(mm)；

H_i——第i组中点坐标对应的纤维长度，单位为毫米(mm)；

X_n——长度分布图底边总长度，单位为毫米(mm)；

H_n——末组中点坐标对应的纤维长度，单位为毫米(mm)；

S——长度标准差，单位为毫米(mm)；

CV——长度变异系数，%；

n——长度分布图中的组数；

U——短纤维率，%；

X_s——平均纤维直径(平均纤维直径≤26.0 μm时，30 mm长度纤维 H_s 对应的横坐标值；>26.0 μm时，40 mm长度纤维 H_s 对应的横坐标值)，单位为毫米(mm)。

每一检验批至少测量两份样品，结果处理按5.4.1.3.2.4进行，所有计算结果修约至小数一位。

5.5 洗净毛单纤维断裂强力和伸长

按照GB/T 4711相应条款执行，检测试样从抓毛样品按照4.3.2方法获取。

5.6 干死毛

5.6.1 仪器设备

a) 镊子；

b) 纤维切片器；

c) 黑绒板；

d) 显微投影仪；

e) 载玻片、盖玻片。

5.6.2 样品制备

按照4.3.2方法从抓毛样品中随机抽取3.5 g干死毛样品两份。

5.6.3 试验程序

5.6.3.1 根数法：将每份干死毛样品放在黑绒板上，缓慢将纤维扯松，从中拣出于死毛，整齐地排在载玻片上，并置于显微投影仪上观察，凡纤维中髓质层达到该纤维直径的60%以上者即为干死毛，并作记录。

5.6.3.2 切片法：将每份干死毛样品用手整理成小毛束，置于纤维切片器中并切取0.2 mm～0.4 mm厚的切片，放入表面皿中，滴入少许液体石蜡或甘油，用镊子充分拌和均匀。用镊子取出少许切片置于载玻片上覆以盖玻片并放在显微投影仪上进行观察，凡纤维中髓质层达到该纤维直径的60%以上者即为干死毛，并记录根数，直至纤维根数观察到1 000根为止。

5.6.4 结果的表达与计算

按式(22)、式(23)分别计算根数法、切片法的干死毛含量：

$$K=\frac{S}{Z}\times 100 \qquad \cdots\cdots(22)$$

$$K'=\frac{S'}{1\,000}\times 100 \qquad \cdots\cdots(23)$$

式中：

K——干死毛含量，单位为根每克(pcs/g)(根数法)；

S——干死毛总根数，单位为根(根数法)；

Z——样品重量，单位为克(g)；

K'——干死毛含量，%(切片法)；

S'——干死毛总根数，单位为根(切片法)。

两份干死毛样品的测试平均数为最终结果，并修约至小数一位。

5.7 色泽

按照SN/T 0473—2003中5.6规定的相应方法进行测试。色泽样品可从钻芯试样或抓毛样品中按4.3方法获取。

5.8 外观疵点

5.8.1 仪器设备

a) 适宜工作台；

b) 台秤：最小分度值为0.01 kg。

5.8.2 检测程序

将抽取的全部抓毛样品进行称量(精确至0.01 kg)，然后将样品平铺在工作台上，从中拣出除正常毛之外的有关疵点毛并分别进行称取质量(精确至0.01 kg)。

5.8.3 结果的表达与计算

按式(24)计算分别有关疵点毛含量：

$$Y = \frac{Y_c}{W} \times 100 \qquad \cdots\cdots(24)$$

式中：

Y——有关疵点毛含量，单位为千克(kg)(修约至小数一位)；

Y_c——有关疵点毛质量，单位为千克(kg)；

W——抓毛样品总质量，单位为千克(kg)。

5.9 二氯甲烷可溶物含量(含油率)

5.9.1 取样和测试

按照SN/T 0479—2003中5.2.1～5.2.3规定进行，测试样品可以从钻芯试样或抓毛样品中按4.3方法获取。

5.9.2 计算：

按式(25)计算二氯甲烷可溶物百分含量(含油率)：

$$DCM(\%) = \frac{e}{W} \times 100 \qquad \cdots\cdots(25)$$

式中：

DCM——二氯甲烷可溶物(含油)百分率，%(精确至0.1%)；

e——二氯甲烷可溶物(油脂)质量，单位为克(g)；

W——检验样品的烘干质量，单位为克(g)。

附　录　A
（规范性附录）
洗净毛与碳化毛样品的烘干质量测定方法

A.1　基本要求

a）每只钻芯样品逐一在105℃±2℃的温度下进行烘燥。

b）如果干燥空气不是在标准大气条件下抽取，则应对干燥空气的水分含量予以修正。修正值可从附录C中的表C.1或表C.2中获得，或者按照SN/T 0473—2003附录B中式B.1给定的公式获得。

c）样品应均匀地置于盛样器(筒)内，以达到均一装填密度。

d）盛样器(筒)的大小和形状须达到使空气流动不匀性的最低限度，以使其顺利通过样品。

e）盛样器(筒)应装有坚固的筛网以防止羊毛纤维和植物性杂质等遗落，并保证样品在强制气流下烘干。

f）样品在烘箱内进行热称量，烘箱的进出口在称样时应关闭，以防止因通风或气流流动而影响称量(见注1)。

g）如果盛样器(筒)的样品在箱外天平上称量，则应遮住气流流动，以保证天平正确称计(见注1)。

h）对浮动和对流效应的修正将通过观测质量而获得(见注2)，并且应在环境温度大约每相隔10℃测试一次。

i）所有称量精确至0.01g。

j）当样品干燥率达到所需测定的同时，既每次记录的样品质量小于前次质量的0.05%(即达到恒重)，也就是再次烘干时间相隔至少达到前次烘干时间的30%，但不得少于5 min，此时样品可认为是已烘干。

注1：避免摆动效应的简单检测是观测天平在称取100 g前后两次已达到干燥时的样品读数摆动情况，读数偏差在30 s内连续保持不超过0.02 g即可。

注2：浮动和对流的修正值测定，即均匀地将已知干重的洁净涤纶纤维置于未加热的已知质量的盛样器(筒)内，对强制气流烘箱内来说，采用60 g/L度的空气。确定涤纶纤维的干重，可将其置于标准大气条件下达到平衡，并从它的公定质量中扣除0.4%的回潮。在计算盛样器(筒)和涤纶纤维总干重后，将盛有涤纶纤维的盛样器(筒)置于烘箱内进行二次正常烘燥时间加热烘燥，而后进行热称量。该热质量与计算得到的盛样器(筒)和涤纶纤维总干重间的差异，就是浮动和对流效应的总数和在此环境温度中的特指设备须加上热称质量的修正值。

A.2　程序

a）确保烘箱或烘干器内的加热空气达到105℃±2℃。

b）确保天平能精确地去除空盛样器(筒)质量。

c）确保盛样器(筒)和它的底部内洁净并没有前次样品的遗留。

d）将样品均匀地置于盛样器(筒)内并没有羊毛纤维和植物性杂质等的遗落。

e）将盛样器(筒)置于规定位置，接通电源并开启所需时间的定时器。

f）达到规定烘燥时间后，停止加热空气流通，放松装有样品的盛样器(筒)并迅速称取质量。在烘箱内进行热称量，完成全部称量时间必须不超过1 min，或在强制气流烘干器上称量不超过20 s。强制气流烘干器中断热空气流动总的时间不能超过30 s。记录质量并将盛样器(筒)继续在烘箱内或烘干器上加热，再次定时，其烘干时间至少达到前次时间的30%，但不少于5 min。

g) 使用干湿球温度计测定环境空气的干湿球温度，在开始检验前及检验中至少每小时记录一次干湿球温度。

h) 达到前次烘燥时间的30%或不少于5 min后，再次停止加热空气流通，放松装有样品的盛样器(筒)并迅速称取质量。如果两次样品质量的差异大于0.05%时，记录新的质量，再次将盛样器(筒)置于烘箱内或烘干器上，继续定时，其烘干时间按A.2f)中的规定，重复程序直至某次记录的质量差异小于0.05%为止。

i) 环境温度的浮动和对流校准值加上最后一次记录的质量即获得样品烘干质量。

j) 按A.2g)方法，记录最后一次环境干湿球温度，从附录C中的表C.1查得校正系数，使用该干湿球值确定相对湿度，而后从附录C中的表C.2中查得环境空气含水量的修正系数，也可采用SN/T 0473—2003附录B中的式B.1规定的公式获得。

k) 计算样品的烘干修正质量 m_{si}，即用样品的烘干质量乘上修正系数。

注：烘后的检验样品可作为灰分含量、含油率和总碱不溶物的测定，所有检测样品可以从热样中分取，但整个取样及称量必须在60 s内完成。如果从非热样中分取及称重，所有检测样品的质量必须修正到干燥状态。

附 录 B
（规范性附录）
洗净毛与碳化毛按毛包数20%抓毛取样的质量检验规程

B.1 范围

本标准规定了进出口洗净毛、碳化毛的质量检验方法。

B.2 抽样

B.2.1 检验批

同一合同、同一发票、同一生产批为一个检验批。

B.2.2 取样

B.2.2.1 每个检验批，按到货毛包数的20%（最低不得少于五包）进行过磅和抓毛取样。过磅和取样应同时进行以保证在过磅和取样之间毛包质量不发生变化。抓取的样品必须剔除所有包装材料并立即置于密封的容器内或塑料袋内，以确保不损失羊毛纤维及避免与外界空气接触。

B.2.2.2 取样必须随机从包装完好的包件中抽取，其包号应均匀分布于全批包号中。取样点应在包装表面随机位置上，但须距离毛包边缘75 mm以上及至少150 mm深处迅速抽取，每包抽取样品不得少于50 g。

B.3 样品定重

每检验批获取的质量样品必须用于烘干质量的测定。质量样品在过磅取样结束后尽快称取质量或不迟于4 h，定重精确至0.01 g。用于烘干质量的样品可以经合并后组成不少于三份试样，每份试样不少于100 g。

B.4 仪器设备

按照5.1.1的规定。

B.5 检验程序

B.5.1 按照抽样比例逐一对样包称计毛重，精确至0.25 kg；同时称计皮重，精确至0.01 kg，每批回皮不得少于三包。

B.5.2 烘干质量的测定

按照附录A中规定的方法正确测定每份试样的烘干质量。

B.5.3 结果的表达与计算

所有结果计算到小数点后一位。

B.5.3.1 按式(B.1)计算过磅毛包总净重：

$$M_b = M_a - (M_p \times B) \qquad \text{(B.1)}$$

式中：

M_a——过磅毛包总毛重，单位为千克(kg)；

M_b——过磅毛包总净重，单位为千克(kg)；

M_p——平均皮重，单位为千克(kg)；

B——过磅总毛包数。

B.5.3.2 按式(B.2)计算所验样品的烘干重量百分率：

$$m_f = \frac{m_s}{\sum m_{bi}} \times 100$$

或

$$m_f = \frac{\sum m_{si}}{\sum m_{bi}} \times 100 \quad \cdots\cdots (B.2)$$

式中：

m_f——所有试样的烘干质量百分率，%；

m_s——所有试样的总烘干修正质量，单位为克(g)；

m_{si}——第 i 只试样的烘干修正质量，单位为克(g)；

m_{bi}——第 i 只试样的烘前修正质量，单位为克(g)，(修正质量即所称取的样品质量乘上按附录C中的表C.1或表C.2查出的相应修正系数)。

B.5.3.3 按式(B.3)计算公定回潮率为 R 时的过磅毛包公量 M_r：

$$M_r = M_b \times \frac{m_f}{100} \times (1 + \frac{R}{100}) \quad \cdots\cdots (B.3)$$

B.5.3.4 按式(B.4)推算过磅毛包的发票质量：

$$M_i = \frac{M_b \times M_c}{M_n} \quad \cdots\cdots (B.4)$$

B.5.3.5 按式(B.5)计算过磅毛包的公量盈/亏率：

$$\beta = \frac{M_r \times M_i}{M_i} \times 100 \quad \cdots\cdots (B.5)$$

B.5.3.6 按式(B.6)计算全批货物验收总公量：

$$M_g = M_c \times (1 + \frac{\beta}{100}) \quad \cdots\cdots (B.6)$$

B.5.3.7 按式(B.7)计算全批货物总盈/亏质量：

$$M_x = M_g - M_c \quad \cdots\cdots (B.7)$$

上述式(B.3)～(B.7)式中：

β——过磅毛包的公量盈亏率，%；

M_i——过磅毛包的发票质量，单位为千克(kg)；

M_r——公定回潮率为 R 时的过磅毛包公量，单位为千克(kg)；

M_g——全批货物的验收总公量，单位为千克(kg)；

M_c——全批货物的发票质量，单位为千克(kg)；

M_n——全批货物的发票净重，单位为千克(kg)；

M_x——全批货物的盈/亏质量，单位为千克(kg)。

B.5.3.8 如需要分别按5.1.3.2.5和5.1.3.2.6计算实测回潮率及含水率。

附　录　C
（规范性附录）
对环境空气含湿量的修正

表 C.1　进入烘箱内空气的含湿量修正表

环境温度/℃	湿球下降温度（环境温度—湿球温度）/℃																			
	1.0	2.0	3.0	4.0	5.0	6.0	7.0	8.0	9.0	10.0	11.0	12.0	13.0	14.0	15.0	16.0	17.0	18.0	19.0	20.0
6	1.002	1.003	1.003	1.004	1.004	1.004	1.005													
8	1.002	1.002	1.003	1.003	1.004	1.004	1.004	1.005												
10	1.001	1.002	1.002	1.003	1.003	1.004	1.004	1.004	1.005											
12	1.001	1.001	1.002	1.002	1.003	1.003	1.004	1.004	1.005											
14	1.000	1.001	1.001	1.002	1.002	1.003	1.003	1.004	1.004	1.004										
16	1.000	1.000	1.001	1.001	1.002	1.002	1.003	1.003	1.004	1.004	1.005									
18	0.999	0.999	1.000	1.001	1.001	1.002	1.002	1.003	1.003	1.004	1.004	1.005								
20	0.998	0.999	0.999	1.000	1.000	1.001	1.002	1.002	1.003	1.003	1.004	1.004	1.005							
22	0.997	0.998	0.998	0.999	1.000	1.000	1.001	1.002	1.002	1.003	1.003	1.004	1.004	1.005						
24	0.996	0.997	0.997	0.998	0.999	0.999	1.000	1.001	1.001	1.002	1.002	1.003	1.004	1.004	1.005					
26	0.995	0.995	0.996	0.997	0.998	0.999	0.999	1.000	1.001	1.001	1.002	1.002	1.003	1.003	1.004	1.004				
28	0.993	0.994	0.995	0.996	0.997	0.998	0.998	0.999	1.000	1.000	1.001	1.002	1.002	1.003	1.003	1.004	1.004			
30	0.992	0.993	0.994	0.995	0.996	0.996	0.997	0.998	0.999	1.000	1.000	1.001	1.002	1.002	1.003	1.003	1.004	1.004		
32	0.990	0.991	0.992	0.993	0.994	0.995	0.996	0.997	0.998	0.999	0.999	1.000	1.001	1.001	1.002	1.003	1.004	1.004	1.004	
34	0.988	0.989	0.990	0.992	0.993	0.994	0.995	0.996	0.996	0.997	0.998	0.999	1.000	1.000	1.001	1.002	1.002	1.003	1.004	1.004
35	0.987	0.988	0.989	0.991	0.992	0.993	0.994	0.995	0.996	0.997	0.998	0.998	0.999	1.000	1.001	1.001	1.002	1.003	1.003	1.004
36	0.986	0.987	0.989	0.990	0.991	0.992	0.993	0.994	0.995	0.996	0.997	0.998	0.999	0.999	1.000	1.001	1.002	1.002	1.003	1.003
37	0.985	0.986	0.987	0.989	0.990	0.991	0.992	0.993	0.994	0.995	0.996	0.997	0.998	0.999	1.000	1.000	1.001	1.002	1.002	1.003
38	0.983	0.985	0.986	0.988	0.989	0.990	0.991	0.992	0.994	0.995	0.995	0.996	0.997	0.998	0.999	1.000	1.001	1.001	1.002	1.003
39	0.982	0.984	0.985	0.987	0.988	0.989	0.991	0.992	0.993	0.994	0.995	0.996	0.997	0.998	0.999	0.999	1.000	1.001	1.002	1.002
40	0.981	0.982	0.984	0.985	0.987	0.988	0.989	0.991	0.992	0.993	0.994	0.995	0.996	0.997	0.998	0.999	0.999	1.000	1.001	1.002

表 C.2 进入烘箱内空气的含湿量修正表

环境空气温度/℃	环境相对湿度/(%)								
	15	25	35	45	55	65	75	85	95
6	1.005	1.004	1.004	1.004	1.003	1.003	1.003	1.002	1.002
8	1.004	1.004	1.004	1.003	1.003	1.003	1.002	1.002	1.002
10	1.004	1.004	1.004	1.003	1.003	1.002	1.002	1.002	1.001
12	1.004	1.004	1.003	1.003	1.002	1.002	1.002	1.001	1.001
14	1.004	1.004	1.003	1.003	1.002	1.002	1.001	1.001	1.000
16	1.004	1.004	1.003	1.002	1.002	1.001	1.001	1.000	0.999
18	1.004	1.003	1.003	1.002	1.001	1.000	0.999	0.999	0.999
20	1.004	1.003	1.002	1.002	1.001	1.000	0.999	0.999	0.999
22	1.004	1.003	1.002	1.001	1.000	0.999	0.998	0.998	0.997
24	1.004	1.003	1.002	1.001	1.000	0.999	0.998	0.997	0.996
26	1.003	1.002	1.001	1.000	0.999	0.998	0.997	0.995	0.994
28	1.003	1.002	1.001	0.999	0.998	0.997	0.996	0.994	0.993
30	1.003	1.002	1.000	0.999	0.997	0.996	0.994	0.993	0.991
32	1.003	1.001	1.000	0.998	0.996	0.995	0.993	0.991	0.990
34	1.002	1.001	0.999	0.997	0.995	0.993	0.992	0.990	0.989
36	1.002	1.000	0.998	0.996	0.994	0.992	0.990	0.988	0.986
38	1.002	1.000	0.997	0.995	0.993	0.990	0.988	0.986	0.983
40	1.001	0.999	0.996	0.994	0.991	0.989	0.986	0.983	0.981

附　录　D
（规范性附录）
烘干质量的两次复验结果间的最大允差

羊毛种类	最大复验允差/(%)
澳大利亚和新西兰洗净毛	1.6

附　录　E
（规范性附录）
校对检验与重复检验的两次检验结果间最大允差范围

检验类别	最大复验允差(绝对值)		
毛基/(%)			
40.4 及以下	3.1		
40.1～45.0	2.8		
45.1～50.0	2.5		
50.1～55.0	2.1		
55.1～60.0	1.9		
60.1～65.0	1.8		
65.1 及以上	1.6		
植物性杂质基/(%)			
0.5 及以下	0.3		
0.6～1.0	0.5		
1.1～1.5	0.6		
1.6～2.0	0.8		
2.1～3.0	1.0		
3.1～5.0	2.0		
5.0 及以上	3.2		
平均纤维直径/μm	气流	OFDA	激光
15.0 及以下	0.5	0.4	0.3
15.1～20.0	0.6	0.4	0.3
20.1～25.0	0.8	0.6	0.5
25.1～30.0	1.0	0.7	0.7
30.1～35.0	1.1	0.9	0.9
35.1～40.0	1.3	1.0	1.1
平均黄色度(单位)	2.1		

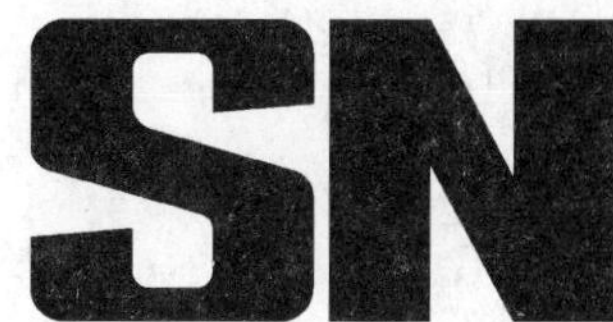

中华人民共和国出入境检验检疫行业标准

SN/T 0479—2003
代替 SN/T 0479—1995

进出口羊毛条检验规程

Rules of inspection for import and export wool top

2003-05-28 发布　　　　2003-10-01 实施

中华人民共和国国家质量监督检验检疫总局　发布

前　言

本标准是根据国际毛纺织组织(IWTO)的相关检验规程及方法和相应国家标准及方法对SN/T 0479—1995《进出口羊毛条检验规程》进行修订的。

本标准与SN/T 0479—1995相比主要变化如下：

——对原标准在编写顺序作了一定调整和修订，如将原附录C的色泽检验直接归入检验之中，在具体测试方法上除了采用C光源和2°观察器测试外，又增加了采用CIE D65和10°观察器测试。整个检验过程中等效采用了IWTO—35相应规定。

——对原标准质量检验中的回潮率测试修订为烘干质量测定，且在操作程序、检验过程以及结果的表达和计算上均与IWTO相应的规定保持一致。

——对原标准中的含油率测试修订为采用二氯甲烷试剂进行二氯甲烷可溶物含量测试，在一整套测试方法、测试程序以及在结果表达和计算上均与IWTO—10完全一致。

——在测试平均纤维直径测试方面，除了保留原有的气流仪法和投影显微镜法(原标准中为显微投影法)外，新增加了目前较为先进的采用光学纤维直径分析仪和激光纤维直径分析仪的测试方法。

——按照GB/T 3292的规定，将原标准中的条干变异系数测试修订为条干均匀度测试，所有的测试方法、测试程序及结果表达均与该标准相一致。

——本标准所列表格中的数据均采用IWTO最新规定，原表格中数据均得到了修订。

本标准附录A、附录B、附录C、附录D、附录E均为规范性附录。

本标准由国家认证认可监督管理委员会提出并归口。

本标准起草单位：中华人民共和国上海出入境检验检疫局。

本标准主要起草人：黄发明、唐敏峰、陈志伟。

本标准于1986年首次发布，1995年第一次修订，2002年第二次修订。

进 出 口 羊 毛 条 检 验 规 程

1 范围

本标准规定了进出口羊毛条的质量，品质项目中平均纤维直径、长度、色泽、条干不匀及外观疵点等的检验方法。

本标准适用于进出口羊毛条的检验。

2 规范性引用文件

下列文件中的条款通过本标准的引用而构成为本标准的条款。凡是注日期的引用文件，其随后所有的修改单(不包括勘误的内容)或修订版均不适用于本标准，然而，鼓励根据本标准达成协议的各方研究是否可使用这些文件的最新版本。凡是不注日期的引用文件，其最新版本适用于本标准。

GB/T 3292 纺织品 纱条条干不匀试验方法 电容法

GB/T 6501 羊毛纤维长度试验法 梳片法

GB/T 8170 数值修约规则

SN/T 0473—2003 进出口含脂毛检验规程

SN/T 0478—2003 进出口洗净毛、碳化毛检验规程

SN/T 0565—1996 进出口纺织纤维长度试验方法 单纤维测长仪法

SN/T 0617 进出口化纤条、羊毛条长度测定方法 阿尔米特法

IWTO 羊毛条公量检验规则

IWTO—6 用气流仪测定羊毛条羊毛纤维平均直径的方法

IWTO—8 用投影显微镜法测定羊毛和其他动物毛纤维直径分布参数及有髓纤维百分含量的方法

IWTO—10 羊毛条和商业洗净毛与碳化毛二氯甲烷可溶物的测定方法

IWTO—12 用 Sirolan 激光纤维直径分析仪测定纤维直径的平均值和分布

IWTO—34 羊毛条烘干重量和发票计算重量，商业计算重量的测定

IWTO—35 羊毛条色泽测定方法

IWTO—47 用光学纤维直径分析仪测定羊毛纤维直径的平均值和分布

ASTM 1770 羊毛条的毛粒、植物性杂质和有色纤维检验方法

3 术语和定义

下列术语和定义适用于本标准。

3.1

羊毛条 wool top

洗净毛混合加油后，经过梳毛机和精梳机，并反复经针梳机梳理、并合、牵伸，制成纤维较平行伸直的毛条。

3.2

散毛条 opened top

经过梳毛机及针梳机，但不经精梳机加工制成的毛条。

3.3

试样 sample

从所验货物中随机抽取的用于测定品质项目及外观疵点的代表性样品。

3.4

样品 specimen

从所验货物中随机抽取供测定烘干质量的代表性样品。

3.5

烘干质量 oven-dry mass

按照本标准 5.1.2.2 条而获得的样品烘干后质量。

3.6

二氯甲烷可溶物含量(含油率) dichloromethane(DCM)soluble extract (residual fatty matter content)

按照本标准 5.2 条规定测试样品的二氯甲烷可溶物含量(含油率)，以干燥样品中无二氯甲烷可溶物(无油脂)的质量百分率表示。

3.7

预调湿 preconditioning

试样在试验用标准大气中调湿前，先将其放置在温度不超过 50℃和相对湿度在 10%～25%的条件下进行预干燥处理，使试样含湿降至公定回潮率以下。

3.8

试验用标准大气 standard atmospherefor testing

调湿和试验用的标准大气条件。温度为 20℃±2℃，相对湿度为 63%～67%。

3.9

恒重 constant mass

样品经过处理，相隔一定时间连续称重，前后两次称得的质量差值对后一次值的百分率不超过规定范围时的质量。

3.10

毛粒 nep

呈现于毛条中的毛纤维相互紧密缠结而形成无组织的结状小球粒聚集体。

3.11

毛片 wool flake

附于毛条中的毛纤维相互缠结成片状。

3.12

草屑 burr

混杂于毛条内的植物草刺种籽、叶子、枝梗和草类的碎片等植物性杂质包括可能存在的外来植物性纤维，如麻、丝等。

3.13

有色纤维 coloured fibre

任何色泽、色调不同于毛条主体的纤维。

3.14

检验批 lot

同一合同、同一发票、同一生产批号为一个检验批。

4 抽样

4.1 品质试样的抽取

每一检验批的毛包数不足100包按20%取样，但不得少于五包，超过100包均抽取20包样包，其包号应均匀分布于全批包号中。

每一检验批无论抽样包数多少均从样包中抽取毛球20只（少于20包所抽取毛球应平均推算决定），再从每只毛球中抽取2 m长的毛条四根，全批80根，分作四份试样，每份20根。

4.2 质量样品的抽取

检验批的每一毛包应在过磅的同时进行取样，以保证在过磅和取样之间毛包质量不发生变化。每一样包中随机抽取一只毛球，从毛球的内、外层各取一段不少于50 g，并立即置于密封容器内，保证不损失羊毛纤维并避免与外界空气接触。

注：如果须按照到货毛包的20%抽取质量样品，则参照附录A执行。

4.3 散毛条样品的抽取

4.3.1 品质样品

每一检验批按到货毛包的20%抽取（不得少于五包），其包号应均匀分布于全批包号中（可在采用附录A检验时同时进行），每包抽取样品约80 g，总样品不得少于2 kg。

4.3.2 质量样品

4.3.2.1 检验批的每一毛包应在过磅的同时进行取样，以保证在过磅和取样之间毛包质量不发生变化。每一毛包抽取质量约50 g，并立即置于密封容器内（或塑料袋内），保证不损失羊毛纤维并避免与外界空气接触。

4.3.2.2 按照附录A的规定进行过磅和取样。

4.4 条干不匀度测试样品的抽取

采用uster仪测试条干不匀，取样数量应随机从不同毛包中抽取不少于四只毛球。

4.5 样品处理

4.5.1 品质试样

4.5.1.1 将抽取的20根毛条试样逐一剪取约1.5 m长小样，用于毛条单位质量测定，剩余部分及测定后的毛条单位质量小样均可用于平均纤维直径、平均纤维长度、二氯甲烷可溶物含量（含油率）、色泽及外观疵点的测试。

4.5.1.2 散毛条品质试样应从混合好的品质样品中获取。具体方法为：将样品铺展在适宜的工作台上，用手混合成均匀状态，使样品铺成30 mm～60 mm厚，然后采用两分法，再分法直至将样品分成16等份，再从每等份样品中随机抽取一小撮（注意不要破坏原有的羊毛状态）直至满足各品质测试项目所须质量为止。

4.5.2 质量样品

每检验批获取的质量样品必须用于烘干质量的测定，用于烘干质量测定的样品在取样结束后应尽快称取质量，最迟不超过4 h。每份样品至少分取三只小样，每只不少于80 g。

5 检验

5.1 质量

5.1.1 仪器设备

按照SN/T 0478—2003中的5.1.1a)～e)。

5.1.2 检验程序

5.1.2.1 逐一对全批货物的毛包称其毛重，精确至0.25 kg同时称计皮重，精确至0.01 kg，每批回皮不得少于三包。

5.1.2.2 烘干质量的测定

按照 SN/T 0478—2003 附录 A 中的规定方法正确测定每一只样品的烘干质量。

5.1.3 **结果的表达与计算**

所有计算结果均保留至小数点后一位。

5.1.3.1 **符号表示**

M_m——全批货物总毛重，单位为千克(kg)；

M_j——全批货物总净重，单位为千克(kg)；

M_p——平均皮重，单位为千克(kg)；

N——全批货物总包数；

m_{oi}——第 i 只小样烘前修正质量($i=1,2,3,\cdots\cdots,n$)，单位为克(g)，(即第 i 只小样烘前质量乘上按照附录 C 中表 C.1 或表 C.2 查出的修正系数)；

m_o——所有小样烘前总修正质量，单位为克(g)；

m_{si}——第 i 只小样烘后修正质量($i=1,2,\cdots\cdots,n$)，单位为克(g)；

m_s——所有小样烘后修正质量，单位为千克(kg)；

m_f——样品的烘干质量百分率(即所有烘后小样的总烘干质量占其烘前样品质量的百分率)，%；

R——采用的公定回潮率，%；

T——所采用的公定含油率，%；

t——实测二氯甲烷可溶物含量(含油率)，%；

R_s——实测含水率，%；

R_c——实测回潮率，%；

M_c——批货物的发票质量，单位为千克(kg)；

M_x——全批货物的盈/亏质量，单位为千克(kg)；

M_g——公定回潮率为 R 时的验收公量，单位为千克(kg)；

M_T——公定回潮率为 R，公定含油率为 T 时的验收公量，单位为千克(kg)；

β——验收公量盈/亏率，%；

β_t——除油后验收公量盈/亏率，%。

5.1.3.2 **结果计算**

5.1.3.2.1 按式(1)计算全批货物总净量：

$$M_j = M_m - (M_p \times N) \quad \cdots\cdots (1)$$

5.1.3.2.2 按式(2)计算所有样品烘干质量百分率：

$$m_f = \frac{m_s}{m_o} \times 100 \quad \cdots\cdots (2)$$

5.1.3.2.3 按式(3)、式(4)计算所有小样烘干后修正质量和烘干前修正质量：

$$m_s = \sum m_{si} \quad \cdots\cdots (3)$$

$$m_o = \sum m_{oi} \quad \cdots\cdots (4)$$

5.1.3.2.4 按式(5)计算公定回潮率为 R 时的验收公量：

$$M_g = M_j \times \left(1 + \frac{R}{100}\right) \quad \cdots\cdots (5)$$

5.1.3.2.5 按式(6)计算公定回潮率为 R，公定含油率为 T 时的验收公量：

$$M_T = M_j \times \frac{m_s}{m_o} \times \left(1 + \frac{R}{100}\right) \times \left[\frac{1 + T/100}{1 + t/100}\right] \quad \cdots\cdots (6)$$

5.1.3.2.6 按式(7)或(8)全批货物盈/亏质量：

$$M_x = M_g - M_c \quad \cdots\cdots (7)$$

$$M_x = M_t - M_c \quad \cdots\cdots(8)$$

5.1.3.2.7 按式(9)或(10)计算全批货物公量盈/亏率：

$$\beta = \frac{M_g - M_c}{M_c} \times 100 \quad \cdots\cdots(9)$$

$$\beta_t = \frac{M_t - M_c}{M_c} \times 100 \quad \cdots\cdots(10)$$

5.2 二氯甲烷可溶物含量(含油率)

5.2.1 基本要求

——检验小样通常从品质试样中分取，但如果按照式(6)计算验收公量，则检验小样必须从按照5.1.2.2规定经烘燥后的烘干样品中直接称取。

——检验小样的烘干质量约为5 g，精确至0.01 g。

——用于萃取的试剂为二氯甲烷(此试剂有毒，使用时应采用完善的保护措施)。

——如用水浴加热，则将其温度加热到45℃，萃取过程的虹吸回流次数至少达到20次(或180 min ±5 min)。

——油脂(二氯甲烷可溶物)的质量，精确至0.001 g。

5.2.2 仪器设备及试剂

5.2.2.1 仪器设备

按照SN/T 0473—2003附录D中D2.2a)～f)的规定。

5.2.2.2 试剂

二氯甲烷，密度1.326 6 g/cm³，沸点39℃～41℃，熔点－95.1℃。

5.2.3 检测程序

a) 从品质试样中抽取检验小样，如果按照式(6)计算验收公量，则直接从烘箱内取出的烘后样品中分取，并且必须在60 s内完成称重，每一检验批至少称取两份小样，每份约5 g，精确至0.01 g。

b) 将蒸馏瓶(250 mL)置于加热温度为105℃±5℃的烘箱内烘燥足够时间，然后取出蒸馏瓶，置于干燥器内待冷却后，称取质量并记录蒸馏瓶质量，精确至0.001 g。

c) 将检验小样置于过滤套筒内或用滤纸包好，并保证羊毛小样在萃取过程中低于虹吸管的顶部。

d) 注入足量的二氯甲烷确保在整个萃取过程中虹吸回流可以顺利进行而蒸馏瓶不至于干竭。

e) 将装好的萃取装置置于加热器上，调整加温速率，使在180 min±5 min的萃取所需时间内达到至少20次虹吸回流。如果虹吸不正常，该检测应作废。

f) 经过至少20次虹吸回流后，取出检验小样，回收二氯甲烷。

g) 当回收二氯甲烷完成后，取下蒸馏瓶，待蒸馏瓶中的二氯甲烷蒸发净后，置于105℃±5℃的烘箱内进行加热至所需时间(根据烘箱特性而定)。

h) 从烘箱内取出蒸馏瓶置于干燥器内待冷却后取出，并立即称量，精确至0.001g。

i) 如果检测前的检验小样不是烘后干燥样品的话，则须将萃取结束后的过滤套筒内或包于滤纸中的检测后小样待二氯甲烷蒸发净后，置于105℃±5℃的烘箱内进行加热至所需时间(根据各烘箱特性而定)，然后取出检测后小样置于干燥器内进行冷却，随后取出小样并立即称量，精确至0.01 g。

5.2.4 计算

按下列式(11)计算每只检验小样的二氯甲烷可溶物含量(含油率)：

$$DCM = \frac{e}{ws} \times 100 \quad \cdots\cdots(11)$$

式中：

DCM——二氯甲烷可溶物含量(含油率)，%(计算至0.1%)；

e——二氯甲烷可溶物(油脂)质量,单位为克(g);

ws——萃取后检验小样烘干质量,单位为克(g)。

5.3 平均纤维直径

按照 SN/T 0473—2003 中 5.3 条进行,检验样品可以从测定毛条单位质量后的每根毛条中抽取一小部分,经合并后组成平均纤维直径检验样品。

如果采用光学纤维直径分析仪法或激光纤维直径分析仪法,则短片段纤维的获取除采用微型钻芯取样机外,另可采用闸刀式切断器切取(参照 SN/T 0473—2003 附录 J 中 J.2.2 规定),并从纤维直径检验样品中钻取或切取 1.8 mm～2.0 mm 之间的短片段纤维,每一只毛条检验样品应获取相同数量,即不能在毛条一端的 100 mm 中,也不能在最长纤维端的长度中连续钻取或切取短片段纤维。

注:闸刀式切断器——双边刀刃,双边刀刃闸刀式切断器为 2.0 mm 厚,两边成 90°的锋利刀刃,此刀口准确地通过狭缝。羊毛条置于狭缝内并由两根钢丝加以固定,当刀刃切下来低于狭缝的两边时,羊毛条短纤维切取下来,从而形成 2.0 mm 长度的短片段纤维,切取的短片段纤维从狭缝中落下并由在切断器下的盛样器或玻璃皿收获。

如果采用气流仪法,则检验样品的二氯甲烷可溶物含量不能超出 1%。从合并成的平均纤维直径检验样品中分取出约 10 g～20 g,将其剪取或切取 15 mm～20 mm 长度,经锡莱分析机开松后按规定进行测试。

5.4 平均纤维长度

长度检验样品可从测定毛条单位质量后的每一根毛条中抽取一部分或从品质试样剩余部分中抽取,经合并后组成。

5.4.1 阿尔米特(ALMTER)长度仪法

按照 SN/T 0617 规定进行。

5.4.2 梳片式长度仪法

按照 GB/T 6501 相应规定进行。

5.4.3 单纤维测长仪法

按照 SN/T 0565—1996 中 6.1.2 条规定进行。

5.5 毛条单位质量

5.5.1 仪器设备

a) 天平:最小分度值为 0.01 g;

b) 米制刻度尺;

c) 扁平弹簧夹;

d) 剪刀。

5.5.2 试验程序

将已在标准大气条件达到平衡的品质试样毛条(每根约 1.5 m)逐一在其端部夹住于扁平弹簧夹内并悬挂于附有米制刻度尺的木板上,使毛条自重下垂数分钟,先后在 1 m 和零位处剪短,剪时视线平视标尺,每批共测定 20 根。

将剪取的毛条分别在天平上称重(精确至 0.01 g),随后从每根条子中各取一束纤维,合并成约 50 g 的混合样,用烘箱法测定回潮率。

5.5.3 结果表示与计算

按照式(12)～式(15)分别计算公量条重和条重变异系数:

$$\overline{W}=\frac{\sum_{i=1}^{n}W_i}{N} \qquad \cdots\cdots(12)$$

$$W=\frac{\sum_{i=1}^{n}W_i}{N}\times\frac{100+R}{100+r} \qquad \cdots\cdots(13)$$

$$S = \left[\frac{\sum_{i=1}^{n}(W_i - \overline{W})}{N-1}\right]^{\frac{1}{2}} \quad \cdots\cdots(14)$$

$$CV = \frac{S}{\overline{W}} \times 100 \quad \cdots\cdots(15)$$

式中：

W_i——实测每根毛条重，单位为克每米(g/m)；

$\overline{W}$——平均实测条重，单位为克每米(g/m)；

W——公量条重，单位为克每米(g/m)；

R——公定回潮率，%；

r——实测回潮率，%；

N——测定根数；

S——条重标准差；

CV——条重变异系数，%。

5.6 条干均匀度

采用4.4条干均匀度测试样品，按照GB/T 3292规定进行。

5.7 色泽

5.7.1 基本要求

a) 测试样品可以从测定条重后的每根毛条中抽取一小部分或从按照4.1的品质试样中获取，合并成的色泽测试样品。

b) 用于色泽测试的检验样品制备包括小样的抽取以及3.8规定的试验用标准大气条件，所有这些都应保证检验试样的色泽变化能减小到最低限度。

c) 对于羊毛条检验试样的"原色"检验，其样品制备无须进行洗涤，而对于"基色"的色泽检验则在测试前须进行样品的洗涤制备。

注1："原色"——作为实验室接受和提供仪器测量的羊毛样品无须附加洗净。

注2："基色"——羊毛样品经洗涤除去任何残留物(如：粉尘和加工油分)后的固有色泽。

d) 色泽试样可采用C光源和2°观察器或采用CIE D65光源和10°观察器测试其三刺激值X、Y和Z。仪器间的偏差可采用标准羊毛或采用已经检定过的瓷板校准仪器来降低。

e) 黄色度根据三刺激值中的Y和Z值获得，以Y-Z表示。

羊毛光源参数范围按表1值规定：

表1

色泽种类	原来的Y-Z光源c/2°	新的Y-Z光源D65/10°
超白	−2	6
白色	0	8
奶油色	3	11
黄色污染	12	20

5.7.2 仪器设备

a) 一台适宜的比色计或分光比色计或分光光度计；

b) 盛放色泽试样的盛样盒(筒)；

c) 符合3.7要求的试验室。

色泽试样制备的相关设备见附录B。

5.7.3 色泽试样的制备

5.7.3.1 测试试样可以从测定毛条单位质量后的每一根毛条中抽取一小部分或从按照4 5.1所述的剩余部分的试样中获取，但至少满足两份等量色泽样品，每份质量约15 g。

5.7.3.2 对于“基色”测试的样品制备应将羊毛进行充分清除任何残留物(例如:加工油分、粉尘、残留油脂、污物、植物性杂质等)再经充分混合处理。合适的清除方法详见附录B。

5.7.3.3 提供给测试盒(筒)的样品“原色”测试应未经任何处理仍保持其色泽(例如:试验室洗涤)。样品制备过程应确保色泽变化保持最低限度。

检验样品可以根据羊毛全长(以羊毛平行形式)在测试前采用切断、开松方法或使毛条经开松后呈无规则化状态进行制备。

备注:在样品制备中有许多因素能影响羊毛的色泽,例如:

a) 烘燥:长时间在105℃下进行烘燥使一些羊毛会发黄,故应避免此类情况发生。

b) 实验室的空气质量:在烘燥时由于大量空气通过羊毛进行处理(如果空气中含有许多灰尘夹在羊毛试样中就会影响试样的色泽测试)。

c) 荧光照明:须避免样品长时间受荧光照明,特别是样品接近光源会使色泽测试有所变化。

d) 洗涤样品所用的水质:采用蒸馏水或非离子型水洗涤样品的方法与正常进行洗涤的样品进行比较其色泽测试的情况。

5.7.4 仪器的标定和校准

如果采用比色计或采用分光比色计测试,则按照SN/T 0473—2003附录L中的程序进行校准或标定。

注1:比色计可采用已对标准羊毛测试过的一块工作标定瓷板或在SN/T 0473—2003附录L中规定的一块已经检定过的瓷板进行,每操作4 h至少校对一次。仪器的安装应采用工作标定瓷板代替由制造厂供应的白色标定瓷板,并按照制造厂规定的细则进行调节。

注2:分光比色计和分光光度计的稳定性要好于比色计。为此,要求校准或标定可以不必要每4 h至少一次。考虑到实验室可接受的操作规程,故在校核或标定前开始一系列的测试。

5.7.5 测试

5.7.5.1 按下列程序进行测试

a) 将色泽试样装入试样盒(筒)内,按下列两种方法之一进行每组测试四次三刺激值:

——采用一份色泽试样,先测试两面,然后将试样分扯后并重新组合成两个新的测试面,并再次测试其两个面;

——采用两份色泽试样,分别测试其两个面。

b) 记录测试值及采用标定的种类(如:标准羊毛或已检定的瓷板)。

5.7.5.2 有效值的计算

如果四次读数中任一三刺激值的有效值大于1.5,则须另测试两个面,具体方法按照5.7.5.1a)中规定将试样分扯后再重新测试两个面或者分取第三份色泽试样并测试其两个面。如果六次读数中的任一三刺激值的有效值大于2.3,采用相同方法再测试两个面。

如果八次读数有效值等于或大于3.1,则采用下列方法对三刺激值中远离本体值进行检查:

a) 将八次读数根据数值自小到大按顺序排列 $N_1 \cdots\cdots N_8$;

b) 计算 $DL=N_2-N_1$ 和 $DM=N_8-N_7$;

c) 如果 DL 大于 DM,则计算 $DT=N_7-N_1$ 和 $R=\dfrac{DL}{DT}$。如果 R 大于0.554,则将 N_1 和该测试面的其他三刺激值作为远离本体值而舍去;

d) 如果 DL 小于 DM 则计算 $DT=N_8-N_2$ 和 $R=\dfrac{DM}{DT}$。如果 R 大于0.554,则将 N_8 和该测试面的其他三刺激值作为远离本体值而舍去。

5.7.5.3 计算 *X*、*Y* 和 *Z* 的平均值

计算有效测试值的每一个三刺激值的平均值,精确至0.1单位。

对采用玻璃面试样盒(筒)(见SN/T 0473—2003附录M)的测试须使用已经检定的瓷板进行标定,获得准确的三刺激值平均数,并且必须采用国际照明委员会CIE色泽区域确定三刺激值准确值(详见SN/T 0473—2003附录L)。

对采用标准羊毛进行标定的那些测试无须对平均三刺激值进行校准。

采用两种标定方式测试的三刺激值是不同的，但可以根据式(16)～式(23)进行换算：

$$X_W = -3.6935 + 0.9834X_t \quad (16)$$

$$Y_W = -1.9252 + 0.9298Y_t \quad (17)$$

$$Z_W = -1.4508 + 1.0405Z_t \quad (18)$$

$$(Y-Z)_W = Y_W - Z_W \quad (19)$$

$$X_t = 3.7559 + 1.0169X_W \quad (20)$$

$$T_t = 2.0705 + 1.0755Y_W \quad (21)$$

$$Z_t = 1.3944 + 0.9611Z_W \quad (22)$$

$$(Y-Z)_t = Y_t - Z_t \quad (23)$$

式中：

X_W,Y_W,Z_W——仪器采用标准羊毛标定而获得的三刺激值(采用C光源和2°观察角度)；

X_t,Y_t,Z_t——仪器采用已经检定的瓷板标定和对玻璃面试样盒(筒)校准而获得的三刺激值(采用D65光源和10°观察角度)。

5.7.5.4 计算色泽值

按下列方法计算色泽值

5.7.5.4.1 黄色度

黄色度最简单的表示为Y-Z。

5.7.5.4.2 白度

按式(24)计算白度等级，精确至0.1：

$$W = [(100-0.94Y)^2 + (2.84X - 2.35Z)^2]^{\frac{1}{2}} \quad (24)$$

5.7.5.5 测试结果的表示

a) 平均三刺激值X,Y,Z，精确度0.1；

b) 黄色度平均值Y-Z，精确至0.1；

c) 白度(如果需要，按三刺激值Y和Z的平均值计算，四舍五入至0.1)。

5.8 外观疵点

5.8.1 仪器设备

a) 天平：最小分度值为0.01 g；

b) 尖头磨光镊子；

c) 检验板(台)面：检测毛粒，毛片时用深色板(台)面，检测草屑和有色纤维，用白色板(台)面。

5.8.2 检验程序

从每份品质样品中剪取每段约10 cm长的毛条，共20段，在天平上称量(精确至0.01 g)，散毛条按照4.5.1.2规定获取不少于100 g样品。

将称取质量的样品铺展在检验板(台)上，逐段检测并用镊子取出毛粒、毛片、草屑、有色纤维等，并保留取出物以备记数。

5.8.3 结果表示和计算

按通用式(25)分别计算毛粒、毛片、草屑、有色纤维只(根数)：

$$N(N_n、N_p、N_c、N_s) = \frac{\text{各外观疵点总只(根)数}}{\text{样品总质量}} \times 100 \quad (25)$$

式中：

N_n——毛粒数，单位为每克单位质量中含有毛粒只数(pcs/g)；

N_p——毛片数，单位为每克单位质量中含有毛片只数(pcs/g)；

N_c——草屑数，单位为每克单位质量中长于3 mm的植物质根数(pcs/g)；

N_s——有色纤维数(色毛数)，单位为每克单位质量中含有长于25 mm的有色纤维(色毛)根数(pcs/g)。

附 录 A
（规范性附录）
羊毛条按毛包数20%取样的质量检验规程

A.1 范围

本标准规定了进出口羊毛条按毛包数20%取样的质量检验方法。

A.2 取样

A.2.1 检验批

同一合同、同一发票、同一生产批为一个检验批。

A.2.2 取样

a） 每一检验批，按照到货毛包数的20%进行过磅和取样，最低不得少于五包。过磅和取样应同时进行以保证在过磅和取样之间毛包质量不发生变化。

b） 取样必须随机从包装完好的包件中抽取，其包号应均匀分布于全批包号中，并从每一样包中任取一只毛球，从毛球的内外层各取一段，样品不得少于50 g。样品抽取后立即置于密封的容器内或塑料袋内，以保证不损失羊毛纤维及避免与外界空气接触。

A.3 样品定重

每检验批获取的质量样品必须用于烘干质量的测定。质量样品在过磅取样结束后尽快称取质量或不得迟于4 h，定重精确至0.1 g。用于烘干质量的样品可以经合并后组成不少于三份试样，每份样品不少于100 g。

A.4 仪器设备

按照5.1.1规定进行。

A.5 检验程序

A.5.1 按照抽样比例逐一对样包称计质量，精确至0.25 kg，同时称计皮重，精确至0.01 kg，每批回皮不得少于三包。

A.5.2 烘干质量的测定

按照5.1.2.2中的规定正确测定每份样品的烘干质量。

A.5.3 结果的表示与计算

所有结果计算到小数点后一位

A.5.3.1 按式(A.1)计算过磅毛包总净重：

$$M_b = M_a - M_p \times B \qquad \cdots\cdots\cdots\cdots(\text{A.1})$$

式中：

M_a——过磅毛包总毛重，单位为千克(kg)；

M_b——过磅毛包总净重，单位为千克(kg)；

M_p——平均皮重，单位为千克(kg)；

B——过磅总毛包数。

A.5.3.2 按式(A.2)计算所验样品的烘干质量百分率：

$$m_f = \frac{m_s}{m_{bi}} \times 100 \qquad \text{或;}$$

$$m_f = \frac{\sum m_{si}}{\sum m_{bi}} \times 100 \qquad \cdots\cdots(A.2)$$

式中：

m_f——所有试样的烘干质量百分率，%；

m_s——所有试样总烘干修正质量，单位为克(g)；

m_{si}——第 i 只试样的烘干修正质量，单位为克(g)；

m_{bi}——第 i 只试样的烘前修正质量，单位为克(g)(修正质量即所称取的试样质量乘上附录 C 中的表 C.1 或表 C.2 查出相应修正系数)；

A.5.3.3 按式(A.3)计算公式回潮率为 R 时的过磅毛包公量(M_r)：

$$M_r = M_b \times \frac{m_f}{100} \times \left(1 + \frac{R}{100}\right) \qquad \cdots\cdots(A.3)$$

A.5.3.4 按式(A.4)推算过磅毛包的发票质量(M_i)：

$$M_i = \frac{M_b \times M_c}{M_n} \qquad \cdots\cdots(A.4)$$

A.5.3.5 按式(A.4)计算过磅毛包公量盈/亏率(β)：

$$\beta = \frac{M_r - M_i}{M_i} \times 100 \qquad \cdots\cdots(A.5)$$

A.5.3.6 按式(A.6)计算全批货物总公量(M_g)：

$$M_g = M_c \times \left(1 + \frac{\beta}{100}\right) \qquad \cdots\cdots(A.6)$$

A.5.3.7 按式(A.7)计算全批货物总盈/亏质量(M_x)

$$M_x = M_g - M_c \qquad \cdots\cdots(A.7)$$

上述式(A.3)～(A.7)中：

M_r——回潮率为 R 时的过磅毛包验收公量，单位为千克(kg)；

M_i——过磅毛包的发票质量，单位为千克(kg)；

M_c——全批货物的发票质量，单位为千克(kg)；

M_n——全批货物的发票净重，单位为千克(kg)；

M_x——全批货物的总盈/亏质量，单位为千克(kg)；

M_g——全批货物的总验收公量，单位为千克(kg)；

β——过磅毛包质量盈/亏率，%。

A5.3.8 如有需要分别按 SN/T 0478—2003 中 5.1.3.2.5 和 5.1.3.2.6 计算实测回潮率和含水率。

附 录 B
（规范性附录）
色泽试样的制备程序

色泽试样的制备可分成两个独立部分——洗涤和使纤维状态形成无规则化。对于“基色”测试必须根据B.1洗涤程序之一进行。对“原色”测试，洗涤此步骤可省略并按照B.2程序进行。

B.1 基色测试的洗涤程序

有两种制备程序：混合器法和机械开松法。

B.1.1 混合器法

B.1.1.1 设备和材料

所需下列设备：

a) 一台适宜的混合器（如浆式混合器）；

b) 聚二乙醇400（PEG400）；

c) 非离子型洗涤剂；

d) 无硅消泡剂；

e) 40℃～45℃和50℃～55℃的温水；

f) 乙醇；

g) 定时钟或能表示测试时间为30 s间隔的其他工具。

B.1.1.2 抽样

从已经检验毛条单位质量的每一根毛条中随机抽取一小段纤维，经混合器处理后组成每份试样大约重12 g～13 g，共两份。

B.1.1.3 洗涤

按下列方法制备洗涤液：

a) 5 mL，10％非离子型洗涤剂水溶液；

b) 5 mL，50％无硅消泡剂乙醇溶液；

c) 500 mL，50℃～55℃温水。

注：上述要求量并不严格。

1) 将洗涤液注入混合器中；

2) 加入样品，混合器运转30 s；

3) 倒出洗涤液；

4) 用40℃～45℃温水清洗羊毛。

B.1.1.4 烘燥与处理

将样品置于不超过60℃温度下进行烘燥。采用洁净干燥压缩空气，无一定方向喷射试样，随后置于标准大气条件下进行平衡。

B.1.2 机械开松法

B.1.2.1 用非离子型洗涤剂洗涤每份试样，用碱性溶液洗涤会使羊毛泛黄，为此洗涤程序也可按照SN/T 0473—2003中附录A进行。

B.1.2.2 除去洗涤后样品中的多余水分，按照SN/T 0473—2003附录B规定将样品置于105℃温度下进行烘干。显然在此温度下延长烘燥时间可能会使羊毛发黄，为此应该当羊毛一达到干燥状态就迅速从烘箱内取出羊毛。

B.1.2.3 从每份洗后烘干试样中抽取等量羊毛，进行合并后组成色泽试样至少20 g。

B.1.2.4 开松色泽试样而无过多羊毛纤维损失并使纤维形成无规则化。可采用锡莱分析机将样品开松,当然用手扯松也可接受。

B.1.2.5 将开松后的样品置于标准大气条件下进行平衡。

B.2 纤维状态呈无规则化

在测试色泽前使纤维状态呈无规则化能较好的减少因纤维排列而对测试结果带来的影响,已被证明纤维呈无规则化产生的偏差是很小的。为此采用手扯松或锡莱分析机开松就能达到这一效果。

如果试样未经开松呈无规则化,则每一测试面必须测试四次,每一次测试将试样盒(筒)旋转 90°,四次结果的平均值就相当于已呈无规则化试样的一次测试。

试验室样品一经开松呈无规则化就必须放入标准大气条件下进行平衡。

附　录　C
（规范性附录）
对环境空气含湿量的修正

表 C.1　进入烘箱内空气的含湿量修正表

环境温度/℃	湿球下降温度(环境温度—湿球温度)/℃																			
	1.0	2.0	3.0	4.0	5.0	6.0	7.0	8.0	9.0	10.0	11.0	12.0	13.0	14.0	15.0	16.0	17.0	18.0	19.0	20.0
6	1.002	1.003	1.003	1.004	1.004	1.004	1.005													
8	1.002	1.002	1.003	1.003	1.004	1.004	1.004	1.005												
10	1.001	1.002	1.002	1.003	1.003	1.004	1.004	1.004	1.005											
12	1.001	1.001	1.002	1.002	1.003	1.003	1.004	1.004	1.005											
14	1.000	1.001	1.001	1.002	1.002	1.003	1.003	1.004	1.004	1.004										
16	1.000	1.000	1.001	1.001	1.002	1.002	1.003	1.003	1.004	1.004	1.005									
18	0.999	0.999	1.000	1.001	1.001	1.002	1.002	1.003	1.003	1.004	1.004	1.005								
20	0.998	0.999	0.999	1.000	1.000	1.001	1.002	1.002	1.003	1.003	1.004	1.004	1.005							
22	0.997	0.998	0.998	0.999	1.000	1.000	1.001	1.002	1.002	1.003	1.003	1.004	1.004	1.005						
24	0.996	0.997	0.997	0.998	0.999	0.999	1.000	1.001	1.001	1.002	1.002	1.003	1.004	1.004	1.005					
26	0.995	0.995	0.996	0.997	0.998	0.999	0.999	1.000	1.001	1.001	1.002	1.002	1.003	1.003	1.004	1.004				
28	0.993	0.994	0.995	0.996	0.997	0.998	0.998	0.999	1.000	1.000	1.001	1.002	1.002	1.003	1.003	1.004	1.004			
30	0.992	0.993	0.994	0.995	0.996	0.996	0.997	0.998	0.999	1.000	1.000	1.001	1.002	1.002	1.003	1.003	1.004	1.004		
32	0.990	0.991	0.992	0.993	0.994	0.995	0.996	0.997	0.998	0.999	0.999	1.000	1.001	1.001	1.002	1.003	1.004	1.004	1.004	
34	0.988	0.989	0.990	0.992	0.993	0.994	0.995	0.996	0.996	0.997	0.998	0.999	1.000	1.000	1.001	1.002	1.002	1.003	1.004	1.004
35	0.987	0.988	0.989	0.991	0.992	0.993	0.994	0.995	0.996	0.997	0.998	0.998	0.999	1.000	1.001	1.001	1.002	1.003	1.003	1.004
36	0.986	0.987	0.989	0.990	0.991	0.992	0.993	0.994	0.995	0.996	0.997	0.998	0.999	0.999	1.000	1.001	1.002	1.002	1.003	1.003
37	0.985	0.986	0.987	0.989	0.990	0.991	0.992	0.993	0.994	0.995	0.996	0.997	0.998	0.999	1.000	1.000	1.001	1.002	1.002	1.003
38	0.983	0.985	0.986	0.988	0.989	0.990	0.991	0.992	0.994	0.995	0.995	0.996	0.997	0.998	0.999	1.000	1.001	1.001	1.002	1.003
39	0.982	0.984	0.985	0.987	0.988	0.989	0.991	0.992	0.993	0.994	0.995	0.996	0.997	0.998	0.999	0.999	1.000	1.001	1.002	1.002
40	0.981	0.982	0.984	0.985	0.987	0.988	0.989	0.991	0.992	0.993	0.994	0.995	0.996	0.997	0.998	0.999	0.999	1.000	1.001	1.002

表 C.2　进入烘箱内空气的含湿量修正表

环境空气温度/℃	环境相对湿度/(%)								
	15	25	35	45	55	65	75	85	95
6	1.005	1.004	1.004	1.004	1.003	1.003	1.003	1.002	1.002
8	1.004	1.004	1.004	1.003	1.003	1.003	1.002	1.002	1.002
10	1.004	1.004	1.004	1.003	1.003	1.002	1.002	1.002	1.001
12	1.004	1.004	1.003	1.003	1.002	1.002	1.002	1.001	1.001
14	1.004	1.004	1.003	1.003	1.002	1.002	1.001	1.001	1.000
16	1.004	1.004	1.003	1.002	1.002	1.001	1.001	1.000	0.999
18	1.004	1.003	1.003	1.002	1.001	1.000	0.999	0.999	0.999
20	1.004	1.003	1.002	1.002	1.001	1.000	0.999	0.999	0.999
22	1.004	1.003	1.002	1.001	1.000	0.999	0.998	0.998	0.997
24	1.004	1.003	1.002	1.001	1.000	0.999	0.998	0.997	0.996
26	1.003	1.002	1.001	1.000	0.999	0.998	0.997	0.995	0.994
28	1.003	1.002	1.001	0.999	0.998	0.997	0.996	0.994	0.993
30	1.003	1.002	1.000	0.999	0.997	0.996	0.994	0.993	0.991
32	1.003	1.001	1.000	0.998	0.996	0.995	0.993	0.991	0.990
34	1.002	1.001	0.999	0.997	0.995	0.993	0.992	0.990	0.989
36	1.002	1.000	0.998	0.996	0.994	0.992	0.990	0.988	0.986
38	1.002	1.000	0.997	0.995	0.993	0.990	0.988	0.986	0.983
40	1.001	0.999	0.996	0.994	0.991	0.989	0.986	0.983	0.981

附　录　D
（规范性附录）
烘干质量的两次复验结果间的最大公差

表 D.1

羊毛种类	最大复验公差/(%)
羊毛条	1.0

附　录　E
（规范性附录）
校对检验与重复检验的两次检验结果间最大公差范围

表 E.1

检验类别	最大公差		
平均纤维直径	气流	光学	激光
15.0R 以下	0.5	0.4	0.3
15.1～20.0	0.6	0.4	0.3
20.1～25.0	0.8	0.6	0.5
25.1～30.0	1.0	0.7	0.7
30.1～35.0	1.1	0.9	0.9
35.1～40.2	1.3	1.0	1.1
平均黄色度	2.1		

前　　言

本标准参照中华人民共和国国家标准 GB 1797～1799—86《生丝》和其他有关标准，经试套而编写的。

本标准系首次发布。

本标准由中华人民共和国国家进出口商品检验局提出并归口。

本标准起草单位：中华人民共和国四川进出口商品检验局。

本标准主要起草人：平慰庭、胡世健、鲁绍华、胡伯良。

中华人民共和国进出口商品检验行业标准

出口土丝检验规程

SN/T 0516—1995

Rules of inspection of nalive silk for export

1 范围

本标准规定了出口土丝的抽样、检验方法、包装标志及结果判定。

本标准适用于出口的桑蚕土丝，每批五件。

2 定义

本标准采用下列定义。

土丝：用桑蚕茧缫制的、多规格的、传统丝类产品。

3 抽样

3.1 在外观检验的同时，抽取重量检验和品质检验用样丝。

3.2 抽样时应在受验丝的不同部位抽取，每把丝限抽一绞，具体抽样绞数见表1。

表 1

样丝类别 \ 抽样部位 \ 绞装形式	小绞丝		大、长绞丝	
	四周	中部	四周	中部
重量检验样丝	5	5	2	2
品质检验样丝	10	10	6	4

4 重量检验

4.1 设备

a）磅秤：最小分度值 1/100kg；

b）台秤：最小分度值 1g。

4.2 检验方法

4.2.1 将每件丝布袋除下，于台秤上称记其重量。

4.2.2 任择3把，拆下商标、纸、绳，称记其重量，以此推算全批丝的商标、纸、绳的重量。

4.2.3 净重计算方法

将原件丝连同布袋、商标、纸、绳逐件称记重量，并在另一秤上进行校对，得出每件丝的毛重。然后减去布袋、商标、纸、绳的重量，得出净重，以kg为单位。

4.3 回潮率及公量检验

4.3.1 设备

a）烘丝炉；

中华人民共和国国家进出口商品检验局1995-12-25批准　　1996-05-01实施

b）工业天平：最小分度值 1/100g。

4.3.2 检验方法

4.3.2.1 将抽取的重量样丝平均分成二组，立即在二架天平上称重校对，作为“湿重”。

4.3.2.2 将二组样丝分别松解后，放入烘篮内，以 140℃～145℃温度烘至恒重，称出“干重”。

4.3.3 结果计算

4.3.3.1 根据二组样丝的湿重和干重，按式(1)计算回潮率。

$$回潮率(\%)=\frac{湿重-干重}{干重}\times 100 \quad\cdots\cdots(1)$$

4.3.3.2 土丝公定回潮率为 11%，如回潮率超过 14%，应退回丝厂返工整理。

4.3.3.3 按式(2)分别计算每批丝的公量。

$$公量=\frac{净重\times(100+公定回潮率)}{100+实际回潮率} \quad\cdots\cdots(2)$$

5 外观检验

5.1 设备

a）灯光装置：以一定的距离使光线柔和均匀地照射于丝把上，照度为 500lx 左右。

b）检验台。

5.2 检验方法

将受验土丝逐把拆除一头包丝纸(必要时可全部拆除)，排列在检验台上，检验全批丝的外观质量。

5.3 评级

5.3.1 分级：良、普通、稍劣三级。

5.3.1.1 良：整理法良好，有一项轻微疵点者。

5.3.1.2 普通：整理法一般，有一项以上轻微疵点者。

5.3.1.3 稍劣：整理法不好，有一至三项疵点者。

5.3.2 性状

5.3.2.1 颜色种类分为白色、乳色二种，程度以淡、中、深表示。

5.3.2.2 外观疵点种类为颜色不整齐、夹花、箴角硬胶粘条、双丝、切丝、缩曲丝、扁丝、重片丝、绞把不匀和其他疵点。在整批丝中发现各项外观疵点的丝绞或丝把必须剔除。小绞丝 4 绞及以上者，长绞丝、大绞丝 2 绞及以上者则整把剔除。如遇数量太多，应予批注，具体批注范围规定如表 2。

表 2 外观疵点批注范围的规定

疵点名称	疵点说明	批注数量			
		整批		样丝	
		大、小绞丝	长绞丝	小绞丝	大、长绞丝
颜色不整齐	把与把、绞与绞之间颜色差异明显 （见标样）	10 把以上	5 把以上	—	—
夹花	同一丝绞内颜色差异明显(见标样)	10 把以上	5 把以上	8 绞	4 绞
箴角硬胶粘条	箴角部位有胶着硬块，手指直捏后不能松散，或丝条粘固，手指捻揉后，左右横展部分丝条不能松散者	—	—	4 绞	2 绞

续表 2

疵点名称	疵点说明	批注数量			
		整批		样丝	
		大、小绞丝	长绞丝	小绞丝	大、长绞丝
双丝	丝绞中部分丝条卷取二根及以上丝条者	—	—	1绞	1绞
切丝	丝绞存在一根及以上的断丝	10把以上	5把以上	—	—
缩曲丝	丝条蜷曲 （见标样）	10把以上	5把以上	—	—
扁丝	丝条明显扁形者	10把以上	5把以上	—	—
重片丝	二片及以上丝片打成一绞者	—	—	1绞	1绞
绞重不匀（%）	$\frac{\text{大绞重量}-\text{小绞重量}}{\text{大绞重量}}\times100$ 大于30%	10把以上	5把以上	—	—

5.4　虫伤丝、油污丝不予检验。

6　品质检验

6.1　切断检验

6.1.1　设备

a）切断机：具有每分钟卷取110m的性能；

b）丝络：转动灵活，能六面同时平衡收缩，每只约重500g；

c）丝绽：转动平稳灵活，两端光滑，每只约重100g。

6.1.2　检验环境

切断检验应在温度20±2℃，相对湿度60%～70%条件下平衡12h后进行。

6.1.3　检验方法

6.1.3.1　将品质检验用样丝分别绷在丝络上，进行切断检验。半数自丝绞面层卷取，半数自丝绞底层卷取。

6.1.3.2　卷取的预备时间为5min。

6.1.3.3　正式检验时间的规定如表3。

表 3　切断检验的时间规定

目的纤度	小绞丝检验时间，min	大、长绞丝检验时间，min
79d及以下	30	60
80～159d	20	40
160d及以上	10	20

6.1.4　结果计算

检验结果按正式检验时间的实际切断次数计算。

6.2　纤度检验

6.2.1　设备

a）纤度机；

b）纤度秤或电子纤度仪；

c）工业天平：最小分度值1/100g；

d）烘丝炉。

6.2.2 检验环境

纤度检验应在温度 20±2℃，相对湿度 60%～70%条件下平衡 12h 后进行。

6.2.3 检验方法

将切断检验所卷取的丝锭，用纤度机摇取 112.5m（100 回）的小丝绽。小绞丝每绞样丝摇取 2～3 绞小丝，大、长绞丝每绞样丝摇取 5 绞小丝，共计 50 绞小丝。

6.2.4 结果计算

6.2.4.1 按式（3）计算平均纤度。

$$\overline{D}=\frac{\sum_{i=1}^{n} f_i D_i}{N} \quad \cdots\cdots(3)$$

式中：$\overline{D}$——平均纤度，d；

D_i——各组纤度丝的纤度，d；

f_i——各组纤度丝的绞数；

N——纤度丝总绞数；

n——纤度丝组数。

6.2.4.2 按式（4）计算纤度标准差。

$$\sigma=\sqrt{\frac{\sum_{i=1}^{n} f_i (D_i-\overline{D})^2}{N}} \quad \cdots\cdots(4)$$

式中：σ——纤度标准差，d；

$\overline{D}$——平均纤度，d；

D_i——各组纤度丝的纤度，d；

f_i——各组纤度丝的绞数；

N——纤度丝总绞数；

n——纤度丝组数。

6.2.4.3 按式（5）计算纤度变异系数。

$$CV(\%)=\frac{\sigma}{\overline{D}}\times 100 \quad \cdots\cdots(5)$$

式中：CV——变异系数，%；

σ——标准差，d；

$\overline{D}$——平均纤度，d。

6.2.4.4 在纤度检验的 50 绞小丝中，以最细的 2 绞小丝的平均纤度和最粗的 2 绞小丝的平均纤度分别与整批丝的平均纤度进行比较，取其差额大的作为该批丝的纤度最大偏差。

6.2.4.5 将受验的纤度丝用烘丝设备烘至恒重得出干重，按式（6）计算平均公量纤度。

$$\overline{D}_k=\frac{G_0\times 1.11\times 9\,000}{N\times T\times 1.125} \quad \cdots\cdots(6)$$

式中：$\overline{D}_k$——平均公量纤度，d；

G_0——样丝的干重，g；

N——纤度丝总绞数；

T——每绞纤度丝回数。

6.3 糙疵检验

6.3.1 设备

a) 黑板机；

b) 标准照片(与生丝清洁照片中的特大类,大类相同)；

c) 灯光检验室。

6.3.2 检验方法

6.3.2.1 将切断检验所卷取的丝锭绕于黑板上,取样以尽可能做到均匀取样为原则。

6.3.2.2 检验黑板的块数和黑板上丝条排列的线数规定如表 4：

表 4

名义纤度,d(dtex)	黑板块数	每 2.5mm 的线数
49(54.4)及以下	4	57
50～69(55.5-76.6)	3	50
70～99(77.7-109.9)	3	40
100～149(111.1-165.4)	2	33
150～199(166.5-200.9)	2	28
200(222.2)及以上	2	25

6.3.2.3 将摇成的黑板放在检验灯光装置下,检验员站在距黑板 0.5m 处,逐块检验黑板二面,根据特大类和大类的样照分别记载其数量。

6.3.2.4 结果计算

一个特大类折作二个大类,再加上大类的个数,即作为该批丝糙疵的个数。

7 判定规则

7.1 根据表 5 中变异系数、最大偏差、疵点和切断四项检验项目中的最低一项确定基本级。

表 5 土丝品质分级标准表

检验项目 \ 级别		特 级	一 级	二级
纤度变异系数 %	49d(54.4dtex)及以下	12.7	19.3	19.3 以上
	50～69d(55.6～76.7dtex)	12.5	17.0	17.0 以上
	70～99d(77.8～110dtex)	11.1	15.6	15.6 以上
	100～149d(111.1-165.6dtex)	10.7	14.6	14.6 以上
	150～199d(166.7～221.1dtex)	10.3	13.9	13.9 以上
	200d(222.2dtex)及以上	10.2	13.5	13.5 以上
纤度最大偏差 d (dtex)	49d(54.4dtex)	17(18.9)	24(26.7)	24(26.7)以上
	50～69d(55.6～76.7dtex)	25(27.8)	32(35.5)	32(35.5)以上
	70～99d(77.8～110dtex)	30(33.3)	42(46.7)	42(46.7)以上
	100～149d(111.1～165.6dtex)	42(46.7)	58(64.4)	58(64.4)以上
	150～199d(166.7～221.1dtex)	56(62.3)	77(85.5)	77(85.5)以上
	200d(222.2dtex)及以上	80(88.9)	107(118.9)	107(118.9)以上
疵 点,个		10	25	25 以上

续表 5

检验项目 \ 级别		特级	一级	二级
切断次	49(54.6dtex)及以下	10	15	15 以上
	49～99d(54.4～110dtex)	7	10	10 以上
	100d(111.1dtex)	4	6	6 以上

7.2 外观检验的降级规定

7.2.1 外观检验成绩评定为“稍劣”者，按 7.1 条评定的等级再降低一级；如 7.1 已定为最低级时，则作级外品。

7.2.2 外观检验成绩超过“稍劣”范围或“颜色极不整齐”者一律作级外品。

8 包装标志

8.1 土丝的包装整理和重量规定如表 6。

表 6

<table>
<tr><td>绞装形式</td><td colspan="2">小绞丝</td><td colspan="2">大绞丝</td><td colspan="5">长绞丝</td></tr>
<tr><td>丝片周长,m</td><td colspan="9">1.5</td></tr>
<tr><td>丝片阔度,cm</td><td colspan="4">约 7</td><td colspan="5">约 8</td></tr>
<tr><td>编丝规定</td><td colspan="4">三洞四编三道</td><td colspan="5">四洞五编五道</td></tr>
<tr><td>每绞重量,g</td><td>约 70</td><td colspan="2">约 130</td><td colspan="2">约 180</td><td colspan="2">约 200</td><td colspan="2">约 210</td></tr>
<tr><td>每把重量,kg</td><td colspan="4">约 2</td><td colspan="5">约 5</td></tr>
<tr><td>每把绞数,绞</td><td colspan="2">30</td><td colspan="2">16</td><td colspan="2">28</td><td colspan="2">25</td><td>24</td></tr>
<tr><td>每件重量,kg</td><td colspan="9">60</td></tr>
<tr><td>每件把数,把</td><td colspan="4">28～31</td><td colspan="5">11～12</td></tr>
</table>

8.2 每批净重 285kg～315kg，件与件之间不超过 6kg。

8.3 编丝留绪线用 14 号(42 支)双股白色棉纱线，松紧要适当，留绪结端约 1cm。绞头线用白色三根 28 号(21 支)棉纱线。

8.4 每把土丝外层用 50 根 58 号(10 支)或用 100 根 28 号(21 支)棉纱绳扎紧，小绞丝、大绞丝扎三道，长绞丝扎五道，并包以商标、衬纸、牛皮纸，再用 9 根三股 28 号纱绳捆扎。

8.5 每件丝布袋需用棉纱绳扎口或缝口，并悬挂标签，注明检验号、包件号、丝类，布袋外用粗绳或塑带紧缚。

8.6 包装应牢固，包装材料必须清洁、坚韧、整齐一致，便于安全运输，确保产品不遭损伤或受潮。

9 检验结果有效位数的规定

9.1 回潮率、净重和公量计算取小数二位。

9.2 纤度变异系数和最大偏差计算取小数一位。

9.3 平均纤度和平均公量纤度取小数二位。

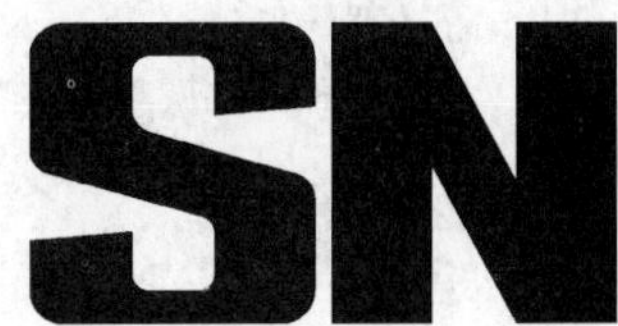

中华人民共和国出入境检验检疫行业标准

SN/T 0552—2010
代替 SN/T 0552—1996

进出口针织布检验规程

Rules for inspection on import and export knitted fabric

2010-05-27 发布　　　　2010-12-01 实施

中华人民共和国国家质量监督检验检疫总局 发布

前　言

本标准按照 GB/T 1.1—2009 给出的规则起草。

本标准代替 SN/T 0552—1996《出口针织布检验规程》。

本标准与 SN/T 0552—1996 相比，主要技术变化如下：

——标准名称由《出口针织布检验规程》修改为《进出口针织布检验规程》；

——范围增加了进口针织布；

——内在质量增加安全项目、纤维含量的检验要求、检验方法和判定；

——外观质量增加与标样色差、同匹色差、同批色差、标识的检验要求、检验方法和判定；

——对外观质量中表面疵点评分规定进行调整，并对其内容进行简化；

——修改了数(质)量的检验要求、检验方法和判定；

——修改了外观抽样方案、内在常规项目抽样方法；

——增加了安全项目、数(质)量抽样方法。

本标准由国家认证认可监督管理委员会提出并归口。

本标准起草单位：中华人民共和国江苏出入境检验检疫局。

本标准主要起草人：陆汉林、韦锋、施旭波、梁斌。

本标准所代替标准的历次版本发布情况为：

——SN/T 0552—1996。

进出口针织布检验规程

1 范围

本标准规定了进出口针织布的要求、抽样、检验和检验结果的判定。

本标准适用于以棉为原料的进出口针织布的检验。棉混纺、交织的针织布可参照执行。

2 规范性引用文件

下列文件对于本文件的应用是必不可少的。凡是注日期的引用文件,仅注日期的版本适用于本文件,凡是不注日期的引用文件,其最新版本(包括所有的修改单)适用于本文件。

GB/T 250 纺织品 色牢度试验 评定变色用灰色样卡

GB/T 251 纺织品 色牢度试验 评定沾色用灰色样卡

GB/T 2828.1 计数抽样检验程序 第1部分:按接收质量限(AQL)检索的逐批检验抽样计划

GB/T 2910(所有部分) 纺织品 定量化学分析

GB/T 3920 纺织品 色牢度试验 耐摩擦色牢度

GB/T 3921 纺织品 色牢度试验 耐皂洗色牢度

GB/T 8170 数值修约规则与极限数值的表示和判定

GB/T 8628 纺织品 测定尺寸变化的试验中织物试样和服装的准备、标记及测量

GB/T 8629 纺织品 试验用家庭洗涤和干燥程序

GB/T 8630 纺织品 洗涤和干燥后尺寸变化的测定

GB/T 8878 棉针织内衣

GB/T 14801 机织物与针织物纬斜和弓纬试验方法

GB 18401 国家纺织产品基本安全技术规范

FZ/T 01053 纺织品 纤维含量的标识

FZ/T 01057(所有部分) 纺织纤维鉴别试验方法

FZ/T 01095 纺织品 氨纶产品纤维含量的试验方法

SN/T 1649—2005 进出口纺织品安全项目检验规范

3 术语和定义

下列术语和定义适用于本文件。

3.1

针织布 knitted fabric

未经缝制加工的针织物,又称针织坯布。

3.2

毛坯布 blank

下机后未经整理的针织坯布。

3.3

光坯布 finished knitted fabric

经整理的针织坯布。

3.4

单位产品 item

匹 piece

为实施抽样检验需要而划分的基本单位。

3.5

检验批 inspection lot

同一合同、同一条件下生产的同一品种或一个报检批为检验批。

3.6

内在质量 internal quality

应通过检测仪器或试验才可以进行质量判定的项目,主要涉及安全项目和常规项目。

3.7

外观质量 apparent quality

主要指可由检验人员通过感官及简单工具即可进行质量判定的项目,包括外观品质、标识和包装质量。

3.8

纺织品安全项目 textiles-safety specification

纺织品安全项目主要指涉及人身安全、卫生、环保、健康等项目。如甲醛、可分解芳香胺染料等。

4 要求

4.1 进出口针织布质量评定

根据内在质量、外观质量和数(质)量检验结果评定为合格品和不合格品两类。内在质量、数(质)量以及外观质量中的标识、包装及同批色差按批评定;外观质量中的幅宽偏差、纹路歪斜、与标样色差、同匹色差、局部性疵点、散布性疵点按匹评定。

4.2 内在质量要求

4.2.1 安全项目质量要求

4.2.1.1 进口针织布基本安全技术要求按 GB 18401 的规定执行。

4.2.1.2 出口针织布安全项目质量要求按 SN/T 1649—2005 的规定执行。

4.2.1.3 毛坯布不考核基本安全技术要求。

4.2.2 常规项目质量要求

4.2.2.1 毛坯布包括:纤维含量偏差、平方米干燥质量偏差、弹子顶破强力。光坯布包括:纤维含量偏差、平方米干燥质量偏差、弹子顶破强力、水洗尺寸变化率、耐湿摩擦色牢度、耐洗色牢度。

4.2.2.2 常规项目质量要求见表 1、表 2。

表 1　常规项目质量要求

项　　目		针织布类别	
		毛坯布	光坯布
纤维含量偏差/%		按 FZ/T 01053 规定执行	按 FZ/T 01053 规定执行
平方米干燥重量偏差/%		±5	±5
弹子顶破强力/N　≥	单面、罗纹织物	180	150
	双面、绒织物	240	220
水洗尺寸变化率/%		—	见表 2
耐湿摩擦色牢度/级　≥		—	2-3(深色 2)
耐洗色牢度/级　≥	变色	—	3-4
	沾色	—	3

表 2　水洗尺寸变化率

织物分类	水洗尺寸变化率/%	
	直　向	横　向
单面织物	−5.0～+1.0	−6.5～+2.0
双面织物	−7.0～+1.0	−8.0～+2.0
绒织物	−8.0～+1.0	−5.0～+3.0
弹力织物	−6.0～+1.0	—

4.2.2.3　提花、集圈组织(指抽条、镂空织物)弹子顶破强力指标可不考核。

4.3　外观质量要求

4.3.1　外观品质质量要求

4.3.1.1　毛坯布包括：幅宽偏差、局部性疵点、散布性疵点。光坯布包括：幅宽偏差、纹路歪斜、与标样色差、同匹色差、同批色差、局部性疵点、散布性疵点。

4.3.1.2　外观品质质量要求见表 3，每分局部性疵点极限要求见表 4。

表 3　外观品质质量要求

项　　目	允许值	
	毛坯布	光坯布
幅宽偏差/%	±4.0	±2.5
纹路歪斜/%　≤	—	6.0
与标样色差/级　≥	—	3
同匹色差/级　≥	—	4
同批色差/级　≥	—	3
局部性疵点/(分/m)　≤	0.20	0.30
散布性疵点	轻微	轻微
注 1：散布性疵点——难以数清、不易量计的分散疵点。 注 2：轻微散布性疵点——直观不明显，不影响总体效果的散布性疵点。		

表4 每分局部性疵点极限要求

单位为厘米

疵点名称	疵点极限		
	起评值	直向最大允值	横向最大允值
轻微	1.5	40.0	1/2 幅宽
明显	0.5	20.0	1/2 幅宽
显著	0.2(破损无最小值)	12.0	1/2 幅宽

注：疵点程度描述：

轻微——目视不明显，通过仔细辨认可看出。

明显——目视较明显，影响总体效果。

显著——破损性和严重影响总体效果的疵点。

4.3.2 标识要求

按照SN/T 1649—2005中4.2.12的要求。

4.3.3 包装要求

4.3.3.1 进出口针织布的包装按合同要求。

4.3.3.2 包装质量要求：

——针织布的内外包装应保证成品不受损伤、便于储运。标志应正确、清晰。

——针织布包装应做到封口严实、捆扎牢固、清洁无污染，纸箱应采用双瓦楞。

——采用卷装形式的针织布，产品应正面向里以防沾污，布头折皱部分不超过50 cm，卷装的内外层边的相对位移不大于1 cm。

4.4 数(质)量要求

进出口针织布的数(质)量按合同要求。实际数(质)量短少小于等于1%。

5 抽样

5.1 内在质量检验抽样

5.1.1 安全项目样本的抽样

按SN/T 1649—2005中6.1的规定执行。

5.1.2 常规项目样本的抽取

5.1.2.1 检验样品从检验批中随机抽取，所抽样品应至少距布头1.5 m以上，且不应有影响试验结果的疵点存在，样品数量满足内在质量检验项目的要求。

5.1.2.2 抽样应包含检验批的全部品种、颜色。水洗尺寸变化率试验样品不少于全幅2块，且分别从不同匹中抽取；其余项目可取全幅一块。

5.2 外观质量检验抽样

5.2.1 采用GB/T 2828.1规定的一般检验水平Ⅰ，接收质量限AQL=2.5，一次抽样方案。

5.2.2 样本的抽取：按品种、规格和颜色随机抽取代表性样品。样品应包含检验批的全部品种、规格和颜色。

5.3 数（质）量检验抽样

按5.2的抽样作为数（质）量检验样本。

6 检验

6.1 内在质量检验

6.1.1 安全项目检验

按SN/T 1649—2005试验方法中的检验条件及程序执行：

——甲醛含量测定按SN/T 1649—2005中5.1执行；

——pH值测定按SN/T 1649—2005中5.2执行；

——耐水色牢度测定按SN/T 1649—2005中5.3.1执行；

——耐酸碱汗渍色牢度测定按SN/T 1649—2005中5.3.2执行；

——耐干摩擦色牢度测定按SN/T 1649—2005中5.3.3执行；

——耐唾液色牢度测定按SN/T 1649—2005中5.3.4执行；

——异味测定按SN/T 1649—2005中5.4执行；

——可分解芳香胺染料测定按SN/T 1649—2005中5.5执行。

6.1.2 常规项目检验

6.1.2.1 纤维含量试验

纤维含量试验按GB/T 2910、FZ/T 01057、FZ/T 01095规定执行。

6.1.2.2 平方米干燥质量试验

6.1.2.2.1 设备：圆刀划样器（直径11.28 cm）、软木垫板、烘箱、天平（精度0.01 g）。

6.1.2.2.2 试样块数：全幅取试样5块。

6.1.2.2.3 试验操作：将试样平放在软木垫板上，在试样距布边2 cm以上放好圆刀划样器，用手压下圆刀柄旋转90°以上，沿横向均匀分布划取试样（每块面积为100 cm^2），并将试样放入105 ℃～110 ℃烘箱内，烘至恒重后称量。若无箱内称量条件者，应将试样从烘箱内取出，放在干燥器中冷却30 min以上，然后放在天平上称其干燥质量。

6.1.2.2.4 结果计算：

按式(1)计算，结果保留一位小数。

$$\text{每平方米干燥质量(g)} = \frac{\text{试样干燥质量(g)}}{\text{试样块数}} \times 100 \quad \cdots\cdots(1)$$

6.1.2.3 弹子顶破强力试验

按GB/T 8878执行。

6.1.2.4 水洗尺寸变化率

按GB/T 8628、GB/T 8629、GB/T 8630执行。试样数量不少于2块，洗涤程序选用5A程序，干燥方法采用A法。试验结果取试样的平均值，精确至0.1 cm。

6.1.2.5 耐洗色牢度试验

按 GB/T 3921 执行。

6.1.2.6 耐湿摩擦色牢度试验

按 GB/T 3920 执行。

6.1.2.7 色牢度评级

色牢度评级按 GB/T 250 及 GB/T 251 评定。

6.1.2.8 数值修约

数值计算涉及到的数值修约按 GB/T 8170 执行。

6.2 外观质量检验

6.2.1 外观品质检验

6.2.1.1 外观品质检验条件

6.2.1.1.1 针织布表面疵点检验在验布机上进行，验布机需要有计长装置。

6.2.1.1.2 应将针织布正面放在与垂直线成 15°～45°角的验布机台面上，验布机内和台面上方的灯罩中分别安装 4 只 40 W 和 2 只 40 W 的日光灯，检验人员的视线应正视布面，验布机速度不大于18 m/min。

6.2.1.2 外观品质检验方法

6.2.1.2.1 外观品质检验按表 3 规定进行，疵点评定以正面为准，圆筒型针织布采用两面检验。

6.2.1.2.2 幅宽偏差检验：将针织布全幅展开，在正常状态下除去折皱张力，于每匹布的中间和距两端至少 3 m 处量取 5 处不同部位宽度(精确至 0.1 cm)，求其算术平均值，修约至一位小数。

6.2.1.2.3 纹路歪斜按 GB/T 14801 测量，直向以 1 m 为准，横向以幅宽为准。

6.2.1.2.4 与标样色差、同匹(左中右及前后)色差、同批(匹与匹)色差按 GB/T 250 评定。

6.2.1.3 局部性疵点计分方法和说明

6.2.1.3.1 每匹布允许局部性疵点总评分＝每米允许疵点分(分/m)×匹长(m)(计算至小数一位，按 GB/T 8170 修约至整数)。

6.2.1.3.2 测量疵点的长度以疵点直向或横向最大长度量计。

6.2.1.3.3 同一部位出现不同程度的疵点时，以疵点极限值最严的疵点评分。

6.2.1.3.4 疵点长度超过直向或横向最大允值时，其超过部分应另行量计、累计评分。

6.2.1.3.5 影响总体效果的明显散布性疵点，根据其分散的最大长度，参照明显局部性疵点评分。

6.2.1.3.6 距布头 30 cm 以内的疵点不计。毛坯布一匹中不得有断料；光坯布一匹布允许开剪一次，最短一段不少于 5 m。

6.2.1.3.7 幅宽 80 cm 以下织物，每分局部性疵点横向最大允值按 40 cm 计。

6.2.2 标识检验

按 SN/T 1649—2005 中 4.2.12 的要求进行检验。

6.2.3 包装检验

内外包装符合合同和包装质量要求。

6.3 数(质)量检验

将抽取的样品逐匹在磅秤上称量,精确至0.1 kg。数(质)量短少,应以匹重的溢、短重相抵后的实际净重为准。

7 检验结果的判定

7.1 内在质量检验结果的判定

根据安全项目和常规项目综合判定,各项均符合标准规定,则判定全批内在质量合格;有任何一项不符合标准规定,则判定全批内在质量不合格。

7.2 外观质量检验结果的判定

7.2.1 判定原则

外观品质质量、标识和包装全部合格,则判定全批外观质量合格;有任何一项不合格,则判定全批外观质量不合格。

7.2.2 外观品质质量判定

根据表3和5.2规定判定,不合格品数小于等于Ac,且同批色差未超过规定,则判定全批外观品质质量合格;不合格品数大于等于Re,或同批色差超过规定,则判定全批外观品质质量不合格。

7.2.3 标识检验判定

按照SN/T 1649—2005中4.2.12进行判定。

7.2.4 包装检验判定

包装符合4.3.3的规定,则判定全批包装合格,否则判定全批包装不合格。

7.3 数(质)量检验结果的判定

实际净重短少占所检样品小于等于1%,数(质)量符合合同要求,则判定全批数(质)量合格。

7.4 综合判定

当外观质量、内在质量、数(质)量均符合标准规定,则判定全批合格;如有一项不符合标准规定,则判定全批不合格。

7.5 不合格的处理

本标准为一次抽样检验,当检验批产品判定为不合格时,经返工或技术处理后可申请重新检验。重新检验只对不合格项目抽样检验,以重新检验结果为最终检验结果。

8 其他

贸易合同和输入国技术规范有特殊要求的,按照贸易合同和输入国技术规范的要求检验,并结合本标准综合判定。

前　　言

《进口涤纶丝、锦纶丝检验方法》于1967年首次发布。1975年第一次修订并实施。二十多年来的实践证明原标准已日渐不相适应，同时国产涤纶、锦纶丝已进入国际市场，但至今尚无相应的出口商品检验标准，为适应新形势的需要，特制定本规程。

本规程适用于进出口涤纶丝、锦纶丝的检验。它与原1975年修订本相比，在抽样数量、试验条件、试验参数和试验仪器等方面作了重大的修改，又增加了网络度和染色均匀度两个检验项目。

本规程规定了公量、线密度、断裂强力和伸长率、捻度、沸水收缩率等10个检验项目，其中线密度、断裂强力和伸长率检验的试验条件、试验仪器、试验参数基本采用了ISO 2060：1994《纺织品——筒装纱——线密度测定方法(单位长度的质量)——绞纱法》和ISO 2062：1993《纺织品——筒装纱——单纱断裂负荷和断裂伸长率的试验方法》，与国际标准保持一致。

本规程对断裂强力和伸长率的测试仪器指定采用目前国际惯用的CRE型单纱强力机。由于该机型在国内尚未普及，仍允许采用CRT型单纱强力机。检验方法见附录A《断裂强力和伸长率检验》。当发生争议时，必须按CRE单纱强力机测试，予以仲裁。

本规程的附录A是标准的附录。

本规程起草单位：中华人民共和国上海进出口商品检验局。

本规程主要起草人：张坤宝、李菊芳、何济平。

中华人民共和国进出口商品检验行业标准

进出口涤纶丝、锦纶丝检验规程

SN/T 0612—1996

Inspection regulation for import and export polyester filament yarn and nylon filament yarn

1 范围

本规程规定了进出口涤纶丝、锦纶丝的抽样及检验方法。

本规程适用于进出口涤纶丝、锦纶丝的公量、品质及外观检验。

2 引用标准

下列标准所包含的条文，通过在本标准中引用而构成为本标准的条文。本标准出版时，所示版本均为有效。所有标准都会被修订，使用本标准的各方应探讨使用下列标准最新版本的可能性。

GB 250—1995 评定变色用灰色样卡

GB 6508—86 涤纶长丝及变形丝的染色均匀性试验方法

GB 8170—87 数值修约规则

SN/T 0468—95 进口弹力锦纶丝检验规程

FZ/T 50001—91 合成纤维网络丝网络度试验方法

3 定义

本规程采用下列定义。

3.1 试验用标准大气 standard atmospheric condition for testing

调湿和试验用的标准大气条件：温度为 20℃±2℃，相对湿度为 63%～67%。

3.2 预调湿 preconditioning

对于较湿试样，为了不致在调湿时形成放湿平衡所作的预干燥处理。一般先在温度不超过 50℃和相对湿度 10%～20%条件下，放置一定时间至试样含湿降至公定回潮率以下。

3.3 恒重(不变重量) constant weight

纺织材料试样经过处理，相隔一定时间，前后两次称重差异不超过规定范围的重量。

3.4 偏差率 percentage of deviation

纺织材料性能指标的实测值与设计值之间的差数对设计值的百分率。计算式见式(1)。

$$D = \frac{A - B}{B} \times 100 \qquad \cdots\cdots (1)$$

式中：D——偏差率，%；

A——实测值；

B——设计值。

3.5 变异系数 coefficient of variation

表示一列数值变异程度的相对指标，是标准差对平均数的百分率。

中华人民共和国国家进出口商品检验局1997-02-13批准　　1997-05-01实施

$$CV = \frac{\sqrt{\frac{\Sigma(X_i - X)^2}{N_1 - 1}}}{X} \times 100 \quad \cdots\cdots(2)$$

式中：CV——变异系数，%；

X_i——各实测值；

X——各实测值的平均数；

N_1——实测次数。

式(1)、(2)计算值修约至小数点后第二位。

4 抽样

4.1 抽样数量

同一合约、同一发票、同一生产批号为一检验批。

表1 公量、品质抽样数量

检验批数量 箱	抽样件数 箱	抽样筒数	
		公量	品质
100及以下	5	5	20
101～300	10	10	20
301～500	15	15	20
501～1 000	20	20	20
1 001～5 000	25	25	40
5 001～10 000	50	50	60
10 000以上	75	75	80

4.2 抽样方法和样品处理

4.2.1 公量样品

4.2.1.1 在称重后随机抽取，每个样箱中任意取一筒先剥去约1/100表层丝，然后迅速剥取或割取约30～50 g样品装入干净的塑料袋或密闭容器中作为回潮率试样，及时将样品称重（不得超过抽样后8 h），称重精确至0.01 g。

4.2.1.2 从抽过回潮率试样的样筒中取混合样20 g，剪成50 mm左右的短丝，充分混合后，称取5 g重的上油率试样二份，称重精确至0.000 1 g。

4.2.2 品质样品

从每个样箱的不同部位任意取1～4筒作为品质样品，在表面疵点检验完毕后，剥去约1/100的表层丝。

5 检验

5.1 公量

5.1.1 重量

5.1.1.1 仪器设备

台秤：称量50～100 kg，最小分度值0.1 kg；

天平：最小分度值0.01 g；

取样刀；

倒筒设备：倒筒车。

5.1.1.2 步骤

5.1.1.2.1 按4.1规定的抽样数量逐件称计样箱的毛重(精确至0.1 kg)及内外包装物件皮重(内皮重精确至5 g)。

5.1.1.2.2 从检验样箱中,随机抽取样筒(每批不少于5个),使用倒筒设备或其他方法剥去样丝后,称取每个筒管的重量,并计算其平均值,称重精确至5 g。

5.1.1.2.3 计算

总净重计算见式(3)。

$$W_n = W_G - W_B \times N \quad \cdots\cdots(3)$$

式中:W_n——称重样箱总净重,kg;

W_G——称重样箱总毛重,kg;

W_B——每箱平均皮重,kg;

N——称重样箱数。

计算值修约至小数点后一位。

5.1.2 回潮率

5.1.2.1 仪器设备

热风式电烘箱:50～150℃(附有最小分度值0.01 g天平的箱内称重设备和恒温控制装置)。

5.1.2.2 步骤

5.1.2.2.1 开启烘箱电源开关,并将升温开关调整至105℃。

5.1.2.2.2 试样在烘箱温度上升至规定温度时进箱,烘验温度控制在105℃±2℃烘至恒重。

5.1.2.3 计算

a) 试样回潮率

$$R_i = \frac{G_0 - G}{G} \times 100 \quad \cdots\cdots(4)$$

式中:R_i——试样回潮率,%;

G_0——烘干前试样重量,g;

G——烘干后试样重量,g。

计算值修约至小数点后二位。

b) 平均回潮率

$$R = \frac{\Sigma R_i}{n} \quad \cdots\cdots(5)$$

式中:R——平均回潮率,%;

R_i——试样回潮率,%;

n——试样个数。

计算值修约至小数点后第二位。

5.1.3 上油率、含油率

5.1.3.1 仪器设备及溶剂

索氏萃取器;

恒温水浴锅;

溶剂:乙醚(分析纯);

精密天平:最小分度值为0.000 1 g。

5.1.3.2 试验步骤

5.1.3.2.1 将二份试样分别用滤纸包好,放入萃取器中,下接已知烘干重量的蒸馏瓶,注入适量的溶剂。

5.1.3.2.2 将萃取器放置在水浴锅上,调节水浴锅温度,使溶剂每小时回流次数不少于9次,总回流时间不少于 2 h。

5.1.3.2.3 萃取完毕后，取出试样，回收溶剂，将蒸馏瓶及试样分别在 105℃±2℃烘箱内烘至恒重。

5.1.3.3 计算

a）上油率计算

$$O = \frac{G_1 - G_2}{G_3} \times 100 \quad \cdots\cdots (6)$$

b）含油率计算

$$Q = \frac{G_1 - G_2}{G_3 + (G_1 - G_2)} \times 100 \quad \cdots\cdots (7)$$

式中：O——纤维上油率，%；

Q——纤维含油率，%；

G_1——试验后蒸馏瓶烘干重量，g；

G_2——试验前蒸馏瓶烘干重量，g；

G_3——试样除油后烘干重量，g。

计算值修约至小数点后第二位。

5.1.4 计算

5.1.4.1 称重样箱公量

$$W_f = W_n \times \frac{100(100 + A_1)}{(100 + R)(100 + O)} \quad \cdots\cdots (8)$$

式中：W_f——称重样箱的公量，kg；

W_n——称重样箱总净重，kg；

A_1——合同规定除油烘干后的重量补贴，%；

R——实测回潮率，%；

O——实测上油率，%。

计算值修约至小数点后第一位。

本计算式适用于以去油后纤维干重加重量补贴为计算基础的长丝。

5.1.4.2 盈亏率

$$\beta = \frac{W_f - W_e}{W_e} \times 100 \quad \cdots\cdots (9)$$

式中：β——盈亏率，%；

W_f——称重样箱公量，kg；

W_e——称重样箱发票重量，kg。

计算值修约至小数点后第二位。

5.1.4.3 全批公量

$$W = W_v \times (1 + \frac{\beta}{100}) \quad \cdots\cdots (10)$$

式中：W——全批公量，kg；

W_v——全批发票重量，kg；

β——盈亏率，%。

计算值修约至小数点后第一位。

5.2 线密度检验

5.2.1 仪器设备

缕纱测长器：周长 1 m（精度 0.001 m），装有避免丝条集聚的横动导丝装置和能控制丝张力的喂入系统。

热风式电烘箱：附有最小分度值 0.01 g 天平的箱内称重设备和恒温控制装置。

天平：最小分度值为 0.01 g。

5.2.2 试验条件

线密度检验须在试验用标准大气条件下进行。

5.2.3 试验步骤

5.2.3.1 将已剥去约 1/100 表层丝的每个试验样品按规定的卷绕张力，摇取规定的测试长度。每个试验样品摇取试样二绞。

a）卷绕张力为名义线密度 0.5±0.1cN/tex。

b）测试长度

线密度小于 12.5 tex 的样品，长度为 200 m。

线密度在 12.5～100 tex 的样品，长度为 100 m。

线密度大于 100 tex 的样品，长度为 10 m。

5.2.3.2 在天平上逐一称得丝绞的重量。

5.2.3.3 称好后，将全部试样在 105℃±2℃烘箱中烘至恒重。

5.2.4 计算

5.2.4.1 实测线密度

$$M_d = \frac{\Sigma G_i}{n_1 \cdot L} \times 1\,000 \qquad \cdots\cdots(11)$$

式中：M_d——实测线密度，tex；

G_i——每绞丝的重量，g；

n_1——测试绞数；

L——每绞丝的长度，m。

计算值修约至小数点后第一位。

5.2.4.2 公称线密度

$$M_s = \frac{G(100 + R)}{100 \cdot n_2 \cdot L_1} \times 1\,000 \qquad \cdots\cdots(12)$$

式中：M_s——公称线密度，tex；

G——烘干绞丝的总重量，g；

R——公定回潮率，%；

n_2——测试绞数；

L_1——每绞丝的长度，m。

计算值修约至小数点后第一位。

5.2.4.3 线密度偏差率和变异系数计算见式(1)、(2)。

5.3 断裂强力和伸长率检验

5.3.1 仪器设备

等速伸长型单纱强力机(CRE)；

秒表。

5.3.2 试验条件

5.3.2.1 断裂强力和伸长率检验须在试验用标准大气条件下进行。

5.3.2.2 上下夹持器间距为(500±2)mm，如断裂伸长率较大时，夹持器间距为(250±1)mm。

5.3.2.3 断裂时间范围为(20±3)s。

5.3.2.4 预加张力为名义线密度 0.5±0.1cN/tex。

5.3.3 试验步骤

5.3.3.1 把剥去约 1/100 表层丝的每个试验样品放入试验用标准大气条件下调湿平衡。

5.3.3.2 将试样用强力机逐一测得断裂强力和伸长率。每个试验样品测试二次，试样之间应间隔 1 m 以上。

5.3.3.3 废弃因打滑或离夹持器边 10 mm 内断裂的所有测试值，如废弃次数超过总数的 10%应检修或调换夹持器并重新进行试验。

5.3.4 计算

5.3.4.1 断裂强力、伸长率和断裂强度计算。

$$F=\frac{\Sigma f_i}{n_3} \quad \cdots\cdots(13)$$

$$E=\frac{\Sigma e_i}{n_3} \quad \cdots\cdots(14)$$

$$S=\frac{F}{M_s} \quad \cdots\cdots(15)$$

式中：F——平均断裂强力，cN；

f_i——每根试样之断裂强力，cN；

E——平均断裂伸长率，%；

e_i——每根试样之断裂伸长率，%；

n_3——试验次数；

S——断裂强度，cN/tex；

M_s——公称线密度，tex。

计算断裂强度和断裂强力值修约至小数点后第二位；断裂伸长率值修约至小数点后第一位。

5.3.4.2 断裂强力和伸长率变异系数计算见式(2)。

5.4 捻度检验

5.4.1 仪器设备

捻度试验机；

挑针。

5.4.2 试验条件

5.4.2.1 试样夹持距离为(500±1)mm。

5.4.2.2 试样检测时预加张力为名义线密度 0.5±0.1cN/tex。

5.4.3 试验步骤

5.4.3.1 将每个试验样品，先去掉丝头 2～3 m，然后在规定预加张力下，把试样夹持于捻度机上，进行解捻试验(当单丝间彼此达到平行时，记录其捻数)。

5.4.3.2 每个试验样品测试二次，试样之间应间距 2 m 以上。

5.4.4 计算

5.4.4.1 平均捻数

$$T=\frac{\Sigma T_i \times 2}{n_4} \quad \cdots\cdots(16)$$

式中：T——平均捻度，捻/m；

T_i——每次测试的捻数，捻；

n_4——测试次数。

计算值修约至整数位。

5.4.4.2 捻度偏差率和捻度变异系数计算见式(1)、(2)。

5.5 纤维根数

5.5.1 仪器设备

挑针；

黑绒板。

5.5.2 试验步骤

从每个试验样品中任取一段，分别在黑绒板上用挑针挑开纤维，然后计算纤维根数。

5.6 沸水收缩率

5.6.1 仪器设备

缕纱测长器：周长 1 m(精度 0.001 m)，装有避免丝条集聚的横动导丝装置和能控制丝张力的喂入系统；

秒表；

恒温水浴锅；

立式量尺：长度 1 m，最小分度值为 1 mm；

金属挂钩：能挂在丝绞上，一端可以挂预加张力重锤，另一端附有指示器能读出指示量值。

5.6.2 试验条件

5.6.2.1 试验应在试验用标准大气条件下进行。

5.6.2.2 预加张力重锤为名义线密度×20 圈×2×0.5±0.1 cN/tex。

5.6.2.3 预加张力为名义线密度 0.5±0.1 cN/tex。

5.6.2.4 温度 100℃的沸水。

5.6.2.5 煮沸时间 30 min。

5.6.3 试验步骤

5.6.3.1 将每个试验样品在测长器上按规定预加张力摇成 20 圈的小绞试样。

5.6.3.2 将试样进行预调湿、吸湿平衡。

5.6.3.3 将每绞试样分别挂在立式量尺上端的钩子上，使丝绞内侧对准标尺刻度 0 处，在丝绞下端挂上预加张力重锤，并防止丝绞扭转，待 30 s 后，视线对准标尺刻度，准确量出煮前长度(精确至 0.5 mm)。

5.6.3.4 将各丝绞扭成“8”字形，再对折使之形成四层圈状，用纱布包好，然后放入 100℃的沸水中煮沸 30 min，将纱布包取出呈水平放置，压干水分，打开纱布，将丝绞平放于通风网上自然干燥后，经调湿平衡，再按 10.3.3 准确量出煮后长度(精确至 0.5 mm)。

5.6.3.5 每个试验样品测试一次。

5.6.4 计算

$$B_s = \frac{L_0 - L_2}{L_0} \times 100 \qquad \cdots\cdots(17)$$

式中：B_s——沸水收缩率，%；

L_0——煮前长度，cm；

L_2——煮后长度，cm。

计算值修约至小数点后第一位。

5.7 熔点

5.7.1 仪器设备

显微镜熔点仪。

5.7.2 试验步骤

5.7.2.1 从试样中取数根纤维夹在两片盖玻片之间置于显微镜熔点仪的电热板上，调焦使成像清晰。

5.7.2.2 通过调压器调节加热器温度，使每分钟升温 6～8℃，在接近纤维熔点前 10℃时，升温速度控制在不大于每分钟 1℃，在此过程中仔细观察显微镜内纤维视象变化，当发现纤维开始熔化时，记录其温度。

5.7.2.3 测试总次数不少于3次。

5.7.3 计算

$$P = \frac{\Sigma P_i}{n_5} \qquad \cdots\cdots(18)$$

式中：P——平均纤维熔点，℃；

P_i——每次测试的纤维熔点，℃；

n_5——测试次数。

计算值修约至整数位。

5.8 网络度

5.8.1 移针计数网络度法

5.8.1.1 仪器设备

立式量尺：最小分度值1 mm，并附有夹持器。

针钩：直径为0.6 mm不锈钢丝尖头，形状为"W"形。

5.8.1.2 试验条件

a）预加张力为名义线密度0.5±0.1 cN/tex。

b）解脱力（能满足网络牢度要求的最小负荷）为名义线密度2.0±0.2 cN/tex（最小不低于10 cN，最大不超过40 cN）。

c）试验长度1 m，每个试验样品测试二次，试样之间应间隔1 m以上。

5.8.1.3 试验步骤

5.8.1.3.1 将已剥去1/100表层丝的每个试验样品放入试验用标准大气条件下调湿平衡。

5.8.1.3.2 将试样一端夹入立式量尺夹持器中，下端加预加张力，30 s以后在1 m处作一记号。

5.8.1.3.3 将针钩插入量尺"0"点处丝中（尽量使单丝根数对分）。在针钩上边挂上规定解脱力重锤（重量为解脱力大小的一半）。针钩缓缓下降（不产生冲击力），由于网络节的作用使针钩停在A点，记为一网络节。取出针钩越过A点，重复以上操作直至1 m长度试样测试完毕，记录试样的网络节数。

5.8.2 移针计数网络仪器法

5.8.2.1 仪器设备

移针计数网络仪器应具有试验速度、测试频率、试验长度的调节装置，张力测定装置及数据处理、打印等装置。

5.8.2.2 试验条件同5.8.1.2条。设定测试频率的仪器，其频率为网络度中心值。

5.8.2.3 试验步骤

5.8.2.3.1 按5.8.2.2要求，在仪器上设定试样长度、走丝速度（即试验速度）和试验次数，调节预加张力和解脱力。

5.8.2.3.2 根据试样的网络度大小，调节分丝针上下移动的速度使之与走丝速度协调一致。

5.8.2.3.3 仪器须调节至网络度试验结果与移针计数法试验结果一致后才能进行正常试验。

5.8.2.3.4 分丝针穿丝时应尽量使单丝根数对分，防止漏穿和停穿。

5.8.3 计算

$$X_1 = \frac{\Sigma X_i}{n_6} \qquad \cdots\cdots(19)$$

式中：X_1——平均网络度，个/m；

X_i——每根试样的网络节数，个；

n_6——测试次数。

计算值修约至整数位。

网络度偏差率及变异系数计算见式(1)、(2)。

本方法为仲裁检验方法。

5.9 染色均匀度

5.9.1 仪器设备

袜机:直径为 3 $\frac{1}{2}$in(8.89cm)的单喂纱系统圆型织袜机;

染色机:能控制温度和升温速率,袜筒可在运动中染色;

天平:感量 0.01 g;

灰色样卡:GB 250(评定变色用灰色样卡);

量杯:量筒。

5.9.2 试验步骤

5.9.2.1 涤纶丝

5.9.2.1.1 将已剥去表层丝的试验样品逐一编号,用织袜机织成每段 5 cm 的袜筒。不同线密度的试验样品,要选用不同针数的袜机,具体要求如下:

75dtex 以下　　280～320 针

75～220dtex　　240～260 针

220dtex 以上　　180～240 针

5.9.2.1.2 煮炼

Ⅰ. 煮炼条件

中性皂片:4%(对织物重量);

浴比:1∶70(对织物重量);

温度:60℃;

时间:20min。

Ⅱ. 操作时将所需皂片用少量的 60℃软水溶解,倒入煮炼浴中充分搅拌后再放入袜筒,升温、保温,然后冲洗。

Ⅲ. 水洗:煮炼后用 70℃左右软水冲洗至袜筒无皂液为止。

5.9.2.1.3 染色

Ⅰ. 染色条件

染料:分散蓝 2BLN:1%～1.5%(对织物重量);

浴比:1∶70(对织物重量);

温度:100℃;

时间:60 min。

Ⅱ. 染色步骤

称取染料用少量软水在玻璃研钵中研成浆状(不能有细小染料颗粒存在),然后洗入内有适量近沸软水的 1 000 mL 烧杯中充分溶解。待染浴升温至 60℃时将袜筒放入,袜筒必须整理平服,20 min 内逐步升温至 100℃,保温 60 min,染色结束。把染好的袜筒从染浴中取出,清洗干净后在阴处晾干。

5.9.2.2 锦纶丝

5.9.2.2.1 编织袜筒同 5.9.2.1.1。

5.9.2.2.2 煮炼

Ⅰ. 煮炼条件

中性皂片:20%(对织物重量);

浴比:1∶100(对织物重量);

温度:80～90℃;

时间:30 min。

Ⅱ、Ⅲ同5.9.2.1.2Ⅱ、Ⅲ。

5.9.2.2.3 染色

Ⅰ. 染色条件

染料:普拉灰 BL1%(对织物重量);

助剂:平平加 1%(对织物重量);

浴比:1∶100(对织物重量);

温度:100℃;

时间:锦纶 6,30 min;

锦纶 66,45 min。

Ⅱ. 染色步骤

称取染料,先用40~50℃温水研成浆状,继以热水或沸水稀释,并使染料充分溶解为止。将按规定配好的染液加热至40℃,放入袜筒,在30 min或45 min内均匀升温至沸,保温规定时间后染色结束。把染好的袜筒从染浴中取出,清洗干净后在阴处晾干。

Ⅲ. 定级

a) 评定条件

采用 D_{65} 标准光源照明,照度为600lx,周围无散射光,入射光与织物表面的角度成45°,观察方向大致垂直于织物表面。

b) 评定方法

将干燥后的染色袜筒试样逐段进行比较,并与评定变色用灰色样卡进行对比,以二段袜筒色差最显著处定为本批色差等级。如同一段袜筒试样内呈现深浅色条,也属染色不匀,在评定该批试样色差等级时,也应包括在内。

5.10 外观疵点检验

5.10.1 仪器设备

检验台。

5.10.2 检验方法

将每个试验样品放在检验台上,在照度为400 lx条件下,以目光及手感评定其色光是否一致,有无疵点,包装等是否正常,并详细记录。

5.10.3 疵点指油污丝、毛丝、结头、成形不良、珠子丝及拉伸不良等。

附 录 A
（标准的附录）
断裂强力和伸长率检验

A1 仪器设备

等速牵引型单纱强力机(CRT)；
秒表。

A2 试验条件

试验条件同本检验规程 5.3.2。
平均断裂负荷选择，以样丝断裂时，指针停留在刻度标尺的 25%～75%范围内。

A3 试验步骤

A3.1 同本检验规程 5.3.3.1。
A3.2 将试样一端夹入强力机上夹持器，下端加预加张力钳后，夹入下夹持器，夹紧试样，然后去除预加张力。
A3.3 起动仪器将试样逐一测得断裂强力和伸长率，每个试验样品测试二次，试样之间应间隔 1 m 以上。
A3.4 同本检验规程 5.3.3.3。

A4 计算

同本检验规程 5.3.4。

前　言

我国进口黄、洋麻检验工作始于50年代,60年代进口麻数量有所增大,国别(孟加拉、印度、尼泊尔、泰国等)不断增多。进口黄、洋麻主要用来纺织麻制品出口创汇。为了保证今后进口黄、洋麻的质量,结合多年来的工作实际情况,按照GB/T 1.1—1993《标准化工作导则　第1单元:标准的起草与表述规则　第1部分:标准编写的基本规定》要求,现对ZB W31 003—87《进口黄、洋麻检验规程》进行修订。以促进我国对外经济贸易的发展,修订为"进出口黄、洋麻检验规程"。

经查阅国际标准,仅有黄麻生产国——孟加拉国政府商贸部黄麻商会于1967年11月14日修订的,并通告自1968年1月1日起实施的孟加拉黄麻(白黄麻、红黄麻)等级标准。

本标准附录A为标准的附录。

本标准由中华人民共和国国家进出口商品检验局提出并归口。

本标准由中华人民共和国辽宁进出口商品检验局负责起草。

本标准主要起草人:李向东、张少华。

中华人民共和国进出口商品检验行业标准

SN/T 0615—1996

代替 ZB W31 003—87

进出口黄、洋麻检验规程

Rules of inspection for import and export jute and kenaf

1 范围

本标准规定了进出口黄、洋麻的定义、重量鉴定、取样和检验规则等。

本标准适用于进出口黄、洋麻的检验。

2 引用标准

下列标准所包含的条文，通过在本标准中引用而构成为本标准的条文。本标准出版时，所示版本均为有效。所有标准都会被修订，使用本标准的各方应探讨使用下列标准最新版本的可能性。

GB 5707—85　纺织名词术语(麻部分)

3 定义

3.1 黄麻　jute

椴树科黄麻属黄麻[圆果种(corchorus capsularis)]植物和长蒴黄麻[长果种(corchorus olitorius)]植物、韧皮、纤维的统称(印度、孟加拉和尼泊尔国把圆果种黄麻称为“white jute”，把长果种黄麻称为“tossa jute”)。

3.2 洋麻　kenaf

锦葵科木槿属洋麻植物、韧皮、纤维的统称。

3.3 麻把(绞)长度

麻把中总根数的80%及以上能达到的长度，以cm表示。

3.4 品级

表示黄、洋麻外观品质优劣的综合性指标，分别按纤维的色泽、强力、切割、脱胶程度及梳理等项目评定。

3.5 异品种麻

与原检验品种不同的或留品种麻的麻纤维。

3.6 脱胶程度

表示黄、洋麻的品级指标之一，根据纤维中硬皮、斑疵含量多少或部位，以及夹生麻、胶梢轻重程度，对照文字标准评定。

3.7 斑疵

麻纤维在生长过程中，受到病虫害或风害以及机械损伤等原因所产生的疵点。

3.8 杂质

麻纤维以外的夹杂物，包括皮屑、麻骨、叶片及尘土等。

3.9 皮屑

中华人民共和国国家进出口商品检验局 1997-02-13 批准　　1997-05-01 实施

因漂洗不净，夹附在麻纤维上的表皮。

3.10 麻骨(麻屑)

未除去的碎麻杆及枝杆。

3.11 切割

麻基部粗老纤维的切除程度。

3.12 梳理

麻纤维的顺直整齐程度。

3.13 硬皮

与纤维粘连的干硬表皮。

3.14 硬条

长条状硬皮。

3.15 硬块

麻上粘连成块状的部分。

3.16 胶梢

脱胶偏生的黄麻梢部。

3.17 夹生麻

局部脱胶不良的麻。

3.18 麻根

从黄麻上切下的根部。

4 重量鉴定

4.1 称重数量

2 500 包及以内按 10%抽重；

超过 2 500 包，其超过部分按 5%抽重。

4.2 衡器

a) 磅秤：最大称量 500 kg 或 1 000 kg，最小分度值分别为 0.25 kg 或 0.5 kg；

b) 台秤：最大称量 5 kg，最小分度值为 10 g。

4.3 衡器准备

衡器须置于平坦坚硬的地面上，按规定校准后方可进行衡重。

4.4 鉴重步骤

按照鉴重数量分等级、分客户逐包称计毛重(精确至 0.5 kg)、皮重(精确至 0.1 kg)，作好记录，汇总码单。

4.5 计算

$$W_n = (W_g - W_t) \times N_R \quad \cdots\cdots (1)$$

式中：W_n——总净重，kg；

W_g——平均毛重，kg；

W_t——平均皮重，kg；

N_R——总包数。

注：计算结果修约到一位小数。

5 取样

5.1 数量

5.1.1 同船、同合同、同客户、同等级作为一个检验批。

5.1.2　品质、长度、回潮率样品：按每个检验批件数的2%抽取，不得少于5件。

5.1.3　强力样品：在每个检验批的品级、长度样品中制备，每20绞抽取强力麻样1束。

5.1.4　杂质样品：按每个检验批件数的5‰抽取，不得少于2件(绞)。

5.2　仪器和工具

a) 天平：最小分度值0.01 g；

b) 样筒或塑料袋密封容器；

c) 开包刀、剪刀；

d) 强力样尺：30 cm。

5.3　方法

5.3.1　样品须从称重后的完整麻包中随机抽取。

5.3.2　品级、长度样品：用开包刀将包割开，从样包不同部位随机抽取3绞麻样，连同唛头布捆好待验。

5.3.3　回潮率样品：在抽取品级、长度样品的同时，从麻包中部抽取麻样一绞，迅速分取一束(不少于50 g)装入密封容器内，写明编号。

5.3.4　杂质样品：从开包后的样包中随机抽取1自然绞，注意防止杂质脱落，立即装入塑料袋中，写明编号。

5.4　样品处理

5.4.1　回潮率样品：及时(不超过12 h)从回潮率样品中称取每份试样50 g(精确至0.01 g)。

5.4.2　强力样品：在麻样的麻把长度的中部量取30 cm，用剪刀剪下，即为强力试样。取试样时，麻纤维不得含有硬条、硬块和斑疵。

6　检验

6.1　回潮率

6.1.1　仪器

Y802N型电热烘箱(附有烘篮、温度计及最小分度值0.01 g天平)。

6.1.2　试验步骤

将称重后的试样放进烘箱，置于烘箱内，开启烘箱电源，待温度升至105℃时，记录时间。箱内温度控制在105～110℃，烘至恒重(第一次称重时间为60 min，以后每隔15 min称重一次，直至前后两次称重之差在0.05 g以内时，即为恒重)。称重后按试样编号，记录结果。

6.1.3　计算

$$M_r = \frac{G - G_0}{G_0} \times 100 \quad \cdots\cdots(2)$$

式中：M_r——试样的回潮率，%；

G——试样湿重，g；

G_0——试样干重，g。

注：计算结果修约到二位小数。

6.2　长度

6.2.1　工具和设备

a) 米制钢卷尺；

b) 检验台。

6.2.2　试验步骤

将抽取的长度样品一整绞，放置检验台上，理齐麻束基部，沿长度方向顺理平直，用尺自切根处向梢部测量，逐绞量取麻把长度(精确至5 cm)，作好记录。

6.2.3　计算

$$L = \frac{T}{N_r} \qquad \cdots\cdots (3)$$

式中：L——平均长度，cm；

T——试样麻把长度总和，cm；

N_r——试样总把数。

注：计算结果修约到整数。

长度 90 cm 及以下判为短麻。

6.3 品级

6.3.1 检验依据：品级检验系感官鉴定，须对照生产国文字标准或按合同成交的实物确认样进行检验。

6.3.2 品级检验应二人进行检验。

6.3.3 检验条件：必须注意场地与自然光的选择，不得在日光直射下进行检验。

6.3.4 检验步骤：将麻样抖松，置自然光下，用直觉目光检视麻样根、中、梢及上、下面的品质情况，必要时用手测试强力。以一绞为一个检验单位，品级以色泽、强力、切割、脱胶程度、梳理等项目，按生产国文字标准规定或对照合同成交的实物确认样进行检验。

6.3.5 计算

$$C = \frac{M}{N_{r1}} \times 100 \qquad \cdots\cdots (4)$$

$$D = \frac{R}{N_{r1}} \times 100 \qquad \cdots\cdots (5)$$

式中：C——合格率，%；

D——降级率，%；

M——符合原品级麻样绞数；

N_{r1}——品级麻样总绞数；

R——低于原品级麻样绞数。

注：计算结果修约到二位小数。

6.4 异品种麻

6.4.1 检验步骤

6.4.1.1 结合品级检验同时进行。

6.4.1.2 根据不同品种麻的色泽、纤维粗细等因素进行鉴别。将发现的异品种麻挑出后检验，1/2 绞以下作为 1/2 绞计，1/2 绞以上作为整绞计。作好记录。

6.4.2 计算

$$D_v = \frac{O}{N_{r1}} \times 100 \qquad \cdots\cdots (6)$$

式中：D_v——异品种麻百分率，%；

O——异品种麻绞数；

N_{r1}——品级麻样总绞数。

注：计算结果修约到一位小数。

6.5 强力

6.5.1 仪器、工具

a）电动强力机；

b）天平：最小分度值 0.01 g；

c）米制钢板尺：20 cm；

d）剪刀、秒表等。

6.5.2 试样制备

从每个强力试样中,分称出呈自然束状的小试样 11 只(其中 1 只备用)。每只试样定量 1 g,称量时须除掉游离纤维,称后在试样一端约 5 cm 处用细麻纱扎牢,待测试。

6.5.3 仪器准备

将仪器调整至标准状态。校正刻度盘上指针在"0"位,用板尺调整上、下夹钳距离为 20 cm,控制下降速度为(60±4)cm/min。根据不同品种麻的强力大小,选择适合的重锤。

6.5.4 试验步骤

将刻度盘指针调整至"0"位,关闭上夹持器掣子,将试样扎有麻纱的一端置于上夹持器的中央部位,旋紧夹持器,顺直纤维,将试样的另一端置于下夹持器中央部位,旋紧下夹持器,放开上夹持器的掣子。

开动制动器进行拉伸,待试样断裂,刻度盘的指针指示的刻度即为试样的实测强力,记录读数(精确至 5 N)。

扳动复位手柄,使下夹持器恢复原位,将上、下夹持器扭松,取出试样,并将指针恢复至"0"位,关闭上夹持器的掣子,准备做第二次试验。

6.5.5 计算

$$P = \frac{\sum_{i=1}^{n} P_0}{n_{r2}} \quad \cdots\cdots(7)$$

式中:P——平均强力,N;

P_0——试样实测强力,N;

n_{r2}——试验总次数。

注:计算结果修约到一位小数。

强力检验应从严掌握,低于 147 N 判为强力差。

6.6 杂质

6.6.1 仪器、工具

a) 天平:最小分度值 0.01 g;

b) 台秤:最大称量 5 kg,最小分度值为 10 g;

c) 验杂筒:无底,直径不少于 50 cm,高不低于 120 cm;

d) 分离筛:60 目铜丝网;

e) 白色盛杂盘;

f) 镊子、剪刀、棕刷;

g) 牛皮纸或塑料布。

6.6.2 试验步骤

6.6.2.1 粗拣

杂质样品用案秤称重,精确至 1 g,作好记录即为粗拣杂质试样。将试样置于下接牛皮纸的验杂筒内进行抖动,使游离杂质尽量脱落,然后将接在验杂筒下的牛皮纸取出。收集脱落下的杂质,倒入盛杂质盘,用分离筛将尘土、叶片、麻骨与纤维分离,用镊子拣出 5 mm 以上的纤维,而后将余下的尘土、叶片、麻骨等合并称重,所得重量作为粗拣杂质含量。

6.6.2.2 细拣

从粗拣后的试样中随机抽取重约 30 g 的麻束(不得少于 3 根),作为细拣杂质试样,将试样剪成数段,放在盛杂盘中,用镊子把附在纤维上的皮屑、碎麻骨等杂质拣出(细拣杂质不得含有 5 mm 以上的麻纤维)称重,所得重量作为细拣杂质含量。

6.6.3 计算

$$F_M = \left[\frac{W_2}{W_1} + \frac{W_4}{W_3} \times \left(1 - \frac{W_2}{W_1}\right)\right] \times 100 \quad \cdots\cdots(8)$$

式中：F_M——含杂率，%；

W_1——粗拣杂质试样重，g；

W_2——粗拣杂质含量，g；

W_3——细拣杂质试样重，g；

W_4——细拣杂质含量，%。

注：计算结果修约到二位小数。

附 录 A
（标准的附录）
孟加拉黄麻等级标准

表 A1 白黄麻(WHITE JUTE)

等　　级	等 级 标 准	缩　写
孟加拉白黄麻特级	白/乳白色。纤维质地优良，强力特强，富有光泽。全无任何缺陷。切割净，梳理良好，全无红根	BWS
孟加拉白黄麻 A 级	白至淡乳黄色。纤维质地良好，强力强，富有光泽。全无任何疵点。切割净，梳理良好，全无红根	BWA
孟加拉白黄麻 B 级	淡乳黄色至淡黄(稻草黄)色。纤维质地好，强力强，有光泽。无疵点。切割净，梳理好，红根已除	BWB
孟加拉白黄麻 C 级	淡灰/淡红至淡黄(稻草黄)色。纤维洁净。强力正常，光泽一般。无硬斑和梢部夹生麻或硬胶梢。切割好，梳理好，无黑根，允许有软红根	BWC
孟加拉白黄麻 D 级	任何颜色。强力一般，偶有硬皮及斑点。允许有轻度梢部夹生麻和胶梢。硬麻切割好，经过梳理，允许有红根	BWD
孟加拉白黄麻 E 级	任何颜色。任何强力，但无霉烂纤维。无任何未经脱胶的黄麻和麻骨，但允许有硬皮和中部硬条。硬麻切割粗糙，经过梳理。	BWE

表 A2 红黄麻(TOSSA JUTE)

等　　级	等 级 标 准	缩　写
孟加拉红黄麻特级	颜色一致，金黄色/红色。纤维质地优良，强力特强，富有光泽。全无任何缺陷。切割净，梳理良好	BTS
孟加拉红黄麻 A 级	a）颜色一致，银灰至金黄色。纤维质地良好，强力强，有光泽。全无任何疵点。切割净，梳理良好。 b）颜色一致，淡金黄至淡红色。纤维质地良好，强力强，有光泽。全无任何疵点。切割净，梳理良好	BTA
孟加拉红黄麻 B 级	a）淡灰至中灰色/铜灰色。纤维质地好，洁净，强力正常，尚有光泽。无疵点。切割净，梳理好。 b）淡灰/淡红色，不允许有深灰色。纤维质地好，洁净，强力正常，尚有光泽。无疵点。切割净，梳理好	BTB
孟加拉红黄麻 C 级	颜色混杂。强力一般，偶有硬皮和软斑，但无长硬条麻。允许有轻度梢部夹生麻和胶梢，无黑色硬梢。切割好，梳理好，无黑根	BTC
孟加拉红黄麻 D 级	颜色混杂。强力一般，偶有硬皮和斑点，但无长硬条麻。允许有梢部夹生麻和胶梢。切割粗糙，经过梳理，但无黑根	BTD
孟加拉红黄麻 E 级	任何颜色。任何强力，但无霉烂纤维。无任何未经脱胶的黄麻和麻骨，但允许有硬皮和中部硬麻。切割粗糙，经过梳理	BTE

达卡黄麻协会 1967 年 11 月 14 日修订

STANDARD OF GRADE FOR BANGLADESH JUTE

Table A1 WHITE JUTE

GRADES	DEFINITION	ABBREVIATION
Bangladesh White Special	White/Creamy White. Jute of the finest texture, very strong & good lustre. Completely free from any defect. Clean cut & well hackled & entierly free from red ends.	BW-Special
Bangladesh White A	White to light cream. Jute of fine texture, strong & very good lustre. Completely free from any blemish. Clean cut, well hackled & entierly free from red ends.	BW-A
Bangladesh White B	Light cream to straw colour. Jute of good texture, strong & good lustre, free from blemish. Clean cut & well hackled, red excluded.	BW-B
Bangladesh White C	Light Grey/Light Reddish to straw colour. Clean. Jute of sound strengh & average lustre. Free from hard specks & croppy or hard gummy tops. Well cut, well hackled, free from black roots, red soft ends permissible.	BW-C
Bangladesh White D	Any colour. Average strength, occasional bark & specks permissible. Slightly croppy & gummy tops permissible. Well cut on the hard hackled, red ends permissible.	BW-D
Bangladesh White E	Any colour. Any strength but free from perished fibre. Free from any unretted jute & stick but bark & hard centre permissible. Rough cut on the hard & hackled.	BW-E

Table A2 TOSSA JUTE

GRADES	DEFINITION	ABBREVIATION
Bangladesh Tossa Special	Uniform colour, golden/red. Tossa of finest texture very strong & very good lustre. Completely free from any defects. Clean cut & well hackled.	BT-Special

Table A2(the end)

GRADES	DEFINITION	ABBREVIATION
Bangladesh Tossa A	(a) Uniform colour, silver grey to golden. Tossa of fine texture, strong & good lustre. Completely free from any blemish. Clean cut & well hackled. (b) Uniform colour, light golden to reddish. Tossa of fine texture, strong & of good lustre. Completely free from any blemish. Clean cut & well hackled.	BT-A
Bangladesh Tossa B	(a) Light to medium grey/copperish grey. Clean sound fibre of good texture & good average lustre. Free from blemish. Clean cut. Well hackled. (b) Light grey/reddish excluding dark grey. Clean sound fibre of good texture & of good average lustre. Free from blemish. Clean cut & well hackled.	BT-B
Bangladesh Tossa C	Mixed colour. Average strength, occasional bark & soft speck, but free from runners. Slightly croppy & gummy tops permissible. Free from black wiry tops. Well cut & hackled & free from black root ends.	BT-C
Bangladesh Tossa D	Mixed colour. Average strength, occasional bark & soft, but free from runners. Croppy & gummy tops permissible. Rough cut & hackled, but free from black root ends.	BT-D
Bangladesh Tossa E	Any colour. Any strength but free from permished fibre. Free from unretted jute & stick but bark & hard centre permissible. Rough cut & hackled.	BT-E

JUTE ASSOCIATION DACCA

NOV. 14, 1967

前　言

本标准是根据GB/T 1.1—1993《标准化工作导则　第1单元:标准的起草与表述规则　第1部分:标准编写的基本规定》的要求,结合西藏绵羊原毛的特点而编写的。

本标准由中华人民共和国国家进出口商品检验局提出并归口。

本标准起草单位:西藏进出口商品检验局。

本标准主要起草人:玉立、车永义、王仁俊、杰才。

本标准系首次发布的行业标准。

中华人民共和国进出口商品检验行业标准

出口西藏绵羊原毛检验规程

SN/T 0624—1996

Rules for inspection of sheep raw wool for export

1 范围

本规程规定了西藏绵羊原毛分等分级技术要求。

本规程适用于以重量计价出口的西藏绵羊原毛检验。

2 引用标准

下列标准所包含的条文，通过在本标准中引用而构成为本标准的条文。本标准出版时，所示版本均为有效。所有标准都会被修订，使用本标准的各方应探讨使用下列标准最新版本的可能性。

SN 0105—92 出口绒类检验规程

SN 0331—94 出口畜产品中炭疽杆菌检验方法

3 定义

本标准采用下列定义。

3.1 绵羊原毛

从绵羊身上剪下来后，未经分类分级加工的绵羊毛。

3.2 含脂率

绵羊毛中含脂的百分率。

3.3 烘干率

绵羊毛检验通过烘箱烘至绝干时重量对原重的百分率。

3.4 含水率

绵羊毛在自然状态下所含水分重量对原重的百分率。

3.5 回潮率

绵羊毛所含水分重量对羊毛绝干状态下重量的百分率。

3.6 公定含脂率

贸易合同或有关标准对绵羊毛计算公定重量所规定的含脂率。

3.7 公定回潮率

贸易合同或有关标准对绵羊毛计算公定重量所规定的回潮率。

3.8 公定重量

绵羊毛按公定回潮率、公定含脂率计算的重量。

3.9 含杂率

绵羊毛中所含各种杂质(包括肤皮及其他肉眼可见杂质)的百分率，按重量计。

3.10 疵点毛

3.10.1 干毛

中华人民共和国国家进出口商品检验局1997-02-13批准　　1997-05-01实施

受日晒和风、雨的侵蚀，油汗受损，毛纤维遭到破坏的毛。

3.10.2 死毛

绒毛除鳞片层外，整根毛充满髓质层，纤维脆弱易断，呈枯白色，没有光泽，不易染色，无纺织价值。

3.10.3 黄色污染毛

受粪、尿、水浸蚀变质的毛。

3.10.4 虫蚀毛

遭虫咬断的毛。

3.10.5 霉变毛

受潮、受热、发霉变质失去强力和光泽的毛。

4 取样

4.1 批次：同一合同、同一生产批号的原毛作为一个检验批，预验批次不超过 10 t 为宜。

4.2 准备工作：为测定公定重量使货物中的水分均衡，每批原毛码放于专用库内避免日光照射的位置，存放 72 h 以上，方能取样。

在产地和货物集散地检验，取样、榨包、衡重衔接进行，三者不得有较长时间的间隔。

4.3 取样用具：密封式样筒(铁皮制)、厚型塑料袋。

4.4 取样数量：每一个检验批按货物总数的 10%取样，每批不得少于 5 包，每筒或袋取样重量约为 500 g。

4.5 取样方法：过磅后随机拆包，从包深处迅速取样品，取样点宜上下、里外交错，每次取样数量宜少，取样次数宜多，勿使杂质漏失，样品取出后立即装入密封的容器内，排出袋内多余空气，封严袋口或筒口，在不超过 4 h 内衡重。

4.6 样品处理

4.6.1 水分试样：抽取品质样的同时抽取水分样，从每包中抽取 50 g(精确到 0.01 g)，在不超过 4 h 内衡重。

4.6.2 品质试样：将全部品质样品充分混合后，平铺在工作台上，从正反两面 40 个不同部位抓取样品 250 g 三份。二份作试验，一份作备样；再从中抓取样品 150 g 三份，二份作疵点毛检验，一份作备样，余下的样品作测定杂质用，另取三份 5 g 试样作含脂试验。

注：根据商品不同情况及检验需要变更取样方法或数量。

5 检验

5.1 品质检验

5.1.1 绵羊原毛按其天然颜色划分为白色、亚色、黑色三种，见表 1。

表 1

颜 色	外 观 特 征	备 注
白色	毛纤维均为白色	包括灰色、奶白、米黄
亚色	毛纤维的颜色深浅不一	除黑色和白色以外的颜色
黑色	毛纤维均为黑色	

5.1.2 不同颜色的毛混在一起(指包内)，按颜色深的处理。

5.1.3 根据原毛的出成率及品质特征分为一等、二等和三等。二等为标准等，三等以下为等外，见表 2。

表 2

等别	出成率	品质特征	公定回潮率
一等	75%以上	色泽光亮，手感柔软有弹性	贸易合同有规定的，按合同规定执行。贸易合同无规定的，参照SN 0105—92规定执行
二等	65%～75%(包括65%并小于75%)	允许含有少量皮屑和植物质	
三等	55%～65%(包括55%并小于65%)	光泽较差，含较多皮屑和植物质	
等外	55%以下	光泽差，品位低，含杂率高	

5.1.4 品质特征不符合规定降至下一等。

5.1.5 根据分等规定制定实物标准。各等实物标准是该等最低线，是确定等级的依据。实物标准每两年更新一次。

5.1.6 原毛回潮率最高不得超过15%。

5.1.7 原毛中不允许混有其他纤维及其杂质。

5.2 公定重量检验

按照抽样比例逐件过磅，称计毛重(精确到0.25 kg)，包装材料的皮重精确到0.1 kg，每批不得有回皮。按式(1)计算总净重：

$$W_n = (W_g - W_b) \times n \qquad \cdots\cdots(1)$$

式中：W_n——总净重，kg；

W_g——总毛重，kg；

W_b——平均皮重，kg；

n——总包数。

5.3 回潮率检验

5.3.1 仪器设备：八篮自称烘箱、45 cm×25 cm白色搪瓷盘、镊子、天平(感量0.01 g，0.001 g)。

5.3.2 试验步骤：当烘箱内温度上升到规定温度时，将样品放入箱内烘干。温度控制在(105±2)℃，烘至恒重称取样重。按式(2)～(4)计算：

$$烘干率(\%) = \frac{G_d}{G_0} \times 100 \qquad \cdots\cdots(2)$$

$$含水率(\%) = \frac{G_0 - G_d}{G_0} \times 100 \qquad \cdots\cdots(3)$$

$$回潮率(\%) = \frac{G_0 - G_d}{G_d} \times 100 \qquad \cdots\cdots(4)$$

式中：G_0——样品重，g；

G_d——样品烘干重，g。

5.4 含脂率检验

5.4.1 仪器设备：索氏油脂萃取器、烘箱。

5.4.2 药品试剂：乙醚(分析纯)。

5.4.3 试验步骤：取5 g试样三份，两份作平行试验，一份作备用。将样品分别用滤纸包裹，放入索氏油脂萃取器中(蒸馏瓶预先洗净烘干称重),注入适量乙醚,加热萃取循环10～12次,萃取后,馏出瓶中多余乙醚,将带有浸出物之蒸馏瓶及萃取后毛样,放入105～110℃烘箱烘至恒重(两次烘后冷却20 min称重,两次毛样差不超过0.001 g时即认为已达到恒重,用低数值计算)。两个平行试样结果允许差为0.5%。如超过0.5%允许范围,应验第三个试样,以三个试验结果平均之。瓶及瓶中萃取物干重减去瓶干重即为油脂干重。按式(5)计算:

$$含脂率(\%)=\frac{G_h}{G_f}\times 100 \quad\cdots\cdots(5)$$

式中:G_f——原样品重,g;

G_h——油脂干重,g。

$$公定重量率(\%)=\frac{G_d(1+R)}{G_0}\times 100 \quad\cdots\cdots(6)$$

$$加公定油脂的公定重量率(\%)=\frac{G_d(1+G+R)}{G_0}\times 100 \quad\cdots\cdots(7)$$

式中:G_d——样品烘干重,g;

G_0——样品重,g;

G——公定含脂率;

R——公定回潮率。

注:式(7)可根据对外贸易合同规定选用。

5.5 杂质检验

5.5.1 手抖法:将试样放在盘或工作台上,用手上下抖动,把其中的杂质抖掉后称重,然后计算。

$$含杂率(\%)=\frac{W-W_1}{W}\times 100 \quad\cdots\cdots(8)$$

式中:W——原样重,g;

W_1——抖后样重,g。

5.5.2 水洗法(仲裁法):

5.5.2.1 仪器、试剂、用具:八篮自称烘箱、瓷盘、40号网盆(铁皮制)、碳酸钠、中性皂粉、温度计、天平(感量0.01 g,0.001 g)。

5.5.2.2 试验步骤:分别拣去试样中明显的杂质,洗涤四次,第一次用0.8%碳酸钠溶液洗样,第二次用0.5%的中性皂粉溶液洗样,洗液温度45～55℃,洗液约为试样的80倍。第三、四次用清水淋漂洗,水温30～40℃,然后将洗后试样撕松,置于(105±2)℃烘箱中烘干称重,按式(9)进行含杂率计算:

$$含杂率(\%)=\frac{A-D}{A}\times 100 \quad\cdots\cdots(9)$$

式中:A——原样重,g;

D——烘干样重,g。

5.5.3 仪器除杂法

5.5.3.1 仪器、用具:羊毛除杂机、瓷盘、筛子、天平(感量0.01 g,0.001 g)。

5.5.3.2 试验步骤:首先拣出试样中显著杂质,把试样撕成小块,适量送入除杂机内打掉杂质,开松除杂4～5次,然后关闭机器,把储毛笼内的毛取出称重(包括落毛),按式(10)计算含杂率:

$$含杂率(\%)=\frac{A-(P+D)}{A}\times 100 \quad\cdots\cdots(10)$$

式中:A——原样重,g;

P——除杂后样重,g;

D——落毛重,g。

注:公定回潮率按照3.7中的规定执行。公定含脂率为1.5%。

5.6 外观疵点检验

5.6.1 干死毛

5.6.1.1 根数法：取 3.5 g 的试样三份，二份作检验用，一份备样。将 3.5 g 试样置于黑绒板上，慢慢将纤维扯松，拣出干死毛，整齐地排列在载玻片上，放在显微投影仪上观察。纤维中髓质达到纤维直径 60%以上者称为干死毛。每克纤维干死毛含量按式(11)进行计算：

$$m=\frac{N}{W} \quad \cdots\cdots(11)$$

式中：m——干死毛含量，根/g；

N——干死毛总根数，根；

W——检验试样重量，g。

5.6.1.2 切片法：将 3.5 g 试样整理成小毛束，用切片器将毛束切成 0.2～0.4 mm 的样品，置于玻璃皿上，滴入适量的液体石蜡或甘油，用镊子搅拌均匀。取出适量样品放在载玻片上，盖上盖玻片，在显微投影仪上观察，髓质层达到纤维直径 60%以上者为干死毛。每片测 1 000 根，测量 2 片，以 2 片求出平均数为其结果，每 1 000 根纤维中干死毛含量按式(12)进行计算：

$$\text{干死毛率}(\%)=\frac{N}{1\,000}\times 100 \quad \cdots\cdots(12)$$

式中：N——干死毛根数(1 000 根纤维中)。

5.6.2 黄色污染毛、虫蚀毛、霉变毛：将拣得之试样称其总重量，然后铺摊在光线充足处，分别拣出黄色污染毛、虫蚀毛、霉变毛置于不同处，称重计算：

$$\text{黄色污染毛}(\%)=\frac{a}{W}\times 100 \quad \cdots\cdots(13)$$

$$\text{虫蚀毛}(\%)=\frac{P}{W}\times 100 \quad \cdots\cdots(14)$$

$$\text{霉变毛}(\%)=\frac{V}{W}\times 100 \quad \cdots\cdots(15)$$

式中：a——黄色污染毛重量，kg；

P——虫蚀毛重量，kg；

V——霉变毛重量，kg；

W——试样重量，kg。

5.7 炭疽菌检验

5.7.1 检验方法：按 SN 0331—94 进行检验。

5.8 标志、包装、贮存、运输

5.8.1 标志包括以下内容：合同号、目的港或口岸、商检编号、批次、净重、毛重、包的顺序号，标志的字迹必须醒目、清晰、持久。

5.8.2 包装：机榨包，用麻布或塑料编织袋包裹，外箍铁丝或铁腰子。

5.8.3 贮存：成包原毛要分批分级贮存在干燥通风的仓库内，防潮、防火、防虫蚀，不得与其他污染物接触。

5.8.4 运输：运输货物要有遮篷，防止雨淋。

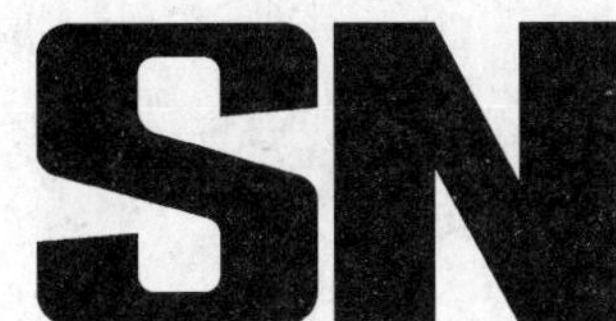

中华人民共和国出入境检验检疫行业标准

SN/T 0682—2010

代替 SN/T 0682—1997、SN/T 0762—1999

进出口头巾、围巾检验规程

Rules for inspection on import and export scarfs

2010-03-02 发布　　　　2010-09-16 实施

中华人民共和国国家质量监督检验检疫总局　发布

前言

本标准代替 SN/T 0682—1997《出口丝绸头巾检验规程》和 SN/T 0762—1999《出口梭织毛型围巾检验规程》。

本标准与原 SN/T 0682—1997 和 SN/T 0762—1999 相比，主要变化如下：

——增加了标识检验内容；

——增加了可分解芳香胺染料、甲醛、pH 值、异味等检验项目；

——删除了缩水率、起球、断裂强度、含油脂率等检验项目。

本标准由国家认证认可监督管理委员会提出并归口。

本标准起草单位：中华人民共和国江苏出入境检验检疫局。

本标准主要起草人：夏春春、陶向阳、高宁。

本标准所代替标准的历次版本发布情况为：

——SN/T 0682—1997；

——SN/T 0762—1999。

进出口头巾、围巾检验规程

1 范围

本标准规定了进出口头巾、围巾的抽样、检验和检验结果的判定。

本标准适用于以各类纺织纤维制成的进出口头巾和围巾的检验。

2 规范性引用文件

下列文件中的条款通过本标准的引用而成为本标准的条款。凡是注日期的引用文件，其随后所有的修改单(不包括勘误的内容)或修订版均不适用于本标准，然而，鼓励根据本标准达成协议的各方研究是否可使用这些文件的最新版本。凡是不注日期的引用文件，其最新版本适用于本标准。

GB/T 250 纺织品 色牢度试验 评定变色用灰色样卡

GB/T 2828.1 计数抽样检验程序 第1部分:按接收质量限(AQL)检索的逐批检验抽样计划

SN/T 1649—2005 进出口纺织品安全项目检验规范

SN/T 1932.2 进出口服装检验规程 第2部分:抽样

3 抽样

3.1 外观检验抽样

外观检验按 SN/T 1932.2 的规定执行。

3.2 内在质量抽样

按 SN/T 1649—2005 中 6.1 执行。

4 检验

4.1 外观质量检验

4.1.1 检验方法和检验条件

将样品平放于检验台上，逐条目测检验。检验应在北向自然光条件下进行，或采用日光荧光灯光源，台面光源平均照度 600 lx～700 lx。

4.1.2 外观疵点限定

外观疵点限定见表1。

表1 外观疵点限定

序 号	疵点名称	疵点程度	限定值
1	粗丝	粗于原丝两倍及以上	5 cm 及以下允许一处
2	缺经、缺纬	3 cm 以下	允许两处
3	横档	轻微	允许一处
4	纬斜	边长 100 cm 及以下	允许 1 cm
5	花斜	100 cm 以上	允许 1 cm
6	稀缝	明显	不允许
7	起毛痕	明显	不允许
8	拉毛不匀	明显	不允许

表 1（续）

序　号	疵点名称	疵点程度	限定值
9	斑疵	明显	不允许
10	切线不匀、不顺直	明显	不允许
11	穗长不一致	明显	不允许
12	绣花不良	明显	不允许
13	印花不良	明显	不允许
14	色差	明显	不允许
注 1：疵点长度以经、纬向最大长度量计。 注 2：不允许油渍、污渍、破损、破洞和影响美观的印花疵点存在。 注 3：未列入的疵点，可参照上述疵点执行。 注 4：色差按 GB 250 进行检验，同条基本无色差，同箱内条与条之间色差不低于 4 级，箱与箱之间色差不低于 3 级（手绘成品不作考核）。			

4.1.3　**规格检验**

将样品平摊，用尺量取长宽处一次，允许公差按表 2。

表 2　规格允许公差

序　号	规　　格	允许公差/%
1	边长 100 cm 及以上	±2 cm，梭织毛型围巾±3 cm
	100 cm 以下	±1.5 cm，梭织毛型围巾±2 cm
2	边宽	±0.5 cm
3	成品对称两边公差	±0.8 cm
4	穗长	长度基本一致

4.1.4　**整烫检验**

将样品平摊，逐条检验，不允许存在烫黄、褪色、水渍等缺陷，折叠应端正。

4.1.5　**标识检验**

按 SN/T 1649—2005 中 4.2.12 和 4.2.13 进行检验并判定。

4.1.6　**外观质量检验结果判定**

外观检验按 GB/T 2828.1 的规定，接收质量限（AQL＝4.0）检索的逐批检验抽样计划进行抽样并判定。

4.2　**内在质量检验**

4.2.1　可分解芳香胺染料按 SN/T 1649—2005 中的 5.5 进行检验。

4.2.2　甲醛含量按 SN/T 1649—2005 中的 5.1 进行检验。

4.2.3　pH 值按 SN/T 1649—2005 中的 5.2 进行检验。

4.2.4　异味按 SN/T 1649—2005 中的 5.4 进行检验。

4.2.5　耐水（变色、沾色）色牢度按 SN/T 1649—2005 中的 5.3.1 进行检验。

4.2.6　耐汗渍（变色、沾色）色牢度按 SN/T 1649—2005 中的 5.3.2 进行检验。

4.2.7　耐干摩擦色牢度按 SN/T 1649—2005 中的 5.3.3 进行检验。

4.2.8　纤维含量按 SN/T 1649—2005 中 4.2.12 进行检验并判定。

4.2.9　内在质量检验结果按表 3 判定。

表 3　内在质量性能指标

<table>
<tr><th colspan="3">项　　目</th><th>合格性能指标</th></tr>
<tr><td colspan="3">甲醛/(mg/kg)</td><td>≤75</td></tr>
<tr><td colspan="3">pH 值</td><td>4.0～7.5</td></tr>
<tr><td colspan="3">可分解致癌芳香胺染料</td><td>禁用</td></tr>
<tr><td colspan="3">异味</td><td>无</td></tr>
<tr><td rowspan="3">色牢度/级　≥</td><td rowspan="2">耐水
耐汗渍</td><td>变色</td><td>3</td></tr>
<tr><td>沾色</td><td>3</td></tr>
<tr><td>耐摩擦</td><td>干摩擦</td><td>3</td></tr>
<tr><td colspan="4">注：丝绸类产品扎染、蜡染、喷染等特殊印染工艺的色牢度不作考核。</td></tr>
</table>

4.3　包装检验

4.3.1　包装应牢固、防潮，便于运输，同时应符合合同要求。

4.3.2　包装检验结果判定：内外包装箱(袋)破损，潮湿，严重污染，霉变，虫蛀，加固带脱落等影响产品质量的为包装不合格。

5　综合检验结果判定

根据外观质量检验、内在质量检验和包装检验结果对整批进行判定，如三项检验结果合格，整批为合格，有一项不合格的，整批为不合格。

6　其他

合同和输入国法规有特殊要求的，按合同和输入国法规要求进行检验。

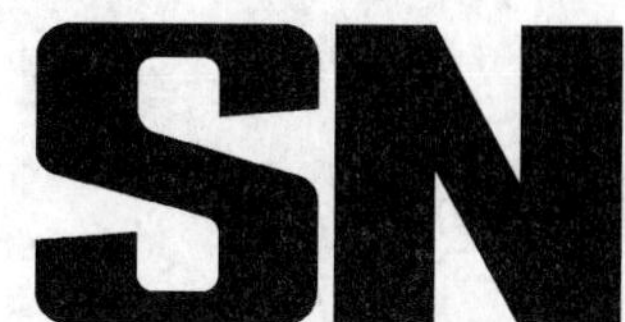

中华人民共和国出入境检验检疫行业标准

SN/T 0740—2010
代替 SN/T 0740—1997

进出口黄麻麻袋检验规程

Rules for inspection of gunny bags for import and export

2010-03-02 发布 2010-09-16 实施

中华人民共和国国家质量监督检验检疫总局 发布

前　言

本标准代替 SN/T 0740—1997《出口黄麻麻袋检验规程》。

本标准与 SN/T 0740—1997 相比，主要变化如下：

——标准名称由原来的《出口黄麻麻袋检验规程》改成《进出口黄麻麻袋检验规程》；

——对标准的整体结构进行了改动；

——对范围进行了修订，增加了适用于进出口黄麻麻袋检验的内容；

——取消了“定义、符号”章节；

——把原标准的第 4 章“技术要求”和第 5 章“检验项目”合并成第 3 章“要求”，并细化为第 3.1 章“外观质量要求”和第 3.2 章“内在质量要求”；

——抽样方案进一步细化，分为外观检验的抽样，麻袋的尺寸、经纬密度和缝针密度检验的抽样，断裂强力和公定质量检验的抽样；

——增加了第 7 章“包装和标志”；

——附录取消了“麻袋外观检验条件”的内容。

本标准的附录 A 为资料性附录。

本标准由国家认证认可监督管理委员会提出并归口。

本标准主要起草单位：中华人民共和国河南出入境检验检疫局、中华人民共和国山东出入境检验检疫局。

本标准主要起草人：王建中、周保华、王胜启、耿惠宙、刘社勇。

本标准于 1997 年首次发布，本次为第一次修订。

进出口黄麻麻袋检验规程

1 范围

本标准规定了进出口黄麻麻袋的要求、抽样、检验和结果的判定。

本标准适用于以黄麻、洋麻为主要原料的机织麻袋的进出口检验。

2 规范性引用文件

下列文件中的条款通过本标准的引用而成为本标准的条款。凡是注日期的引用文件，其随后所有的修改单(不包括勘误的内容)或修订版均不适用于本标准，然而，鼓励根据本标准达成协议的各方研究是否可使用这些文件的最新版本。凡是不注日期的引用文件，其最新版本适用于本标准。

GB/T 2828.1 计数抽样检验程序 第1部分:按接收质量限(AQL)检索的逐批检验抽样计划

GB/T 3923.1 纺织品 织物拉伸性能 第1部分:断裂强力和断裂伸长率的测定 条样法

GB/T 4668 机织物密度的测定

3 要求

3.1 外观质量要求

黄麻麻袋的外观应没有影响使用的疵点，不应有下列缺陷(参见附录A):

破洞、稀挡、断经、断纬、织错、油污、缝边不良、缝口不良等。

3.2 内在质量要求

黄麻麻袋的内在要求主要包括:麻袋的尺寸、公定质量、经纬密度、缝针密度、断裂强力。具体指标按进口国的产品要求。

4 抽样

4.1 外观检验的抽样

外观检验的抽样依据GB/T 2828.1中正常检验一次抽样方案，一般检查水平Ⅰ，接受质量限为AQL=4，检验抽验方案见表1。

表1 外观检验抽样方案

批量 N	样本量 n	接收数 Ac	拒收数 Re
≤15	2	0	1
16～25	3	0	1
26～90	5	0	1
91～150	8	1	2
151～280	13	1	2
281～500	20	2	3
501～1 200	32	3	4
≥1 201	50	5	6

4.2 内在检验的抽样

在进行内在质量检验抽样时，麻袋的尺寸、经纬密度和缝针密度的抽验方案见表1;断裂强力和公定质量抽样依据 GB/T 2828.1 中正常检验一次抽样方案，特殊检查水平 S-1，检验抽验方案见表 2。

表 2　断裂强力和公定质量抽样方案

批量 N	样本量 n	接收数 Ac	拒收数 Re
≤50	2	0	1
51～500	3	0	1
≥501	5	0	1

5　检验

5.1　外观质量检验

在北向自然光或照度不低于 500 lx 日光灯下进行检验，日光灯与样品距离 1 m 左右。检验台桌面应平整光滑，高度在 800 mm 左右，长宽度应大于被测麻袋的长宽度。

按 3.1 的要求，将抽取的样品放置在检验台上，逐个进行缺陷检验，从而确定缺陷样品数。

5.2　内在质量检验

5.2.1　麻袋的尺寸

将麻袋平铺在检验台上，去其折痕、皱纹，将袋口对齐。用长度大于麻袋长度的钢尺测量，测量袋长时与袋边平行地从袋口量到袋底；测量袋宽时与袋底平行地从一边量到另一边。分别各量三处(中间和距两边或距袋底袋口各 100 mm 处)。以三处测定值的平均值作为袋的长度和宽度，保留一位小数。

5.2.2　公定质量

将整条麻袋烘干称量(麻袋条重)，然后结合公定回潮率(黄麻麻袋的公定回潮率为 14%)，计算麻袋的公定质量。

5.2.3　经纬密度

麻袋的经纬密度按 GB/T 4668 规定的方法测定。

5.2.4　缝针密度

将麻袋平铺在检验台上，以针眼为起点，以相邻两个针眼间的距离作为缝边处或缝口处的一针，测定 20 针的距离(精确至毫米)。在每个缝边的居中处分别测量一处，折算为每 10 cm 的针数，保留一位小数。

5.2.5　断裂强力

麻袋经纬向断裂强力的测定按 GB/T 3923.1 的规定。麻袋缝边的断裂强力按以下方法准备试样：

a)　卷绕缝法的试样是先沿纱路剪取宽 8 针的布片，然后左右各拆 2 针，以多余缝线打结；

b)　连锁缝法的试样是先沿纱路剪取宽 14 针的布片，然后左右各拆 5 针，以多余缝线打结。打结时，一端有一根缝线要套在另一根的线圈内，再沿沙路在两边各剪去宽 3 针的布条。

6　检验结果的判定

6.1　外观质量判定

不合格样品数量小于等于表 1 对应接受数的，判定该批外观检验合格。如果不合格样品数量大于等于表 1 对应拒收数的，判定该批外观检验不合格。

6.2　内在质量判定

6.2.1　断裂强力和公定质量判定

对批样的每个样本进行断裂强力和公定质量的测定，符合输入国家或地区产品标准的，则为该两项合格，否则为不合格。如果所有不合格样品数量小于等于表 2 对应接受数的，判定该批断裂强力和公定质量检验合格。如果不合格样品数量大于等于表 2 对应拒收数的，判定该批断裂强力和公定质量检验不合格。

6.2.2 麻袋的尺寸、经纬密度和缝针密度的判定

对批样的每个样本的麻袋的尺寸、经纬密度和缝针密度的判定进行的测定，符合输入国家或地区产品标准的，则为该三项合格，否则为不合格。如果所有不合格样品数量小于等于表1对应接受数的，判定该批麻袋的尺寸、经纬密度和缝针密度的判定检验合格。如果不合格样品数量大于等于表1对应拒收数的，判定该批麻袋的尺寸、经纬密度和缝针密度的判定检验不合格。

6.3 整批检验结果判定

外观检验和内在检验均合格，判定该批产品合格；有一项或一项以上不合格的。判定该批产品不合格。

7 包装和标志

7.1 包装应符合合同或定单的要求。

7.2 包装应平整、清洁、干燥，牢固，适合长途运输。

7.3 包装标志应清晰、不褪色。

7.4 标志应符合输入国家或地区的有关规定。

8 其他

8.1 麻袋检验的有效期为1年，超过有效期，应重新检验。

8.2 用户对麻袋有特殊要求者，可由供需双方协商。

8.3 我国或进口国家技术法规有特殊要求的，按照技术法规的要求执行，并结合本标准综合判断。

附 录 A
（资料性附录）
外观缺陷的说明

A.1 破洞：经、纬纱线断裂，使织物表面呈现孔洞。

A.2 稀挡：由于缺纬纱或纬纱排列不均匀，造成织物表面纬密过稀，在纬向形成显著挡子。

A.3 断经：布面经纱断裂，累计长度超过 100 cm，且处数超过两处。

A.4 断纬：短经处密度不足，形成明显空隙。

A.5 织错：三根及以上经纱或纬纱不按正常组织起伏，长度超过 3 cm，且处数超过一处。

A.6 油污：明显的块状渗透油物。

A.7 缝边不良：缝边过宽、过窄或脱针，缝线断裂或显著松弛。

A.8 缝口不良：脱针或缝线断裂。

前　　言

长期以来进出口针织毛纱检验一直沿用 ZBW 22003-1987《进口针织毛纱检验规程》，随着进出口贸易的不断发展，有些方面已不能完全适用。为了使进出口针织毛纱检验不断与国际相应标准、方法一致以及与国内各有关标准和生产企业现有方法相统一，特制定本标准。

本标准在一些名词术语上采用了与国际及国内相一致的表示，并增加了混纺针织毛纱的检验。

本标准从生效之日起，代替 ZBW 22003—1987。

本标准由中华人民共和国国家出入境检验检疫局提出并归口。

本标准起草单位：中华人民共和国上海进出口商品检验局、中华人民共和国天津进出口商品检验局。

本标准主要起草人：黄发明、郑秀岐。

中华人民共和国出入境检验检疫行业标准

进出口针织毛纱检验规程

SN/T 0754—1999

Inspection regulation for import and export knitting wool yarn

代替 ZBW 22003—1987

1 范围

本标准规定了进出口针织毛纱的公量检验以及品质检验和外观疵点等的检验方法

本标准适用于进出口纯毛、毛混纺针织纱。

2 引用标准

下列标准所包含的条文，通过在本标准中引用而构成为本标准的条文。本标准出版时，所示版本均为有效。所有标准都会被修订，使用本标准的各方应探讨使用下列标准最新版本的可能性。

GB/T 2543.1—1989 纱线捻度的测定 直接计数法

GB/T 2543.2—1989 纱线捻度的测定 退捻加捻法

GB/T 2910—1997 纺织品 二组分纤维混纺产品定量化学分析方法

GB/T 2911—1997 纺织品 三组分纤维混纺产品定量化学分析方法

GB/T 3916—1997 纺织品 卷装纱 单根纱线断裂强力和断裂伸长的测定

GB/T 3920—1997 纺织品 色牢度试验 耐摩擦色牢度

GB/T 3921.1—1997 纺织品 色牢度试验 耐洗色牢度：试验 1

GB/T 3921.2—1997 纺织品 色牢度试验 耐洗色牢度：试验 2

GB/T 3921.3—1997 纺织品 色牢度试验 耐洗色牢度：试验 3

GB/T 3921.4—1997 纺织品 色牢度试验 耐洗色牢度：试验 4

GB/T 3921.5—1997 纺织品 色牢度试验 耐洗色牢度：试验 5

GB/T 3922—1995 纺织品 耐汗渍色牢度试验方法

GB/T 5713—1997 纺织品 色牢度试验 耐水色牢度

GB/T 8170—1987 数值修约规则

GB/T 8427—1987 纺织品 色牢度试验 耐人造光色牢度：氙弧

FZ/T 70001—1991 绒线、针织绒线试验方法

FZ/T 71001—1991 精梳毛针织绒线

FZ/T 71002—1991 粗梳毛针织绒线

3 定义

本标准采用下列定义。

3.1 恒重(不变重量) constant weight

纺织材料试样经过处理，相隔一段时间，前后两次称重差异不超过规定范围的重量。

3.2 偏差率 percentage of deviation

中华人民共和国国家出入境检验检疫局 1999-05-05 批准 1999-08-01 实施

纺织材料性能指标的实测值与设计值之间的差数对设计值的百分率。

$$D = \frac{A - B}{B} \times 100 \qquad \cdots\cdots(1)$$

式中：D——偏差率，%；

A——实测值；

B——设计值(合约指标)。

计算值修约至小数点后第二位。

3.3 变异系数 coeffient of variation

表示一列数值变异程度的相对指标。

$$CV = \frac{\sqrt{\frac{\Sigma(X_i - \overline{X})^2}{N - 1}}}{\overline{X}} \times 100 \qquad \cdots\cdots(2)$$

式中：CV——变异系数，%；

X_i——各实测值；

$\overline{X}$——各实测值的平均数；

N——实测次数。

4 抽样

4.1 抽样数量

4.1.1 同一合约，同一发票，同一生产批号为一检验批。每批抽样数量按包(箱)数5%随机抽取，每批不得少于5包(箱)。

4.1.2 在每一包(箱)中随机抽取1绞(筒)样纱，供公量检验用。

4.1.3 在每一检验批中，500包(箱)及以下者，随机抽取20绞(筒)样纱。500包(箱)以上者，随机抽取40绞(筒)样纱，供品质、外观疵点用。

4.2 抽样方法

4.2.1 公量样品

4.2.1.1 在称重后按规定数量随机抽取，绞装取整绞，筒装剥去约1/100的表层纱，然后迅速剥取或割取样品约30～50 g，装入洁净的塑料袋或密封的容器中，作为回潮率试样。

4.2.1.2 及时(不迟于取样后8 h)将试样称重。试样重量精确至0.01 g。

4.2.1.3 从取过回潮率试样的绞(筒)样中取混合样约20 g，剪成50 mm左右长度，充分混合后，称取5 g试样二份作上油率用。称重精确至0.000 1 g。

4.2.2 品质样品

4.2.2.1 从按4.1.3条的规定扦取的品质样绞(筒)中抽取必要数量的品质试样，取样时对筒装纱要剥去1/100表层纱。对色纱在取样时要充分考虑到不同色号。

5 公量检验

5.1 重量检验

5.1.1 仪器设备

a) 磅称：称量500 kg，最小分度值0.25 kg；

b) 天平：最小分度值0.01 g；

c) 倒筒车。

5.1.2 试验步骤

5.1.2.1 按4.1条规定的数量用已校准之磅称逐包(箱)称计毛重及内外包装物皮重。毛重称量精确至

0.25 kg，内外包装物称量精确至0.5 g。

5.1.2.2 从受验样箱中，随机抽取筒子（每批不少于5只），使用倒筒车或其他方法称得每只筒管重量，并计算其平均值归入总皮重。称重精确至0.5 g。

5.1.3 计算

$$W_n = W_G - W_B \cdot N \qquad (3)$$

式中：W_n——称重样包（箱）总净重，kg；

W_G——称重样包（箱）总毛重，kg；

W_B——每包（箱）平均皮重，kg；

N——称重样包（箱）数。

计算值修约至小数点后第一位。

5.2 回潮率测定

5.2.1 仪器、设备

烘箱：附有天平的箱内称重设备和恒重控制装置的热风式烘箱。

5.2.2 试验步骤

5.2.2.1 校准天平，开启烘箱电源开关，并将升温开关调整到105℃±2℃。

5.2.2.2 将回潮率试样放入箱内，烘干温度控制在105℃±2℃，烘至恒重（每隔10 min前后两次称重差异不超过0.05%）。在非标准大气条件下，其烘干重量须进行温、湿度修正（修正系数查表1或表2），在箱外称重，须进行浮力和对流修正。

5.2.3 计算

5.2.3.1 试样回潮率

$$R_i = \frac{G_0 - G}{G} \times 100 \qquad (4)$$

式中：R_i——试样回潮率，%；

G_0——烘干前试样重量，g；

G——烘干后试样重量，g；

计算值修约至小数点后第二位。

5.2.3.2 平均回潮率

$$R = \frac{\Sigma R_i}{n} \qquad (5)$$

式中：R——平均回潮率，%；

R_i——试样回潮率；%；

n——试样只数。

计算值修约至小数点后第二位。

5.2.3.3 混纺产品公定回潮率

$$R' = \frac{A_1R_1 + A_2R_2 + \cdots\cdots + A_nR_n}{100} \qquad (6)$$

式中：R'——混纺产品公定回潮率，%；

$A_1A_2\cdots\cdots A_n$——各混纺原料的合约规定混纺比，%；

$R_1R_2\cdots\cdots R_n$——各混纺原料的公定回潮率，%。

计算值修约至小数点后第二位。

表 1　进入烘箱空气的含湿量修正表

环境温度	湿球下降温度(环境温度-湿球温度)																			
℃	1.0	2.0	3.0	4.0	5.0	6.0	7.0	8.0	9.0	10.0	11.0	12.0	13.0	14.0	15.0	16.0	17.0	18.0	19.0	20.0
6	1.002	1.003	1.003	1.004	1.004	1.004	1.005													
8	1.002	1.002	1.003	1.003	1.004	1.004	1.004	1.005												
10	1.001	1.002	1.002	1.003	1.003	1.004	1.004	1.004	1.005											
12	1.001	1.001	1.002	1.002	1.003	1.003	1.004	1.004	1.005											
14	1.000	1.001	1.001	1.002	1.002	1.003	1.003	1.004	1.004	1.004										
16	1.000	1.000	1.001	1.001	1.002	1.002	1.003	1.003	1.004	1.004	1.005									
18	0.999	0.999	1.000	1.001	1.001	1.001	1.002	1.003	1.003	1.004	1.004	1.005								
20	0.998	0.999	0.999	1.000	1.000	1.001	1.002	1.002	1.003	1.003	1.004	1.004	1.005							
22	0.997	0.998	0.998	0.999	1.000	1.000	1.001	1.002	1.002	1.003	1.003	1.004	1.004	1.005						
24	0.996	0.997	0.997	0.998	0.999	0.999	1.000	1.001	1.001	1.002	1.002	1.003	1.004	1.004	1.005					
26	0.995	0.995	0.996	0.997	0.998	0.999	0.999	1.000	1.001	1.001	1.002	1.002	1.003	1.003	1.004	1.004				
28	0.993	0.994	0.995	0.996	0.997	0.998	0.998	0.999	1.000	1.000	1.001	1.002	1.002	1.003	1.003	1.004	1.004			
30	0.992	0.993	0.994	0.995	0.996	0.996	0.997	0.998	0.999	1.000	1.000	1.001	1.002	1.002	1.003	1.003	1.004	1.004		
32	0.990	0.991	0.992	0.993	0.994	0.995	0.996	0.997	0.998	0.999	0.999	1.000	1.001	1.001	1.002	1.003	1.004	1.004	1.004	
34	0.988	0.989	0.990	0.992	0.993	0.994	0.995	0.996	0.996	0.997	0.998	0.999	1.000	1.000	1.001	1.002	1.002	1.003	1.004	1.004
35	0.987	0.988	0.989	0.991	0.992	0.993	0.994	0.995	0.996	0.997	0.998	0.998	0.999	1.000	1.001	1.001	1.002	1.003	1.003	1.004
36	0.986	0.987	0.989	0.990	0.991	0.992	0.993	0.994	0.995	0.996	0.997	0.998	0.999	0.999	1.000	1.001	1.002	1.002	1.003	1.003
37	0.985	0.986	0.987	0.989	0.990	0.991	0.992	0.993	0.994	0.995	0.996	0.997	0.998	0.999	1.000	1.000	1.001	1.002	1.002	1.003
38	0.983	0.985	0.986	0.988	0.989	0.990	0.991	0.992	0.994	0.995	0.995	0.996	0.997	0.998	0.999	1.000	1.001	1.001	1.002	1.003
39	0.982	0.984	0.985	0.987	0.988	0.989	0.991	0.992	0.993	0.994	0.995	0.996	0.997	0.998	0.999	0.999	1.000	1.001	1.002	1.002
40	0.981	0.982	0.984	0.985	0.987	0.988	0.989	0.991	0.992	0.993	0.994	0.995	0.996	0.997	0.998	0.999	0.999	1.000	1.001	1.002

表 2 进入烘箱空气的含湿量修正表

环境空气温度 ℃	环境相对湿度,%								
	15	25	35	45	55	65	75	85	95
6	1.005	1.004	1.004	1.004	1.003	1.003	1.003	1.002	1.002
8	1.004	1.004	1.004	1.003	1.003	1.003	1.002	1.002	1.002
10	1.004	1.004	1.004	1.003	1.003	1.002	1.002	1.002	1.001
12	1.004	1.004	1.003	1.003	1.002	1.002	1.002	1.001	1.001
14	1.004	1.004	1.003	1.003	1.002	1.002	1.001	1.001	1.000
16	1.004	1.004	1.003	1.002	1.002	1.001	1.001	1.000	0.999
18	1.004	1.003	1.003	1.002	1.001	1.000	0.999	0.999	0.999
20	1.004	1.003	1.002	1.002	1.001	1.000	0.999	0.999	0.999
22	1.004	1.003	1.002	1.001	1.000	0.999	0.998	0.998	0.997
24	1.004	1.003	1.002	1.001	1.000	0.999	0.998	0.997	0.996
26	1.003	1.002	1.001	1.000	0.999	0.998	0.997	0.995	0.994
28	1.003	1.002	1.001	0.999	0.998	0.997	0.996	0.994	0.993
30	1.003	1.002	1.000	0.999	0.997	0.996	0.994	0.993	0.991
32	1.003	1.001	1.000	0.998	0.996	0.995	0.993	0.991	0.990
34	1.002	1.001	0.999	0.997	0.995	0.993	0.992	0.990	0.989
36	1.002	1.000	0.998	0.996	0.994	0.992	0.990	0.988	0.986
38	1.002	1.000	0.997	0.995	0.993	0.990	0.988	0.986	0.983
40	1.001	0.999	0.996	0.994	0.991	0.989	0.986	0.983	0.981

注:为测定浮力和对流的影响,把已知干重量的洁净涤纶纤维均匀地填装入一个未加热但已知质量的烘样筒内。涤纶纤维和干重量可根据其在 65%±2%RH、20℃±2℃的空气中达到含水分平衡后,再减去假定的 0.4%回潮率,计算该烘样筒和涤纶纤维的总重量后,将此装有涤纶纤维的筒在烘箱内以两倍于通常加热时间加热,然后热称其重量,热称重量与前述计算干涤纶加样筒重量所得和数之差,即为浮力和对流影响之和,可以用作对此具体器械、器皿在此环境温度内施加于热称重量和修正量。

5.3 上油率测定

5.3.1 仪器、设备及溶剂

a) 索氏萃取器:蒸馏瓶 250 mL;

b) 恒温水浴锅;

c) 恒温烘箱;

d) 天平:最小分度值 0.000 1 g;

e) 溶剂:无水乙醚,分析纯。

5.3.2 试验步骤

5.3.2.1 将二份试样分别用滤纸包好,置入索氏萃取器,下接已知烘干重量的蒸馏瓶,注入适量的溶剂。

5.3.2.2 将索氏萃取器置于水浴锅上,调节水浴锅温度,使溶剂回流总次数不少于 18 次,总回流时间不少于 2 h。

5.3.2.3 浸抽完毕后,取出试样,回收溶剂,将蒸馏瓶及试样分别在 105℃±2℃烘箱内烘至恒重。

5.3.3 计算

$$O = \frac{G_1 - G_2}{G_3} \times 100 \qquad \cdots\cdots(7)$$

式中:O——纤维上油率,%;

G_1——试验后蒸馏瓶烘干重量,g;

G_2——试验前蒸馏瓶烘干重量,g;

G_3——试样除油后烘干重量，g。

计算值修约至小数点后第二位。

5.4 公量计算

5.4.1 除油后绝干重量按公定回潮率和上油率计重的称重样包(箱)公量。

$$W_a = W_n \times \frac{(100 + R_c) \times (100 + O_c)}{(100 + R) \times (100 + O)} \quad \cdots\cdots(8)$$

式中：W_a——按公定回潮率和上油率计重的样包(箱)公量，kg；

W_n——称重样包(箱)总净重，kg；

R_c——公定回潮率，%；

R——实测回潮率，%；

O_c——公定上油率，%；

O——实测上油率，%。

计算值修约至小数点后第一位。

5.4.2 除油后绝干重量按公定回潮率计重的称重样包(箱)公量。

$$W_b = W_n \times \frac{100(100 + R_c)}{(100 + R) \times (100 + O)} \quad \cdots\cdots(9)$$

式中：W_b——按公定回潮率计重的样包(箱)公量，kg；

W_n——称重样包(箱)总净重，kg；

R_c——公定回潮率，%；

R——实测回潮率，%；

O——实测上油率，%。

计算值修约至小数点后第一位。

注：混纺产品按式(6)获得的公定回潮率或贸易规定回潮率根据5.4.1与5.4.2情况，计算称重样包(箱)公量。贸易另有规定者按规定计重公式计算。

5.4.3 盈亏率

$$\beta = \frac{W_c - W_d}{W_d} \times 100 \quad \cdots\cdots(10)$$

式中：β——盈亏率，%；

W_c——称重样包(箱)公量 W_a 或 W_b，kg；

W_d——称重样包(箱)发票重量，kg。

计算值修约至小数点后第二位。

5.4.4 全批公量

$$W = W_i \times \left(1 + \frac{\beta}{100}\right) \quad \cdots\cdots(11)$$

式中：W——全批公量，kg；

W_i——全批发票重量，kg；

β——盈亏率，%。

计算值修约至小数点后一位。

5.4.5 全批盈亏重量

$$W_g = W_i \times \frac{\beta}{100} \quad \cdots\cdots(12)$$

$$W_g = W - W_i \quad \cdots\cdots(13)$$

式中：W_g——全批盈亏重量，kg；

W_i——全批发票重量，kg；

W——全批公量,kg;

β——盈亏率,%。

计算值修约至小数点后第一位。

6 品质检验

线密度、捻度、单纱强力等受温湿度影响的检验项目,应在调湿和试验用标准大气条件下进行。试验室样品应在标准大气条件下处理24 h以上方能进行测试。

6.1 线密度检验

6.1.1 仪器、设备

a)缕纱测长器:纱框周长1 m;

b)绷架;

c)缕纱周长量长仪;

d)恒温烘箱:附有1/100 g箱内称重设备和恒温控制装置;

e)天平:最小分度值0.01 g。

6.1.2 试验步骤

6.1.2.1 将已调湿的试样卷装插在缕纱测长器的纱架上(如试样为绞纱,则先将试样装于绷架上),在100/Nmg的预加张力作用下(Nm公制支数),根据纱线的不同线密度摇取。91 tex及以上(11ˢ/1及以下)、45.5×2 tex及以上(22ˢ×2及以下)摇取10 m(圈),91 tex以下(11ˢ/1以上)、45.5×2 tex以下(22ˢ/2以上)摇取20 m(圈)。打结留头不超过1 cm。

6.1.2.2 将摇取的纱样套于缕纱圈长量长仪的挂纱杆上,使线圈逐根排列平行,91 tex、45.5×2 tex及以上宽度为1.5 cm,91 tex、45.5×2 tex以下宽度为2.0～2.5 cm。将试样下端套于加有规定重锤的滑板上,使其自然下降,结头放于缕纱长度的中间位置,至静止状态半分钟内测得实际圈长,准确至0.1 cm。悬挂重量(包括滑板自重120 g)见表3。

表3 线密度和悬挂重量对照表

线密度 tex (Nm)	悬挂重量,g		线密度 tex (Nm)	悬挂重量,g	
	单纱	股线		单纱	股线
125(8ˢ)	490	980	26.3(38ˢ)	210	420
100(10ˢ)	390	780	25(40ˢ)	200	400
83.3(12ˢ)	330	660	23.8(42ˢ)	190	380
71.4(14ˢ)	280	560	22.7(44ˢ)	180	360
62.5(16ˢ)	250	500	21.7(46ˢ)	170	340
55.6(18ˢ)	220	440	20.8(48ˢ)	160	320
50(20ˢ)	200	400	20(50ˢ)	160	320
45.5(22ˢ)	180	360	19.2(52ˢ)	150	300
40(24ˢ)	330	660	18.5(54ˢ)	150	300
38.5(26ˢ)	300	600	17.9(56ˢ)	140	280
35.7(28ˢ)	280	560	17.2(58ˢ)	140	280
33.3(30ˢ)	260	520	16.7(60ˢ)	130	260
31.2(32ˢ)	250	500	16.1(62ˢ)	130	260
29.4(34ˢ)	230	460	15.6(64ˢ)	120	240
27.8(36ˢ)	220	440			

6.1.2.3 将测得实际圈长的试样逐绞剪去绞纱接头,并称取重量,精确至0.01 g。

6.1.2.4 将全部纱样小绞置于105℃±2℃的烘箱内烘至恒重。

6.1.3 计算

6.1.3.1 公定回潮线密度

$$N=\frac{G_1\times(1+R_c)\times 1\,000}{L\cdot K\cdot n\times(1+R)} \qquad \cdots\cdots(14)$$

$$N=\frac{G_2\times(1+R_c)\times 1\,000}{L\cdot K\cdot n} \qquad \cdots\cdots(15)$$

式中：N——公定回潮线密度，tex；

G_1——试样平均重量，g；

G_2——试样干重，g；

L——试样平均圈长，m；

K——试样圈数；

n——纱线股数；

R_c——试样公定回潮率，%；

R——试样实测回潮率，%。

计算值修约至小数点后第一位。

6.1.3.2 线密度偏差率

按3.2式(1)计算。

6.1.3.3 重量变异系数

$$CV_w=\frac{\sqrt{\frac{\Sigma(X_i-\overline{X})^2}{N-1}}}{\overline{X}}\times 100 \qquad \cdots\cdots(16)$$

式中：CV_w——重量变异系数，%；

$\overline{X}$——试样重量平均值；

X_i——各试样重量；

N——试样总个数。

计算值修约至小数点后一位。

6.1.3.4 线密度变异系数

按3.3式(2)计算，计算值修约至小数点后第一位。

6.2 捻度检验

6.2.1 仪器、设备

a）捻度试验机；

b）挑针。

6.2.2 试验条件

6.2.2.1 采用直接计数法时，试样长度单纱为100 mm，股线为200 mm。

采用退捻加捻法时，试样长度粗纺单纱为100 mm，股线为200 mm，精纺单纱为100 mm，股线为200 mm。

6.2.2.2 采用直接计数法时，试样预加张力为0.1 g×tex(100÷公制支数)。

采用退捻加捻法时，试样预加张力，粗纺（包括混纺纱）为0.1 g×tex(100÷公制支数)，精纺为0.2 g×tex(200÷公制支数)，精纺混纺纱为0.3 g×tex(300÷公制支数)。

6.2.3 试验步骤

6.2.3.1 弃去试验样品始端2～3 m，采用直接计数法时，选用约750 r/min转速，按规定调节好预加张力、夹钳距离、限位，使试样受到预加张力后拉直到指针对准标尺零位，夹紧夹钳，切断多余纱尾，同时使计数复零,然后进行反向退捻直至单纱内纤维全部平行或股线中单纱全部分开为止。记录其捻数。

采用退捻加捻法时,则退捻以后再加捻指到指针复回到零位为止。记录计数器数字后除以 2。

6.2.3.2 每只试样测试 2 次,每次间隔不少于 2 m。

6.2.4 计算

6.2.4.1 平均捻度

$$T = \frac{\Sigma T_i \times 1\ 000}{L_T \cdot n_T} \quad \cdots\cdots\cdots\cdots(17)$$

式中:T——平均捻度(每米纱线中的平均捻数),r/m;

T_i——各根样纱实测捻数,r/m;

L_T——试样长度,mm;

n_T——测试次数。

计算值修约至整数。

6.2.4.2 捻度偏差率

按 3.2 式(1)计算,计算值修约至小数点后第一位。

6.2.4.3 捻度变异系数

$$CV_T = \frac{\sqrt{\frac{\Sigma(X_i - \overline{X})^2}{N_1 - 1}}}{\overline{X}} \quad \cdots\cdots\cdots\cdots(18)$$

式中:CV_T——捻度变异系数;%;

X_i——试样实测值;

$\overline{X}$——试样平均值;

N_1——试验次数。

计算值修约至小数点后第一位。

6.3 断裂强力和伸长率检验

6.3.1 仪器、设备

a) 单纱强力机;

b) 摇纱设备:用以摇取实验室样品绞纱的摇纱机。

6.3.2 试验条件

6.3.2.1 单纱强力试样可以是品质样品的筒装或绞装,取于筒装纱,如需要将其摇成实验室样品绞纱,摇绞纱时,应采用实际操作的最小张力。各样品绞纱应具有全部试验次数所需的长度,并按规定进行调湿平衡。

6.3.2.2 单根试验纱的长度,为便于操作和保持捻度,以 1 000 mm 左右为宜,但不得短于 600 mm。

6.3.2.3 上下夹持器间距离为 500 mm±1 mm,如断裂伸长率超过 50%时,可以使用 250 mm±0.5 mm,二只夹头应完全排成一线且平行。

6.3.2.4 断裂时间为 20 s±3 s。

6.3.2.5 预加张力为 0.25 cN/tex±0.025 cN/tex。

6.3.2.6 强力试验机量程的选取,采用等速牵引强力试验机,应使平均断裂强力在试验机上最大读数 25%～75%范围内。采用等速加负荷强力试验机,在强力机启动 2 s 后,其单位时间内的负荷增加率应保持平衡波动不超过±10%。

采用等速伸长强力试验机在启动 2 s 后,其单位时间内的夹头距离增加率应保持均匀,波动不超过±5%。

6.3.3 试验步骤

6.3.3.1 在规定的预加张力下,将经过调湿平衡纱样夹至强力机上,使得试样的轴线同夹头的边成直角。

6.3.3.2 在进行五次试验的平均断裂时间落在20 s±3 s以内之后，按规定进行测试，并记录纱线断裂的强力及伸长读数。

6.3.3.3 废弃在钳口内滑动的，或在结头内断裂的，或在离夹头边10 mm内断裂的试样测试读数。如果废弃次数超过试验次数的10%，应检修夹头的钳口或更换夹头，并按上述规定重新进行测试。

6.3.3.4 每只样纱测试2次。

6.3.4 计算

6.3.4.1 断裂强力按合同规定表示，如牛顿(N)、厘牛顿(cN)、或千克力(kgf)、克力(gf)，伸长应以毫米(mm)或伸长率(%)表示。

6.3.4.2 平均断裂强力

$$F = \frac{\Sigma F_i}{N} \quad \cdots\cdots(19)$$

$$F' = F \times 0.98 \quad \cdots\cdots(20)$$

式中：F——平均断裂强力，gf；

F'——平均断裂强力，cN；

F_i——各根样纱的断裂强力，gf；

N——测试次数。

计算值修约至小数点后第二位。

6.3.4.3 平均伸长率

$$e = \frac{\Sigma E_i}{n \cdot l} \times 100 \quad \cdots\cdots(21)$$

式中：e——平均伸长率，%；

E_i——各根样纱的测试值，%；

n——测试次数；

l——名义隔距长度。

计算值修约至小数点后第二位。

注：平均伸长率计算公式可用来计算平均断裂伸长率或终值断裂伸长率。

6.3.4.4 断裂强力和伸长的标准差(均方差)及变异系数

$$S = \sqrt{\frac{\Sigma(X - \overline{X})^2}{n - 1}} \quad \cdots\cdots(22)$$

$$CV_e = \frac{S}{\overline{X}} \quad \cdots\cdots(23)$$

式中：S——标准差；

X——测试值；

$\overline{X}$——全部测试值的平均值；

n——测试次数；

CV_e——变异系数。

计算值修约至小数点后第二位。

6.3.4.5 平均断裂强度

$$F_N = \frac{F'}{N} \quad \cdots\cdots(24)$$

$$F_G = \frac{F}{N} \quad \cdots\cdots(25)$$

式中：F_N——平均断裂强度，cN/tex；

F_G——平均断裂强度,gf/tex;

F'——平均断裂强力,cN;

F——平均断裂强力,gf;

N——平均线密度,tex。

计算值修约至小数点后第二位。

6.3.4.6 断裂长度

$$C=\frac{F'}{N}\times\frac{1}{0.98} \qquad (26)$$

$$C=\frac{F}{N} \qquad (27)$$

式中:C——断裂长度,km;

F'——平均断裂强力,cN;

F——平均断裂强力,gf;

N——平均线密度,tex。

计算值修约至小数点后第二位。

6.4 纤维含量检验

毛混纺针织纱纤维含量按 GB/T 2910、GB/T 2911 执行。

6.5 条干均匀度检验

6.5.1 仪器设备

Uster 条干均匀度仪 B-Ⅰ型或 B-Ⅱ型。

6.5.2.1 用软刷除去主机上部测试槽灰尘(可用干燥洁净的簿片或照片软片清洁),并根据不同纱线线密度按表 4 选择测试槽。

表 4 检测槽选择表

定量 \ 检测槽数	1	2	3	4	5
ktex(g/m)	80—12.1	12.0—3.301	3.300—	—	—
tex	—	—3 300	3 300—160.1	160.0—21.0	21.0—4
Nm	—	—0.302	0.303—6.24	6.25—47.5	47.6—250

6.5.2.2 按下列规定选择检测量程

细纱:±100%或±50%(当实测细纱不匀率低于 10%时,应用±50%一档)。

粗纱:±50%或±25%(当实测粗纱不匀率低于 5%时,应用±25%一档)。

在特殊情况下,当纱线不匀变化超过最大量程时,应降低量程档次。

6.5.2.3 纱线退绕速度一般按下列范围执行:

细纱:25~400 m/min;

粗纱:8~50 m/min。

6.5.2.4 按单个纱管取样长度要求,以及附属仪器的分析需要(如波谱仪最长波长),选定测定时间和速度,可按表 5 选定。

表 5 测定时间和速度选择表

速度,m/min	材料	时间,min
400	细纱	1,5
200	细纱	1,2.5,5
100	细纱	2.5,5
50	细纱、粗纱	5
25	细纱、粗纱	5,10
8	粗纱	5,10

6.5.2.5 在开机 20 min 后,调整仪器零位,对已经调湿平衡试样的每一只筒管纱逐一进行测试。

6.5.2.6 全部测试完毕后,记录仪将自动打印出纱线不匀率曲线图、波谱图以及各类疵点数(细节、粗节)和纱线 *CV* 值。

注:绞纱需摇成足够长度的筒纱。

6.6 染色牢度检验

6.6.1 耐光色牢度按 GB/T 8427—1987 中的方法 4 执行。

6.6.2 耐洗色牢度按 GB/T 3921—1997 中的皂片方法执行。

6.6.3 耐汗渍色牢度按 GB/T 3922—1995 中的碱液法执行。

6.6.4 耐水色牢度按 GB/T 5713 执行。

6.6.5 耐摩擦色牢度按 GB/T 3920 执行。

7 外观疵点检验

7.1 绞纱、筒装纱检验

7.1.1 检验光源以天然北光为准,如采用灯光检验则 40 W 日光灯并列两支灯管,中心相距 15~30 cm,灯管离地面高度 170~180 cm 安装,检验物与垂直光线成 40°~50°。

7.1.2 检验人员应面对检验物,视线距检验物为 40~50 cm。

7.1.3 对所取样品逐绞(整绞)、逐筒检验,并按各疵点分类记录。

7.2 织片检验

7.2.1 将按规定取得的品质样纱放于织片机(横机)上织片,精梳毛针织纱用单根四平针织成 50 cm×30 cm 的片子,粗梳毛针织纱用单纬平针织成 20 cm×40 cm 的片子。

7.2.2 织片针圈密度精梳毛针织纱按表 6 规定,粗梳毛针织纱按表 7 规定。

表 6 精梳毛针织纱针圈密度规定

线密度 tex(Nm)	横机型号	针圈密度	
		横向 针/10 cm	纵向 列/10 cm
50×2(20ˢ/2)	9 针	48±3	68±4
38.5×2(26ˢ/2)	11 针	52±3	74±4
31.2×2(32ˢ/2)	11 针	54±3	78±4
27.8×2(36ˢ/2)	11 针	58±3	84±4
21.7×2(46ˢ/2)	11 针	70±3	100±4

注

1 未列入表内的纱支参考相近支数织片。

2 高支单纱片用 12 针/in 的 8 in 中罗纹机。

表 7 粗梳毛针织纱针圈密度规定

线密度 tex(Nm)	横机型号	线密度	
		横向 针/10 cm	纵向 列/10 cm
125×2—100×2(8ˢ/2～10ˢ/2)	5～6 针	30±3	40±4
83.3—62.5(12ˢ/1～16ˢ/1)	11～12 针	52±3	76±4
83.3×2—62.5×2(12ˢ/2～16ˢ/2)	6～8 针	34±3	52±4
55.6×2 以下(18ˢ/2 以上)	9～10 针	42±3	64±4
注：未列入表内的纱支参考相近支数织片。			

7.2.3 将织片与成交标样置于工作台上，用天然光或距工作台面 80～90 cm 的两支并列的 40 W 日光灯光源对照评定（如合同中有规定的，则评定结果与合同规定作对照）。

7.2.4 透视检验织片时，以天然北光右角入射为准，亦可放在磨砂玻璃台面上，下面安装两支 40 W 日光灯，采用灯光透视评定。

7.2.5 外观疵点分类及说明

a）断头

包括单根断头和成束性断头。多根纱线一刀断者为成束性断头。

b）斑疵

纱线局部沾有污渍。包括黄斑、白斑、色斑、锈斑、胶糊渍等，以 2 cm 以内为一处。

c）多股

纱线股数多于合约规定。

d）缺股

纱线股数少于合约规定。

e）双纱

单纱直径比正常粗一倍以上者。

f）松紧纱

纱线股线捻度有显著差异，形成松纱和紧纱，以 50 cm 长为一处。

g）弓纱

合股加捻时张力不匀，纱线的单纱凸出形成弓状，以 50 cm 长为一处。

h）毡并

股线局部毡结在一起，不易分开。

i）色花

染色不匀，纱线局部性深浅不一。

j）毛粒

毛纤维相互缠结成小球粒，呈现于纱线或织片上。

k）大肚纱

局部纱线直径粗于正常纱三倍以上，形成枣核状者。

l）异形纱

包括多股、缺股、双纱、松紧纱、弓纱等，以 50 cm 长为一处。

m）乱线

纱线紊乱造成倒纱困难者。

n）色档

在织片上呈现色泽不一档子。

o）混色不匀

不同颜色纤维混和不匀。

p）粗细节

以 3 cm 为一处。

q）云斑

纱线散布性短片段不匀，粗细差异过大，织片后形成明显的厚薄片段。

r）搓板

纱线条干粗细不匀，织片后出现有规律的粗细档。

s）厚薄档

纱支条干长片段不匀，粗细差异过大，织片后形成明显的厚薄片段。

t）成形不良

筒子纱卷绕形状不符规定。

u）错纱

筒子纱上纱线用错。包括错支、错捻、错原料等。

v）色差

纱线的色泽有差异。

w）其他

如接头、条干均匀度差等。

前　　言

本标准是根据GB/T 1.1—1993《标准化工作导则　第1单元:标准起草与表述规则　第1部分:标准编写的基本规定》的要求编写的。

本标准中有关热收缩率项目的检验,使用了国外进口仪器及其检验方法。

本标准由中华人民共和国国家出入境检验检疫局提出。

本标准由中华人民共和国河南进出口商品检验局起草。

本标准主要起草人:马玉景、唐晓峰、郭会清、张卫理。

中华人民共和国出入境检验检疫行业标准

进出口高旦聚酯单丝检验规程

SN/T 0769—1999

Rule of inspection for import and export high denier polyester monofilament

1 范围

本标准规定了高旦聚酯单丝的公量检验、品质项目中的单丝直径、干断裂强力及干断裂伸长率、干热收缩率等的检验方法。

本标准适用于制造造纸网及其他用途产品原料(纤径 0.15 mm 及以上)高旦聚酯单丝的公量和品质检验。

2 引用标准

下列标准所包含的条文,通过在本标准中引用而构成为本标准的条文。本标准出版时,所示版本均为有效。所有标准都会被修订,使用本标准的各方应探讨使用下列标准最新版本的可能性。

GB/T 3921.1—1997 纺织 纺织材料性能和试验术语 第 1 部分:纤维和纱线

GB/T 3921.2—1997 纺织 纺织材料性能和试验术语 第 2 部分:织物

GB/T 3921.3—1997 纺织 纺织材料性能和试验术语 第 3 部分:通用

GB/T 4146—1984 纺织名词术语(化纤部分)

GB/T 8170—1987 数值修约规则

3 定义

本标准采用下列定义。

3.1 试验用标准大气 standard temperature and humidity for testing

调湿和试验用标准大气:温度为 20℃±2℃,相对湿度为 63%~67%。

3.2 预调湿 pre-conditioning

对于较湿试样,为了不致在调湿时形成放湿平衡所作的预干燥处理。一般先在不超过 50℃和相对湿度 10%~20%条件下,放置一定时间,至试样含湿在公定回潮率以下。

3.3 恒重(不变重量) constant weight

试样经过处理,相隔一定时间,前后两次称重差异不超过规定范围时的重量。

3.4 偏差率 percentage of deviation

试样性能指标的实测值与设计值(含指标)之间的差数对设计值的百分率。

$$偏差率(\%)=\frac{实测值-设计值}{设计值}\times 100 \qquad \cdots\cdots(1)$$

3.5 变异系数 coefficient of variation

表示一系列数值变异程度的相对指标,是标准差对平均数的百分率。

中华人民共和国国家出入境检验检疫局 1999-05-05 批准　　1999-08-01 实施

$$CV(\%)=\sqrt{\frac{\frac{\Sigma(X_i-X)^2}{N-1}}{X}}\times 100 \qquad \cdots\cdots(2)$$

式中：X_i——各实测值；

X——各实测值的平均值；

N——实测次数。

4 取样

4.1 取样数量

同一合同、同一发票、同一生产批号为一检验批。每次取样数量按表1。

4.2 取样方法及样品处理

4.2.1 公量样品

全批货物按表1规定数量称计毛重后，从每个样箱中随机任意抽取一筒，然后迅速剥取或割取约30～50 g样品，装入干净的不至产生水分变化的容器中，并及时(8 h以内)将样品称重，精确到0.01 g。

4.2.2 品质样品

从每个样箱的不同部位任意抽取1～4筒在标准大气条件下平衡24 h以上作为品质样品。

表1 抽样数量表

到货数量 箱	抽样数量 箱	抽样筒数	
		回 潮	品 质
100及以下	5	5	20
101～300	10	10	20
301～500	15	15	20
501～1 000	20	20	20
1 001及以上	25	25	40

5 公量检验

5.1 原理

纺织材料、纺织品按公定回潮率、含油率、或其他物质含率以及合约公差等折算的重量。

5.2 重量检验

5.2.1 原理：称计毛重去掉称计皮重为称计净重。

5.2.2 设备及工具

衡器：称量0～500 kg，最小分度值0.1 kg，0.2 kg，0.5 kg；

天平：最小分度值0.01 g。

5.2.3 试验步骤

按表1规定数量逐件称计样箱的毛重及内外包装皮重，毛重称计精确到0.1 kg，内皮称重精确到0.01 g。

5.2.4 计算

$$W_n=W_g-W_b\cdot N \qquad \cdots\cdots(3)$$

式中：W_n——称计样箱总净重，kg；

W_g——称计样箱总毛重，kg；

W_b——每个样箱平均皮重，kg；

N——称计样箱数。

计算值修约到小数点后第一位。

5.3 回潮率测定

5.3.1 原理

试样在设定条件下烘干，以试样的湿重与干重的差对干重的百分比计算出试样的回潮率。

5.3.2 设备及工具

通风烘箱：附有分度值 0.01 g 天平及箱内称重设备和恒温控制设备。

5.3.3 试验步骤

5.3.3.1 开启烘箱电源开关，将温度调整到 105℃±2℃。

5.3.3.2 当烘箱内温度上升到规定温度时，将样品放入箱内，烘至最后两次称重不超过恒重的万分之五。

5.3.4 计算

$$R = \frac{G - G_0}{G_0} \times 100 \qquad \cdots\cdots(4)$$

式中：R——试样实测回潮率，%；

G——试样烘干前重量，g；

G_0——试样烘干后重量，g。

计算值修约到小数点后第二位。

5.4 公量计算

5.4.1 检验样箱公量计算

$$W_f = W_n \times \frac{100 + A}{100 + R} \qquad \cdots\cdots(5)$$

式中：W_f——检验样箱公量，kg；

W_n——称计箱总净重，kg；

A——公定回潮率，%；

R——实测回潮率，%。

计算值修约到小数点后第一位。

5.4.2 盈亏率

$$B = \frac{W_f - W_e}{W_e} \times 100 \qquad \cdots\cdots(6)$$

式中：B——盈亏率，%；

W_e——称计样箱发票公量，kg。

计算值修约到小数点后第二位。

5.4.3 全批公量计算

$$W = W_r \times \left(1 + \frac{B}{100}\right) \qquad \cdots\cdots(7)$$

式中：W——全批公量，kg；

W_r——全批发票公量，kg。

计算值修约到小数点后第一位。

6 单丝直径测定

6.1 方法 A（千分尺测定法）

6.1.1 原理

用千分尺直接测定圆形固体长丝直径。

6.1.2 设备及工具

千分尺(精度 0.001 mm)、剪刀等。

6.1.3 试验条件

试验用标准大气。

6.1.4 试验步骤

取一品质样筒,剪去 2 m 以上,展直沿长度方向用千分尺测定其直径,间隔 2～3 m 测一个数据,每个样丝筒测定次数不少于 5 个。

6.1.5 计算

$$D=\frac{\Sigma D_i}{N} \quad \cdots\cdots(8)$$

式中:D——样丝平均直径,mm;

D_i——样丝实测直径,mm;

N——总测定次数。

计算值修约到小数点后第二位。

$$D=7.069\times 10\cdot r\cdot d \quad \cdots\cdots(9)$$

式中:D——旦尼尔;

r——单丝密度,1.38 g/cm^3;

d——单丝直径,mm。

6.2 方法 B(投影仪法)

6.2.1 原理

利用光学原理将样丝放大、投影到平面上,测量其直径。

6.2.2 仪器设备等。

6.2.3 试验条件

6.2.4 试验步骤

将品质样品取混合样,用刀片切成 1 mm 左右小段,置于载玻片上,均匀铺平,然后在已调好放大倍数的显微镜下用直尺进行直径的测量。测量时要求图像清晰,不能相交或重叠,测量点不应在切点附近,从片子的一端开始观察,逐根测量,每个载玻片测试根数不少于 200 根,每批测试两个载玻片。若两个载玻片测试结果差异超过两片平均值的 3%,则需测第三个片子,结果取其算术平均值。

6.2.5 计算

$$D=\frac{\Sigma D_i}{KN} \quad \cdots\cdots(10)$$

式中:N——总测定次数;

D——实测平均直径,mm;

D_i——每次实测直径,mm;

K——放大倍数,200 倍。

计算值修约到小数点后第二位。

6.3 方法 C(称重法)

6.3.1 原理

将样丝截取一定长度,称其重量,利用重量与纤径的关系计算出直径。

6.3.2 设备及工具

天平:称量范围 0～200 g,精度 0.000 1 g。

钢板尺:1 m,精度 1 mm。

6.3.3 试验条件

试验用标准大气。

6.3.4 试验步骤

取一筒品质样品，起始端去掉若干米后，在施加预加张力 0.05 cn/dtex 的条件下，使单丝伸直但不延伸，间隔剪取 4 m(精确到 1 mm)单丝，绕成小环，在调试好的天平上称其重量 G_i(g)。每批测定次数不少于 40。

6.3.5 计算

$$D=\sqrt{\frac{\Sigma G_i}{N\pi\rho}} \qquad \cdots\cdots(11)$$

式中：D——单丝直径，mm；

G——单丝质量，g；

π——圆周率，3.141 6；

ρ——聚酯单丝密度，1.38 g/cm^3；

N——测定次数。

计算值修约到小数点后第二位。

7 干断裂强力及干断裂伸长率

7.1 原理

样丝在等速牵引下伸长，并在规定时间限度内发生断裂时所承受的最大拉力及所达到的伸长率。

7.2 试验设备及工具

强力机(CRE 型)、剪刀、样品盘等。

7.3 试验条件：

试验用标准大气；

试验夹距：200 mm；

断裂时间：20 s±3 s；

预加张力：0.05 cN/dtex(dtex=10 838.5D^2)。

7.4 试验步骤

取品质样品一筒，去掉若干米后，剪取约 600 mm 长度，在 7.3 条件下，进行逐根测试。总测定次数不少于 40。

7.5 计算

$$F=\frac{\Sigma F_i}{N} \qquad \cdots\cdots(12)$$

$$E=\frac{\Sigma E_i}{N} \qquad \cdots\cdots(13)$$

式中：F——平均干断裂强力，N；

F_i——实测干断裂强力，N；

E——平均干断裂伸长率，%；

E_i——实测干断裂伸长率，%；

N——总测定次数。

干断裂强力计算值修约到小数点后第二位，干断裂伸长率计算值修约到小数点后第一位。

8 干热收缩率

8.1 原理

定长单丝在一定温度、一定时间条件下处理后收缩的百分比率。

8.2 方法 A(负荷热收缩率)

8.2.1 设备及工具

0～250℃热收缩仪(testrite 热收缩仪)、剪刀、样品盘、定量重锤等。

8.2.2 试验条件

试验温度:200℃或根据合同规定;

重锤重量及加热时间参照表 2。

表 2 不同规格单丝所挂重锤重量及加热时间

纤　径 mm	重锤重量 g	加热时间 s	纤　径 mm	重锤重量 g	加热时间 s
0.15	4	60	0.27	8	60
0.16	4	60	0.28	8	60
0.17	5	60	0.30	9	120
0.18	5	60	0.32	10	120
0.19	6	60	0.35	13	120
0.20	6	60	0.40	17	120
0.21	6	60	0.45	32	120
0.22	6	60	0.50	41	120
0.23	6	60	0.60	50	120
0.24	7	60	0.70	60	120
0.25	7	60			

8.2.3 试验步骤

8.2.3.1 从每个样筒上先剪掉若干米,再间隔剪取 800 mm 左右单丝二根。

8.2.3.2 启动电源,先把热收缩仪温度升到 200℃,同时设定测试时间。

8.2.3.3 将测试样丝一端固定在热收缩仪夹头上,另一端系上定量的重锤并倒挂在指示器芯轴的中心辊筒上,并把指示器调到零位,然后把样丝推入试验仪的加热室内进行测试。

8.2.3.4 记录数据并重复上述试验。

8.2.4 计算

$$Q = \frac{\Sigma Q_i}{N} \quad \cdots\cdots(14)$$

式中:Q——平均干热收缩率,%;

Q_i——实测干热收缩率,%;

N——总测定次数。

计算值修约到小数点后第二位。

8.3 方法 B(自由热收缩率)

8.3.1 设备及工具

0～300℃恒温热烘箱、剪刀、样品盘、定量重锤、放大镜等。

8.3.2 试验条件

试验温度:180℃或根据合同规定;

加热时间:30 min;

重锤重量:参照表 2;

加重锤时间:30 s。

8.3.3 试验步骤

8.3.3.1 从每个样丝筒上先剪去若干米，再间隔剪取约 300 mm 样丝二根，逐根在立式量尺上量取 250 mm 长度 L_a。

8.3.3.2 把恒温烘箱升温到 180℃（或根据合同规定），然后把样丝放入，30 min 后取出降温，并在立式量尺上逐根下端加定量重锤 30 s，测试其收缩后的长度 L_b。

8.3.4 计算

$$Q_i = \frac{L_a - L_b}{L_a} \times 100 \qquad \cdots\cdots(15)$$

$$Q = \frac{\Sigma Q_i}{N} \qquad \cdots\cdots(16)$$

式中：Q——自由干热收缩率，%；

Q_i——实测自由热收缩率，%；

L_a——样丝初始长度，mm；

L_b——样丝热收缩后长度，mm；

N——总测定次数。

计算值修约至小数点后第二位。

前　　言

本标准是根据GB/T 1.1—1993《标准化工作导则　第1单元:标准的起草与表述规则　第1部分:标准编写的基本规定》的要求进行编写。

本标准规定的免熨烫服装的洗涤条件和评定方法是在相关标准的基础上,参考美国、日本等国家的检验条件和产品要求制定的。在标准编写过程中,对免熨烫服装的外观质量检验和包装检验项目参考了有关进出口商品检验行业标准。

本标准由中华人民共和国国家进出口商品检验局提出并归口。

本标准起草单位:中华人民共和国北京进出口商品检验局。

本标准主要起草人:于枫、郭黎明、王大路、李秀兰。

中华人民共和国进出口商品检验行业标准

出口免熨烫服装检验规程

SN/T 0779—1998

Rules of the inspection of iron-free garments for export

1 范围

本标准规定了出口免熨烫服装的外观质量、免熨烫效果和包装质量检验，以及抽样、检验条件、检验方法和检验结果的判定。

本标准适用于纯棉及涤棉混纺材料制成的免熨烫服装的检验。

2 引用标准

下列标准所包含的条文，通过在本标准中引用而构成为本标准的条文。本标准出版时，所示版本均为有效。所有标准都会被修订，使用本标准的各方应探讨使用下列标准最新版本的可能性。

GB 250—1995 评定变色用灰色样卡

GB 251—1995 评定沾色用灰色样卡

SN/T 0553—1996 出口服装检验抽样方法

SN/T 0554—1996 出口服装包装检验规程

SN/T 0556—1996 出口衬衫检验规程

SN/T 0557—1996 出口便服检验规程

3 定义

本标准采用下列定义。

免熨烫服装

经家庭洗涤后无需熨烫即可恢复到适于穿着状态的服装。

4 抽样

4.1 检验批

以同一合同在同一条件下加工的同一品种为一检验批。

4.2 抽样方法及数量

4.2.1 免熨烫效果检验从全批产品中随机抽取 9 件(套)。

4.2.2 外观质量检验抽样按 SN/T 0553 执行。

5 检验

5.1 免熨烫效果检验

5.1.1 检验工具

a) 家用滚筒式洗衣机；

b) 翻滚式干衣机；

c) 免熨烫效果检测设备。

中华人民共和国国家进出口商品检验局 1998-08-24 批准　　1998-12-31 实施

5.1.2 洗衣机洗涤程序

a）洗涤温度：50℃±3℃；

b）洗衣粉量：40 g（不含荧光增白剂的家庭用洗衣粉）；

c）洗衣物量：2 kg（重量不足 2 kg 时，需加入增重陪衬物）；

d）洗衣水量：18 L；

e）洗涤时间：40 min；

f）漂洗次数：4 次，每次 4/min；

g）脱水时间：4 min。

5.1.3 干衣机烘干条件

把试样放在干衣机内，在温度 50℃±5℃下，烘干 30～40 min。取出后，在室温下挂置30 min后进行评定。

5.1.4 免熨烫效果评定条件和方法

5.1.4.1 免熨烫效果评定条件：北光房间内使用悬挂式照明装置，灯光为 4 支 1.2 m 长的 40 W 白色荧光灯分成两列，其照度不低于 750 lx。评定用挂板表面用无光漆漆成灰色。色调符合 GB 251 评定沾色用灰色样卡规定的 2 级。检测设备参见图 1。

单位：m

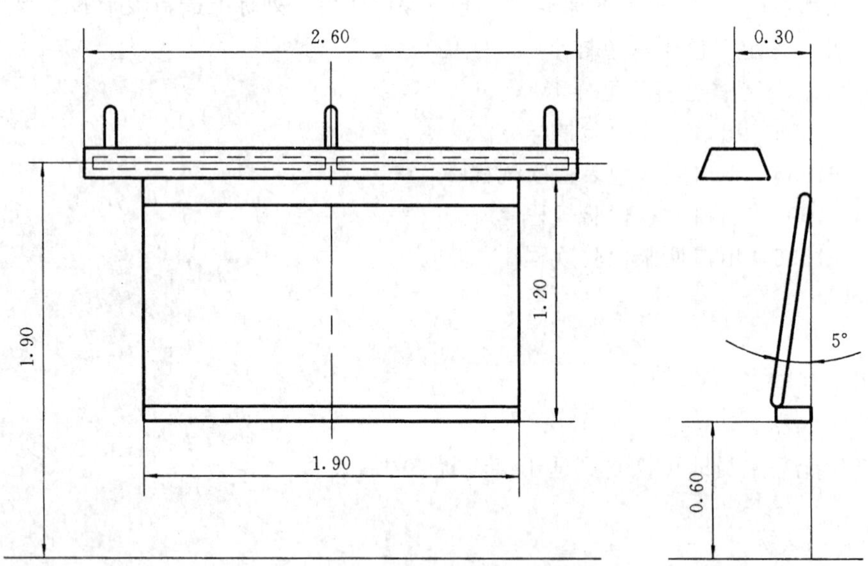

图 1 检测设备简图

5.1.4.2 免熨烫效果评定方法：将烘干后的试样挂在评定架上，检验人员与试样距离 1 m，目光平视，逐项进行检验。

5.1.5 免熨烫效果检验

免熨烫效果检验见表 1。

表 1

序　号	部位名称	外型要求
1	领子	领面平服，不起泡、不变形
2	袖口	袖面、袖开衩平服，不起泡、不变形
3	门襟	门襟平服，无明显起皱
4	袋	袋面平整，袋与大身平服，不吃纵
5	裤（裙）腰	裤（裙）腰平整，不起泡、不变形

表 1（完）

序　号	部位名称	外型要求
6	裤挺缝	裤挺缝清晰
7	缝纫线迹	不吃纵
8	面料	面料平整，无明显起皱
9	装饰物、绣花	无明显变形，不变色，不污染服装
10	色差	同件内色差不低于 4 级； 件与件之间色差不低于 3—4 级

5.2　外观质量检验

根据服装的款式按 SN/T 0556 或 SN/T 0557 执行。

5.3　包装质量检验

按 SN/T 0554 检验。

6　检验结果判定

全批质量根据免熨烫效果检验结果、外观质量检验结果和包装质量检验结果综合判定。三项同时符合标准规定，则判全批合格，其中任一项不符合标准规定，则判全批不合格。

6.1　免熨烫效果检验结果判定

按表 1 所列检验项目对试样进行检验，其中任一项不符合检验要求，则判该件免熨烫效果检验不合格；经检验有 2 件不合格，则判该批服装免熨烫效果检验不合格。

6.2　外观质量检验结果判定

按照 SN/T 0553 对全批外观质量进行判定。

6.3　包装质量检验结果判定

按照 SN/T 0554 对全批包装质量进行判定。

前　　言

本标准是根据GB/T 1.1—1993《标准化工作导则　第1单元:标准的起草与表述规则　第1部分:标准编写的基本规定》,结合丝类针织服装质量和实际生产状况进行编写。

本标准由中华人民共和国国家进出口商品检验局提出并归口。

本标准起草单位:中华人民共和国重庆进出口商品检验局。

本标准主要起草人:张翠云、欧有贵。

中华人民共和国进出口商品检验行业标准

出口丝类针织服装检验规程

SN/T 0780—1998

Rules of inspection on knitted clothes of silk series for export

1 范围

本标准规定了出口丝类针织服装的内在质量、外观质量和包装质量以及抽样、检验条件、检验方法和检验结果的判定。

本标准适用于桑蚕丝、绢丝、化纤长丝及与其他纤维混纺或交织的针织服装检验。

2 引用标准

下列标准所包含的条文，通过在本标准中引用而构成为本标准的条文。本标准出版时，所示版本均为有效。所有标准都会被修订，使用本标准的各方应探讨使用下列标准最新版本的可能性。

GB 250—1995 评定变色用灰色样卡

GB 251—1995 评定沾色用灰色样卡

GB/T 3920—1997 纺织品 色牢度试验 耐摩擦色牢度试验方法

GB/T 3921.1—1997 纺织品 色牢度试验 耐洗色牢度：试验 1

GB/T 3921.3—1997 纺织品 色牢度试验 耐洗色牢度：试验 2

GB/T 3922—1995 纺织品耐汗渍色牢度试验方法

GB 8628—88 测定织物尺寸变化时试样的准备、标记和测量

GB 8629—88 纺织品试验时采用的家庭洗涤及干燥程序

GB 8630—88 纺织品在洗涤和干燥时尺寸变化的测定

GB/T 8878—1997 棉针织内衣

SN/T 0553—1996 出口服装检验抽样方法

SN/T 0554—1996 出口服装包装检验规程

3 定义

本标准采用下列定义。

3.1 齐

绣面针路整齐。

3.2 平

绣面松紧均匀、平整。

3.3 密

绣线密度合适、不露底线。

3.4 光

绣面光洁、正面无线头、无过度线等。

3.5 净

绣面清洁、干净、无渍无痕。

中华人民共和国国家进出口商品检验局 1998-08-24 批准　　1998-12-31 实施

4 抽样

4.1 外观质量检验抽样按SN/T 0553。

4.2 内在质量检验抽样按整批产品的0.5‰～1‰，但不得少于3件(每色至少1件)。

5 检验

5.1 面、辅料检验

用料单位要对面料和辅料的质量进行检验，保证面料和辅料的质量符合合同或相应标准的要求。

5.2 内在质量检验

内在质量包括干燥重量公差、尺寸变化率及色牢度检验。

5.2.1 干燥重量公差、尺寸变化率公差见表1。

表1 %

产品分类 \ 项目	干燥重量公差	尺寸变化率公差	
		直　向	横　向
桑蚕丝织物	−5.0	±8.0	±8.0
化纤丝织物	−5.0	±3.0	±3.0
注：混纺、交织产品参照桑蚕丝织物。			

5.2.2 色牢度见表2。

表2 级

分　类	耐洗色牢度		耐汗渍色牢度		耐摩擦色牢度	
	变色	沾色	变色	沾色	干	湿
桑蚕丝织物	3—4	2—3	3—4	2—3	3	2—3
化纤丝织物	3—4	3	3—4	3	3	2—3
注：混纺、交织产品参照桑蚕丝织物。						

5.2.3 内在质量测试方法

5.2.3.1 干燥重量试验方法按GB/T 8878检验。

5.2.3.2 洗涤尺寸变化率试验方法按GB 8628、GB 8629、GB 8630。

洗涤程序为：

a) 桑蚕丝织物及混纺、交织产品采用GB 8629中的“模拟手洗”程序，干燥方法采用F法。

b) 化纤丝织物采用GB 8629中的5A程序，干燥方法采用F法。

5.2.3.3 色牢度试验方法

a) 耐洗色牢度：桑蚕丝织物及混纺、交织产品按GB/T 3921.1，采用试液1。化纤丝织物按GB/T 3921.3，采用试液2。

b) 耐摩擦色牢度：按GB/T 3920检验。

c) 耐汗渍色牢度：按GB/T 3922检验。

5.3 外观质量检验

5.3.1 检验工具

a) 卷尺；

b) 评定变色用灰色样卡(GB 250)。

5.3.2 检验条件

成衣检验应在正常的北向自然光线下进行，如在灯光下检验，其照度不低于750 lx。

5.3.3 检验方法

将抽取的样品平放于检验台上，逐件进行外观质量检验。

5.3.4 外观质量总体要求

a) 成品款式应符合合同规定；

b) 外观平挺、整洁，线头修净，无烫黄、无极光；

c) 折叠端正、门襟居中，左右领一致、对称；

d) 成品色差：同件内色泽要求一致，件与件色差 3—4 级，箱与箱色差不得低于 3 级。

5.3.5 成品规格测量

测量规格时，应在样品不受外界张力条件下，平放在检验台上，逐件测量。

a) 规格检验见表 3。

表 3

cm

类别	序号	部位	测量方法	极限偏差
上衣类	1	领围	1) 圆领衫、背心以衣衫上领围横量 2) 左领口量至右领口 (周围计算)	±0.5
	2	肩宽	左肩袖接缝点量至右肩袖接缝点	±1.0
	3	胸围	由挂肩缝向下 1.5～2.0 cm 处横量(周围计算)	±2.5
	4	衣长	1) 肩缝最高处量至底边 2) 后领窝中点量至底边	±2.0
	5	挂肩	肩袖接缝处的顶端量至腋下	±1.0
	6	袖长	1) 袖子最高点量至袖口 2) 后领窝中点量至袖口	长±1.5 短±1.0
裤类	1	裤长	由裤侧腰边量至裤脚口边	长±2.0 短±1.0
	2	腰围	裤腰边横量(周围计算)	±2.0
	3	臀围	腰围至横裆三分之二处横量(周围计算)	±2.5
	4	脚口	裤脚口边横量(周围计算)	±1.0

b) 本身尺寸差异见表 4

表 4

cm

序号	部位		允许差异
1	袖长	长袖	1.0
		短袖	0.5
2	挂肩		1.0
3	袖阔		1.0
4	裤长	长裤	1.0
		短裤	0.5
5	裤脚口		0.5
6	罗纹		0.5
7	口袋高低		0.5

5.3.6 外观缺陷评定

5.3.6.1 成品部位划分

下述部位为次要部位,其余部位为主要部位。

上衣:大身边缝和袖底缝左右各六分之一(按尺寸比例计算)。

裤子:裤腰下裤长的五分之一和内侧裤缝左右六分之一(按尺寸比例计算)。

5.3.6.2 外观缺陷评定

根据缺陷影响服装整体外观及穿着性能的轻重程度判定A类和B类缺陷,见表5。

表5

缺陷类别	缺陷名称	缺陷程度		A类	B类	说明
纱疵及织疵	粗细丝	明显	主要部位	●		含所有不正常丝
			次要部位		●	允许小于等于1.0 cm的粗丝1处
	纹路歪斜	直向偏差大于等于4.0%、横向偏差大于等于4.0%		●		
	稀路针	明显	主要部位	●		含色泽条、三角眼等经向条疵
			次要部位		●	
	破洞			●		含坏针、脱套等
	漏针			●		含单丝、缺丝等
	花针			●		含散针、长花针等
染整疵及缝制疵	灰伤	明显		●		
		轻微			●	
	污渍	严重		●		
		轻微			●	
	缝制不良	严重		●		
		轻微			●	
	绣花不良	严重		●		
		轻微			●	
其他	洗水不良	严重		●		
		轻微			●	
	规格不符	低于表3、表4规定		●		
	漏缺件			●		

5.3.6.3 未列入的缺陷,可参照表5类似缺陷掌握。

5.3.7 成衣缝制检验

a) 针距密度检验见表6。

表6

针迹数/3 cm

类别 \ 机种	平缝	包缝	双针绷缝	平压双针条	三针	滚领(带)	宽紧带	包缝卷边
双面、罗纹、汗布等	12~16	11~15	9~13	11~15	12~16	12~16	11~15	10~13

b) 各部位线路顺直、整齐、牢固、均匀,双明线宽窄一致,线头修净。

c）商标、成分标、尺码标和洗涤说明等位置端正、牢固、标志清晰。

d）领子平整对称，袖笼圆顺、吃势均匀。

e）条格面料主要部位要对条对格。

5.3.8 成衣绣花检验

a）绣花应符合合同规定。

b）成品花型端正，绣面达到齐、平、密、光、净。

c）针法流畅，轮廓完整，花型周围无明显皱纹、无漏绣。

5.4 包装质量检验

包装质量检验按 SN/T 0554 执行。

6 检验结果判定

检验结果依据外观质量、内在质量及包装质量综合判定。三项均符合标准规定，则判全批合格；否则为全批不合格。

6.1 外观质量按 SN/T 0553 判定。

6.2 内在质量按批评定，以试验结果最低一项，作为该批产品的评定依据。

6.3 包装质量按 SN/T 0554 判定。

前　　言

本标准是根据GB/T 1.1—1993《标准化工作导则　第1单元:标准的起草与表述规则　第1部分:标准编写的基本规定》进行编写。

由于世界服装市场的多样化和我国出口泳装的增加,人们对泳装的外观质量和内在质量的要求越来越重视。为了确保出口泳装的质量符合国际市场的需要,特制定本检验规程。

本标准由中华人民共和国国家进出口商品检验局提出并归口。

本标准起草单位:中华人民共和国天津进出口商品检验局。

本标准主要起草人:李文杰、尚洪英、刘宝岳。

中华人民共和国进出口商品检验行业标准

出口泳装检验规程

SN/T 0781—1998

Rules of inspection of swimming suits and trunks for export

1 范围

本标准规定了出口泳装的内在质量、外观质量和包装质量的检验，以及抽样、检验条件、检验方法和检验结果的判定。

本标准适用氨纶与锦纶交织而成的经、纬编针织出口游装的检验，其他面料可参照执行。

2 引用标准

下列标准所包含的条文，通过在本标准中引用而构成为本标准的条文。本标准出版时，所示版本均为有效。所有标准都会被修订，使用本标准的各方应探讨使用下列标准最新版本的可能性。

GB 250—1995 评定变色用灰色样卡

GB 251—1995 评定沾色用灰色样卡

GB/T 3921.3—1997 纺织品 色牢度试验 耐洗色牢度:试验 3

GB/T 5714—1997 纺织品 色牢度试验 耐海水色牢度

GB 8427—87 纺织品耐光色牢度试验方法 氙弧

GB 8628—88 测定织物尺寸变化时试样的准备、标记和测量

GB 8629—88 纺织品试验时采用的家庭洗涤及干燥程序

GB 8630—88 纺织品在洗涤和干燥时尺寸变化的测定

GB 8433—87 纺织品耐含氯游泳池水色牢度试验方法

GB/T 8878—1997 棉针织内衣

SN/T 0553—1996 出口服装检验抽样方法

SN/T 0554—1996 出口服装包装检验规程

ZB W60 001—89 针织物拉伸弹性回复率试验方法

3 抽样

3.1 外观质量检验抽样按 SN/T 0553。

3.2 内在质量检验抽样，每色抽一件，全批不少于 3 件。

4 检验

4.1 内在质量检验

内在质量检验包括尺寸变化率及色牢度、平方米质量公差、拉伸弹性伸长率、拉伸弹性回复率、耐含氯游泳池水拉伸弹性回复率。

4.1.1 色牢度

a) 耐洗色牢度试验方法按 GB/T 3921.3 检验。

中华人民共和国国家进出口商品检验局 1998-08-24 批准　　　1998-12-31 实施

b）耐光色牢度试验方法按 GB 8427 方法 4 检验，其中蓝色羊毛标准 4 级的变色相当于灰色样卡 3 级，曝晒即可终止。

c）耐含氯游泳池水色牢度试验方法按 GB 8433 检验。其中有效氯浓度采用 50mg/L。

d）耐海水色牢度试验方法按 GB/T 5714 检验。

4.1.2 尺寸变化率

按 GB 8628、GB 8629(洗涤程序按 5A，干燥程序按 F 法)、GB 8630 检验。

4.1.3 平方米质量试验方法按照 GB/T 8878 检验。

4.1.4 拉伸弹性伸长率试验方法按 ZB W60 001—89 中 7.3.2 定负荷伸长率的测定方法检验，定负荷值为 14.7N。

4.1.5 拉伸弹性回复率试验方法按 ZB W60 001—89 中 7.4.2.2 定负荷反复拉伸弹性回复率测定方法检验，定负荷值为 14.7N。

4.1.6 耐含氯游泳池水拉伸弹性回复率按 GB 8433—87 4.1.5 检验，试样处理按 GB 8433。

4.2 面辅料检验

用料单位要对面料和辅料的质量进行检验，保证面料和辅料的质量符合合同或相应标准的要求。

4.3 外观质量检验

4.3.1 检验工具

a）卷尺；

b）评定变色用灰色样卡(GB 250)。

4.3.2 检验条件和方法

成衣检验应在正常的北向自然光下进行，如在日光灯下检验，其照度不低于 750lx，检验工作台宽 1m 以上，长 2m 以上。检验时将抽取的样品平放在检验台上，逐件进行检验。

4.3.3 成衣规格检验

规格检验按表 1、图 1。

表 1 cm

序　号	部位名称	测　量　方　法	极限偏差
1	身长	前肩缝最高处垂直量至裆底	±1.0
2	胸围	沿挂肩底部横量(周围计算)	±1.5
3	腰围	沿腰上口横量(周围计算)	±1.5
4	裤长	由腰上口垂直量至裆底	±1.0
5	臂围	从腰缝以下上裆三分之二处横量(周围计算)	±1.5
6	裆宽	由下裆最窄部位横量	±0.5
7	裤口	沿裤口边测量(周围计算)	±1.5

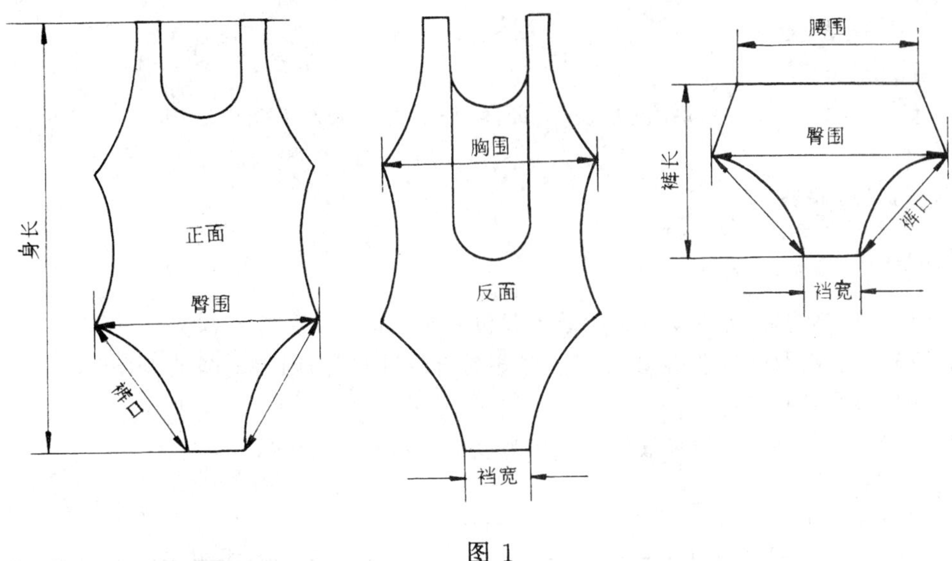

图 1

4.3.4 成衣对格对条检验

面料有明显条格在 1cm 以上的前后片条料对称，格料对横互差不大于 0.4cm。

4.3.5 成衣对称部位检验

对称部位检验按表 2。

表 2　　cm

序　　号	对称部位	极限互差
1	肩带宽窄	0.5
2	挂肩	1.0
3	裤口	1.0

4.3.6 成衣缝制检验

a) 各部位线路顺直，针距均匀，无跳线、开线、断线；

b) 商标、尺码标和洗涤标定位准确、缝制牢固；

c) 挂肩、前后裆圆顺，吃势均匀；

d) 缉明线、镶边宽窄一致；

e) 钉扣牢固，扣与眼对位，挂钩、套结定位准确；

f) 起落针打回针，线头修剪干净。

4.3.7 成衣针距密度检验

针距密度检验按表 3。

表 3　　针/3cm

序　　号	项　　目	针　　距　　密　　度
1	平缝	不少于 12
2	Z 缝	不少于 14
3	四、五线包缝	不少于 10
4	绷缝	双针不少于 12、三针不少于 14
5	滚领、滚带	不少于 14
注：装饰线按有关规定执行。		

4.3.8 成衣整烫检验

a）熨整平服、整洁，无烫黄、变色；

b）折叠端正；

c）同件(套)内色差4级，件与件色差3—4级，箱与箱之间色差不低于3级。

4.4 包装检验

按照SN/T 0554检验

5 检验结果的判定

根据内在质量检验结果、外观质量检验结果和包装质量检验结果综合判定。

三项均符合标准，则判全批合格，其中任一项不符合标准规定，则判定全批不合格。

5.1 内在质量检验结果的判定

内在质量按批判定，以试验结果最低一项作为该批产品的评定依据。

5.1.1 色牢度见表4

表4 级

	耐光	耐洗	耐海水	耐含氯游泳池水
原样变色	4	3—4	3—4	3—4
白布沾色	—	3	3	—

5.1.2 尺寸变化率、平方米质量公差、拉伸弹性伸长率、拉伸弹性回复率、耐含氯游泳池水拉伸弹性回复率见表5。

表5 %

尺寸变化率		平方米质量公差	拉伸弹性伸长率不小于		拉伸弹性回复率不小于		耐含氯游泳池水拉伸弹性回复率不小于	
直向	横向		直向	横向	直向	横向	直向	横向
±3	±3	−5	120	70	75	80	65	70

5.2 外观质量检验结果的判定

5.2.1 根据缺陷影响泳装整体外观及穿着性能的轻重程度判定A类和B类缺陷。

a）A类缺陷见表6。

表6

序号	缺陷
1	规格偏差超过规定
2	对条对格互差超过规定
3	对称部位互差超过规定
4	明显污渍
5	同件(套)内色差低于4级
6	毛漏、开线、断线、破损、缺件、漏序
7	烫黄、不干、严重整烫不良
8	面料丝绺不顺直

表 6(完)

序 号	缺 陷
9	针距密度低于规定
10	缝制吃势严重不匀、严重吃纵
11	印花不良
12	修痕、丝拉紧

b) B 类缺陷见表 7。

表 7

序 号	缺 陷
1	线路不顺直,不等宽
2	缝制吃势不匀,缝制吃纵
3	整烫、折叠不良
4	污渍
5	线头修剪不净

c) 未列入缺陷参照表 6,表 7 内的缺陷掌握。

d) 面料疵点根据疵点所在部位及轻重程度判定。

5.2.2 按照 SN/T 0553 对全批外观质量进行判定。

5.3 包装质量检验结果判定

按照 SN/T 0554 进行判定。

前　　言

为了统一出口桑蚕筒装绢丝的检验，保证出口桑蚕筒装绢丝的质量，使检验工作规范化、标准化，特制定本标准。

本标准是根据GB/T 1.1—1993《标准化工作导则　第1单元：标准的起草与表述规则　第1部分：标准编写的基本规定》的要求，并在研究有关资料和标准的基础上进行起草的。

本标准由中华人民共和国国家出入境检验检疫局提出并归口。

本标准由中华人民共和国浙江进出口商品检验局负责起草。

本标准主要起草人：郎明芳、韦君玲。

中华人民共和国出入境检验检疫行业标准

SN/T 0785—1999

出口筒装桑蚕绢丝检验规程

Rule for inspection of spun silk yarn in cones for export

1 范围

本标准规定了出口筒装桑蚕绢丝的抽样、检验及检验结果的判定。

本标准适用于经烧毛的双股桑蚕绢丝的检验。

2 引用标准

下列标准所包含的条文，通过在本标准中引用而构成为本标准的条文。本标准出版时，所示版本均为有效。所有标准都会被修订，使用本标准的各方应探讨使用下列标准最新版本的可能性。

GB 6529—1986 纺织品的调湿和试验用标准大气

GB/T 8170—1987 数值修约规则

FZ/T 40003—1997 桑蚕绢丝试验方法

FZ/T 42002—1997 桑蚕绢丝

FZ/T 42003—1997 桑蚕筒装绢丝

3 试验用标准大气

各项物理指标试验用标准大气，应符合 GB 6529—1986 中规定的三级标准大气，即温度 20℃±2℃，相对湿度 65%±5%，样丝应在上述条件下平衡 12 h 以上，方可进行检验。若样丝含湿量过大，则应进行预调湿，直至达到平衡。

4 抽样

4.1 检验批

出口筒装桑蚕绢丝以一昼夜生产的同一品种、同一规格的绢丝为一批。每批为 20 箱，该品种生产结束时，少于 20 箱或 20+5 箱仍按一批计算。

4.2 抽样方法

抽样应遍及箱与箱内不同部位，分别抽取外观检验样和品质检验样。

4.2.1 外观检验样，每批随机抽取 5～10 箱，从每箱中均衡抽取丝筒共 32 只。

4.2.2 品质检验样，每批随机抽取 10 箱，每箱限抽 1 只丝筒，分别为上层 5 筒，底层 5 筒，检验从筒子由表及里进行。

4.2.3 重量检验样，在品质检验样中任意取 2 只丝筒，分别从表层剥取约 100 g 样丝，共 200 g 作为重量检验用样丝。

4.3 抽样数量

外观、品质、重量检验用样丝抽样数量见表 1。

中华人民共和国国家出入境检验检疫局 1999-05-05 批准　　　　1999-08-01 实施

表 1 出口筒装绢丝样丝抽样数量

检验项目	样丝份数	每份样丝筒数
外观检验	1	32
品质检验	1	10
重量检验	2	1

5 检验

5.1 重量检验

5.1.1 设备

a）电子磅秤：量程 100 kg，最小分度值 0.01 kg；

b）电子天平或小台秤。电子天平：最小分度值 0.01 g；小台秤：量程 500 g，最小分度值 1 g；

c）带有天平的烘丝设备。

5.1.2 检验方法

5.1.2.1 净重

a）将同期生产同规格用作补样的丝筒放入丝箱后的全批受验丝，逐箱在电子磅秤或台秤上称重并复核，得出“毛重”。复核时允许差异为 0.01 kg，以第一次称重为准。

b）用电子磅秤称出 5 只纸箱（包括定位纸板，防潮纸）的重量，加上筒管重量推算出全批受验丝的包装重量。

c）将全批丝毛重减去全批丝的包装重量，即为全批丝“净重”。

注：筒管重量由工厂提供使用前经称计 10 只筒管包括包丝纸和纱套之平均重量。

5.1.2.2 湿重

将剥取的重量检验样丝分成两份，两份样丝间的湿重允许差异要求在 10 g 以内。立即在天平上称重并复核，得出每份湿重。湿重复核时允许差异为 0.10 g，以第一次称重为准。

5.1.2.3 干重

将称过重的重量样丝松散放置在烘篮内，以 120℃±5℃的温度烘至恒重，得出干重。相邻两次称重允许差异为 0.10 g 以内。

5.1.3 检验结果计算

5.1.3.1 回潮率按式（1）计算，计算结果精确到小数两位。

$$W = \frac{G - G_0}{G_0} \times 100 \qquad \cdots\cdots(1)$$

式中：W——回潮率，%；

G——样丝湿重，g；

G_0——样丝干重，g。

注：若两份样丝的回潮率差异不超过 1%，则以两份样丝的湿重之和与干重之和计算该批丝的回潮率；若差异超过 1%，则应抽取第三份样丝，按 5.1.2.2 及 5.1.2.3 得出湿重与干重，再与前两份样丝的湿重和干重合并计算为该批丝的回潮率。

5.1.3.2 公量按式（2）计算，计算结果精确到小数两位。

$$G_k = G_j \times \frac{100 + W_k}{100 + W} \qquad \cdots\cdots(2)$$

式中：G_k——公量，kg；

G_j——净量，kg；

W_k——公定回潮率，%；

W——实际回潮率，%。

5.2 品质检验

5.2.1 外观检验

5.2.1.1 设备

a) 集光装置:光源装在集光灯罩内,从一定的距离使光线柔和照射在丝筒上,其照度为500 lx±50 lx。

b) 检验台:检验台高 80 cm,台案大小适合放置 32 只筒子。

5.2.1.2 检验方法

将外观检验用丝筒逐筒拆除包丝纸或纱套,放在检验台上,将筒子倾斜 30°~40°,轻轻地转动一周,检查丝筒的端面和侧面,以感官检定全批丝的外观质量。若发现有外观疵点的丝筒达到规定的批注数量,则给予批注。桑蚕筒装绢丝外观疵点见表 2。

表 2 桑蚕筒装绢丝外观疵点

疵点名称		疵点名称说明	批注数量 筒
主要疵点	支别混错	丝筒中有不合细度规格的绢丝相混杂	1
	明显硬伤	丝筒中有明显硬伤现象	1
	污染丝	丝筒中有明显油污丝或其他污染渍达 ϕ20 mm 或三处以上	1
	霉变丝	丝筒表面光泽变异有明显霉变味者	1
	异股丝	丝筒中有不合规定的多股丝或单股丝混入	1
一般疵点	色不齐	丝筒大头向上排列,色光差异明显的	10
	色圈	丝筒大头向上排列,端面有明显色圈达两圈、宽度 5 mm 以上	8
	断丝	丝筒中存在二根以上断丝	4
	跳丝	丝筒大端有丝跳出,其弦长大于 30 mm,三根以上	8
	成形不良	丝筒中有菊花芯、凹凸明显、明显压印、平头筒子、侧面重叠、端面卷边、筒管破损、垮筒、松筒等情况之一者	4
	水渍	丝筒遭水湿,有渍印达 ϕ20 mm,三处以上	4
	夹带杂物	丝筒中夹带飞花、回丝及其他杂物	2
	筒重偏差	单只丝筒重量偏差达±5%以上	8
	标志错乱	商标,支别票签错贴、漏贴、重叠贴	2

5.2.1.3 批注

a) 主要疵点有某一项达批注数量时,则该批丝降为等外品。

b) 当一般疵点有二项及以上达到批注数量时,在原评等基础上降一等。

c) 当表 2 色不齐、色圈二项疵点均达到批注数量时,只批注一项。

5.2.2 捻度检验

按 FZ/T 40003—1997 中 5.3 规定执行。

5.2.3 断裂强度及断裂伸长率检验

按 FZ/T 40003—1997 中 5.4 规定执行。

5.2.4 支数检验

支数(重量)变异系数、公定回潮率时的实测支数及支数(重量)偏差率按 FZ/T 40003—1997 中 5.2 规定执行。

5.2.5 条干均匀度、洁净度和千米疵点数的检验

5.2.5.1 条干均匀度检验按 FZ/T 40003—1997 中 5.6.2 规定执行。

5.2.5.2 洁净度检验按 FZ/T 40003—1997 中 5.6.3 规定执行。

5.2.5.3 千米疵点数检验按 FZ/T 40003—1997 中 5.6.4 规定执行。

5.2.6 各检验结果计算数据在所规定的精确程度以外的数字取舍时,按 GB/T 8170 修约。

5.3 检验结果的判定

依据 FZ/T 42003 规定和外观检验结果评定等级。

6 包装和标志

6.1 包装

6.1.1 出口筒装桑蚕绢丝的单筒、成箱及成批重量检验见表 3。

表 3 单筒、成箱及成批重量

序号	项目	规格	
1	单筒公定回潮率时净重,g	667±33	1 000±50
2	单箱公定回潮率时净重,kg	30±1.5	30±1.5
3	每箱丝筒个数,只	45	30
4	每批公定回潮率时净重,kg	600±30	
5	每批箱数,只	20	

6.1.2 包装质量和装箱检验见表 4。

表 4 包装质量和装箱

项目	要求
纸箱	按 FZ/T 42003—1997 中 5.3.2、5.3.3 规定执行。 质量和装箱规定应符合外贸出口要求
产品包装	统一、牢固、安全便于运输,使产品不受损伤和受潮
封箱	封箱前放入商标,纸箱箱面胶带封口处及纸箱横面右上角加贴商检验讫标签

6.2 标志

6.2.1 标志检验见表 5。

表 5 标志

项目	要求
筒管	筒管内壁应贴有标志,标明品名、规格、品等
纸箱	纸箱外应标明生产厂代号、品名、规格、品等、批号、毛重、净重标志
商检证书	每批出品筒装桑蚕绢丝应附有一份品质检验证书

6.2.2 对包装和标志有特殊要求者，可另行协议。

7 其他

7.1 交收检验

检验机构以批为单位，按照本标准进行重量和品质检验，并评定其等级。

7.2 贸易关系人对外观检验结果提出异议要求复验，允许按4.2.1重新抽样进行外观质量复验一次，并以复验结果作为评等的依据。

7.3 出口筒装桑蚕绢丝检验有效期为一年。

前　言

本标准按照GB/T 1.1—1993《标准化工作导则　第1单元:标准的起草与表述规则　第1部分:标准编写的基本规定》的要求编写。

依据国际市场对纺织面料通用性的要求,本标准在编写时改变了以往纺织品检验标准中按染料划分评定色牢度等级的方法,而是采用同一批纺织面料(包括多种染料),其染色牢度用统一的等级来评定。本标准的制定力求与纺织面料的国际通用性标准接轨。本标准同时规定了该商品的抽样、检验及检验结果的判定规则。

本标准的附录A是标准的附录。

本标准由中华人民共和国国家出入境检验检疫局提出并归口。

本标准由中华人民共和国浙江出入境检验检疫局负责起草。

本标准主要起草人:徐美花。

本标准系首次发布的出入境检验检疫行业标准。

中华人民共和国出入境检验检疫行业标准

SN/T 0841—2000

进出口棉提花印染布检验规程

Rules for the inspection of cotton printing and dyeing jacquard weave for import and export

1 范围

本标准规定了进出口棉提花印染布的抽样、检验及检验结果的判定。

本标准适用于进出口纯棉漂白、印染提花布的检验。

2 引用标准

下列标准所包含的条文，通过在本标准中引用而构成为本标准的条文。本标准出版时，所示版本均为有效。所有标准都会被修订，使用本标准的各方应探讨使用下列标准最新版本的可能性。

GB 250—1995 评定变色用灰色样卡

GB 251—1995 评定沾色用灰色样卡

GB/T 411—1993 棉印染布

GB/T 3920—1997 纺织品 色牢度试验 耐摩擦色牢度

GB/T 3921.3—1997 纺织品 色牢度试验 耐洗色牢度：试验 3

GB/T 3923.1—1997 纺织品 织物拉伸性能 第 1 部分：断裂强力和断裂伸长率的测定 条样法

GB/T 4667—1995 机织物幅宽的测定

GB/T 4668—1995 机织物密度的测定

GB/T 8628—1988 测定织物尺寸变化时试样的准备、标记和测量

GB/T 8629—1988 纺织品试验时采用的家庭洗涤及干燥程序

GB/T 8630—1988 纺织品在洗涤和干燥时尺寸变化的测定

FZ/T 10005—1993 棉及化纤纯纺、混纺印染布检验规则

FZ/T 10010—1996 棉及化纤纯纺、混纺印染布标志与包装

3 抽样

3.1 以同一合同、同一发票、同一生产批号为一检验批。

3.2 抽样数按 FZ/T 10005 规定执行。

4 检验

4.1 检验条件

按 GB/T 411—1993 中 6.13 规定执行。

4.2 检验项目

检验项目为内在质量和外观质量。内在质量包括纬密、水洗尺寸变化、染色牢度和断裂强力。外观

中华人民共和国国家出入境检验检疫局 2000-06-22 批准　　2000-11-01 实施

质量包括幅宽、纬斜、色差及布面疵点。

4.2.1 内在质量

内在质量检验项目及质量要求见表1。

表1 检验项目及质量要求

<table>
<tr><th colspan="3">检验项目</th><th>质量要求</th></tr>
<tr><td colspan="3">纬密,根/10 cm</td><td>不低于－2.5%</td></tr>
<tr><td colspan="2" rowspan="2">水洗尺寸变化
%</td><td>经向</td><td>不低于－5</td></tr>
<tr><td>纬向</td><td>不低于－7</td></tr>
<tr><td rowspan="4">染色牢度
级</td><td rowspan="2">耐洗</td><td>变色</td><td>不低于3—4</td></tr>
<tr><td>沾色</td><td>不低于3</td></tr>
<tr><td rowspan="2">耐摩擦</td><td>干摩</td><td>不低于3</td></tr>
<tr><td>湿摩</td><td>不低于2—3</td></tr>
<tr><td colspan="3">断裂强力,N</td><td>≥250</td></tr>
<tr><td colspan="4">注
1 经密不作考核(按工艺设计规定)。
2 染色牢度按规定指标允许其中两项低半级,不允许一项低一级。
3 水洗尺寸变化不得超过2%。
4 断裂强力低于规定指标的按实际使用价值,由供需双方协商处理。
5 纯棉漂白、印染提花布织物幅宽,纬密加工系数见附录A。</td></tr>
</table>

4.2.2 外观质量

4.2.2.1 外观质量的评分按GB/T 411—1993中5.2规定执行,且按一等品为合格判定。

4.2.2.2 布面提花疵点评分见表2。

表2 疵点评分

<table>
<tr><th colspan="2">疵点长度 评分数
疵点分类</th><th>1</th><th>3</th><th>5</th><th>10</th></tr>
<tr><td colspan="2">经向明显疵点,条</td><td>0.5 cm～3 cm</td><td>3 cm以上～10 cm</td><td>10 cm以上～30 cm</td><td>30 cm以上～100 cm</td></tr>
<tr><td colspan="2">纬向明显疵点,条</td><td>0.5 cm～3 cm</td><td>3 cm以上～10 cm</td><td>10 cm以上～半幅</td><td>半幅以上</td></tr>
<tr><td rowspan="2">横档</td><td>不明显</td><td>半幅及以下</td><td>半幅以上</td><td>—</td><td>—</td></tr>
<tr><td>明显</td><td>—</td><td>—</td><td>半幅及以下</td><td>半幅以上</td></tr>
<tr><td colspan="2">严重疵点</td><td>—</td><td>—</td><td>3～4根1 cm以下</td><td>5根及以上
1 cm及以上</td></tr>
<tr><td colspan="6">注:横档半幅以上作为一条。</td></tr>
</table>

4.3 试验方法

4.3.1 幅宽测定按GB/T 4667规定执行。

4.3.2 纬纱密度测定按GB/T 4668规定执行。

4.3.3 水洗尺寸变化检验按GB/T 8628和GB/T 8629—1988中洗涤2A、干燥F及GB/T 8630规定执行。

4.3.4 断裂强力按GB/T 3923.1规定执行。

4.3.5 染色牢度

4.3.5.1 耐洗色牢度按GB/T 3921.3规定执行。

4.3.5.2 耐摩擦色牢度试验方法按 GB/T 3920 规定执行。

4.3.5.3 变色评定按 GB 250 规定执行。

4.3.5.4 沾色评定按 GB 251 规定执行。

4.4 包装检验

包装检验按 FZ/T 10010 规定执行。

4.5 检验结果的判定

4.5.1 根据内在、外观质量和包装检验结果综合判定，若各项目均合格，则判该批为合格批；其中任何一项不合格，则该批为不合格。

4.5.2 合同有特殊要求的，按照合同要求，并结合本标准综合判定。

附　录　A
（标准的附录）
纯棉漂白、印染提花布幅宽，纬密加工系数

A1　幅宽加工系数

根据纯棉漂白、印染提花布的坯布规格标准，按规定幅宽的加工系数计算。其幅宽加工系数为0.918。

A2　密度加工系数

根据纯棉漂白、印染提花布的坯布密度，按规定的加工系数计算。其纬密加工系数为0.94。

A3　计算方法

A3.1　漂、印染提花布标准幅宽

漂、印染提花布标准幅宽 = 本色提花坯布标准幅宽 × 幅宽加工系数 …………（A1）

A3.2　漂、印染提花布标准纬密

漂、印染提花布标准纬密 = 本色提花坯布规格纬密 × 纬密加工系数 …………（A2）

前　　言

本标准是对原专业标准 ZB W31 001—1987《出口苎麻精干麻检验规程》的修订。本标准与原标准比较无大的技术路线改变，仅在标准格式上按照 GB/T 1.1—1993《标准化工作导则　第1单元：标准的起草与表述规则　第1部分：标准编写的基本规定》的要求进行编写。

本标准从实施之日起，同时代替 ZB W31 001—1987。

本标准由中华人民共和国国家出入境检验检疫局提出并归口。

本标准由中华人民共和国上海出入境检验检疫局负责起草。

本标准主要起草人：朱金龙、张念祖。

中华人民共和国出入境检验检疫行业标准

SN/T 0907—2000

进出口苎麻精干麻检验规程

代替 ZB W31 001—1987

Rules for the inspection of degummed ramie for import and export

1 范围

本标准规定了进出口苎麻精干麻的定义、取样及回潮率、残油率、残胶率纤维支数和强力的检测方法等。

本标准适用于进出口苎麻精干麻的检验。

2 引用标准

下列标准所包含的条文，通过在本标准中引用而构成为本标准的条文。本标准出版时，所示版本均为有效。所有标准都会被修订，使用本标准的各方应探讨使用下列标准最新版本的可能性。

GB/T 3291.3—1997 纺织 纺织材料性能和试验术语 第3部分：通用

GB 5707—1985 纺织名词术语(麻部分)

GB 6529—1986 纺织品调湿和试验用标准大气

GB/T 8170—1987 数值修约规则

3 定义

本标准采用下列定义。

3.1 苎麻精干麻 degummed ramie

生苎麻经过脱胶处理后得到的纤维。

3.2 外观品质 appearance quality

苎麻精干麻外表呈现的各种品质要素，如脱胶均匀度、纤维松散度及色泽等。

3.3 残胶率 residual gum content

精干麻中残留的胶质的重量对麻纤维干重的百分率。

3.4 残油率 residual oil content

精干麻中残留的油的重量对麻纤维干重的百分率。

4 抽样

4.1 抽样数量

抽样以批为单位。每批按报验数量随机从麻垛的上、中、下层及四周抽取，抽取件数依照下列规定：

50件及以下，抽取3件；

51～400件，每增加50件，增抽1件(不足50件按50件计)；

401件以上，每增加100件，增抽1件(不足100件按100件计)。

4.2 仪器及工具

4.2.1 天平，最小分度值0.01 g。

中华人民共和国国家出入境检验检疫局2000-06-22批准 2000-11-01实施

4.2.2 开包钳、开包刀、塑料袋。

4.3 抽样方法

4.3.1 品质样品

将完好的麻包，用开包钳钳断铁丝(或铁皮)，用开包刀割开包皮布，将表层精干麻扳开，然后从每个样包不少于三处抽取样品不少于500 g，放入塑料袋待用，注明样品标记、批号、包号等。

4.3.2 回潮率样品

在样包中部约15 cm以下深处随机抽取样品不少于50 g，迅速装入密封的塑料袋内，注明样品标记、批号、包号。

4.4 样品处理

4.4.1 品质样品

将样品依次理直，平铺在检验台上，把各麻束纵向均匀分成两部分，丢弃一部分，保留一部分。如此反复分留，直至保留部分合并总量为200g ～300 g为止。混合均匀，再分成以下两种试样。

4.4.1.1 物理性能试样

包括纤维细度、强力、分取混合样份数按下列规定：

100件及以下1份，每份约100 g；

101件以上2份，每份约100 g。

物理性能试样，检验前需放置在试验用标准温湿度下吸湿平衡24 h。检验也需在试验用标准温湿度下进行。

4.4.1.2 化学性能试样

从混合的品质样品中均匀抽取总量约50 g的试样一份。

4.4.2 回潮率样品

及时(不超过12 h)从回潮率样品中称取试样50 g。

5 检验

5.1 外观品质

将品质样品置于北向自然光或模拟昼光下逐只对照成交小样，凭目测、手感及经验对精干麻的脱胶均匀度、纤维松散度和色泽三要素进行综合评定，每只麻样均应检视其上、下两面及内层品质情况。成交小样应视为最低程度，被检麻样的质量三要素中如有一项低于成交小样，即作降级处理。

5.2 回潮率

5.2.1 仪器

电热恒温烘箱：附有最小分度值0.01 g天平和箱内称重装置。

5.2.2 实验步骤

将称重后的试样放入烘篮，置于烘箱内，开启烘箱电源，待温度上升至105℃时计录时间，箱内温度保持在105℃～110℃，烘至恒重。称重后按样号记录结果。

5.2.3 计算

回潮率计算式(1)如下：

$$W = \frac{G - G_0}{G_0} \times 100 \qquad (1)$$

式中：W——试样的回潮率，%；

G——试样烘前质量，g；

G_0——试样烘后质量，g。

计算结果按GB/T 8170规定修约至小数点后第二位。

5.3 纤维支数

5.3.1 仪器及工具

5.3.1.1 纤维长度切断器:切断长度 40 mm。

5.3.1.2 扭力天平:称量范围 0 mg～25 mg,最小分度值 0.05 mg。

5.3.1.3 稀梳:0.8 针/mm～1 针/mm。

5.3.1.4 黑绒板、玻璃板、镊子。

5.3.2 试样制备

5.3.2.1 将混合试样整理顺直后平铺于检验台上,从精干麻基、稍对折处剪断,再向基部剪下 10 cm,均匀抽取纤维约 10 g。

5.3.2.2 将麻束用稀梳梳理,除净游离纤维,并用镊子仔细地拣除并丝、杂质。

5.3.2.3 从梳理后的麻束中取出约 300 mg 纤维,用手扯法将纤维反复扯理,舍去 6 cm 及以下纤维,使之成为一端排列整齐、宽 10 mm～15 mm 的麻束。

5.3.2.4 将麻束平直放在切断器夹板中间,麻束与切刀垂直,整齐的一端露出约 10 mm,用手将麻束理直拉平,压下切断器切刀进行切断。切断之纤维(40 mm)即为试样。

5.3.3 检验步骤

将试样放在清洁的玻璃板上(下衬黑绒板),计数纤维根数,依次逐一数 500 根纤维作为一组,捻成一团,放在扭力天平上称重并做好记录。每一试样计数两组。

5.3.4 计算

纤维公制支数计算式(2)如下:

$$N_m = \frac{L \cdot n}{G_1} \qquad \cdots\cdots (2)$$

式中:N_m——纤维公制支数;

L——切断长度(40 mm),mm;

G_1——每组纤维质量,mg;

n——每组计数的纤维根数。

计算结果按 GB/T 8170 规定修约至整数,两组分别计算支数之后再计算平均结果。

5.4 断裂强力

5.4.1 束纤维断裂强度

5.4.1.1 仪器及工具

a) Y162 型束纤维强力机。

b) 扭力天平:称量范围 0 mg～5 mg,最小分度值 0.01 mg。

c) 纤维长度切断器:切断长度 40 mm。

d) 稀梳:0.8 针/mm～1 针/mm。

e) 隔距片:10 mm。

f) 黑绒板、玻璃板、镊子。

5.4.1.2 试样制备:同 5.3.2。

5.4.1.3 仪器准备

将仪器调整至正常状态,用隔距片调整上下夹持器的距离为 10 mm,控制下夹持器的空载下降速度为 300 mm/min±5 mm/min。

5.4.1.4 试验步骤

a) 将试样依次排成 12 个～13 个小麻束,置于玻璃板上。

b) 依次将小麻束在扭力天平上称重约 1.5 mg,记录。

c) 将小麻束夹进上夹持器约 10 mm,然后将上夹持器挂在束纤维强力机的挂架上,小麻束的另一端夹入下夹持器中。夹持小麻束时,纤维保持伸直平行,放在夹持器中央部位,麻束宽约 2.5 mm。

d）扳动手柄，使夹持器下降，待小麻束断裂后记录断裂强力，读数精确至 10 gf。取下断裂小麻束，再依次继续拉其余小麻束，作好记录。共测试 10 次。

各次断裂强力值应在 1 700 gf±500 gf 之间，超差或每束中未拉断根数超过二根者，均作废，须重做试验。

5.4.1.5 计算

平均束纤维断裂强度计算式(3)、式(4)如下：

$$P_c = \frac{\Sigma P_i}{10} \qquad \cdots\cdots(3)$$

$$P_i = \frac{Q_i \cdot L}{G_i \times 9\ 000} \qquad \cdots\cdots(4)$$

式中：P_c——平均束纤维断裂强度，gf/d；

P_i——麻束的断裂强度，gf/d；

Q_i——麻束的断裂强力，gf；

G_i——切断长度的麻束质量，mg；

L——麻束切断长度(40 mm)，mm。

计算结果按 GB/T 8170 规定修约至小数点后第二位。

5.4.2 单纤维断裂强度

5.4.2.1 仪器及工具

a）Y161 型单纤维强力机。

b）稀梳：0.8 针/mm～1 针/mm。

c）黑绒板、玻璃板、镊子。

5.4.2.2 试样制备

a）同 5.3.2.1。

b）同 5.3.2.2。

c）从梳理后的麻束中取出约 300 mg 纤维，用手扯法整理麻束，尔后将麻束分为 15 个小纤维束，置于玻璃板上，即为试样。

5.4.2.3 仪器准备

将仪器调整至标准状态，用隔距片调整上下夹持器距离为 30 mm，控制下夹持器下降速度，使拉断每根纤维的时间为 20 s±3 s。挂好 100 g 平衡锤，选取 1 g 的张力夹(预加张力的选取根据被测纤维断裂强力的大小来确定)。

5.4.2.4 试验步骤

a）从 15 个小纤维束中，均匀随机抽取约 150 根纤维，排列在黑绒板上。

b）用张力夹夹住纤维的一端，将纤维的另一端夹于上夹持器的钳口中，并将上夹持器挂在扇形板右侧刀口上，旋紧下夹持器，取下纤维张力夹。

c）打开摆动杆制动器，转动调向阀柄，使下夹持器下降。纤维断裂后，记录断裂强力值，读数精确至刻度尺一格。然后将摆动杆制动器调向阀柄恢复原位。再依次拉其余纤维，并记录结果。共测试 100 根。

纤维在钳口内滑脱或断裂在距钳口夹持点 1 mm 以内时应作废，须重做试验。

5.4.2.5 计算

a）平均单纤维断裂强力

计算式(5)如下：

$$\overline{F} = W_1 \times \frac{A}{100} + M \qquad \cdots\cdots(5)$$

式中：$\overline{F}$——平均单纤维断裂强力，gf；

W_1——重锤质量，g；

A——强力标尺平均读数；

M——预加张力，g。

b）单纤维断裂强度

计算式(6)如下：

$$P_s = F \times \frac{N_m}{9\ 000} \quad \cdots\cdots(6)$$

式中：P_s——单纤维断裂强度，gf/d；

F——平均单纤维断裂强力，gf；

N_m——试样公制支数。

计算结果按 GB/T 8170 规定修约至小数点后第二位。

5.5 残油率

5.5.1 仪器及工具

5.5.1.1 索氏萃取器：250 mL，球型。

5.5.1.2 恒温水浴锅。

5.5.1.3 电热烘箱。

5.5.1.4 分析天平：最小分度值 0.000 1 g。

5.5.1.5 干燥器、称量瓶、脱脂滤纸、镊子。

5.5.2 试剂配制

正己烷乙醇混合液（2：1）：量取分析纯正己烷二份与分析纯乙醇一份混匀。

5.5.3 试样制备

每批从化学性能试样中分取三个 5 g 的试样，分取的试样必须具有代表性。将试样剪成约 5 cm 长，分别放入已烘至恒重的称量瓶内，置于 105℃～110℃的烘箱内，烘至恒重（先后两次称重之差不超过 0.000 2 g）。取出，迅速置于干燥器内，室温冷却 30 min±5 min，称重并记录，经干燥后的样品即为残油率试样。

5.5.4 试验步骤

5.5.4.1 将试样分别同脱脂滤纸包好，放入索氏萃取器内，试样高度须低于溢流口 10 mm～15 mm。

5.5.4.2 在烘干底瓶中加入 150 mL 正己烷乙醇溶液，放在水浴锅内加热。水浴温度 80℃～90℃，回流速度为（4～6）次/h，总回流次数不少于 18 次。从溶液开始滴落时计时，萃取 3 h。

5.5.4.3 萃取完毕后，取出试样，继续回流以回收正己烷乙醇混合液。尔后将底瓶取下，置于通风橱内风干。

5.5.4.4 风干后的底瓶，在 105℃～110℃烘箱中烘至恒重，取出并迅速放于干燥器中，室温冷却不少于 30 min±5 min 后称重并记录。

5.5.5 计算

残油率计算式(7)如下：

$$W_2 = \frac{G_3 - G_2}{G_4} \quad \cdots\cdots(7)$$

式中：W_2——残油率，%；

G_2——底瓶烘干质量，g；

G_3——底瓶加残油的烘干质量，g；

G_4——试样萃取前干态质量，g。

计算结果按 GB/T 8170 规定修约至小数点后第二位。

5.6 残胶率

5.6.1 仪器及工具

5.6.1.1 三角烧瓶:500 mL。

5.6.1.2 球型冷凝管:250 mL。

5.6.1.3 电热烘箱,105℃±2℃。

5.6.1.4 分析天平:最小分度值 0.000 1 g。

5.6.1.5 分样筛:120 目。

5.6.1.6 称量瓶、玻璃干燥器、镊子。

5.6.1.7 煤气喷灯。

5.6.2 试剂

2%氢氧化钠溶液(化学纯)。

5.6.3 试样制备

每批从化学性能试样中分取三个 5 g 试样,分取的试样必须具有代表性。将试样分别经脱脂处理烘干后称重,经脱脂烘干后的样品即为残胶率试样。

5.6.4 试验步骤

5.6.4.1 将试样分别放入三角烧瓶中,加入 2%氢氧化钠溶液 150 mL,装好球型冷凝管,煮沸 3 h。

5.6.4.2 取下三角烧瓶,冷却后将试样取出,分别放在分样筛上,用蒸馏水洗涤至中性。洗涤时不可丢失纤维。

5.6.4.3 将冲洗后的试样,分别放入已知重量的烘干称量瓶中,在电热烘箱中烘至恒重。取出并迅速置于干燥器中,室温冷却不少于 30 min 后,称重并记录。

5.6.5 计算

残胶率计算式(8)如下:

$$W_3 = \frac{G_5 - G_6}{G_5} \times 100 \qquad \cdots\cdots(8)$$

式中:W_3——残胶率,%;

G_5——脱脂试样干态质量,g;

G_6——试样提取出残胶后的干态质量,g。

计算结果按 GB/T 8170 规定修约至小数点后第二位。

前　言

本标准是对原专业标准 ZB W22 002—1987《进口地毯毛纱检验规程》的修订。本标准在格式上按照 GB/T 1.1—1993《标准化工作导则　第1单元:标准的起草与表述规则　第1部分:标准编写的基本规定》的要求进行编写。

本标准在 ZB W22 002—1987 的基础上增加了地毯化纤纱的检验;在一些名词术语上采用了与国际相一致的表示;在样品的处理上采用了预调湿处理;在品质检验中,增加了断裂强力和伸长率的检验项目,并增加了偏差率的计算。

本标准从实施之日起,同时代替 ZB W22 002—1987。

本标准由中华人民共和国国家出入境检验检疫局提出并归口。

本标准起草单位:中华人民共和国天津出入境检验检疫局。

本标准主要起草人:苏国昌、郑来云、王彦生。

中华人民共和国出入境检验检疫行业标准

进出口地毯毛纱、地毯化纤纱检验规程

SN/T 0908—2000

代替 ZB W22 002—1987

Rules for the inspection of woolen carpet yarn and chemical fiber carpet yarn for import and export

1 范围

本标准规定了进出口地毯毛纱、地毯化纤纱的公量、品质和外观检验。

本标准适用于进出口本色地毯毛纱、地毯化纤纱的检验。

2 引用标准

下列标准所包含的条文，通过在本标准中引用而构成为本标准的条文。本标准出版时，所示版本均为有效。所有标准都会被修订，使用本标准的各方应探讨使用下列标准最新版本的可能性。

GB/T 3291.1—1997 纺织 纺织材料性能和试验术语 第1部分：纤维和纱线

GB/T 3291.2—1997 纺织 纺织材料性能和试验术语 第2部分：织物

GB/T 3291.3—1997 纺织 纺织材料性能和试验术语 第3部分：通用

GB 6529—1986 纺织品的调湿和试验用标准大气

GB/T 8170—1987 数值修约规则

3 定义

本标准采用下列定义。

3.1 偏差率

性能指标的实测值与设计值之间的差数对设计值的百分率。

$$偏差率=\frac{实测值-设计值}{设计值}\times 100 \quad\cdots\cdots(1)$$

3.2 变异系数

表示一列数值变异程度的相对指标。

$$CV(\%)=\frac{\sqrt{\frac{\sum_{i=1}^{n}(Xi-\overline{X})^{2}}{n-1}}}{\overline{X}}\times 100 \quad\cdots\cdots(2)$$

式中：CV——变异系数，%；

Xi——各实测值；

$\overline{X}$——各实测值的平均数；

n——实测次数。

按 GB/T 8170 规定，计算值修约到小数点后第二位（本标准所有计算均按照 GB/T 8170 规定进行数值修约）。

中华人民共和国国家出入境检验检疫局 2000-06-22 批准　　　　2000-11-01 实施

3.3 实验用标准大气

采用 GB 6529 规定的实验用温带一级标准大气。

3.4 预调湿

按照 GB 6529 的规定执行。

3.5 恒重

按照 GB/T 3291 的规定执行。

4 抽样

4.1 抽样数量

同一合同、同一发票、同一提单为一检验批。按表 1 规定抽样。

表 1 公量、品质和外观抽样数量

货物数量 包	抽样数量 包	抽样绞数	
		公量	品质和外观
100 及以下	5	5	20
101～300	10	10	20
301～500	15	15	20
501 及以上	20	20	40

4.2 抽样方法和样品处理

4.2.1 公量样品

4.2.1.1 称重后，按照抽样数量规定，随机抽取样品，取整绞，迅速装入密闭的容器或塑料袋内，做为回潮率样品。

4.2.1.2 8 h 内将回潮率样品定重 30 g～50 g，试样称重精确至 0.01 g。

4.2.1.3 回潮率样品必须结合过磅工作同时进行，磅后取样。

4.2.2 品质和外观样品

4.2.2.1 按照 4.1 规定的数量，随机取出样绞做为各种品质检验项目和外观检验的样品（进行外观检验后做为品质检验样品）。

4.2.2.2 品质样品检验前需进行预调湿处理，并在实验用标准大气条件下平衡 24 h。

5 公量检验

5.1 过磅

5.1.1 仪器设备

磅秤：最小分度值 0.2 kg。

台秤：最小分度值 0.005 kg。

5.1.2 检验步骤

用校准的磅秤，按 4.1 的规定逐件过磅，称取毛重和内外包装的皮重。毛重精确到 0.1 kg，皮重精确到 0.01 kg。

5.1.3 净重计算

$$W_n = W_g - W_b \quad \cdots\cdots (3)$$

式中：W_n——净重，kg；

W_g——毛重，kg；

W_b——皮重，kg。

计算结果按 GB/T 8170 修约到小数点后第一位。

5.2 回潮率

5.2.1 仪器、设备

热风式电烘箱：附有最小分度值 0.01 g 天平和箱内称重及恒温控制装置。

5.2.2 检验步骤

5.2.2.1 校准烘箱上的天平，开动电源开关，使烘箱温度上升至 105℃±2℃，再校准每只烘篮。

5.2.2.2 将 4.2.1.2 的样品分别放入烘篮，记录对应样号和烘篮号。

5.2.2.3 在 105℃±2℃条件下烘至恒重。

5.2.3 计算

$$R=\frac{G_1-G_2}{G_2}\times 100 \quad \cdots\cdots (4)$$

式中：R——回潮率，%；

G_1——试样烘干前质量，g；

G_2——试样烘干后质量，g。

计算结果按 GB/T 8170 修约到小数点后第二位。

5.3 上油率

5.3.1 仪器、设备和溶剂

a) 索式萃取器，蒸馏瓶；

b) 恒温水浴锅；

c) 恒温烘箱；

d) 天平：最小分度值 0.000 1 g；

e) 溶剂：无水乙醚（分析纯）。

5.3.2 样品制备

在 4.2.1.2 取样的同时，取混合样约 5g 的样品两份，称重精确至 0.000 1 g。

5.3.3 检验步骤

5.3.3.1 将二份试样分别用滤纸包成圆筒形，其高度不得超过萃取筒的虹吸管高度，置入萃取筒内，下接已知烘干重量的蒸馏瓶，注入适量的溶剂。

5.3.3.2 将索式萃取器置于恒温水浴锅上，调节水浴锅温度，使溶剂回流速度控制在（7—8）次/h，回流时间不少于 2.5 h。

5.3.3.3 浸抽完毕后，取出试样，回收溶剂。将浸抽后的油瓶和试样放入 105℃±2℃的烘箱内烘至恒重。

5.3.4 计算

$$O=\frac{G_4-G_3}{G_5}\times 100 \quad \cdots\cdots (5)$$

式中：O——上油率，%；

G_3——浸抽前油瓶干重，g；

G_4——浸抽后油瓶干重，g；

G_5——试样除油后干重，g。

计算结果按 GB/T 3170 修约至小数点后第二位。

5.4 公量计算

5.4.1 合同中规定除油后绝干重量加合同回潮率和上油率计重者用式（6）计算：

$$W=W_n\times\frac{(100+O_c)(100+R_c)}{(100+O)(100+R)} \quad \cdots\cdots (6)$$

式中：W——公量，kg；

W_n——净重，kg；

R_c——合同规定回潮率,%;

R——实测回潮率,%;

O_c——合同规定上油率,%;

O——实测上油率,%。

计算结果按 GB/T 8170 修约到小数点后第二位。

5.4.2 合同中规定除油后绝干重量加合同回潮率计重者用式(7)计算:

$$W=W_n\times\frac{100(100+R_c)}{(100+O)(100+R)} \quad\cdots\cdots(7)$$

式中:W——公量,kg;

W_n——净重,kg;

R——实测回潮率,%;

O——实测上油率,%;

R_c——合同规定回潮率,%。

计算结果按 GB/T 8170 修约到小数点后第一位。

5.4.3 质量盈亏率

$$\beta=\frac{W-W_i}{W_i}\times 100 \quad\cdots\cdots(8)$$

式中:β——盈亏率,%;

W——检验公量,kg;

W_i——发票质量,kg。

计算结果修约到小数点后第二位。

6 品质检验

6.1 试验条件

线密度、捻度、强力、伸长率等受温湿度影响的检验项目,应在实验用标准大气条件下进行。

6.2 线密度检验

6.2.1 仪器设备

a) 缕纱测长仪:纱框周长 1 m;

b) 热风式电烘箱:附有最小分度值 0.01 g 天平和箱内称重及恒温控制装置。

c) 天平:最小分度值 0.01 g。

6.2.2 实验步骤

6.2.2.1 在 0.25 cN/tex 的预加张力下,将每个样纱摇成 10 m 长的小绞 2 个,摇纱速度 100 r/min~120 r/min。

6.2.2.2 在天平上逐绞称重,精确到 0.01 g。

6.2.2.3 将全批小绞纱放入 105℃±2℃烘箱内烘至恒重。

6.2.3 计算

6.2.3.1 线密度按式(9)计算:

$$M_d=\frac{G(1+R_c)}{L\times n}\times 1\,000 \quad\cdots\cdots(9)$$

式中:M_d——线密度,tex;

L——小绞纱长度,m;

n——小绞纱个数;

R_c——合同规定回潮率,%;

G——小绞纱烘干后总重量,g;

计算结果按 GB/T 8170 修约到小数点后第二位。

6.2.3.2 线密度偏差率

用 3.1 式(1)计算,计算值修约到小数点后第二位。

6.2.3.3 重量变异系数

用 3.2 式(2)计算,计算结果修约到小数点后第二位。

6.3 捻度

6.3.1 仪器工具

捻度机、剪刀、挑针。

6.3.2 实验步骤

6.3.2.1 调整捻度机夹持距离,单纱为 50 mm,股纱为 500 mm。

6.3.2.2 弃去样品端 3 m～4 m,将样纱夹入捻度机,在 0.25 cN/tex 预加张力作用下,用直接解捻法解捻,直至单纱中的纤维平行、股纱中单纱全部分开为止,并记录捻回数。

6.3.2.3 每个试样测定二次,每次样纱间隔不少于 2 m。

6.3.3 计算

6.3.3.1 捻度按式(10)计算:

$$T = \frac{\sum_{i=1}^{n} T_i \times 1\,000}{L \times n} \quad \cdots\cdots (10)$$

式中:T——捻度,r/m;

T_i——每根样纱实测捻回数,r;

L——测试长度,mm;

n——测试次数。

计算结果按 GB/T 8170 修约到小数点后第一位。

6.3.3.2 捻度偏差率

用 3.1 式(1)计算,计算结果修约到小数点后第二位。

6.3.3.3 捻度变异系数

用 3.2 式(2)计算,计算结果修约到小数点后第二位。

6.4 断裂强力及伸长率检验

6.4.1 仪器设备

单纱强力机。

6.4.2 试验条件

6.4.2.1 上下夹持器距离为 50 cm。

6.4.2.2 断裂时间为 20 s±3 s。

6.4.2.3 预加张力 0.25 cN/tex。

6.4.2.4 平均断裂负荷的选择,以样纱断裂时指针停留在刻度标尺的 25%～75%范围内为准。

6.4.3 试验步骤

6.4.3.1 从品质样品中取出完好样纱,将其一端夹入单纱强力机上的夹持器内,下端加预加张力钳后夹入夹持器内。

6.4.3.2 开动开关,进行测试,记录样纱断裂时强力和伸长率读数。断裂处在距夹持器钳口 1 cm 以内或样纱在拉伸过程中打滑者不计。

6.4.3.3 试验次数:总件数 500 件以内试验 40 次,500 件以上试验 80 次。

6.4.4 计算

$$F = \frac{\Sigma F_i}{n} \quad \cdots\cdots (11)$$

$$E=\frac{\Sigma E_i}{n} \quad \cdots\cdots (12)$$

式中：F——平均断裂强力，cN；

E——平均断裂伸长率，%；

F_i——每根样纱的断裂强力，cN；

E_i——每根样纱的断裂伸长率，%；

n——测试次数。

断裂强力计算结果按 GB/T 8170 修约到小数点后第二位。

伸长率计算结果按 GB/T 8170 修约到小数点后第一位。

7 外观检验

7.1 检验条件

7.1.1 检验光线以天然北向光入射为准，不能使阳光直射检验物，应使检验物与垂直光线成 40°～50°。

7.1.2 检验人员的视线应正对检验物，距离 40 cm～50 cm。

7.2 检验

对所取样品逐绞检验，并按疵点分类记录。

7.3 外观疵点说明

7.3.1 大肚纱：纱线局部直径粗于正常纱线二倍以上，呈枣核状者。

7.3.2 乱绞：纱线紊乱，造成倒纱困难者。

7.3.3 成束断头：多根线一刀断者。

7.3.4 松、紧捻纱：局部捻度有明显差异者。

7.3.5 其他：如斑渍、小辫纱、霉污等污点。

前　言

本标准是对原专业标准 ZB W31 002—1987《出口苎麻球检验规程》的修订。本标准与原标准比较无大的技术路线改变，仅在标准格式上按照 GB/T 1.1—1993《标准化工作导则　第1单元：标准的起草与表述规则　第1部分：标准编写的基本规定》的要求进行编写。

本标准从实施之日起，同时代替 ZB W31 002—1987。

本标准由中华人民共和国国家出入境检验检疫局提出并归口。

本标准由中华人民共和国上海出入境检验检疫局负责起草。

本标准主要起草人：张念祖、朱金龙。

中华人民共和国出入境检验检疫行业标准

SN/T 0909—2000

代替 ZB W31 002—1987

出口苎麻球检验规程

Rules for the inspection of ramie top for export

1 范围

本标准规定了出口苎麻球的取样及纤维支数、长度、断裂强力、麻条单位质量不匀率、并丝、麻粒以及回潮的检验方法。

本标准适用于出口苎麻球的检验。

2 引用标准

下列标准所包含的条文，通过在本标准中引用而构成为本标准的条文。本标准出版时，所示版本均为有效。所有标准都会被修订，使用本标准的各方应探讨使用下列标准最新版本的可能性。

GB/T 3291.3—1997 纺织 纺织材料性能和试验术语 第3部分：通用

GB/T 5707—1985 纺织名词术语（麻部分）

GB 6529—1986 纺织品的调湿和试验用标准大气

GB/T 8170—1987 数值修约规则

3 定义

本标准采用下列定义。

3.1 苎麻球 ramie top

苎麻精干麻经梳理，精梳，针梳，卷绕而成球状的苎麻条。

3.2 纤维平均长度 average fiber length

纤维长度分布中，以纤维的重量加权得出的平均长度。

3.3 短纤维率 short fiber content

短纤维界定长度 40 mm 及以下纤维对纤维总量的百分率。

3.4 麻条单位质量 weight linear meter

麻条单位长度质量，以克/米(g/m)表示。

3.5 麻条单位质量不匀率 weight linear meter unevenness

麻条粗细不匀程度的指标，以 1 m 麻条的质量不匀率表示。

3.6 并丝 sticky fiber

未梳开的苎麻纤维。

3.7 麻粒 nep

麻纤维扭结成的粒状疵点。

4 抽样

4.1 抽样数量

中华人民共和国国家出入境检验检疫局 2000-06-22 批准 2000-11-01 实施

抽样以批为单位。每批按报验数量随机从麻垛的上、中、下层及四周抽取，抽取数量按下列规定：

50 件及以下，抽取 3 件；

51～400 件，每增加 50 件，增抽 1 件(不足 50 件按 50 件计)；

401 件以上，每增加 100 件，增抽 1 件(不足 100 件按 100 件计)。

4.2 仪器及工具

4.2.1 天平：最小分度值 0.01 g。

4.2.2 剪刀、米尺、塑料袋。

4.2.3 YG 114 型条粗测长仪。

4.3 抽样方法

将外表完好的麻包，解开麻绳，用剪刀拆开包皮布，从麻包内随机抽取麻球 1 只，抽取下列样品：

4.3.1 品质样品

将麻条的头端纤维用手扯除 1 m，而后抽取 8 m～10 m 长麻条 1 根，注明样品标记、批号、包号，装入塑料袋待用。

4.3.2 回潮率样品

抽取品质样品后，立即在麻球内圈随机抽取样品不少于 50 g，迅速装入密封塑料袋，注明样品标记、批包号。

4.4 样品处理

4.4.1 品质样品

4.4.1.1 麻条单位质量试样不论数量大小，均抽取试样 10 根。将每只品质样品放在检验台上，从样品头端或尾端剪去 1 m 左右后，将麻条引出，穿过条粗测长仪的导纱钩，引入压辊与测长轮之间，开启电源，调整试样初始位置，将长度预置拨盘的数字调至 1 m，揿下试验按钮即可得到 1 根完整的 1 m 试样，再剪去 1 m 试样尾端。重复上述测试程序，得到 10 个试样为止。

4.4.1.2 将剩余样品，用手扯法扯去一端约 30 cm，而后依次平铺在检验台上，将每段麻条纵向分成两部分，丢弃一份，保留一份。如此反复分留，直至保留部分合并为 20 g～30 g 为止。混合均匀，留作纤维细度、强力、长度、并丝、麻粒试样。分取混合样按下列规定：

a) 100 件及以下，1 份；

b) 101 件以上，2 份。

4.4.1.3 将混合样平铺在检验台上，随机纵向分取纤维细度、长度、强力试样各 2 g，并丝、麻粒试样各 4 g，编号备用。

4.4.2 回潮率样品

及时(不超过 12 h)从回潮率样品中称取试样 50 g。

4.4.3 纤维细度、强力、麻条单位质量的试样，检验前应放置在试验用标准温湿度条件下吸湿平衡 24 h，检验也需在试验用标准温湿度条件下进行。

5 检验

5.1 长度

5.1.1 仪器及工具

5.1.1.1 Y 131 型梳片式长度分析仪。

5.1.1.2 扭力天平：称量范围 0 mg～25 mg，最小分度值 0.1 mg。

5.1.1.3 稀梳：0.8 针/mm～1 针/mm。

5.1.1.4 黑绒板、玻璃板、镊子。

5.1.2 试样制备

5.1.2.1 从长度试样中，分取试样不少于 1 g，用镊子拣除其中的并丝、麻粒、杂质等。

5.1.2.2 用手扯法将纤维反复扯理，使之成为一束一端排列整齐的麻束，并按纤维长短分为5个～6个小束，每小束不少于0.2 g，整理时不能丢失短纤维。

5.1.3 试验步骤

5.1.3.1 将整理好的平直小麻束，按长短顺序放在长度分析仪的下梳片上，整齐的一端须与第一梳片相齐，纤维须保持平直，用压叉轻轻将纤维平行压入下梳片内，使各小麻束平行排列在长度仪上，然后将五片上梳片压在下梳片的前五片内。

5.1.3.2 纤维排好后，用夹钳从纤维最长的一端抽出，捻成小绞置于黑绒板上。每抽完一组，放下一片梳片，直抽到30 mm长度纤维为止，30 mm及以下的纤维并成一组。抽取纤维时，要量少次多，以避免将其他长度组的纤维带出。

5.1.3.3 依次将各长度组纤维，在扭力天平上称重，并按长度顺序记录各组纤维质量。

5.1.4 计算

5.1.4.1 纤维平均长度

计算式(1)如下：

$$\overline{X} = \frac{\sum_{i=1}^{n}(L_i \cdot G_i)}{\sum_{i=1}^{n}G_i} \qquad \cdots\cdots(1)$$

式中：$\overline{X}$——纤维平均长度，mm；

L_i——每一组长度中值，mm；

G_i——每一组纤维质量，mg；

n——纤维组数。

5.1.4.2 短纤维率

计算式(2)如下：

$$W_1(\%) = \frac{G_4}{\sum_{i=1}^{n}G_i} \times 100 \qquad \cdots\cdots(2)$$

式中：W_1——短纤维率，%；

G_4——40 mm及以下短纤维总质量，mg；

G_i——每一组纤维质量，mg；

n——纤维组数。

纤维平均长度计算结果按GB/T 8170规定修约至整数。

短纤维率计算结果按GB/T 8170规定修约至小数点后第二位。

5.2 纤维支数

5.2.1 仪器及工具

5.2.1.1 纤维长度切断器：切断长度40 mm。

5.2.1.2 扭力天平：称量范围0 mg～25 mg，最小分度值0.05 mg。

5.2.1.3 稀梳：0.8针/mm～1针/mm。

5.2.1.4 黑绒板、玻璃板、镊子。

5.2.2 试样制备

5.2.2.1 从纤维细度试样中，分取约300 mg纤维，用镊子拣除纤维中的并丝、杂质。

5.2.2.2 用稀梳轻轻梳理，除净游离纤维，再用手扯法将纤维反复扯理成一端整齐的麻束(宽10 mm～15 mm)，60 mm及以下的纤维舍弃。

5.2.2.3 将麻束平直放在切断器夹板中间，麻束与切刀垂直，整齐的一端露出约10mm，用手将麻束理直拉平，压下切断器切刀进行切断。切断之纤维(40 mm)即为试样。

5.2.3 检验步骤

将试样放在清洁的玻璃板上(下衬黑绒板)，计数纤维根数，依次逐一数500根纤维作为一组，捻成一团，放在扭力天平上称重并做好记录。每一试样计数两组。

5.2.4 计算

纤维公制支数计算公式(3)如下：

$$N_m = \frac{L \cdot n}{G_3} \quad \cdots\cdots(3)$$

式中：N_m——纤维公制支数；

L——切断长度(40 mm)，mm；

G_3——每组纤维质量，mg；

n——每组计数的纤维根数。

计算结果按GB/T 8170规定修约至整数，两组分别计算支数以后再计算平均结果。

5.3 断裂强度

5.3.1 束纤维断裂强度

5.3.1.1 仪器及工具

a) Y162型束纤维强力机。

b) 扭力天平：称量范围0 mg～5 mg，最小分度值0.01 mg。

c) 纤维长度切断器：切断长度40 mm。

d) 稀梳：0.8针/mm～1针/mm。

e) 隔距片：10 mm。

f) 黑绒板、玻璃板、镊子、秒表等。

5.3.1.2 试样制备：同5.2.2。

5.3.1.3 仪器准备

将仪器调整至标准状态，用隔距片调整上下夹持器的距离为10 mm，控制下夹持器的空载下降速度为300 mm/min±5 mm/min。

5.3.1.4 试验步骤

a) 将试样依次排成12个～13个小麻束，置于玻璃板上。

b) 依次将小麻束在扭力天平上称重约1.5 mg，记录之。

c) 将小麻束夹进上夹持器约10 mm，然后将上夹持器挂在束纤维强力机的挂架上，小麻束的另一端夹入下夹持器中。夹持小麻束时，纤维保持伸直平行，放在夹持器中央部位，麻束宽约2.5 mm。

d) 扳动手柄，使夹持器下降，待小麻束断裂后记录断裂强力，读数精确至10 gf。取下断裂小麻束，再依次继续拉其余小麻束，作好记录。共测试十次。

各次断裂强力值应在1 700 gf±500 gf之间，超差或每束中未拉断根数超过二根者，均作废，须重做试验。

5.3.1.5 计算

平均束纤维断裂强度计算式(4)、式(5)如下：

$$P_c = \frac{\Sigma P_i}{10} \quad \cdots\cdots(4)$$

$$P_i = \frac{Q_i \cdot L}{G_i \times 9\,000} \quad \cdots\cdots(5)$$

式中：P_c——平均束纤维断裂强度，gf/d；

P_i——麻束的断裂强度各测定值，gf/d；

Q_i——麻束的断裂强力,gf;

G_i——切断长度的麻束质量,mg;

L——麻束切断长度(40 mm),mm。

计算结果按 GB/T 8170 规定修约至小数点后第二位。

5.3.2 单纤维断裂强度

5.3.2.1 仪器及工具

a) Y161 型单纤维强力机。

b) 稀梳:0.8 针/mm～1 针/mm。

c) 黑绒板、玻璃板、镊子。

5.3.2.2 试样制备

a) 从强力试样中分取约 300 mg 纤维,用镊子拣除其中的并丝、杂质,并用稀梳轻轻梳理,除净游离纤维。

b) 用手扯法整理麻束,尔后将麻束分为 15 个小纤维束,置于玻璃板上,即为试样。

5.3.2.3 仪器准备

将仪器调整至标准状态,用隔距片调整上下夹持器距离为 30 mm,控制下夹持器下降速度,使拉断每根纤维的时间为 20 s±3 s。挂好 100 g 平衡锤,选取 1 g 的张力夹(预加张力的选取根据被测纤维断裂强力的大小来确定)。

5.3.2.4 试验步骤

a) 从 15 个小纤维束中,均匀随机抽取约 150 根纤维,排列在黑绒板上。

b) 用张力夹夹住纤维的一端,将纤维的另一端夹于上夹持器的钳口中,并将上夹持器挂在扇形板右侧刀口上,旋紧下夹持器,取下纤维张力夹。

c) 打开摆动杆制动器,转动调向阀柄,使下夹持器下降。纤维断裂后,记录断裂强力值,读数精确至刻度尺一格。然后将摆动杆制动器调向阀柄恢复原位,再依次拉其余纤维并记录结果。共测试 100 根。

纤维在钳口内滑脱或断裂在距钳口夹持点 1 mm 以内时应作废,须重做试验。

5.3.2.5 计算

a) 平均单纤维断裂强力

计算式(6)如下:

$$F = W_3 \times \frac{A}{100} + M \quad \cdots\cdots(6)$$

式中:F——平均单纤维断裂强力,gf;

W_3——重锤质量,g;

A——强力标尺平均读数;

M——预加张力,g。

b)单纤维断裂强度

计算式(7)如下:

$$P_s = F \times \frac{N_m}{9\,000} \quad \cdots\cdots(7)$$

式中:P_s——单纤维断裂强度,gf/d;

F——平均单纤维断裂强力,gf;

N_m——试样公制支数。

计算结果按 GB/T 8170 规定修约至小数点后第二位。

5.4 麻条单位质量

5.4.1 仪器及工具

天平:最小分度值 0.01 g。

5.4.2 试验步骤

将已吸湿平衡的试样,按编号依次置于天平上称重,做好记录。

5.4.3 记算

a) 平均麻条单位质量

计算式(8)如下:

$$M = \frac{\Sigma M_i}{N} \quad \cdots\cdots(8)$$

式中:M——平均麻条单位质量,g/m;

M_i——每米麻条质量,g;

N——试验次数。

计算结果按 GB/T 8170 规定修约至小数点后第二位。

b) 麻条单位质量不匀率

计算式(9)如下:

$$CV(\%) = \frac{2(M - I) \times n_i}{N \times M} \times 100 \quad \cdots\cdots(9)$$

式中:CV——麻条单位质量不匀率,%;

M——平均每束麻条质量,g;

I——平均值以下的麻束平均质量,g;

N——试验次数;

n_i——平均值以下的试验次数。

计算结果按 GB/T 8170 规定修约至小数点后第二位。

5.5 并丝、麻粒

5.5.1 仪器及工具

5.5.1.1 天平:最小分度值 0.01 g。

5.5.1.2 扭力天平:称量范围 0 mg~25 mg,最小分度值 0.05 mg。

5.5.1.3 黑绒板、玻璃板、镊子。

5.5.2 试验步骤

从并丝、麻粒试样中,称取 2 g 试样,平摊在玻璃板上(下衬黑绒板),用镊子分别将并丝和麻粒捡出,分别放置。麻粒按粒计数;并丝须将游离纤维剔除,捻成一团,在扭力天平上称重,做好记录。

5.5.3 计算

a) 并丝率

计算式(10)如下:

$$S(\%) = \frac{G_2}{G_1} \times 100 \quad \cdots\cdots(10)$$

式中:S——并丝率,%;

G_2——并丝质量,mg;

G_1——试样质量,mg。

计算结果按 GB/T 8170 规定修约至小数点后第二位。

b) 麻粒数

计算式(11)如下:

$$N_e = \frac{N_p}{G_1} \quad \cdots\cdots(11)$$

式中：N_e——每克试样中麻粒数，粒/g；

N_p——捡出麻粒数，粒；

G_1——试样质量，g。

计算结果按 GB/T 8170 规定修约至整数。

5.6 回潮率

5.6.1 仪器

电热恒温烘箱：附有最小分度值 0.01 g 天平和箱内称重装置。

5.6.2 试验步骤

将称重后的试样放入烘箱，置于烘箱内，开启烘箱电源，待温度上升至 105℃时计录时间，箱内温度保持在 105℃～110℃，烘至恒重，称重后按样号记录结果。

5.6.3 计算

回潮率计算式(12)如下：

$$W = \frac{G - G_0}{G_0} \times 100 \qquad \cdots\cdots(12)$$

式中：W——试样的回潮率，%；

G——试样烘前质量，g；

G_0——试样烘后质量，g。

计算结果按 GB/T 8170 规定修约至小数点后第二位。

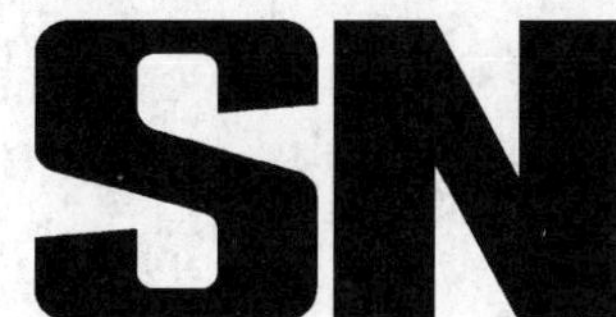

中华人民共和国出入境检验检疫行业标准

SN/T 0910—2010
代替 SN/T 0910—2000

进出口印染布检验规程

Rules for the inspection of printed and dyed fabric for import and export

2010-05-27 发布　　　　2010-12-01 实施

中华人民共和国国家质量监督检验检疫总局 发布

前　言

本标准按照 GB/T 1.1—2009 给出的规则起草。

本标准代替 SN/T 0910—2000《进出口纺织品检验规程》。

本标准与 SN/T 0910—2000 相比，主要技术变化如下：

——标准名称由原来的《进出口纺织品检验规程》改为《进出口印染布检验规程》；

——对标准的整体结构进行了改变；

——增加了术语和定义：检验批、外观质量、内在质量、纺织品常规项目、纺织品安全项目；

——修订了抽样的有关内容；

——外观质量局部性疵点评分由十分制改为四分制，允许评分由分/m 改为分/m^2；

——增加了安全项目检验要求。

本标准由国家认证认可监督管理委员会提出并归口。

本标准起草单位：中华人民共和国山东出入境检验检疫局、中华人民共和国江苏出入境检验检疫局。

本标准主要起草人：孔祥运、矫丽珍、刘海珍、张秀俐、姚琦华、张凤艳、王东。

本标准于 2000 年首次发布，2010 年第一次修订。

进出口印染布检验规程

1 范围

本标准规定了进出口印染布的抽样、检验、试验方法及检验结果的判定。

本标准适用于服装、家纺用的各类纯纺或混纺漂白、染色和印花布的检验。

2 规范性引用文件

下列文件对于本文件的应用是必不可少的。凡是注日期的引用文件,仅注日期的版本适用于本文件,凡是不注日期的引用文件,其最新版本(包括所有的修改单)适用于本文件。

GB/T 250 纺织品 色牢度试验 评定变色用灰色样卡

GB/T 251 纺织品 色牢度试验 评定沾色用灰色样卡

GB/T 2910(所有部分) 纺织品 定量化学分析

GB/T 2912.1 纺织品 甲醛的测定 第1部分:游离和水解的甲醛(水萃取法)

GB/T 3920 纺织品 色牢度试验 耐摩擦色牢度

GB/T 3921 纺织品 色牢度试验 耐皂洗色牢度

GB/T 3922 纺织品 耐汗渍色牢度试验方法

GB/T 3923.1 纺织品 织物拉伸性能 第1部分:断裂强力和断裂伸长率的测定 条样法

GB/T 4667 机织物幅宽的测定

GB/T 4668 机织物密度的测定

GB/T 5713 纺织品 色牢度试验 耐水色牢度

GB/T 6152 纺织品 色牢度试验 耐热压色牢度

GB/T 7573 纺织品 水萃取液 pH 值的测定

GB/T 8170 数值修约规则与极限数值的表示和判定

GB/T 8427 纺织品 色牢度试验 耐人造光色牢度:氙弧

GB/T 8628 纺织品 测定尺寸变化的试样中织物试样和服装的准备、标记及测量

GB/T 8629 纺织品 试验用家庭洗涤和干燥程序

GB/T 8630 纺织品 洗涤和干燥后尺寸变化的测定

GB/T 14801 机织物与针织物纬斜和弓纬试验方法

GB/T 17592 纺织品 禁用偶氮染料的测定

GB 18401 国家纺织产品基本安全技术规范

GB/T 18886 纺织品 色牢度试验 耐唾液色牢度

FZ/T 01053 纺织品 纤维含量的标识

SN/T 0718 出口服装纺织品类商品运输包装检验规程

SN/T 1649 进出口纺织品安全项目检验规范

SN/T 1931.2—2007 进出口机织物检验规程 第2部分:抽样

3 术语和定义

下列术语和定义适用于本文件。

3.1

检验批　inspection lot

在同一合同、同一条件下生产加工的同一品种或一个报检批为一检验批，简称批。

3.2

外观质量　apparent quality

主要指可由检验人员通过感官及简单工具即可进行质量判定的项目，包括外观品质、规格、消费品使用说明和包装质量等。

3.3

内在质量　interal quality

主要指应通过检测仪器或试验才可以进行质量判定的项目，主要包括常规项目和安全项目。

3.4

纺织品常规项目　textiles-common specification

主要指不涉及人身安全、卫生、环保、健康等项目。如密度、断裂强力、尺寸变化率、纤维含量等。

3.5

纺织品安全项目　textiles-safety specification

主要指涉及人身安全、卫生、环保、健康等项目。如甲醛、可分解芳香胺染料、pH 值等。

4　抽样

4.1　外观质量检验抽样

外观质量检验抽样方法按 SN/T 1931.2—2007 中 4.1 的规定执行，约定匹长为 30 m。

4.2　内在质量检验抽样

内在质量检验抽样方法按 SN/T 1931.2—2007 中 4.2 的规定执行。

4.3　安全项目检验抽样

安全项目检验抽样按 SN/T 1931.2—2007 中 4.2.6 的规定执行。

4.4　数量检验抽样

数量检验抽样按 SN/T 1931.2—2007 中 4.3 的规定执行。

5　检验

5.1　外观质量检验

5.1.1　检验方法和检验条件

外观质量检验采用验布机检验或验布台检验。

验布台检验时，应采用北向自然光或灯光检验。采用灯光检验时验布台照度应不低于 750 lx（40 W 加罩青光日光灯管 3 根～4 根），光源与布面距离为 1 m～1.2 m。检验人员的视线应正视布面，眼睛与布面的距离为 55 cm～60 cm。应将布平摊在验布台上，按纬向逐幅检验。

验布机角度为 45°，布行速度最高为 40 m/min。

5.1.2 外观质量要求

5.1.2.1 外观质量要求见表1。

表1 外观质量要求

<table>
<tr><td colspan="3">检验项目</td><td>质量要求</td></tr>
<tr><td colspan="3">幅宽偏差率/%</td><td>−1.5～+2.5</td></tr>
<tr><td rowspan="6">色差/级
≥</td><td rowspan="2">漂色布</td><td>同类布样</td><td>4</td></tr>
<tr><td>参考样</td><td>3-4</td></tr>
<tr><td rowspan="2">花布</td><td>同类布样</td><td>3-4</td></tr>
<tr><td>参考样</td><td>3</td></tr>
<tr><td colspan="2">左中右</td><td>4</td></tr>
<tr><td colspan="2">前后</td><td>3-4</td></tr>
<tr><td rowspan="2">歪斜/%</td><td>花斜或纬斜</td><td colspan="2">4.0 及以下</td></tr>
<tr><td>条格花斜或纬斜</td><td colspan="2">3.5 及以下</td></tr>
<tr><td colspan="3">花纹不符、染色不匀</td><td>不影响外观</td></tr>
<tr><td colspan="3">条花</td><td>不影响外观</td></tr>
<tr><td colspan="3">深浅细点</td><td>不影响外观</td></tr>
<tr><td colspan="3">其他散布性印染疵点</td><td>不影响外观</td></tr>
<tr><td colspan="2">布面疵点评分限度/(分/m²)</td><td colspan="2">≤0.3</td></tr>
<tr><td colspan="4">注：色差按 GB/T 250 评定变色用灰色样卡评级。</td></tr>
</table>

5.1.2.2 允许总评分计算方法，每段(匹)布的局部性疵点允许总评分按式(1)计算：

$$A = a \times L \times W \qquad (1)$$

式中：

A ——每段(匹)布的局部性疵点允许总评分，单位为分每段(匹)；

a ——每平方米允许评分数，单位为分每平方米(分/m²)；

L ——段(匹)长，单位为米(m)；

W——标准幅宽，单位为米(m)。

5.1.2.3 允许总评分计算结果按 GB/T 8170 修约到个位数。

5.1.2.4 幅宽检验在检验外观疵点过程中进行。从每匹两端(2 m 以外)之间的长度中，任选一处，取布面一边沿纬纱水平线至布的另一边(毛边除外)测量其长度，每匹布等间隔测量5处，取平均值。

5.1.2.5 纬纱歪斜率是纬纱歪斜与水平最大距离和标准幅宽之比。

5.1.3 布面疵点评分

见表2。

表 2　布面疵点评分表

单位为厘米

疵点类别	评分分数			
	1	2	3	4
经向明显疵点	8.0 以内	8.1～16.0	16.1～24.0	24.1～100.0
纬向明显疵点	8.0 以内	8.1～16.0	16.1～半幅	半幅以上
横档疵点	—	—	半幅及以内	半幅以上
破损疵点	—	—	0.5 及以下	0.5 以上～2.5
严重斑渍	—	—	0.5～2.5	2.5 以上
注：布面疵点说明参见附录 A。				

5.1.4　布面疵点量计规定

5.1.4.1　疵点长度按经向或纬向的最大长度量计。经向疵点长度超过 100.0 cm 时，其超过部分应另行量计、累计评分。

5.1.4.2　在经向 100.0 cm 及以内，除破损外的各种疵点同时存在时，应分别量计、累计评分，其最大评分数不超过 4 分。

5.1.4.3　难以数清、不易量计的分散斑渍，根据其分散的最大长度和轻重程度，参照经向或纬向的疵点分别量计、累计评分。

5.1.4.4　评定布面疵点时，均以布匹正面为准。

5.2　内在质量检验

5.2.1　常规项目质量要求

见表 3。

表 3　常规项目质量要求

检验项目			质量要求
密度偏差/%	经向		−5.0 及以内
	纬向		−2.0 及以内
水洗尺寸变化率/%	经向		−3.5～+1.5
	纬向		−3.5～+1.5
染色牢度/级　≥	耐洗	变色	3-4
		沾色	3
	耐热压	变色	3-4
		沾色	3
	耐光	变色	3-4
	耐湿摩擦		2-3
断裂强力/N			经纬向≥180 N
纤维含量偏差/%			按 FZ/T 01053 执行

5.2.2 安全项目质量要求

5.2.2.1 进口产品安全项目质量要求按 GB 18401 执行。

5.2.2.2 出口产品安全项目质量要求按 SN/T 1649 及输入国技术法规执行。

5.3 数量检验

5.3.1 在检验布面疵点时进行。不论是验布机检验还是工作台平面检验，测量长度均以布的两端之间距离的净匹长(疵点让尺及布的头、尾封印标记以外的长度不计)为最终实际匹长。

5.3.2 验布机测量长度时，应随时调整机量与手量的误差，确定合理的公差范围，发生匹长争议，应以手测实际长度为准。

5.4 包装检验

按 SN/T 0718 及合同规定执行。

6 试验方法

6.1 幅宽测定按 GB/T 4667 执行。

6.2 密度测定按 GB/T 4668 执行。

6.3 水洗尺寸变化测定按 GB/T 8628、GB/T 8629 中洗涤 2A、干燥 F 和 GB/T 8630 执行。

6.4 断裂强力测定按 GB/T 3923.1 执行。

6.5 耐摩擦色牢度测定按 GB/T 3920 执行。

6.6 耐洗色牢度测定按 GB/T 3921 执行。

6.7 耐热压色牢度测定按 GB/T 6152 执行。

6.8 耐人造光色牢度测定按 GB/T 8427 执行。

6.9 进口纺织品安全项目测定按 GB 18401 执行：

——禁用偶氮染料按 GB/T 17592 执行；

——pH 值按 GB/T 7573 执行；

——甲醛按 GB/T 2912.1 执行；

——耐酸碱汗渍色牢度按 GB/T 3922 执行；

——耐水色牢度按 GB/T 5713 执行；

——耐唾液色牢度按 GB/T 18886 执行。

6.10 出口产品安全项目测定按 SN/T 1649 及输入国技术法规执行。

6.11 纤维含量测定按 GB/T 2910 执行。

6.12 变色评定按 GB/T 250 执行。

6.13 沾色评定按 GB/T 251 执行。

6.14 纬斜测定按 GB/T 14801 执行。

7 检验结果的判定

7.1 外观质量按匹评定。抽样样品中，不合格品数小于等于接收数 Ac，判定该批合格；不合格品数大于等于拒收数 Re，则判定该批不合格。

7.2 内在质量检验按批评定，纬密、断裂强力、水洗尺寸变化、染色牢度、纤维含量偏差和安全项目有一项不符合要求，则判定该批不合格。

7.3 数量符合合同要求，则判该批数量合格，否则判该批数量不合格。

7.4 包装符合合同和 SN/T 0718 有关规定，则判该批包装合格，否则判该批包装不合格。

7.5 若外观质量、内在质量、数量和包装的检验结果均合格时，则判定该批合格，否则判定该批不合格。

7.6 当出口产品判为不合格时，经返工整理及技术处理后可申请重新检验，重新检验时只对不合格项目抽样检验，以重新检验结果为最终检验结果；进口产品检验不合格时根据检验结果直接出具检验证书。

8 其他

输入国技术法规和合同有特殊要求的，按照有关输入国技术法规和合同要求检验，并结合本标准综合判定。

附　录　A
（资料性附录）
布面疵点说明

A.1　经向明显疵点

按规定的检验条件和方法进行检验时，明显看得出能按经向长度评分的疵点。如断经、条花、色条、折子印、经缩波纹、针路、筘路、竹节纱等。

A.2　纬向明显疵点

按规定的检验条件和方法进行检验时，明显看得出能按纬向长度评分的疵点。如双纬、脱纬、百脚、色纱等。

A.3　横档疵点

纬向呈带状或密集性散布疵点横跨全幅，与正常布面的色泽有差异形成档的疵点。如拆痕、色档、稀密路等。

A.4　破损疵点

相邻的纱、线共断3根及以上的破洞、破边、0.3 cm及以上的跳花、轧梭等。

A.5　严重斑渍

色渍、污渍、锈渍、水渍等。

前　　言

本标准按照GB/T 1.1—1993《标准化工作导则　第1单元:标准的起草与表述规则　第1部分:标准编写的基本规定》的要求,对原专业标准ZB W43 002—1990《出口羽绒制品　面料检验规程》进行修订。

本标准从实施之日起,同时代替ZB W43 002—1990。

本标准由中华人民共和国出入境检验检疫局提出并归口。

本标准由中华人民共和国山东出入境检验检疫局负责起草。

本标准的起草人:张秀俐、陈淑欣、赵玲、耿向阳。

中华人民共和国出入境检验检疫行业标准

SN/T 0928—2000

代替 ZB W43 002—1990

进出口羽绒制品面料检验规程

Rules for the inspection of fabric of feather products for import and export

1 范围

本标准规定了进出口羽绒制品所用面料的技术要求、试验方法、包装和标志。

本标准适用于进出口羽绒制品所用的纯棉、涤棉、涤长丝的各类漂白、染色、印花织物的品质检验。

2 引用标准

下列标准所包含的条文，通过在本标准中引用而构成为本标准的条文。本标准出版时，所示版本均为有效。所有标准都会被修订，使用本标准的各方应探讨使用下列标准最新版本的可能性。

GB 250—1995　评定变色用灰色样卡

GB 251—1995　评定沾色用灰色样卡

GB/T 411—1993　棉印染布

GB/T 3920—1997　纺织品　色牢度试验　耐摩擦色牢度

GB/T 3921.3—1997　纺织品　色牢度试验　耐洗色牢度:试验 3

GB/T 3923.1—1997　纺织品　织物拉伸性能　第 1 部分:断裂强力和断裂伸长的测定　条样法

GB/T 4667—1995　机织物幅宽的测定

GB/T 4668—1995　机织物密度的测定

GB/T 8628—1988　测定织物尺寸变化时试样的准备、标记和测量

GB/T 8629—1988　纺织品试验时采用的家庭洗涤及干燥程序

GB/T 8630—1988　纺织品在洗涤和干燥时尺寸变化的测定

GB/T 12705—1991　织物防钻绒性试验方法

FZ/T 10005—1993　棉及化纤纯纺、混纺印染布检验规则

FZ/T 10010—1996　棉及化纤纯纺、混纺印染布标志与包装

3 定义

本标准采用下列定义。

3.1　稀密路

沿纬向伸延的坯布稀纬、密路、拆痕等造成的横档。

3.2　破损

破洞、破边、豁边、0.3 cm 以上的跳花等。

3.3　同类布样

与生产实样属相同纤维原料及相同织物组织的原样。

3.4　参考样

与生产实样不同纤维原料或不同织物组织的原样。

中华人民共和国国家出入境检验检疫局 2000-06-22 批准　　　2000-11-01 实施

4 技术要求

4.1 技术要求分为内在质量和外观质量两个方面，内在质量包括纬纱密度、断裂强力、水洗尺寸变化、染色牢度和防钻绒性；外观质量包括局部性疵点和散布性疵点两类。

4.2 羽绒制品面料的品质由各项指标中最低等级评定，其等级分为一等品、二等品、三等品。

4.3 内在质量

4.3.1 纬密

根据合同规定考核。

4.3.2 断裂强力

不同原料织物断裂强力技术要求见表1。

表1 断裂强力技术要求 N

织物名称	经向	纬向
	不小于	不小于
棉及与棉混纺的织物	230	230
涤长丝织物	200	200

4.3.3 水洗尺寸变化

不同织物组织的各类产品水洗尺寸变化要求见表2。

表2 水洗尺寸变化技术要求 %

织物名称	水洗尺寸变化不低于	
	经向	纬向
棉织物	-5.0	-3.0
涤/棉织物	-3.0	-2.5
涤长丝织物	-3.0	-2.5

4.3.4 染色牢度

不同原料织物的染色牢度技术要求见表3。

表3 染色牢度技术要求 级

织物名称	染色牢度不低于			
	耐皂洗		耐摩擦	
	原样	白沾	干摩	湿摩
棉织物	3	3	3	2—3
涤/棉织物	3	3—4	3	2—3
涤长丝织物	3	3	3	2—3

4.3.5 纺钻绒性

羽绒制品面料的防钻绒性按合同规定考核。

4.4 外观质量

4.4.1 局部性疵点评分见表4。

表4 局部性疵点评分表

cm

疵点名称	疵点长度 / 评分数 / 疵点程度	1分	3分	5分	10分
经向疵点	轻微	1～30.0	30.1～100.0	—	—
	明显	0.3～5.0	5.1～20.0	20.1～50.0	50.1～100.0
纬向疵点	轻微	1.0～30.0	30.1～全幅	—	—
	明显	0.3～5.0	5.1～20.0	20.0～全幅	半幅以上
边疵	深入0.5以上的荷叶边	经向18.0及以内	—	—	—
	深入2.0以上的针眼	每100.0内	—	—	—
	深入0.5～2.0的深浅边	每处50.0	—	—	—
破损	破洞	—	经、纬共断3根及以内	—	经、纬共断4根及以上
	深入1.0及以内	每10.0及以内	—	—	—
	深入1.0～2.0及以内	—	每10.0及以内	—	—
织疵	影响外观竹节	每个	—	—	—
	杂物织入	—	粗0.3以下	—	粗0.3以上
稀密路	轻微	半幅及以内	半幅以上	—	—
	明显	—	—	半幅及以内	半幅以上

4.4.1.1 局部性疵点轻微与明显参照GB 250评定变色用灰色样卡，4级为轻微，3—4级及以下为明显。

4.4.1.2 疵点长度按经向或纬向的最大长度量计，两种疵点混合在一起时，以严重的一项评分。

4.4.1.3 印花布的局部疵点应根据总体效果的影响程度评定。

4.4.1.4 单独一处评10分的疵点要作出明显标记。

4.4.1.5 每1米长度内累计评分数最多10分。

4.4.2 散布性疵点按幅宽、色差、歪斜等不同疵点类别按不同程度的方法评等见表5。

表5 散布性疵点分等表

名称			允许程度
幅宽			−1.0%
色差级	原样	同类布样	3—4
		参考样	3
	左中右		4
	前后		4
歪斜			3%及以下

4.4.3 局部性疵点评等见表6。

表6 局部性疵点评等表

类别	每米允许评分
幅宽在100 cm及以内	0.4
幅宽在100 cm以上～150 cm	0.5
幅宽在150 cm以上～200 cm	0.6
幅宽在200 cm以上	0.8

4.4.4 未列入本标准的疵点按其形态参照相似疵点评分。

4.4.5 评定疵点时均以布匹正面为准。

5 试验方法

5.1 幅宽按 GB/T 4667 执行。

5.2 纬密按 GB/T 4668 执行。

5.3 断裂强力按 GB/T 3923.1 执行。

5.4 水洗尺寸变化按 GB/T 8628、GB/T 8629(其中洗涤用 4A、干燥用 F)、GB/T 8630 执行。

5.5 耐洗色牢度按 GB/T 3921.3 执行。

5.6 耐摩擦色牢度 GB/T 3920 执行。

5.7 织物防钻绒性按 GB/T 5453 执行。

5.8 变色、色差按 GB 250、沾色按 GB 251 执行。

5.9 外观质量检验条件和方法参照 GB/T 411—1993 中的 6.13 执行。

6 检验规则

按 FZ/T 10005 执行。

7 标志、包装

按 FZ/T 10010 执行。

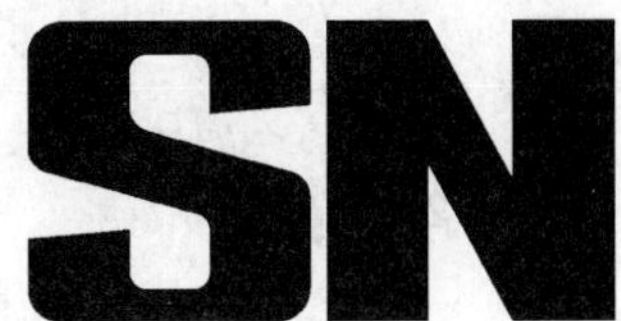

中华人民共和国出入境检验检疫行业标准

SN/T 0968—2010
代替 SN/T 0968—2000

出口蓝染、扎染制品检验规程

Rules for the inspection of blue-dying and tie-dying textiles for export

2010-05-27 发布　　2010-12-01 实施

中华人民共和国国家质量监督检验检疫总局　发布

前 言

本标准按照 GB/T 1.1—2009 给出的规则起草。

本标准代替 SN/T 0968—2000《出口蓝染、扎染制品检验规程》。

本标准与 SN/T 0968—2000 相比，主要技术变化如下：

——扩大了范围，适用于以天然植物液汁为染料或以其他化学染料染色的各种织物的蓝染、扎染制品；

——增加了术语和定义：3.5 涂印色点，3.6 漏扎，3.7 松扎，3.8 A 类缺陷，3.9 B 类缺陷，3.10 A 类不合格品，3.11 B 类不合格品；

——增加了 5.2.5 甲醛含量的测定；

——增加了 5.2.6 pH 值的测定；

——增加了 5.2.7 可分解芳香胺染料的测定；

——删除了前版标准的 5.1 坯织物的质量检验；

——删除了前版标准的 5.2.1 检验工具。

本标准由国家认证认可监督管理委员会提出并归口。

本标准起草单位：中华人民共和国云南出入境检验检疫局。

本标准主要起草人：吴瑞坤、彭晓天、庞宁菊、朱军、张邦华、梁文君、李辉。

本标准于 2000 年首次发布，2010 年第一次修订。

出口蓝染、扎染制品检验规程

1 范围

本标准规定了出口蓝染、扎染制品的抽样、检验和结果判定方法以及包装要求。

本标准适用于手工扎结，以天然植物液汁为染料或以其他化学染料染色的各种织物的蓝染、扎染制品的检验。

2 规范性引用文件

下列文件对于本文件的应用是必不可少的。凡是注日期的引用文件，仅注日期的版本适用于本文件，凡是不注日期的引用文件，其最新版本(包括所有的修改单)适用于本文件。

GB/T 250　纺织品　色牢度试验　评定变色用灰色样卡

GB/T 251　纺织品　色牢度试验　评定沾色用灰色样卡

GB/T 2828.1　计数抽样检验程序　第1部分：按接收质量限(AQL)检索的逐批检验抽样计划

GB/T 2912.1　纺织品　甲醛的测定　第1部分：游离和水解的甲醛(水萃取法)

GB/T 3920　纺织品　色牢度试验　耐摩擦色牢度

GB/T 3921　纺织品　色牢度试验　耐皂洗色牢度

GB/T 7573　纺织品　水萃取液 pH 值的测定

GB/T 17592　纺织品　禁用偶氮染料的测定

GB 18401—2003　国家纺织产品基本安全技术规范

SN/T 0554　出口服装包装检验规程

3 术语和定义

下列术语和定义适用于本文件

3.1

蓝染　indigo dye

以天然植物中提取的有色液汁或以其他化学染料，采用民间传统手工染色工艺使本色织物呈现蓝色的加工工艺称为蓝染。

3.2

蓝染制品　indigo dye products

用蓝染织物缝制成的各种装饰、家居、生活用品称为蓝染制品。

3.3

扎染　tie dye

本色织物经手工用针、线、绳、塑料薄膜等以缝、扎、缚、卷、绑等手法扎结后，投放于染液中染色，经漂洗整理后织物表面呈现独具风格的花型图案的加工工艺称为扎染。

3.4

扎染制品　tie dye products

用扎染织物缝制成的各种装饰、家居、生活用品称为扎染制品。

3.5

涂印色点 piement printing dots

涂印在本色织物表面用做扎结记号的色点。

3.6

漏扎 missed tied

未按扎结记号对本色织物进行缝、扎、缚、卷、绑等扎结，致使花型图案丢失，称为漏扎。

3.7

松扎 loose tied

扎结过松，致使花型图案模糊不清，称为松扎。

3.8

A类缺陷 A defect

单位产品上出现非工艺要求的缝制不良、破洞、破损等各类不可修复及返工整理的严重影响整体外观及使用性能的缺陷。

3.9

B类缺陷 B defect

单位产品上出现非工艺要求的线头、沾污等各类可修复及返工整理的轻微影响整体外观及使用性能的缺陷。

3.10

A类不合格品 A unacceptable products

单位产品中有一个及以上A类缺陷，也可含B类缺陷。

3.11

B类不合格品 B unqualified products

单位产品中有一个及以上B类缺陷，不含A类缺陷。

4 抽样

4.1 抽样方案

4.1.1 抽样方案和检查水平

抽样方案采用正常一次抽样方案，检查水平采用GB/T 2828.1规定的一般检查水平Ⅰ。

4.1.2 合格质量水平AQL值

A类不合格品AQL=2.5。

B类不合格品AQL=4.0。

4.1.3 检验批的构成

以同一合同、同一条件下加工的同一品种为一检验批，或一个出口报验批为一检验批。

4.1.4 抽箱数

抽箱数$=\sqrt{\text{总箱数}}\times 0.6$，将得数取整数。

4.2 抽样方法

4.2.1 外观质量检验抽样在总箱数中随机抽取应抽箱数，然后按规格尺寸、花型图案在样品箱中均匀抽取代表性样品。内在质量检验抽样，以批为单位，从外观抽取的样品中按不同色号各抽取三块(个、条)。

4.2.2 外观质量抽样方案见表1。表中Ac、Re分别为合格、不合格判定数。

表1 外观质量抽样方案

单位为块(个、条)

批　量 N	A类不合格品			B类不合格品		
	n(抽验数)	Ac	Re	n(抽验数)	Ac	Re
16～150	5	0	1	3	0	1
151～280	20	1	2	13	1	2
281～500	20	1	2	20	2	3
501～1 200	32	2	3	32	3	4
1 201～3 200	50	3	4	50	5	6
3 201～10 000	80	5	6	80	7	8
10 001～35 000	125	7	8	125	10	11
35 001～150 000	200	10	11	200	14	15

5 检验

5.1 外观质量检验

5.1.1 外观检验要求

检验应在正常北向自然光或灯光下进行。采用灯光检验时，以40 W加罩青光日光灯3支～4支，照度不低于750 lx，光源与检验台面的距离为1 m～1.2 m，眼睛与被检物的距离为65 cm±20 cm。将被检物平放于检验平台上，以块(个、条)为单位逐件检验，疵点以正常目力能看得见的即计。

5.1.2 外观质量评定

成品应色泽均匀，花型图案应与确认样品或设计相符。扎制松紧适度，针距均匀无断线，缝线顺直无跳针，图案及花位端正，无漏扎、错扎、多扎及松扎。

外观质量缺陷见表2。

表2 外观质量缺陷

缺陷分类	缺　陷
A类缺陷	破洞、破损、针头、霉斑、潮湿、毛漏、错规格、错花型、涂印色点不褪、错扎、漏扎、多扎、松扎、明显散布性色花、顽固性锈渍及污渍、严重熨烫及缝制缺陷、漏序少件等严重影响整体外观及使用的缺陷。
B类缺陷	轻微污渍、次要部位花型图案松扎模糊、扎花拆线不净、线头修剪不净、跳针、内贴缝不平整、折叠不良、熨烫不平整、缝制不良等轻微影响美观的缺陷。
注：本表未列入的缺陷，按其形态参照相似疵点评定。	

5.1.3 **规格评定**

成品规格评定见表 3。

表 3 成品规格评定

单位为厘米

长、宽尺寸	允许公差
25 及以下	±0.5
25.1～60	±1.0
60.1～130	±2.5
130 以上	±3

5.1.4 **色差评定**

按 GB/T 250 评定。成品块与块(个、条)之间色差不低于 3-4 级,同块(个、条)内色差不低于 4 级。

5.2 **内在质量检验**

5.2.1 变色评定按 GB/T 250 规定执行。
5.2.2 沾色评定按 GB/T 251 规定执行。
5.2.3 耐摩擦色牢度按 GB/T 3920 规定执行。
5.2.4 耐洗色牢度按 GB/T 3921 规定执行。
5.2.5 甲醛含量的测定按 GB/T 2912.1 执行。
5.2.6 pH 值的测定按 GB/T 7573 执行。
5.2.7 可分解芳香胺染料按 GB/T 17592 执行。

5.3 **内在质量评定**

内在质量评定见表 4。

表 4 内在质量评定

项目			规定
甲醛含量/(mg/kg) ≤			300
pH 值[a]			4.0～9.0
染色牢度[b]/级	耐洗	变色	不低于 2-3
		沾色	不低于 3
	耐摩擦	干摩	不低于 3
		湿摩	不低于 2
可分解芳香胺染料[c]			禁用

[a] 标明洗涤褪色型产品不要求。

[b] 染色牢度允许其中一项或二项低半级。

[c] 在还原条件下染料中不允许分解出的致癌芳香胺清单按 GB 18401—2003 附录 C 执行。

5.4 包装

按 SN/T 0554 及合同规定执行。

6 检验结果的判定

6.1 检验结果依据外观质量检验结果、内在质量检验结果和包装检验结果综合判定，三者均符合规定，判全批合格，其中任何一项不符合规定，判全批不合格。

6.2 外观质量检验，A 类、B 类不合格品数同时小于等于 Ac，则判定全批合格；A 类、B 类不合格品数同时大于等于 Re，则判定全批不合格；当 A 类不合格品数大于等于 Re 时，则判定全批不合格；当 B 类不合格品数大于等于 Re，A 类不合格品数小于 Ac，两类不合格品数相加，如小于两类不合格品数 Re 总数，可判定全批合格；如大于等于两类不合格品数 Re 总数，则判定全批不合格。

6.3 内在质量检验按批评定，其中有一项不符合规定，则判定全批不合格。

6.4 包装、标识及标志按批评定，有一项不符合要求，则判定全批不合格。

7 其他

输入国法律法规或合同、信用证有要求的，按其规定的标准和要求检验及判定。

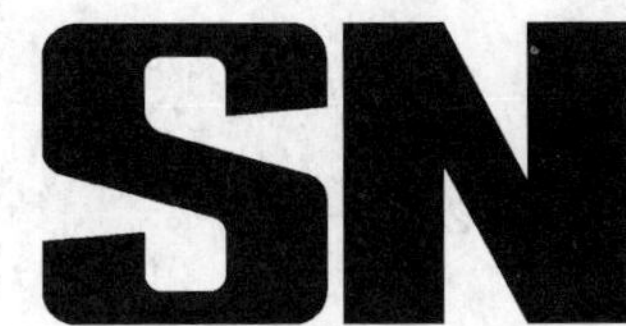

中华人民共和国出入境检验检疫行业标准

SN/T 0979—2009
代替 SN/T 0979—2000

进出口脱脂棉纱布检验规程

Rules for the inspection of absorbent cotton gauge for import and export

2009-09-02 发布　　　　2010-03-16 实施

中华人民共和国
国家质量监督检验检疫总局　发布

前　言

本标准的修订是根据我国对外经济贸易的发展，进出口脱脂棉纱布质量检验工作的需要而进行的。本次修订参考了欧盟、美洲药典对脱脂棉纱布的性能要求和试验方法，并结合我国进出口状况对脱脂棉纱布的外观质量、内在质量及包装作了要求。

本标准代替 SN/T 0979—2000《进出口脱脂纱布检验规程》。

本标准与 SN/T 0979—2000 相比，主要变化如下：

——调整了部分术语和定义；

——取消了长度、幅宽的要求；

——调整了抽样方案和结果判定；

——调整了外观缺陷评定表；

——将回潮率修订为干燥失重；

——将炽灼残渣修订为硫酸盐灰分；

——将可溶性的有色物质修订为可萃取的着色物质；

——调整了水中可溶物、淀粉与糊精、酸碱度、表面活性物质、硫酸盐灰分、可萃取的着色物质的试验方法。

本标准的附录 A、附录 B、附录 C、附录 D、附录 E、附录 F、附录 G、附录 H 均为规范性附录。

本标准由国家认证认可监督管理委员会提出并归口。

本标准起草单位：中华人民共和国湖北出入境检验检疫局、中华人民共和国河南出入境检验检疫局。

本标准主要起草人：李俊美、刘瑛、王光婷、郭会清、王小柱。

本标准所代替标准历次版本发布情况为：

——SN/T 0979—2000。

进出口脱脂棉纱布检验规程

1 范围

本标准规定了进出口脱脂棉纱布的抽样、质量以及包装要求、检验方法和检验结果的判定。

本标准适用于纯棉脱脂棉纱布及制品的检验。脱脂棉粘胶混纺纱布的检验可参照执行。

本标准不适用于含药物的纱布检验。

2 规范性引用文件

下列标准中的条款通过本标准的引用而成为本标准的条款。凡是注日期的引用文件,其随后所有的修改单(不包括勘误的内容)或修订版均不适用于本标准,然而,鼓励根据本标准达成协议的各方研究是否可使用这些文件的最新版本。凡是不注日期的引用文件,其最新版本适用于本标准。

GB 251 纺织品 色牢度试验 评定沾色用灰色样卡

GB/T 2828.1 计数抽样检验程序 第1部分:按接收质量限(AQL)检索的逐批检验抽样计划

GB/T 3923.1 纺织品 织物拉伸性能 第1部分:断裂强力和断裂伸长的测定 条样法

GB/T 4668 机织物密度的测定

GB/T 4669 纺织品 机织物 单位长度质量和单位面积质量的测定

GB/T 8170 数值修约规则与极限数值的表示和判定

GB/T 9995 纺织材料含水率和回潮率的测定 烘箱干燥法

GB/T 17759 本色布布面疵点检验方法

SN/T 0309 进出口纺织材料中荧光物质检验方法

3 术语和定义

下列术语和定义适用于本标准。

3.1

脱脂棉纱布 absorbent cotton gauze

经脱脂、漂白或纯化而成的无味平织棉布,无明显的棉叶、棉籽壳或其他的杂质。

3.2

脱脂棉纱布制品 absorbent cotton gauze finished products

脱脂棉纱布匹经切片、折叠而成的方块或将此方块缝制而成的片状物。

3.3

下沉时间 sinking time

试验样品接触水面至完全进入水中所需的时间,单位为秒(s)。

3.4

致命缺陷 fatal defects

影响人体健康、安全的缺陷。

3.5

次要缺陷 minor defects

影响产品使用性能的缺陷。

3.6

污迹 stain

参比 GB 251 评定沾色用灰色样卡,低于4级。

3.7

织疵 surface defects

机织物各类布面疵点的具体内容及疵点名称的说明见 GB/T 17759—1999。

4 要求

4.1 外观质量要求

外观缺陷评定见表 1。

表 1 外观缺陷分类表

缺陷	脱脂棉纱布	脱脂棉纱布制品
致命缺陷 (A 类不合格)	昆虫、毛发、金属、霉斑、锈纱、条块状荧光物质、污迹	昆虫、毛发、金属、霉斑、锈纱、条块状荧光物质、污迹
次要缺陷 (B 类不合格)	油纱、线状荧光物质、杂质、破损性疵点、织疵	油纱、线状荧光物质、杂质、破损性疵点、织疵、折边外露、纱头散纱、整理不良、折层不符、移位、缝制不良

4.1.1 脱脂棉纱布

a) 外观检验以 20 m 为一个标准匹长单位，将全批总匹长折算成标准匹数。采用缺陷计数方法；

b) 每匹应无致命缺陷，如发现则判该匹为 A 类不合格；

c) 每匹次要缺陷数应符合下列要求：

——幅宽小于 40 cm 时，不超过 2 个；

——幅宽 40 cm～80 cm 时，不超过 5 个；

——幅宽大于 80 cm 时，不超过 8 个。

如超过判该匹为 B 类不合格；

d) 线状疵点以 10 cm 及以内为一个缺陷；条块状疵点以最大长度量计，2 cm 及以内为一个缺陷；杂质以 0.2 cm 及以内为一个缺陷；超过部分作同种缺陷另行量计，最后累计计算；

e) 如匹内同时有 A 类不合格和 B 类不合格，则判该匹为 A 类不合格。

4.1.2 脱脂棉纱布制品

a) 外观检验以片的最终形态为单位，将全批箱数折算成全批总片数。采用缺陷计数方法；

b) 每片应无致命缺陷，如发现判该片为 A 类不合格；

c) 每片应无次要缺陷，如发现判该片为 B 类不合格；

d) 如同时有 A 类不合格和 B 类不合格，则判该片为 A 类不合格。

4.2 内在质量要求

4.2.1 合同有规定的按合同要求，合同未规定的按表 2 和表 3 规定执行。

4.2.2 经纬密度、每平方米质量(以克为单位)、断裂强力见表 2。

表 2 脱脂棉纱布的内在质量要求

检验项目	技术要求	偏差范围/%
经纬密度	按合同要求	±5.0
每平方米质量	按合同要求	±5.0
断裂强力	按合同要求	±5.0

4.2.3 水中可溶物、醚中可溶物、硫酸盐灰分、下沉时间、干燥失重见表 3。

表 3 脱脂棉纱布的物理性能要求

检验项目		控制范围
水中可溶物	≤	0.5%
醚中可溶物	≤	0.5%
硫酸盐灰分	≤	0.4%
下沉时间	≤	10 s
干燥失重	≤	8.0%

4.2.4 荧光物质：按 SN/T 0309 试验时，只允许显微棕紫色荧光和少量黄色颗粒。除少量孤立的纤维外，不应显强蓝色荧光。

4.2.5 淀粉与糊精：按附录 A 试验时，液体不应显蓝色、紫色、淡红色或淡棕色。

4.2.6 酸碱度：按附录 B 试验时，液体不应显示粉红色。

4.2.7 表面活性物质：按附录 C 试验时，液体产生的泡沫高度不应超过液面 2 mm 以上。

4.2.8 可萃取的着色物质：按附录 D 试验时，液体仅可见微弱的黄色，但不应显淡黄色或淡绿色。

4.3 包装要求

4.3.1 包装及标志应符合合同或订货单要求。

4.3.2 包装应平整、清洁、密封、干燥、牢固，适于长途运输。

4.3.3 采用布包时，缝包针距不应少于 4 针/10 cm。

4.3.4 包装标志应清晰、不褪色。

4.3.5 包装标志应标明品名、数量、规格、批号及生产日期。

5 抽样

5.1 检验批

应以同一合同、在同一条件下加工的同一品种为一检验批，或进出口报检批为一检验批。

5.2 外观质量抽样方案

采用 GB 2828.1 正常检验一次抽样。

5.2.1 检查水平

采用 GB 2828.1 一般检查水平Ⅱ。

5.2.2 合格质量水平 AQL

A 类不合格：AQL＝0.65

B 类不合格：AQL＝2.5

5.2.3 抽样数量

抽样数量见表 4。

表 4 一次正常抽样数量表

匹(20 米)、片

批量 N	抽样数量 n	A 类不合格		B 类不合格	
		Ac	Re	Ac	Re
2～8	2	0	1	0	1
9～15	3	0	1	0	1
16～25	5	0	1	0	1
26～50	8	0	1	0	1
51～90	13	0	1	1	2
91～150	20	0	1	1	2

表 4（续）

匹(20 米)、片

批量 *N*	抽样数量 *n*	A 类不合格		B 类不合格	
		Ac	Re	Ac	Re
151～280	32	0	1	2	3
281～500	50	1	2	3	4
501～1 200	80	1	2	5	6
1 201～3 200	125	2	3	7	8
3 201～10 000	200	3	4	10	11
10 001～35 000	315	5	6	14	15
35 001 及以上	500	7	8	21	22

5.3 内在质量抽样

从外观质量抽样的匹(片)中，随机抽取代表性的样品。每项理化试验随机取样四份，其中两份为试样，另两份为备样。但样品尺寸及质量应满足理化性能检测项目的要求。

6 检验

6.1 外观质量的检验

6.1.1 检验条件

样品检验应在正常的北向自然光下进行；如在日光灯下检验，其照度不低于 750 lx，光源与样品距离 1 m～1.2 m。

6.1.2 检验工具

a) 卷尺；

b) 评定沾色用灰色样卡。

6.1.3 检验方法

a) 脱脂棉纱布：检验时将抽取的样品放置在检验台上，逐匹进行缺陷个数的检验，从而确定不合格样品(匹)数；

b) 脱脂棉纱布制品：检验时将抽取的样品平放在检验台上，逐片进行缺陷检验，从而确定不合格样品(片)数。

6.2 内在质量的检验

6.2.1 试样准备

试样应除去内外包装，在相对湿度为 65%±2%、温度为 20 ℃±2 ℃，1 个标准大气压条件下，放置 24 h 以上。

6.2.2 理化试验

使用的所有试剂均应为分析纯试剂，试验用水应为符合中华人民共和国药典中规定的纯化水。

6.2.2.1 经纬密度的测定按 GB/T 4668 执行。

6.2.2.2 单位面积质量的测定按 GB/T 4669 执行。

6.2.2.3 断裂强力的测定按 GB/T 3923.1 执行。

6.2.2.4 干燥失重的测定按 GB/T 9995 执行。

6.2.2.5 荧光物质试验方法按 SN/T 0309 执行。

6.2.2.6 水中可溶物试验方法按照附录 E 执行。

6.2.2.7 淀粉与糊精试验方法按照附录 A 执行。

6.2.2.8 酸碱度试验方法按照附录 B 执行。

6.2.2.9　表面活性物质试验方法按照附录C执行。

6.2.2.10　醚中可溶物试验方法按照附录F执行。

6.2.2.11　硫酸盐灰分试验方法按照附录G执行。

6.2.2.12　下沉时间试验方法按照附录H执行。

6.2.2.13　可萃取的着色物质试验方法按照附录D执行。

6.3　包装的检验

检验时按包装要求，逐包进行检查，从而确定不合格包装数。

7　检验结果的判定

7.1　判定原则

检验结果依据外观质量、内在质量、包装质量综合判定。三者均合格，判定该批产品合格，否则为不合格。

7.2　外观质量判定

7.2.1　A类、B类不合格品数同时小于等于Ac时，判全批为合格。

7.2.2　A类、B类不合格品数同时大于等于Re时，判全批为不合格。

7.2.3　A类不合格品数大于等于Re时，判全批为不合格。

7.2.4　B类不合格品数大于等于Re同时A类不合格品数小于Ac时，两类不合格品数相加，如小于两类不合格品数Re之和，判全批为合格；如大于等于两类不合格品数Re之和，则判全批为不合格。

7.2.5　外观质量不合格的批，经返工整理，可以复验一次。合约另有规定的除外。

7.3　内在质量判定

各项理化指标试验结果均合格，判定该批内在质量合格，否则为不合格。合约另有规定的除外。

7.4　包装质量判定

各项包装要求均合格，判定包装质量合格，否则为不合格。包装不合格的批，经返工整理，可以复验一次。合约另有规定的除外。

附 录 A
（规范性附录）
淀粉与糊精试验方法

A.1 试剂

5 mol/L 乙酸溶液：量取 285 mL(300 g)冰乙酸，加水稀释至 1 000 mL。

0.05 mol/L 碘溶液：量取约 100 mL 水溶解 20 g 碘化钾，再加 13 g 碘使之溶解，加水稀释至 1 000 mL。

A.2 试验器皿

量杯；烧杯；玻璃棒。

A.3 试验方法

将水中可溶物试验(附录 E)中留出的 200 mL 未经过滤的液体冷却后，加入 5 mL 的 5 mol/L 的乙酸溶液和 0.15 mL 的 0.05 mol/L 的碘溶液。观察溶液颜色，是否符合 4.2.5 的规定。

附 录 B
（规范性附录）
酸碱度试验方法

B.1 试剂

酚酞指示液：量取 80 mL 乙醇（体积分数为 95.1%～96.9%的乙醇）溶解 0.1 g±0.01 g 酚酞溶液，加水至 100 mL。

甲基橙指示液：量取 80 mL±0.5 mL 水溶解 0.1 g±0.01 g 甲基橙，加乙醇（体积分数为 95.1%～96.9%的乙醇）至 100 mL±0.5 mL。

B.2 试验器皿

量杯；烧杯；玻璃棒；过滤网。

B.3 试验液的制备

将 15 g（精确至 0.1 g）的样品放入适宜的容器中，加入 150 mL 水，密闭容器浸泡 2 h。轻轻倒出液体，用玻璃棒挤压样品中的残存液体并混入已倒出的液体中。留出 10 mL 未过滤液体用于表面活性物质（见附录 C）的试验，然后过滤其余液体。

B.4 试验方法

量取试验液 25 mL±0.5 mL，置于容器中，加酚酞指示液 0.15 mL±0.01 mL，观察溶液颜色，是否符合 4.2.4 的规定。

另取试验液 25 mL±0.5 mL，置于容器中，加甲基橙指示液 0.05 mL±0.001 mL，观察溶液颜色，是否符合 4.2.6 的规定。

剩余试验液用于可萃取的着色物质（见附录 D）的试验。

附　录　C
（规范性附录）
表面活性物质试验方法

C.1　试验器皿

量筒(外径 20 mm、具磨砂玻璃塞)、秒表、量尺。

C.2　试验方法

将酸碱度试验方法(附录 B)中留出的 10 mL 液体置于洁净的量筒中,在 10 s 内用力振摇 30 次,然后放置 1 min,再重复振摇 30 次,静置 5 min 后观察泡沫情况,并测定液体表面泡沫的高度。

检查试验结果是否符合 4.2.7 的规定。

附　录　D
（规范性附录）
可萃取的着色物质试验方法

D.1　试验器皿

平底试管：无色、透明，内径为 15 mm～25 mm，高度 50 mm 以上；白色衬托物。

D.2　试验方法

取附录 B 酸碱度试验方法中的试验液倒入无色的平底试管中，至液面高度为 40 mm±10 mm，在漫射日光下，垂直于白色衬托物观察试验液的颜色，与纯化水进行比较，是否符合 4.2.8 的规定。

附 录 E
(规范性附录)
水中可溶物试验方法

E.1 试剂

纯化水。

E.2 试验器皿及设备

a) 分析天平:最小分度值 0.000 1 g;
b) 索氏萃取器;
c) 恒温水浴锅:附有恒温控制设备;
d) 烘箱:温度能设定在 100 ℃~110 ℃的可恒温烘箱;
e) 干燥器;量杯;蒸发器皿;玻璃棒;过滤网。

E.3 试验液的制备

取 7 g(精确至 0.01 g)纱布,放入 700 mL±10 mL 的水中煮沸 30 min,不时搅动并补充蒸发损失的水量。轻轻倒出液体,用玻璃棒挤压样品中的残存液体并混入已倒出的液体中。留出 200 mL 的液体用于淀粉和糊精(见附录 A)试验。并趁热过滤剩余的液体,用于下面的试验。

E.4 试验方法

蒸发 400 mL 的水浸液(对应于七分之四样品的质量),置于已恒重的蒸发器皿中,在 100 ℃~105 ℃下的烘箱中干燥至恒量,称量(精确至 0.000 1 g)。

E.5 水中可溶物

按式(E.1)计算:

$$W = \frac{m_2 - m_1}{m} \times 100 \qquad \text{(E.1)}$$

式中:
W——水中可溶物,%;
m_2——蒸发器皿与水中可溶物质量,单位为克(g);
m_1——蒸发器皿质量,单位为克(g);
m——水浸液所对应的七分之四样品质量,单位为克(g)。

结果按 GB/T 8170 修约到小数点后两位。取两次平行试验结果的算术平均值为测定结果。若平行试验的两次差异超过平均值的 25%时应再做一次,最终以三次算术平均值表示。

附 录 F
（规范性附录）
醚中可溶物

F.1 试剂

乙醚。

注：乙醚容易产生过氧化物，有损人体健康，使用时应注意安全。

F.2 试验器皿

索氏提取器；水浴锅；烘箱；分析天平；量杯；烧杯；蒸发器皿。

F.3 试验方法

取样品 5 g（精确至 0.01 g），放入索式萃取器中。在已恒重的蒸馏烧瓶中加入 150 mL 乙醚，接好索式萃取器和冷凝器萃取 4 h，每小时至少循环 4 次。在水浴锅上将提取液蒸干，在 105 ℃烘箱中干燥至恒重，称取蒸馏烧瓶及其内残留物的质量（精确至 0.000 1 g）。

F.4 醚中可溶物

按式（F.1）计算：

$$E=\frac{m_2-m_1}{m}\times 100 \qquad \text{(F.1)}$$

式中：

E——醚中可溶物，%；

m_2——蒸发器皿与醚中可溶物残渣质量，单位为克（g）；

m_1——蒸发器皿质量，单位为克（g）；

m——所取试样质量，单位为克（g）。

结果按 GB/T 8170 修约到小数点后两位。取两次平行试验结果的算术平均值为测定结果。若平行试验的两次差异超过平均值的 25%时应再做一次，最终以三次算术平均值表示。

附 录 G
（规范性附录）
硫酸盐灰分试验方法

G.1 试剂

1 mol/L 稀硫酸、浓度为 158 g/L 的碳酸铵溶液。

G.2 试验器皿

坩埚；酒精灯；分析天平。

G.3 试验方法

取样品 5 g(精确至 0.1 g)，置于已恒重的坩埚中，先在明火上小心地加热，然后在 600 ℃以下小心地加热至暗红色。

放冷，加入少许几滴稀硫酸，加热灼烧直至全部黑色颗粒完全消失。

放冷，加入少许几滴质量浓度为 158 g/L 的碳酸铵溶液，蒸发并在 700 ℃～800 ℃灼烧至完全灰化，放冷后精密称量。

再在 700 ℃～800 ℃炽烧 5 min 至恒量，并称量(精确至 0.000 1 g)。

G.4 硫酸盐灰分

按式(G.1)计算：

$$S = \frac{m_2 - m_1}{m} \times 100 \qquad \text{(G.1)}$$

式中：

S——硫酸盐灰分，%；

m_2——坩埚与炽烧残渣质量，单位为克(g)；

m_1——坩埚质量，单位为克(g)；

m——所取试样质量，单位为克(g)。

结果按 GB/T 8170 修约到小数点后两位。取两次平行试验结果的算术平均值为测定结果。若平行试验的两次差异超过平均值的 25%时应再做一次，最终以三次算术平均值表示。

附　录　H
（规范性附录）
下沉时间试验方法

H.1　试验器皿

烧杯（直径为110 mm～120 mm，高度大于120 mm）；酒精灯；温度计；镊子；秒表。

H.2　试验方法

向烧杯中加水（水温20 ℃±2 ℃）至深为100 mL±10 mL，用镊子将质量约1 g（精确至0.1 g）的一片纱布（最好取成正方形）对折四次（即：16层），并平整表面（对于制品可将其拆开后按纱布测定）。对于狭长的纱布条，多次对折直到最终长度不大于80 mm。将纱布轻轻平放于水面上，纱布四周应不触及烧杯壁，观察其逐渐下沉，并用秒表测量纱布完全沉入液面所用的时间。

共试验三次，计算三次试验的平均值，作为试验结果。

检查试验结果是否符合表3的规定。

前　言

本标准是按照GB/T 1.1—1993《标准化工作导则　第1单元：标准起草与表述规则第1部分：标准编写的基本规定》的要求编写的。本标准参考了国内外有关资料，经分析、研究改进和验证后制定。在标准中同时制定了抽样和制样方法。

本标准由中华人民共和国国家出入境检验检疫局提出并归口。

本标准起草单位：中华人民共和国北京出入境检验检疫局。

本标准起草人：张荣娜、常玉梅、朱林平、徐立功、刘申茹。

本标准系首次发布的行业标准。

中华人民共和国出入境检验检疫行业标准

进出口山羊绒净绒含量检验规程

SN/T 0980—2000

Rules for the inspection of actual clean cashmere content in goatcashmere for import and export

1 范围

本标准规定了用锡莱杂质分析机测定山羊绒净毛绒含量和净绒含量的方法。

本标准适用于过轮山羊绒及其他绒类含量的测定。

2 引用标准

下列标准所包含的条文，通过在本标准中引用而构成为本标准的条文。本标准出版时，所示版本均为有效。所有标准都会被修定，使用本标准的各方应探讨使用下列标准最新版本的可能性。

GB 6529—1986 纺织品的调湿和试验用标准大气

GB/T 8170—1987 数值修约规则

SN 0105—1992 出口绒类检验规程

SN 0106—1992 出口无毛绒检验规程

3 定义

本标准采用下列定义。

3.1 过轮山羊绒 willowed goat-cashmere

将人工分选完毕的原绒，用过轮机除土去杂，经过过轮机加工的原绒。

3.2 样品 sample

从报验批的大货中扦取的过轮山羊绒代表性样品。

3.3 子样 subsample

从样品中随机抽取试验用的代表性样品。用于净毛绒量和净绒量测试。

3.4 试样 tested sample

将子样洗涤或洗涤烘干后，随机抽取的代表性样品。

3.5 净毛绒含量 yield

洗净绒毛干重以公定回潮率和公定含脂率修正后的重量与原过轮山羊绒样品重量的百分比。

3.6 净绒率 actual clean wool content A. C. W. C.

洗净绒干重(除去粗毛杂质)，以公定回潮率和公定含脂率修正后的重量与原过轮山羊绒样品重量的百分比。

3.7 实测含脂率 actual content of residual oil

试样经择、洗后未洗净仍残留在绒毛纤维上的油脂重量(干态)对原试样重量(干态)的百分比。

3.8 公定含脂率 official content of oil

为检验贸易等需要，对纺织材料、纺织品规定的含脂率。

3.9 公定回潮率 official moisture regain

中华人民共和国国家出入境检验检疫局2000-09-15批准　　2000-12-31实施

为检验贸易等需要，对纺织材料、纺织品规定的回潮率。

3.10 恒重 constant weight

纺织材料试样经过处理，相隔一定时间，前后两次称重差异不超过规定范围时的重量。

4 原理

锡莱杂质分析机是通过分梳，借气流和机械的作用，使得绒与粗毛、杂质分离，测得净绒含量。

5 仪器设备

5.1 锡莱杂质分析机 shirley trash separator

英国锡莱杂质分析机（棉型）或采用洛阳纺织机械厂产的棉型去杂机。

5.2 八篮恒温烘箱

5.3 天平：感量 0.01 g、0.001 g。

5.4 索氏油脂萃取器或 WIRA 快速含油萃取器。

5.5 洗毛设备：洗毛槽带有双层铜丝网底（粗筛 40 目，细筛 100 目）。

5.6 离心脱水机。

5.7 恒温水浴锅。

6 试剂

6.1 中性洗涤剂。

6.2 碳酸钠（化学纯）。

6.3 乙醚。

7 抽样

7.1 抽样数量

对于净毛绒量、净绒量样品，每批在 2 t 以下者抽取总样品量不少于 1 000 g。在 10 t 以下者，每增加 1 t 增取 250 g，在 10 t 以上者每增加 2 t 增取 250 g。

7.2 抽样方法

7.2.1 打包抽样

按内包装布袋数量不少于 30%的比例，于打包时随抽样、随过磅。抽样必须根据取样数量与打包数均匀分布，以保证所抽取样品有较高的代表性。

注意勿使样品中尘沙杂质掉落，将取得的样品随即装入容器内加以密封，并在 8 h 内用感量 0.01 g 天平称得其重量，以免样品水分在称前发生变化。

7.2.2 拆包取样

在过磅的同时，按不少于 30%的比例拆包，按包号均匀分布随机扦取代表性样品，特别要注意抽取到芯层，以保证所抽取样品具有较高的代表性。

注意勿使样品中尘沙杂质掉落，将取得的样品随即装入容器内加以密封，并在 8 h 内用感量 0.01 g 天平称得其重量，以免样品水分在称前发生变化。

7.3 样品处理

7.3.1 制样

将抽取的样品称重，称得总重量用（W）表示。然后将样品充分地机械混合，并不得损失绒纤维和脱落的杂质。混合均匀后采用四分法取舍 2～3 次，然后从中取出子样三份，在感量 0.01 g 的天平上称其重量各 100 g。其中二份用于净绒含量测试，一份用作备样。称取子样后将剩余的样品称重。余样的重量与子样重量之和为 W_b，因此重量 W_b 与样品总重 W 之比值算出修正因子。

注：子样称重后，如有异种动物纤维混入，应将其分选出去，称其重量并从子样重量中扣除。

8 洗样

8.1 配置洗液

中性皂片或洗涤剂，浴比 1∶80。即 50 g 试样需置于 4 000 mL 溶液中。

8.2 洗涤

第一槽：清水冲洗 10 min，水温 50℃～55℃

第二槽：浸洗 5 min，放入配制好的 0.8% Na_2CO_3 溶液，水温 50℃～55℃。

第三槽：皂洗 5 min，放入配置好的含有 0.5% Na_2CO_3 和 0.25%中性皂片溶液，水温 50℃～55℃。

第四槽：清水漂洗，水温 40℃左右，用软化水为佳，直至清洗到中性为止。

注意：洗样时不得用手揉搓，以免缠结。

洗涤后收集筛网上的短毛绒及所有杂质，用洗涤法去除泥沙，收集植物性杂质，合并于子样内。

8.3 将洗涤后的子样装入丝袋中经离心机脱水。脱水时间 5 min 为宜。

9 净毛绒残脂率测定

9.1 试验步骤

从洗涤烘干的子样中随机称取 5 g 试样三份（精确到 0.01 g，试样重量按规定进行修正）。二份作平行试验，一份作备样。

将试样用滤纸包好，放入浸抽器的浸抽管内，下接已烘至恒重的浸抽瓶，注入适量乙醚溶剂。将浸抽瓶置于水浴锅中，加热使溶剂蒸发上升，冷凝，回流，每次时间约 3 h，总回流次数不少于 12 次。

浸抽完毕后取出试样，回收溶剂。然后将带有萃取物的浸抽瓶放入 103℃～107℃烘箱内烘干至恒重（称重精确到 0.000 1 g）。将除油后试样放在 103℃～107℃烘箱内烘至恒重（称重精确到 0.000 1 g）。

注：在放入烘箱前必须使乙醚挥发净，每次称重前应置于干燥器内冷却 20 min。

两个平行试样结果允许误差为 0.5%。如超过 0.5%允许范围，应作第三个试样，以三个试验结果平均之。

9.2 计算

$$\text{残脂率}\ o(\%) = \frac{G_1}{G_1 + G_2} \times 100 \qquad \cdots\cdots(1)$$

式中：o——残脂率，%；

G_1——油脂烘干重，g；

G_2——除油后烘干样品重，g。

10 净毛绒率计算

$$\text{净毛绒率}(\%) = \frac{[GD_1 \times (1 - o)] \times [1 + 17\% + 1.5\%]}{G} \times 100 \qquad \cdots\cdots(2)$$

式中：G——原毛绒样品重，g；

GD_1——洗后烘干样品重，g；

o——实测残脂率，%；

17%——公定回潮率；

1.5%——公定含脂率。

11 净绒含量测定

11.1 试验步骤

将经洗涤脱水后的样品直接放在锡莱杂质分析机的喂入板上，缓缓的经喂入罗拉喂入锡莱杂质分析机，如果不需要计算净毛绒率时，则可将脱水后的样品直接放入锡莱杂质分析机分离。经分离的杂质及粗毛落入前仓，绒落入后仓。

11.1.1 初次分离下来的粗毛，杂质中有少量绒，前仓绒中含有少量粗毛杂质。依次将前仓的粗杂、后仓的绒取出，再次分别喂入锡莱杂质分析机，如此反复分离三次。若前仓粗中仍有微量绒球时，则需人工拣出归入净绒中(在环境相对湿度 65%条件下，杂质分离效果最佳)。

11.1.2 将锡莱杂质机分离出的净绒放入 103℃～107℃八篮烘箱中烘至恒重 GD_2。

11.1.3 将烘至恒重的净绒放置在标准温湿度条件下平衡后，充分混合均匀，从中多点拣取 1 g 子样两份(称重精确到 0.000 1 g)，分别放入铝盒内。

11.1.4 将称准的子样放入搪瓷盘(或玻璃板上)，用镊子逐一用手工拣取锡莱杂质分析机未分离干净残留的粗毛、杂质。

11.1.5 将从经锡莱杂质分析机分离的净绒，放入 103℃～107℃八篮烘箱中烘至恒重(第一次称重后，每隔 20 min 称重一次，如连续两次称重差异不超过前次的 0.05%时即认为恒重)。

11.2 净绒残脂率测定

从经锡莱杂质分析机分离、烘干的净绒中随机称取 5 g 试样三份(精确到 0.001 g)，二份作平行试验，一份备样。将试样用滤纸包好，进行油脂浸抽。(见第 9 章残脂率测定)

11.3 计算：

11.3.1 含粗率计算见式(3)：

$$c(\%) = \frac{G_c}{G_r} \times 100 \quad \cdots\cdots(3)$$

式中：c——含粗率，%；

G_c——粗毛重量，g；

G_r——绒样重量，g。

11.3.2 含杂率计算见式(4)：

$$a(\%) = \frac{G_a}{G_r} \times 100 \quad \cdots\cdots(4)$$

式中：a——含杂率，%；

G_a——杂质重量，g；

G_r——绒样重量，g。

11.3.3 净绒量计算见式(5)：

$$GD_3 = GD_2 \times (1 - o - c - a) \quad \cdots\cdots(5)$$

式中：GD_2——锡莱杂质分析机分离烘干后净绒重，g；

o——实测残脂率，%；

c——含粗毛率，%；

a——含杂质率，%；

GD_3——经洗涤、除油、烘干、去粗、去杂后净绒重，g。

11.3.4 净绒率计算见式(6)：

$$净绒率 = \frac{GD_3 \times (1 + 17\% + 1.5\%)}{G} \times 100 \quad \cdots\cdots(6)$$

式中：GD_3——洗后除脂、烘干、去粗、去杂后净绒重，g；

G——原毛绒样品重，g；

17%——公定回潮率，%；

1.5%——公定含脂率，%。

两个平行试样结果允许误差为1%。如超过1%允许范围,应作第三个试样,以三个试验结果平均之。

12 检验结果和数据处理

残脂率、含粗率、含杂率计算结果取两位小数。净毛绒率、净绒含量、净绒率的计算结果取一位小数。数值修约按GB/T 8170规定执行。

前　　言

本标准是按照GB/T 1.1—1993《标准化工作导则　第1单元:标准的起草与表述规则　第1部分:标准编写的基本规定》要求编写的,同时参考了FZ/T 62005—1993《被套》和其他企业标准,其尺寸变化率、断裂强力采用美国试验与材料协会标准ASTM D4036—1981《机织及针织家用枕套、床单和床罩用织物的标准性能规格》。

本标准外观质量抽样方法采用GB/T 2828—1987《逐批检查计数抽样程序及抽样表(适用于连续批的检查)》一次抽样方案,检查水平为一般检查水平Ⅰ,AQL值为4.0。

本标准的附录A是提示的附录。

本标准由国家认证认可监督管理委员会提出。

本标准起草单位:中华人民共和国江苏出入境检验检疫局。

本标准主要起草人:范虹、朱品球、袁涛。

本标准首次发布。

中华人民共和国出入境检验检疫行业标准

SN/T 1011—2001

出口被套检验规程

Rules for the inspection of quilt cover for export

1 范围

本标准规定了出口机织物被套的抽样、检验和结果判定。

本标准适用于以纯棉或涤棉、纯麻或麻棉为原料的出口被套系列产品的检验。其他原料的被套亦可参照执行。

2 引用标准

下列标准所包含的条文,通过在本标准中引用而构成为本标准的条文。本标准出版时,所示版本均为有效。所有标准都会被修订,使用本标准的各方应探讨使用下列标准最新版本的可能性。

GB 250—1995 评定变色用灰色样卡

GB 251—1995 评定沾色用灰色样卡

GB/T 2828—1987 逐批检查计数抽样程序及抽样表(适用于连续批的检查)

GB/T 3920—1997 纺织品 色牢度试验 耐摩擦色牢度

GB/T 3921.3—1997 纺织品 色牢度试验 耐洗色牢度:试验 3

GB/T 3923.1—1997 纺织品 织物拉伸性能 第 1 部分:断裂强力和断裂伸长率的测定 条样法

GB/T 4668—1995 机织物密度的测定

GB/T 4856—1993 针棉织品包装

FZ/T 01014—1991 纺织品尺寸变化的测定 家用洗衣机法

3 抽样

3.1 外观质量抽样按表 1 规定执行(一次抽样方案,一般检查水平 I ,AQL 值为 4.0)。

3.2 内在质量抽样数量规定为每批不得少于四条(套),各色位必须抽全。

表 1 单位:条或套

N	正常检查		
	n	A_c	R_e
2～8	2		
9～15	2		
16～25	3	0	1
26～50	5		
51～90	5		
91～150	8		

中华人民共和国国家质量监督检验检疫总局 2001-12-30 批准　　2002-06-01 实施

表 1(完)　　单位:条或套

N	正常检查		
	n	A_c	R_e
151～280	13	1	2
281～500	20	2	3
501～1 200	32	3	4
1 201～3 200	50	5	6
3 201～10 000	80	7	8
10 001～35 000	125	10	11

注

1 表中 N—批量;n—样本大小;A_c—合格判定数;R_e—不合格判定数。

2 抽箱数=$\sqrt{总箱数}$×0.6 取整数。

4 检验

出口被套检验分为内在质量检验和外观质量检验。内在质量包括尺寸变化率、染色牢度。外观质量包括织物规格尺寸、散布性疵点、局部性疵点、缝纫疵点和绣花疵点。

4.1 外观质量检验

4.1.1 检验工具

钢卷尺、GB 250 评定变色用灰色样卡、GB 251 评定沾色用灰色样卡、检验台。

4.1.2 检验条件

4.1.2.1 检验台面照明度不低于 750 lx,光源与检验面距离为 1.2 m。

4.1.2.2 检验员位于检验台正面,眼与布面距离为 60 cm～80 cm,检验时将被套平摊在检验台上,以正面为主。

4.1.3 外观疵点评定

外观疵点评定见表 2,外观疵点说明见附录 A(提示的附录)。

表 2

疵点名称			疵点程度	合格品累计允许范围
局部性疵点	经向疵点		轻微	1 根
			明显	5 cm
	纬向疵点	线状	轻微	1 道
			明显	5 cm
		横档	轻微	允许
			明显	0.4 cm
	条块状疵点		轻微	允许
			明显	3 cm
			严重	不允许
	破损性疵点		经纬向共断三根以上	不允许
			经纬脱离组织三根及以上	不允许
			锈渍	不允许

表 2(完)

疵点名称		疵点程度		合格品累计允许范围
散布性疵点	色差(级)	左中右	漂布	4
			花布	3-4
		前后		3-4
		参考样		2-3
		同类样		3
	花色(级)			3-4
散布性疵点	纬斜/%			4
	长、宽尺寸	按设计规定		−2%
	花斜、烫斜			5 cm
	点状散布性疵点	轻微		允许
		明显		不允许
绣花疵点	花型	色线用错		不允许
	错花、失花、坏花	轻微		允许
		明显		不允许
缝纫疵点	跳针、浮针	不超过二针		不允许超过二处
	缝合	毛边		拷边,留线尾 2 cm～3 cm
		缝头 1 cm		±0.2 cm
	针迹密度			不低于(18 针～20 针)/5 cm
	接头套针			不低于 3 针～4 针(重叠针、回针)
	开口处	加强布		3 cm～4 cm
	拉链	开启不顺、不平		不允许

注

1 同一条被套里,面片、底片经、纬向必须一致(装饰性的镶、嵌、贴除外)。

2 检验外观疵点以经向或纬向最大长度计量,“根”与“道”是指外观疵点的长度与宽度的计算单位。

3 色差深浅程度按 GB 250 评定,染色、印花疵点和油污色疵按 GB 251 评定 3-4 级为轻微、3 级为明显,3 级以下为严重。

4 表中未列入的外观疵点,可参照相似疵点评定。

4.2 内在质量检验

4.2.1 长度和宽度检验时,应采用经过校验尺而标有厘米及毫米刻度的钢尺(量尺的精确度为 0.1 cm/m)。在距被套两端或两边的四分之一处测量总长度和总宽度。

4.2.2 纬纱密度测定按 GB/T 4668 规定执行。

4.2.3 断裂强力试验方法按 GB/T 3923.1 规定执行。

4.2.4 尺寸变化率试验方法按 FZ/T 01014 规定执行。

4.2.5 耐摩擦色牢度试验方法按 GB/T 3920 规定执行。

4.2.6 耐洗色牢度试验方法按 GB/T 3921.3 规定执行。

4.2.7 内在质量评定见表 3。

表 3

质量项目		标　　准	合　　格
尺寸变化率/%	纯麻、麻棉	按设计规定	−7
	纯　棉		−5
	涤　棉		−2
断裂强力/N	棉、涤棉	222	−20
	麻、麻棉	170	−10
纬纱密度/(根/10 cm)	纯棉、麻、麻棉	按设计规定	−3%
	涤　棉		−3%
染色牢度/级	耐洗、耐摩擦	3	3
注：色牢度允许二项低半级或一项低一级。			

4.3　包装和标志

包装和标志按 GB/T 4856 规定执行，对合同有要求的按合同要求执行。

5　检验结果判定

被套品质的评定，由内在质量和外观质量分别评定后，二者综合判定，二者均合格即判为全批合格，其中一项不合格即判为全批不合格。

5.1　内在质量评定

内在质量以批为单位评定。尺寸变化率和色牢度有一项不合格即为内在质量不合格。

5.2　外观质量评定

被套外观质量按表 2 逐条评定后按表 1 判定。

6　不合格的处置

6.1　对合格批样本中的不合格品，应返工整理或调换。

6.2　对不合格批，经全数返工整理或调换后，再申请复验一次。

7　检验有效期

检验有效期为一年，黑色为半年。

附 录 A
（提示的附录）
外观疵点说明

A1 定义

轻微：疵点比较模糊，能隐约看到，不易发现。

明显：比较明显，能直接看到，外观有一定影响。

A2 经向线状疵点

沿经向伸延的疵点，其宽度不超过 0.2 cm。具体包括：粗经、错支、综穿错、筘路、针路、双经、松紧经、断经、跳纱、边撑疵、油、污、色经等。

A3 纬向线状疵点

沿纬向伸延的疵点，其宽度不超过 0.2 cm，具体包括错纬、条干不匀、脱纬、双纬、百脚、杂物织入、跳纱、竹节纱、油纬、污纬、色纬等。

A4 横档疵点

包括拆痕、色档、稀路、密路等。

A5 条块状疵点

沿经纬向伸延形成条状或块状的疵点，其长度或宽度在 0.2 cm 以上，具体包括：经缩波纹、经缩浪纹、轧梭、针路、筘路、边撑疵、油、污、色渍、露底、修理不良等。

A6 破损疵

包括破洞、跳花、锈渍等。

A7 散布性疵点

包括纬缩、结头、星跳、烫整折痕、线头、棉结杂质、油、污、色点等。

A8 纬纱歪斜程度

纬纱歪斜程度按式（A1）进行计算：

$$\text{纬纱歪斜}(\%) = \frac{\text{纬纱歪斜与水平最大距离}}{\text{设计宽度}} \times 100 \qquad \cdots\cdots(A1)$$

A9 花斜、烫斜

花斜、烫斜见图 A1 和图 A2。

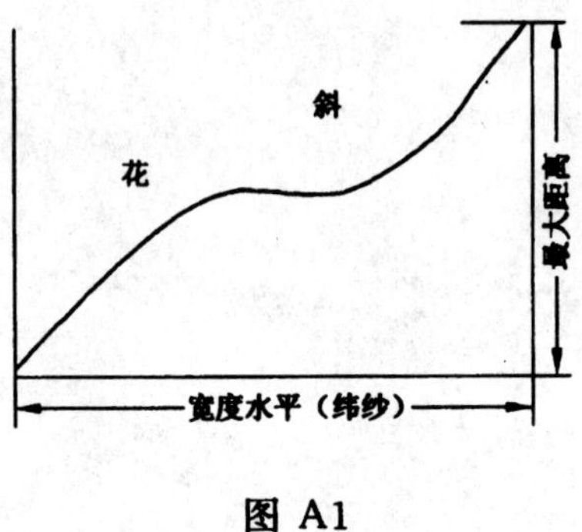

图 A1

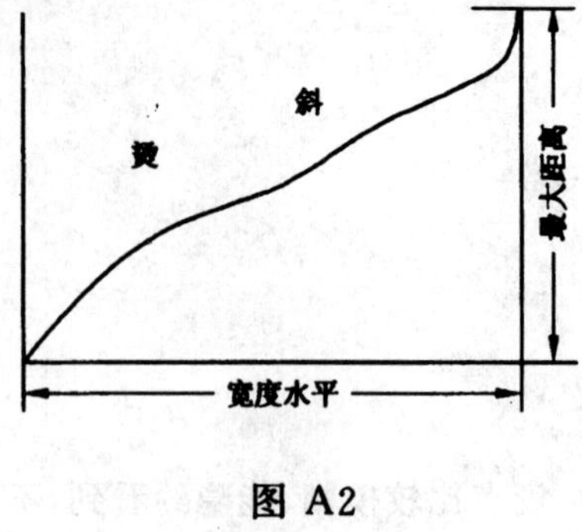

图 A2

前　　言

本标准是按照GB/T 1.1—1993《标准化工作导则　第1单元:标准的起草与表述规则　第1部分:标准编写的基本规定》的要求编写的。本标准参照国际标准,涤纶针织立绒布纹路歪斜、花斜试验方法采用了日本工业标准JIS L1018—1990《针织坯布试验方法》中的有关内容。

本标准的附录A是标准的附录。

本标准由国家认证认可监督管理委员会提出。

本标准起草单位:中华人民共和国江苏出入境检验检疫局。

本标准主要起草人:范虹、陆焰、吴森明。

本标准首次发布。

中华人民共和国出入境检验检疫行业标准

出口涤纶针织立绒检验规程

SN/T 1012—2001

Rules for the inspection of polyester stitch upright fabric for export

1 范围

本标准规定了出口涤纶针织经编立绒的抽样、检验和结果判定。

本标准适用于出口染色、印花、刷花涤纶针织经编立绒的检验。

2 引用标准

下列标准所包含的条文，通过在本标准中引用而构成为本标准的条文。本标准出版时，所示版本均为有效。所有标准都会被修订，使用本标准的各方应探讨使用下列标准最新版本的可能性。

GB 250—1995 评定变色用灰色样卡

GB 251—1995 评定沾色用灰色样卡

GB/T 3920—1997 纺织品 色牢度试验 耐摩擦色牢度

GB/T 3921.3—1997 纺织品 色牢度试验 耐洗色牢度：试验 3

GB/T 8170—1987 数值修约规则

GB/T 8628—1988 测定织物尺寸变化时试样的准备、标记和测量

GB/T 8629—1988 纺织品试验时采用的家庭洗涤及干燥程序

GB/T 8630—1988 纺织品在洗涤和干燥时尺寸变化的测定

GB/T 8878—1997 棉针织内衣

FZ/T 72001—1992 涤纶针织面料

3 定义

本标准采用下列定义。

检验批：以同一合同，同一规格，同一批生产的产品。

4 抽样

4.1 外观质量抽样数$=\sqrt{总米数}\times 0.8$取整数，色泽、花型必须抽全。

4.2 内在质量抽样数量按同一检验批随机采样不少于三块，不同色位应抽全。

5 检验

5.1 外观质量检验

外观质量包括原料疵，织造疵，印、染疵，整理疵，绒面刷花疵。

5.1.1 检验工具

钢卷尺、电子秤、GB 250 评定变色用灰色样卡、检验机或检验台。

中华人民共和国国家质量监督检验检疫总局 2001-12-30 批准 2002-06-01 实施

5.1.2 检验条件

5.1.2.1 检验台面与水平夹角为35°～45°。

5.1.2.2 检验台上照明度不低于750 lx。

5.1.2.3 检验机速度为(16 m±2 m)/min。

5.1.3 外观疵点检验

外观疵点检验以织物正面为主，外观疵点评定见表1。

表1

<table>
<tr><th colspan="3">疵点名称</th><th>疵点程度及范围</th><th>局部性疵点结辫数</th></tr>
<tr><td>原料疵点</td><td colspan="2">毛丝、细丝、油丝、松丝、粗丝、色丝</td><td>直向:0.1 cm～4.0 cm</td><td>1</td></tr>
<tr><td rowspan="9">织造疵点</td><td colspan="2">稀密路、油针、花针、毛针、拼丝、丝拉紧、直条丝、色泽丝</td><td>0.1 cm～4.0cm</td><td>1</td></tr>
<tr><td colspan="2">停车痕</td><td>直向:0.1 cm～2.0 cm</td><td>1</td></tr>
<tr><td colspan="2">钩丝、擦毛</td><td>0.5 cm～5.0 cm</td><td>1</td></tr>
<tr><td colspan="2">节疤、修疤</td><td>0.1 cm～5.0 cm</td><td>1</td></tr>
<tr><td colspan="2">修痕</td><td>0.1 cm～10 cm</td><td>1</td></tr>
<tr><td colspan="2">错花纹(直向)</td><td>1.0 cm～10 cm</td><td>1</td></tr>
<tr><td colspan="2">漏针、缺丝、断丝</td><td>0.1 cm～10 cm</td><td>1</td></tr>
<tr><td colspan="2">破洞(直径)</td><td>0.1 cm～2.0 cm</td><td>1</td></tr>
<tr><td colspan="2">横路</td><td>0.1 cm～5.0 cm</td><td>1</td></tr>
<tr><td rowspan="8">印染整理疵点</td><td colspan="2">色花</td><td>0.2 cm～10 cm</td><td>1</td></tr>
<tr><td rowspan="2">色差级</td><td>前后色差</td><td>合格品:3-4,超过每米</td><td>1</td></tr>
<tr><td>左、中、右色差</td><td>合格品:4,超过每米</td><td>1</td></tr>
<tr><td colspan="2">染色疵、印花疵、油、污色疵</td><td>浅色:轻微 1.0 cm～20 cm
明显 0.5 cm～10 cm
深色:明显 0.5 cm～5.0 cm
严重 0.2 cm～5.0 cm</td><td>1</td></tr>
<tr><td colspan="2">摺印、极光印</td><td>100 cm</td><td>1</td></tr>
<tr><td colspan="2">纹路歪斜</td><td>5%</td><td>1</td></tr>
<tr><td colspan="2">花斜</td><td>6.0 cm</td><td>1</td></tr>
<tr><td colspan="2">脱边、坏边、卷边、荷叶边</td><td>直向 5.0 cm～10 cm</td><td>1</td></tr>
<tr><td>绒面刷花疵点</td><td colspan="2">绒面高低不一，漏花、错花、刷花不清</td><td>轻微 10 cm～100 cm
明显 5.0 cm～50 cm
严重 1.0 cm～10 cm</td><td>1
1
1</td></tr>
<tr><td>幅宽</td><td colspan="2">允许公差</td><td>120 cm 以下:—1.5 cm 超过每米
120 cm～160 cm:—2.0 cm 超过每米
160 cm 以上:—3.0 cm 超过每米</td><td>1
1
1</td></tr>
<tr><td colspan="5">注
1 表内未列明的外观疵点，可参照相似疵点评定。
2 匹与匹之间色差不低于3-4级。</td></tr>
</table>

5.1.3.1 局部性外观疵点以百米漏辫数5只及以下为合格品，百米漏辫数5只以上者为不合格品。

5.1.3.2 局部性外观疵点允许结辫规定为：20 m～40 m允许2只结辫，40 m～80 m允许4只结辫，80 m以上允许5只结辫(结一辫放码20 cm，疵点超过20 cm应按实际长度放)，放码后不计漏辫。

5.1.3.3 拼匹以二段为限，最短一段不低于18 m，拼匹每段放码不少于10 cm，拼匹数不大于20%，合同有规定的按合同规定执行。

5.1.3.4 匹长(匹重)检验同时核对码单与实物数量(质量)。

5.1.3.5 评定染色、印花疵点和油污色疵时按GB 251执行，3-4级为轻微，3级为明显，3级以下为严重。

5.2 内在质量检验

5.2.1 幅宽试验按GB/T 8878规定执行。

5.2.2 平方米质量试验按FZ/T 72001规定执行。

5.2.3 顶破强度试验按GB/T 8878规定执行。

5.2.4 尺寸变化率试验按GB/T 8628，GB/T 8629，GB/T 8630规定执行。

5.2.5 耐洗色牢度试验按GB/T 3921.3规定执行。

5.2.6 耐摩擦色牢度试验按GB/T 3920规定执行。

5.2.7 内在质量评定见表2。

表2

项目	平方米质量公差	顶破强力 138 N	尺寸变化率		耐洗		耐摩擦	
			直向	横向	原样变色	白布沾色	干摩擦	湿摩擦
合格	−7%及以内	−15%及以内	−3%及以内		3-4级	3级	3级	2-3级
注：色牢度有一个项目低一级以上或有两个项目低半级以上降等。								

5.3 包装与标志检验

5.3.1 卷装分无芯卷装与有芯卷装两种方法。

5.3.1.1 卷装应两边齐，卷芯应超出门幅2.0 cm。

5.3.1.2 单幅卷筒，卷筒以织物正面卷里，反面卷外。

6 检验结果判定

6.1 外观质量逐米按表1评定，全批按5.1.3.1判定。

6.2 内在质量评定，以批检验结果的最低一项评定。

6.3 整批质量判定以内在质量、外观质量同时合格为全批合格，其中一项不合格为全批不合格。

7 不合格的处置

7.1 对合格批样本中的不合格品，应返工或更换。

7.2 对不合格批，经全数返工整理或更换，允许再复验一次。

8 其他

检验有效期为一年，黑色为半年有效期。

附 录 A
（标准的附录）
纹路歪斜、花斜试验方法

A1 纹路歪斜

A、B为涤纶针织经编布两边同一线圈横列的两端点，从A点作一条与涤纶针织经编立绒两边垂直的水平线，与B端相交得C点，量得BC间距离为b，根据式(A1)算出纹路歪斜。

$$\text{纹路歪斜}(\%) = \frac{b}{a} \times 100 \quad \cdots\cdots\cdots\cdots(A1)$$

式中：a——幅宽，cm；

b——纹路歪斜距离，cm。

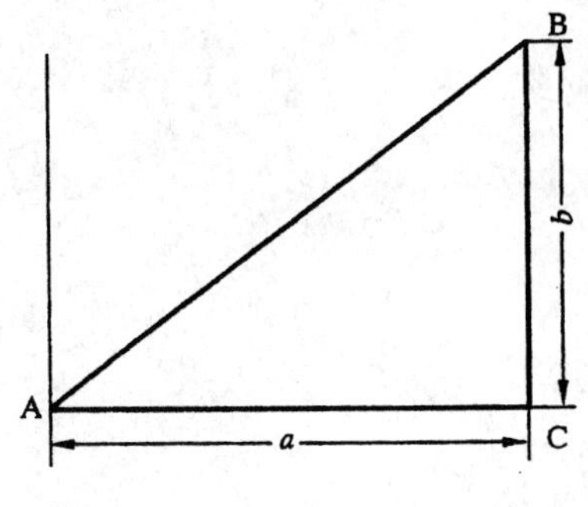

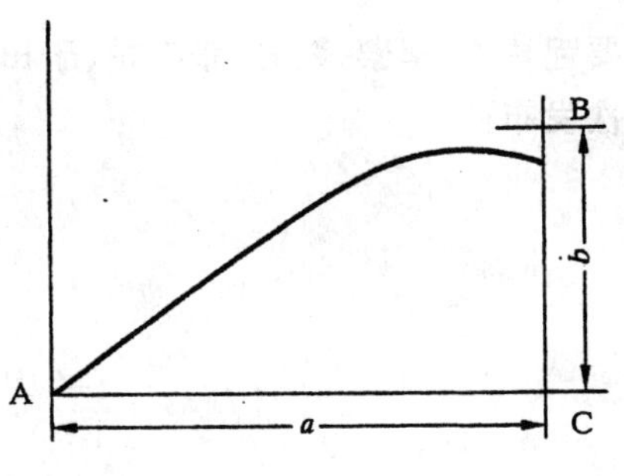

图 A1

A2 花斜

A、B为印花同一水平线两端点，从A点作一条与涤纶针织经编立绒同一线圈横列与B端相交，得出C点，量得BC间距离为b，见图A2。

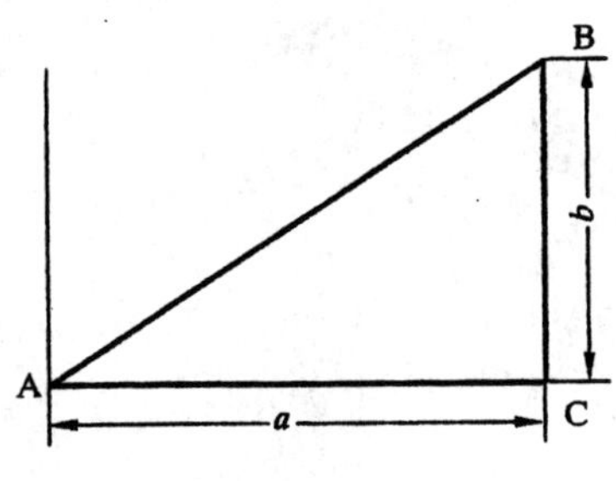

a—宽度水平；b—花斜距离，cm

图 A2

前　言

本标准是按照GB/T 1.1—1993《标准化工作导则　第1单元:标准的起草与表述规则　第1部分:标准编写的基本规定》的要求,针对出口绒绣制品品质、抽样检验制定的。

本标准根据出口绒绣制品的工艺特点,对其所用原料、绣工质量、缝合质量、包装要求及产品的规格尺寸偏差、不方度、不圆度、歪斜度进行了规范。本标准同时还规定了产品检验的抽样及判定方法。

本标准由国家认证认可监督管理委员会提出并归口。

本标准起草单位:中华人民共和国山东出入境检验检疫局、中华人民共和国上海出入境检验检疫局。

本标准主要起草人:李黎、鞠岩、张广柏、于田增。

本标准首次发布。

中华人民共和国出入境检验检疫行业标准

出口绒绣制品检验规程

SN/T 1023—2001

Rules for the inspection of woolen needlepoint tapestry products for export

1 范围

本标准规定了出口绒绣制品的取样、检验、检验结果的判定以及包装要求。

本标准适用于以各种原料的网眼布为底布，用毛、棉、丝、化纤等绣线绣制的各类绒绣制品的检验。

2 引用标准

下列标准所包含的条文，通过在本标准中引用而构成为本标准的条文。本标准出版时，所示版本均为有效。所有标准都会被修订，使用本标准的各方应探讨使用下列标准最新版本的可能性。

GB 250—1995 评定变色用灰色样卡

SN 0033—1992 出口抽纱制品抽样检验规程

3 取样

按照 SN 0033 执行。

4 检验

4.1 外观质量检验

4.1.1 检验工具

GB 250 评定变色用灰色样卡、卷尺、量角器。

4.1.2 检验条件

成品须在正常的北向自然光线下检验，其照度应为 750 lx，光源与样品距离为 1 m～1.2 m。

4.1.3 检验方法

a) 外观疵点的检验方法

将随机抽取的样品平摊在检验台上，逐片进行检验。

b) 规格检验方法

从抽取的检验样品中，每种规格至少测量三片。靠垫、座垫类产品测量规格时，正方形、长方形产品经纬各测一次，圆、椭圆形产品过中心经纬各测一次。绣毯测量规格时，在每一条边的每个长度和宽度方向上，至少作三次测量，方法是：在距毯的每一边缘 10 cm 处量两次，过中心处量一处，然后计算平均值。

4.1.4 原料检验

a) 绣线条干均匀，绣线色差不低于 4-5 级；

b) 钢丝布须网眼方正均匀，接缝时不错扣，大小网眼要分列对齐。

钢丝布无脏污、水渍、破碎、发黄、变质及网眼大小交叉现象。

4.1.5 绣工检验

a) 成品图案、针法、色彩应与图纸、样卡或确认样相符；

中华人民共和国国家质量监督检验检疫总局 2001-12-30 批准　　2002-06-01 实施

b）绣针平服，无错针漏针漏底，绣线松紧均匀；

c）绣线生头和收头要结牢，线头要处理在背后，不松散起毛。

4.1.6 缝合检验

a）缝合线匀直牢固，结针线套准，尾针打回针，无线头；

b）里布与成品表面松紧适宜，无皱折，镶嵌条牙均匀顺直，边角规则整齐。

4.1.7 针距密度检验

车缝线针距为(8针～9针)/3 cm，手扦边为(3针～4针)/3 cm。

4.1.8 整烫检验

整烫平服，洁净干燥，不得出现烫黄、掉色、沾色、极光、死折等。

4.1.9 色差检验

同片产品色差为4～5级；配套产品色差不低于4级；同箱产品之间色差不低于3～4级；箱与箱产品之间色差不低于3级。

4.1.10 规格尺寸极限偏差

a）座垫、靠垫规格尺寸偏差为±1.25 cm；

b）毯类、挂件等规格尺寸偏差为±2%；

c）歪斜度按针示方向量，对角角度不得大于6°；

d）各类产品的不方度、不圆度尺寸偏差为2.5%。

4.2 包装质量检验

4.2.1 内外包装应符合合同要求，做到整齐、清洁、严密、干燥、牢固。

4.2.2 外包装标志须用不易褪色的颜色刷明，唛头标志要清晰、端正。

5 检验结果的判定

检验结果依据外观质量和包装质量的检验结果综合判定，两者符合标准，判该批合格；其中任一项不符合标准的，则判该批不合格。

5.1 外观质量的判定

外观质量的判定按照SN 0033缺陷分类判定。

5.2 包装质量的判定

包装质量的判定按照4.2的要求判定。

6 其他

贸易合同和国家法规有特殊要求的，要按照合同和法规要求检验，并结合本标准综合判定。

前　　言

本标准是按照GB/T 1.1—1993《标准化工作导则　第1单元:标准的起草与表述规则　第1部分:标准编写的基本规定》进行编写的。本标准技术内容参照了有关国际标准,并结合我国进出口阻燃帆布的具体情况制定。

本标准由国家认证认可监督管理委员会提出并归口。

本标准起草单位:中华人民共和国河南出入境检验检疫局。

本标准主要起草人:郭会清、魏德成、禹建鹰、高月洁、张予生。

本标准首次发布。

中华人民共和国出入境检验检疫行业标准

进出口阻燃帆布检验规程

SN/T 1052—2002

Rules for the inspection of flame retardant canvas for import and export

1 范围

本标准规定了进出口阻燃帆布的抽样、技术要求、检验项目及检验规则、包装和标志等。

本标准适用于耐洗和非耐洗机织阻燃帆布的进出口检验。

2 引用标准

下列标准所包含的条文，通过在本标准中引用而构成为本标准的条文。本标准出版时，所示版本均为有效。所有标准都会被修订，使用本标准的各方应探讨使用下列标准最新版本的可能性。

GB/T 3917.3—1997 纺织品 织物撕破性能 第3部分：梯形试样撕破强力的测定

GB/T 3920—1997 纺织品 色牢度试验 耐摩擦色牢度

GB/T 3923.1—1997 纺织品 织物拉伸性能 第1部分：断裂强力和断裂伸长率的测定 条样法

GB/T 4667—1995 机织物幅宽的测定

GB/T 4668—1995 机织物密度的测定

GB/T 5455—1997 纺织品 燃烧性能试验 垂直法

GB/T 6152—1997 纺织品 色牢度试验 耐热压色牢度

GB/T 8427—1998 纺织品 色牢度试验 耐人造光色牢度：氙弧

FZ/T 10003—1992 帆布织物试验方法

FZ/T 10005—1993 棉及化纤纯纺、混纺印染布检验规则

FZ/T 10010—1996 棉及化纤纯纺、混纺印染布包装与标志

3 定义

本标准采用下列定义。

检验批

为实施抽样检验，以同一品种、同一规格、同一报验单位的产品为一检验批。

4 抽样

4.1 内在质量试验抽样

内在质量每批按色别随机采样，每5 000 m抽取一块，不足5 000 m也取一块，每批每色不得少于三块。

4.2 外观质量检验抽样

外观质量抽样按FZ/T 10005—1993中5.1.2规定执行。

中华人民共和国国家质量监督检验检疫总局2002-01-16批准　　2002-06-01实施

5 检验

5.1 内在质量检验指标

5.1.1 内在质量

内在质量包括纬密、断裂强力、撕破强力、水洗尺寸变化、染色牢度、阻燃性能。

5.1.1.1 纬密

应符合相应非阻燃帆布产品标准的要求。

5.1.1.2 断裂强力

断裂强力指标不低于相应非阻燃帆布产品标准中所规定标准值的75%，如果产品标准中规定最低值，则断裂强力不应低于最低值。

5.1.1.3 撕破强力

应符合合同要求。

5.1.1.4 水洗尺寸变化

应符合相应非阻燃帆布产品标准的要求。

5.1.1.5 染色牢度

染色牢度最低要求见表1或按合同要求。

表1 染色牢度 级

耐光色牢度	耐洗色牢度		耐摩擦色牢度		耐热压色牢度	
	变色	沾色	干摩	湿摩	变色	沾色
4	3	3	3	2—3	3	3
注：染色牢度允许其中两项低半级，不允许有一项低一级。						

5.1.1.6 阻燃性能

非耐洗阻燃帆布的阻燃性能和耐洗阻燃帆布经耐洗试验后的阻燃性能应符合表2要求。

表2 阻燃性能

项　目	级　别	
	B1	B2
损毁长度 mm ≤	150	200
续燃时间 s ≤	5	15
阴燃时间 s ≤	5	10
注：根据合同要求确定考核级别。一般服装用和特殊需要装饰用帆布选B1级，其他装饰用帆布选B2级。		

5.1.2 试验方法

5.1.2.1 幅宽按GB/T 4667规定执行。

5.1.2.2 纬密按GB/T 4668规定执行。

5.1.2.3 断裂强力按GB/T 3923.1规定执行。

5.1.2.4 撕破强力按GB/T 3917.3规定执行。

5.1.2.5 水洗尺寸变化按相应非阻燃帆布产品标准指定的试验方法执行。

5.1.2.6 耐光色牢度按GB/T 8427—1998中方法3执行。

5.1.2.7 耐洗色牢度按相应非阻燃帆布产品标准指定的试验方法执行。

5.1.2.8 耐摩擦色牢度按 GB/T 3920 规定执行。

5.1.2.9 耐热压色牢度按 GB/T 6152 规定执行。

5.1.2.10 平方米干燥重量按 FZ/T 10003 规定执行。

5.1.2.11 阻燃性能按 GB/T 5455 规定执行。

5.2 外观质量

按相应非阻燃帆布的产品标准执行。

6 包装、标志、数量

按 FZ/T 10010 规定和合同执行。

7 检验结果判定

根据外观质量、内在质量及包装、标志和数量的检验结果综合判定，三者均符合标准规定，则判该批合格，其中任一项不符合标准规定，则判不合格。

7.1 内在质量判定

检验结果的判定以全部抽验样品各项试验结果的平均值作为该批产品的试验结果。平均值合格的作全批内在质量合格，其中有一项不合格的作全批内在质量不合格。染色牢度以全部抽验样品的最低值进行判定，其中有一项不合格，则判全批不合格。

7.2 外观质量判定

外观质量判定按 FZ/T 10005—1993 中 5.1.2 规定执行。

7.3 包装、标志、数量判定

符合第 6 章规定则判为合格，否则为不合格。

8 不合格批的处置

判为不合格的批可进行返工整理。凭返工整理报告允许申请复验一次。

9 其他

9.1 阻燃帆布应符合安全和卫生要求。

9.2 商品检验有效期一般为一年。如气候等外界条件影响商品的质量，可相应地调整商品检验有效期。

前　　言

本标准是按照GB/T 1.1—1993《标准化工作导则　第1单元:标准的起草与表述规则　第1部分:标准编写的基本规定》的要求编写的。

本标准规定了出口色织氨纶绉布的技术要求和检验要求。

本标准内在质量试验方法,均引用了已采用国际标准的国家标准。

考虑产品的特殊性,本标准中水洗尺寸变化为经向－5％～＋1.5％,纬向－7％～＋1.5％。

本标准对门幅加工系数未作规定,但总经根数(坯经密)确定后,不得随意变更。

本标准中纬密加工系数确定为0.99。

本标准中门幅偏差适当放宽,但规定每匹中门幅差异不得超过4 cm。

本标准的附录A是标准的附录。

本标准由国家认证认可监督管理委员会提出并归口。

本标准由中华人民共和国江苏出入境检验检疫局负责起草。

本标准主要起草人:张伟、吴运、姜志华。

本标准首次发布。

中华人民共和国出入境检验检疫行业标准

出口色织氨纶绉布检验规程

SN/T 1057—2002

Rules for the inspection of spandex yarn dyed fabrics for export

1 范围

本标准规定了出口色织氨纶绉布的抽样、检验和检验结果的判定。

本标准适用于出口经向棉、纬向棉嵌氨纶色织绉布的检验。

2 引用标准

下列标准所包含的条文，通过在本标准中引用而构成为本标准的条文。本标准出版时，所示版本均为有效。所有标准都会被修订，使用本标准的各方应探讨使用下列标准最新版本的可能性。

GB 250—1995　评定变色用灰色样卡

GB 251—1995　评定沾色用灰色样卡

GB/T 286—1988　色织布检验规则

GB/T 287—1988　色织布标志和包装

GB/T 3920—1997　纺织品　色牢度试验　耐摩擦色牢度

GB/T 3921.3—1997　纺织品　色牢度试验　耐洗色牢度：试验 3

GB/T 3923.1—1997　纺织品　织物拉伸性能　第 1 部分：断裂强力和断裂伸长的测定　条样法

GB/T 4667—1995　机织物幅宽的测定

GB/T 4668—1995　机织物密度的测定

GB/T 8628—2001　纺织品　测定尺寸变化的试验中织物试样和服装的准备、标记及测量

GB/T 8629—2001　纺织品　试验用家庭洗涤和干燥程序

GB/T 8630—1988　纺织品在洗涤和干燥时尺寸变化的测定

FZ/T 10011—1996　色织棉布布面疵点评分方法

3 定义

本标准采用下列定义。

检验批：采用同一原材料、同一工艺生产的同一品种为一检验批。

4 抽样

4.1　外观按报检数量的 5%～10%抽取样品，但不得少于 10 匹(30 m 为约定匹长)。

4.2　内在质量测试样品按批按色抽取，每批不能少于 3 块。

5 检验

5.1 检验条件

按 GB/T 286 规定执行。

中华人民共和国国家质量监督检验检疫总局 2002-01-16 批准　　2002-06-01 实施

5.2 检验项目

检验项目分内在质量和外观质量两个方面。内在质量包括纬密、水洗尺寸变化、染色牢度、断裂强力。外观质量包括幅宽、纬斜、色差及其他布面疵点等。

5.2.1 内在质量

内在质量要求见表1。

表1

序 号	项 目			内在质量要求
1	纬密 根/10 cm			−2.5%
2	水洗尺寸变化 %			经向−5～+1.5
				纬向−7～+1.5
3	染色牢度 级	耐洗	变色	3
			沾色	3—4
		耐摩擦	干摩	3
			湿摩	2
4	断裂强力 N			经纬向≥176

注
1 经密不作考核，但总经根数确定以后不得任意变更。
2 染色牢度按规定指标允许其中二项低半级，不允许一项低一级。湿摩不得低于二级。
3 水洗尺寸变化结果的表示以负号(−)表示尺寸减少(收缩)，以正号(+)表示尺寸增大(伸长)。
4 断裂强力低于规定指标的按实际使用价值，由供需双方协商处理。
5 纬密加工系数见附录A(标准的附录)。

5.2.2 外观质量

5.2.2.1 布面疵点评分按FZ/T 10011规定执行。

5.2.2.2 外观质量评等见表2、表3。

表2

序 号	项 目		允许偏差
1	幅宽 cm	100及以下	+3～−1
		100～140	+4～−2
		140以上	+5～−3
2	纬斜 %	格斜(包括纬弧及纬条斜)	3
		无格织物	5
3	布面疵点评分限度 平均分/m 不大于	幅宽100 cm以下	0.4
		幅宽100 cm以上～140 cm	0.5
		幅宽140 cm以上	0.6

注：一匹织物中幅宽差异不得超过4 cm。

表 3

<table>
<tr><th colspan="3">项　　目</th><th>合　格　品</th></tr>
<tr><td rowspan="6">色差
级</td><td rowspan="2">原样色差</td><td>同类布样</td><td>3</td></tr>
<tr><td>参考(纸)样</td><td>2</td></tr>
<tr><td colspan="2">左、中、右色差</td><td>4</td></tr>
<tr><td colspan="2">前、后色差</td><td>3—4</td></tr>
<tr><td colspan="2">同箱(包)段(间)色差</td><td>3—4</td></tr>
<tr><td colspan="2">同批箱(包)间色差</td><td>3</td></tr>
<tr><td colspan="4">注：超过极限偏差降为不合格。</td></tr>
</table>

5.3　试验方法

5.3.1　幅宽的测定按 GB/T 4667 规定执行。

5.3.2　纬纱密度的测定按 GB/T 4668 规定执行。

5.3.3　水洗尺寸变化检验按 GB/T 8628、GB/T 8629 中洗涤 2A，干燥 F 和 GB/T 8630 规定执行。

5.4　断裂强力

断裂强力按 GB/T 3923.1 规定执行。

5.5　染色牢度

5.5.1　耐洗色牢度按 GB/T 3921.3 规定执行。

5.5.2　耐摩擦色牢度按 GB/T 3920 规定执行。

5.5.3　变色的评定按 GB 250 规定执行。

5.5.4　沾色的评定按 GB 251 规定执行。

6　包装检验

按 GB/T 287 规定执行。

7　检验结果的判定

7.1　根据内在、外观质量检验结果和包装检验结果综合判定，三项均符合标准规定，则判全批合格，其中任何一项不符合标准规定，则判全批不合格。

7.2　贸易合同有特殊要求的，要按照合同要求，并结合本规程综合判定。

附　录　A
（标准的附录）
色织氨纶绉布纬密加工系数

A1　密度加工系数

根据色织氨纶绉布的坯布密度，按规定的加工系数计算。其纬密加工系数为0.99。

A2　计算方法

色织氨纶绉布标准纬密＝色织氨纶绉布坯布规格纬密×纬密加工系数 ………（A1）

前　　言

本标准是按照GB/T 1.1—1993《标准化工作导则　第1单元:标准的起草与表述规则　第1部分:标准编写的基本规定》编写的。

本标准是在参考了GB/T 398—1993《棉本色纱线》、SN/T 0450—1995《出口本色棉纱线和精梳涤棉混纺纱线检验规程》及FZ/T 63001—1992《涤纶本色缝纫用纱线》的基础上制定的。除了采用FZ/T 63001—1992"缝纫用纱及缝纫用纱股线质量指标"、"试验方法"、"试验结果的表示"等技术内容外,根据出口涤纶本色缝纫用纱线检验工作的需要,对标准的编写格式、表述方法和技术内容等方面做了增补和修改。避免了由于无针对性较强的出口检验标准,参照其他标准掌握不一而导致的检验工作的随意性,使出口涤纶缝纫用纱线的检验工作更加程序化、规范化。本标准与FZ/T 63001—1992比较有以下变化:

"范围"修改成:

——本标准规定了环锭纺出口涤纶本色缝纫用纱线(涤纶为棉型短纤维)的抽样方法、内在品质的质量指标以及标志、包装、公定重量、纱线筒子外观质量和内在品质的检验方法。本标准适用于主要供缝纫用出口涤纶本色纱线的检验。

增补了:"定义"——检验批。

"抽样"增补了:

——检验抽样数量;

——筒子外观质量抽样检查方案。

"检验"增补修改了:

——检验项目;

——公量检验计算公式[式(2)～式(5)];

——筒子外观检验条件;

——筒子外观检验方法;

——筒子外观质量要求;

——筒重偏差要求;

——筒子外观质量的判定;

——将FZ/T 63001—1992中表1～表2,列为附录A和附录B;

——内在品质检验中百米重量及纱线断裂强度指标试验的试样数量和试验次数。

增补了:合格批与不合格批的判定及对不合格批的处理。

本标准的附录A、附录B为标准的附录。

本标准由国家认证认可监督管理委员会提出并归口。

本标准由中华人民共和国吉林出入境检验检疫局负责起草。

本标准起草人:靳颖、刘志研、吕洪生、都兴盛、董春宇。

本标准首次发布。

中华人民共和国出入境检验检疫行业标准

出口涤纶本色缝纫用纱线检验规程

SN/T 1064—2002

Rules for the inspection of spun polyester sewing thread for export

1 范围

本标准规定了环锭纺出口涤纶本色缝纫用纱线(涤纶为棉型短纤维)的抽样方法、内在品质的质量指标以及标志、包装、公定重量、纱线筒子外观质量和内在品质的检验方法。

本标准适用于主要供缝纫用出口涤纶本色纱线的检验。

2 引用标准

下列标准所包含的条文,通过在本标准中引用而构成为本标准的条文。本标准出版时,所示版本均为有效。所有标准都会被修订,使用本标准的各方应探讨使用下列标准最新版本的可能性。

GB/T 398—1993　棉本色纱线

GB/T 2543.1—2001　纺织品　纱线捻度的测定　第1部分:直接计数法

GB/T 2543.2—2001　纺织品　纱线捻度的测定　第2部分:退捻加捻法

GB/T 2828—1987　逐批检查计数抽样程序及抽样表(适用于连续批的检查)

GB/T 3291.3—1997　纺织　纺织材料性能和试验术语　第3部分:通用

GB/T 3916—1997　纺织品　卷装纱单根纱线断裂强力和断裂伸长率的测定

GB/T 4743—1995　纱线线密度的测定　绞纱法

GB/T 9995—1997　纺织材料含水率和回潮率的测定　烘箱干燥法

GB/T 9996—2001　棉及化纤纯纺、混纺纱线外观质量黑板检验方法

GSB W12 001　本色筒子纱线外观疵点标准样照

SN/T 0450—1995　出口本色棉纱线和精梳涤棉混纺纱线检验规程

FZ/T 01050—1997　纺织品　纱线疵点的分级与检验方法　电容式

FZ/T 10007—1993　棉及化纤纯纺、混纺本色纱线检验规则

FZ/T 10008—1996　棉及化纤纯纺、混纺本色纱线标志与包装

FZ/T 63001—1992　涤纶本色缝纫用纱线

3 定义

本标准采用下列定义。

检验批

以采用同一合同、同一原材料、同一生产工艺生产的同一品种的产品为一检验批。

4 抽样

4.1 检验抽样数量见表1。

中华人民共和国国家质量监督检验检疫总局2002-01-16批准　　2002-06-01实施

表 1 检验抽样数量

批量 箱 \ 项目	抽样数量				
	箱数	公量 箱	外观品质 箱	内在品质 筒	回潮率 筒
150 及以下	7	7	7	7	7
151～300	10	10	10	10	10
301～500	15	15	15	15	15
501 及以上	20	20	20	20	20

4.2 筒子外观质量抽样检查方案

检查水平选择一般检查水平Ⅰ，合格质量水平(AQL)选择 1.5，均采用一次抽样方案。同时，可根据产品质量，按 GB/T 2828—1987 中 4.6.3 转移规则确定检查严格度。筒子外观质量抽样检查方案见表 2。

表 2 筒子外观质量抽样检查方案 筒

检查严格度	正常检查			加严检查			放宽检查		
批量范围 N \ 抽样方案	样本大小 n	合格判定数 A_c	不合格判定数 R_e	样本大小 n	合格判定数 A_c	不合格判定数 R_e	样本大小 n	合格判定数 A_c	不合格判定数 R_e
3 200 及以下	50	2	3	50	1	2	20	1	2
3 201～10 000	80	3	4	80	2	3	32	1	2
10 001～35 000	125	5	6	125	3	4	50	2	3
35 001 及以上	200	7	8	200	5	6	80	3	4
注：外观样筒均匀地从外观样箱中随机抽取。									

5 检验

5.1 检验项目

5.1.1 标志、包装。

5.1.2 公定重量。

5.1.3 筒子外观质量。

5.1.4 筒子内在质量。

5.2 标志、包装检验

标志、包装检验按有关合同、规定及参照 FZ/T 10008 规定执行。

5.3 公量检验

5.3.1 仪器设备

a）磅秤：最小分度值为 0.05 kg；

b）天平：最小分度值为 0.01 g；

c）附有最小分度值为 0.01 g 天平的电热恒温烘箱。

5.3.2 重量检验

根据本标准公量检验的抽样箱数逐箱称计毛重(精确到 0.05 kg)，每批回皮称重，内、外包装不少于 5 箱(包)(精确到 0.05 kg)，按式(1)计算净重。

$$W_n = W_g - W_b \cdot N \quad \cdots\cdots (1)$$

式中：W_n——称重样箱总净重，kg；

W_g——称重样箱总毛重，kg；

W_b——每箱平均皮重(内外包装重之和)；

N——总样箱数。

5.3.3 回潮率检验

5.3.3.1 试样准备

在公量检验地点迅速将按4.1所抽取的测回潮率筒子线样外层去除6 mm～10 mm后，再剥下50 g～80 g线样，称其重量，作为试样烘前重量。

5.3.3.2 回潮率测试方法按照GB/T 9995执行。

5.3.4 计算

5.3.4.1 试样回潮率

$$R_i = \frac{G_0 - G}{G} \times 100 \quad \cdots\cdots(2)$$

式中：R_i——试样回潮率，%；

G_0——烘干前试样重量，g；

G——烘干后试样重量，g。

5.3.4.2 平均回潮率

$$R = \frac{\Sigma R_i}{N} \quad \cdots\cdots(3)$$

式中：R——平均回潮率，%；

R_i——试样回潮率，%；

N——试样个数。

5.3.4.3 样箱公量

$$W = W_n\left(\frac{1 + R_a}{1 + R}\right) \times 100 \quad \cdots\cdots(4)$$

式中：W——称重样箱公量，kg；

W_n——称重样箱净重，kg；

R_a——试样公定回潮率，%；

R——试样平均回潮率，%。

5.3.4.4 成包净重量每批重量允许偏差

$$W_t(\%) = \frac{W - W_a}{W_a} \times 100 \quad \cdots\cdots(5)$$

式中：W_t——成包净重量每批重量允许偏差，%；

W——样箱实测公量，kg；

W_a——标称公量，kg。

5.3.5 成包净重量每批重量允许偏差的判定

5.3.5.1 净重量偏差≤0.2%，判定为全批合格。

5.3.5.2 净重量偏差＞0.2%，判定为全批不合格。

5.4 筒子外观质量检验

5.4.1 筒子外观检验条件

在北向自然光或(500±50)lx日光灯下进行检验，检验台案高80 cm，台案大小适合放置50个筒子。

5.4.2 筒子外观检验方法

对所取样品进行逐个检验并以最能显示疵点的角度进行观察。筒重偏差检验数量与外观检验筒子数相同，在称重时需考虑筒管的重量及实际回潮率。

5.4.3 筒子外观质量要求见表3。

凡有表3中所列情况之一者作疵筒计。

表3 筒子外观质量要求

项目	程度
小头攀	长度4 cm以上，3 cm～4 cm超过1根者或2.5 cm以下5根成网状
大头攀	3 cm以上者
侧面重叠端面反边	卷边长度超过5 cm或宽度超过0.3 cm者
小辫子纱绕管攀	不允许
生头纱	长度短于13 cm或有结头、油、污渍
菊花芯	细支纱小头距筒管壁1 cm以上，中粗支纱距筒管壁1.5 cm以上
轧断头	不允许
筒重偏差	超出允许范围不允许
平头筒子	距筒管壁1 cm内纱线与筒管平齐
标签不符	商标、支别标签错贴、漏贴、重叠
杂物附着	筒子纱内外包装夹带飞花、回丝及其他杂物
成形不良	筒子纱表面明显凹凸，深度0.3 cm明显压印、松筒
注：以上疵筒样照见GSBW12 001，定长纱不许有生头纱。	

5.4.4 筒重偏差要求见表4。

表4 筒重偏差要求

g

装箱情况 只/箱	每箱公定重量 45.4 kg(100 lb)时，单只筒重	每箱公定重量 50 kg时，单只筒重	允许偏差	定长纱 允许偏差
18	2 520	2 778	±100	±35
24	1 890	2 083	±75	±30
30	1 512	1 667	±75	±30
36	1 260	1 389	±75	±30
48	945	1 042	±50	±25
注：超过筒重偏差者，作疵筒计。				

5.4.5 筒子外观质量的判定

5.4.5.1 抽样样品中，累计疵筒数≤合格判定数 A_c，判定为全批合格。

5.4.5.2 抽样样品中，累计疵筒数≥不合格判定数 R_e，判定为全批不合格。

5.4.5.3 霉变纱线、黄白纱线、错规格和异性纤维纺入等一经发现，判定为全批不合格。

5.5 内在品质检验

5.5.1 内在品质的试验方法

5.5.1.1 百米重量变异系数及百米重量偏差试验方法，按GB/T 4743规定执行。

a) 百米重量试验的试样数量按表1中品质样筒数，每一样筒试验3次。

b) 其中百米重量变异系数采取任选程序1。

c) 线密度采用任选程序3。

5.5.1.2 单纱或单线断裂强度、单纱或单线断裂强力变异系数 CV(%)试验方法，按GB/T 3916规定执行，其断裂强度试验的试样数量按表1中品质样筒数，每一样筒试验5次。

5.5.1.3 纱线捻度变异系数试验方法按GB/T 2543规定执行。其中单纱用GB/T 2543.2退捻法（棉纱一类），股线用GB/T 2543.1直接计数法（棉型纤维类）。

5.5.1.4 纱线10万m纱疵试验方法按FZ/T 01050规定执行（优等品考核：根据合同需要考核）。

5.5.1.5 单纱黑板条干试验方法根据GB/T 9996规定执行。每次试验摇取10块黑板的样纱，以相同号数的粘胶纱的一级样照为基准，每达到一块计10分，差于样照的不得分，最高累计为100分。但一等纱中不允许存在严重规律性条干板。

5.5.2 内在品质的质量指标

5.5.2.1 涤纶本色缝纫用纱的质量指标见附录A（标准的附录）。

5.5.2.2 涤纶本色缝纫用纱股线的质量指标见附录B（标准的附录）。

5.5.3 试验结果的表示

一批纱线的各项试验结果，是用该项试验的全部试验值的计算结果表示。各项试验结果的计算精确度，除合同规定外，均按FZ/T 63001—1992中5.8规定执行。

6 合格批与不合格批的判定

6.1 5.2～5.5各检验项目无单项不合格者，判定为全批合格。

6.2 5.2～5.5各检验项目出现一项不合格者，判定为全批不合格。

6.3 对不合格批的处理

a）对不能返工整理的项目，如单纱断裂强度、百米重量变异系数、单纱断裂强力变异系数、百米重量偏差等，如合同另有规定按合同执行。

b）对能返工整理的项目，如包装、公量、外观质量（商标、支别漏贴、重贴、生头纱长度短于13 cm等），应予返工整理。

c）本规程系一次抽样检验，当判定不合格经整理后可重新申请复验一次。复验时，只对不合格项目进行复验，以复验结果为最后检验结果，如合同另有规定按合同执行。

附 录 A
（标准的附录）
缝纫用纱质量指标

表 A1 缝纫用纱质量指标

公称特克斯数 tex （英制支数）	等别	质量指标 单纱断裂强度 cN/tex 不小于	百米重量变异系数 *CV* % 不大于	黑板条干 分 不小于	单纱断裂强力变异系数 *CV* % 不大于	百米重量偏差 % 不大于	纱疵 个/10^5m 优等品 不大于	捻度变异系数 *CV* % 不大于	捻系数
7～8 （80～70）	优 一 二	24.0 20.0 17.0	2.6 3.6 4.6	100 70 50	22.0				330～430
9～10 （69～56）	优 一 二	25.0 21.0 18.0	2.6 3.6 4.6	100 70 50	21.0				330～430
11～13 （55～44）	优 一 二	26.0 22.0 19.0	2.6 3.6 4.6	100 70 50	20.0				330～430
14～16 （43～36）	优 一 二	27.0 23.0 20.0	2.6 3.6 4.6	100 70 50	19.0				330～430
17～20 （35～29）	优 一 二	28.0 24.0 21.0	2.6 3.6 4.6	100 70 50	18.0	±2.5	35	10.0	300～400
21～24 （28～24）	优 一 二	29.0 25.0 22.0	2.6 3.6 4.6	100 70 50	17.0				300～400
25～30 （23～19）	优 一 二	30.0 26.0 23.0	2.6 3.6 4.6	100 70 50	16.0				300～400
31～48 （18～12）	优 一 二	31.0 27.0 24.0	2.6 3.6 4.6	100 70 50	15.0				260～360
52～76 （11～8）	优 一 二	32.0 28.0 25.0	2.6 3.6 4.6	100 70 50	14.0				260～360

附　录　B
（标准的附录）
缝纫用纱股线质量指标

表 B1　缝纫用纱股线质量指标

公称特克斯数 tex（英制支数）	等别	质量指标						
		单纱断裂强度 cN/tex 不小于	百米重量变异系数 *CV* % 不大于	单纱断裂强力变异系数 *CV* % 不大于	百米重量偏差 % 不大于	纱疵 个/10^5m 优等品 不大于	捻度变异系数 *CV* % 不大于	捻系数
7×2～8×2 (80/2～70/2)	优	28.0	2.2	15.0	±2.5	25	7.0	400～550
	一	24.0	3.2					
	二	20.0	4.2					
9×2～10×2 (60/2～56/2)	优	29.0	2.2	14.5				400～550
	一	25.0	3.2					
	二	21.0	4.2					
11×2～13×2 (55/2～44/2)	优	30.0	2.2	14.5				400～550
	一	26.0	3.2					
	二	22.0	4.2					
14×2～16×2 (43/2～36/2)	优	31.0	2.2	14.0				400～550
	一	27.0	3.2					
	二	23.0	4.2					
17×2～20×2 (35/2～29/2)	优	32.0	2.2	13.5				380～530
	一	28.0	3.2					
	二	24.0	4.2					
21×2～24×2 (28/2～24/2)	优	33.0	2.2	13.0				380～530
	一	29.0	3.2					
	二	25.0	4.2					
25×2～30×2 (23/2～19/2)	优	33.0	2.2	13.0				380～530
	一	29.0	3.2					
	二	25.0	4.2					
31×2～48×2 (18/2～12/2)	优	34.0	2.2	12.0				350～500
	一	30.0	3.2					
	二	26.0	4.2					
52×2～76×2 (11/2～8/2)	优	34.0	2.2	11.0				350～500
	一	30.0	3.2					
	二	26.0	4.2					
7×3～8×3 (80/3～70/3)	优	31.0	2.2	13.5				400～550
	一	27.0	3.2					
	二	23.0	4.2					
9×3～10×3 (60/3～56/3)	优	32.0	2.2	13.5				400～550
	一	28.0	3.2					
	二	24.0	4.2					

表 B1(完)

公称特克斯数 tex (英制支数)	等别	质量指标						
		单纱断裂强度 cN/tex 不小于	百米重量变异系数 *CV* % 不大于	单纱断裂强力变异系数 *CV* % 不大于	百米重量偏差 % 不大于	纱疵 个/10^5m 优等品 不大于	捻度变异系数 *CV* % 不大于	捻系数
11×3～13×3 (55/3～44/3)	优 一 二	33.0 29.0 25.0	2.2 3.2 4.2	13.0	±2.5	25	7.0	400～550
14×3～16×3 (43/3～36/3)	优 一 二	33.0 29.0 25.0	2.2 3.2 4.2	12.5				400～550
17×3～20×3 (35/2～29/3)	优 一 二	34.0 30.0 26.0	2.2 3.2 4.2	12.0				380～530
21×3～24×3 (28/3～24/3)	优 一 二	34.0 30.0 26.0	2.2 3.2 4.2	11.5				380～530
25×3～30×3 (23/3～19/3)	优 一 二	35.0 31.0 27.0	2.2 3.2 4.2	11.0				380～530
31×3～48×3 (18/3～12/3)	优 一 二	35.0 31.0 27.0	2.2 3.2 4.2	10.5				350～500
52×3～76×3 (11/3～8/3)	优 一 二	36.0 32.0 28.0	2.2 3.2 4.2	10.0				350～500

前　　言

本标准是按照GB/T 1.1—1993《标准化工作导则　第1单元:标准的起草与表述规则　第1部分:标准编写的基本规定》编写的。

本标准是在参考了GB/T 406—1993《棉本色布》和FZ/T 13004—1995《粘纤本色布》的基础上制定的。与FZ/T 13004纺织行业标准相比,除了采用其有关技术内容外,根据出口粘纤本色布检验工作的实际需要,对标准的编写格式、表述方法和技术内容等方面做了增补和修改,使出口粘纤本色布的检验更加程序化、规范化,增强了标准的可操作性。本标准与FZ/T 13004—1995比较有以下变化:

"范围"修改成:

——本标准规定了出口粘纤本色布的抽样方法、内在品质的质量指标以及标志、包装、布面疵点和内在品质的检验方法。本标准适用于机织生产的出口粘纤本色布的检验。

增补了:"定义"——检验批。

"抽样"增补修改了:

——抽样方法;

——抽样数量(外观质量抽样检查方案);

——内在质量(品质)抽样数量。

"检验"增补修改了:

——检验项目;

——标志、包装检验的有关技术内容;

——外观质量检验条件和方法的有关技术内容;

——外观疵点评等规定的有关技术内容。

删去了:FZ/T 13004—1995中5.2布面疵点的评分表3中注1和注2,将其加到适当的条款中。

删去了:FZ/T 13004—1995中5.5.3"加工坯中疵点的评分"技术内容。

修改了:FZ/T 13004—1995中5.5.4"对疵点处理的规定"技术内容。

增补了:合格批与不合格批的判定及对不合格批的处理。

增补修改了:

附录D检验规定中"长度"、"幅宽"项目的检验方法以及最后检验结果的表示。

增补了:FZ/T 13004—1995中所有表的标题,并增加了表1。

本标准的附录A、附录B、附录C均为标准的附录。

本标准由国家认证认可监督管理委员会提出并归口。

本标准由中华人民共和国吉林出入境检验检疫局负责起草。

本标准主要起草人:靳颖、刘志研、张慧玲、温黎明、刘世洲。

本标准首次发布。

中华人民共和国出入境检验检疫行业标准

出口粘纤本色布检验规程

SN/T 1065—2002

Rules for the inspection of spun rayon fabric for export

1 范围

本标准规定了出口粘纤本色布的抽样方法、内在品质的质量指标以及标志、包装、布面疵点和内在品质的检验方法。

本标准适用于机织生产的出口粘纤本色布的检验。

2 引用标准

下列标准所包含的条文，通过在本标准中引用而构成为本标准的条文。本标准出版时，所示版本均为有效。所有标准都会被修订，使用本标准的各方应探讨使用下列标准最新版本的可能性。

GB/T 406—1993 棉本色布

GB/T 2828—1987 逐批检查计数抽样程序及抽样表(适用于连续批的检查)

GB/T 3923.1—1997 纺织品 织物拉伸性能 第1部分：断裂强力和断裂伸长率的测定 条样法

GB/T 4666—1995 机织物长度的测定

GB/T 4667—1995 机织物幅宽的测定

GB/T 4668—1995 机织物密度的测定

FZ/T 10004—1993 棉及化纤纯纺、混纺本色布检验规则

FZ/T 10009—1996 棉及化纤纯纺、混纺本色布标志与包装

FZ/T 13004—1995 粘纤本色布

3 定义

本标准采用下列定义。

检验批

以采用同一合同、同一原材料、同一生产工艺生产的同一品种的产品为一检验批。

4 抽样

4.1 抽样方法

抽样以匹为单位，在厂检合格、包装完好、批次清晰的检验批中随机抽取具有代表性的样品。

4.2 抽样数量

4.2.1 外观质量抽样检查方案

检查水平选择一般检查水平Ⅱ，合格质量水平(AQL)选择2.5，均采用一次抽样方案。同时，可根据产品质量，按GB/T 2828—1987中4.6.3转移规则确定检查严格度。外观质量抽样检查方案见表1。

中华人民共和国国家质量监督检验检疫总局2002-01-16批准 2002-06-01实施

表 1 外观质量抽样检查方案 匹

检查严格度	正常检查			加严检查			放宽检查		
抽样方案 / 批量范围 N	样本大小 n	合格判定数 A_c	不合格判定数 R_e	样本大小 n	合格判定数 A_c	不合格判定数 R_e	样本大小 n	合格判定数 A_c	不合格判定数 R_e
16～50	8	0	1	8	0	1	3	0	1
51～150	20	1	2	20	1	2	8	0	1
151～280	32	2	3	32	1	2	13	1	2
281～500	50	3	4	50	2	3	20	1	2
501～1 200	80	5	6	80	3	4	32	2	3
1 201～3 200	125	7	8	125	5	6	50	3	4
3 201～10 000	200	10	11	200	8	9	80	5	6

注

1 匹长(米或码)按合同规定。

2 最低抽样数量不得少于 3 包(卷)。

4.2.2 内在质量(品质)抽样数量

检验批的数量在 100 包及以内的抽取 3 块试样;批量大于 100 包,每增加 1～50 包,增抽 1 块试样。

5 检验

5.1 检验项目

5.1.1 标志、包装。

5.1.2 外观质量。

5.1.3 内在质量。

5.2 标志、包装检验

5.2.1 标志、包装按有关合同、规定及参照 FZ/T 10009 规定执行。

5.2.2 合同允许拼件或假开剪按合同规定执行。

5.2.3 假开剪的疵点应是评为 10 分或 5 分及难以修织的疵点。

5.2.4 成包实际回潮率不得超过 16%。

5.3 外观质量检验

5.3.1 检验条件和方法

5.3.1.1 检验时布面上的照明光度为(400±100)lx。

5.3.1.2 评分以布的正面为准,平纹织物和山形斜纹织物以交班印一面为正面,斜纹织物中纱织物以左斜(↖)为正面,线织物以右斜(↗)为正面。

5.3.1.3 外观疵点的检验,应将布平摊在工作台上,逐幅展开,检验人员的视线应直视布面,眼睛与布面的距离为 55 cm～60 cm,以能清楚看出的为明显疵点。

5.3.2 外观疵点评等规定见表 2。

表 2 外观疵点评等规定

布面疵点评分限度平均分/m	品等 \ 幅宽 cm	110 及以下	110 以上～150 以下	150 及以上～190 以下	190 及以上～230 以下	230 及以上～270 以下	270 及以上
	优等品	0.20	0.30	0.40	0.50	0.60	0.70
	一等品	0.40	0.50	0.60	0.70	0.80	0.90
	二等品	0.80	1.00	1.20	1.40	1.60	1.80
	三等品	1.60	2.00	2.40	2.80	3.20	3.60

注

1 每匹布允许总评分＝每米允许评分数(分/m)×匹长(m)。计算至一位小数，四舍五入成整数。

2 一匹布中所有疵点评分加合累计超过允许总评分为降等品。

3 0.5 m 内同名称疵点或连续性疵点评 10 分为降等品。

5.3.3 外观疵点的评分见表 3。

表 3 外观疵点评分

疵点分类 \ 疵点长度 \ 评分数		1	3	5	10
经向明显疵点条		5 cm 及以下	5 cm 以上～20 cm	20 cm 以上～50 cm	50 cm 以上～100 cm
纬向明显疵点条		5 cm 及以下	5 cm 以上～20 cm	20 cm 以上～半幅	半幅以上
横档	不明显	半幅以上	—	—	—
	明显	—	—	半幅及以下	半幅以上
严重疵点	根数评分	—	—	3～4 根	5 根及以上
	长度评分	—	—	1 cm 以下	1 cm 及以上

5.3.4 1 m 中累计疵点评分最多评 10 分。

5.3.5 疵点的量计

5.3.5.1 疵点长度以经向或纬向最大长度量计。

5.3.5.2 经(纬)向疵点，在纬(经)向宽 1 cm 及以内的按一条评分，宽度超过 1 cm 的，每 1 cm 为一条，其不足 1 cm 的按一条计。

5.3.5.3 经向明显疵点及严重疵点，长度超过 1 m 的，其超过部分按表 3 再行评分。

5.3.5.4 在一条内断续发生的疵点，在经(纬)向 5 cm 有两个及以上的，则按连续长度评分。

5.3.5.5 在一条内有两个及以上经(纬)向明显疵点(包括不同名称的疵点)断续发生(间距在 5 cm 内)时，按程度重的全部量或分别量从轻评分。

5.3.5.6 严重疵点在根数和长度评分矛盾时，从严评分。

5.3.6 疵点评分的说明

5.3.6.1 下列疵点评分时区别明显与不明显的规定：

a) 稀纬、密路以叠起来看得清楚的为明显，单层看得清楚，叠起来看不清楚的为不明显。若发生争议时，以点根数加以区别。

其中：稀纬：经向 1 cm 内少 3 根纬纱(横贡织物稀纬少 2 根作 1 根计)的为明显；

密路：经向 0.5 cm 内纬密多 25%及以上(纬纱紧度 40%以下多 20%及以上)的为明显。

b) 拆痕达到标样的为明显，达不到标样，但能看得出的为不明显。

c）竹节、粗经、粗纬、经缩、拆痕、修正不良、油疵七个疵点，达到标样为明显。

5.3.6.2 下列疵点的评分起点和规定：

a）边组织及距边 1 cm 内的疵点（包括边组织）不评分，但毛边、拖纱、猫耳朵、凹边、烂边、豁边、锈疵及评 10 分的破洞、跳花、深油渍要评分，如疵点延伸在距边 1 cm 以外时应加合评分。无梭织造布布边，毛须伸出长度规定为 0.5 cm～0.8 cm。边组织有特殊要求的则按要求评分。

b）经向长 0.5 m 内 0.5 cm 以下的疵点：烂边每 3 个评 1 分；锈疵、不褪色色疵、断经、棉球、纬缩（起圈纬缩二只作一只计）、边撑疵加合每 3 个评 1 分；松经、跳纱、沉纱、星跳（星跳二只作一只计）加合每 6 个评 1 分。

c）竹节每只评 0.5 分。

d）分散双纬不评分，但经向 10 cm 内满二条每条评 1 分。

e）不明显横档半幅以下减半评分，不明显稀纬不评分。

f）布面拖纱长 2 cm 以上每根评 3 分，布边拖纱长 3 cm 以上的每根评 1 分（一进一出作一根计）。

g）毛边在经向长 5 cm 内每 3 根评 1 分，过组织内不评分。

h）粗度达到竹节标样的杂物每个评 1 分，0.3 cm 及以上杂物和金属杂物（包括瓷器）评 10 分（测量杂物粗度）。

i）纬向一直条，经缩浪纹 1～2 楞每条评 3 分（半幅以上作为一条）。

j）线状百脚最多每条评 5 分（同上）。

k）双经、多股经、粗经、并线松紧、筘路、磨痕、针路、筘穿错、错纤维、长条影、极光最多评到三等为止。

l）双经、筘路、筘穿错、针路、磨痕、长条影、极光每米评 1 分。

m）连续 3 根及以上不明显错纬减半评分。

n）经向长 0.5 m 内 0.5 cm 以下的纬缩（松纬缩、超圈纬缩二只作一只计）每 2 个评 1 分。

o）深油渍长 10 cm 评 10 分，其他油疵不评分。

5.3.6.3 不允许出现下列疵点：

a）0.5 cm 以上的豁边；

b）1 cm 的破洞、烂边、稀弄；

c）不对接轧梭；

d）2 cm 以上的跳花疵点；

e）金属杂物织入。

5.3.7 各类布面疵点的具体内容见附录 B（标准的附录）。

5.3.8 疵点名称的说明见附录 C（标准的附录）。

5.3.9 外观质量（匹）的判定

a）抽样样品中，不合格品数≤合格判定数 A_c，判定为全批合格。

b）抽样样品中，不合格品数≥不合格判定数 R_e，判定为全批不合格。

5.4 内在质量检验

5.4.1 内在质量试验方法

5.4.1.1 断裂强力测定按 GB/T 3923.1 规定执行。

5.4.1.2 长度测定按 GB/T 4666 或附录 A（标准的附录）规定执行。

5.4.1.3 幅宽测定按 GB/T 4667 或附录 A（标准的附录）规定执行。

5.4.1.4 密度测定按 GB/T 4668 规定执行。

5.4.2 内在品质的质量指标

粘纤本色布的质量指标见表 4。

表 4 粘纤本色布质量指标

项目	标准	允许偏差			
		优等品	一等品	二等品	三等品
织物组织	设计规定	符合设计规定	符合设计规定	不符合设计规定	—
幅宽 cm	产品规格	+1.5% −1.3%	+1.5% −1.3%	+2.0% −1.5%	超过 +2.0% −1.5%
密度 根/10 cm	产品规格	经密−1.5% 纬密−1.0%	经密−1.5% 纬密−1.0%	经密超过−1.5% 纬密超过−1.0%	—
断裂强力 N	按断裂强力公式计算	经向−10.0% 纬向−10.0%	经向−10.0% 纬向−10.0%	经向超过−10.0% 纬向超过−10.0%	—
注：当幅宽偏差超过 1.0%时，经密允许偏差范围为−2.0%。					

6 合格批与不合格批的判定

6.1 5.2～5.4 各检验项目无单项不合格者，判定为全批合格。

6.2 5.2～5.4 各检验项目出现一项不合格者，判定为全批不合格。

6.3 对不合格批的处理

a）对不能返工整理的项目，如幅宽、密度、断裂强力等，如合同另有规定按合同执行。

b）对能返工整理的项目，如包装、布面疵点等，应予返工整理。

c）本规程系一次抽样检验，当判定不合格经整理后可重新申请复验一次。复验时，只对不合格项目进行检验，以复验结果为最后检验结果，如合同另有规定按合同执行。

附　录　A
（标准的附录）
检 验 规 定

A1　粘纤布的长度检验

对开包抽验的样品，逐匹均匀地测量折幅 3 处～5 处，以测得数值的算术平均值作为该匹布的实际折幅长度，测量精确至 0.1 cm，平均数值计算精确至 0.01 cm，四舍五入至 0.1 cm。

A1.1　计算公式：

$$匹长或段长=实际折幅长度\times折数+不足1\,m的实际长度 \qquad (A1)$$

A1.2　以样品中所有匹长的算术平均值作为该批长度检验的最后检验结果。

A2　粘纤布的幅宽检验

对开包抽验的样品，逐匹均匀地测量幅宽 3 处～5 处，以测得数值的算术平均值作为该匹布的幅宽平均数，计算精确至 0.01 cm，四舍五入至 0.1 cm。

以样品中所有匹（布）幅宽的算术平均值作为该批幅宽检验的最后检验结果。

附　录　B
（标准的附录）
各类布面疵点的具体内容

B1　各类布面疵点的具体内容按 FZ/T 13004—1995 中附录 A 执行。

附　录　C
（标准的附录）
疵点名称的说明

C1　疵点名称的说明按 FZ/T 13004—1995 中附录 B 执行。

前　　言

本标准是按照GB/T 1.1—1993《标准化工作导则　第1单元：标准的起草与表述规则　第1部分：标准编写的基本规定》制定的。

本标准是在参考了GB/T 406—1993《棉本色布》和GB/T 5325—1997《精梳涤棉混纺本色布》的基础上制定的。除了采用其有关技术内容外，根据进出口无梭织造本色布检验工作的实际需要，对标准的编写格式、表述方法和技术内容等方面作了增补和修改，使进出口无梭织造本色布的检验更加程序化、规范化、科学化，增强了标准的可操作性。本标准的制定力求与国际通用性标准接轨。本标准同时规定了该商品的抽样、检验及检验结果的判定规则。本标准与GB/T 406—1993和GB/T 5325—1997相比较有以下变化：

"范围"修改成：

本标准规定了进出口无梭织造棉本色布/精梳涤棉本色布的抽样方法、技术要术、质量指标以及标志、包装、布面疵点、外观质量和内在质量的检验方法。

本标准适用于检验无梭织机生产的进出口棉本色布/涤沦混用比在50%及以上的精梳涤棉混纺本色布的品质，不包括提花织物。

"抽样"增补修改了：

——抽样方法；

——检验批定义；

——抽样数量(外观质量抽样检查方案)；

——内在质量抽样数量。

"检验"增补修改了：

——检验项目；

——外观质量检验条件和方法的有关技术内容；

——检验结果的判定规则。

增补修改了：布面疵点量计及评分说明和规定。

修改了：布面疵点评等规定和评分。

修改了：表4～表6的质量指标。

本标准的附录A、附录B是标准的附录。

本标准由国家认证认可监督管理委员会提出并归口。

本标准由中华人民共和国山东出入境检验检疫局负责起草。

本标准主要起草人：王惠萍、张秀琍、宋淑华、刘锦旻。

本标准首次发布。

中华人民共和国出入境检验检疫行业标准

进出口无梭织造棉本色布/精梳涤棉混纺本色布检验规程

SN/T 1077—2002

Inspection rule of shuttleless weaving cotton grey fabric/combed polyester cotton grey fabric for import and export

1 范围

本标准规定了进出口无梭织造棉本色布/精梳涤棉混纺本色布的抽样方法、技术要求、质量指标以及标志、包装、布面疵点、外观质量和内在质量的检验方法。

本标准适用于检验无梭织机生产的进出口棉本色布/涤纶混用比在50%及以上的精梳涤棉混纺本色布的品质,不包括提花织物。

2 引用标准

下列标准所包含的条文,通过在本标准中引用而构成为本标准的条文。本标准出版时,所示版本均为有效。所有标准都会被修订,使用本标准的各方应探讨使用下列标准最新版本的可能性。

GB/T 406—1993 棉本色布

GB/T 2828—1987 逐批检查计数抽样程序及抽样表(适用于连续批的检查)

GB/T 3923.1—1997 纺织品 织物拉伸性能 第1部分:断裂强力和断裂伸长率的测定 条样法

GB/T 4666—1995 机织物长度的测定

GB/T 4667—1995 机织物幅宽的测定

GB/T 4668—1995 机织物密度的测定

GB/T 5325—1997 精梳涤棉混纺本色布

FZ/T 10004—1993 棉及化纤纯纺、混纺本色布检验规则

FZ/T 10006—1993 棉及化纤纯纺、混纺本色布棉结杂质疵点格率检验

FZ/T 10009—1996 棉及化纤纯纺、混纺本色布标志与包装

3 定义

本标准采用下列定义。

检验批

以采用同一合同、同一原料、同一生产工艺生产的同一品种的产品为一检验批。

4 抽样

4.1 抽样方法

抽样以匹为单位,在厂检合格、包装完好、批次清晰的检验批中随机抽取具有代表性的样品。

4.2 抽样数量

中华人民共和国国家质量监督检验检疫总局 2002-01-16 批准 2002-06-01 实施

4.2.1 外观质量抽样检查方案

检查水平选择一般检查水平Ⅱ，合格质量水平(AQL)选择2.5，均采用一次抽样方案。同时，可根据产品质量，按GB/T 2828—1987中4.6.3转移规则确定检查严格度。外观质量抽样检查方案见表1。

表1 外观质量抽样检查方案 单位：匹

批量范围 N	正常检查			加严检查			放宽检查		
	样本大小 n	合格判定数 A_c	不合格判定数 R_e	样本大小 n	合格判定数 A_c	不合格判定数 R_e	样本大小 n	合格判定数 A_c	不合格判定数 R_e
1～50	5	0	1	8	0	1	3	0	1
51～150	20	1	2	20	1	2	8	0	1
151～280	32	2	3	32	1	2	13	1	2
281～500	50	3	4	50	2	3	20	1	2
501～1 200	80	5	6	80	3	4	32	2	3
1 201～3 200	125	7	8	125	5	6	50	3	4
3 201～10 000	200	10	11	200	8	9	80	5	6
注 1 匹长(米或码)按合同规定。 2 最低抽样数量不得少于3包(卷)。									

4.2.2 内在质量(品质)抽样数量

检验批的数量在100包及以内的抽取3块试样；批量大于100包，每增加1～50包，增抽1块试样。

5 检验

5.1 检验项目

检验项目包括下列几种：

a) 标志、包装；

b) 技术要术；

c) 外观质量；

d) 内在质量。

5.2 标志、包装检验

5.2.1 标志、包装按有关合同规定及参照FZ/T 10009规定执行。

5.2.2 合同允许拼件或假开剪按合同规定执行。

5.2.3 假开剪的疵点，应是评为5分或10分及难以修织的疵点。

5.3 技术要求

5.3.1 技术要求项目包括织物组织、幅宽、密度、断裂强力、棉结杂质疵点格率、棉结疵点格率、布面疵点七项。

5.3.2 分等规定

进出口无梭织造本色布的品等分为优等品、一等品、二等品、三等品，低于三等品的为等外品。

5.4 外观质量检验

5.4.1 检验条件和方法

5.4.1.1 采用验布机检验，验布速度一般为20 m/min～25 m/min，具有上、下灯光装置，上光源与布面距离为1 m～1.2 m，验布机板面斜度为15°，板面照度一般不低于750 lx。

5.4.1.2 采用工作台平面检验，布面上的照明光度为(400±100)lx。

5.4.1.3 外观疵点评分以布的正面为准，平纹织物和山形斜纹织物以交班印一面为正面，斜纹织物中纱织物以左斜(↖)为正面，线织物以右斜(↗)为正面。

5.4.1.4 在验布机上检验，由2名检验人员站在验布机前，从布的一端开始按经向由上往下或由下往上逐米展开，运行于板面上至布的终点，必要时，可采用上、下灯光。在工作台平面检验，应将布的正面平摊于台面，由2名检验人员按纬向逐幅展开。平纹织物可对折正反面各半检验。两种方法均要求检验人员的视线应正视布面，眼与布面的距离一般在50 cm～60 cm之间。

5.4.2 布面疵点评等规定(见表2)

5.4.3 布面疵点的评分(见表3)

表2 布面疵点评等规定

品等	幅宽	
	150 cm以下	150 cm及以上
优等品	0.20	0.30
一等品	0.40	0.50
二等品	0.80	1.00
三等品	1.60	2.00

注

1 每匹布允许总评分=每米允许评分数(分/m)×匹长(m)，计算至一位小数，四舍五入成整数。

2 一匹布中所有疵点评分加合超过允许总评分为降等品。

3 0.5 m内同名称疵点或连续性疵点评10分为降等品。

表3 布面疵点的评分

疵点分类		评分数			
		1	3	5	10
经向明显疵点		2.5 cm及以下	2.5 cm以上至12.5 cm及以下	12.5 cm以下至25 cm及以下	25 cm以上至100 cm及以下
纬向明显疵点		2.5 cm及以下	2.5 cm以上至12.5 cm及以上	12.5 cm以上至半幅及以上	半幅以上
横档	不明显	半幅及以下	—	—	—
	明显	—	—	半幅及以下	半幅以上
严重疵点	根数评分	—	—	3～4根	5根及以上
	长度评分	—	—	0.5 cm以下	0.5 cm及以上

5.4.4 1 m中累计疵点评分最多评10分。

5.4.5 疵点的量计

5.4.5.1 疵点长度以经向或纬向最大长度量计。

5.4.5.2 经(纬)向疵点，在纬(经)向宽1 cm及以内的按一条评分，宽度超过1 cm的，每1 cm为一条，其不足1 cm的按一条计。

5.4.5.3 经向明显疵点及严重疵点，长度超过1 m的，其超过部分按表3再行评分。

5.4.5.4 在一条内断续发生的疵点，在经(纬)向5 cm内有两个及以上的，则按连续长度评分。

5.4.5.5 共断或并列(包括正反面)是包括隔开1根或2根好纱，隔开3根及以上好纱的，不作共断或并列(斜纹、缎纹织物及间隔一个完全组织及以内作共断或并列处理)。

5.4.5.6 两种不同名称的疵点重叠发生，应按程度重和评分多的疵点评分，若经向、纬向疵点的长度相同或虽为短的方向但疵点程度严重评分多的时候，以评分多的一方为准。

5.4.5.7 严重疵点，在根数和长度评分矛盾时，从严评分。

5.4.6 疵点评分的说明

5.4.6.1 无梭织机生产的本色布，绞边的以距边 1 cm 及以内作为边组织，织入式布边宽度以合同及工艺设计要求作为边组织。

5.4.6.2 横档疵点包括，稀纬、密路，不明显稀纬和双纬混在一起时按明显横档评分。

5.4.6.3 稀纬、密路以叠起来看得清楚的为明显，单层看得清楚，叠起来看不清楚的为不明显。若发生争议时，以点根数加以区别。

稀纬：经向 1 cm 内少 2 根纬纱的为明显。

密路：经向 0.5 cm 内纬密多 25%及以上（纬纱紧度 40%以下多、20%及以上）的为明显。

5.4.6.4 竹节、粗经、粗纬、经缩、修正不良，油疵达到标样为明显。

5.4.7 下列疵点的评分起点和规定

5.4.7.1 绞边的毛须伸出长度规定为 0.3 cm～0.8 cm，超过规定长度时每米评 1 分。绞边纱未起到绞边的作用，经向长每 2 cm 评为 1 分。

5.4.7.2 织入式布边宽度两边相加不超过 2.5 cm 或合同规定。超过规定长度时，每米评 1 分。

5.4.7.3 边纱缩进边组织的按烂边评分。边纱缩进地组织的（三根及以上）按破洞评分。

5.4.7.4 织入式布边，边纱长（在边组织与地组织之间）长度在 2 cm 及以下的按边不良，每米 1 分；边纱长度超过 2 cm 的，按经向明显疵点评分；分散的 2 cm 以上的边纱，每根评 1 分。

5.4.7.5 布面拖纱长 2 cm 以上每根评 3 分。布边拖纱长 3 cm 以上的连续两根评 1 分（一进一出作一根）。

5.4.7.6 边不良（布边松紧不匀）按经向明显疵点评分。

5.4.7.7 边组织及距边 1 cm 的疵点不评分，但拖纱、烂边、豁边、深油锈疵及评 10 分的破洞、跳花要评分。

5.4.7.8 边组织有特殊要求的则按要求评分。

5.4.7.9 经向长 50 cm 内 0.5 cm 以下的疵点：烂边每 3 个评 1 分，油锈疵、不褪色色疵、布开花、断经、边撑疵加合每 3 个评 1 分；松经、跳纱、沉纱、星跳（星跳二只作一只计）加合每 6 个评 1 分。

5.4.7.10 经向长 1 cm 有两根双纬按纬向明显疵点评分，单根双纬 5 cm 及以上评 1 分。

5.4.7.11 粗 0.3 cm 及以上杂物和金属杂物（包括瓷器）评 10 分（测量杂物粗度）。

5.4.7.12 纬向一直条经缩波纹 1～2 楞的每条评 1 分，经缩浪纹 1～2 楞半幅及以下评 1 分，半幅以上评 3 分。

5.4.7.13 筘路、筘穿错，针路、边撑眼、磨痕、花经、长条影、荷叶边、高密织物和卡其织物的双经、单根断经每米评 1 分。

5.4.7.14 50 cm 内 0.5 cm 以下扭结纬缩、起圈纬缩、松纬缩（两个作一个计）每 2 个评 1 分。

5.4.7.15 不允许出现下列疵点：

a) 0.5 cm 以上的豁边；

b) 1 cm 的破洞、烂边、稀弄；

c) 2 cm 以上的跳花疵点；

d) 金属杂物织入。

5.4.7.16 未列明的疵点可参照类似疵点掌握。

5.5 内在质量检验

5.5.1 质量指标见表 4、表 5、表 6。

表 4 分等规定

<table>
<tr><th colspan="2" rowspan="2">项　目</th><th rowspan="2">标　准</th><th colspan="4">允 许 偏 差</th></tr>
<tr><th>优等品</th><th>一等品</th><th>二等品</th><th>三等品</th></tr>
<tr><td colspan="2">织物组织</td><td>按设计规定</td><td>符合设计要求</td><td>符合设计要求</td><td>不符合设计要求</td><td>—</td></tr>
<tr><td colspan="2">幅宽
m</td><td>按产品规格</td><td>+1.0%
−0.8%</td><td>+1.0%
−1.0%</td><td>超过+1.0%
−1.0%</td><td>—</td></tr>
<tr><td rowspan="2">密度
根/10 cm</td><td>经纱</td><td rowspan="2">按产品规格</td><td>−1.0%</td><td>−1.0%</td><td>超过−1.0%</td><td>—</td></tr>
<tr><td>纬纱</td><td>−1.0%</td><td>−1.0%</td><td>超过−1.0%</td><td>—</td></tr>
<tr><td rowspan="2">断裂强力
N</td><td>经纱</td><td rowspan="2">按断裂强力标准计算公式计算</td><td>−8.0%</td><td>−8.0%</td><td>超过−0.8%</td><td>—</td></tr>
<tr><td>纬纱</td><td>−8.0%</td><td>−8.0%</td><td>超过−0.8%</td><td>—</td></tr>
</table>

表 5 进出口无梭织造精梳涤棉混纺本色布棉结疵点格率

<table>
<tr><th rowspan="2">项 目</th><th colspan="3" rowspan="2">标　准</th><th colspan="4">允许偏差</th></tr>
<tr><th>优等品</th><th>一等品</th><th>二等品</th><th>三等品</th></tr>
<tr><td rowspan="4">棉结疵点格率
百分率
不大于</td><td rowspan="2">织物总紧度/%</td><td colspan="2">涤纶纤维含量/%</td><td rowspan="4">一等品
的 50%</td><td rowspan="4">符合规定</td><td rowspan="4">不符合规定</td><td rowspan="4">—</td></tr>
<tr><td>60 及以上</td><td>60 以下～50</td></tr>
<tr><td>80 及以下</td><td>7</td><td>9</td></tr>
<tr><td>80 以上</td><td>9</td><td>11</td></tr>
</table>

表 6 进出口无梭织造棉本色布棉结杂质疵点格率

<table>
<tr><th colspan="2" rowspan="2">织物分类</th><th rowspan="2">织物总紧度</th><th colspan="2">棉结杂质疵点格率，百分率
不大于</th><th colspan="2">棉结疵点格率，百分率
不大于</th></tr>
<tr><th>优等品</th><th>一等品</th><th>优等品</th><th>一等品</th></tr>
<tr><td rowspan="9">非精梳织物</td><td rowspan="3">细织物</td><td>65%以下</td><td>25</td><td>33</td><td>6</td><td>17</td></tr>
<tr><td>65%～75%以下</td><td>30</td><td>40</td><td>7</td><td>19</td></tr>
<tr><td>75%及以上</td><td>32</td><td>41</td><td>8</td><td>21</td></tr>
<tr><td rowspan="3">中粗织物</td><td>70%以下</td><td>35</td><td>45</td><td>9</td><td>23</td></tr>
<tr><td>70%～80%以下</td><td>39</td><td>50</td><td>10</td><td>25</td></tr>
<tr><td>80%及以上</td><td>42</td><td>54</td><td>11</td><td>27</td></tr>
<tr><td rowspan="3">粗织物</td><td>70%以下</td><td>42</td><td>54</td><td>11</td><td>27</td></tr>
<tr><td>70%及以下</td><td>46</td><td>59</td><td>12</td><td>30</td></tr>
<tr><td>80%及以下</td><td>49</td><td>63</td><td>12</td><td>32</td></tr>
<tr><td colspan="2" rowspan="2">全线或半线织物</td><td>90%以下</td><td>34</td><td>43</td><td>8</td><td>22</td></tr>
<tr><td>90%及以下</td><td>36</td><td>47</td><td>9</td><td>24</td></tr>
<tr><td colspan="2" rowspan="2">精梳织物</td><td>85%以下</td><td>15</td><td>20</td><td>4</td><td>11</td></tr>
<tr><td>85%及以上</td><td>20</td><td>25</td><td>4</td><td>13</td></tr>
<tr><td colspan="3">半精梳织物</td><td>25</td><td>33</td><td>6</td><td>17</td></tr>
</table>

表 6(完)

织物分类	织物总紧度	棉结杂质疵点格率,百分率 不大于		棉结疵点格率,百分率 不大于	
		优等品	一等品	优等品	一等品
注 1 棉结杂质疵点格率,棉结疵点格率超过表 5 规定降到二等为止。 2 棉本色布按经、纬纱平均特克斯数分类: 细织物:11 tex～20 tex(55^S～29^S); 中粗织物:21 tex～30 tex(28^S～19^S); 粗织物:31 tex 及以上(18^S 及以下)。 $$经、纬纱平均特克斯数=\frac{经纱特克斯数+纬纱特克斯数}{2}$$					

5.5.2 进出口无梭织造棉本色布/精梳涤棉混纺本色布的棉结杂质疵点格率、棉结疵点格率,合同有要求的按合同或贸易双方协议执行。

5.5.3 检验方法

5.5.3.1 断裂强力测定按 GB/T 3923.1 规定执行。断裂强力快速测定的修正按 GB/T 406—1993 中附录 C 和 GB/T 5325—1997 中附录 C 规定执行。

5.5.3.2 长度测定按 GB/T 4666 规定执行。

5.5.3.3 幅宽测定按 GB/T 4667 规定执行。

5.5.3.4 密度测定按 GB/T 4668 规定执行。

5.5.3.5 棉结杂质检验按 FZ/T 10006 规定执行。

6 检验结果判定

6.1 外观质量按匹评定。织物组织、幅宽、布面疵点等检验项目有一项不符合要求,则判为该匹不合格。根据所选抽样方案,按表 1 判定。

a) 抽样样品中,不合格品数≤合格判定数 A_c,则判定该检验批为合格;

b) 抽样样品中,不合格品数≥不合格判定数 R_e,则判定该检验批为不合格。

6.2 内在质量按批评定。密度、断裂强力、棉结杂质疵点格率、棉结疵点格率有一项不符合要求,则判定为该检验批为不合格。

6.3 标志、包装按批评定。有一项不符合要求,则判定检验批为不合格。

6.4 上述项目全部合格时,该检验批为合格批。

附 录 A
（标准的附录）
布面疵点的具体内容及说明

A1 经向明显疵点

竹节、粗经、纱特用错、综穿错、筘路、筘穿错、长条影、多股经、并线松紧、松经、紧经、吊经、经缩波纹、经缩方眼、断经、断疵，沉纱、跳纱、星跳、棉球、结头、边撑疵、边撑眼、磨痕、烂边、凹边、拖纱、修整不良、错纤维，煤灰纱、花经、油经、油花纱、油渍、锈经、锈渍、布开花、不褪色色经、不褪色色渍、污渍、浆斑。

A2 纬向明显疵点

错纬（包括粗、细、紧、松）、条干不匀、脱纬、双纬、百脚（包括线状及锯状）、纬缩（包括起圈纬缩、扭结纬缩）、毛边、云织、杂物织入、花纬、锈纬、不褪色色纬。

A3 横档

稀纬、密路。

A4 严重疵点

破洞、豁边、跳花、经缩浪纹（三愣起算）、连续三根的松经、吊经（包括隔开 1～2 根好纱）、经向 5 cm 整幅中 10 个结头或轧断纱的边撑疵、连续 10 cm 的烂边、金属杂物织入、粗 0.3 cm 及以上的杂物织入，影响组织的浆斑、霉斑、损伤布底的修整不良。

A5 经向明显疵点及纬向明显疵点中，有些疵点是这二类共同性的，如竹节、跳纱、经缩等。在分类时只列入经向明显疵点一类，这些疵点如在纬向出现时，应按纬向明显疵点评分。

A6 如布面上出现上述分类中没有包括的疵点，只要符合评分条件，也应按类似疵点评分。

附 录 B
（标准的附录）
检 验 规 定

在常规试验时，对无梭织造棉本色布/精梳涤棉混纺本色布长度和幅宽的检验，可在普通大气条件下进行快速试验。

B1 长度检验

对开包抽验的样品，采取折叠好的布匹，将布平摊在平台上，用钢板尺在距布的头尾 5 m 范围内，逐匹均匀地测量 5 个折幅（联匹布加倍）的上下两页（距边 5～10 cm），以测得数字的算术平均值作为该匹布的实际折幅长度，测量精确至 0.1 cm，平均数字计算精确至 0.01 cm，四舍五入为 0.1 cm。

B1.1 计算公式

按式（B1）计算：

$$匹长或段长 = 实际折幅长度 \times 折数 + 不足 1\ m 的实际长度 \quad \cdots\cdots\cdots\cdots\cdots(B1)$$

B1.2 以样品中所有匹长的算术平均值作为该批长度检验的最后检验结果。

B2 幅度检验

对开包抽验的样品，采用折叠好的布匹，将布平摊在平台上，用钢扳尺均匀测量 5 处，但距布的头尾不小于 2 m，并以测得数字的算术平均值作为该匹布的幅宽平均数，计算精确至 0.01 cm，四舍五入至 0.1 cm。

以样品中所有匹（布）幅宽的算术平均值作为该批幅宽检验的最后检验结果。

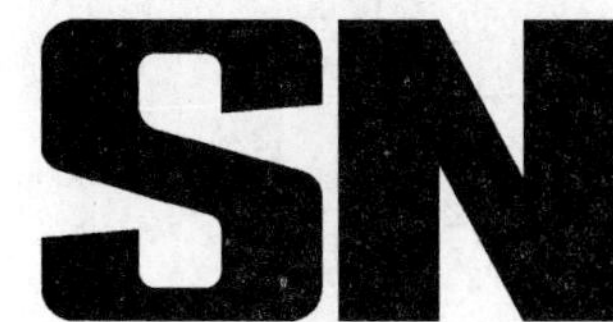

中华人民共和国出入境检验检疫行业标准

SN/T 1233—2010
代替 SN/T 1233—2003

进出口非织造布检验规程

Rules of inspection for import and export nonwovens

2010-01-10 发布　　　　2010-07-16 实施

中华人民共和国
国家质量监督检验检疫总局　发布

前 言

本标准代替SN/T 1233—2003《进出口非织造布检验规程》。

本标准与SN/T 1233—2003相比，主要变化如下：

——根据GB/T 2828.1和GB/T 2828.2，修改了抽样方案和转移规则；

——增加了甲醛、pH值、耐水色牢度、耐汗渍色牢度、耐摩擦色牢度、耐唾液色牢度、异味、可分解芳香胺染料、燃烧性能等安全项目的考核要求；

——将幅宽、吸水性、弯曲刚性、折皱弹性、破裂强力、热收缩率、透气性的具体测试方法分别放到标准的附录A、附录B、附录C、附录D、附录E、附录F和附录G；

——调整了规范性引用文件。

本标准的附录A、附录B、附录C、附录D、附录E、附录F和附录G均为规范性附录。

本标准由国家认证认可监督管理委员会提出并归口。

本标准起草单位：中华人民共和国海南出入境检验检疫局、中华人民共和国珠海出入境检验检疫局、中华人民共和国广东出入境检验检疫局、中华人民共和国河北出入境检验检疫局。

本标准主要起草人：何志贵、魏清荣、叶湖水、吴天良、刘锦瑞、陈素琴、常美华、罗武东、黄海民、刘明奇。

本标准于2003年首次发布，2010年第一次修订。

进出口非织造布检验规程

1 范围

本标准规定了进出口非织造布的抽样、检验方法、包装要求和检验结果的判定。

本标准适用于定向或随机排列的纤维通过摩擦、抱合和粘合或这些方法的组合而相互结合制成的片状物、纤网或絮垫等非织造布。

2 规范性引用文件

下列文件中的条款通过本标准的引用而成为本标准的条款。凡是注日期的引用文件，其随后所有的修改单(不包括勘误的内容)或修订版均不适用于本标准，然而，鼓励根据本标准达成协议的各方研究是否可使用这些文件的最新版本。凡是不注日期的引用文件，其最新版本适用于本标准。

GB/T 2828.1 计数抽样检验程序 第1部分:按接收质量限(AQL)检索的逐批检验抽样计划

GB/T 2828.2 计数抽样检验程序 第2部分:按极限质量(LQ)检索的孤立批检验抽样方案

GB/T 3921.1 纺织品 色牢度试验 耐洗色牢度

GB 6529 纺织品 调湿和试验用标准大气

GB/T 8170 数值修约规则与极限数值的表示和判定

GB/T 8427 纺织品 色牢度试验 耐人造光色牢度:氙弧

GB/T 8428 纺织品耐光色牢度试验方法 碳弧

FZ/T 01083 热熔粘合衬布干洗后的外观及尺寸变化的测定

FZ/T 01084 热熔粘合衬布水洗后的外观及尺寸变化的测定

FZ/T 01085 热熔粘合衬布剥离强力测试方法

FZ/T 60003 非织造布单位面积质量的测定

FZ/T 60004 非织造布厚度的测定

FZ/T 60005 非织造布断裂强力及断裂伸长的测定

FZ/T 60006 非织造布撕破强力的测定

FZ/T 64003 喷胶棉絮片

FZ/T 64004 薄型粘合法非织造布

FZ/T 64009 非织造热熔粘合衬布

FZ/T 64012.1 水刺法非织造布 第1部分:合成革基布

FZ/T 64012.2 水刺法非织造布 第2部分:卫生用卷材

SN/T 1649 进出口纺织品安全项目检验规范

3 抽样

3.1 外观质量检验抽样

3.1.1 连续批外观检验的抽样

按GB/T 2828.1规定，采用一次抽样方案，一般检验水平Ⅰ，AQL=2.5。

3.1.2 孤立批外观质量检验的抽样

按GB/T 2828.2规定，采用一次抽样，一般检验水平Ⅱ，模式B，LQ=3.15%。

3.1.3 转移

3.1.3.1 转移规则

外观检验起始批采用正常检验抽样方案，以后按3.1.3.2～3.1.3.5进行转移。

3.1.3.2 从正常检验到加严检验

正常检验时，如果初次检验的连续5批或少于5批中有2批不合格时，则转向加严检验。

3.1.3.3 从加严检验到正常检验

加严检验时，如果初次检验的连续5批合格时，则转向正常检验。

3.1.3.4 从正常检验到放宽检验

3.1.3.4.1 总则

正常检验时，如果下列各条件均满足，应转移到放宽检验：

a) 当前的转移得分至少是30分；

b) 生产稳定；

c) 负责部门认为放宽检验可取。

3.1.3.4.2 一次抽样方案转移得分

在正常检验开始时，应将转移得分设定为0，而在检验每个后继的批以后应更新转移得分：

a) 当接收数等于或大于2时，如果当AQL加严一级后该批被接收，则给转移得分加3分；否则将转移得分重新设定为0；

b) 当接收数为0或1时，如果该批被接收，则给转移得分加2分；否则将转移得分重新设定为0。

3.1.3.5 从放宽检验到正常检验

放宽检验初次检验出现下列任一情况，应恢复正常检验：

a) 一个批未被接收；

b) 生产不稳定或延迟；

c) 认为恢复正常检验是正当的其他情况。

3.2 其他项目的检验抽样

在距非织造布布边十分之一幅宽以上和离非织造布机器输出方向的一端1 m以上处，按平行排列方式剪取试样。样品上不得有明显的折痕和疵点。

4 技术要求

4.1 安全技术要求

按SN/T 1649要求。

4.2 内在质量、外观质量要求

内在质量、外观质量如有合同或协议的，按合同或协议执行；没有合同或协议的，按FZ/T 64003、FZ/T 64004、FZ/T 64009、FZ/T 64012.1或FZ/T 64012.2执行，且不得低于合格品要求。

5 检验方法

5.1 安全项目

安全项目参照SN/T 1649执行。

5.2 内在质量检验

5.2.1 幅宽：按附录A执行。

5.2.2 厚度：按FZ/T 60004执行。

5.2.3 平方米质量：按FZ/T 60003执行。

5.2.4 断裂强力和断裂伸长率：按FZ/T 60005执行。

5.2.5 吸水性：按附录B执行。

5.2.6 耐洗色牢度:按 GB/T 3921.1 执行。

5.2.7 耐干洗色牢度:按 GB/T 5711 执行。

5.2.8 耐光色牢度:按 GB/T 8427 或 GB/T 8428 执行。

5.2.9 弯曲刚性:按附录 C 执行。

5.2.10 折皱弹性:按附录 D 执行。

5.2.11 撕破强力:按 FZ/T 60006 执行。

5.2.12 剥离强力:按 FZ/T 01085 执行。

5.2.13 破裂强力:按附录 E 执行。

5.2.14 热收缩率:按附录 F 执行。

5.2.15 透气性:按附录 G 执行。

5.2.16 干洗和水洗后外观及尺寸变化:按 FZ/T 01083 和 FZ/T 01084 执行。

5.3 外观质量检验

外观检验应在正常的北向自然光下进行。如在日光灯下检验,其照度不低于 400 lx。外观检验应在验布机上进行。对于已分切的半成品,可将抽取的样品平摊在宽 1 m 以上,长 2 m 以上的检验工作台,逐卷倒卷按规定逐件进行检验。

6 包装、标志和数量

6.1 包装、标志:外包装上的批号、品名、规格、颜色、质量等与实物一致。唛头字迹清晰,包装整齐、清洁、牢固。

6.2 数量应符合合同要求。

7 检验结果的判定

7.1 安全项目

安全项目均符合 SN/T 1649 要求的判定安全项目合格,否则判定安全项目不合格。

7.2 内在质量的判定

内在质量按项目判定,并按抽检样品的试验结果的平均值作为该检验项目的试验结果,若所有检验项目的试验结果均符合合同要求或产品标准,则判定该批内在质量合格,否则判定该批内在质量不合格。

7.3 外观质量判定

按外观质量检验抽样的接收数进行判定。

7.4 总的判定原则

当安全项目、内在质量检验、外观质量检验全部合格则判定该批合格;当安全项目、内在质量检验、外观质量检验有一项判定为不合格时则判定该批不合格。

8 批的处置

8.1 合格批中的不合格品应由生产方予以调换。

8.2 由于外观质量包装而判定不合格的批,允许返工整理后,重新报验,进行抽样检验。内在质量判定不合格的批,不得申请复验。

9 其他

我国或进口国技术法规有特殊要求的,按照技术法规的要求执行,并结合本标准综合判定。

附 录 A
(规范性附录)
非织造布幅宽试验方法

A.1 原理

A.1.1 方法1

整段布能放在试验用标准大气中调湿的，在调湿后，用钢尺在布的不同点测量幅宽。

A.1.2 方法2

整段布不能放在试验用标准大气中调湿的，可使布松弛后，在温湿度较稳定的普通大气中，测量其幅宽，然后用一系数对幅宽加以修正。

修正系数是在试验用标准大气中，对松弛布的一部分调湿后，测量幅宽，再计算得出。调湿时，这一部分从整段中开剪或不开剪均可。

A.2 仪器及用具

A.2.1 钢尺：分度值为毫米，长度大于布的幅宽。

A.2.2 测定桌：桌面平整光滑，宽度大于被测定的布的幅宽，长度不小于4 m。

A.3 试验前准备及操作方法

A.3.1 方法1

A.3.1.1 A法：用于长度超过5 m的非织造布。

将布放在测定桌上，使其头端1 m～2 m放平，去除张力，并在离头端约1 m的靠近布边部分做一个临时标记；然后轻轻地拉动布，直到布的中段放平，去除张力，做第二个临时标记；接着，轻轻地拉动布的剩余部分，直到最后的1 m～2 m布放平并去除张力，再做第三个临时标记。将布充分暴露在标准大气中调湿，至连续测量三个标记处幅宽所得的差异小于每个标记处幅宽的0.25%时为止。经调湿后，将布上的临时标记抹去，放在桌上，再按以上做临时标记的方法，以接近相等的间距(不超过10 m)，测量布的幅宽至少五处，测量位置离布头、尾端至少1 m。测量时，钢尺应与被测布布边垂直。

A.3.1.2 B法：用于长度为0.5 m～5 m的非织造布(样品)。

将布平放在桌面上，处于已解除张力状态，在紧靠布边处，以相等间距标出至少四个标记，但第一个和最后一个标记不应标在距离布两端样品长度五分之一的地方，然后经调湿后，在每一个标记处测量幅宽并记录每一测量点的最后读数。测量时，钢尺应与被测布布边垂直。

A.3.2 方法2

A.3.2.1 先使布去除张力，并在普通大气中松弛至少24 h，然后按方法1中A法测量布的宽(W_r)。

A.3.2.2 确定修正系数。将布放在测定桌上，轻轻地拉动布，直到布中间的2 m～3 m的部分在桌面上放平，并去除张力，然后，在这部分靠近布边部分做四个标记，标记之间宜相距50 cm(至少25 cm)。测量并计算四个标记处的平均幅宽(W_s)。测量时，钢尺应与被测布布边垂直。再将已做四个标记的部分(从整段布中开剪或不开剪均可)经过调湿，记录最后四个读数的平均值(W_{sc})，修正系数即为W_{sc}/W_s。

A.4 试验结果的表示

A.4.1 方法1

按方法1中A法或B法测量得出的几个幅宽数据，求出平均数，即为该非织造布的幅宽并记录幅宽的最小值和最大值。

A.4.2 方法2

用式(A.1)计算幅宽：

$$W_c = W_r \times W_{sc} / W_s \qquad \cdots\cdots (A.1)$$

式中：

W_c——调湿后的布幅宽，单位为厘米(cm)；

W_r——布松弛后的平均幅宽，单位为厘米(cm)；

W_{sc}——调湿后松弛布标记处的平均幅宽，单位为厘米(cm)；

W_s——调湿前布标记处的平均幅宽，单位为厘米(cm)。

用式(A.2)计算最小和最大幅宽：

$$W_m = W_{mr} \times W_{sc} / W_s \qquad \cdots\cdots (A.2)$$

式中：

W_m——调湿后布的最小或最大幅宽，单位为厘米(cm)；

W_{mr}——布松弛后的最小或最大幅宽，单位为厘米(cm)；

W_{sc}——调湿后松弛布标记处平均幅宽，单位为厘米(cm)；

W_s——调湿前布标记处的平均幅宽，单位为厘米(cm)。

计算结果按 GB/T 8170 修约到一位小数。

附 录 B
（规范性附录）
非织造布吸水性试验方法

B.1 吸水时间

B.1.1 试样

裁取长为 80 mm 的长方形五块试样，调节其宽度使试样质量达到 5 g。

B.1.2 仪器及用具

用直径 0.5 mm 铜线制成，筐高 80 mm，直径为 50 mm，每目为 20 mm×20 mm，质量为 3 g(见图 B.1 所示)。

单位为毫米

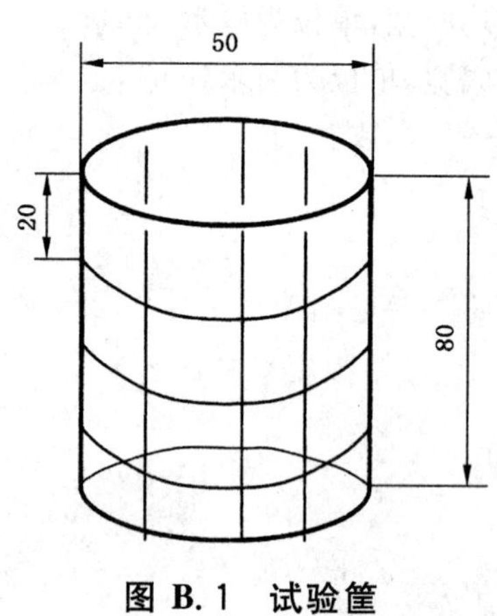

图 B.1 试验筐

B.1.3 操作方法

把小心卷成圆筒状的试样放入试验筐内。将试验筐距水面 12 cm 高处横向轻轻放入深约 200 mm 的水中(水温为 24 ℃～26 ℃)，记录试验筐完全沉到水面以下时的沉没时间，即吸水时间。如果试样无法卷成圆筒状时，则应使缺口部位朝上，将试样放入试验筐内。

B.1.4 试验结果的表示

用吸水时间值的五次测定结果的平均值表示，计算结果按 GB/T 8170 修约至整数。

B.2 吸水量

B.2.1 试样

与吸水时间试验所用试样相同。

B.2.2 仪器及用具

直径为 127 mm 的平玻璃，秒表。

B.2.3 操作方法

测定吸水时间后，让试样和金属筐浸入水中 10 s，然后提起筐子，排水 10 s 后迅速放入平玻璃上称质量，精确到 0.1 g。

B.2.4 试验结果的表示

减去平玻璃、筐子和试样干质量的总质量，计算试样所含水的质量，即得试样的吸水量，并按式(B.1)计算出吸水率。

$$试样的吸水率(\%)=\frac{试样所吸水的质量}{试样干质量}\times 100 \quad \cdots\cdots(B.1)$$

以五次试样的平均值表示，计算结果按 GB/T 8170 修约至一位小数。

附 录 C
（规范性附录）
非织造布弯曲刚性试验方法

C.1 硬挺度

C.1.1 原理

对规定尺寸的试样推出平面直至因试样自重作用而下垂触及45°斜面时试样的水平滑出长度。

C.1.2 仪器及用具

45°斜面硬挺度仪。

C.1.3 试验前准备

裁取长度15 cm，宽度2 cm的试样，纵、横向各10块。

C.1.4 操作方法

把试样放在一端连有45°斜面的水平面上，使试样下垂端与平台上零位对齐，然后在试样条上放一侧面标有位移长度的滑块并使试样的下垂端与滑块平齐，将滑块徐徐推出，无滑动地带动试样从水平面徐徐滑出，直到由于试样自身重作用而下垂触及斜面为止，读出试样触及斜面时的水平滑出长度（精确到0.1 cm）。纵、横向各10块试样，各向一半做正面试验，一半做反面试验。

C.1.5 试验结果的表示

以纵、横向各10次试验的水平滑出长度读数的算术平均数表示。计算结果按GB/T 8170修约至一位小数。

C.2 刚柔度

C.2.1 原理

把规定尺寸的试样夹于可左右摆动的试样杆的试样夹上，因阻止试样杆摆动的摆锤荷重增加使试样弯曲，直到试样离开摆锤时所用的力。

C.2.2 仪器及用具

格莱刚柔度仪。

C.2.3 试验前准备

C.2.3.1 制作长度为2.54 cm(1 in)、宽度为5.08 cm(2 in)的试样。纵、横向各10块。

C.2.3.2 调整仪器水平，使指针指向零位，试样夹钳与舌形指针相距1.27 cm(1/2 in)。

C.2.4 操作方法

将试样上端的0.64 cm(1/4 in)长度夹紧于试样夹内，下端的0.64 cm(1/4 in)长度与舌形摆锤指针顶端相重叠，调节指针负荷，分5 g、25 g、50 g和200 g四档，可夹于摆锤指针中心下部的支距2.54 cm(1 in)，5.08 cm(2 in)或10.16 cm(4 in)的小孔中。摆锤指针负荷和支距位置（小孔的位置）的选择尽可能使弯曲刚性的力在下刻盘的中央，慢慢转动可摆动的试样杆，将试样杆自左向右和自右向左地摆动。分别读出当试样脱离舌形摆锤指针时刻度盘读数（Rg）（精确到刻度尺的0.1）。

C.2.5 试验结果的表示

以一块试样左右两侧测得数据的算术平均数为该块试样本次试验的读数。纵、横向各10块读数的算术平均数换算成N（牛顿）表示刚柔度S。并按式（C.1）计算最终结果，计算结果按GB/T 8170修约至一位小数。

$$S = Rg(m \cdot A) \times 0.28 \times 9.8 \times 10-5 \qquad (C.1)$$

式中：

S——刚柔度，单位为牛顿(N)；

Rg——纵或横向各10块读数的算术平均数；

m——各档的重锤质量，单位为克(g)(分为5 g、25 g、50 g和200 g四档)；

A——安放负荷重锤孔与支点间距离，单位为英寸(in)[分为1(in)，2(in)和4(in)三档]。

附　录　D
（规范性附录）
非织造布折皱弹性试验方法

D.1　原理

一定形状和尺寸的试样，用一个装置对折起来，并在规定的负荷下，保持一定的时间，折痕负荷卸除后，让试样经过一定的回复时间，然后测量折痕回复角。

D.2　仪器及用具

织物折皱弹性仪。

D.3　试验前准备

按图 D.1 尺寸裁取试样，纵、横向各 10 块。其中在同一向再分成正、反对折各半。试样上不得有折皱、弯曲和异常变形。

单位为毫米

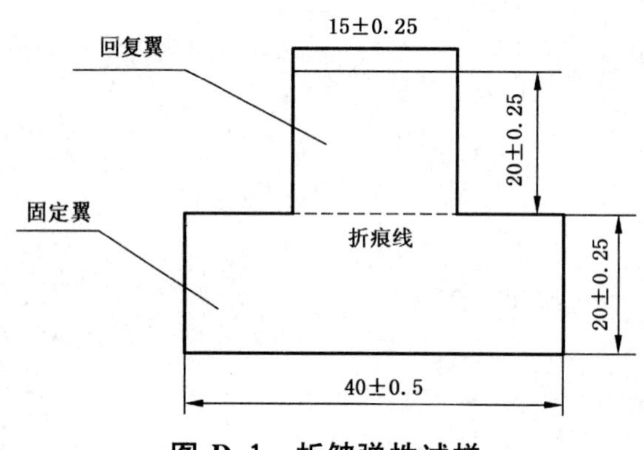

图 D.1　折皱弹性试样

D.4　操作方法

D.4.1　将试样的固定翼夹于夹持器上，并沿折痕线对折试样，在对折好的试样上面加上压板，接着加上压力负荷，透明压板的中心与压力负荷的重心要与试样有效承压面积的中心相吻合。

D.4.2　试样承受压力负荷达到 5 min 时，自动卸除压力负荷，将试样夹持器连同透明压板一起翻转 90°，并卸去透明压板。

D.4.3　试样卸除压力负荷后达 15 s 和 5 min 时（即指示灯亮），用测角装置分别读得急、缓折痕回复角读数（读整数度）。如回复翼有轻微的卷曲或扭转，以其根部挺直部分的中心线为基准。

D.5　试验结果的表示

以纵、横向各 10 块（同一向正、反两面各半）读数的算术平均数表示，计算结果按 GB/T 8170 修约到整数。

注 1：当试验片没有全部被剥离而粘合衬布已经断裂时，该试样所示值不作记录，并应注明此种情况。

注 2：对试验结果有争论时，试验次数按 $n=0.043CV_2$（CV 为变异系数）来决定。

附 录 E
（规范性附录）
非织造布破裂强力试验方法

E.1 原理

以一垂直于试样的负荷作用于一定面积、周围固定的试样上，直至试样破裂。

E.2 膜片法

E.2.1 仪器和用具

E.2.1.1 胀破强度仪，应满足下列要求：

a) 在其所使用的压力范围内任意一点精度要求达到满量程的±1%；
b) 要配备一只环形夹具，内径为 30.5 mm±0.05 mm，外径至少 55 mm，底面要平整光滑以使夹住试样时做到各处与膜片密接，并能均匀受压；
c) 夹具的加压要使用工具，保证足够的压力，以防止试验时试样的滑脱；
d) 要有符合规定技术指标的橡皮膜片。

E.2.1.2 液体采用浓度 85%的甘油（丙三醇）。

E.2.2 取样和试样的制备

E.2.2.1 按有关产品标准规定或责任双方的协议取样。要求样品具有代表性，确保所取试样没有明显影响试验结果的疵点和折皱。

E.2.2.2 试验时可不裁样，但不能影响操作，且测试点应随机分布。

E.2.3 试样的调湿与标准大气

试样的预调湿与调湿按 GB 6529 中有关规定进行，试验在 GB 6529 规定的标准大气中进行。

E.2.4 试验步骤

E.2.4.1 检验仪器状态，弹性膜片发生明显变形时应更换，且在没有试样的情况下，使膜片膨胀至一定的高度，观察膜片形状，若与正常的球冠形有明显的差异应更换膜片，如有需要可采用标准铝箔片，对膨胀试验仪的综合性能进行校验。然后调节加压速度，使胀破时间在 5 s～50 s 范围内。

E.2.4.2 将试样覆盖在膜片上，呈平坦无张力状态，用环形夹具牢固地将试样夹紧。

E.2.4.3 逐渐增加膜片的扩张力，至试样破裂，记录此时显示的强力数（p_A）及所需要的时间，如果试样破裂在夹具圆环边缘，应另取试样重做。

E.2.4.4 用同样加压速度，在没有试样的情况下，测定在胀破试样所需的时间内膜片所受的压力 p_B。

E.2.4.5 按上述试验步骤测试 10 个试样或按 $n=\left(\frac{t_a \cdot CV}{E}\right)^2$ 给出的值确定试验次数。这里 t_a 为对应 a 水平的 t 值，CV 为测试数据的变异系数，E 为测试数据的允许相对误差。

E.2.5 结果的计算与表示

计算试样的 p_A-p_B 值（单位 kPa），以 10 次[或 $n=\left(\frac{t_a \cdot CV}{E}\right)^2$ 次]试样的 p_A-p_B 算术平均值来表示样品的胀破强度，计算结果按 GB/T 8170 修约到整数位。

E.3 弹子法

E.3.1 仪器

弹子顶破仪：圆环内径为 25 mm，弹子直径为 20 mm，弹子下降速度为 100 mm/min～110 mm/min，强力刻度盘有效范围任意一点示值误差不超过±1%。

E.3.2 取样和试样的制备

E.3.2.1 取样要求同膜片法。

E.3.2.2 在距布边至少100 mm(或1/10幅宽)处按梯形法或平行法裁下直径为65 mm的圆形试样10块[或 $n=\left(\frac{t_a \cdot CV}{E}\right)^2$ 算出试样数量],仲裁性试验应按梯形法裁样。

E.3.3 试样的调湿与标准大气

同膜片法中E.2.3。

E.3.4 试验步骤

E.3.4.1 检查仪器状态,强力表盘复零。

E.3.4.2 将试样正面向弹子方向平坦地夹在夹具内。

E.3.4.3 夹具置于仪器相应位置上,开动仪器至弹子将试样顶破,记录表盘显示的强力值,此值应在量程的20%~80%之间。

E.3.4.4 按上述步骤测试10个或 $n=\left(\frac{t_a \cdot CV}{E}\right)^2$ 个试样。

E.3.5 结果的计算与表示

计算10次[或 $n=\left(\frac{t_a \cdot CV}{E}\right)^2$ 次]测试值的所属平均值,按GB/T 8170修约至整数,单位为牛顿(N),以此值表示样品的顶破强力。

附　录　F
（规范性附录）
非织造布热收缩率试验方法

F.1　原理

将试样放在规定温度的烘箱内受热一定时间取出，测定其吸热后长、宽方向的尺寸，并计算尺寸变化率。

F.2　仪器及用具

F.2.1　烘箱或热收缩仪。
F.2.2　钢尺（刻度精确到毫米）、秒表。

F.3　试验前准备

按图 F.1 尺寸裁取 250 mm×250 mm 三块试样，再如图 F.1 所示在试样上用笔划出 200 mm×200 mm 及中心正交标记线，标出纵、横方向。

单位为毫米

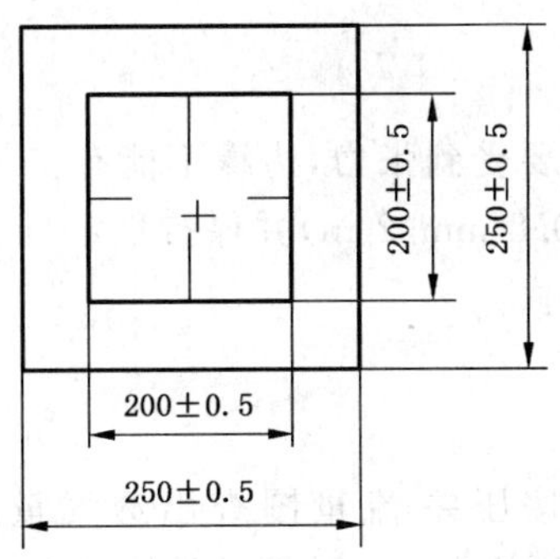

图 F.1　热收缩率试样尺寸

F.4　操作方法

F.4.1　划有标线的试样，需在标准大气条件下调湿 24 h。在试验用标准大气条件下，测量试样纵向和横向的各向三线长度，精确到 0.5 mm。
F.4.2　将测量好的试样放进 180 ℃的烘箱，或热收缩仪，15 s 后取出，在试验用标准大气条件下调湿 24 h，测量试样纵、横向的各向三线长度，精确到 0.5 mm。

F.5　试验结果的表示

试验结果以热收缩率表示，计算见式（F.1）：

$$热收缩率(\%) = \frac{L - L'}{L} \times 100 \qquad \cdots\cdots (F.1)$$

式中：
L——三块试样受热前纵向或横向平均长度，单位为毫米（mm）；
L'——三块试样受热后纵向或横向平均长度，单位为毫米（mm）。
计算结果按 GB/T 8170 修约到小数后一位。

附 录 G
（规范性附录）
非织造布透气性试验方法

G.1 原理

透气量取决于试样空隙的大小、数量及试样厚度，在试样的两面维持一定的压力差，然后测定单位时间内透过试样的空气量。

G.2 仪器及用具

透气仪。

G.3 试验前准备

试样规格为 255 mm×255 mm，测试前经调湿处理，并对透气仪进行调整。先调节支承螺母，将指示器中的水泡调至中央，使透气仪处于水平位置，再调节旋钮，使斜置的气压计液面处于“0”位置，然后调节垂直放置的压力计旁边的读数 *R*，使斜置的气压计的液面也处于“0”位置。根据试样的透气量范围，选择适当的小孔板，安装在喷口处，使垂直压力计液面读数介于 60 mm～340 mm 水柱之间。

G.4 操作方法

将试样夹于空气室前面，注意不要受到张力，边缘不能有空气泄露，开动电动机，缓慢地调节变阻器，使斜置的气压计中的油面达到 50.8 mm(2 in)并保持稳定，记下垂直压力计中的液面读数，精确到刻度尺一小格。每批测试 10 个试样。

G.5 试验结果的表示

根据垂直压力计的液面读数，按压差-流量图查出透气量的大小，单位为升每立方厘米分钟[L/(cm^3 · min)]，以 10 次试验的平均值表示。计算结果按 GB/T 8170 修约至三位小数。

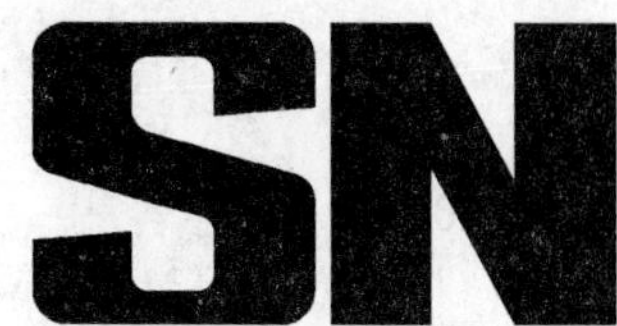

中华人民共和国出入境检验检疫行业标准

SN/T 1462—2004

进出口棉印染弹力布检验规程

Rules for the inspection of printed and dyed cotton elasticized fabric for import and export

2004-11-17 发布

2005-04-01 实施

中华人民共和国
国家质量监督检验检疫总局 发布

前　言

本标准的附录 A 为资料性附录。

本标准由国家认证认可监督管理委员会提出并归口。

本标准起草单位：中华人民共和国天津出入境检验检疫局。

本标准主要起草人：邹惟君、王慧敏、孙立桩。

本标准系首次发布的出入境检验检疫行业标准。

进出口棉印染弹力布检验规程

1 范围

本标准规定了进出口棉印染弹力布的抽样、检验及检验结果的判定。

本标准适用于进出口衣着用纬向弹力(氨纶含量在5%以内)的各类漂白、染色、印花棉布品质的检验。

2 规范性引用文件

下列文件中的条款通过本标准的引用而成为本标准的条款。凡是注日期的引用文件，随后所有的修改单(不包括勘误的内容)或修订版均不适用于本标准，然而，鼓励根据本标准达成协议的各方研究是否可使用这些文件的最新版本。凡是不注日期的引用文件，其最新版本适用于本标准。

GB 250 评定变色用灰色样卡(idt ISO 105-A02)

GB 251 评定沾色用灰色样卡(idt ISO 105-A03)

GB/T 411 棉印染布

GB/T 3920 纺织品 色牢度试验 耐摩擦色牢度(eqv ISO 105-X12)

GB/T 3922 纺织品 耐汗渍色牢度试验方法(eqv ISO 105/E04)

GB/T 3921.3 纺织品 色牢度试验 耐洗色牢度:试验 3(eqv ISO 105-C03)

GB/T 3923.2 纺织品 织物拉伸性能 第2部分:断裂强力的测定 抓样法

GB/T 4667 机织物幅宽的测定

GB/T 4668 机织物密度的测定

GB/T 8628 纺织品 测定尺寸变化的试验中织物试样和服装的准备、标记及测量

GB/T 8629 纺织品 试验用家庭洗涤和干燥程序

GB/T 8630 纺织品 洗涤和干燥后尺寸变化的测定

GB 18401 纺织品 基本安全技术规范

FZ/T 01062 弹性机织物的拉伸性试验方法

FZ/T 01095 纺织品 氨纶产品纤维含量的试验方法

FZ/T 10010 棉及化纤纯纺、混纺印染布标志与包装

SN/T 1099 进出口织物检验抽样方法

3 术语和定义

下列术语和定义适用于本标准。

3.1

检验批 inspection lot

同一合同、同一品种、在同一生产条件下加工的产品为一检验批，简称批。

4 抽样

4.1 外观质量检验抽样按SN/T 1099规定执行。

4.2 内在质量检验抽样应具有代表性，以批为单位，每批不少于三块。

5 检验

5.1 内在质量

5.1.1 内在质量评等

5.1.1.1 内在质量要求见表1。内在质量以最低项评等。

表1 内在质量要求

<table>
<tr><th colspan="2" rowspan="2">检验项目</th><th colspan="2">极限偏差及要求</th></tr>
<tr><th>一等品</th><th>二等品</th></tr>
<tr><td colspan="2">织物经纬密度偏差/(%)</td><td>−2</td><td>−3</td></tr>
<tr><td rowspan="2">水洗尺寸变化/(%)
(经、纬向)</td><td>纱细平布、纱府绸、
纱斜纹</td><td colspan="2">经向:+1.5~−3.0
纬向:+1.5~−7.0</td></tr>
<tr><td>卡其及其他织物</td><td colspan="2">经向:+1.5~−3.0
纬向:+1.5~−8.0</td></tr>
<tr><td rowspan="2">耐洗色牢度[a]/级</td><td>变色</td><td>3—4</td><td>3</td></tr>
<tr><td>沾色</td><td>3—4</td><td>3</td></tr>
<tr><td rowspan="2">耐摩擦色牢度/级</td><td>干摩</td><td>3—4</td><td>3</td></tr>
<tr><td>湿摩</td><td>2—3</td><td>2</td></tr>
<tr><td rowspan="2">耐汗渍色牢度/级</td><td>变色</td><td>3</td><td>2—3</td></tr>
<tr><td>沾色</td><td>3</td><td>2—3</td></tr>
<tr><td rowspan="2">断裂强力/N</td><td>纱细平布、纱府绸、
纱斜纹</td><td colspan="2">经向:≥240
纬向:≥140</td></tr>
<tr><td>卡其及其他织物</td><td colspan="2">经向:≥290
纬向:≥190</td></tr>
<tr><td colspan="2">氨纶纤维含量/(%)</td><td colspan="2">设计指标的70%及以上</td></tr>
<tr><td colspan="4">a 耐洗、耐摩擦色牢度一等品允许二项低半级。</td></tr>
</table>

5.1.1.2 幅宽、纬密加工系数参见附录A。

5.1.1.3 基本安全技术指标应符合GB 18401的要求。

5.1.1.4 拉伸弹性指标按合同要求执行。

5.1.2 试验方法

5.1.2.1 幅宽按GB/T 4667执行。

5.1.2.2 纬密按GB/T 4668执行。

5.1.2.3 断裂强力按GB/T 3923.2的规定、速度300 mm/min。

5.1.2.4 水洗尺寸变化按GB/T 8628、GB/T 8629和GB/T 8630执行(其中洗涤程序为2A、干燥程为F)。

5.1.2.5 耐洗色牢度检验按GB/T 3921.3执行。

5.1.2.6 耐摩擦色牢度按GB/T 3920执行。

5.1.2.7 耐汗渍色牢度按GB/T 3922执行。

5.1.2.8 变色、色差按GB 250,沾色按GB 251评定。

5.1.2.9 拉伸弹性按FZ/T 01062规定执行。

5.1.2.10 氨纶纤维含量按FZ/T 01095执行。

5.2 外观质量

5.2.1 外观质量的评等见表2。

表2 外观质量评等

<table>
<tr><th colspan="4" rowspan="2">检验项目</th><th colspan="2">极限偏差</th></tr>
<tr><th>一等品</th><th>二等品</th></tr>
<tr><td rowspan="3">幅宽偏差/cm</td><td colspan="3">幅宽 100 及以内</td><td>+2.5
−1.0</td><td>+4.5
−3.0</td></tr>
<tr><td colspan="3">幅宽 100～135</td><td>+3.0
−1.5</td><td>+5.0
−3.5</td></tr>
<tr><td colspan="3">幅宽 135 以上</td><td>+4.0
−2.0</td><td>+5.5
−4.0</td></tr>
<tr><td rowspan="8">色差/级</td><td rowspan="4">原样</td><td rowspan="2">漂色布</td><td>同类布样</td><td>3</td><td>2～3</td></tr>
<tr><td>参考样</td><td>2—3</td><td>2</td></tr>
<tr><td rowspan="2">花布</td><td>同类布样</td><td>2—3</td><td>2</td></tr>
<tr><td>参考样</td><td>2</td><td>1—2</td></tr>
<tr><td rowspan="2">左中右</td><td colspan="2">漂色布</td><td>4 以上</td><td>4</td></tr>
<tr><td colspan="2">花布</td><td>3—4</td><td>3</td></tr>
<tr><td colspan="3">前后</td><td>3—4</td><td>3</td></tr>
<tr><td colspan="3">正反面</td><td>3</td><td>2—3</td></tr>
<tr><td rowspan="2">纬斜/(%)</td><td colspan="3">花斜或纬斜</td><td>6.0</td><td>9.0</td></tr>
<tr><td colspan="3">条格花斜或纬斜</td><td>4.0</td><td>7.0</td></tr>
<tr><td rowspan="3">布面疵点评分限度平均/(分/m)</td><td colspan="3">幅宽在 100 cm 及以内</td><td>0.4</td><td>0.8</td></tr>
<tr><td colspan="3">幅宽在 100 cm 以上至 135 cm</td><td>0.5</td><td>1.0</td></tr>
<tr><td colspan="3">幅宽在 135 cm 以上</td><td>0.6</td><td>1.2</td></tr>
</table>

5.2.2 布面疵点评分方法和检验按 GB/T 411 执行。

5.2.3 允许总分计算方法，每段布的布面疵点允许总分，根据每米允许评分和段长决定(段长不足 1 m 者四舍五入)。允许总分是每米允许评分与段长的乘积(总分按四舍五入取整数)。

5.3 包装

按 FZ/T 10010 执行。

6 检验结果的判定

6.1 等级分为一等品、二等品，低于二等品为等外品。

6.2 内在质量、包装按批评定，外观质量按 SN/T 1099 评定。

6.3 内在质量、外观质量及包装均符合规定，则判定全批合格，其中任何一项不符合规定，则判定全批不合格。

7 其他

合同或国家法规有特殊要求的，按合同和法规要求检验。

附 录 A
（资料性附录）
棉弹力印染布加工系数

A.1 幅宽、密度的计算

根据棉本色布产品品种规格标准，结合本附录规定的加工系数计算。加工系数见表 A.1、表 A.2。

表 A.1 幅宽加工系数

织 物 种 类	幅宽加工系数
纱细平布、纱府绸、纱斜纹	0.75
卡其及其他织物	0.80

表 A.2 纬密加工系数

织 物 种 类	纬密加工系数
纱细平布、纱府绸、纱斜纹	0.98
卡其及其他织物	1.00

A.2 计算方法

A.2.1 标准幅宽计算

标准幅宽计算见式（A.1）：

$$W = W_O \times K_W \quad \cdots\cdots(A.1)$$

式中：

W——标准幅宽；

W_O——本色布标准幅宽；

K_W——幅宽加工系数。

A.2.2 标准纬纱密度计算

标准纬纱密度计算见式（A.2）：

$$D = D_O \times K_D \quad \cdots\cdots(A.2)$$

式中：

D——标准纬纱密度；

D_O——本色布标准纬纱密度；

K_D——纬纱密度加工系数。

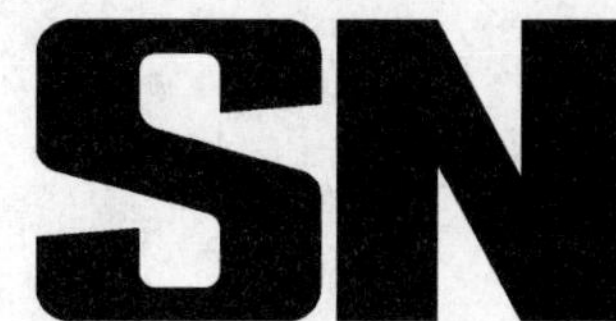

中华人民共和国出入境检验检疫行业标准

SN/T 1463—2004

进出口窗帘检验规程

Rule for the inspection of curtain for import and export

2004-11-17 发布　　　　2005-04-01 实施

中华人民共和国国家质量监督检验检疫总局　发布

前　言

本标准的附录 A 为资料性附录。

本标准由国家认证认可监督管理委员会提出并归口。

本标准起草单位：中华人民共和国浙江出入境检验检疫局。

本标准主要起草人：潘小花、陈勤伟。

本标准系首次发布的出入境检验检疫行业标准。

进出口窗帘检验规程

1 范围

本标准规定了进出口窗帘的抽样、检验及检验结果的判定。

本标准适用于各种纺织织物制成的进出口窗帘的检验。

2 规范性引用文件

下列文件中的条款通过本标准的引用而成为本标准的条款。凡是注日期的引用文件，随后所有的修改单(不包括勘误的内容)或修订版均不适用于本标准，然而，鼓励根据本标准达成协议的各方研究是否可使用这些文件的最新版本。凡是不注日期的引用文件，其最新版本适用于本标准。

GB 250 评定变色用灰色样卡(idt ISO 105-A02)

GB/T 2828.1 记数抽样程序 第1部分:按接受质量限(AQL)检索的逐批检验抽样计划

GB/T 2910 纺织品 二组分纤维混纺产品定量化学分析方法(eqv ISO 1833)

GB/T 2911 纺织品 三组分纤维混纺产品定量化学分析方法(eqv ISO 5088)

GB/T 3920 纺织品 色牢度试验 耐摩擦色牢度(eqv ISO 105-X12)

GB/T 3921.1 纺织品 色牢度试验 耐洗色牢度:试验1(eqv ISO 105-C01)

GB/T 3921.3 纺织品 色牢度试验 耐洗色牢度:试验3(eqv ISO 105-C03)

GB/T 4668 机织物密度的测定

GB/T 8427 纺织品 色牢度试验 耐人造光色牢度:氙弧(eqv ISO 105-B02)

GB/T 14801 机织物和针织物纬斜和弓纬试验方法

GB 18401 国家纺织产品基本安全技术规范

FZ/T 62005 被、被套

FZ/T 72001 涤纶针织面料

SN/T 0554 出口服装包装检验规程

3 术语和定义

下列术语和定义适用于本标准。

3.1

窗帘 curtain

用于遮光或装饰的以纺织织物为主料，可辅以相应饰物或辅料，经过缝制加工的纺织制品。

3.2

检验批 lot

同一合同、同一报检批为一检验批，简称批。

4 抽样

4.1 外观质量检验抽样数量按GB/T 2828.1正常检查一次抽样方案，一般检查水平Ⅰ，A类不合格品AQL=2.5，B类不合格品AQL=4.0确定。抽样方案见表1。

表 1 外观质量抽样表

批量范围,*N*	抽样数,*n*	A类不合格		B类不合格	
		Ac	Re	Ac	Re
1～15	2	0	1	0	1
16～25	3	0	1	0	1
26～90	5	0	1	0	1
91～150	8	0	1	1	2
151～280	13	1	2	1	2
281～500	20	1	2	2	3
501～1 200	32	2	3	3	4
1 201～3 200	50	3	4	5	6
3 201～10 000	80	5	6	7	8
10 001～35 000	125	7	8	10	11

4.2 内在质量检验抽样数量按 GB/T 2828.1 正常检查一次抽样方案,特殊检查水平 S-1,合格质量水平 AQL=1.5 确定。抽样方案见表 2。

表 2 内在质量抽样表

批量范围,*N*	样本大小,*n*	合格判定数,Ac	不合格判定数,Re
1～50	2	0	1
51～500	3	0	1
501～35 000	5	0	1
>35 000	8	0	1

5 检验

5.1 外观质量

5.1.1 成品组织及花色

织物组织及花色应符合设计要求。

5.1.2 成品规格

样品长、宽均匀测量三处,规格检验按所抽样品的 10%检验,同一规格不应少于 3 幅。

5.1.3 成品纬斜

纬斜及弓纬按 GB/T 14801 规定执行。

5.1.4 色花、色差

色花、色差按 GB 250 评定变色用灰色样卡进行评定。

5.1.5 成品面料疵点

成品面料疵点按 FZ/T 62005 规定执行。

5.1.6 成品缝制

5.1.6.1 有填充物的厚薄应均匀,封口封牢坐齐,不夹毛。

5.1.6.2 绣花花位正确,针法整齐平服,不错绣、不漏绣,墨印不明显外露。

5.1.6.3 各部位缝制线路顺直、整齐、牢固、松紧适宜,不应有开线、断线,连续跳针(10 cm 内允许跳一针)及漏毛打褶。

5.1.6.4 起针、落针应回针 1.0 cm～1.5 cm,要回在原线上,断线、封口接头要在原线上重叠 1.0 cm～2.0 cm。

5.1.7 成品针距密度

平缝 3 cm 不少于 10 针，包缝 3 cm 不少于 9 针。

5.1.8 成品辅料质量

应符合强制性法律、法规、合同、信用证以及确认样品的要求。

5.2 内在质量

5.2.1 水萃取液 pH 值、可分解的芳香胺染料、游离甲醛含量、耐水色牢度、耐汗渍色牢度和耐干摩擦色牢度按 GB 18401 规定执行。

5.2.2 纤维含量按 GB/T 2910 或 GB/T 2911 规定执行。

5.2.3 耐光色牢度按 GB/T 8427 规定执行。其中以 4 级蓝色羊毛标准的退色程度相当于 GB 250 的 4 级为暴晒终点。

5.2.4 耐洗色牢度检测，面料为粘胶、丝纯织或与之交织、混纺的按 GB/T 3921.1 规定执行，其他按 GB/T 3921.3 规定执行。

5.2.5 耐湿摩擦牢度按 GB/T 3920 规定执行。

5.2.6 密度按 GB/T 4668 规定执行。

5.2.7 针织物单位质量按 FZ/T 72001 规定执行。

5.3 包装检验

按 SN/T 0554 规定执行。

6 检验结果的判定

6.1 外观质量

6.1.1 外观质量按幅判定，A 类和 B 类缺陷划分见表 3；未列入的缺陷，按照表 3 类似缺陷判定。

表 3 A 类缺陷、B 类缺陷表

缺陷名称	A 类	B 类
织物组织及花色	不符设计要求	—
长度偏差	大于等于−4%	大于−2%小于−4%
宽度偏差	大于等于−4%	大于−2%小于−4%
纬斜、花斜	大于等于 5%	大于 3%小于 5%
色差	小于等于 3 级	3 级～4 级，幅与幅色差小于 3 级
色渍、污渍、条痕	明显	轻微
印花疵	严重搭色、沾色、渗色，漏印	轻微搭色、沾色、渗色，漏印
染色疵	3 级及以下	3 级～4 级及以上
纱、织疵	线状及条状织疵明显两处以上	线状及条状织疵明显一处或轻微两处
面料破损、缺件、漏序	不允许	—
绣花	花型错、漏绣	—
缝制不良	脱针、断线	缝纫吃势不匀，针距密度低于规定 3 针以下
长宽度不齐	大于等于 4 cm	大于 2 cm 小于 4 cm
附件破损、缺少	不允许	—

6.1.2 A类、B类不合格品数同时小于等于Ac时，判外观全批合格；A类、B类不合格品数同时大于等于Re时，判外观全批不合格；A类不合格品数大于等于Re时，判外观全批不合格。

6.1.3 当B类不合格品大于等于Re，A类不合格品数小于Ac时，两类不合格品数相加，如小于两类不合格品Re总数，判外观全批合格；如大于等于不合格品Re总数，则判外观全批不合格。

6.2 内在质量

内在质量按批判定。内在质量中水萃取液pH值、可分解的芳香胺染料、游离甲醛含量、耐水色牢度、耐汗渍色牢度和耐干摩擦色牢度按GB 18401判定；常规质量项目合约有规定的按合约进行，合约未规定的参照附录A判定。

6.3 包装

按SN/T 0554规定进行判定。

6.4 综合质量

内在质量、外观质量及包装均符合规定，判定全批合格；其中任何一项不符合规定，则判全批不合格。

7 其他

合约和进口国有特殊要求的，按特殊要求进行。

附　录　A
（资料性附录）
内在质量指标

表 A.1　内在质量指标

<table>
<tr><th>项　　目</th><th>单　　位</th><th colspan="2">允许范围</th></tr>
<tr><td>纤维含量</td><td>%</td><td colspan="2">±4.0</td></tr>
<tr><td>密度(机织物)</td><td>根/10 cm</td><td colspan="2">经、纬:−2.0%</td></tr>
<tr><td>重量(针织物)</td><td>g/m^2</td><td colspan="2">−4.0%</td></tr>
<tr><td>水洗尺寸变化率</td><td>%</td><td colspan="2">经向:−6.0,纬向:−2.0</td></tr>
<tr><td rowspan="4">色牢度</td><td rowspan="4">级</td><td>耐光</td><td>变色≥3−4</td></tr>
<tr><td rowspan="2">耐洗[a]</td><td>原样变色≥3</td></tr>
<tr><td>沾色≥3−4</td></tr>
<tr><td>耐湿摩擦[a]</td><td>湿摩≥2</td></tr>
<tr><td colspan="4">[a] 耐洗和耐湿摩擦色牢度两项允许有一项低半级。</td></tr>
</table>

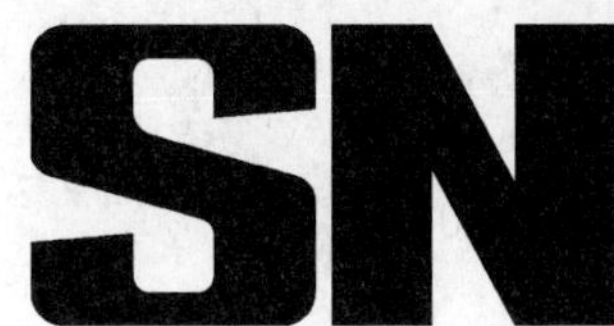

中华人民共和国出入境检验检疫行业标准

SN/T 1464—2004

出口丝绵被检验规程

Rules for the inspections of floss silk quilt for export

2004-11-17 发布　　2005-04-01 实施

中华人民共和国国家质量监督检验检疫总局　发布

前　言

本标准由国家认证认可监督管理委员会提出并归口。

本标准起草单位：中华人民共和国浙江出入境检验检疫局。

本标准主要起草人：龚平、张叶秋、丁洁、金巍。

本标准系首次发布的出入境检验检疫行业标准。

出口丝绵被检验规程

1 范围

本标准规定了出口丝绵被的抽样、检验及检验结果的判定。

本标准适用于以桑蚕丝绵、柞蚕丝绵为主要原料，经制胎并与胎套绗缝制作而成的出口丝绵被的检验。各种蚕丝与其他纤维混合而成的绗缝被亦可参照执行。

2 规范性引用文件

下列文件中的条款通过本标准的引用而成为本标准的条款。凡是注日期的引用文件，其随后所有的修改单(不包括勘误的内容)或修订版均不适用于本标准，然而，鼓励根据本标准达成协议的各方研究是否可使用这些文件的最新版本。凡是不注日期的引用文件，其最新版本适用于本标准。

GB/T 2828.1 记数抽样程序 第1部分：按接受质量限(AQL)检索的逐批检验抽样计划

GB 5296.4 消费品使用说明 纺织品和服装使用说明

GB 18401 国家纺织产品基本安全技术规范

FZ/T 01053 纺织品 纤维含量的标识

FZ/T 43016 蚕丝被

3 术语和定义

下列术语和定义适用于本标准。

3.1

检验批 lot

同一合同、同一品种在同一生产条件下加工的产品为一检验批，简称批。

4 抽样

4.1 抽样数量

4.1.1 外观检验抽样以批为样本，按 GB/T 2828.1 正常检验一次抽样方案一般检查水平Ⅰ确定；理化检验抽样在外观检验合格后的批内按 GB/T 2828.1 正常一次抽样方案特殊检查水平 S-1 确定。

4.1.2 合格质量水平 AQL：

——A 类不合格不允许存在；

——B 类不合格 AQL＝2.5；

——C 类不合格 AQL＝4.0。

4.1.3 检查严格度按 GB/T 2828.1 规定执行。

4.2 抽样方法

在批中随机抽取具有代表性样品。

5 检验

5.1 数量检验

批数量应符合合约要求。

5.2 外观检验

5.2.1 检验条件

检验应在北向自然光下进行。如在灯光下检验，其照度不应低于750 lx。

5.2.2 检验项目

检验项目、不合格内容、检验方法及不合格分类见表1。

表1 外观检验项目及不合格分类

序　号	检验项目	质量要求及不合格内容	检验方法	不合格分类
1	包装	破损或潮湿	视检	A
		包装不清洁	视检	B
		包装内有硬性异物	视检	B
		包装内有软性异物	视检	C
2	胎套外观	影响使用和外观的污渍	视检	B
		影响使用和外观的色差(低于3级—4级)	视检	B
		污渍大于等于3处	视检	B
		不影响使用和外观污渍小于3处	视检	C
		不影响使用和外观色差(不低于3级—4级)	视检	C
		印花疵	视检	C
		边角不良	视检	C
		缝制不良： a) 脱针、稀缝：针距低于10针/3 cm； b) 跳针、浮针、漏针每处不超过3针，整件产品不超过3处。	视检	B
		纬斜、花斜大于5%	视检，尺	C
3	填充物	手感厚薄基本均匀而充实，四角方正。筋络和绵块平均每1 kg及以内填充物不超过六处，但被胎表面不应出现。	视检	B
4	辅料	缝线、拉链、扣子、耐久性标签等各种辅料的性能和质地应良好，无毛刺，拉链咬合良好，开合流畅。	视检	C
5	规格	+5.0≤长度偏差率≤−2.0	视检，尺	B
		+5.0≤宽度偏差率≤−2.0	视检，尺	B
6	标识	内容应符合GB 5296.4要求	视检	A

5.3 理化检验

5.3.1 检验方法

按FZ/T 43016规定进行。

5.3.2 检验项目

理化检验项目、质量要求见表2。

表 2　理化检验要求

<table>
<tr><th colspan="3">检验项目</th><th>质量要求</th></tr>
<tr><td colspan="3">填充物品质</td><td>纯长丝，外观色泽基本均匀，含杂率小于等于 0.5%，无异味。</td></tr>
<tr><td colspan="3">纤维含量/(%)</td><td>填充物、胎套根据产品标识明示值，允许偏差值按 FZ/T 01053要求。</td></tr>
<tr><td colspan="3">填充物含油率/(%)</td><td>≤1.5</td></tr>
<tr><td colspan="3">填充物回潮率/(%)</td><td>≤12.0</td></tr>
<tr><td colspan="3">甲醛含量/(mg/kg)</td><td>按 GB 18401 规定</td></tr>
<tr><td colspan="3">pH 值</td><td>4.0～7.5</td></tr>
<tr><td colspan="3">填充物质量偏差率/(%)</td><td>−2.0～+5.0</td></tr>
<tr><td colspan="2" rowspan="2">压缩回弹性/(%)</td><td>压缩率</td><td>≥45</td></tr>
<tr><td>回复率</td><td>≥70</td></tr>
<tr><td rowspan="6">胎套色牢度/级</td><td rowspan="2">耐洗、耐水、耐汗渍</td><td>变色</td><td>≥3—4</td></tr>
<tr><td>沾色</td><td>≥3</td></tr>
<tr><td rowspan="2">耐干洗</td><td>变色</td><td>≥3—4</td></tr>
<tr><td>沾色</td><td>≥3</td></tr>
<tr><td rowspan="2">耐摩擦</td><td>干摩擦</td><td>≥3</td></tr>
<tr><td>湿摩擦</td><td>≥2～3</td></tr>
<tr><td colspan="3">胎套水洗尺寸变化率/(%)</td><td>≥−7.0</td></tr>
<tr><td colspan="4">注 1：根据产品洗涤说明规定，可水洗产品考核耐洗色牢度，只可干洗产品考核耐干洗色牢度，不可洗涤产品不考核耐洗色牢度。
注 2：水洗尺寸变化率仅考核可水洗的产品。</td></tr>
</table>

5.4　包装检验

按表 1 规定进行。

6　检验结果的判定

6.1　外观检验

若 B 类和 C 类不合格品数分别小于或等于相应的合格判定数 Ac，判外观为合格，否则为不合格。

6.2　理化检验

若有任何一个项目不合格，则判该批不合格。

7　其他

检验有效期为 12 个月。

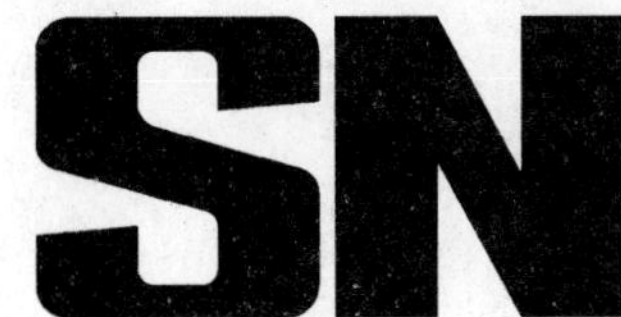

中华人民共和国出入境检验检疫行业标准

SN/T 1497.2—2005

出口筒装土丝和筒装双宫丝检验规程

Rules for the inspection of native and douppion silk in cones for export

2005-02-17 发布　　2005-07-01 实施

中华人民共和国国家质量监督检验检疫总局 发布

前　言

本标准的附录A为规范性附录。

本标准由国家认证认可监督管理委员会提出并归口。

本标准起草单位：中华人民共和国浙江出入境检验检疫局。

本标准主要起草人：许仲欣、沈如英、严彪、董锁拽。

本标准系首次发布的出入境检验检疫行业标准。

出口筒装土丝和筒装双宫丝检验规程

1 范围

本标准规定了出口筒装土丝和筒装双宫丝的抽样、检验、检验结果的评定。

本标准适用于出口筒装土丝和筒装双宫丝的检验。亦适用于其他筒装土丝和筒装双宫丝的检验。

2 规范性引用文件

下列文件中的条款通过本标准的引用而成为本标准的条款。凡是注日期的引用文件，其随后所有的修改单(不包括勘误的内容)或修订版均不适用于本标准，然而，鼓励根据本标准达成协议的各方研究是否可使用这些文件的最新版本。凡是不注日期的引用文件，其最新版本适用于本标准。

FZ/T 42005—1998 桑蚕双宫丝

SN/T 0516—1995 出口土丝检验标准

3 抽样

3.1 组批

每批为10箱，少于10箱按一批计算。

3.2 抽样方法

抽样应遍及包装箱内的不同部位。

3.3 抽样数量

3.3.1 外观检验样丝

每批抽取50%。

3.3.2 品质检验样丝

每批从丝箱的上、下两个部位分别抽取五筒，每箱限抽一筒。

3.3.3 重量检验样丝

从品质检验样筒中抽取四只样筒，剥取重量检验样丝。每批两份，每份两筒。

注：若品质检验样丝检验后需重新放回时，可把抽取的10只品质检验样筒，剥取重量检验样丝后，集中放入一箱中，待整批丝称计毛重后，再拿出进行品质检验。品质检验后，10只品质检验样筒重新放回该箱中。

4 检验

4.1 外观检验

4.1.1 检验工具

检验台；内装日光荧光灯，其光线照在丝把端面或丝筒上的照度为450 lx～500 lx的平面组合灯罩或集光灯罩装置。

4.1.2 检验方法

外观检验为感官检验。逐筒拆除包丝材料，放在检验台上，大头向上，用手将筒子倾斜，转动一周，检查筒子的端面和侧面。

4.1.3 疵点处理

剔除各项疵点丝筒。疵点达到表A.1规定的数量时，整批丝应予批注。

4.1.4 外观分等

外观检验分为良、普通、稍劣和级外品：

——良：整理成型良好，色泽手感良好，有一顶轻微疵点者；

——普通：整理成型一般，色泽手感有差异，有一项以上轻微疵点者；

——稍劣：整理成型不好，有主要疵点一至二项或一般疵点一至三项，或主要疵点一项和一般疵点一至二项者；

——级外品：超过稍劣范围者。

4.1.5 外观性状

颜色种类分为白色和乳色；颜色程度以淡、中、深表示。

4.2 重量检验

4.2.1 检验工具

量程为 150 kg，最小分度值小于等于 0.05 kg 的电子秤；量程为 500 g，最小分度值小于等于 1 g 的电子天平；带有天平的烘丝设备，天平量程为 1 000 g，最小分度值小于等于 0.01 g。

4.2.2 检验方法

4.2.2.1 平均皮重

用电子秤称出五只原装纸箱（包括定位纸板和防潮纸）以及 10 只以上筒管、包装纸或纱套的重量，据此计算出每个包装和整批丝的平均皮重。

4.2.2.2 湿重

将按 3.3.3 抽取的四只样筒，分别从每只样筒剥取约 100 g 样丝，组成两份重量样丝，立即在电子天平上称重核对，得出各份样丝的湿重。两份样丝间的重量允许差异应小于 20 g。

4.2.2.3 毛重

将整批丝，逐个包装在量程 150 kg 的电子秤上称量，得出每个包装和整批丝的毛重。

4.2.2.4 净重

将每个包装和整批丝的毛重减去单个包装和整批丝的平均皮重，即为每个包装和整批丝的净重。

4.2.2.5 干重

将称过湿重的样丝以份为单位，松散的放置在烘箱的烘篮内，以不超过 145℃ 的温度烘至恒重，得出干重。达到恒重时，相邻两次的称重应小于 0.20 g，以后一次称量为准。

4.2.3 回潮率

4.2.3.1 公定回潮率

公定回潮率为 11%。

4.2.3.2 实测回潮率

实测回潮率按式(1)计算，计算结果取小数点后两位。

$$W = \frac{G - G_0}{G_0} \times 100 \qquad \cdots\cdots(1)$$

式中：

W——实测回潮率，%；

G——样丝湿重，单位为克(g)；

G_0——样丝干重，单位为克(g)。

取上述两份样丝回潮率的平均值为整批丝的实测回潮率。若同批两份样丝之间的回潮率差异超过 1%，则应抽取第三份重量检验样丝，按上述求出湿重与干重合并计算，为该批丝的回潮率。实测回潮率不应低于 8%，不应超过 14%，实测回潮率小于 8%，大于 14%，应退回工厂重新平衡整理。

4.2.4 公量

公量按式(2)计算，计算结果取小数点后两位。

$$G_k = G_j \times \frac{100 + W_k}{100 + W} \qquad \cdots\cdots(2)$$

式中：

G_k——公量，单位为千克(kg)；

G_j——净重，单位为千克(kg)；

W_k——公定回潮率，%；

W——实测回潮率，%。

4.3 品质检验

4.3.1 筒装土丝按 SN/T 0516—1995 中第 6 章的规定进行。

4.3.2 筒装双宫丝按 FZ/T 42005—1998 中 3.6、3.7 的规定进行；特殊疵点检验取回潮率样丝，按 FZ/T 42005—1998 中 3.4 的规定进行。

4.4 包装与标志检验

4.4.1 包装纸箱应牢固、整齐、安全，便于仓储和运输。

4.4.2 包装纸箱外应标明生产厂代号、品名、批号。

4.4.3 对包装和标志有特殊要求的，按合约要求进行。

5 检验结果的评定

5.1 筒装土丝的评定按 SN/T 0516—1995 中第 7 章的规定进行。

5.2 筒装双宫丝分型、物理指标按 FZ/T 42005—1998 中第 2 章的规定进行。

附　录　A
（规范性附录）
外观疵点和批注数量要求

表 A.1　外观疵点和批注数量

疵点名称	疵 点 说 明	批注数量/筒
颜色不整齐	筒与筒之间颜色差异明显	15 以上
色圈	同一丝筒内颜色差异明显	20 以上
成型不良	丝筒端面不平整，高低相差 5 mm 或两端塌边、有松紧丝层	20 以上
跳丝	丝筒端面有丝条跳出，其弦长达 30 mm 以上	10 以上
纤度混杂	同一批丝内有不同规格的丝筒	1
水渍丝	丝条有水渍印，光泽呆滞	5 以上
丝条胶着	丝筒发并，手感糙硬	5 以上
双丝	丝筒中部分丝条卷取两根及以上丝条，长度达 3 m 以上	1
切丝	丝筒中有一根及以上的断丝	10 以上
污染丝	非油渍异物污染	5 以上
虫伤丝	虫咬伤、咬断丝条	1
油污丝	油渍污染	1
丝筒不匀	丝筒重量相差 15%以上	15 以上
霉丝	丝条发霉变质	1
缩曲丝	丝条缩曲	10 以上
扁丝	丝条明显扁平	10 以上

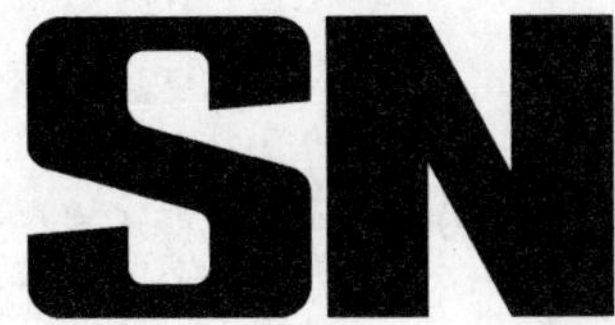

中华人民共和国出入境检验检疫行业标准

SN/T 1531—2005

进出口棉真蜡印花布检验规程

Rules for the inspection of cotton real wax prints for import and export

2005-02-17 发布　　　　2005-07-01 实施

中华人民共和国国家质量监督检验检疫总局　发布

前　言

本标准的附录 A 为资料性附录。

本标准由国家认证认可监督管理委员会提出并归口。

本标准起草单位:中华人民共和国山东出入境检验检疫局。

本标准主要起草人:刘海珍、张秀俐、王建华、耿向阳、孔祥运。

本标准系首次发布的出入境检验检疫行业标准。

进出口棉真蜡印花布检验规程

1 范围

本标准规定了进出口棉真蜡印花布的抽样、检验及检验结果的判定。

本标准适用于进出口棉真蜡印花布的检验。

2 规范性引用文件

下列文件中的条款通过本标准的引用而成为本标准的条款。凡是注日期的引用文件,其随后所有的修改单(不包括勘误的内容)或修订版均不适用于本标准,然而,鼓励根据本标准达成协议的各方研究是否可使用这些文件的最新版本。凡是不注日期的引用文件,其最新版本适用于本标准。

GB 250 评定变色用灰色样卡(idt ISO 105/A02)

GB 251 评定沾色用灰色样卡(idt ISO 105/A03)

GB 2828.1 计数抽样检验程序 第1部分:按接受质量限(AQL)检索的逐批检验抽样计划

GB/T 3920 纺织品 色牢度试验 耐摩擦色牢度(eqv ISO 105-X12)

GB/T 3921.3 纺织品 色牢度试验 耐洗色牢度:试验3(eqv ISO-C03)

GB/T 3923.1 纺织品 织物拉伸性能 第1部分:断裂强力和断裂伸长率的测定 条样法

GB/T 4667 机织物幅宽的测定

GB/T 4668 机织物密度的测定

GB/T 8628—2001 纺织品 测定尺寸变化的试样中织物试样和服装的准备、标记及测量(eqv ISO 3759)

GB/T 8629—2001 纺织品 试验用家庭洗涤和干燥程序(eqv ISO 6330)

GB/T 8630 纺织品 洗涤和干燥时尺寸变化的测定(ISO 5077)

FZ/T 10010 棉及化纤纯纺、混纺印染布标志与包装

FZ/T 10013.3 温度与回潮率对棉及化纤纯纺、混纺制品断裂强力的修正方法 印染布断裂强力的修正方法

3 术语和定义

下列术语和定义适用于本标准。

3.1

检验批 inspection lot

同一合同、同一品种在同一生产条件下加工的产品为一检验批,简称批。

3.2

棉真蜡印花布 cotton real wax prints

经蜡印工艺制成的具有自然蜡纹的棉织物。

3.3

靛蓝边 indigo selvedge

布边覆蜡不严密或折边等原因造成布边染上条状靛蓝色。

3.4

内白边 white selvedge inside

套色时对花不准或印花网窄等原因造成靛蓝线以内出现条状空白。

3.5

粘蜡　wax stain

蜡印布相互沾粘，使染色后蜡印部位呈现无规律的、散乱的色斑。

3.6

蜡斑　wax mark

蜡沾在布面白底上造成成品染色部位呈现不上色的浅斑。

3.7

靛蓝点　indigo spot

蜡膜覆盖不严密使布面呈现分散的细小斑点。

3.8

蜡纹重　overdark wax crackle

甩蜡时控制不当，造成局部蜡纹过密。

3.9

蜡印不清　unclear wax printing

布面花型印制不清晰。

3.10

漏蜡　leak wax

蜡膜覆盖不严造成布面出现有规律的色斑。

3.11

渗透不良　non-perfect penetration

坯布或半成品渗透性差造成布面正反面色泽有差异或颜色不均匀。

4　抽样

4.1　抽样方案

4.1.1　抽样方案和检查水平

采用 GB/T 2828.1 正常检查一次抽样方案，检查水平为一般检查水平Ⅱ。

4.1.2　合格质量水平 AQL 值

AQL＝2.5。

4.1.3　检查严格度

执行 GB 2828.1 转移规则。

4.2　抽样方法

4.2.1　在批中随机抽取具有代表性的样品。内在质量抽样数量每批不少于三块，从外观抽取的样品中按花色搭配随机抽样。

4.2.2　外观质量抽样检查方案见表 1。

表 1　外观质量抽样检查方案

批量范围/匹	检查严格度								
	正常检查			加严检查			放宽检查		
	样本大小	Ac	Re	样本大小	Ac	Re	样本大小	Ac	Re
51～150	20	1	2	20	1	2	8	0	1
151～280	32	2	3	32	1	2	13	1	2
281～500	50	3	4	50	2	3	20	1	2

表 1(续)

批量范围/匹	检查严格度								
	正常检查			加严检查			放宽检查		
	样本大小	Ac	Re	样本大小	Ac	Re	样本大小	Ac	Re
501～1 200	80	5	6	80	3	4	32	2	3
1 201～3 200	125	7	8	125	5	6	50	3	4
3 201～10 000	200	10	11	200	8	9	80	5	6
注：约定匹长为 12 码。									

5 检验

5.1 分级规定

5.1.1 品级分为 A 级、B 级和等外品。

5.1.2 内在质量按批评级，外观质量按匹评级。成品的品级按内在质量与外观质量中最低等级评定为 A 级、B 级和等外品。

5.1.3 外观质量根据对总效果的影响程度评定。总效果包括：符合原样精神；蜡纹轻重；主花、主色及印制效果。

5.2 外观质量

5.2.1 检验项目包括幅宽、纬斜、色差及布面疵点。

5.2.2 检验时应采用北向自然光或灯光检验。采用灯光检验时，用 40 W 加罩日光灯 3 支～4 支，布面照度应不低于 750 lx，光源与布面距离为 1 m～1.2 m。

5.2.3 幅宽、纬斜、色差评定见表 2。

表 2 幅宽、纬斜、色差评定

项目			标准极限偏差		
			A 级	B 级	等外品
幅宽偏差[a]/cm	100 cm 以上～140 cm		+2.5 −1.5	>+2.5 或 −2.0～−1.5	<−2.0
色差/级	原样	同类布样	3	2	2 以下
		参考样	2—3	2	2 以下
	左中右		4	3	3 以下
	正反面		4	3	3 以下
	前后		3—4	3	3 以下
纬斜/(%)	花斜		5	7	7 以上
	格斜		3	5	5 以上
[a] 幅宽加工系数为 0.918。					

5.2.4 布面疵点评定见表3。

表3 布面疵点评定

疵点名称		疵点程度	允许程度		
			A级	B级	等外品
破损疵点	破洞	经纬共断3根	不允许	不允许	允许
	破边	深入1 cm及以内	不允许	不允许	允许
边疵	无边、色边 靛蓝边	20 cm以上	不允许	允许	允许
	荷叶边	30 cm以上	不允许	允许	允许
	内白边	宽0.5 cm以上	不允许	允许	允许
	布边宽度	0.5 cm以下或1.5 cm以上	不允许	允许	允许
印疵	折子印	20 cm以上	不允许	允许	允许
	对花不准		不影响外观	影响外观	明显影响外观
	花纹不符		不影响外观	影响外观	明显影响外观
	蜡印不清		不影响外观	影响外观	明显影响外观
	漏蜡		不影响外观	影响外观	明显影响外观
	靛蓝点		不影响外观	影响外观	明显影响外观
	蜡斑		不影响外观	影响外观	明显影响外观
	渗透不良		不影响外观	影响外观	明显影响外观
其他疵点	粘蜡		不影响外观	影响外观	明显影响外观
	蜡纹重		不影响外观	影响外观	明显影响外观
	明显斑渍	直径2 cm以上	不允许	允许	允许

5.3 内在质量

5.3.1 试验项目

包括纬密、断裂强力、水洗尺寸变化及染色牢度。

5.3.2 试验方法

5.3.2.1 幅宽测定按GB/T 4667规定执行。

5.3.2.2 纬纱密度测定按GB/T 4668规定执行。

5.3.2.3 水洗尺寸变化测定按GB/T 8628—2001、GB/T 8629—2001中洗涤2A、干燥F和GB/T 8630规定执行。

5.3.2.4 断裂强力测定按GB/T 3923.1规定执行。断裂强力如不在标准试验条件下进行试验，其测试强力应进行修正，参见附录A。

5.3.2.5 耐摩擦色牢度按GB/T 3920规定执行。

5.3.2.6 耐洗色牢度按GB/T 3921.3规定执行。

5.3.2.7 变色评定按GB 250规定执行。

5.3.2.8 沾色评定按 GB 251 规定执行。

5.3.3 **内在质量评定**

内在质量评定见表 4。

表 4 内在质量评定

<table>
<tr><th colspan="3" rowspan="2">项 目</th><th colspan="2">规 定</th></tr>
<tr><th>A 级</th><th>B 级</th></tr>
<tr><td colspan="3">纬密偏差[a]/(%)</td><td>−2.0</td><td>−2.0 以下</td></tr>
<tr><td rowspan="2">水洗尺寸变化/(%)</td><td colspan="2">经 向</td><td>−3.5～1.0</td><td><−3.5 或>1.0</td></tr>
<tr><td colspan="2">纬 向</td><td>−3.5～1.0</td><td><−3.5 或>1.0</td></tr>
<tr><td rowspan="4">染色牢度[b]/级</td><td rowspan="2">耐 洗</td><td>原样变色</td><td>3—4</td><td>3—4 以下</td></tr>
<tr><td>白布沾色</td><td>3</td><td>3 以下</td></tr>
<tr><td rowspan="2">耐摩擦</td><td>干 摩</td><td>3</td><td>3 以下</td></tr>
<tr><td>湿 摩</td><td>2</td><td>2 以下</td></tr>
<tr><td>断裂强力/N</td><td colspan="2">经纬向</td><td>≥190</td><td>≥190</td></tr>
<tr><td colspan="5">a 纬密加工系数为 0.95。
b 染色牢度允许其中两项低半级，湿摩不低于 2 级。</td></tr>
</table>

5.4 **包装**

按 FZ/T 10010 及合同规定执行。

6 检验结果的判定

6.1 外观质量检验抽样样品中，不合格品数小于等于合格判定数 Ac，判定该批合格；不合格品数大于等于不合格判定数 Re，则判定该批不合格。

6.2 内在质量检验按批评定，纬密、断裂强力、水洗尺寸变化、染色牢度有一项不符合要求，则判定该批不合格。

6.3 标志、包装按批评定，有一项不符合要求，则判定该批不合格。

7 其他

合同或国家法规有特殊要求的，按合同和有关法规要求检验，并结合本标准综合判定。

附 录 A
（资料性附录）
常温测定断裂强力的修正

工厂在测定断裂强力时，如测定条件达不到标准温湿度，可在常温条件下进行，其测试强力应按“强力修正系数表”进行修正，但测试地点的温湿度应保持稳定。

A.1 断裂强力的修正公式见式(A.1)：

$$N = N_1 \times K \qquad \cdots\cdots(A.1)$$

式中：

N——修正后的断裂强力；

N_1——实测断裂强力；

K——强力修正系数。

A.2 强力修正系数值见FZ/T 10013.3。

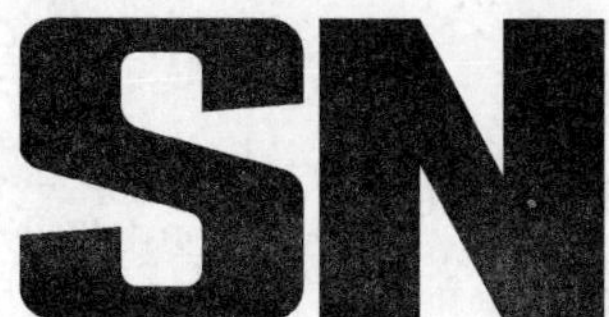

中华人民共和国出入境检验检疫行业标准

SN/T 1539—2005

进出口棉涤混纺色织布检验规程

Rules for the inspection of cotton/polyester yarn dyed fabrics for import and export

2005-02-17 发布　　2005-07-01 实施

中华人民共和国国家质量监督检验检疫总局 发布

前　言

本标准的附录 A 为资料性附录。

本标准由国家认证认可监督管理委员会提出并归口。

本标准起草单位:中华人民共和国江苏出入境检验检疫局。

本标准主要起草人:侯丽萍、许自力、蔡建和。

本标准系首次发布的出入境检验检疫行业标准。

进出口棉涤混纺色织布检验规程

1 范围

本标准规定了进出口棉涤混纺色织布的抽样、检验及检验结果的判定。

本标准适用于棉(棉含量大于50%)与涤纶短纤维混纺色织布品质的检验。

2 规范性引用文件

下列文件中的条款通过本标准的引用而成为本标准的条款。凡是注日期的引用文件,其随后所有的修改单(不包括勘误的内容)或修订版均不适用于本标准,然而,鼓励根据本标准达成协议的各方研究是否可使用这些文件的最新版本。凡是不注日期的引用文件,其最新版本适用于本标准。

GB 250 评定变色用灰色样卡(idt ISO 105-A02)

GB 251 评定沾色用灰色样卡(idt ISO 105-A03)

GB/T 284 精梳涤棉混纺色织布

GB/T 285 精梳涤棉混纺色织布布面疵点评分方法

GB/T 286 色织布检验规则

GB/T 287 色织布标志和包装

GB/T 3920 纺织品 色牢度试验 耐摩擦色牢度(eqv ISO 105-X12)

GB/T 3921.3 纺织品 色牢度试验 耐洗色牢度:试验3(eqv ISO 105-C03)

GB/T 3922 纺织品 耐汗渍色牢度试验方法(eqv ISO 105/E04)

CB/T 3923.1 纺织品 织物拉伸性能 第1部分:断裂强力和断裂伸长率的测定 条样法

GB/T 4667 机织物幅宽的测定

GB/T 4668 机织物密度的测定

GB/T 6152 纺织品 色牢度试验 耐热压色牢度(eqv ISO 105-X11)

GB/T 8628 纺织品 测定尺寸变化试验中织物试样和服装的准备、标记及测量(eqv ISO 3759)

GB/T 8629 纺织品 试验用家庭洗涤和干燥程序(eqv ISO 6330)

GB/T 8630 纺织品 洗涤和干燥后尺寸变化的测定(eqv ISO 5077)

GB 18401 国家纺织产品基本安全技术规范

SN/T 1099 进出口织物检验抽样方法

3 术语和定义

下列术语和定义适用于本标准。

3.1

检验批 inspection lot

同一合同、同一品种、同一报检批为一检验批,简称批。

4 抽样

4.1 外观质量的检验抽样方法按SN/T 1099规定执行(1匹/30 m)。

4.2 内在质量的检验抽样应具有代表性,以批为单位,每批不少于3块。

5 检验

5.1 内在质量

5.1.1 内在质量检验项目包括经纬纱密度、水洗尺寸变化、染色牢度、断裂强力。

5.1.2 内在质量评等见表1。

表1 内在质量评等

检验项目			要求		
			优等品	一等品	二等品
织物经纬密度偏差/(%) ≥			−2.5	−2.5	−3.0
水洗尺寸变化/(%)(经、纬向)		非起绒织物	+0.5～−2.0	+1.0～−2.5	+1.5～−3.0
		起绒织物	+0.5～−2.5	+1.0～−3	+1.5～−3.5
染色牢度/级 ≥	耐洗[a]	变色	3—4	3—4	3
		沾色	3—4	3—4	2—3
	耐摩擦[a]	干摩	4	3—4	3—4
		湿摩	3	2—3	2—3
	耐汗渍(酸/碱)	变色	3—4	3	2—3
		沾色	3—4	3	2—3
	耐热压	干压变色	3—4	3	2—3
		湿压沾色	3—4	3	2—3
经纬向断裂强力/N[b] ≥		非起绒织物	196		
		起绒织物	137		

a 耐洗、耐摩擦色牢度一等品允许一项低于标准半级。

b 断裂强力为保证指标。

5.1.3 经大整理织物的经纬密度加工系数为：经向1.04、纬向0.97，计算方法按GB/T 284执行(不包括起绒织物)。

5.1.4 基本安全技术要求应符合GB 18401规定。

5.2 外观质量

5.2.1 外观质量包括幅宽、纬斜、色差、布面疵点。

5.2.2 检验条件按GB/T 286规定执行。

5.2.3 外观质量的评等见表2。

表2 外观质量评等

检验项目		要求		
		优等品	一等品	二等品
幅宽偏差/cm	140及以下	+2.0～−1.0	+2.5～−1.0	+3.0～−2.0
	140以上	+2.5～−1.5	+3.0～−1.5	+3.5～−2.5
纬斜/(%) ≤	有格织物	1.5	2.0	2.5
	无格织物	2.0	3.0	3.5

表 2(续)

检　验　项　目		要　求		
		优等品	一等品	二等品
色差/级　≥	左、中、右色差	4—5	4	3—4
	段(匹)前、后色差	4	3—4	3
色差/级　≥	同包段(匹)之间色差	4	3—4	3
	包与包间色差	3—4	3	2—3
布面疵点评分限度平均/(分/m)　≤	幅宽 140 cm 及以下	0.2	0.3	0.6
	幅宽 140 cm 以上	0.3	0.4	0.8

5.2.4　布面疵点评分方法见表 3。

表 3　布面疵点评分方法

疵点名称		疵点长度及评分			
		1 分	2 分	3 分	4 分
经向明显疵点		8 cm 及以下	8 cm 以上～16 cm	16 cm 以上～24 cm	24 cm 以上～100 cm
纬向明显疵点		8 cm 及以下	8 cm 以上～16 cm	16 cm 以上～半幅	半幅以上
横档疵点		—	明显	明显与严重之间	严重
严重污渍		—	—	2.5 cm 及以下	2.5 cm 以上
破损性疵点(破洞、跳花)		—	—	0.5 cm 及以下	0.5 cm 以上
边疵	破　边 豁　边	经向每长 8 cm 及以内	—	—	—
	针眼边(深入 1.5 cm 以上)	每 100 cm	—	—	—
	卷　边	每 100 cm	—	—	—
注：无边组织的织物，边组织以 0.5 cm 计。					

5.2.5　布面疵点说明参见附录 A。

5.2.6　优等品应达到表 1 内在质量的要求和表 2 外观质量评等的优等品各项质量指标。

5.2.7　一等品内不允许存在一处评为 4 分的破损性疵点，布头两端 3 m 内不允许存在一处 4 分明显疵点。

5.2.8　布面疵点的检验及计量评分规定按 GB/T 285 执行。

5.3　包装

按 GB/T 287 规定执行。

6　试验方法

6.1　密度的测定按 GB/T 4668 执行。

6.2　水洗尺寸变化的试验方法按 GB/T 8628、GB/T 8629、GB/T 8630 执行(其中洗涤程序为 4 A，干燥程序为 F)。

6.3　耐洗色牢度的试验方法按 GB/T 3921.3 执行。

6.4　耐摩擦色牢度的试验方法按 GB/T 3920 执行。

6.5　耐汗渍色牢度试验方法按 GB/T 3922 执行。

6.6　耐热压色牢度的试验方法按 GB/T 6152(加压温度 150℃±2℃)执行。

6.7　断裂强力的测定按 GB/T 3923.1 执行。

6.8　幅宽的测定按 GB/T 4667 执行。

6.9　色差的评定按 GB 250 执行。

6.10　沾色的评定按 GB 251 执行。

7　检验结果的判定

7.1　检验结果分为优等品、一等品、二等品，低于二等品的为等外品。

7.2　内在质量按批评定，以试验结果的最低项评定，所有检验项目的试验结果均符合表 1 的要求，则判该批内在质量合格，否则判该批内在质量不合格。

7.3　外观质量按匹评定，检验结果均符合表 2 的要求，则判该批外观质量合格，否则判该批外观质量不合格。

7.4　包装检验按批评定，应符合标准要求及合同的规定。

7.5　根据内在质量、外观质量和包装检验的结果综合评定，三项均符合要求，判全批合格，其中任何一项不符合要求则判为不合格。

8　其他

国家法律法规或合同有特殊要求的，按有关法律法规和合同要求检验。

附 录 A
（资料性附录）
疵点名称说明

A.1 经向明显疵点：按 GB/T 286 检验条件和方法规定进行检验时，明显看得出能按经向长度评分的疵点称经向明显疵点。

A.2 纬向明显疵点：按 GB/T 286 检验条件和方法规定进行检验时，明显看得出能按纬向长度评分的疵点称纬向明显疵点。

A.3 横档疵点：纬向呈带状或纬向密集性散布疵点横跨全幅，与正常布面的色泽有差异形成横档的称横档疵点。

A.4 破损性疵点：指影响穿着牢度的破洞、跳花、轧梭等疵点。

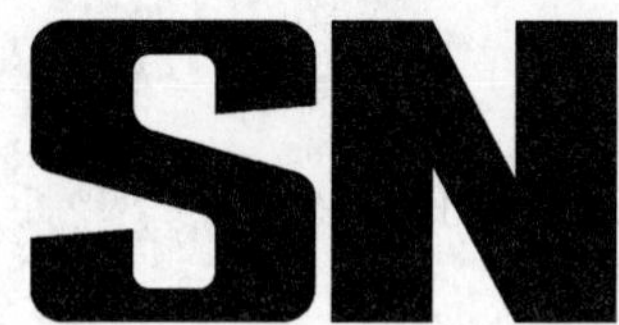

中华人民共和国出入境检验检疫行业标准

SN/T 1562—2005

进出口弹力织物检验规程

Rule of inspection for import and export elastic fabric

2005-05-20 发布　　　　2005-12-01 实施

中　华　人　民　共　和　国
国家质量监督检验检疫总局 发布

前　言

本标准的附录 A 为资料性附录。

本标准由国家认证认可监督管理委员会提出并归口。

本标准主要起草单位：中华人民共和国河南出入境检验检疫局、中华人民共和国安阳出入境检验检疫局、郑州一棉有限责任公司、中华人民共和国海南出入境检验检疫局。

本标准主要起草人：郭会清、禹建鹰、王新付、赵玉印、杜娟、何志贵、马伟杰。

进出口弹力织物检验规程

1 范围

本标准规定了进出口弹力织物的抽样方案、外观质量、内在质量、数量、标识、包装的检验规则及其判定方法。

本标准适用于进出口印染弹力机织物、针织物的检验，其他进出口弹力纤维服用织物可参照本标准。

2 规范性引用文件

下列文件中的条款通过本标准的引用而成为本标准的条款。凡是注日期的引用文件，其随后所有的修改单(不包括勘误的内容)或修订版均不适用于本标准，然而，鼓励根据本标准达成协议的各方研究是否可使用这些文件的最新版本。凡是不注日期的引用文件，其最新版本适用于本标准。

GB/T 2911　纺织品　三组分纤维混纺产品定量化学分析方法

GB/T 3819　纺织品　织物折痕回复性的测定　回复角法

GB/T 3920　纺织品　色牢度试验　耐摩擦色牢度

GB/T 3921.1　纺织品　色牢度试验　耐洗色牢度:试验 1

GB/T 4666　机织物长度的测定

GB/T 4667　机织物幅宽的测定

GB/T 4668　机织物密度的测定

GB/T 4669　机织物单位长度质量和单位面积质量的测定

GB/T 5296.4　消费品使用说明　纺织品和服装使用说明

GB/T 5453　纺织品　织物透气性的测定

GB/T 6152　纺织品　色牢度试验　耐热压色牢度

GB/T 8427—1998　纺织品　色牢度试验　耐人造光色牢度:氙弧

GB/T 8630　纺织品　洗涤和干燥后尺寸变化的测定

GB/T 12490　纺织品耐家庭和商业洗涤色牢度试验方法

GB/T 12704　织物透湿量测定方法　透湿杯法

GB/T 18885　生态纺织品技术要求

FZ/T 01045　织物悬垂性试验方法

FZ/T 01062—1999　弹性机织物的拉伸弹性试验方法

FZ/T 01095　纺织品　氨纶产品纤维含量的试验方法

SN/T 0718　出口服装纺织品类商品运输包装检验规程

SN/T 1099—2002　进出口织物检验抽样方法

3 术语和定义

下列术语和定义适用于本标准。

3.1

弹性纤维　elastic fiber

具有高延伸性、高回弹性的合成纤维，这种纤维被拉伸为原长的三倍后再予以放松时，可以迅速地基本恢复到原长。

3.2

弹力织物 elastic fabric

含有弹性纤维的机织物或针织物。

4 抽样

4.1 外观质量检验抽样

抽样方法按 SN/T 1099—2002 的 4.1,匹按相应产品标准执行。

4.2 内在质量检验抽样

抽样方法按 SN/T 1099—2002 的 4.2,即内在质量检验的抽样按不含弹性纤维的织物产品标准规定进行抽样。

4.3 数量检验抽样

按 SN/T 1099—2002 的 4.3,即按外观质量检验抽样样本的 5%以上抽取数量检验样本。

4.4 标识和包装检验抽样

按 SN/T 0718 执行。

5 检验项目及技术要求

5.1 检验项目

5.1.1 常规检验项目:布面疵点、长度、幅宽、密度、单位面积质量、数量、纤维含量、弹性、水洗尺寸变化、标识、包装。

5.1.2 生态检验项目:按照 GB/T 18885 标准执行。

5.1.3 特殊需要检验项目:耐湿摩色牢度、耐人造光色牢度、耐热压色牢度、折痕恢复性、悬垂性、透湿性、透气性。

5.2 技术要求

5.2.1 外观质量

外观质量技术要求按合同和不含弹性纤维的织物产品标准的布面疵点评分标准执行。弹力织物特有的疵点(参见附录 A)参照同规格织物疵点标准量计。

5.2.2 内在质量

内在质量技术要求按合同和不含弹性纤维的织物产品标准的内在质量标准要求执行。

5.2.3 数量

按合同要求执行。

5.2.4 标识

按合同和 GB/T 5296.4 要求执行。

5.2.5 包装

按合同和 SN/T 0718 要求执行。

6 检验

6.1 外观:按合同和不含弹性纤维的织物产品标准规定的布面疵点评分标准进行检验。

6.2 长度:按 GB/T 4666 检验。

6.3 幅宽:按合同和 GB/T 4667 检验。

6.4 密度:按合同和 GB/T 4668 检验。

6.5 纤维含量:按 FZ/T 01095 和 GB/T 2911 检验。

6.6 拉伸弹性性能(定负荷伸长率、定伸长负荷力、弹性回复率、塑性变形率):按 FZ/T 01062—1999 检验,其中塑性变形率按方法 3 检验。

6.7 耐摩擦色牢度:按 GB/T 3920 检验。

6.8 耐洗色牢度:按 GB/T 12490 的 A1S 或按不含弹性纤维的织物产品标准的规定选用 GB/T 3921.1 进行检验。

6.9 水洗尺寸变化:按 GB/T 8630 检验,采用 5A 程序、干燥方法 F。

6.10 单位面积质量:按 GB/T 4669 检验。

6.11 耐人造光色牢度:按 GB/T 8427—1998 检验,采用方法 3。

6.12 耐热压色牢度:按 GB/T 6152 检验,温度 110℃±2℃,潮压法。

6.13 折痕回复性:按 GB/T 3819 检验。

6.14 悬垂性:按 FZ/T 01045 检验。

6.15 透湿量:按 GB/T 12704 检验。

6.16 透气性:按 GB/T 5453 检验。

6.17 生态纺织品检验项目:按合同和 GB/T 18885 检验。

6.18 数量:按合同和不含弹性纤维的织物产品标准规定进行检验。

6.19 标识:按合同和 GB/T 5296.4 检验。

6.20 包装:按合同、不含弹性纤维的织物产品标准和 SN/T 0718 标准有关规定进行检验。

7 判定

若外观质量、内在质量、数量、标识和包装的检验结果均合格时,则判定该批合格,否则判定该批不合格。

7.1 外观质量判定

外观质量按匹长评分,按匹评定等级。若抽样中发现不合格匹数小于或等于 4.1 中的合格判定数 Ac,则判定该批为合格;若抽样中发现不合格匹数大于合格判定数 Ac,则判定该批为不合格。

7.2 内在质量判定

内在质量按项目判定,并以抽验样品的试验结果的平均值作为该检验项目的试验结果,染色牢度则以抽验样品的最低值作为试验结果。若所有检验项目的试验结果均符合合同和产品标准要求,则判该批内在质量合格,否则判该批内在质量不合格。

7.3 数量检验判定

数量符合合同要求,则判该批数量合格,否则判该批数量不合格。

7.4 标识检验判定

按合同和 GB/T 5296.4 标准有关规定进行判定。

7.5 包装检验判定

按合同、产品标准和 SN/T 0718 标准有关规定进行判定。

8 批的处理

8.1 合格批中的不合格品应由生产方返工整理或调换。

8.2 由于外观质量、数量、标识和包装而判定不合格的批,允许返工整理后,重新报验检验。内在质量判定不合格的批,可以返工整理的,允许返工整理后,重新报验检验,其结果作为最后评定依据。

9 其他

9.1 合同要求但本标准未指定检验方法的项目应按相关方法进行检验。

9.2 氨纶包芯纱特有的外观疵点如出现争议按合同规定或协商解决。

附 录 A
（资料性附录）
弹力织物特有的疵点

A.1 空芯纱：纱体中弹性纤维断头致使纱的某一部分只有外包覆纤维而无弹性纤维。

A.2 露芯纱：外包覆纤维对弹性纤维芯丝包覆不足，弹性纤维芯丝部分外露。

A.3 麻花纱：弹性纤维与外包覆纤维之间相互缠绕捻合的纱。

A.4 空鞘纱：又称无包覆纤维，指弹性纤维芯丝完全裸露。

A.5 强力不匀：每根弹性纤维纱之间的弹力差异。

A.6 起泡起皱：布面不平整。

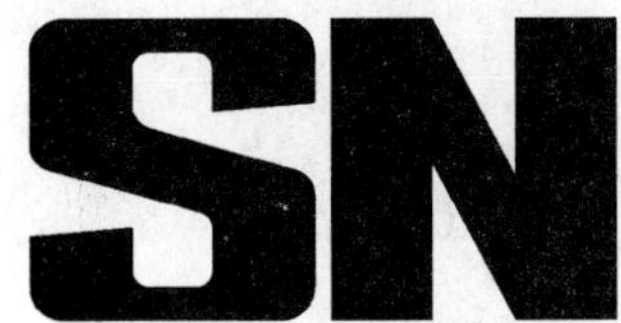

中华人民共和国出入境检验检疫行业标准

SN/T 1563—2005

进出口棉短绒检验规程

Rule of inspection for import and export linters

2005-05-20 发布　　2005-12-01 实施

中华人民共和国国家质量监督检验检疫总局　发布

前　言

本标准规定了进出口棉短绒的质量要求、抽样、理化项目检验、重量鉴定、包装鉴定。其中品级定级条件、长度、杂质、成熟度、回潮、重量、包装等参照了 GB 1103—1999《棉花　细绒棉》、SN/T 0775—1999《进出口棉花检验规程》、ГОСТ 3818.1—1972《棉短绒检验标准》，铁质检验给出比色法和原子吸收分光光度法两种方法供选择。

本标准的附录 A、附录 B、附录 C、附录 D、附录 E、附录 F、附录 G、附录 H、附录 I 和附录 J 均为规范性附录。

本标准由国家认证认可监督管理委员会提出并归口。

本标准起草单位：河南出入境检验检疫局、阿拉山口出入境检验检疫局、新疆出入境检验检疫局、海南出入境检验检疫局、郑州一棉有限责任公司。

本标准主要起草人：郭会清、禹建鹰、韩东、罗丽江、赵庆平、马增梅、王新付、何志贵、杜娟。

本标准系首次发布的出入境检验检疫行业标准。

进出口棉短绒检验规程

1 范围

本标准规定了进出口棉短绒的质量要求、抽样、理化项目检验、重量鉴定、包装鉴定。

本标准适用于进出口棉短绒的分类定级、长度、杂质检验及各类棉短绒的包装、重量、回潮(水分)的检验。

2 规范性引用文件

下列文件中的条款通过本标准的引用而成为本标准的条款。凡是注日期的引用文件，其随后所有的修改单(不包括勘误的内容)或修订版均不适用于本标准，然而，鼓励根据本标准达成协议的各方研究是否可使用这些文件的最新版本。凡是不注日期的引用文件，其最新版本适用于本标准。

GB 1103 棉花 细绒棉

GB/T 6975 棉花包装

GB/T 8170 数值修约规则

GB/T 17593 纺织品 重金属离子检测方法 原子吸收分光光度法

SN/T 0775 进出口棉花检验规程

3 术语和定义

下列术语和定义适用于本标准。

3.1

棉短绒(棉籽绒) linters

用剥绒机从轧棉后的棉籽表面剥下的短纤维，有头道绒、二道绒、三道绒等。可用于制造浆粕等。

3.2

棉短绒类别 linter sort

根据棉短绒长度划分，棉短绒分为一类棉短绒、二类棉短绒和三类棉短绒。

3.3

一类棉短绒 first-cut linter

纤维手扯长度在 13 mm 及以上的棉短绒，一般为头道绒。

3.4

二类棉短绒 second-cut linter

纤维手扯长度在 13 mm 以下，7 mm 及以上的棉短绒，一般为二道绒。

3.5

三类棉短绒 third-cut linter

长 7 mm 及以下的棉短绒，一般为三道绒。

3.6

棉短绒品级 grade

衡量棉短绒品质优劣的指标。

3.7

杂质 trash

混入棉短绒中的非棉纤维物质，如棉籽、籽棉、破籽、小棉枝、碎叶、尘沙、不孕籽等。

3.8

硫酸不溶物 sulfuric acid-insolvable materials

在一定的条件下，利用纤维的可溶和杂质不溶的特性，棉短绒试样沉淀于稀硫酸中的残渣为硫酸不溶物。

3.9

成熟度 maturity

棉短绒生长成熟的程度，即棉纤维中纤维素充满和胞壁加厚的程度。

3.10

氢氧化钠法成熟百分比 maturity percentage determined by sodium hydroxide method

表示棉纤维成熟度的一种指标。棉纤维经18%氢氧化钠溶液处理后，通过显微镜观察纤维转曲情况，测得的成熟纤维根数占观察总根数的百分比。

3.11

灰分 ashes

棉短绒试样在电炉中燃烧灰化后所剩下的矿物质残渣，如钾、钠、钙、镁、铁等元素的氧化物。

3.12

铁质 iron

千克棉短绒试样中的铁含量，用mg/kg表示。

4 质量要求

4.1 品级条件

棉短绒品级条件见表1。

表1 品级条件

类别等级	检验指标			参考指标		
	色泽	加工	成熟	灰分/(%)	棉籽含量/(%)	粗杂/(%)
一类一级	色乳白稍带灰白或阴黄，稍有污染	棉结、白星、棉索较少	成熟较好	1.6	0.10	3.5～5.0
一类二级	色黄白或灰白，污染较显	棉结、白星、棉索较多	成熟一般	1.8	0.20	5.0～7.0
一类三级	色黄白带灰暗，夹有糟片，污染显著	棉结、白星、棉索显著	成熟较差	2.0	0.25	7.0～10.0
二类一级	色灰白或阴黄，稍有污染	棉结、白星、棉索较少	成熟较好	1.7	0.10	4.5～6.0
二类二级	色黄白或灰白，污染较显	棉结、白星、棉索较多	成熟一般	1.9	0.25	6.0～7.5
二类三级	色黄白带灰暗，夹有糟片，污染显著	棉结、白星、棉索显著	成熟较差	2.2	0.35	7.5～11.0
二类四级	色灰黄，污染、糟片显著	棉结、白星、棉索显著，非纤维类杂质较多	成熟差	—	0.50	11.0～15.0
三类一级	色灰或阴黄，稍有污染	棉结、白星、棉索较少	成熟一般	1.7	0.10	4.5～6.0
三类二级	色黄或灰，污染较显	棉结、白星、棉索较多	成熟较差	2.0	0.25	6.0～8.0

表 1（续）

类别等级	检验指标			参考指标		
	色泽	加工	成熟	灰分/(%)	棉籽含量/(%)	粗杂/(%)
三类三级	色黄带灰暗，夹有糟片，污染显著	棉结、白星、棉索显著，非纤维类杂质较多	成熟差	2.4	0.35	8.0～11.0
三类四级	色灰黄，污染、糟片多而显著	棉结、白星、棉索显著，非纤维类杂质多	成熟很差	—	0.50	11.0～15.0
注 1：一类三级以下为级外绒，二、三类四级以下为级外绒。 注 2：品级检验结果应定期与化验结果比对，若仲裁应使用化验方法定级。						

4.2 **品级实物标准**

4.2.1 根据品级条件和参考指标，制作品级实物标准，品级实物标准分基本标准和仿制标准，每两年更新一次。

4.2.2 基本标准分保存本、副本，保存本为基本标准更新的依据，副本为品级实物标准仿制的依据。

4.2.3 仿制标准是评定棉短绒品级的依据，各级实物标准都是底线。

4.2.4 仿制标准根据基本标准副本的品级程度进行仿制。

5 抽样

5.1 抽样原则

采取随机抽取代表性样品的原则。

5.2 器具和材料

天平(感量 0.01 g)、开包钳、开包刀、样品袋、牛皮纸等。

5.3 抽样单位及要求

进口以同一合同、同一发票、同一规格为一个抽样单元，出口以生产加工批次为一个抽样单元，每个抽样单元最低不少于 3 只样品。

5.4 抽样数量

按 5%比例抽取。

5.5 扦样重量

a) 每包抽取品级样品 300 g；

b) 每包抽取回潮样品不少于 50 g；

c) 杂质样品批量在 50 包以下取 2 份，分别为 50 g；批量在 50 包～400 包取 2 份，分别不低于 100 g；批量在 400 包以上取 3 份，分别不低于 100 g；

d) 成熟度样品 1 份 1g；

e) 硫酸不溶物及灰分样品 2 份，各 5 g；

f) 长度样品约 5 g；

g) 铁质检验样品 5 g。

5.6 取样方法

5.6.1 在包件完好的正面中部，用开包钳将包上铁丝(或铁皮)钳断，再用刀割开包皮布，将表层绒用双手扳开，约从 40 cm 宽，10 cm～15 cm 深处，抽取整块样品装入样品筒或用牛皮纸包卷，并注明样品批号、包号、产地、类别。

5.6.2 回潮样品需结合过磅工作同时进行，在抽取品质样品的同部位取样。

5.6.3 杂质、成熟度、硫酸不溶物、灰分和长度样品在品级样品中抽取。

5.7 **样品处理**

5.7.1 品级样品应在常温条件下分别予以松解，使其恢复正常状态后进行检验。

5.7.2 回潮样品取样后应密封并及时定重，不应超过 24 h。

6 质量检验

6.1 品级检验按附录 A 执行。

6.2 长度检验按附录 B 执行。

6.3 成熟度检验按附录 C 执行。

6.4 硫酸不溶物检验按附录 D 执行。

6.5 灰分含量检验按附录 E 执行。

6.6 铁质含量检验按附录 F 执行。

6.7 回潮(水分)检验按附录 G 执行。

6.8 杂质检验(一类棉短绒)按附录 H 执行。

6.9 棉籽含量检验按附录 I 执行。

6.10 粗杂含量检验按附录 J 执行。

7 重量鉴定

7.1 **仪器及材料**

7.1.1 **磅秤**

技术规定要求每次恒重值应在衡器的最大称量至五分之一最大称量范围内。特殊情况可适当放宽，但不得小于衡器最大称量的十分之一。

7.1.2 **辅助工具**

杆秤、台秤、开包钳、开包刀。

7.2 **鉴重方法**

7.2.1 **磅秤校准**

磅秤放在平稳的地面上，以称重相等的砝码或相等量二分之一磅码校对，并检查磅秤的灵敏和磅秤误差值在千分之一以内方可使用。

7.2.2 **称量**

应逐包鉴重，磅秤不宜经常移动，如移动应重新校准。

如遇特重或特轻包装，应于磅码单上做出标记，供处理重量问题时参考。

7.2.3 **回皮**

一般回皮按 3%或按合约规定办理，遇到不同类型包装分别回皮，按不同批次棉包的数量加权计算出平均皮重，并分别按合约号、批号、包号，记录铁皮(铁丝)、包皮布的重量，以衡器上的最小分度值计。

7.3 **计算方法**

7.3.1 合约规定以回潮率计算的公量见式(1)：

$$M_1 = G_n \times \frac{1+R_c}{1+R_a} \qquad \cdots\cdots(1)$$

7.3.2 合约规定以回潮、含杂计算的公量见式(2)：

$$M_2 = G_n \times \frac{1+R_c}{1+R_a} \times \frac{1-Z_a}{1-Z_c} \qquad \cdots\cdots(2)$$

式中：

M_1——合约规定以回潮率计算的公量，单位为千克(kg)；

M_2——合约规定以回潮、含杂计算的公量，单位为千克(kg)；

G_n——净重，单位为千克(kg)；

R_c——公定回潮率，%；

R_a——实际回潮率，%；

Z_c——标准含杂率，%；

Z_a——实际含杂率，%。

7.3.3 合约规定以毛重作净结算的，按合同要求，可不考虑水分、杂质和回皮。

7.3.4 合约规定以净重结算的，只考虑回皮即可。

7.3.5 数据处理

7.3.5.1 每包重量记录到 0.5 kg。

7.3.5.2 每包皮重取 0.001 kg。

7.3.5.3 总毛重、皮重、净重、公量均以整数计。

7.3.5.4 公量按 GB/T 8170 修约至整数。

8 包装鉴定

8.1 包装要求

棉包各表面应用本色棉布同材专用包布包装严密，铁丝捆绕。

出口棉包装应符合 GB/T 6975 的规定，进口棉包装应符合合同的要求。

8.2 包装标记

应遵循标记与单证一致的原则，且清晰易辨认。

附　录　A
（规范性附录）
品　级　检　验

A.1　仪器和材料

模拟昼光设备。

A.2　环境要求

A.2.1　天然光线分级室

标准照明的特性相当于北向适度多云的天空昼光的颜色和光谱分布。因此采用天然光线检验品级时应以室内北向天窗射入的正常光线为宜，避免使用过强和过弱的不调和的光线。

A.2.2　模拟昼光分级室

a）分级室光应广泛漫射，工作区上的光照应尽量均匀且不应有眩光和交叉照明。

b）灯管前安装一种光呈中性漫射的玻璃，即可漫射光线又具有很好的透光性能。

c）分级台上照度需达到 750 lx±100 lx，相关色温在 7 500 K±200 K 范围内，显色指数不低于 92。

d）分级室墙壁的颜色应采用浅灰色，灰度值 N 在 8.0～8.5 范围内为宜。

e）分级室天花板颜色应采用白色。

f）分级台颜色以浅灰色、黑色为宜。

A.3　检验规则

同一批样品品级允许与本级上下相邻的一级存在，低于本级棉短绒样品只数不得超过总数的 20%，否则按降一级处理。

A.4　检验方法

a）分级前应对分级标准或成交样品进行检视，以便对组成品级的各项因素有充分的认识。

b）分级时应两人进行评定，避免人为误差。

c）分级时用手轻轻抓起绒样翻转向上，拿在稍低于肩部离眼睛 40 cm～50 cm 处，用直觉目力对照成交样进行比较鉴定。

d）对每个样品应保持块状鉴定，如样品松散，要加以压平，使其表面相当于成交小样表面状态时再进行鉴定。

附　录　B
（规范性附录）
长　度　检　验

B.1　仪器和材料

B.1.1　长度校准棉样。

B.1.2　黑绒板。

B.1.3　天平：感量 0.01 mg。

B.1.4 一号夹子。

B.1.5 钢尺:公制钢尺,最小刻度为 1 mm。

B.2 校准依据

以国家棉花长度标准作为依据。

B.2.1 检验规则

以 1 mm 为一个长度单位,一类棉短绒逐只检验手扯长度,符合 13 mm 及以上的长度只数应大于 80%,否则按降一档处理。二、三类棉短绒只取代表性样品两份,作平行试验。

B.3 检验方法

B.3.1 一类棉短绒长度

多点摘取有代表性的子样约 5 g,再从 5 g 小样正反面多点摘取约 60 mg 的两份试样,用两手反复整理成一端整齐的棉束。然后将棉束置于黑绒板上,用钢尺在棉束两端切线,切线位置以不露黑绒板为准,量取两端切线间距离确定棉纤维长度。

B.3.2 二、三类棉短绒长度

二、三类绒取代表性样品 5 g,采用上述手扯法测定其长度,每个代表性样品约抽三次左右,边抽边量,最后按平均结果计算,得出长度检验结果。

二、三类棉短绒的判定,一般用手感目测的方法。

附 录 C
(规范性附录)
成熟度检验

C.1 仪器及试剂

C.1.1 显微镜:600 倍(带推进尺)。

C.1.2 天平:感量 0.01 g。

C.1.3 铜丝网:80 目。

C.1.4 尖头镊子。

C.1.5 分析针。

C.1.6 载玻片。

C.1.7 烧杯:50 mL～250 mL。

C.1.8 电炉。

C.1.9 酒精灯。

C.1.10 刚果红溶液:1%。

C.1.11 乙醇:浓度 95%。

C.1.12 氢氧化钠:分析纯,18%。

C.1.13 甘油。

C.2 检验方法

从试样样品中取代表性样 1 g 置入烧杯内,用 20 mL～40 mL 95%乙醇浸泡 1 min,将乙醇挤出,然后用约 40 mL 18%氢氧化钠溶液浸泡 5 min,取样品置于铜丝网上面,用蒸馏水洗净碱液,再放入 100 mL沸腾的 1%刚果红溶液中继续煮沸 10 min,用蒸馏水洗净其染液。

在染色后的试样中多点采取纤维约500根，均分两份制片，在载玻片上涂适量甘油，将所取纤维全部排于载玻片上，用分析针整理纤维，使之平直、明显，防止重叠，将排好的载玻片覆以盖玻片，快速置于显微镜下顺次观察，参照表C.1计算成熟纤维数和总根数。

表 C.1　纤维形状

纤维种类		纤维形状	
符号	成熟度	外形	颜色
A	成熟	无扭曲，圆柱状纤维	鲜红
B	未完全成熟	有扭曲，带状纤维	鲜红
C	未成熟	平滑的扁形带状纤维	浅红或浅玫瑰色
D	死纤维	平滑的扁平带状纤维	无色

C.3　计算

成熟度计算见式(C.1)：

$$M=\frac{A}{A+B+C+D}\times 100\% \qquad \cdots\cdots(C.1)$$

式中：

M——成熟度，%。

C.4　数据处理

计算取小数点后一位，结果取整数。检验时进行平行试验，两次结果的绝对值相差应不大于5%，然后取平均值，如超出允许值应再作一次，最终以三次算术平均值表示。

附　录　D
（规范性附录）
硫酸不溶物检验

D.1　仪器及试剂

D.1.1　天平：感量0.001 g。
D.1.2　砂芯坩埚。
D.1.3　烧杯：250 mL～1 000 mL。
D.1.4　抽滤瓶。
D.1.5　电烘箱：110℃±2℃。
D.1.6　干燥器。
D.1.7　量筒：10 mL、100 mL。
D.1.8　洗瓶。
D.1.9　称量皿。
D.1.10　真空泵：10 L～30 L真空泵。
D.1.11　硫酸：分析纯，浓度为95%±1%。
D.1.12　蒸馏水。

D.2　检验方法

取试样5 g(精确0.01 g)，分次放入盛有10 mL 95%±1%硫酸的烧杯内(在20℃以下水溶中)，用玻璃棒不断搅拌约10 min,使之全部呈均匀的粘性物质状态,将粘性物质用700 mL～800 mL蒸馏水稀释,所得溶液不应含有未溶纤维。待溶液澄清后,用倾倒法先后把烧杯中的溶液和杂质倒入安放在抽滤瓶上的已烘干称重的砂芯坩埚内,进行抽滤,用蒸馏水洗涤杂质至滤液呈中性为止,放入110℃±2℃的烘箱中烘至干重,将坩埚移入干燥器内,冷却30 min～40 min即进行称量。

D.3 计算方法

棉短绒硫酸不溶物百分含量计算见式(D.1):

$$S=\frac{(G_1-G)\times 100}{G_2(100-W)}\times 100\% \quad \cdots\cdots\cdots\cdots(\text{D.1})$$

式中:

S——硫酸不溶物含量,%;

G——坩埚重,单位为克(g);

G_1——烘干后的试样残渣和坩埚重,单位为克(g);

G_2——试样重,单位为克(g);

W——试样换算水分,%。

D.4 数据处理

计算取小数点后两位,结果取小数点后一位。检验时进行平行试验,两次结果的绝对值相差应不大于1.0%,然后取平均值,如超出允许值应再作一次,最终以三次算术平均值表示。

附 录 E
(规范性附录)
灰分含量检验

E.1 仪器及试剂

E.1.1 分析天平:感量0.001 g。

E.1.2 高温电炉:3 kW～4 kW,1 000℃～1 100℃。

E.1.3 电炉。

E.1.4 坩埚:50 mL～100 mL。

E.1.5 干燥器。

E.1.6 坩埚钳。

E.2 检验方法

取试样5 g(精确0.01 g),放入先称量的干燥坩埚内,先在电炉上用低温炭化,待出烟完毕后将坩埚置于高温电炉中,用750℃±50℃的温度灼烧90 min后取出,放在空气中冷却约5 min,再移入干燥器内冷却30 min～40 min,再进行称量。

E.3 计算方法

灰分含量百分率(E)计算见式(E.3):

$$E=\frac{(G_1-G)\times 100}{(G_2-G)\times(100-W)}\times 100\% \quad \cdots\cdots\cdots\cdots(\text{E.1})$$

式中：

E——灰分含量百分率，%；

G——坩埚重，单位为克(g)；

G_1——烧后的试样残渣和坩埚重，单位为克(g)；

G_2——烧前的试样和坩埚重，单位为克(g)；

W——试样换算水分，%。

E.4 数据处理

计算取小数点后两位，结果取小数点后一位。检验时进行平行试验，两次结果的绝对值相差应不大于0.2%，然后取平均值，如超出允许值应再作一次，最终以三次算术平均值表示。

附 录 F
（规范性附录）
铁质含量测定

F.1 仪器及器皿

F.1.2 分析天平：感量0.000 01 g。

F.1.3 纳氏比色管和比色管架。

F.1.4 微量滴定管。

F.1.5 容量瓶：100 mL和1 000 mL。

F.1.6 移液管：5 mL和10 mL。

F.1.7 瓷坩埚：30 mL。

F.1.8 工业天平：感量0.01 g。

F.1.9 水浴锅。

F.2 试剂及溶液

F.2.1 标准铁溶液：精称0.863 5 g化学纯铁铵矾溶于少量水中，加入4 mL硫酸(密度1.84)，使之全部溶解，用蒸馏水稀释至1 000 mL，此溶液1 mL中含铁0.1 mg。

F.2.2 10%硫氰化铵溶液：用90 mL蒸馏水加10 g硫氰化铵配制而成。

F.2.3 饱和氯酸钾溶液：用7.4 g氯酸钾溶于蒸馏水，制成100 mL氯酸钾饱和溶液。

F.2.4 盐酸溶液：1体积的浓盐酸加入3体积的蒸馏水制成1∶3的比例。

F.2.5 稀盐酸溶液：70 mL浓盐酸用蒸馏水稀释至100 mL。

F.3 检验方法

F.3.1 比色法

F.3.1.1 测试步骤

a) 取检验灰分含量的灰分样，将坩埚放在水浴锅上加热，加入饱和氯酸钾溶液2 mL，待蒸发干后再加入1∶3盐酸溶液5 mL，再蒸干，最后加入1∶3盐酸溶液10 mL，将灰分溶解(微加热)，移至100 mL容量瓶中，用蒸馏水稀释到刻度(溶液Ⅰ)。

b) 用移液管吸取10 mL标准铁溶液，放入100 mL容量瓶中，稀释至刻度，此溶液每1 mL中含铁0.01 mg(为溶液Ⅱ)。

c) 用移液管往一个比色管中加入10 mL“溶液Ⅰ”及5 mL 10%硫氰化铵溶液，在另一个比色管中注入 10 mL 稀释盐酸溶液及 5 mL 10%硫氰化铵溶液，用微量滴定管逐滴加入“溶液Ⅱ”，使两个比色管的溶液在体积相同的条件下(可用蒸馏水调节)颜色相同，记下用去“溶液Ⅱ”的毫升数。

F.3.1.2 计算方法

铁质的含量(F)见式(F.1)：

$$F = \frac{V \times 10\,000}{G \times (100 - W)} \qquad \text{(F.1)}$$

式中：

F——铁质的含量，单位为毫克每千克(mg/kg)；

V——滴定用“溶液Ⅱ”的毫升数，单位为毫升(mL)；

G——测定灰分时所用的试样重(g)；

W——测定灰分时所用试样换算水分，%。

F.3.1.3 数据处理

计算取小数点后一位，结果取整数。进行两次平行测定，两次结果的绝对值相差不大于 50 mg/kg，计算取平均值，如超出，应重新检验。

F.4 原子吸收分光光度法

棉短绒铁质含量原子吸收分光光度检测方法按 GB/T 17593 执行。

附 录 G
(规范性附录)
回 潮（水 分）检 验

G.1 仪器及工具

G.1.1 电烘箱：附感量 0.01 g 天平。

G.1.2 分析天平：感量 0.001 g。

G.1.3 干燥器。

G.1.4 称量皿。

G.2 检验方法

从平均试样内称取 2 g～5 g(称准至 0.001 g)盛于已经烘干的称量皿，放入 110℃±2℃的烘箱中烘至干重，移入干燥器内冷却 30 min～40 min 即进行称量。

G.3 计算方法

G.3.1 回潮率(R)计算见式(G.1)：

$$R = \frac{G - G_0}{G_0} \times 100\% \qquad \text{(G.1)}$$

G.3.2 换算水分(W)计算见式(G.2)：

$$W = \frac{G - G_0}{G} \times 100\% \qquad \text{(G.2)}$$

式中：

R——回潮率，%；

W——换算水分,%;

G——试样重量;

G_0——试样干重。

G.3.3 数据处理

回潮率及换算水分的称重和计算,均记录0.01%,其结果精确到小数点后一位(0.1%)。

换算水分应作平行检验,误差应不大于0.5%。

测定换算水分的试样,应与测定硫酸不溶物及灰分的试样同时称取。

附 录 H
(规范性附录)
杂质检验(一类棉短绒)

H.1 仪器及材料

H.1.1 Y101型原棉杂质分析机。

H.1.2 天平:感量0.01 g。

H.1.3 台秤。

H.1.4 盛杂盒。

H.1.5 棕刷。

H.1.6 隔板。

H.1.7 测速器。

H.2 检验步骤

a) 试开空车,看是否正常。

b) 将称好的短绒样平铺于分析机给棉台上,然后喂入。一般分析2次~3次,对杂质回打2次~3次,在杂质中回收的净绒再回打一次,关闭电源。

c) 如果短绒中含有粗大杂质,在分析机分析之前要进行粗拣,然后按规定取样。

d) 将粗拣杂质和机检杂质分别称量,不执行粗拣的杂质合并一次称量。

H.3 计算方法

H.3.1 执行粗拣含杂百分率(Z_1)见式(H.1):

$$Z_1=\left[\frac{G_1}{G_3}+\frac{G_2}{G_4}\left(1-\frac{G_1}{G_3}\right)\right]\times 100\% \qquad \cdots\cdots(\text{H.1})$$

H.3.2 不执行粗拣杂质含量百分率(Z_2)见式(H.2):

$$Z_2=\frac{G_5}{G_6}\times 100\% \qquad \cdots\cdots(\text{H.2})$$

式中:

Z_1——执行粗拣含杂百分率,%;

Z_2——不执行粗拣杂质含量百分率,%;

G_1——粗拣杂质,单位为克(g);

G_2——机检杂质,单位为克(g);

G_3——绒样重量,单位为克(g);

G_4——机检样重,单位为克(g);

G_5——检验杂质,单位为克(g);

G_6——试样重量,单位为克(g)。

H.3.3 数据处理

杂质的称量和计算,记录至小数点后第二位(0.01%),填写证单时,修约至小数点后一位(0.1%)。

附 录 I
(规范性附录)
棉 籽 含 量 检 验

I.1 仪器及工具

I.1.1 天平:感量 0.001 g。

I.1.2 盛杂盒。

I.1.3 棕刷。

I.2 检验方法

从所抽5%的大样中随机抽取100 g样品(应确保每份样品中都能均匀地被抽取),用手感将样品中的棉籽挑出,放入盛杂盒中,用0.001 g感量天平称量,保留至两位小数。

I.3 计算方法见式(I.1)

$$Z_3 = \frac{G_8}{G_7} \times 100\% \qquad \cdots\cdots(\text{I}.1)$$

式中:

Z_3——粗拣含棉籽百分率,%;

G_7——称样重量,单位为克(g);

G_8——棉籽重量,单位为克(g)。

附 录 J
(规范性附录)
粗 杂 检 验

J.1 仪器及工具

J.1.1 天平:感量 0.001 g。

J.1.2 盛杂盒。

J.1.3 棕刷。

J.2 检验方法

从所抽5%的大样中随机抽取100 g样品(应确保每份样品中都能均匀地被抽取),用手感将样品中的粗杂拣出,放入盛杂盒中,用0.001 g感量天平称量,保留至两位小数。

J.3 计算方法见式(J.1)

$$Z_4 = \frac{G_{10}}{G_9} \times 100\% \qquad \cdots\cdots(\text{J}.1)$$

式中：

Z_4——粗拣杂质百分率，%；

G_9——称样重量，单位为克(g)；

G_{10}——粗捡杂质重量，单位为克(g)。

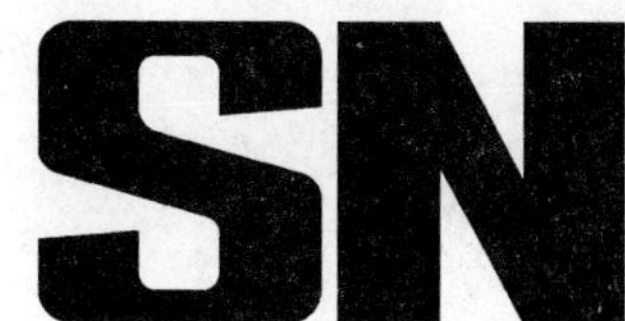

中华人民共和国出入境检验检疫行业标准

SN/T 1564—2005

进出口特宽幅棉印染布检验规程

Rule of the inspection of extra width printed and dyed cotton fabric for import and export

2005-05-20 发布　　　　2005-12-01 实施

中华人民共和国
国家质量监督检验检疫总局 发布

前　言

本标准由国家认证认可监督管理委员会提出并归口。

本标准由中华人民共和国河南出入境检验检疫局负责起草。

本标准主要起草人：禹建鹰、郭会清、赵玉印、马伟杰、张素芳。

本标准系首次发布的出入境检验检疫行业标准。

进出口特宽幅棉印染布检验规程

1 范围

本标准规定了进出口特宽幅棉印染布的抽样方案、外观质量、内在质量、数量和包装的检验规则及其判定方法。

本标准适用于进出口各类特宽幅漂白、染色和印花棉布的检验,不适用于进出口特宽幅绒类织物、提花织物和特殊整理的产品。

2 规范性引用文件

下列文件中的条款通过本标准的引用而成为本标准的条款。凡是注日期的引用文件,其随后所有的修改单(不包括勘误的内容)或修订版均不适用于本标准,然而,鼓励根据本标准达成协议的各方研究是否可使用这些文件的最新版本。凡是不注日期的引用文件,其最新版本适用于本标准。

GB 250 评定变色用灰色样卡

GB/T 411—1993 棉印染布

GB/T 2910 纺织品 二组分纤维混纺产品定量化学分析方法

GB/T 2911 纺织品 三组分纤维混纺产品定量化学分析方法

GB/T 3920 纺织品 色牢度试验 耐摩擦色牢度

GB/T 3921.3 纺织品 色牢度试验 耐洗色牢度:试验 3

GB/T 3923.1 纺织品 织物拉伸性能 第 1 部分:断裂强力和断裂伸长率的测定 条样法

GB/T 4666 机织物长度的测定

GB/T 4667 机织物幅宽的测定

GB/T 4668 机织物密度的测定

GB/T 5711 纺织品 色牢度试验 耐干洗色牢度

GB/T 6152 纺织品 色牢度试验 耐热压色牢度

GB/T 8427—1998 纺织品 色牢度试验 耐人造光色牢度:氙弧

GB/T 8628 纺织品 测定尺寸变化的试验中织物试样和服装的准备、标记及测量

GB/T 8629 纺织品 试验用家庭洗涤和干燥程序

GB/T 8630 纺织品 洗涤和干燥后尺寸变化的测定

GB 18401 国家纺织产品基本安全技术规范

FZ/T 01053 纺织品 纤维含量的标识

SN/T 0718 出口服装纺织品类商品运输包装检验规程

SN/T 1099—2002 进出口织物检验抽样方法

3 术语和定义

下列术语和定义适用于本标准。

3.1

特宽幅棉印染布 extra width printed and dyed cotton fabric

幅宽在 160 cm 及以上的棉印染布。

4 抽样

4.1 外观质量检验抽样

抽样方法按 SN/T 1099—2002 中 4.1 执行，约定匹长为 30 m。

4.2 内在质量检验抽样

内在质量检验抽样按批按色抽取，每 5 000 m 抽样 1 块，不足 5 000 m 也取 1 块，但每批不能少于 3 块。

4.3 数量检验抽样

按 SN/T 1099—2002 中 3.4 执行，即按外观质量检验抽样样本的 5%以上抽取数量检验样本。

4.4 包装检验抽样

包装检验抽样按 SN/T 0718 执行。

5 检验项目及技术要求

5.1 检验项目

检验项目为内在质量、外观质量、数量和包装检验。其中内在质量包括常规检验项目和根据需要设置的特殊检验项目，纬密、纤维含量偏差、水洗尺寸变化、断裂强力、耐洗色牢度和耐摩擦色牢度为常规检验项目，耐干洗色牢度、耐熨烫色牢度、耐人造光色牢度和生态纺织品检验项目为特殊检验项目。外观质量包括散布性疵点和局部性疵点两类。

5.2 技术要求

5.2.1 内在质量

内在质量要求见表 1。

表 1 内在质量要求

序号	项目			质量要求
1	纬密/(根/10 cm)			−2.0%及以内
2	纤维含量偏差/(%)			按 FZ/T 01053 执行
3	水洗尺寸变化/(%)			经纬向−4.0～+1.5
4	断裂强力/N			经纬向≥250
5	染色牢度	耐洗	变色	3 级—4 级
			沾色	3 级—4 级
		耐摩擦	干摩	3 级
			湿摩	2 级—3 级
6	特殊检验项目			按合同和 GB 18401 执行

注 1：经密不作考核(按工艺设计规定)。

注 2：染色牢度按规定指标允许二项低半级，不允许一项低一级。

注 3：水洗尺寸变化结果的表示以负号(−)表示尺寸减少(收缩)，以正号(+)表示尺寸增大(伸长)。

注 4：断裂强力低于规定指标的按实际使用价值，由供需双方协商处理。

注 5：幅宽、纬密加工系数见 GB/T 411—1993 附录 A。

5.2.2 外观质量

5.2.2.1 外观质量要求见表 2。

表 2 外观质量要求

<table>
<tr><th colspan="5">项　目</th><th>允许偏差</th></tr>
<tr><td rowspan="14">散布性疵点</td><td colspan="4">幅宽偏差率/(%)</td><td>－1.5 及以内</td></tr>
<tr><td rowspan="8">色差</td><td rowspan="4">原样</td><td rowspan="2">漂色布</td><td>同类布样</td><td>3 级—4 级</td></tr>
<tr><td>参考样</td><td>2 级—3 级</td></tr>
<tr><td rowspan="2">花布</td><td>同类布样</td><td>3 级</td></tr>
<tr><td>参考样</td><td>2 级—3 级</td></tr>
<tr><td rowspan="2">左中右</td><td colspan="2">漂色布</td><td>4 级</td></tr>
<tr><td colspan="2">花布</td><td>3 级—4 级</td></tr>
<tr><td colspan="3">前　后</td><td>3 级—4 级</td></tr>
<tr><td colspan="3">同　批</td><td>3 级以上</td></tr>
<tr><td colspan="4">条格、花斜或纬斜/(%)</td><td>≤4.0</td></tr>
<tr><td colspan="4">花纹不符、染色不匀(标样)</td><td>不影响外观</td></tr>
<tr><td colspan="4">纬移(标样)</td><td>不影响外观</td></tr>
<tr><td colspan="4">条花(标样)</td><td>不影响外观</td></tr>
<tr><td colspan="4">棉结杂质、深浅细点(标样)</td><td>不影响外观</td></tr>
<tr><td rowspan="5">局部性疵点</td><td colspan="2" rowspan="5">每米允许评分</td><td colspan="2">幅宽 160 cm～200 cm</td><td>0.8</td></tr>
<tr><td colspan="2">幅宽 200 cm 以上～250 cm</td><td>1.0</td></tr>
<tr><td colspan="2">幅宽 250 cm 以上～300 cm</td><td>1.2</td></tr>
<tr><td colspan="2">幅宽 300 cm 以上～350 cm</td><td>1.4</td></tr>
<tr><td colspan="2">幅宽 350 cm 以上</td><td>1.6</td></tr>
<tr><td colspan="6">注：色差按 GB 250 评定。</td></tr>
</table>

5.2.2.2 局部性疵点允许总分计算方法：

每段布的局部性疵点允许总分，根据每米允许评分和段长决定(段长不足 1 m 者不计)。

允许总分＝每米允许评分×段长(总分按四舍五入取整数)

5.2.2.3 局部性疵点评分方法按 GB/T 411—1993 中 5.2 执行。

5.2.3 数量

按合同要求执行。

5.2.4 包装

按合同和 SN/T 0718 要求执行。

6 试验方法

6.1 幅宽按 GB/T 4667 执行。

6.2 纬密按 GB/T 4668 执行。

6.3 纤维含量按 GB/T 2910 和 GB/T 2911 执行。

6.4 水洗尺寸变化按 GB/T 8628、GB/T 8629 和 GB/T 8630 执行，选用 2A 程序、干燥方法 F。

6.5 断裂强力按 GB/T 3923.1 执行。

6.6 耐洗色牢度按 GB/T 3921.3 执行。

6.7 耐摩擦色牢度按 GB/T 3920 执行。

6.8 耐干洗色牢度按 GB/T 5711 执行。

6.9 耐熨烫色牢度按 GB/T 6152 中温度 150℃±2℃执行。

6.10 耐人造光色牢度按 GB/T 8427—1998 中方法 3 执行。

6.11 生态纺织品检验项目进口产品按 GB 18401 执行，出口产品按合同要求执行。

6.12 数量按 GB/T 4666 执行。

6.13 包装按合同和 SN/T 0718 执行。

6.14 外观检验条件及方法按 GB/T 411—1993 中 6.13 执行。

7 检验结果的判定

若外观质量、内在质量、数量和包装的检验结果均合格时，则判定该批合格，否则判定该批不合格。

7.1 外观质量判定

外观质量按匹长评分，按匹评定等级。若抽样中发现不合格匹数小于或等于 4.1 中的合格判定数 Ac，则判定该批为合格；若抽样中发现不合格匹数大于不合格判定数 Re，则判定该批为不合格。

7.2 内在质量判定

内在质量按项目判定，并以抽验样品的试验结果平均值作为该检验项目的试验结果，染色牢度则以抽验样品的最低值作为试验结果。若所有检验项目的试验结果均符合合同和标准要求，则判该批内在质量合格，否则判该批内在质量不合格。

7.3 数量检验判定

数量符合合同要求，则判该批数量合格，否则判该批数量不合格。

7.4 包装检验判定

按合同和 SN/T 0718 标准有关规定进行判定。

8 批的处理

8.1 合格批中的不合格品应由生产方返工整理或调换。

8.2 由于外观质量、数量和包装而判定不合格的批，允许返工整理后，重新报验检验。内在质量判定不合格的批，可以返工整理的，允许返工整理后，重新报验检验，其结果作为最后评定依据。

9 其他

合同要求但本标准未指定检验方法的项目按相关方法进行检验。

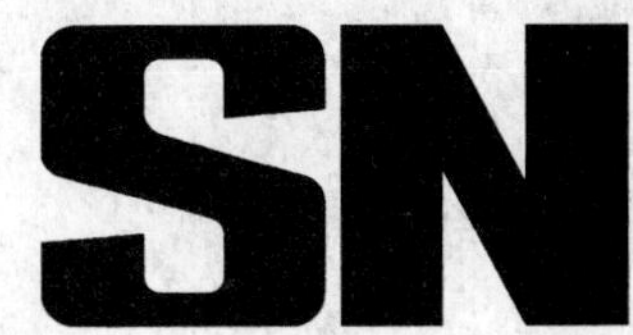

中华人民共和国出入境检验检疫行业标准

SN/T 1663—2005

代替 SN/T 0363.1—1995，SN/T 1096—2002

进出口毛毯检验规程

Rule of inspection for import and export blanket

2005-09-30 发布　　　　2006-05-01 实施

中华人民共和国国家质量监督检验检疫总局　发布

前　言

本标准代替 SN/T 0363.1—1995《出口纯毛、毛混纺毛毯检验规程》和 SN/T 1096—2002《出口丝毯检验规程》。

本标准的附录 A 为资料性附录。

本标准由国家认证认可监督管理委员会提出并归口。

本标准起草单位：中华人民共和国海南出入境检验检疫局、中华人民共和国江苏出入境检验检疫局、中华人民共和国上海出入境检验检疫局、中华人民共和国广东出入境检验检疫局、中华人民共和国湖北出入境检验检疫局、常熟市锦绣经纬编有限公司。

本标准主要起草人：何志贵、石洁、刘希安、叶湖水、李先佑、季闻宇、常美华、邓志光、张薇君。

本标准的历次版本发布情况为：

——SN/T 0363.1—1995；

——SN/T 1096—2002。

进出口毛毯检验规程

1 范围

本标准规定了进出口毛毯的品质要求、抽样方法、检验程序和结果判定。

本标准适用于进出口的由各种天然纤维、化学纤维经编或纬编的纯纺、混纺毛毯的检验。

2 规范性引用文件

下列文件中的条款通过本标准的引用而成为本标准的条款。凡是注日期的引用文件,其随后所有的修改单(不包括勘误的内容)或修订版均不适用于本标准,然而,鼓励根据本标准达成协议的各方研究是否可使用这些文件的最新版本。凡是不注日期的引用文件,其最新版本适用于本标准。

GB/T 2828.1 计数抽样检验程序 第1部分:按接收质量限(AQL)检索的逐批检验抽样计划

GB/T 2910 纺织品 二组分纤维混纺产品定量化学分析方法

GB/T 2911 纺织品 三组分纤维混纺产品定量化学分析方法

GB/T 2912.1 纺织品 甲醛的测定 第1部分:游离水解的甲醛(水萃取法)

GB/T 3920 纺织品 色牢度试验 耐摩擦色牢度

GB/T 5713 纺织品 色牢度试验 耐水色牢度

GB/T 7573 纺织品 水萃取液 pH 值的测定

GB/T 6529 纺织品的调湿和试验用标准大气

GB 9994 纺织材料公定回潮率

GB/T 9995 纺织材料含水率和回潮率的测定 烘箱干燥法

GB/T 17592.1 纺织品 禁用偶氮染料检测方法 气相色谱/质谱法

GB/T 17592.2 纺织品 禁用偶氮染料检测方法 高效液相色谱法

GB/T 17592.3 纺织品 禁用偶氮染料检测方法 薄层层析法

GB 18401 国家纺织产品基本安全技术规范

GB/T 18885 纺织品基本安全技术要求

GB/T 18886 纺织品 色牢度试验 耐唾液色牢度

FZ/T 60007 毛毯试验方法

FZ/T 60029 毛毯脱毛试验方法

SN/T 0554 出口服装包装检验规程

3 抽样

3.1 抽样方法

抽样以条为单位,在厂检合格、包装完好、批次清晰的检验批中随机抽取具有代表性的样品。

3.2 抽样数量

3.2.1 外观质量检验抽样方案

3.2.1.1 连续批外观质量检验抽样方案

检查水平选择一般检验水平Ⅰ,A 类接收质量限(AQL)为 1.0,B 类接收质量限(AQL)为 2.5,均采用一次抽样方案。同时,可根据产品质量按 GB/T 2828.1 转移规则和程序确定检验的严格度。连续批外观质量检验抽样方案见表 1~表 3。

表 1 正常检验一次抽样方案

单位为条

批量,N	抽样方案					
	样本量字码	样本量	A 类 AQL=1.0		B 类 AQL=2.5	
			接收数 Ac	拒收数 Ac	接收数 Ac	拒收数 Rc
0～90	C	5	0	1	0	1
91～150	D	8	0	1	0	1
151～280	E	13	0	1	1	2
281～500	F	20	0	1	1	2
501～1 200	G	32	1	2	2	3
1 201～3 200	H	50	1	2	3	4
3 201～10 000	J	80	2	3	5	6
10 001 及以上	K	125	3	4	7	8

表 2 加严检验一次抽样方案

单位为条

批量,N	抽样方案					
	样本量字码	样本量	A 类 AQL=1.0		B 类 AQL=2.5	
			接收数 Ac	拒收数 Ac	接收数 Ac	拒收数 Rc
0～90	C	5	0	1	0	1
91～150	D	8	0	1	0	1
151～280	E	13	0	1	1	2
281～500	F	20	0	1	1	2
501～1 200	G	32	1	2	1	2
1 201～3 200	H	50	1	2	2	3
3 201～10 000	J	80	1	2	3	4
10 001 及以上	K	125	2	3	5	6

表 3 放宽检验一次抽样方案

单位为条

批量,N	抽样方案					
	样本量字码	样本量	A 类 AQL=1.0		B 类 AQL=2.5	
			接收数 Ac	拒收数 Ac	接收数 Ac	拒收数 Rc
0～90	C	5	0	1	0	1
91～150	D	8	0	1	0	1
151～280	E	13	0	1	1	2
281～500	F	20	0	1	1	2
501～1 200	G	32	1	2	1	2
1 201～3 200	H	50	1	2	2	3
3 201～10 000	J	80	1	2	3	4
10 001 及以上	K	125	2	3	5	6

3.2.2　**内在质量检验的抽样**

检验批的数量在5 000条及以内为一个单元，抽样1条。所抽样品应包括所有花色。

4　检验

4.1　检验项目

4.1.1　内在质量。

4.1.2　外观质量。

4.1.3　标志与包装。

4.2　内在质量检验

4.2.1　内在质量试验方法

4.2.1.1　条重检验

4.2.1.1.1　工具：电子天平，最小分度值5 g。

4.2.1.1.2　试样：按3.2抽取的整条毛毯。

4.2.1.1.3　试验方法

4.2.1.1.3.1　将整条毛毯放在电子天平上称量，记录毛毯实际重量G。

4.2.1.1.3.2　测定毛毯的实际回潮率

剪取毛毯约50 g按GB/T 9995规定测定实际回潮率。

4.2.1.1.4　计算

4.2.1.1.4.1　毛毯公定回潮率时的条重按式(1)计算：

$$Gc=\frac{G\times(100+Rc)}{100+R} \qquad \cdots\cdots(1)$$

式中：

Gc——公定回潮率时的条重，单位为克(g)；

G——实际条重，单位为克(g)；

Rc——公定回潮率，%；

R——实际回潮率，%。

4.2.1.1.4.2　混纺毛毯的公定回潮率按式(2)计算：

$$Rc=\frac{ARc_1+BRc_2+\cdots+NRc_n}{100} \qquad \cdots\cdots(2)$$

式中：

Rc——混纺毛毯的公定回潮率，%；

A、B……N——混用原料的干重混纺比，%；

Rc_1、Rc_2……Rc_n——混用原料的公定回潮率，%。

4.2.1.1.4.3　各种纺织材料的公定回潮率按GB 9994纺织材料公定回潮率。

4.2.1.1.4.4　条重偏差率按式(3)计算：

$$F=\frac{(G-G_1)}{G}\times 100\% \qquad \cdots\cdots(3)$$

式中：

F——条重偏差率，%；

G——调湿平衡后实际重量，单位为克(g)；

G_1——设计重量，单位为克(g)。

4.2.1.2　毛毯成分含量检验

毛毯成分含量检验按GB/T 2910和GB/T 2911执行。

4.2.1.3　**尺寸变化率的检验**

尺寸变化率的检验按 FZ/T 60007 执行。

4.2.1.4　**脱毛量检验**

脱毛量检验按 FZ/T 60029 执行。

4.2.1.5　**耐水色牢度检验**

耐水色牢度检验按 GB/T 5713 执行。

4.2.1.6　**耐摩擦色牢度检验**

耐摩擦色牢度检验按 GB/T 3920 执行。

4.2.1.7　**耐汗渍色牢度检验**

耐汗渍色牢度检验按 GB/T 3922 执行。

4.2.1.8　**耐唾液色牢度检验**

耐唾液色牢度检验按 GB/T 18886 执行。

4.2.1.9　**禁用偶氮染料检验**

禁用偶氮染料检验按 GB/T 17592.1～GB/T 17592.3 执行。

4.2.1.10　**甲醛含量检验**

甲醛含量检验按 GB/T 2912.1 执行。

4.2.1.11　**pH 值检验**

pH 值检验按 GB/T 7573 执行。

4.2.1.12　**异味检验**

异味检验按 GB/T 18885 执行。

4.2.2　**内在质量品质要求**

内在质量品质要求见表 4。

表 4　内在质量品质要求

项　目		单位/允差	童毯	除童毯外其他毛毯
pH 值		—	4.0～7.5	4.0～9.0
甲醛含量		mg/kg　≤	20	300
可分解芳香胺染料			禁用	
色牢度	耐水(变色、粘色)	级　≥	3—4	3
	耐酸汗渍(变色、粘色)		3—4	3
	耐碱汗渍(变色、粘色)		3—4	3
	耐干摩擦		4	3
	耐唾液(变色、粘色)		4	—
异味			无	
主要纤维含量偏差		%　≤	4	

4.3　**外观质量检验**

4.3.1　**外观质量检验条件**

检验须有足够大的工作台,在正常的北向自然光下进行。如采用日光灯,其照度应不低于 750 lx。

4.3.2　**长度、宽度检验**

4.3.2.1　工具:钢尺、4 kg 金属压尺(尺长不短于毛毯长度)。

4.3.2.2　试样:整条毛毯。

4.3.2.3　操作方法

4.3.2.3.1　将整条毛毯在 GB/T 6529 规定的标准大气条件下调湿平衡后平铺在试验台上。

4.3.2.3.2 在纬向每隔四分之一处测量长度一次，共三次。

4.3.2.3.3 在经向每隔四分之一处测量长度一次，共三次。

4.3.2.3.4 测量精确到 1 mm。

4.3.2.3.5 测量时压尺在试样上压于离测量位置 1 cm 处。

4.3.2.4 计算

分别计算三次长度和宽度测量结果的算术平均值，精确到 0.1 cm。

4.3.3 其他外观检验项目

其他外观检验项目、缺陷、检验方法及类别见表 5。

表 5 外观缺陷检验方法及分类

序号	检验项目	缺陷	类别
1	外观	1) 色花、印花不良、错花纹、色花、透色(串色)、压印花不良、循环差异	A
		2) 显著绒面不良、局部露底、剪割不良、条痕、折痕、边角不良、边道不良、纬档	A
		3) 斑疵	A
		4) 缝制不良	A
		5) 严重色差≤3—4 级	A
		6) 轻微色差≤4 级	B
		7) 局部狭窄(纬向深入 1 cm 及以内)	B
		8) 局部狭窄(纬向深入 2 cm 及以上)	A
		9) 轧梭痕、补洞痕、蛛网	A
		10) 破边	A
		11) 纱疵(油纱、色纱、紧纱、粗细纱)1 处	B
		12) 纱疵(油纱、色纱、紧纱、粗细纱)2 处及以上	A
		13) 缺纱	A
		14) 长宽不齐≤3 cm	B
		15) 长宽不齐>3 cm	A
		16) 格道歪斜≤3 cm	B
		17) 格道歪斜>3 cm	A
		18) 标识、附件坏、掉	A
		19) 脱针≤3 cm 三处以内	B
		20) 脱针>3 cm 一处以上	A
2	规格	1) 长、宽度偏差率高于−5%	A
		2) 长、宽度偏差率高于−2.5%；低于等于−5%	B
		3) 条重偏差率高于−5%	A
		4) 条重偏差率高于−3.5%，低于等于−5%	B

4.4 标志与包装检验

标志与包装检验按有关合同或协议并参照 SN/T 0554 的规定执行。

5 合格批与不合格批的处理

5.1 外观质量检验结果的判定

若A类和B类的拒收数Re分别小于或等于接收数Ac,则判定为全批合格,否则为全批不合格(外观疵点的说明及量计方法见附录A)。

5.2　内在质量检验结果的判定

若检验结果无单项不符合内在质量品质要求,则判定为全批合格,否则为全批不合格。

5.3　标志与包装检验结果的判定

若检验结果符合合同、协议或SN/T 0554相关要求,则判定为全批合格,否则为全批不合格。

5.4　最终检验检验结果的判定

按5.1~5.3判定均为合格,则判定该批产品合格,否则为该批产品不合格。

5.5　对不合格批的处理

5.5.1　对不能返工整理的项目,如长(宽)度偏差、条重等,必须将批中的不合格品更换为合格品。若合同或协议另有规定则按合同或协议规定执行。

5.5.2　对能返工整理的项目,如包装、外观缺陷等,应予返工整理。

5.5.3　本标准系一次抽样检验,当判定该批产品不合格经整理后可重新申请复验一次。复验时只对不合格项目进行检验,以复验结果为最终检验结果。

5.6　合同或协议另有规定则按合同或协议规定执行。

附 录 A
（资料性附录）
外观疵点的说明及量计方法

A.1 色花：毛毯由于洗缩和染色操作不良，使毯面色泽不匀，呈现深浅不同的云斑或条花者。

A.2 印、压花不良：毛毯印花或压花错版、印花显底、套版不正，印花错色或搭色、偏离，渗透不良，两边深浅等致影响美观者。

A.3 局部露底：毛毯起毛不良，致组织局部露出者。

A.4 剪割不良：剪毛、切毛不良。

A.5 条痕：毯面产生不同反光条痕或凸凹痕迹者。

A.6 斑疵（油斑、色斑、污斑、锈斑、秃斑）：毯面上有明显的斑渍或斑点，影响外观者，量其最大长度，散布性则累计计算。

A.7 长宽不齐：毛毯平铺台面上，长与宽分别按横竖向量计，取其最大差异。

A.8 缝制不良：毛毯边、角不整齐，针脚不均匀，跳针漏线及毯边材料不良等致影响美观者。

A.9 边角不良：毛毯边、角不整齐、针脚不匀及毯边材料不良等致影响美观者。

A.10 轧梭痕：毛毯在织造时发生轧梭，经修补后，仍有痕迹者，量其最大长度。

A.11 补洞痕：毛毯经、纬纱断破经修补后，仍有痕迹者，量其最大长度。

A.12 蛛网：经、纬纱各两根或两根以上不按组织起伏者，量其最大长度。

A.13 缺纱：经或纬纱断缺。每缺纱一根，100 cm 及以内者为一处，大于 100 cm 为两处。

A.14 纱疵：油纱（毛纱沾有油污）、色纱（毛纱沾有异色毛或用错色纱）、紧纱（毛纱成紧捻或粗细不均等）、粗细纱（纱线条干粗于正常纱一倍或细于一半者；或粗细未达到上述程度，但影响外观者），每一根半幅及以内为一处，大于半幅为两处。

A.15 错花纹：毛毯在织造时，组织花纹错误，致影响美观者。

A.16 透色（串色）：毛毯由于纱支粗细、织造时稀密不匀或起毛时操作不当，将背面不同色毛引到毯面，呈现有异种色毛，影响美观者。

A.17 纬档：异常纱（油纱、色纱、紧捻纱、粗细纱等）连续或间隔两根及以上者。

A.18 局部狭窄：毯边呈现月牙状。量其最大深度。

A.19 循环差异：以一条为循环单位的毛毯之花、格、道、素头、穗头不对称（不对称自由花型除外）。

A.20 格道歪斜：毛毯由于加工不良，致毯面格道歪斜，按纬向歪斜距水平最大距离量计。

A.21 脱针：簇绒毯在织造时，由于纱线脱落致使毯面形成一条缺纱痕迹者。

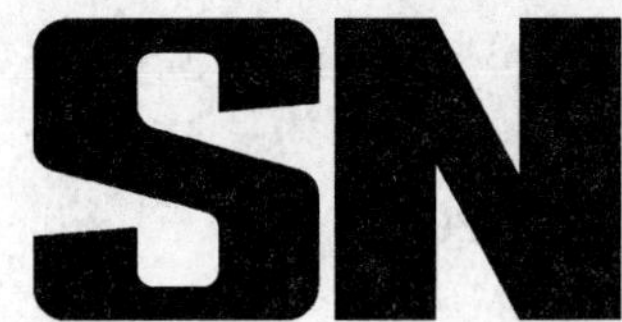

中华人民共和国出入境检验检疫行业标准

SN/T 1702—2006

进出口毛革两用服装检验规程

Rules for the inspection of fur and leather garments for import and export

2006-01-26 发布　　2006-08-16 实施

中华人民共和国国家质量监督检验检疫总局　发布

前　言

本标准对原 ZBY 76015—1990《出口裘革两用绵羊服装检验规程》进行了修订。

本标准在修订中增加了“规范性引用文件”、“定义”、“检验结果的判定”、和“检验有效期”等内容。对“范围”、“抽样”、“检验”等内容的章节进行了修改。

本标准的附录 A、附录 B、附录 C、附录 D 均为规范性附录。

本标准由国家认证认可监督管理委员会提出并归口。

本标准起草单位：中华人民共和国河北出入境检验检疫局、中华人民共和国浙江出入境检验检疫局。

本标准主要起草人：郑新民、孙静、莫建畅。

进出口毛革两用服装检验规程

1 范围

本标准规定了进出口毛革两用服装的抽样、检验和检验结果的判定。

本标准适用于进出口各品种的光面、绒面、仿旧毛革两用服装的检验。

2 规范性引用文件

下列文件中的条款通过本标准的引用而成为本标准的条款。凡是注日期的引用文件，其随后所有的修改单(不包括勘误的内容)或修订版均不适用于本标准，然而，鼓励根据本标准达成协议的各方研究是否可使用这些文件的最新版本。凡是不注日期的引用文件，其最新版本适用于本标准。

GB 250 评定变色用灰色样卡

GB 251 评定沾色用灰色样卡

GB/T 2828.1 计数抽样程序 第1部分：按接受质量限(AQL)检索的逐批检验抽样计划

GB/T 4689.20 皮革 涂层沾着牢度测定方法

GB/T 14254 染色毛皮耐摩擦色牢度测试方法

GB/T 17928 皮革 针孔撕裂强度测定方法

QB/T 2710—2005 皮革 物理和机械试验撕裂力的测定：双边撕裂

SN/T 0846 进出口裘皮、革皮制品包装检验规程

CENISO/TS 17234 皮革——化学测试——检验染色皮革偶氮染料

DIN 53315 毛革——甲醛含量的测定

3 术语和定义

下列术语和定义适用于本标准。

3.1

A类不合格品 not qualitied product A

单位产品上出现的明显的破洞、僵硬、松面、厚薄不均、死折、折沮、油腻感、磨焦、露底、裂面、裂浆、粒面疤痕、皮纹及颜色明显差异，毛面出现脱毛、溜沙、缠结毛、秃针落绒、发霉、异味、油毛、配制不均，配件锈蚀损坏及错码等严重影响外观及穿着性能的缺陷。

3.2

B类不合格品 not qualitied product B

单位产品上出现不易明显看出的上述外观缺陷及线头、粉迹、粘污、辑线线路不顺直等一般影响外观的缺陷。

4 抽样

4.1 抽样方法

按照GB/T 2828.1正常检查一次抽样方案。

4.2 检查水平

按照GB/T 2828.1规定，采用一般检查水平Ⅱ。

4.3 **合格质量水平 AQL**

A类不合格品:AQL=1.0;

B类不合格品:AQL=4.0。

4.4 **实施方案**

4.4.1 **抽样表**

抽样数量见表1。

表1 抽样表

批量,N	抽验数	A类不合格品 AQL=1.0		B类不合格品 AQL=4.0	
		合格 Ac	不合格 Re	合格 Ac	不合格 Re
51~90	13	0	1	1	2
91~150	20	0	1	2	3
151~280	32	1	2	3	4
281~500	50	1	2	5	6
501~1 200	80	2	3	7	8
1 201~3 200	125	3	4	10	11
3 201~10 000	200	5	6	14	15
10 001~35 000	315	7	8	21	22

4.4.2 **检验批**

以同一合同在同一条件下加工的同一品种为一检验批或报检批为一检验批。

4.4.3 **抽样数量**

根据包装情况及所需抽样数量,以抽样件数为准。

5 检验仪器与条件

5.1 **工具**

工作台,人型架,钢板尺或卷尺,检针器。

5.2 **条件**

检验场地自然光线适宜,避免阳光直射,选择能看清的视距,以感官进行检验。

6 外观检验

6.1 **原料检验**

6.1.1 **光面革**

革身丰满,柔软,有弹性,厚薄均匀,涂饰层牢固,均匀无明显色花,革面细致、光洁、平展。

6.1.2 **绒面革**

革身丰满,柔软,有弹性,绒面均匀,细致,具有丝光感,顺逆长短一致,无油腻感,无明显色花,厚薄粗细一致。

6.1.3 **仿旧革**

革身丰满,柔软,厚薄均匀,光洁无油腻感,仿旧色在一件服装上分布自然,无浮色。

6.1.4 **毛面要求**

毛面平顺自然向下(特殊工艺要求除外),色泽相随,花型匀称,毛绒丰疏度、光泽度要基本一致,无溜沙、秃针、油毛、异味、灰尘、污染,染色牢固,无明显色花。

6.2 **辅料检验**

6.2.1 配件的镀层、喷漆或其他工艺材料的配件应均匀、光滑、美观、坚实、无斑点、无锈蚀等。

6.2.2 拉链咬口吻合良好，拉合滑顺，拉链布色与革或毛色相随，卡扣松紧适宜，纽扣光滑耐用，颜色相随(特殊要求除外)。

6.2.3 缝线与毛革颜色相随(特殊要求除外)。

6.3 **缝制检验**

6.3.1 针距符合表2规定。

表2 毛革两用服装缝制针距

毛革厚度/mm	表面面线/(针/25 mm)	里线/(针/25 mm)
<0.6	8～9	6～8
0.6～1.0	7～8	6～8
>1.0	6～7	6～8

6.3.2 外观检验符合表3的规定。

表3 毛革两用服装外观质量

部 位 名 称	外观质量规定
领子	领面平服，领窝圆顺，左右领尖对称，不起翘
脖头	串口、驳口顺直，左右脖头宽窄、领嘴大小对称
肩	肩部平服，肩缝顺直，肩省长短一致，左右对称
袖	袖笼圆顺，吃势均匀，两袖前后长短一致，左右对称
背叉 摆叉	不吊、不歪、平板、长短一致
底边	平服、无脱胶、起皱，宽窄一致，松紧适宜
绊	左右高低、长短、大小一致，不歪斜，牢固、对称
门襟、里襟	止口顺直平挺，左右襟长短一致
口袋	左右袋高低、前后对称，袋盖与袋宽相适应
扣眼	定位准确，大小适宜，扣眼对应边距相等，不歪斜
整体要求	周身平服，松紧适宜，不起皱，打裥，吊紧或拔宽，整体无污渍、无明显色差、划破、熨痕、掉扣、拉链头脱落损坏、脱色、浮色、浮毛、严重异味等

6.3.3 针距均匀，自然顺直，上下线吻合，松紧适宜。

6.3.4 不能有针迹及送料所造成的明显伤痕。

6.3.5 扣与扣眼位置相对，不偏斜，钉扣收线打结牢固。

6.3.6 商标位置准确，端正，号型标志正确、清晰。

7 部位名称

7.1 部位名称

7.1.1 毛革上衣部位名称见附录A。

7.1.2 毛革背心部位名称见附录B。

7.2 测量方法及允差

7.2.1 毛革上衣部位测量见附录C。

7.2.2 毛革上衣测量允差见表4。

7.2.3 毛革背心部位测量见附录D。

7.2.4 毛革背心部位测量允差见表 4。

表 4 毛革两用服装测量允差

项 目	测量方法	允差/cm
领大	领子摊平，量两领角中间距离（无领角的从领底口量一周）	±1.0
胸围	扣好纽扣（拉好拉链）前后身摊平，沿腋下十字缝下处横量加倍计算	±2.0（背心±1.5）
袖长	1. 从袖子最高点量至袖口边 2. 插肩袖长由颈肩最高点处沿大袖中线量至袖口边 3. 从后领接缝中点量至袖口边	±0.8；±1.0；±1.2
底边	扣好纽扣（拉好拉链）下摆摊平横量加倍计算	±2.5；宽摆大衣±4.0；背心±1.0
前身长	由领侧最高点垂直量至底边	±1.0；大衣±2.5；背心±1.0
后身长	由后领中点垂直量至底边	±1.0；大衣±2.5；背心±1.0
总肩宽	两肩缝与两袖山头交叉处中间距离，沿后背横量	±0.8
袖口	袖口摊平，横量加倍计算	±0.5

8 断针检测

在感官检验的同时将抽取样品逐件经检针器进行检测。

9 内在质量检验

9.1 色牢度

9.1.1 染色毛皮色牢度检测按 GB/T 1425 执行。

9.1.2 皮革涂层粘着牢度检测按 GB/T 4689.20 执行。

9.2 色差

9.2.1 毛革色差干试验按 GB 250 评定。

9.2.2 毛革色差湿试验按 GB 251 评定。

9.3 抗张强度和伸长率的测定

皮革抗张强度和伸长率按 QB/T 2710 执行。

9.4 撕裂力的测定

皮革针孔撕裂强度测定方法按 GB/T 17928 执行。

9.5 偶氮检测

按 CENISO/TS 17234 执行。

9.6 甲醛测定

甲醛含量的测定参照 DIN 53315 标准的规定执行。

10 包装检验

包装检验按 SN/T 0846 标准的规定执行。

11 检验结果的判定

11.1 A 类、B 类不合格品数同时小于等于 Ac，则判定为全批合格。

11.2 A 类、B 类不合格品数同时大于等于 Re，则判定为全批不合格。

11.3 当 A 类不合格品数大于等于 Re，不管 B 类不合格品数是否超出 Re，应判定为全批不合格。

11.4 当 B 类不合格品数大于等于 Re，A 类不合格品数小于 Ac，两类不合格品数相加，如小于两类不合格品 Re 总数,则判定为全批合格,如大于或等于两类不合格 Re 总数,则判定全批不合格。

11.5 发现断针,判定为全批不合格。

11.6 色差毛革干试验小于 4 级判定为全批不合格。

11.7 色差毛革湿试验小于 3 级判定为全批不合格。

11.8 经过试验方法检测不符合安全、卫生项目及有关标准规定的判定为全批不合格。

12 包装与标志

按 SN/T 0846 执行,包装标志另有规定的按合同协议执行。

13 检验有效期

检验有效期 60 天。

附　录　A
（规范性附录）
毛革上衣部位图

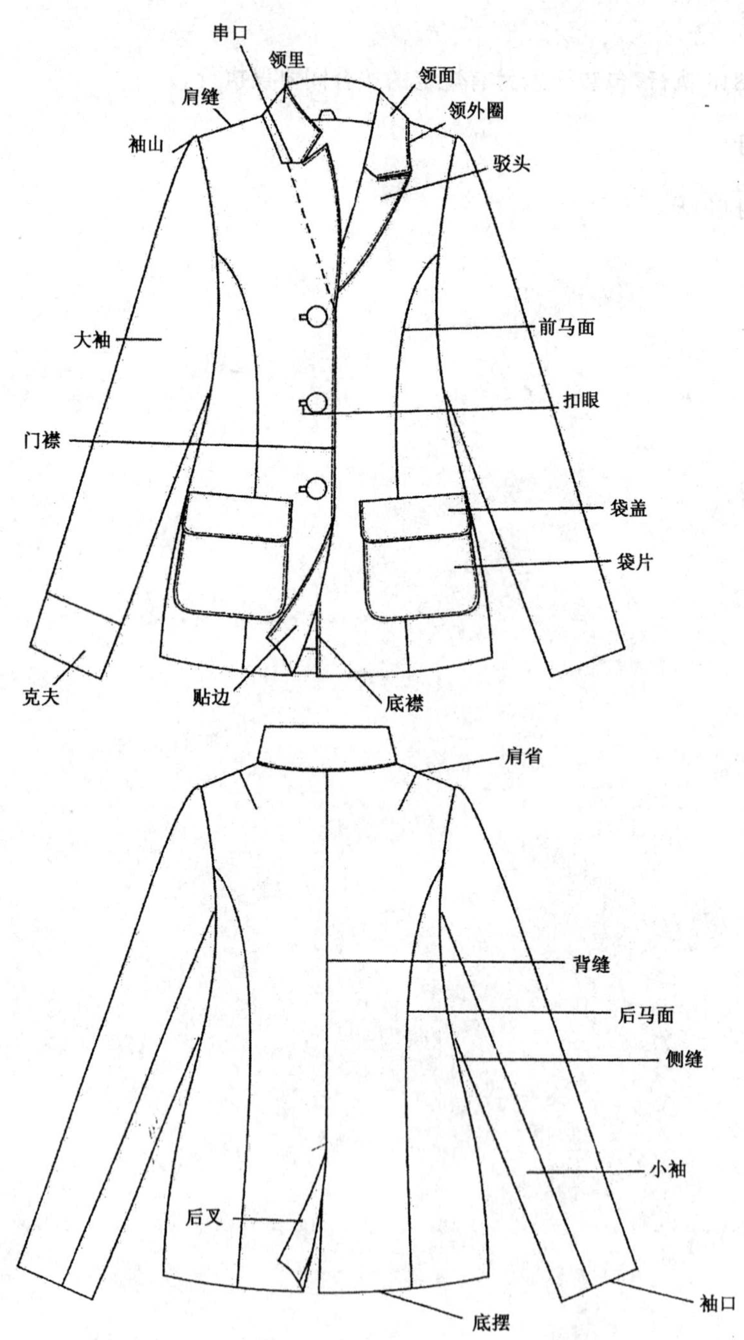

图 A.1　毛革上衣部位图

附　录　B
（规范性附录）
毛革背心部位图

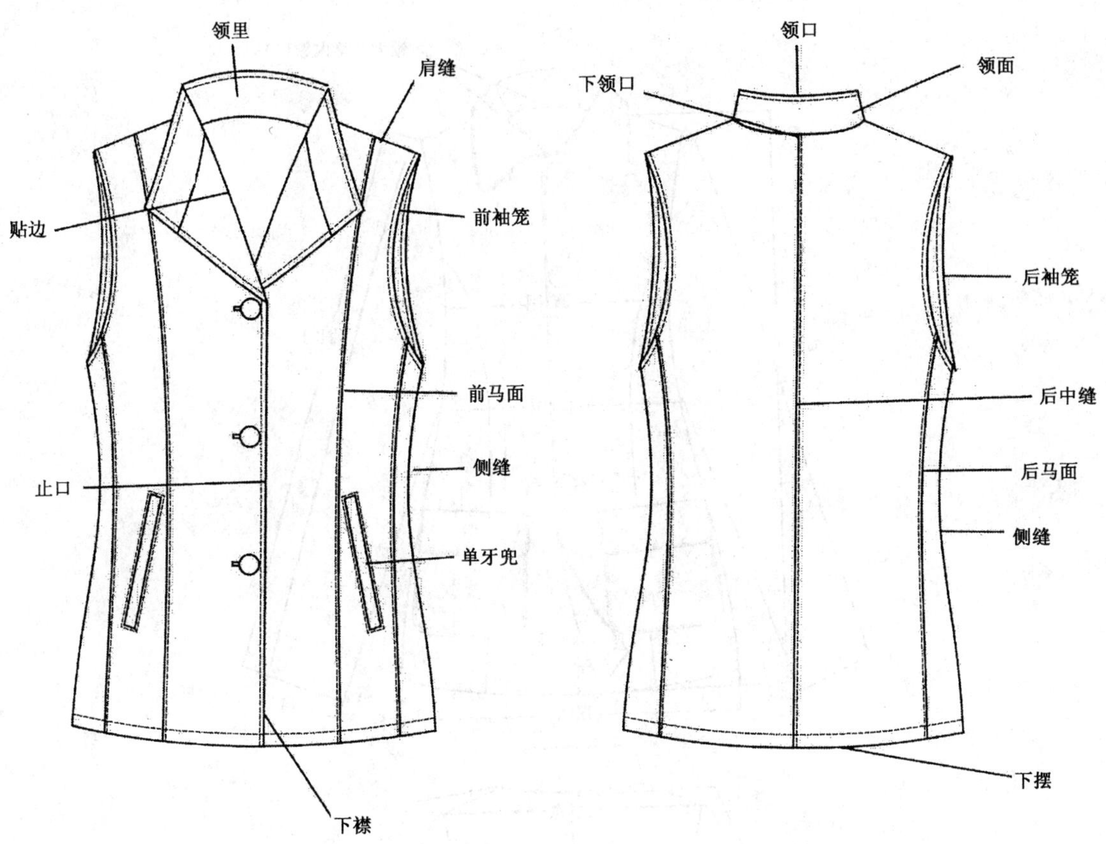

图 B.1　毛革背心部位名称图

附　录　C
（规范性附录）
毛革上衣测量方法

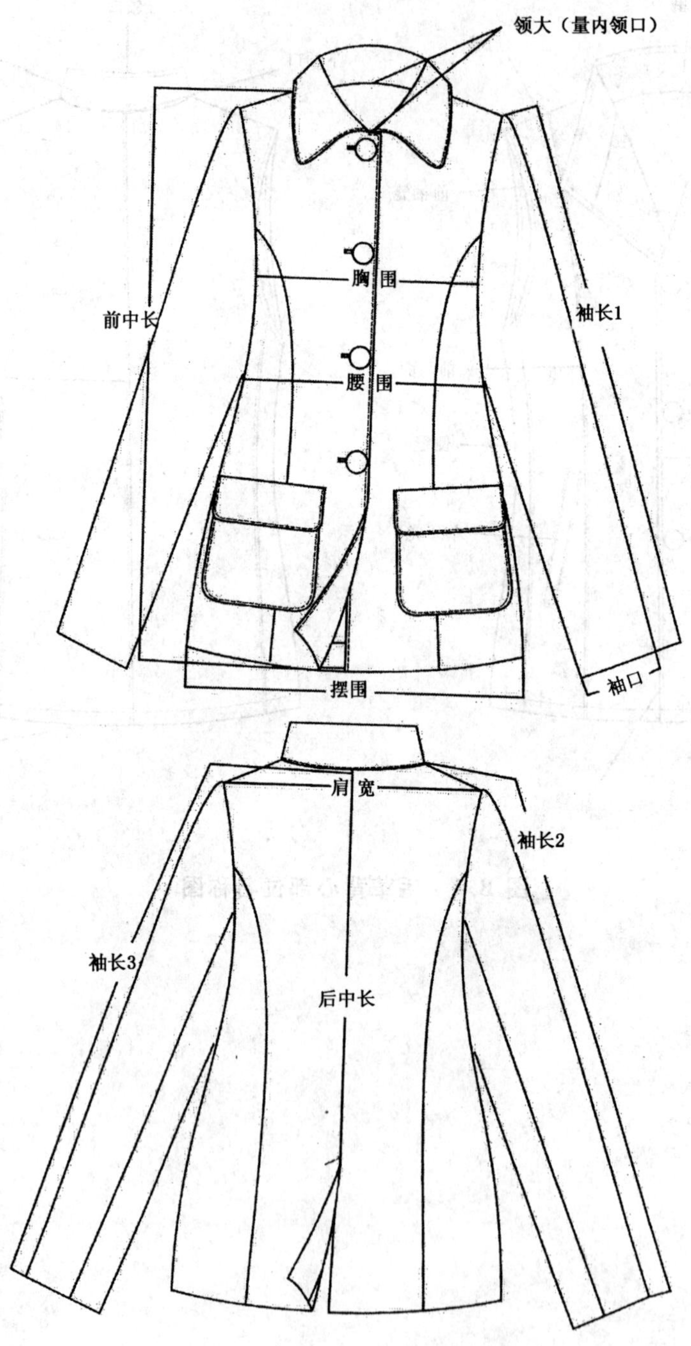

图 C.1　毛革上衣测量图

附　录　D
（规范性附录）
毛革背心测量方法

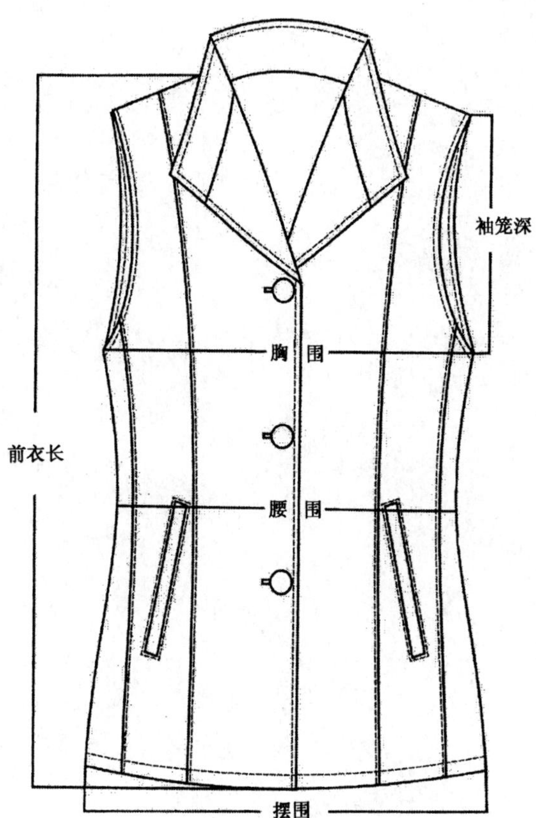

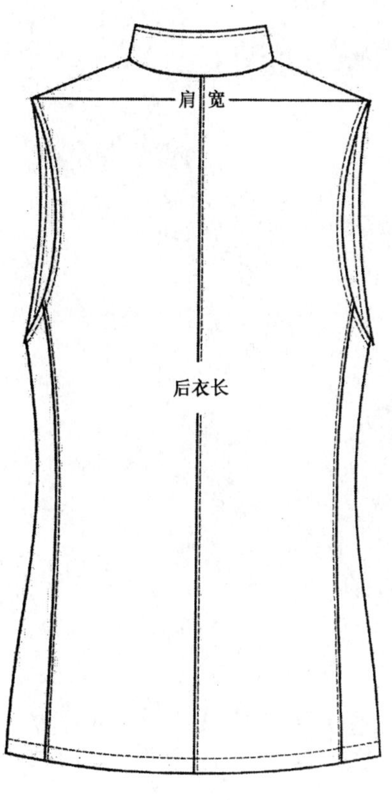

图 D.1　毛革背心测量图

SN

中华人民共和国出入境检验检疫行业标准

SN/T 1857—2006

进出口筒装桑蚕练白捻线丝检验规程

Rules for inspection of degummed thrown silk in cones for import and export

2006-11-10 发布　　　　2007-05-16 实施

中华人民共和国国家质量监督检验检疫总局　发布

前　言

本标准的附录A、附录B为规范性附录，附录C、附录D为资料性附录。

本标准由国家认证认可监督管理委员会提出并归口。

本标准起草单位：中华人民共和国四川出入境检验检疫局。

本标准主要起草人：董伟、周荣恩、周盛波、李玉兰。

本标准系首次发布的出入境检验检疫行业标准。

进出口筒装桑蚕练白捻线丝检验规程

1 范围

本标准规定了进出口筒装桑蚕练白捻线丝的抽样、检验及检验结果的评定。

本标准适用于800捻/m及以下、9根及以下其原料纤度33D(37 dtex)及以下的进出口筒装桑蚕练白捻线丝的检验。

2 规范性引用文件

下列文件中的条款通过本标准的引用而成为本标准的条款。凡是注日期的引用文件,其随后所有的修改单(不包括勘误的内容)或修订版均不适用于本标准,然而,鼓励根据本标准达成协议的各方研究是否可使用这些文件的最新版本。凡是不注日期的引用文件,其最新版本适用于本标准。

GB/T 1798—2001 生丝试验方法

GB/T 8693 纺织纱线的标示

GB/T 8694 纺织纱线及有关产品捻向的标示

GB/T 14033—1992 桑蚕经纬捻线丝

3 术语和定义

下列术语和定义适用于本标准。

3.1

桑蚕练白捻线丝 degummed thrown silk

两根或两根以上的生丝经并合加捻、脱胶加工的丝。

4 筒装桑蚕练白捻线丝的标记

筒装桑蚕练白捻线丝的标记、符号按GB/T 8693规定。

捻向按GB/T 8694规定。

5 组批和抽样

5.1 组批

筒装桑蚕练白捻线丝以原料生丝同一批次,同一加工工艺,同一品种和同一规格组批。

5.2 抽样

5.2.1 抽样方法

在外观检验的同时,抽取质量及品质检验样丝。抽样时在箱与箱的不同部位随机抽取,每箱限抽1筒(不足24箱的丝批每箱限抽2筒)。待检验结束后,将样筒作好标识,放回原箱。

5.2.2 抽样数量

5.2.2.1 质量检验样丝:每批抽4筒,每筒从表层剥取约100 g质量检验用丝。

5.2.2.2 品质检验样丝:每批抽取品质检验用样丝20筒。

5.2.2.3 质量和品质检验用样丝数量见表1。

表 1 质量和品质检验用样丝数量

检验项目	样丝份数	每份样丝筒数
质量检验	2	2
品质检验	1	20

6 检验

6.1 质量检验

6.1.1 设备

按 GB/T 1798—2001 中 4.1.1 规定。

6.1.2 检验方法

6.1.2.1 净重

全批受验丝抽样后，逐箱在电子秤上称量核对，得出“毛重”。用电子秤称出五只纸箱(包括箱中的定位纸板、防潮纸等)以及不少于 10 只筒管及包丝纸(纱套)的质量，以此推算出全批丝的“皮重”。将全批丝的“毛重”减去全批丝的“皮重”即为全批丝的净重。“毛重”复核时允许差异为 0.10 kg，以第一次“毛重”为准。

6.1.2.2 湿重(原重)

将剥取的质量检验样丝分成两份，立即在天平上称量并复核，得出每份湿重。湿重复核时允许差异为 0.10 g，以第一次湿重为准。

两份样丝间的质量允许差异规定在 20 g 以内。

6.1.2.3 干重

将称过湿重的样丝，以份为单位，松散放置在烘箱内，以 140℃±2℃ 的温度烘至恒重，得出干重。干重的允许差异规定：第二次称量与第一次称量比较，或相邻两次比较，允许 0.10 g 以内。

6.1.3 检验结果计算

按 GB/T 14033—1992 中 6.2.3 规定。

6.2 外观检验

6.2.1 设备

a) 内装日光荧光灯的平面组合灯罩或集光灯罩。要求光线以一定的距离柔和均匀地照射在丝筒上，其照度为 450 lx～500 lx。

b) 检验台。

6.2.2 检验方法

6.2.2.1 外观检验对整批丝进行检验。

6.2.2.2 感官检定外观质量按 GB/T 1798—2001 中 4.2.2.2.1 规定。

6.2.2.3 发现各项外观疵点的丝筒必须剔除。

6.2.2.4 批注规定

外观疵点达到规定的批注数量时，给予批注。外观疵点批注数量见附录 A。

色不齐和色圈，如两项均为批注起点，可批注一项。

6.3 品质检验

6.3.1 检验条件

纤度、断裂强度及断裂伸长率的测定应在温度 20℃±2℃，相对湿度 65%±5%的大气下进行，样品应在上述条件下平衡 12 h 以上方可进行检验。

6.3.2 断裂强度及断裂伸长率检验

6.3.2.1 设备

按 GB/T 1798—2001 中 4.2.7.1 规定。

6.3.2.2 检验方法

6.3.2.2.1 取丝筒10个，按表2规定每筒卷取样丝1绞，共计10绞。

表2 样丝卷绕回数

名义纤度/D(dtex)	每绞样丝回数/回
33(37)及以下	300
34～50(38～55)	200
51～100(56～111)	100
101(112)及以上	50

6.3.2.2.2 将平衡后的样丝称计质量后，将样丝理直平行，松紧适当地夹于等速伸长试验仪上，按规定的隔距长度及拉伸速度进行检验。

6.3.2.3 检验结果计算

6.3.2.3.1 断裂强度计算

按GB/T 1798—2001中4.2.7.2.2规定。

6.3.2.3.2 按式(1)计算断裂伸长率，其读数精度为1%，取小数点后一位。

$$\delta = \frac{\sum_{i=1}^{N}\delta_i}{N} \qquad \cdots\cdots(1)$$

式中：

δ——平均断裂伸长率，%；

δ_i——各绞样丝断裂伸长率，%；

N——样丝总绞数。

6.3.3 纤度变异系数检验

6.3.3.1 设备：

a) 纤度机：机框周长1.125 m，速度300 r/min左右，并附有回转计数器，自动停止装置；

b) 纤度仪：量程0D～500D，最小分度值0.10D；

c) 天平：量程0 g～200 g，最小分度值≤0.01 g。

6.3.3.2 纤度丝数量、长度及纤度总和与纤度总量间的允许差异规定见表3。

表3 各规格纤度丝摇取数量及允许差异规定

名义纤度/D(dtex)	每批纤度丝数量/绞	每绞纤度丝回数/回	每组纤度总和与纤度总量间允许差异/D(dtex)	读数精度/D(dtex)
33(37)及以下	200	100	3.5 (3.89)	0.5 (0.55)
34～100 (38～111)	200	100	7.0 (7.78)	1.0 (1.11)
101 (112)及以上	200	100	14.0 (15.55)	2.0 (2.22)

6.3.3.3 检验方法：取品质检验的20筒，每筒卷取纤度丝10绞，共计200绞。将卷取的纤度丝以50绞为一组，逐绞在纤度仪上称计，求得“纤度总和”，然后分组在天平秤上称得“纤度总量”，两者之间允许差异见表3，超过规定时，须逐绞复称至允许差异以内为止。

6.3.3.4 检验结果计算:按 GB/T 14033—1992 中 6.3.4.4 规定。

7 包装、标志

7.1 桑蚕练白捻线丝的整理和重量规定

见附录 B 中表 B.1,每批净重为 400 kg～500 kg。

7.2 纸箱质量和装箱规定见附录 B 中表 B.1。

7.3 包装应牢固,便于仓储及运输,使产品不受损伤和受潮。

7.4 标志:

7.4.1 标志应明确、清楚、便于识别。

7.4.2 每箱桑蚕练白捻线丝内应附商标和相应的检验对照表。每箱桑蚕练白捻线丝外包装上应标明商标、规格、企业代号、检验号、包件号和净重。

8 检验结果的评定

8.1 桑蚕练白捻线丝品质分级以批为单位,依据桑蚕练白捻线丝的物理指标和外观疵点的综合成绩,分为双特级、特级、一级、二级和级外品。

8.2 外观评等:外观成绩评等见表 4。

表 4 外观成绩评等

评等	外 观 成 绩
良	丝筒成形良好,光泽软硬略有差异,有 1 项轻微疵点者。
普通	丝筒成形一般,光泽软硬有差异,有 1 项以上轻微疵点者。
稍劣	主要疵点 1 项～2 项或一般疵点 1 项～3 项或主要疵点 1 项和一般疵点 1 项～2 项者。
级外品	超过稍劣范围者。

8.3 基本等级评定:根据物理指标检验结果,以其中最低一项成绩确定桑蚕练白捻线丝基本等级,若任何一项低于最低级指标时,作级外品。物理指标分级要求参见附录 C,其中捻度引用原料捻线丝品级及公量证书中的成绩,清洁、洁净引用原料生丝品级及公量检验证书中成绩。

8.4 外观疵点的降级规定:外观检验评为稍劣者,依 8.3 条所确定的等级再降一级;若按 8.3 条评为最低级者,则降为级外品;若外观检验评为级外品,则一律作级外品。

8.5 产品不符合品种、规格要求,原料混批,应作级外品处理,并在检验单上注明。

9 练减率

筒装桑蚕练白捻线丝的练减率检验方法参见附录 D。

10 其他

对筒装桑蚕练白捻线丝的规格、品质、包装、标志有特殊要求者,供需双方可另定协议。

附 录 A
(规范性附录)
外观疵点名称和批注数量

表 A.1 外观疵点名称和批注数量

疵点名称		疵点说明	批注数量/筒
主要疵点	宽急股	单丝或股丝松紧不一,呈小麻花状。	10 以上
	拉白丝	张力过大,光泽变异,丝条拉白。	8 以上
	多根(股)与缺根(股)	股线中比规定出现多根(股)或缺根(股),长度在 1.5 m 及以上者。	1
	双线	双线长度在 1.5 m 及以上者。	1
	污染丝	丝条被异物污染。	8 以上
	成形不良	丝筒两端不平整,高低差 4 mm 者或两端塌边有松紧丝层。	20 以上
一般疵点	缩曲丝	定型后丝条呈卷曲状。	10 以上
	切丝	股丝中存在一根及以上的断丝。	8 以上
	色不齐	筒与筒之间,颜色程度差异较明显(对照色差标样)。	10 以上
	色圈(夹花)	同一丝筒内颜色程度差异较明显(对照色差标样)。	20 以上
	杂物飞入	废丝或杂物带入丝筒内。	8 以上
	长结	结端长度在 4 mm 以上。	15 以上
	丝筒不匀	筒子质量相差在 15%以上者,即: $\frac{(大筒质量-小筒质量)}{大筒质量}\times 100\% > 15\%$	20 以上
	跳丝	丝筒一端丝条跳出,其弦长:菠萝形大头、宝塔形大头、圆柱形均为 30 mm。	10 以上
	精练不匀	脱胶不匀,丝筒内存在明显发白、光泽呆滞丝圈。	10 以上

附 录 B
（规范性附录）
包 装 规 定

表 B.1 包装规定

<table>
<tr><td colspan="2">筒装形式</td><td>菠萝形</td><td>圆柱形</td><td>宝塔形</td></tr>
<tr><td colspan="2">筒子平均直径/mm</td><td colspan="2">ϕ105±10</td><td>ϕ95±10</td></tr>
<tr><td rowspan="2">丝层长度</td><td>起始导程/mm</td><td>200±10</td><td rowspan="2">200±10</td><td rowspan="2">155±5</td></tr>
<tr><td>终了导程/mm</td><td>150±10</td></tr>
<tr><td colspan="2">内包装</td><td colspan="2">筒子打双套结。根据外贸需要，外包包丝纸或纱套或有孔塑料袋。筒子大小头颠倒排列，上下两层网格中间有隔板，上下填空板。箱内四周六面衬防潮纸。</td><td>筒子打双套结。根据外贸需要，外包包丝纸或纱套或有孔塑料袋。筒子大小头颠倒排列，箱内四周六面衬防潮纸。</td></tr>
<tr><td colspan="2">每筒重量/g</td><td colspan="3">500</td></tr>
<tr><td colspan="2">每箱净重/kg</td><td colspan="2">24</td><td>20</td></tr>
<tr><td colspan="2">每箱筒数/只</td><td colspan="2">48</td><td>40</td></tr>
<tr><td colspan="2">每批箱数/箱</td><td colspan="2">17～21</td><td>20～25</td></tr>
<tr><td colspan="2">每批筒数/筒</td><td colspan="3">800～1 000</td></tr>
<tr><td colspan="2">装箱排列</td><td colspan="2">每箱两层，每层二十四筒。</td><td>每箱两层，每层两盒，每盒十筒。</td></tr>
<tr><td colspan="2">纸箱质量</td><td colspan="3">用双瓦楞纸制成，坚韧，牢固，整洁。</td></tr>
<tr><td colspan="2">纸箱规格（内壁尺寸）</td><td colspan="2">长：760 mm；宽：590 mm；高：545 mm。</td><td>长：530 mm；宽：440 mm；高：390 mm</td></tr>
<tr><td colspan="2">纸箱印刷</td><td colspan="3">每只纸箱外按统一规定印字。丝批出厂前印刷包件号、检验号、字迹应清晰。</td></tr>
<tr><td colspan="2">封箱包扎</td><td colspan="3">纸箱箱面用胶带封口，并用塑料带捆扎成廿形，以保护纸箱便于运输。</td></tr>
</table>

附 录 C
（资料性附录）
物理指标分级要求

表 C.1 物理指标分级要求

<table>
<tr><th colspan="2" rowspan="2">检验项目</th><th colspan="4">等 级</th></tr>
<tr><th>双特级</th><th>特级</th><th>一级</th><th>二级</th></tr>
<tr><td rowspan="4">纤度变异系数/(%)</td><td>2 根</td><td>5.50</td><td>6.00</td><td>8.00</td><td>10.00</td></tr>
<tr><td>3 根</td><td>5.00</td><td>5.50</td><td>7.00</td><td>9.00</td></tr>
<tr><td>4 根</td><td>4.00</td><td>4.50</td><td>6.00</td><td>8.00</td></tr>
<tr><td>5 根～9 根</td><td>3.50</td><td>4.00</td><td>5.00</td><td>6.50</td></tr>
<tr><td colspan="2">断裂强度/(gf/D)
[cN/dtex]</td><td colspan="2">4.00
[3.53]</td><td colspan="2">3.90
[3.44]</td></tr>
<tr><td colspan="2">断裂伸长率/(%)</td><td colspan="2">16.0</td><td colspan="2">15.0</td></tr>
<tr><td rowspan="3">捻度变异系数/(%)</td><td>200 捻/m 以下</td><td>9.50</td><td>10.50</td><td>12.00</td><td>14.00</td></tr>
<tr><td>200 捻/m～500 捻/m</td><td>7.00</td><td>8.00</td><td>9.50</td><td>11.50</td></tr>
<tr><td>501 捻/m～800 捻/m</td><td>6.50</td><td>7.50</td><td>9.00</td><td>11.00</td></tr>
<tr><td rowspan="3">捻度偏差率(%)</td><td>200 捻/m 以下</td><td>6.00</td><td>7.00</td><td>9.00</td><td>11.00</td></tr>
<tr><td>200 捻/m～500 捻/m</td><td>4.00</td><td>5.00</td><td>7.00</td><td>8.50</td></tr>
<tr><td>501 捻/m～800 捻/m</td><td>3.50</td><td>4.50</td><td>5.50</td><td>7.00</td></tr>
<tr><td colspan="2">清洁/分</td><td>96.5</td><td>95.0</td><td>90.0</td><td>84.0</td></tr>
<tr><td colspan="2">洁净/分</td><td>92.00</td><td>90.00</td><td>86.00</td><td>82.00</td></tr>
</table>

附　录　D
（资料性附录）
练减率检验方法

D.1　范围

本附录规定桑蚕练白捻线丝练减率（经皂液煮练后损耗的百分率）检验方法。本项目为选择检验，当用户提出要求时检验。

D.2　抽样方法与数量

取纤度检验后的样丝 10 g 左右。

D.3　检验设备

D.3.1　煮练桶：煮练桶一只，煮练桶容积为 4 000 mL 左右。

D.3.2　加热装置：电炉或煤气炉。

D.3.3　带有天平的烘箱。

D.3.4　天平：最小分度值≤0.01 g。

D.4　检验方法

D.4.1　练前干重

将所取样丝松散放置在烘箱内，以 140℃±2℃的温度烘至恒重，得出干重。

干重允许差异规定：第二次称量与第一次称量比较，或相邻两次比较，允许 0.01 g。

D.4.2　脱胶

D.4.2.1　脱胶条件

脱胶剂	中性工业肥皂（含 60%脂肪酸）
脱胶剂用量	4 g
溶液用量	2 000 mL
温度	98℃～100℃
时间	1 h
浴比	1∶200

D.4.2.2　将 4 g 中性工业肥皂加入盛有 2 000 mL 蒸馏水的煮练桶中，加温并用玻璃棒充分搅拌，配制成精练液。然后将已烘干的样丝放入精练液中，在 98℃～100℃温度煮练 1 h。煮练后将样丝用 4℃～50℃温水冲洗二次，洗去皂液，绞干抖松。

D.4.3　练后干重

将练后样丝按 D.4.1 的方法称出样丝的干重。

D.5 结果计算

练减率按公式(D.1)计算,计算结果精确至小数点后1位。

$$练减率=\frac{练前干重-练后干重}{练前干重}\times 100\% \qquad \cdots\cdots\cdots\cdots(D.1)$$

D.6 练减率用户有要求的,按用户要求控制,用户无要求的,控制在4%及以下。

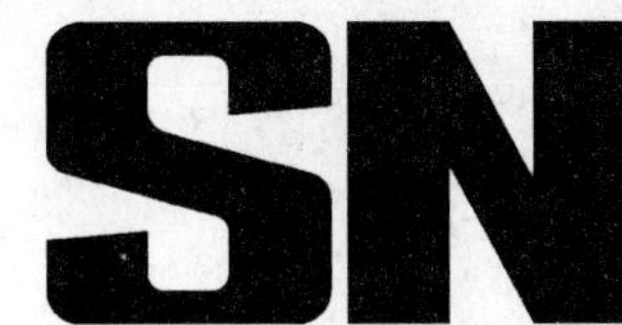

中华人民共和国出入境检验检疫行业标准

SN/T 1931.1—2007

进出口机织物检验规程
第1部分:通则

Rules for the inspection of woven fabric for import and export—Part 1:General principles

2007-05-23 发布　　2007-12-01 实施

中华人民共和国国家质量监督检验检疫总局　发布

前　言

SN/T 1931《进出口机织物检验规程》共分4个部分：

——第1部分：通则；

——第2部分：抽样；

——第3部分：丝织物；

——第4部分：毛及毛混纺机织物。

本部分为SN/T 1931的第1部分。

本部分由国家认证认可监督管理委员会提出并归口。

本部分起草单位：中华人民共和国江苏出入境检验检疫局。

本部分主要起草人：姚琦华、石红、石洁、黄洲东。

本部分为首次发布的出入境检验检疫行业标准。

进出口机织物检验规程
第1部分:通则

1 范围

SN/T 1931的本部分规定了进出口机织物抽样、检验和判定的通用要求。

本部分适用于棉及棉混纺机织物、麻及麻混纺机织物、丝织物、毛及毛混纺机织物的检验,其他进出口机织物可参照本部分检验。

2 规范性引用文件

下列文件中的条款通过SN/T 1931的本部分的引用而成为本部分的条款。凡是注日期的引用文件,其随后所有的修改单(不包括勘误的内容)或修订版均不适用于本部分,然而,鼓励根据本部分达成协议的各方研究是否可使用这些文件的最新版本。凡是不注日期的引用文件,其最新版本适用于本部分。

GB 5296.4 消费品使用说明 纺织品和服装使用说明

GB 18401 国家纺织产品基本安全技术规范

SN/T 1649 进出口纺织品安全项目检验规范

SN/T 1931.2 进出口机织物检验规程 第2部分:抽样

3 术语和定义

下列术语和定义适用于SN/T 1931的本部分。

3.1

机织物 woven fabric

用织机将相互垂直排列的经纱线和纬纱线按一定的组织规律织成的织物。

3.2

检验批 inspection lot

在同一合同、同一条件下生产加工的同一品种或一个报检批为检验批。

3.3

外观质量 apparent quality

主要指可由检验人员通过感管及简单工具即可进行质量判定的项目,包括外观品质、消费品使用说明和包装质量。

3.4

内在质量 interal quality

主要指必须通过检测仪器或试验才可以进行质量判定的项目,主要包括理化项目。

3.5

安全项目 safety specification

主要指涉及人身安全、卫生、环保、健康、防欺诈等项目。项目包括:甲醛含量、pH值、色牢度、异味、可分解芳香胺染料。

4 要求

4.1 分类

本部分将进出口机织物按照纺织原料不同分为：棉及棉混纺机织物、麻及麻混纺机织物、丝织物、毛及毛混纺机织物。

4.2 外观质量

进出口机织物的外观质量要求，应满足本系列标准其他部分对应产品对外观品质要求的规定。

4.3 内在质量

4.3.1 进口机织物的内在质量应当满足本系列标准其他部分规定的理化项目的要求；其中涉及纺织品安全项目，应当满足 GB 18401 的规定要求。

4.3.2 出口机织物的内在质量应当满足本系列标准其他部分规定的理化项目的要求；其中涉及纺织品安全项目，应当满足输入国家的相应的技术法规要求，可参照 SN/T 1649 规定的要求。

4.4 标识

进口机织物消费品使用说明的要求，应当满足 GB 5296.4 的规定。

出口机织物消费品使用说明的要求，应满足输入国家的相应技术法规的规定。

4.5 包装

进出口机织物包装的质量要求应符合科学、经济、牢固、美观，确保商品在正常的流通过程中能抗御环境的影响而不发生破损现象，做到包装紧凑、防护合理、安全可靠，并根据不同商品特征采取相应的防潮、防尘措施；出口纺织品包装质量还应该满足输入国家的相应技术法规的规定。

4.6 检疫要求

进出口机织物的检疫要求，应满足我国及相关国家相应的动植物检疫和卫生检疫法律、技术法规的要求。

5 抽样

进出口机织物的抽样按照 SN/T 1931.2 的规定进行。

6 检验

6.1 外观质量检验

进出口机织物的外观质量，按照本系列标准其他部分对应产品对外观质量检验项目的规定进行检验。

6.2 内在质量检验

6.2.1 进口机织物内在质量检验

进口机织物内在质量检验，涉及理化项目的应按照本系列标准其他部分对应产品对理化项目的规定进行检验；涉及安全项目的按照 GB 18401 执行。

6.2.2 出口机织物安全项目检验

出口机织物内在质量检验，涉及理化项目的应按照本系列标准其他部分对应产品对理化项目的规定进行检验；涉及安全项目的参照 SN/T 1649 执行。

6.3 标识检验

6.3.1 进口机织物标识检验，按照 GB 5296.4 的规定进行。

6.3.2 出口机织物标识检验，按照输入国家的相应技术法规的规定进行检验。

6.4 包装检验

进出口机织物的包装检验，按照 4.5 要求进行，合同有特殊要求的按照合同要求执行。

7 检验结果的判定

7.1 进出口机织物检验结果的评定,依据外观质量、内在质量检验结果综合判定,所有项目均符合规定则判全批合格;其中任一项不符合规定,则判全批不合格。

7.2 当检验批产品判为不合格时,出口机织物经返工及技术处理后可以申请重新检验,重新检验时只对外观质量、内在质量不合格的项目抽样检验,以重新检验结果为最终检验结果;进口机织物根据检验结果直接出具检验证书。

8 其他

合同要求但是本系列标准其他部分没有规定的项目应按贸易双方约定的相关方法进行检验。

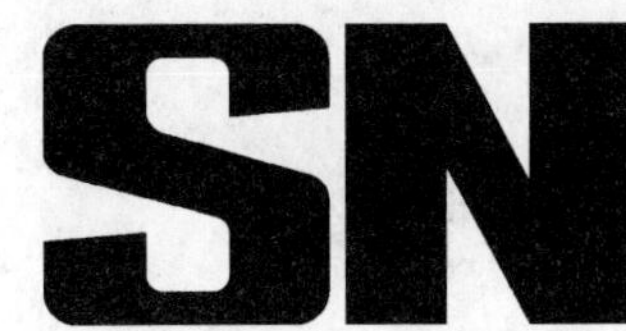

中华人民共和国出入境检验检疫行业标准

SN/T 1931.2—2007
代替 SN/T 1099—2002

进出口机织物检验规程
第2部分:抽样

Rules for the inspection of woven fabric for import and export—
Part 2:Sampling

2007-05-23 发布　　　　2007-12-01 实施

中华人民共和国
国家质量监督检验检疫总局　发布

前 言

SN/T 1931《进出口机织物检验规程》共分 4 个部分：

——第 1 部分：通则；

——第 2 部分：抽样；

——第 3 部分：丝织物；

——第 4 部分：毛及毛混纺机织物。

本部分为 SN/T 1931 的第 2 部分。

本部分代替 SN/T 1099—2002《进出口织物检验抽样方法》。

本部分与 SN/T 1099—2002 相比主要变化如下：

——修订了标准的外观抽样方案；

——增加了内在质量的抽样方法；

——增加了安全卫生项目检验的抽样方法。

本部分由国家认证认可监督管理委员会提出并归口。

本部分起草单位：中华人民共和国江苏出入境检验检疫局、中华人民共和国河南出入境检验检疫局。

本部分主要起草人：黄洲东、石红、郭会清、姚琦华、禹建鹰。

本部分所代替标准的历次版本发布情况为：

——SN/T 1099—2002。

进出口机织物检验规程
第2部分:抽样

1 范围

SN/T 1931的本部分规定了进出口机织物的数量、外观质量、内在质量及安全卫生项目的检验抽样方案、抽样方法、判定和转移规则等技术特征。

本部分适用于进出口棉及棉混纺、麻及麻混纺、丝织物、毛及毛混纺机织物的检验抽样。

2 规范性引用文件

下列文件中的条款通过SN/T 1931的本部分的引用而成为本部分的条款。凡是注日期的引用文件,其随后所有的修改单(不包括勘误的内容)或修订版均不适用于本部分,然而,鼓励根据本部分达成协议的各方研究是否可使用这些文件的最新版本。凡是不注日期的引用文件,其最新版本适用于本部分。

GB/T 2828.1　计数抽样检验程序　第1部分　接收质量限(AQL)检索的逐批检验抽样计划(GB/T 2828.1—2003,ISO 2859-1:1999,IDT)

GB/T 2828.2　计数抽样检验程序　第2部分　孤立批计数抽样检验程序及抽样表(GB/T 2828.2—2003,ISO 2859-2:1999,IDT)

GB 18401　国家纺织产品基本安全技术规范

FZ/T 24008　精梳高支轻薄型毛织品

SN/T 1649　进出口纺织品安全项目检验规范

SN/T 1931.1　进出口机织物检验规程　第1部分:通则

3 术语和定义

SN/T 1931确立的以及下列术语和定义适用于SN/T 1931的本部分。

3.1

检验批　inspection lot

在同一合同、同一条件下生产加工的同一品种或一个报检批为检验批。

3.2

孤立批　isolated lot

脱离已生产或汇集的批系列,不属于当前检验批系列的批。

3.3

单位产品(匹)　item(piece)

为实施抽样检验需要而划分的基本单位。单位产品(匹)按相关产品标准。

3.4

不合格品　nonconforming item

产品的质量特性不符合产品检验依据规定的产品。

4 抽样

4.1 外观质量检验抽样

4.1.1 检验批外观质量检验抽样

按照 GB/T 2828.1，确定检验水平、AQL 值及抽样方案。

4.1.1.1 检验水平

一般检验水平Ⅰ。

4.1.1.2 接收质量限(AQL)

AQL＝2.5。

4.1.1.3 抽样方案

抽样方案采用正常、放宽、加严一次抽样方案。见表 1、表 2、表 3。

表 1 正常检验一次抽样方案

单位为匹

批量 N	样本量 n	Ac	Re
2～15	2	0	1
16～25	3	0	1
26～90	5	0	1
91～150	8	0	1
151～280	13	1	2
281～500	20	1	2
501～1 200	32	2	3
1 201～3 200	50	3	4
3 201～10 000	80	5	6
10 001～35 000	125	7	8

表 2 放宽检验一次抽样方案

单位为匹

批量 N	样本量 n	Ac	Re
2～15	2	0	1
16～25	2	0	1
26～90	2	0	1
91～150	3	0	1
151～280	5	0	1
281～500	8	0	1
501～1 200	13	1	2
1 201～3 200	20	1	2
3 201～10 000	32	2	3
10 001～35 000	50	3	4

表 3　加严检验一次抽样方案

单位为匹

批量 N	样本量 n	Ac	Re
2～15	2	0	1
16～25	3	0	1
26～90	5	0	1
91～150	8	0	1
151～280	13	1	2
281～500	20	1	2
501～1 200	32	1	2
1 201～3 200	50	2	3
3 201～10 000	80	3	4
10 001～35 000	125	5	6

4.1.2　孤立批外观质量检验抽样

按照 GB/T 2828.2，确定检验水平、AQL 值及抽样方案，采用一次抽样，一般检验水平 Ⅰ，模式 B，LQ＝8.0％，抽样方案见表 4。

表 4　孤立批一次抽样方案

单位为匹

批量 N	样本量 n	Ac	Re
1～50	N	0	1
51～3 200	50	1	2
3 201～10 000	80	3	4
10 001～35 000	125	5	6

4.1.3　检验批的形成

在同一合同、同一条件下生产加工的同一品种或一个报检批为检验批。同一检验批也可以包含不同的品种花色。

4.1.4　样本的抽取

抽样应采用随机抽样的方法抽取代表性样本。抽样时应包含检验批的全部品种花色。如抽样方案的样本量不能应包含检验批的全部品种花色时，应以不同品种花色的数量为基数，分别按以上抽样方案随机抽取检验样本。

4.1.5　外观质量检验抽样转移规则

外观质量检验无特殊规定，检验批的出口机织物开始一般采用正常检验一次抽样方案，在特殊情况下，按以下规则进行转移。

4.1.5.1　正常检验到加严检验

当采用正常检验时，只要初次检验中连续 5 批或少于 5 批中有 2 批检验不合格的，应及时转移加严检验。

4.1.5.2　加严检验到正常检验

当采用加严检验时，若初次检验的连续 5 批检验合格的，应恢复正常检验。

4.1.5.3　正常检验到放宽检验

当采用正常检验时，若初次检验的连续 10 批检验合格的，出口企业质量长期稳定的，转向放宽检验。

4.1.5.4　放宽检验发现一批检验不合格的，应转向正常检验。

4.1.5.5 进口机织物及市场采购的出口机织物采用表4孤立批一次抽样方案。

4.2 内在质量检验抽样

按照 GB/T 2828.1，确定检验水平、AQL 值及抽样方案。

4.2.1 检验水平

特殊检验水平 S-Ⅱ。

4.2.2 接收质量限(AQL)

AQL＝2.5。

4.2.3 抽样方案

抽样方案特殊检验水平 S-Ⅱ，AQL＝2.5 内在质量一次抽样方案见表5。

表5 内在质量一次抽样方案

批量 N	样本量 n	Ac	Re
1～150	3	0	1
151～1 200	5	0	1
1 201～35 000	8	0	1
注：批量 N 的单位为匹；样本量 n 的单位为块。			

4.2.4 样本的抽取

4.2.4.1 抽取样品时，应至少距布端 2 m 以上处取样，样品的尺寸为长度不小于 1.5 m 的完整幅宽；且不得有影响试验结果的疵点存在。样品数量满足所需内在质量检验项目的要求，内在质量检验抽样应具有代表性。

4.2.4.2 抽样时应包含检验批的全部品种花色。

4.2.4.3 当按表5内在质量一次抽样方案抽样不能包含检验批的全部品种花色时，应对检验批的全部品种花色进行抽样；或以检验批的不同品种花色的数量为基数，分别按表5随机抽取内在质量样品。

4.2.4.4 抽样过程中应避免影响最终检验结果的采样方法；样品抽取后按标准要求进行处置，不进行任何处理。

4.2.5 毛及毛混纺机织物的内在质量检验抽样

4.2.5.1 按 FZ/T 24008，确定内在质量检验抽样方案，见表6。

表6 毛及毛混纺机织物的内在质量检验抽样

批量 N	样本量 n
≤9	≥1
10～49	≥2
50～300	≥3
≥300	按1%
注：批量 N 的单位为段(匹)；样本量 n 的单位为块。	

4.2.5.2 抽取样品时，应至少距布端 5 m 以上处取样，样品的尺寸为长度不小于 1.5 m 的完整幅宽；且不得有影响试验结果的疵点存在。样品数量满足所需内在质量检验项目的要求，内在质量检验抽样应具有代表性。

4.2.5.3 色牢度试样以同一原料、品种、同一加工过程、染色工艺几色号为一批。或按每一品种每一万米抽一次(包括全部色号)，不到一万米也抽一次。

4.2.6 安全卫生项目检验抽样

4.2.6.1 安全、卫生性能抽样应按 GB 18401、SN/T 1649 及贸易合同的要求进行抽样，也可在抽取内在质量样本时一并抽取。

4.2.6.2 抽取样品时,应至少距布端 2 m 以上处取样,样品的尺寸为长度不小于 0.5 m 的完整幅宽;且不得有影响试验结果的疵点存在。样品数量满足所需内在质量检验项目的要求。

4.2.6.3 从每检验批中随机抽取代表性样品。单一品种、单一颜色的批中抽取一个样品;同一批产品中,不同品种、不同颜色的产品各抽取一个样品。

4.2.6.4 样品抽取后密封放置,不进行任何处理。

4.3 数量检验抽样

按表 1 的抽样作为数量检验样本。

5 结果判定

5.1 外观质量结果判定

5.1.1 不合格品数小于等于 Ac,则判定为该检验批的外观质量合格。

5.1.2 不合格品数大于 Ac,则判定为该检验批的外观质量不合格。

5.2 内在质量结果判定

5.2.1 检验项目全部合格时,则判定该检验批的为内在质量合格。

5.2.2 检测项目有一项不合格时,则判定为该检验批的内在质量不合格。

5.3 安全卫生项目质量结果判定

5.3.1 检测项目全部合格时,则判定为该检验批的安全卫生项目质量合格。

5.3.2 检测项目有一项不合格时,则判定为该检验批的安全卫生项目质量不合格。

5.4 综合判定

当外观质量、内在质量、数量、包装及安全卫生项目同时符合产品标准、检验规程及贸易合同要求时,则判定整批货物合格;如有一项不符合,则判定整批货物不合格。

6 不合格的处置

本部分为一次抽样检验,如检验批产品判定不合格时,经返工或技术处理后可申请重新检验。重新检验时,只对外观质量、内在质量、安全卫生质量不合格的项目抽样,以重新检验结果为最终检验结果。

进口机织物涉及人身财产安全、健康、环境保护项目不合格的,不得重新检验。

SN

中华人民共和国出入境检验检疫行业标准

SN/T 1931.3—2007

进出口机织物检验规程
第3部分:丝织物

Rules for inspection on import and export textiles—
Part 3:Filament fabrics

2007-05-23 发布　　　　2007-12-01 实施

中 华 人 民 共 和 国
国家质量监督检验检疫总局　发布

前　言

SN/T 1931《进出口机织物检验规程》共分 4 部分：

——第 1 部分：通则；

——第 2 部分：抽样；

——第 3 部分：丝织物；

——第 4 部分：毛及毛混纺机织物。

本部分为 SN/T 1931 的第 3 部分。

本部分的附录 A 为资料性附录。

本部分由国家认证认可监督管理委员会提出并归口。

本部分起草单位：中华人民共和国浙江出入境检验检疫局、中华人民共和国江苏出入境检验检疫局、中华人民共和国四川出入境检验检疫局。

本部分主要起草人：沈建英、陈雍权、程建华、赵珊红、冯雅清、施振明、夏春春。

本部分系首次发布的出入境检验检疫行业标准。

进出口机织物检验规程
第3部分：丝织物

1 范围

SN/T 1931 的本部分规定了进出口丝织物的抽样、检验及检验结果的判定。

本部分适用于各类蚕丝织物、再生纤维丝织物和合成纤维丝织物以及交织丝织物的检验。

2 规范性引用文件

下列文件中的条款通过 SN/T 1931 的本部分的引用而成为本部分的条款。凡是注日期的引用文件，其随后所有的修改单(不包括勘误的内容)或修订版均不适用于本部分，然而，鼓励根据本部分达成协议的各方研究是否可使用这些文件的最新版本。凡是不注日期的引用文件，其最新版本适用于本部分。

GB 250 评定变色用灰色样卡(idt ISO 105—A02)

GB/T 2910 二组分纤维混纺产品定量化学分析方法(eqv ISO 1833)

GB/T 2911 三组分纤维混纺产品定量化学分析方法(eqv ISO 5088)

GB/T 2912.1 纺织品 甲醛的测定 第1部分：游离水解的甲醛(水萃取法)

GB/T 3920 纺织品 色牢度试验 耐摩擦色牢度(eqv ISO 105-X12)

GB/T 3921.1 纺织品 色牢度试验 耐洗色牢度：试验1(eqv ISO 105-C01)

GB/T 3921.3 纺织品 色牢度试验 耐洗色牢度：试验3(eqv ISO 105-C03)

GB/T 3922 纺织品 色牢度试验 耐汗渍色牢度(eqv ISO 105-E04)

GB/T 3923.1 纺织品 织物拉伸性能 第1部分：断裂强力和断裂伸长的测定 条样法

GB/T 4666 机织物长度的测定

GB/T 4667 机织物幅宽的测定(eqv ISO 3932)

GB/T 4668—1995 机织物密度的测定(IDT ISO 7211/2—1984)

GB/T 4669 机织物单位长度质量和单位面积质量的测定(eqv ISO 3801)

GB 4841.1—2006 1/1 染料染色标准深度色卡

GB/T 5713 纺织品 色牢度试验 耐水色牢度(eqv ISO 105-E01)

GB/T 7573 纺织品 水萃取液 pH 值的测定(ISO 3071，MOD)

GB 8170 数值修约规则

GB/T 8427—1998 纺织品 色牢度试验 耐人造光色牢度：氙弧(eqv ISO 105-B02：1994)

GB/T 8628 纺织品 测定尺寸变化的试验中织物试样和服装的准备、标记及测量(eqv ISO 3759)

GB/T 8629 纺织品 试验时采用的家庭洗涤和干燥程序(eqv ISO 6330)

GB/T 8630 纺织品 洗涤和干燥后尺寸变化的测定(ISO 5077，MOD)

GB/T 13772.1—1992 机织物中纱线抗滑移性测定方法缝合法

GB 17592 纺织品 禁用偶氮染料的测定

GB 18401—2003 国家纺织产品基本安全技术规范

FZ/T 01026 纺织品 四组分纤维混纺产品定量化学分析方法

FZ/T 01057 (所有部分)纺织纤维鉴别试验方法

FZ/T 01095 纺织品 氨纶产品纤维含量的试验方法

FZ/T 01062—1999 弹性机织物的拉伸弹性试验方法

SN/T 1931.1 进出口机织物检验规程 第1部分:通则

SN/T 1931.2—2007 进出口机织物检验规程 第2部分:抽样

3 术语和定义

SN/T 1931.1 规定的术语和定义适用于 SN/T 1931 的本部分。

4 抽样

4.1 外观检验抽样

外观检验抽样方法按 SN/T 1931.2—2007 中 4.1 的规定执行。

4.2 内在检验抽样

内在检验抽样方法按 SN/T 1931.2—2007 中 4.2 的规定执行。

5 检验

5.1 外观质量检验

5.1.1 检验方法和检验条件

外观质量检验采用经向检验机检验或纬向台板检验。

实施经向检验机检验时,光源采用日光荧光灯,台面平均照度 600 lx～700 lx,环境光源控制在 150 lx 以下,检验机速度为 20 m/min±5 m/min。实施纬向台板检验时,采用自然北向光,平均照度在 320 lx～600 lx,检验速度为每分钟 15 页。

幅宽 114 cm 及以下的产品由一人检验,幅宽 114 cm 以上的产品由两人检验。

5.1.2 外观疵点的评分

外观疵点的评分见表 1。

表 1 外观疵点评分表

序号	疵点	分数			
		1	2	3	4
1	经向疵点	8 cm 及以下	8 cm 以上～16 cm	16 cm 以上～24 cm	24 cm 以上～100 cm
2	纬向疵点	8 cm 及以下	8 cm 以上～半幅	—	半幅以上
	其中:纬档	—	普通	—	明显
3	印花疵	8 cm 及以下	8 cm 以上～16 cm	16 cm 以上～24 cm	24 cm 以上～100 cm
4	污渍、油渍破损等疵点	—	2 cm 及以下	—	2 cm 以上
5	边疵、松板印、撬小	经向每 100 cm 及以下	—	—	—
6	纬斜、格斜、花斜	—	—	—	100 cm 及以内大于 3%
7	色泽不匀	—	—	—	4 级及以下 100 cm 及以内

5.1.3 外观疵点评分说明

5.1.3.1 疵点评分采用有限度的累计评分。

5.1.3.2 疵点的长度以经向或纬向最大方向量计。

5.1.3.3 纬向档子以经向 10 cm 及以下为一档。

5.1.3.4 经向 100 cm 内累计评分最多 4 分，超过 4 分的按 4 分计。

5.1.3.5 外观疵点归类参见附录 A。

5.1.4 色差检验

实物与标准样、同匹内、匹与匹之间的色差按 GB 250 评定，定等规定见表 2。

5.2 内在质量检验

5.2.1 单位面积质量的测定按 GB/T 4669 执行。

5.2.2 密度测定采用 GB/T 4668—1995 中附录 A 的方法 E，使用斜线光栅密度镜在每匹样品距两端至少 3 m 处均分测量五处，测量精度至每厘米 0.5 根，计算算术平均值，按 GB/T 8170 修约至一位小数。如有需要时，实验室测定按 GB/T 4668—1995 执行。

5.2.3 幅宽测定在每匹样品的中间和距两端至少 3 m 处进行，测量精度至 0.1 cm，计算三处测量值的算术平均值，按 GB/T 8170 修约至一位小数。如有需要时，实验室测定按 GB/T 4667 执行。

5.2.4 长度测定按以下方式进行：卷装产品按经向检验机计数表读数测定实际长度；折叠装产品测量单页长度，再乘以页数计算，测量结果精确至 1 cm。如有需要时，实验室测定按 GB/T 4666 执行。

5.2.5 纤维含量测定按 GB/T 2910、GB/T 2911、FZ/T 01026、FZ/T 01057 和 FZ/T 01095 执行。

5.2.6 游离甲醛含量测定按 GB/T 2912.1 执行。

5.2.7 pH 值测定按 GB/T 7573 执行。

5.2.8 可分解芳香胺染料测定按 GB/T 17592 执行。

5.2.9 异味的判定按 GB 18401—2003 中的 6.7 执行。

5.2.10 水洗尺寸变化率测定按 GB/T 8628、GB/T 8629、GB/T 8630 执行，洗涤程序纯涤纶丝织物采用 4 A，其他丝织物采用 7 A，干燥方法采用 A 法。

5.2.11 耐水色牢度测定按 GB/T 5713 执行。

5.2.12 耐汗渍色牢度测定按 GB/T 3922 执行。

5.2.13 耐洗色牢度纯涤纶丝织物和涤/棉(麻)交织丝织物按 GB/T 3921.3 执行，其他丝织物按 GB/T 3921.1 执行。

5.2.14 耐摩擦色牢度测定按 GB/T 3920 执行。

5.2.15 耐光色牢度测定按 GB/T 8427—1998 中的方法 3 执行。

5.2.16 断裂强力测定按 GB/T 3923.1 执行。

5.2.17 抗滑移性能测定按 GB/T 13772.1—1992 执行，采用定负荷方法，定负荷值按表 3 的要求执行。

5.2.18 拉伸弹性测定按 FZ/T 01062—1999 进行，其中伸长率按 7.3 方法，变形率按 7.6.1 中方法 3 进行，停顿 5 min 后读数。

5.3 标识检验

检验内容包括核查品名、匹长、色号、产地、唛头等。

5.4 包装质量检验

检验内容包括纸管、纸箱、卷筒、内包和成箱等。

6 检验结果判定

6.1 等级分类

丝织物等级分为 A 级品、合格品，低于合格品的为不合格品。

6.2 外观质量结果判定

6.2.1 外观质量定等规定

外观质量检验按匹评定，定等规定见表 2。

表 2　丝织物外观质量定等规定

项　　目			A 级品	合格品
色差/级	与标准样色差	≥	4	3—4
	匹与匹色差	≥	3—4	3—4
外观疵点评分限度(分/100 m²)		≤	30	80

6.2.2　外观质量定等说明

6.2.2.1　不严重的全匹性连续疵点定等限度为合格品。

6.2.2.2　严重的连续性疵点超过 4 m 为不合格品。

6.2.2.3　每匹丝织物最高允许分数按式(1)计算,计算结果按 GB/T 8170 修约至整数。

$$q = \frac{c \times l \times w}{100} \qquad \cdots\cdots(1)$$

式中:

q——每匹最高允许分数,单位为分;

c——每百平方允许分数,单位为分每 100 平方米(分/100 m²);

l——匹长,单位为米(m);

w——规格外幅,单位为米(m)。

6.2.3　外观质量检验批的结果判定

按 SN/T 1931.2—2007 中的 5.1 进行。

6.2.4　内在质量结果判定

内在检验结果按批判定,定等规定见表 3。

表 3　丝织物内在检验结果判定

项　　目			指标 A 级品	指标 合格品
质量偏差率/(%)			±4	±5
密度偏差率/(%)			±4	±5
幅宽偏差率/(%)			±3	±4
纤维含量偏差[a]/(%)(绝对百分比)	纯织		0	
	交织		±5	
游离甲醛/(mg/kg)			≤75	
pH 值			4.0～7.5	
异味			无	
可分解芳香胺染料			禁用	
色牢度[b]/级 ≥	耐水 耐汗渍 耐洗	变色	3	
		沾色	3	
	耐摩擦	干摩擦	3	
		湿摩擦	2—3(深色[c]2 级)	
	耐光		3	

表 3（续）

<table>
<tr><th colspan="5" rowspan="2">项　　目</th><th colspan="2">指　　标</th></tr>
<tr><th>A 级品</th><th>合格品</th></tr>
<tr><td rowspan="10">水洗尺寸变化率[d]/(%)</td><td colspan="3" rowspan="2">再生纤维丝织物</td><td>经向</td><td colspan="2">+3.0～−6.0</td></tr>
<tr><td>纬向</td><td colspan="2">+3.0～−6.0</td></tr>
<tr><td colspan="3" rowspan="2">合纤丝织物</td><td>经向</td><td colspan="2">+3.0～−3.0</td></tr>
<tr><td>纬向</td><td colspan="2">+3.0～−3.0</td></tr>
<tr><td rowspan="6">桑蚕丝织物</td><td rowspan="4">炼白</td><td rowspan="2">绉类</td><td>经向</td><td colspan="2">+2.0～−10.0</td></tr>
<tr><td>纬向</td><td colspan="2">+2.0～−5.0</td></tr>
<tr><td rowspan="2">其他组织类</td><td>经向</td><td colspan="2">+2.0～−6.0</td></tr>
<tr><td>纬向</td><td colspan="2">+2.0～−3.0</td></tr>
<tr><td colspan="2" rowspan="2">染色印花</td><td>经向</td><td colspan="2">+2.0～−5.0</td></tr>
<tr><td>纬向</td><td colspan="2">+2.0～−5.0</td></tr>
<tr><td colspan="5">断裂强力[e]/N</td><td colspan="2">≥200</td></tr>
<tr><td colspan="2" rowspan="2">抗滑移性能[f]/mm</td><td colspan="3">52 g/m^2 以上，定负荷 67 N</td><td colspan="2" rowspan="2">≤6</td></tr>
<tr><td colspan="3">52 g/m^2 及以下或缎类织物定负荷 45 N</td></tr>
<tr><td colspan="2" rowspan="2">拉伸弹性[g]/(%)</td><td colspan="2">伸长率</td><td>纬向≥</td><td colspan="2">12</td></tr>
<tr><td colspan="2">变形率</td><td>纬向≤</td><td colspan="2">6</td></tr>
</table>

a 当某种纤维含量为 10%及以下时，其含量允许偏差为不低于该纤维标注值的 70%。

b 锦缎类织物不考核耐洗色牢度、耐湿摩擦色牢度。

c 大于 GB 4841.1—2006 中 1/1 标准深度为深色。

d 纺类织物中成品质量(重量)大于 60 g/m^2 者，绉类和绫类织物中成品质量(重量)大于 80 g/m^2 者，经、纬均加强捻的绉织物，不按本表考核。每米 1 000 捻以上的织物按绉类织物考核。锦缎类织物和纱绡类织物不考核。

e 纱绡类织物和经特殊后整理工艺处理的桑蚕丝织物不考核。

f 纱绡类织物、经特殊后整理工艺处理的桑蚕丝织物、52 g/m^2 及以下的缎类织物和丝棉交织物不考核。

g 仅考核含氨纶的丝织物。

6.3 标识结果判定

品名、匹长、色号、产地、唛头等与实际货物不相符判定为整批不合格。

6.4 包装质量结果判定

内外包装箱(袋)破损、潮湿、严重污染、加固带脱落判定为整批不合格。

6.5 质量结果综合判定

产品最终等级按外观质量、内在质量、标识质量及包装质量中最低一项评定。

7 其他

合同和进口国法规有特殊要求的，按合同和进口国法规要求进行检验。

附 录 A
（资料性附录）
外观疵点归类表

表 A.1

序号	疵点名称	说 明
1	经向疵点	宽急经柳、粗细柳、筘柳、筘路、多少捻、缺经、断通丝、错经、碎糙、夹糙、夹断头、断小柱、叉绞、分经路、小轴松、宽急经、错通丝、综穿错、筘穿错、单爿头、双经、粗细经、夹起、懒针、渍经、煞星、灰伤、皱印、灰伤等。
2	纬向疵点	破纸板、多少起、抛纸板、错纹板、错花、跳梭、煞星、柱渍、轧梭痕、筘锈渍、带纬、断纬、叠纬、坍纬、糙纬、皱印、杂物织入、渍纬等。
	纬档	松紧档、撬档、撬小档、顺纡档、多少捻档、粗细纬档、缩纬档、急纬档、断花档、通绞档、毛纬档、拆毛档、停车档、渍纬档、错纬档、糙纬档、色纬档、拆烊档等。
3	印花疵	搭脱、渗进、漏浆、塞煞、色点、眼圈、套歪、露白、砂眼、双茎、拖版、搭色、反丝、叠版印、框子印、刮刀印、色皱印、回浆印、刷浆印、化开、糊开、花痕、野花、粗细茎、跳版深浅、接版深浅、雕色不清、涂料脱落、涂料颜色不清等。
4	污渍、油渍、破损	色渍、锈渍、油污渍、洗渍、皂渍、霉渍、蜡渍、白雾、字渍、水渍等；蛛网、披裂、拔伤、空隙、破洞等。
5	边疵、松板印、撬小	宽急边、木耳边、粗细边、卷边、边糙、吐边、边修整不净、针板印、边少起、破边、凸铗、脱铗等。
6	纬斜、格斜、花斜	纬斜、格斜、花斜。
7	色泽不匀	前后深浅、左右深浅。

注 1：对经、纬向共有的疵点，以严重方向评分。

注 2：外观疵点归类表中没有归入的疵点按类似疵点评分。

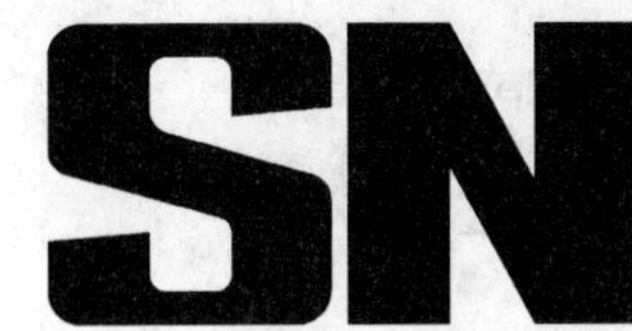

中华人民共和国出入境检验检疫行业标准

SN/T 1931.4—2007

进出口机织物检验规程
第4部分:毛及毛混纺机织物

Rules for the inspection of woven fabric for import and export—Part 4: Wool and blended wool woven fabrics

2007-05-23 发布　　　　2007-12-01 实施

中华人民共和国国家质量监督检验检疫总局　发布

前　言

SN/T 1931《进出口机织物检验规程》共分 4 个部分：

——第 1 部分：通则；

——第 2 部分：抽样；

——第 3 部分：丝织物；

——第 4 部分：毛及毛混纺机织物。

本部分为 SN/T 1931 第 4 部分。

本部分的附录 A、附录 B 是规范性附录。

本部分由国家认证认可监督管理委员会提出并归口。

本部分由中华人民共和国江苏出入境检验检疫局、中华人民共和国新疆出入境检验检疫局、中华人民共和国上海出入境检验检疫局负责起草。

本部分主要起草人：段琦新、王小平、周丽霞、高玉芳。

本部分系首次发布的出入境检验检疫行业标准。

进出口机织物检验规程
第 4 部分:毛及毛混纺机织物

1 范围

SN/T 1931 的本部分规定了进出口毛及毛混纺机织物的抽样、检验方法及检验结果的判定。

本部分适用于进出口毛、毛与其他纺织短纤维混纺及交织机织物和纯化纤毛织品品质的检验。

2 规范性引用文件

下列文件中的条款通过 SN/T 1931 的本部分的引用而成为本部分的条款。凡是注日期的引用文件,其随后所有的修改单(不包括勘误的内容)或修订版均不适用于本部分,然而,鼓励根据本部分达成协议的各方研究是否可使用这些文件的最新版本。凡是不注日期的引用文件,其最新版本适用于本部分。

GB 250 评定变色用灰色样卡(idt ISO 105-A02)

GB/T 2910 纺织品 二组分纤维混纺产品定量化学分析方法(eqv ISO 1833)

GB/T 2911 纺织品 三组分纤维混纺产品定量化学分析方法(eqv ISO 5088)

GB/T 3917.2 纺织品 织物撕破性能 第 2 部分:舌形试样撕破强力的测定

GB/T 3920 纺织品 色牢度试验 耐摩擦色牢度(eqv ISO 105-X12)

GB/T 3921.1 纺织品 色牢度试验 耐洗色牢度:试验 1(eqv ISO 105-C01)

GB/T 3922 纺织品 耐汗渍色牢度试验方法(eqv ISO 105-E04)

GB/T 3923.1 纺织品 织物拉伸性能 第 1 部分:断裂强力和断裂伸长率的测定 条样法

GB/T 4667 机织物幅宽的测定

GB/T 4669 机织物单位长度质量和单位面积质量的测定

GB/T 4802.1 纺织品 织物起球试验 圆轨迹法

GB/T 5711 纺织品 色牢度试验 耐干洗色牢度(eqv ISO 105-D01)

GB/T 5713 纺织品 色牢度试验 耐水色牢度(eqv ISO 105-E01)

GB/T 6152 纺织品 色牢度试验 耐热压色牢度(eqv ISO 105-X11)

GB/T 8170 数值修约规则

GB/T 8427 纺织品 色牢度试验 耐人造光色牢度:氙弧(neq ISO 105-B02)

GB 9994 纺织材料公定回潮率

GB/T 16988 特种动物纤维与绵羊毛混合物含量的测定

FZ/T 01026 四组分纤维混纺产品定量化学分析方法

FZ/T 01048 蚕丝/羊绒纺织产品混纺比的测定

FZ/T 20008 毛织物单位面积重量的测定

FZ/T 20019 毛机织物缝口脱开程度试验方法

FZ/T 20021 织物经汽蒸后尺寸变化试验方法

SN/T 0718 出口服装纺织品类商品运输包装检验规程

SN/T 1649 进出口纺织品安全项目检验规范

SN/T 1931.1 进出口机织物检验规程 第 1 部分:通则

SN/T 1931.2 进出口机织物检验规程 第 2 部分:抽样

3 术语和定义

SN/T 1931.1 确立的术语和定义适用于 SN/T 1931 的本部分。

4 抽样

进出口毛及毛混纺机织物的抽样按 SN/T 1931.2 执行。

5 要求

5.1 进出口毛及毛混纺机织物的质量要求分为安全项目、实物质量、内在质量(物理性能、染色牢度)、外观质量和包装质量五个方面。

5.2 进出口毛及毛混纺机织物的质量品等以匹为单位,按安全项目、实物质量、内在质量(物理性能、染色牢度)、外观质量和包装质量中最低一项评定,分为合格品和不合格品。

5.3 安全项目检验

进出口毛及毛混纺机织物的安全性能应符合贸易合同或进口国、出口国技术规范的强制性要求。

5.4 实物质量检验

5.4.1 进出口毛及毛混纺机织物应按不同规格产品,分别建立合格品封样,作为实物质量检验评定标准,检验时逐匹比照封样评定。

5.4.2 实物质量检验项目包括呢面、手感和光泽。

5.4.3 明显差于合格品封样者为不合格品。

5.5 内在质量检验

5.5.1 内在质量检验项目包括物理性能和染色牢度。

5.5.1.1 物理性能

根据试验结果比照技术条件规定按表1评定,以其中最低项的品等作为该批的品等。

表 1 物理性能评定

检验项目			标准极限偏差	
			合格品	不合格品
幅宽不足/cm			−3.0	超过合格品极限偏差
平方米重量不足/(%)		≥	−5.0	超过合格品极限偏差
水洗尺寸变化率/(%)	涤纶含量50%及以上	经	±1.0	超过合格品极限偏差
		纬	±1.0	
	涤纶含量50%以下产品;羊毛混纺产品及羊毛含量70%及以上产品;	经	±3.0	超过合格品极限偏差
		纬	±3.0	
	绒类产品	经	±3.5	超过合格品极限偏差
		纬	±3.5	
纤维含量/(%) ≥	毛混纺产品中羊毛纤维含量的允差	粗纺	±4.0	超过合格品极限偏差
		其他	±3.0	
起球/级 ≥	一般产品		3	超过合格品极限偏差
	绒面产品		2～3	

表 1（续）

<table>
<tr><td rowspan="2" colspan="3">检验项目</td><td colspan="2">标准极限偏差</td></tr>
<tr><td>合格品</td><td>不合格品</td></tr>
<tr><td rowspan="2" colspan="2">断裂强力/N ≥</td><td>经</td><td rowspan="2">196</td><td rowspan="2">超过合格品极限偏差</td></tr>
<tr><td>纬</td></tr>
<tr><td rowspan="2">撕破强力/N ≥</td><td colspan="2">一般精梳产品</td><td>15.0</td><td rowspan="2">超过合格品极限偏差</td></tr>
<tr><td colspan="2">其他产品</td><td>10.0</td></tr>
<tr><td colspan="3">脱缝程度/mm ≥</td><td>6.0</td><td>超过合格品极限偏差</td></tr>
<tr><td rowspan="2" colspan="2">汽蒸收缩/(%)</td><td>经</td><td>±1.0</td><td rowspan="2">超过合格品极限偏差</td></tr>
<tr><td>纬</td><td>±1.0</td></tr>
<tr><td colspan="5">注：纯毛产品羊毛纤维含量的有关规定见附录 A。</td></tr>
</table>

5.5.1.2　染色牢度

染色牢度的评等按表 2。

表 2　染色牢度的评定

<table>
<tr><td rowspan="2" colspan="4">检验项目</td><td colspan="2">标准极限偏差</td></tr>
<tr><td>合格品</td><td>不合格品</td></tr>
<tr><td rowspan="16">染色牢度/级 ≥</td><td rowspan="2">耐光</td><td colspan="2">浅色</td><td>3—4</td><td rowspan="2">超过合格品极限偏差</td></tr>
<tr><td colspan="2">深色</td><td>4</td></tr>
<tr><td rowspan="2">耐洗</td><td colspan="2">变色</td><td>3—4</td><td rowspan="2">超过合格品极限偏差</td></tr>
<tr><td colspan="2">沾色</td><td>3—4</td></tr>
<tr><td rowspan="2">耐热压（熨烫）</td><td colspan="2">变色</td><td>4</td><td rowspan="2">超过合格品极限偏差</td></tr>
<tr><td colspan="2">沾色</td><td>3—4</td></tr>
<tr><td rowspan="2">耐水</td><td colspan="2">变色</td><td>3</td><td rowspan="2">超过合格品极限偏差</td></tr>
<tr><td colspan="2">沾色</td><td>3</td></tr>
<tr><td rowspan="2">耐汗渍（酸、碱）</td><td colspan="2">变色</td><td>3</td><td rowspan="2">超过合格品极限偏差</td></tr>
<tr><td colspan="2">沾色</td><td>3</td></tr>
<tr><td rowspan="4">耐摩擦</td><td rowspan="2">干摩</td><td>其他</td><td>3—4</td><td rowspan="4">超过合格品极限偏差</td></tr>
<tr><td>粗梳</td><td>3</td></tr>
<tr><td rowspan="2">湿摩</td><td>其他</td><td>3</td></tr>
<tr><td>粗梳</td><td>2—3</td></tr>
<tr><td rowspan="2">耐干洗</td><td colspan="2">变色</td><td>4</td><td rowspan="2">超过合格品极限偏差</td></tr>
<tr><td colspan="2">沾色</td><td>4</td></tr>
</table>

5.6　外观质量检验

5.6.1　外观质量包括色差和布面疵点。

5.6.1.1　色差的评定

色差的评定见表 3。

表 3 色差的评定

<table>
<tr><th colspan="3" rowspan="2">检验项目</th><th colspan="2">要 求</th></tr>
<tr><th>合格品</th><th>不合格品</th></tr>
<tr><td rowspan="4">色差/级</td><td rowspan="4">≥</td><td>左、中、右色差</td><td>4—5</td><td rowspan="2">超过合格品极限偏差</td></tr>
<tr><td>段(匹)前、后色差</td><td>3—4</td></tr>
<tr><td>同包段(匹)之间色差</td><td>3—4</td><td rowspan="2">超过合格品极限偏差</td></tr>
<tr><td>包与包间色差</td><td>3</td></tr>
</table>

5.6.1.2 外观疵点的评定

5.6.1.2.1 外观疵点按其对服用的影响程度与出现状态不同，分为局部性外观疵点和散布性外观疵点两类，分别予以结辫和评等。

5.6.1.2.2 局部性外观疵点：按其规定范围结辫，每辫放尺 20 cm。在经向 10 cm 范围内无论疵点多少仅结辫一只。

5.6.1.2.3 散布性外观疵点：如刺毛痕、边撑痕、剪毛痕、折痕、磨白纱、经纬档、厚薄段、斑疵、缺纱、稀缝、小跳花、严重小弓纱和边深浅中品等低于合格品时，需降等。

5.6.1.2.4 局部性外观疵点基本上不开剪，但大于 2 cm 的破洞、蛛网、严重的磨损和破损性轧梭，严重影响服用的纬档，大于 10 cm 的严重斑渍，净长 5 m 的连续性疵点和 1 m 内结辫 5 只者，应在工厂内剪除。

5.6.1.2.5 平均净长 2 m 结辫 1 只时，按散布性外观疵点规定降等。

5.6.1.2.6 外观疵点结辫、评等规定见表 4。

表 4 外观质量的评定

<table>
<tr><th colspan="2">疵点名称</th><th>疵点程度</th><th>局部性结辫</th><th>散布性降等</th><th>备 注</th></tr>
<tr><td rowspan="18">经
向</td><td rowspan="3">粗细经、双经、松吊经、紧经、错经、呢面局部狭窄</td><td>明显 10 cm～100 cm</td><td rowspan="3">1</td><td rowspan="3">降等</td><td rowspan="3"></td></tr>
<tr><td>大于 100 cm，每 100 cm</td></tr>
<tr><td>散布全匹</td></tr>
<tr><td rowspan="3">油污纱、异色纱、磨白纱、边撑痕、剪毛痕</td><td>明显 5 cm～50 cm</td><td rowspan="3">1</td><td rowspan="3">降等</td><td rowspan="3"></td></tr>
<tr><td>大于 50 cm，每 50 cm</td></tr>
<tr><td>散布全匹</td></tr>
<tr><td rowspan="3">缺经、死折痕</td><td>明显经向 5 cm～20 cm</td><td rowspan="3">1</td><td rowspan="3">降等</td><td rowspan="3"></td></tr>
<tr><td>大于 20 cm，每 20 cm</td></tr>
<tr><td>散布全匹</td></tr>
<tr><td rowspan="3">经档(包括绞经档)、折痕(包括横折痕)、条痕水印(水花)、经向换纱印、边深浅、呢匹两端深浅</td><td>明显经向 40 cm～100 cm</td><td rowspan="3">1</td><td rowspan="3">降等</td><td rowspan="3">边深浅色差 4 级及以下降等</td></tr>
<tr><td>大于 100 cm，每 100 cm</td></tr>
<tr><td>散布全匹</td></tr>
<tr><td rowspan="3">条花、色花</td><td>明显经向 10 cm～100 cm</td><td rowspan="3">1</td><td rowspan="3">降等</td><td rowspan="3"></td></tr>
<tr><td>大于 100 cm，每 100 cm</td></tr>
<tr><td>散布全匹</td></tr>
<tr><td rowspan="3">刺毛痕</td><td>明显经向 20 cm 及以内</td><td rowspan="3">1</td><td rowspan="3">降等</td><td rowspan="3"></td></tr>
<tr><td>大于 20 cm，每 20 cm</td></tr>
<tr><td>散布全匹</td></tr>
</table>

表 4（续）

疵点名称		疵点程度	局部性结辫	散布性降等	备　　注
经向	边上破洞、破边	2 cm～100 cm	1	降等	不到结辫起点的边上破洞、破边 1 cm 以内累计超过 5 cm 者仍结辫一只
		大于 100 cm，每 100 cm			
		散布全匹			
	刺毛边、边上摩损、边字发毛、边字残缺、边字严重沾色、漂白织品的边上针锈、自边缘深入 1.5 cm 以上的针眼、针锈、荷叶边、边上稀密	明显 20 cm～100 cm	1	降等	
		大于 100 cm，每 100 cm			
		散布全匹			
纬向	错纬、双纬、纬缩、换纱印	明显 10 cm～全幅	1	降等	
		散布全匹			
	脱纬、油污纬、异色纱、小辫子纱、稀缝	明显 5 cm～全幅	1	降等	
		散布全匹			
经纬向	厚段、纬影、严重搭头印、严重电压印、条干不匀	明显经向 20 cm 以内	1	降等	
		大于 20 cm，每 20 cm			
		散布全匹			
	薄段、纬档、错花、蛛网、稀密路、斑渍、补洞痕、轧梭痕、大肚纱、吊经条	明显经向 10 cm 以内	1	降等	大肚纱 1 cm 为起点；0.5 cm 以内的小斑渍按注 2 规定
		大于 10 cm，每 10 cm			
		散布全匹			
	破洞、严重磨损	2 cm 及以内	1	按合同规定或按质论价	
		散布全匹			
	毛粒、小粗节、草屑、死毛、小跳花、稀隙	散布全匹		降等	
	呢面歪斜	素色织物 4 cm 起，有格织物 3 cm 起，40 cm～100 cm	1	降等	
		大于 100 cm，每 100 cm			
		素色织物大于 4 cm，有格织物大于 3 cm，散布全匹			

注 1：自边缘起 1.5 cm 及以内的疵点（有边线的织物指边线内缘深入布面 0.5 cm 以内的边上疵点）在鉴别品等时不予考核。但边上破洞、破边、边上刺毛、边上磨损、漂白织物的针锈及边字疵点都应考核。若疵点长度延伸到边内时，应连边内部分一起量计。

注 2：严重小跳花和不到结辫起点的小缺纱、小弓纱（包括纬停弓纱）、小辫子纱、小粗节、稀缝、接头洞和 0.5 cm 以内的小斑疵明显影响外观者，在经向 20 cm 范围内综合达到 4 只，结辫 1 只。小缺纱、小弓纱、接头洞严重散布全匹应降等。

注 3：外观疵点中，若遇超出上述规定的特殊情况，可按其对服用性能的影响程度参照类似疵点的结辫评等规定酌情处理。

注 4：散布性外观疵点中，特别严重影响服用性能者，按质论价。

5.7 包装质量检验

按合同、产品标准和 SN/T 0718 规定执行。

6 试验方法

6.1 幅宽的试验方法按 GB/T 4667 执行。

6.2 单位面积质量的试验方法按 GB/T 4669、FZ/T 20008 执行。

6.3 水洗尺寸变化率的测定按附录 B 执行。

6.4 纤维含量的试验方法按 GB/T 2910、GB/T 2911、GB/T 16988、FZ/T 01026、FZ/T 01048 执行。折合公定回潮率计算，公定回潮率按 GB 9994 执行。

6.5 织物起球试验的试验方法按 GB/T 4802.1 执行。

6.6 断裂强力的试验方法按 GB/T 3923.1 执行。

6.7 撕破强力的试验方法按 GB/T 3917.2 执行。

6.8 脱缝程度的试验方法按 FZ/T 20019 执行。

6.9 织物汽蒸收缩试验的试验方法按 FZ/T 20021 执行。

6.10 耐人造光色牢度的试验方法按 GB/T 8427 执行。

6.11 耐洗色牢度的试验方法按 GB/T 3921.1 执行。

6.12 耐热压色牢度的试验方法按 GB/T 6152 执行。

6.13 耐水色牢度的试验方法按 GB/T 5713 执行。

6.14 耐汗渍色牢度的试验方法按 GB/T 3922 执行。

6.15 耐摩擦色牢度的试验方法按 GB/T 3920 执行。

6.16 耐干洗色牢度试验方法按 GB/T 5711 执行。

7 检验结果的判定

7.1 检验结果应根据一定的合格评定程序得出，按 SN/T 1931.1 的规定执行。

7.2 实物质量按匹评定符合合格品封样的要求，则判该批实物质量合格，否则判该批实物质量不合格。

7.3 内在质量按批评等，以试验结果的最低项评定，所有检验项目的试验结果均符合表 1、表 2 合格品的要求，则判该批内在质量合格，否则判该批内在质量不合格。

7.4 外观质量按匹评定，检验结果均符合表 3、表 4 合格品的要求，则判该批外观质量不合格。

7.5 根据实物质量、内在质量和外观质量的结果综合评定，三项均符合要求，判全批合格，其中任何一项不符合要求则判为不合格。

7.6 安全项目检验结果按 SN/T 1649 评定，符合则该样品的基本安全性能合格，否则为该样品所代表的品种或颜色的产品不合格。

7.7 包装检验判定

按合同、产品标准和 SN/T 0718 有关规定进行判定。

8 批的处理

8.1 合格批中的不合格品应由生产方返工整理或调换。

8.2 不合格批的处理按 SN/T 1931.2 的规定执行。

9 其他

国家法律法规或合同有特殊要求的，按有关法律法规和合同要求检验。

附　录　A
（规范性附录）
补充规定

A.1　纯毛产品中，为改善纺纱性能、提高耐用程度，成品允许加入 7%合成纤维；但改善性能和装饰纤维两者之和不得超过 7%。

A.2　混纺产品中性能最差纤维按动物纤维、涤纶、锦纶、腈纶和粘胶顺序，前者为优；纤维含量试验应结合公定回潮率计算，各种纤维公定回潮率按 GB 9994 标准规定。

A.3　耐热压（熨烫）色牢度试验选用潮压条件：

A.3.1　耐热压（熨烫）试验中对不同纤维的规定试验温度：

a)　麻：200℃±2℃；

b)　纯毛、粘胶、涤纶、丝：180℃±2℃；

c)　腈纶：150℃±2℃；

d)　锦纶、维纶：120℃±2℃。

A.3.2　混纺和交织物的规定试验温度采用其中温度低的一种（混纺比例低于 10%不作考虑）。

附　录　B
（规范性附录）
水洗尺寸变化率试验方法

B.1　水洗尺寸变化率试验

B.1.1　试验仪器：钢直尺、温度计、浸渍盆、4 kg 重压尺、针线、1 g 感量台秤。

B.1.2　操作方法：

B.1.2.1　取经向长度 1.2 m，在全幅试样上，按图 B.1 的方法缝制出经、纬向标记。标记经向不少于 3 处，纬向不少于 5 处。

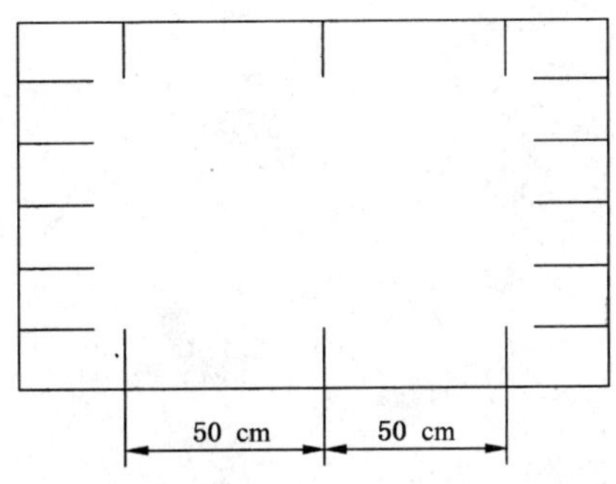

图 B.1　经纬向缝制标记示意图

B.1.2.2　将试样平铺在台上，将 4 kg 重的压尺压于离标记 1 cm 左右处，测量经、纬向浸水前的长度。计算精确至 0.1 cm，用算术平均法求得浸水前的经、纬向长度。

B.1.2.3　称出试样浸水前的重量。

B.1.2.4　将试样以自由状态分散开，浸于温度 20℃～30℃的水中 1 h。加适量的平平加（1 000 g 水加 1 g 平平加），使之充分浸透。

B. 1.2.5　将试样取出，投入离心脱水机脱干。

B. 1.2.6　将脱水后的试样在展开状态下，晾放在一根直径为 6 cm～8 cm 的圆杆上，注意标记不得放在圆杆面上。

B. 1.2.7　晾干后试样移到恒温恒湿室暴露 6 h 以上，称量。羊毛及其混纺织物要求与浸水前重量差异不超过±2%，然后按标记测量浸水后经、纬向长度。

B. 1.2.8　试验结果

毛及毛混纺机织物按式(B.1)计算尺寸变化百分率：

$$L = \frac{x_1 - x_0}{x_0} \times 100 \quad \cdots\cdots\cdots\cdots\cdots\cdots\cdots\cdots(B.1)$$

式中：

L——水洗尺寸变化率，%；

x_0——浸水前的经(纬)向平均长(宽)度，单位为厘米(cm)；

x_1——浸水后的经(纬)向平均长(宽)度，单位为厘米(cm)。

按 GB/T 8170 将计算结果修约至 0.1%。使用“+”号表示伸长，使用“-”号表示收缩。

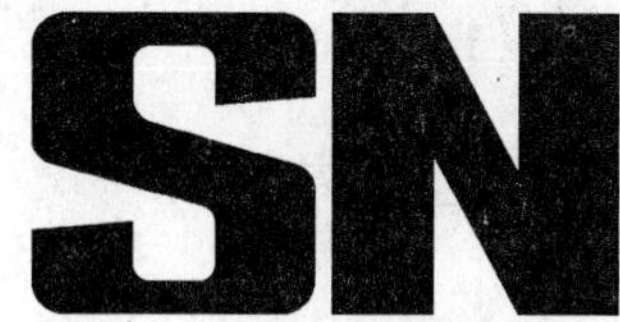

中华人民共和国出入境检验检疫行业标准

SN/T 1931.5—2008

进出口机织物检验规程 第5部分:棉及棉混纺机织物

Rules for the inspection of woven fabric for import and export—Part 5:Cotton and blended cotton woven fabrics

2008-09-04 发布　　　　2009-03-16 实施

中华人民共和国国家质量监督检验检疫总局　发布

前　言

SN/T 1931《进出口机织物检验规程》共分6部分：

——进出口机织物检验规程　第1部分：通则；

——进出口机织物检验规程　第2部分：抽样；

——进出口机织物检验规程　第3部分：丝织物；

——进出口机织物检验规程　第4部分：毛及毛混纺机织物；

——进出口机织物检验规程　第5部分：棉及棉混纺机织物；

——进出口机织物检验规程　第6部分：麻及麻混纺机织物。

本部分为SN/T 1931的第5部分。

本部分的附录A为规范性附录，附录B为资料性附录。

本部分由国家认证认可监督管理委员会提出并归口。

本部分起草单位：中华人民共和国江苏出入境检验检疫局。

本部分主要起草人：严洪飞、吴鸣、侯丽萍、包建伟。

本部分系首次发布的出入境检验检疫行业标准。

进出口机织物检验规程 第5部分:棉及棉混纺机织物

1 范围

SN/T 1931 的本部分规定了进出口棉及棉混纺机织物的技术要求、检验和检验结果的判定。

本部分适用于衣着用的棉及棉混纺机织物的检验。

2 规范性引用文件

下列文件中的条款通过 SN/T 1931 的本部分的引用而成为本部分的条款。凡是注日期的引用文件,其随后所有的修改单(不包括勘误的内容)或修订版均不适用于本部分,然而,鼓励根据本部分达成协议的各方研究是否可使用这些文件的最新版本。凡是不注日期的引用文件,其最新版本适用于本部分。

GB 250 评定变色用灰色样卡(GB 250—1995,idt ISO 105/A02:1993)

GB 251 评定沾色用灰色样卡(GB 251—1995,idt ISO 105/A03:1993)

GB/T 2912.1 纺织品 甲醛的测定 第1部分:游离水解的甲醛(水萃取法)(GB 2912.1—1998,eqv ISO 14184-1:1997)

GB/T 3920 纺织品 色牢度试验 耐摩擦色牢度(GB/T 3920—1997,eqv ISO 105-X12:1993)

GB/T 3921.3 纺织品 色牢度试验 耐洗色牢度:试验3(GB/T 3921.3—1997,eqv ISO 105-C03:1989)

GB/T 3922 纺织品耐汗渍色牢度试验方法(GB/T 3922—1995,eqv ISO 105/E04:1994)

GB/T 3923.1 纺织品 织物拉伸性能 第1部分:断裂强力和断裂伸长率的测定 条样法

GB/T 4666 机织物长度的测定

GB/T 4667 机织物幅宽的测定

GB/T 4668 机织物密度的测定

GB/T 5713 纺织品 色牢度试验 耐水色牢度(GB/T 5713—1997,eqv ISO 105-E01:1994)

GB/T 7573 纺织品 水萃取液 pH 值的测定(GB/T 7573—2002,ISO 3071:1980,MOD)

GB/T 8628 纺织品 测定尺寸变化的试验中织物试样和服装的准备、标记及测量(GB/T 8628—2001,eqv ISO 3759:1994)

GB/T 8629 纺织品 试验用家庭洗涤和干燥程序(GB/T 8629—2001,eqv ISO 6330:2000)

GB/T 8630 纺织品 洗涤和干燥后尺寸变化的测定(GB/T 8630—2002,ISO 5077:1984,MOD)

GB/T 17592 纺织品 禁用偶氮染料的测定

GB/T 18886 纺织品 色牢度试验 耐唾液色牢度

GB 18401 国家纺织产品基本安全技术规范

FZ/T 01053 纺织品 纤维含量的标识

SN/T 1931.1 进出口机织物检验规程 第1部分:通则

SN/T 1931.2 进出口机织物检验规程 第2部分:抽样

3 术语和定义

下列术语和定义适用于 SN/T 1931 的本部分。

3.1

检验批 inspection lot

在同一合同、同一条件下生产加工的同一品种或一个报检批为检验批。

3.2

经向明显疵点 obvious defects in warp direction

按规定的检验条件和方法进行检验时，明显看得出能按经向长度评分的疵点称为经向明显疵点。

3.3

纬向明显疵点 obvious defects in weft direction

按规定的检验条件和方法进行检验时，明显看得出能按纬向长度评分的疵点称为纬向明显疵点。

3.4

横档疵点 weft bar defects

纬向呈带状或纬向密集性散布疵点横跨全幅，与正常布面的色泽有差异形成横档的称为横档疵点。

3.5

破损性疵点 damaging defects

指布面形成的破洞、跳花、轧梭等疵点。

3.6

同类布样 fabric sample of a kind

与生产实样属相同纤维原料及相同织物组织的原样。

3.7

参考样 reference sample

与生产实样不同纤维或不同织物组织的原样。

3.8

条格花型 strip and lattice pattern

花型有条有格、经纬向相互交叉、条格间经向距离超过 0.5 cm 的线条垂直成格型或花型的横条者。

4 产品品种规格

棉及棉混纺机织物的品种、规格，应根据客户要求，由生产部门制定或按合同规定执行。

5 要求

5.1 要求分为安全卫生项目、内在质量和外观质量三个方面。其中，安全卫生项目包括甲醛含量、pH 值、涉及安全卫生方面的色牢度、异味、可分解芳香胺 5 项。内在质量包括纤维含量、经纬密度、水洗尺寸变化、色牢度、断裂强力 5 项。外观质量包括幅宽、纬斜、色差、布面疵点 4 项。

5.2 进出口棉及棉混纺机织物的评定分为合格品和不合格品两类。

5.3 进出口棉及棉混纺机织物安全卫生项目及内在质量指标按批评定，外观质量按段(匹)评定。

6 抽样

抽样方法按 SN/T 1931.2 规定执行。

7 检验

7.1 安全卫生项目

安全卫生项目按 GB 18401 执行，要求见表 1。

表1 安全卫生项目

项目		A 类	B 类	C 类
甲醛含量/(mg/kg) ≤		20	75	300
pH 值[a]		4.0~7.5	4.0~7.5	4.0~9.0
色牢度[b]/级 ≥	耐水(变色、沾色)	3-4	3	3
	耐酸、汗渍(变色、沾色)	3-4	3	3
	耐碱汗渍(变色、沾色)	3-4	3	3
	耐干摩擦	4	3	3
	耐唾液(变色、沾色)	4	—	—
异味		无		
可分解芳香胺染料[c]		禁用		

[a] 后续加工工艺中应要经过湿处理的产品,pH 值可放宽至 4.0~10.5 之间。

[b] 洗涤褪色型产品不要求。

[c] 在还原条件下染料中不允许分解出的致癌芳香胺清单见附录 A,产品分类参见附录 B。

7.2 内在质量

7.2.1 内在质量检验项目包括纤维含量、经纬密度、水洗尺寸变化、色牢度、断裂强力。

7.2.2 纤维含量、经纬密度、色牢度的评定规定见表 2。

表2 纤维含量、经纬密度、色牢度的评定

项目	要求	
纤维含量	按 FZ/T 01053 规定要求	
经纬密度/%	−2.5	
色牢度/级	耐洗	
	原样变色	≥3-4
	白布沾色	≥3-4
	耐湿摩擦	≥2-3

7.2.3 水洗尺寸变化、断裂强力的评定规定见表 3。

表3 水洗尺寸变化、断裂强力的评定

项目	品种	技术要求
水洗尺寸变化/%	一般织物	经、纬向−4.0~+1.5
	防缩织物	经、纬向−3.0~+1.5
断裂强力/(N/5×20 cm)	一般织物	经、纬向不低于 176
	起绒织物	经、纬向不低于 137
注:水洗尺寸变化结果的表示以负号(−)表示尺寸减少(收缩),以正号(+)表示尺寸增大(伸长)。		

7.2.4 安全卫生指标及内在质量指标以最低项评定。

7.3 外观质量

7.3.1 外观质量包括幅宽、纬斜、色差、布面疵点。

7.3.2 外观质量检验条件和方法如下:

a) 采用灯光检验时,以 40 W 加罩青光日光灯管 3 根~4 根,照度不低于 750 lx,光源与布面距离为 1 m～1.2 m；

b) 验布机验布板角度为45°，布行速度最高为40 m/min。布匹的评等检验，按验布机上作出疵点标记，评分评定；

c) 布匹的复验、验收应将布平摊在验布台上逐幅检验，检验人员的视线应正视布面，眼睛与布面的距离为 55 cm～60 cm；

d) 规定检验布的正面（盖梢印的一面为反面）。斜纹织物：纱织物以左斜“↖”为正面；线织物以右斜“↗”为正面。

7.3.3 外观质量的评定见表4。

表4 外观质量的评定

检验项目				合格品要求
幅宽偏差	135 cm 以内			+2.5 cm～−1.0 cm
	135 cm 以上			+3.0 cm～−2.0 cm
色差要求	原样	漂、色布 色织布	同类布样	≥3 级
			参考样	≥2 级-3 级
		花布	同类布样	≥2 级-3 级
			参考样	≥2 级
	左 中 右	漂、色布		≥4 级以上
		色织布		≥4 级
		花布		≥3 级-4 级
	前后			≥3 级-4 级
	匹与匹			≥3 级-4 级
	件与件			≥3 级-4 级
歪斜	花斜或纬斜			≤4.0
	条格花斜或纬斜			≤3.0
布面疵点评分限度/(平均分/100 m²)				≤33

7.3.4 布面疵点评分方法见表5。

表5 布面疵点评分

疵点名称	疵点长度及评分			
	1分	2分	3分	4分
经向明显疵点	8 cm 及以下	8 cm 以上至 16 cm	16 cm 以上至 24 cm	24 cm 至 100 cm
纬向明显疵点	8 cm 及以下	8 cm 以上至 16 cm	16 cm 以上至半幅	半副以上
横档疵点	—	明显	明显与严重之间	严重
严重污渍	—	—	2.5 cm 及以下	2.5 cm 以上
破损性疵点(破洞、跳花)	—	—	0.5 cm 及以下	0.5 cm 以上
注：明显与严重程度的区别：参比 GB 250 评定用灰色样卡，4 级以上为明显，3 级-4 级及以下为严重。				

7.3.5 合格产品不允许存在一处评为4分的破损性疵点，布匹两端2 m内不允许存在一处4分明显疵点。

8 试验方法

8.1 色差的评定按 GB 250 执行。

8.2 沾色的评定按 GB 251 执行。

8.3 甲醛的测定按 GB/T 2912.1 执行。

8.4 耐摩擦色牢度的测定按 GB/T 3920 执行。

8.5 耐洗色牢度的测定按 GB/T 3921.3 执行。

8.6 耐汗渍色牢度的测定按 GB/T 3922 执行。

8.7 断裂强力的测定按 GB/T 3923 执行。

8.8 长度的测定按 GB/T 4666 执行。

8.9 幅宽的测定按 GB/T 4667 执行。

8.10 密度的测定按 GB/T 4668 执行。

8.11 耐水色牢度的测定按 GB/T 5713 执行。

8.12 pH 值的测定按 GB/T 7573 执行。

8.13 水洗尺寸变化的测定按 GB/T 8628、GB/T 8629、GB/T 8630 执行(其中棉、棉麻类洗染程序 2A，棉涤类洗涤程序 4A，干燥程序 F)。

8.14 禁用偶氮染料的测定按 GB/T 17592 执行。

8.15 耐唾液色牢度的测定按 GB/T 18886 执行。

8.16 纤维含量测定按 FZ/T 01053 执行。

9 检验结果的判定

9.1 检验结果分为合格品和不合格品两种。

9.2 安全卫生指标、内在质量指标均应符合合格品规定要求的，则判断该批安全卫生和内在质量合格，否则判断该批产品质量不合格。

9.3 外观质量按匹评定，如检验结果均符合表 5 的要求，则判该批外观质量合格，否则判该批外观质量不合格。

9.4 包装检验按批评定，按照 SN/T 1931.1 的规定执行。

9.5 根据安全卫生、内在质量、外观质量和包装检验的结果综合评定，四项均符合要求，则判全批合格，其中任何一项不符合要求则判为不合格。

附　录　A
（规范性附录）
还原条件下染料中不允许分解出的芳香胺清单

表 A.1　第一类　对人体有致癌性的芳香胺

英　文　名　称	中　文　名　称	化学文摘编号
4-aminobiphenyl	4-氨基联苯	[92-67-1]
benzidine	联苯胺	[92-87-5]
4-chloro-o-toluidine	4-氯-邻甲基苯胺	[95-69-2]
2-naphthylamine	2-萘胺	[91-59-8]

表 A.2　第二类　对动物有致癌性和对人体可能有致癌性的芳香胺

英　文　名　称	中　文　名　称	化学文摘编号
o-aminoazotoluene	邻氨基偶氮甲苯	[97-56-3]
2-amino-nitrotoluene	2-氨基-4-硝基甲苯	[99-55-8]
p-chloroaniline	对氯苯胺	[106-47-8]
2,4-diaminoanisole	2,4-二氨基苯甲醚	[615-05-4]
4,4′-diaminobiphenymethane	4,4′-二氨基二苯甲烷	[101-77-9]
3,3′-dichlorobenzidine	3,3′-二氯联苯胺	[91-94-1]
3,3′-dimethoxybenzidine	3,3′-二甲氧基联苯胺	[119-90-4]
3,3′-dimethylbenzidine	3,3′-二甲基联苯胺	[119-93-7]
3,3′-dimethyl-4,4′-diaminobiphenylmthane	3,3′-二甲基-4,4′-二氨基二苯甲烷	[838-88-0]
p-cresidine	2-甲氧基-5-甲基苯胺	[120-71-8]
4,4′-methylene-bis-(2-chloroaniline)	4,4′-亚甲基-二-(2-氯苯胺)	[101-14-4]
4,4′-oxydianiline	4,4′-二氨基二苯醚	[101-80-4]
4,4′-thiodianiline	4,4′-二氨基二苯硫醚	[139-65-1]
o-toluidine	邻甲苯胺	[95-53-4]
2,4-toluylendiamine	2,4-二氨基甲苯	[95-80-7]
2,4,5-trimethylaniline	2,4,5-三甲基苯胺	[137-17-7]
o-anisidine	邻甲氧基苯胺	[90-04-0]
2,4-xylidine	2,4-二甲基苯胺	[95-68-1]
2,6-xylidine	2,6-二甲基苯胺	[87-62-7]

附 录 B
（资料性附录）
纺织产品分类示例

表B.1给出的产品作为陈述产品分类的示例，表B.1中没有列出的产品应按照产品的最终用途确定类型。

表B.1 产品分类的示例

类 型	典 型 示 例
A类 （婴幼儿用品）	尿布、尿裤、内衣、围嘴儿、睡衣、手套、袜子、外衣、帽子、床上用品
B类 （直接接触皮肤的产品）	文胸、腹带、背心、短裤、棉毛衣裤、衬衣、（夏天）裙子、（夏天）裤子、袜子、床单
C类 （非直接接触皮肤的产品）	毛衣、外衣、裙子、裤子、窗帘、床罩、墙布、填充物、衬布

附 录 D

（资料性附录）

[illegible]产品分类示例

[illegible]

表D.1 产品分类的示例

[illegible]

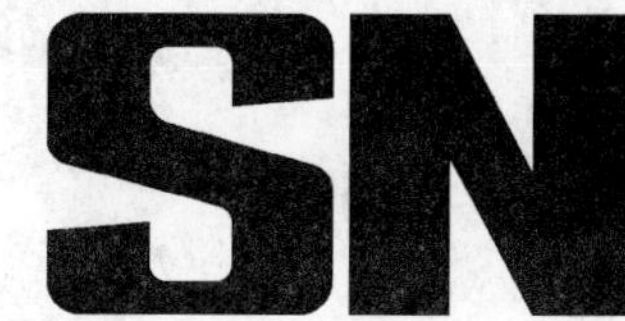

中华人民共和国出入境检验检疫行业标准

SN/T 1931.6—2009
代替 SN/T 0766—1999,SN/T 0953—2000

进出口机织物检验规程 第6部分:麻及麻混纺机织物

Rules for the inspection of woven fabric for import and export—
Part 6: Textile bast fibres and woven fabrics, mixed

2009-09-02 发布　　2010-03-16 实施

中华人民共和国国家质量监督检验检疫总局 发布

前　言

SN/T 1931《进出口机织物检验规程》分为六部分：

——第1部分：通则；

——第2部分：抽样；

——第3部分：丝织物；

——第4部分：毛及毛混纺机织物；

——第5部分：棉及棉混纺机织物；

——第6部分：麻及麻混纺机织物。

本部分为SN/T 1931的第6部分。

本部分代替SN/T 0766—1999《出口大麻印染布检验规程》和SN/T 0953—2000《进出口麻棉印染布检验规程》。

本部分与SN/T 0766—1999、SN/T 0953—2000相比，主要变化如下：

——增加了安全卫生检验项目；

——内在质量检验增加了撕破强力检验项目。

本部分附录A、附录B均为规范性附录。

本部分由国家认证认可监督管理委员会提出并归口。

本部分起草单位：中华人民共和国湖南出入境检验检疫局。

本部分主要起草人：黄银玉、戴建平、扶忠践、万明、朱小君、李铠。

本部分系首次发布的出入境检验检疫行业标准。

进出口机织物检验规程 第6部分:麻及麻混纺机织物

1 范围

SN/T 1931的本部分规定了进出口麻及麻混纺机织物的抽样、检验及结果评定。

本部分适用于进出口麻及麻混纺机织物的检验。

2 规范性引用文件

下列文件中的条款通过SN/T 1931本部分的引用而成为本部分的条款。凡是注日期的引用文件,其随后所有的修改单(不包括勘误的内容)或修订版均不适用于本部分,然而,鼓励根据本部分达成协议的各方研究是否可使用这些文件的最新版本。凡是不注日期的引用文件,其最新版本适用于本部分。

GB 250 纺织品 色牢度试验 评定变色用灰色样卡

GB/T 2910 纺织品 二组分纤维混纺产品定量化学分析方法

GB/T 3917.1 纺织品 织物撕破性能 第1部分:冲出摆锤法 撕破强力的测定

GB/T 3920 纺织品 色牢度试验 耐摩擦色牢度

GB/T 3921 纺织品 色牢度试验 耐皂洗色牢度

GB/T 3922 纺织品耐汗渍色牢度试验方法

GB/T 3923.1 纺织品 织物拉伸性能 第1部分:断裂强力和断裂伸长率的测定 条样法

GB/T 4667 机织物幅宽的测定

GB/T 4668 机织物密度的测定

GB/T 5713 纺织品 色牢度试验 耐水色牢度

GB/T 6152 纺织品 色牢度试验 耐热压色牢度

GB/T 8628 纺织品 测定尺寸变化的试验中织物试样和服装的准备、标记及测量

GB/T 8629 纺织品 试验用家庭洗涤和干燥程序

GB/T 8630 纺织品 洗涤和干燥后尺寸变化的测定

GB 18401 国家纺织产品基本安全技术规范

GB/T 18886 纺织品 色牢度试验 耐唾液色牢度

FZ/T 01053 纺织品 纤维含量的标识

FZ/T 30003 麻棉混纺产品定量分析方法 显微投影法

FZ/T 34001 苎麻印染布

FZ/T 34002 亚麻印染布

FZ/T 34005 苎麻棉混纺印染布

SN/T 1649—2005 进出口纺织品安全项目检验规范

SN/T 1931.1 进出口机织物检验规程 第1部分:通则

SN/T 1931.2 进出口机织物检验规程 第2部分:抽样

3 术语和定义

SN/T 1931.1中所确定的术语和定义适用于SN/T 1931的本部分。

4 抽样

按 SN/T 1931.2 执行。

5 检验

5.1 检验项目

5.1.1 安全卫生项目

按下列规定执行：

a) 出口产品：进口国有技术法规及标准规定的，按进口国规定执行，进口国没规定的按 GB 18401 执行；

b) 进口产品：按 GB 18401 执行。

5.1.2 外观质量项目

按下列规定执行：

a) 苎麻机织物按 FZ/T 34001 执行，苎麻混纺机织物按 FZ/T 34005 执行；

b) 亚麻机织物按 FZ/T 34002 执行，亚麻棉混纺机织物按附录 A 执行；

c) 大麻及其混纺机织物按附录 A 执行。

5.1.3 内在质量项目

包括经纬密度、水洗尺寸变化率、染色牢度、断裂强力、撕破强力、纤维含量偏差率六项技术指标，按下列规定执行：

a) 苎麻机织物按 FZ/T 34001 执行，苎麻混纺机织物按 FZ/T 34005 执行；

b) 亚麻机织物按 FZ/T 34002 执行，亚麻混纺机织物按附录 B 执行；

c) 大麻及其混纺机织物按附录 B 执行。

5.1.4 包装和标记项目

按合同或相应标准规定执行。

5.2 检验方法

5.2.1 安全卫生项目

安全卫生项目的检验方法按下列规定进行：

a) 出口产品：进口国有技术法规及标准规定的，按进口国规定进行，进口国没规定的按 GB 18401 规定的检验方法进行；

b) 进口产品：按 GB 18401 规定的检验方法进行。

5.2.2 外观质量

5.2.2.1 外观质量检验条件

a) 检验工作台：采用 40 W 的日光灯 3 支～4 支，照度不低于 750 lx，光源与布面距离为 1 m～1.2 m；

b) 验布机：检验板角度为 45°，布行速度不大于 25 m/min。

5.2.2.2 外观质量检验方法

以布面的正面为准，正反面难以区分时，以疵点严重一面为准。工作台上检验时将布匹平摊在台面，按纬向逐幅展开评定，验布机上检验时，按经向逐段评定，检验人员的视线应正视布面，眼与布面的距离为 50 cm～60 cm。

5.2.3 内在质量

5.2.3.1 密度测定

成品密度根据各种麻及麻混纺机织物设计的规格指标考核，按 GB/T 4668 进行。

5.2.3.2 幅宽测定

按 GB/T 4667 进行。

5.2.3.3 **水洗尺寸变化率测定**

按 GB/T 8628、GB/T 8629、GB/T 8630 进行。

5.2.3.4 **纤维含量测定**

按 GB/T 2910、FZ/T 30003 进行。

5.2.3.5 **断裂强力测定**

按 GB/T 3923.1 进行。

5.2.3.6 **撕破强力测定**

按 GB/T 3917.1 进行。

5.2.3.7 **耐摩擦色牢度测定**

按 GB/T 3920 进行。

5.2.3.8 **耐洗色牢度测定**

按 GB/T 3921 进行。

5.2.3.9 **耐汗渍色牢度测定**

按 GB/T 3922 进行。

5.2.3.10 **耐水色牢度测定**

按 GB/T 5713 进行。

5.2.3.11 **耐唾液色牢度测定**

按 GB/T 18886 进行。

5.2.3.12 **耐热压色牢度测定**

按 GB/T 6152 进行。

5.2.4 **包装标识检验**

5.2.4.1 按照 SN/T 1649—2005 中 4.2.12 的要求。

5.2.4.2 包装应牢固、防潮，便于运输，同时应符合合同要求。

5.2.5 **包装检验结果判定**

内外包装箱(袋)破损，潮湿，严重污染，霉变，虫蛀，加固带脱落等影响产品质量的为包装不合格。

6 结果评定

6.1 出口麻及麻混纺机织物的安全卫生项目应符合各进口国法规及标准要求，进口国没规定的按 GB 18401评定；进口麻及麻混纺机织物的安全卫生项目按 GB 18401 评定。安全卫生项目各项指标均合格判为该批安全卫生项目合格，否则为不合格。

6.2 进出口麻及麻混纺机织物的外观质量包括局部性疵点和散布性疵点两类。局部性疵点采用有限度的每米允许评分的办法评定品等，外观质量在同一段布内，先评定局部性疵点的品等，再结合散布性疵点的允许范围作为该段布外观质量的品等。外观质量的抽样数量中与原定等级不符在 5%以内者判为整批外观质量合格，如没有等级规定，应符合一等品要求，否则不合格。

6.3 内在质量的各项指标应在允许范围内，只要有一项不合格，即判为整批不合格。

6.4 整批货物的质量由安全卫生项目、内在质量、外观质量和包装标识的结果综合评定，四项均符合要求，判整批合格，其中任何一项不符合要求则判为不合格。

7 批的处理

7.1 合格批中的不合格品应由生产方返工整理或调换。

7.2 对于不合格检验批经返工整理后，允许重新复验一次，复验结果为最终检验结果。

附　录　A
（规范性附录）
进出口亚麻棉混纺机织物、大麻及其混纺机织物外观疵点检验结果评定规则

A.1　外观疵点分类

A.1.1　局部性疵点

A.1.1.1　局部性疵点评分方法

局部性疵点包括经向疵点、纬向疵点、破损疵点、布边疵点等疵点，局部性疵点评分方法，见表 A.1 规定。

表 A.1　进出口亚麻棉混纺机织物、大麻及其混纺机织物局部性疵点评分方法　单位为厘米

<table>
<tr><th colspan="3" rowspan="2">疵点名称</th><th colspan="4">评分分数</th></tr>
<tr><th>1 分</th><th>3 分</th><th>5 分</th><th>10 分</th></tr>
<tr><td rowspan="2">经向疵点</td><td colspan="2">轻微</td><td>10～30.0</td><td>30.1～100.0</td><td>—</td><td>—</td></tr>
<tr><td colspan="2">明显</td><td>0.5～5.0</td><td>5.1～20.0</td><td>20.1～50.0</td><td>50.1～100</td></tr>
<tr><td rowspan="2">纬向疵点</td><td colspan="2">轻微</td><td>1.0～半幅</td><td>半幅以上</td><td>—</td><td>—</td></tr>
<tr><td colspan="2">明显</td><td>0.5～5.0</td><td>5.1～20.0</td><td>20.1～半幅</td><td>半幅以上</td></tr>
<tr><td rowspan="3">破损疵点</td><td colspan="2">破洞</td><td></td><td>经纬共断
2 根及以内</td><td>经纬共断 3 根</td><td>经纬共断
4 根及以上</td></tr>
<tr><td rowspan="2">破边</td><td>距边 0.5 及以内</td><td>每 10.0 及以内</td><td></td><td></td><td></td></tr>
<tr><td>距边 0.5 以上～2.0</td><td></td><td>每 10.0 及以内</td><td></td><td></td></tr>
<tr><td rowspan="3">布边疵点</td><td colspan="2">深入 0.5 以上的荷叶边</td><td>每 18.0 及以内</td><td></td><td></td><td></td></tr>
<tr><td colspan="2">深入 1.5 以上的针眼</td><td>每 100.0 以内</td><td></td><td></td><td></td></tr>
<tr><td colspan="2">深入 0.5～1.5 的深浅边</td><td>每 50.0 及以内</td><td></td><td></td><td></td></tr>
</table>

A.1.1.2　局部性疵点量计评分说明

a)　疵点长度按经向或纬向最大长度量计，经向疵点长度超过 100 cm（包括轻微超过 50 cm）或破洞超过 2 cm 时，其超过部分应另行量计，累计评分；

b)　在经向 100 cm 内，除破损外的各种疵点同时存在时，应分别量计，累计评分，其最大累计评分数不超过 10 分；

c)　难以数清、不易量计的分散斑渍，根据其分散的最大长度和轻重程度，参照经向或纬向疵点分别量计，累计评分；

d)　影响外观但不到评分起点的明显疵点，经向 100 cm 以内，每 3 个评 1 分；

e)　局部性疵点轻微与明显程度的区别参照 GB 250 评定变色用灰色样卡，4 级为轻微，3 级-4 级以下为严重；

f)　在同一段布内，存在相同的局部性疵点，其累计分数不超过该项疵点的降等限度分；当同时存在其他局部性疵点时须累计评分，按已降等等级的起点分再加应累计的局部疵点的评分，作为该段布的总分；

g)　除破损和边疵外，距边 2 cm 以内的其他疵点不评分，距边 2 cm 以内的破洞按破边评分，距边 2 cm以上的破边、豁边按破洞评分；

h)　经缩、断经及脱纬、杂物织入等疵点影响外观时，按相似明显疵点评分，不影响外观时不评分；

i) 一等品对局部疵点的特别要求：单独一处评 5 分破损、严重疵点或单独一处评满 10 分的疵点；50 cm 内累计评满 10 分的严重疵点。

A.1.1.3 局部性疵点分等方法

局部性疵点采用有限度的每米允许评分的办法评定品等，分等方法见表 A.2。

表 A.2 进出口亚麻棉混纺机织物、大麻及其混纺机织物局部性疵点分等方法

分　等	每米允许评分数		
	优等品	一等品	合格品
幅宽 100 cm 及以内	0.4	0.5	1.0
幅宽 100 cm 以上至 150 cm	0.5	0.6	1.2
幅宽 150 cm 以上至 180 cm	0.6	0.7	1.4
幅宽 180 cm 以上	0.7	0.8	1.6

A.1.2 散布性疵点

散布性疵点包括幅宽、色差、歪斜、条花、花纹不符、染色不匀、麻粒麻皮或深浅细点等疵点。散布性疵点允许范围，见表 A.3。

表 A.3 进出口亚麻棉混纺机织物、大麻及其混纺机织物散布性疵点允许程度

<table>
<tr><th colspan="4">项　目</th><th>允许范围</th></tr>
<tr><td colspan="4">幅宽</td><td>(+2.5～−1.5) cm</td></tr>
<tr><td colspan="4">歪斜(花斜、纬斜、条格斜)</td><td>不超过 5%</td></tr>
<tr><td colspan="4">花纹不符或染色不匀</td><td>不影响外观</td></tr>
<tr><td colspan="4">条花</td><td>不影响外观</td></tr>
<tr><td colspan="4">麻粒、麻皮、深浅细点</td><td>不影响外观</td></tr>
<tr><td rowspan="7">色差/级</td><td rowspan="4">原样</td><td rowspan="2">漂白、色布</td><td>同类布样</td><td>3-4</td></tr>
<tr><td>参考布样</td><td>3</td></tr>
<tr><td rowspan="2">花布</td><td>同类布样</td><td>3</td></tr>
<tr><td>参考布样</td><td>3</td></tr>
<tr><td rowspan="2">左中右</td><td>色布</td><td></td><td>4</td></tr>
<tr><td>花布</td><td></td><td>3-4</td></tr>
<tr><td colspan="3">前后</td><td>3-4</td></tr>
<tr><td colspan="5">注 1：色差按 GB 250 评定。
注 2：同类布样是指与生产实样属相同纤维原料及相同织物组织的原样。
注 3：参考布样是指与生产实样不同纤维或不同织物组织的原样。</td></tr>
</table>

附 录 B
（规范性附录）
进出口亚麻混纺机织物、大麻及其混纺机织物的内在质量规定

表 B.1 进出口亚麻混纺机织物、大麻及其混纺机织物内在质量规定表

项　　目	允　许　范　围		
经纬密度/(根/10 cm)	按品种规格，−2.5%及以内		
水洗尺寸变化率/%	−3.0～+1.5		
染色牢度/级	耐洗、耐水、耐汗渍(酸、碱)、耐热压		3
	耐摩擦	干摩	3
		湿摩	2-3
断裂强力/N	≥176		
撕破强力/N	≥11.2		
纤维含量偏差率	出口产品按进口国标准执行，进口国无要求或进口产品按 FZ/T 01053 规定执行。		
注：水洗尺寸变化率结果的表示以负号(—)表示尺寸减小(收缩)，以正号表示尺寸增大(伸长)。			

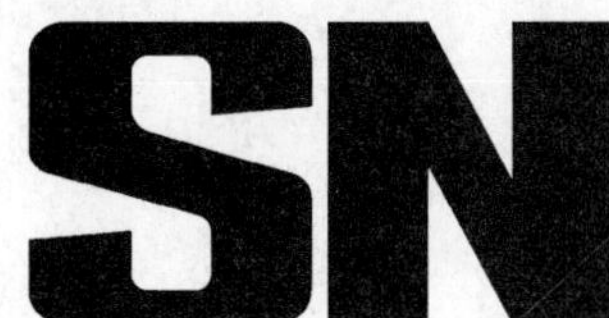

中华人民共和国出入境检验检疫行业标准

SN/T 1932.1—2007

进出口服装检验规程
第1部分：通则

Rules for inspection on import and export garment—
Part 1: General principles

2007-05-23 发布　　2007-12-01 实施

中华人民共和国
国家质量监督检验检疫总局 发布

前　　言

SN/T 1932《进出口服装检验规程》分为 9 个部分：

——第 1 部分：通则；

——第 2 部分：抽样；

——第 3 部分：室内服装；

——第 4 部分：牛仔服装；

——第 5 部分：西服、大衣；

——第 6 部分：羽绒服装及羽绒制品；

——第 7 部分：衬衫；

——第 8 部分：儿童服装；

——第 9 部分：便服。

本部分为 SN/T 1932 的第 1 部分。

本部分由国家认证认可监督管理委员会提出并归口。

本部分起草单位：中华人民共和国上海出入境检验检疫局。

本部分主要起草人：谢秋慧、王皓宇、李晋、刘俭。

本部分为首次发布的出入境检验检疫行业标准。

引　言

《进出口服装检验规程》是进出口服装检验的工作依据,对进出口服装检验起到指导和规范作用。

随着我国加入世界贸易组织(WTO)和《中华人民共和国进出口商品检验法》、《中华人民共和国进出口商品检验法实施条例》的颁布,进出口商品检验工作模式发生了很大的变化,为适应形势和变化,国家检验检疫主管部门建立并逐步完善检验检疫标准体系。

本部分属于检验检疫标准体系中的轻纺检验专业标准体系,本部分位于标准体系中的第四层——个性标准。

制定本部分旨在对各类进出口服装的检验做出通用的要求,为建立进出口服装系列检验规程提供技术支持,有利于轻纺检验专业标准体系的建立和完善。

进出口服装检验规程
第1部分:通则

1 范围

SN/T 1932的本部分规定了进出口服装检验依据、技术要求和检验规则的通用要求。

本部分适用于各类非特殊用途的进出口服装的检验。

2 规范性引用文件

下列文件中的条款通过SN/T 1932的本部分的引用而成为本部分的条款。凡是注日期的引用文件,其随后所有的修改单(不包括勘误的内容)或修订版均不适用于本部分,然而,鼓励根据本部分达成协议的各方研究是否可使用这些文件的最新版本。凡是不注日期的引用文件,其最新版本适用于本部分。

GB 250 评定变色用灰色样卡(GB 250—1995,idt ISO 105/A02:1993)

GB 5296.4 消费品使用说明 纺织品和服装使用说明

GB 18401 国家纺织产品基本安全技术规范

SN/T 0554 出口服装包装检验规程

SN/T 1649—2005 进出口纺织品安全项目检验规范

SN/T 1932.2 进出口服装检验规程 第2部分:抽样

3 术语和定义

下列术语和定义适用于SN/T 1932的本部分。

3.1

进出口服装合格评定程序 conformity assessment procedures for import and export garment

进出口服装的合格评定程序包括抽样、测试、检验、验证以及各项的组合。

3.2

检验规程 inspection rules

对检验技术要求和实施程序所做的统一规定。

3.3

检验批 inspection lot

对于出口:同一合同、同一条件下加工的同一品种为一检验批或一个出口报验批为一检验批。

对于进口:同一报检批或同一报检批中同一品种为一检验批。

3.4

进出口服装外观质量 apparent quality of import and export garments

可由检验人员通过感官及简单工具即可进行质量判定的项目,包括外观品质质量、标识的规范性和包装质量。

3.5

进出口服装内在质量 internal quality of import and export garments

应通过检测仪器或试验才可以进行质量判定的项目,主要涉及安全项目和常规项目。

3.6

进出口服装安全项目 safety specification of import and export garments

涉及人身安全、卫生、环保、健康等项目。如甲醛含量、可分解芳香胺染料含量等。

3.7

进出口服装常规项目 normal specification of import and export garments

不涉及人身安全、卫生、环保、健康等项目。如纤维成分含量、尺寸稳定性等。

4 要求

4.1 外观质量要求

4.1.1 进口服装外观质量要求

4.1.1.1 进口服装外观品质质量要求

进口服装的外观品质质量要求包括品质、规格等，应满足本系列标准其他对应商品部分的外观品质质量要求的规定。

4.1.1.2 进口服装标识规范性要求

对进口服装标识规范性的要求，应满足 GB 5296.4 的规定。

4.1.1.3 进口服装包装质量要求

进口服装包装质量的要求，应满足 SN/T 0554 的规定。

4.1.2 出口服装外观质量要求

4.1.2.1 出口服装外观品质质量要求

出口服装的外观品质质量要求包括品质、规格等，应满足本系列标准其他对应商品部分的外观品质质量要求的规定。

4.1.2.2 出口服装标识规范性要求

对出口服装标识规范性的要求，应满足 SN/T 1649—2005 中 4.2.12 和 4.2.13 的规定。

4.1.2.3 出口服装包装质量要求

出口服装包装质量的要求，应满足 SN/T 0554 的规定；若输入国家有相应技术法规，则应满足输入国家相应技术法规的规定。

4.2 内在质量要求

4.2.1 进口服装内在质量要求

进口服装的内在质量要求，涉及安全项目的应满足 GB 18401 的规定，涉及常规项目的应满足产品标明采用标准及本系列标准其他对应商品部分的规定。

4.2.2 出口服装内在质量要求

出口服装的内在质量要求，涉及安全项目的应满足 SN/T 1649 的规定，涉及常规项目的应满足本系列标准其他对应商品部分的规定。

5 抽样

5.1 进出口服装检验抽样方法按照 SN/T 1932.2 的规定进行。

5.2 内在质量检验样品应以成品为主，根据实际情况也可采用原料测试，原料应与成品具有同样的技术特征。

6 检验

6.1 外观质量检验

6.1.1 进口服装外观质量检验

6.1.1.1 进口服装外观品质质量检验

进口服装的外观品质质量包括品质、规格等，按照本系列标准其他对应商品部分的外观品质质量检验项目规定进行检验。

6.1.1.2 进口服装标识规范性检验

进口服装标识的规范性应按照 GB 5296.4 的规定进行检验。

6.1.1.3 进口服装包装质量检验

进口服装包装质量应按 SN/T 0554 的规定。

6.1.2 出口服装外观质量检验

6.1.2.1 出口服装外观质量检验

出口服装的外观质量包括品质、规格等，按本系列标准其他对应商品部分的外观品质质量检验项目的规定进行检验。

6.1.2.2 出口服装标识规范性检验

出口服装标识的规范性应按照 SN/T 1649—2005 中 4.2.12 和 4.2.13 的规定进行检验。

6.1.2.3 出口服装包装质量检验

出口服装包装质量应按 SN/T 0554 的规定检验。若输入国家有相应技术法规，则应按输入国家的相应技术法规的规定检验。

6.1.3 检验工具及条件

对进出口服装外观质量检验的工具有卷尺、评定变色用样卡(见 GB 250)。

成衣外观检验应在北向自然光下进行，如在日光灯下检验，其照度不应低于 750 lx。

检验工作台宽 1 m 以上、长 2 m 以上。检验时将抽取的样品平摊在检验台上，按程序逐件进行检验，检验员的视线与被检验产品的距离为 50 cm 左右。

在模型架上检验时，检验人员应站立，面对成衣，将模型架的位置调到适当的高度；模型架的号型应与被检样品相适应。

6.2 内在质量检验

6.2.1 进口服装内在质量检验

进口服装的内在质量，涉及安全项目的应按照 SN/T 1649 的检验项目进行检验，涉及常规项目的应按照产品标明采用标准及本系列标准其他对应商品部分的规定进行检验。

6.2.2 出口服装内在质量检验

出口服装的内在质量，涉及安全项目的按照 SN/T 1649 进行检验，涉及常规项目的应满足本系列标准其他对应商品部分的规定进行检验。

6.2.3 检验仪器及条件

对进出口服装内在质量检验的仪器及条件应满足相应检测项目对应的检测方法标准的要求。

7 检验结果的判(评)定

7.1 外观质量判定

7.1.1 进口服装外观质量判定

7.1.1.1 进口服装外观品质质量判定

进口服装外观品质质量根据本系列标准其他对应商品部分和 SN/T 1932.2 的规定对全批进行判定。

7.1.1.2 进口服装标识规范性质量判定

进口服装的标识规范性根据 GB 5296.4 的规定进行判定。

7.1.1.3 进口服装包装质量判定

进口服装包装质量根据 SN/T 0554 的规定进行判定。

7.1.2 出口服装外观质量判定

7.1.2.1 出口服装外观品质质量判定

出口服装外观品质质量根据本系列标准其他对应商品部分和 SN/T 1932.2 的规定对全批进行判定。

7.1.2.2 出口服装标识规范性质量判定

出口服装标识规范性根据 SN/T 1649—2005 中 4.2.12 和 4.2.13 的规定进行判定。

7.1.2.3 出口服装包装质量判定

出口服装包装质量根据 SN/T 0554 的规定进行判定。若输入国家有相应技术法规,则应按照输入国家相应技术法规的规定进行判定。

7.2 内在质量判定

7.2.1 进口服装内在质量判定

进口服装的内在质量判定,涉及安全项目的应根据 GB 18401 的规定进行判定,涉及常规项目的应根据产品标明采用标准及本系列标准其他对应商品部分的规定进行判定。

7.2.2 出口服装内在质量判定

出口服装的内在质量判定,涉及安全项目的应根据 SN/T 1649 的规定进行判定,涉及常规项目的应根据本系列标准其他对应商品部分的规定进行判定。

7.3 检验结果

根据一定的合格评定程序得出,依据外观质量检验结果和内在质量检验结果进行综合判定,所有项目均符合标准规定则判全批合格,其中任一项不符合标准规定,则判全批不合格。

8 其他

本系列标准对进出口服装的要求为商品应达到的最低要求,若我国或输入国技术法规要求高于本系列标准,则应满足我国或输入国技术法规的要求。

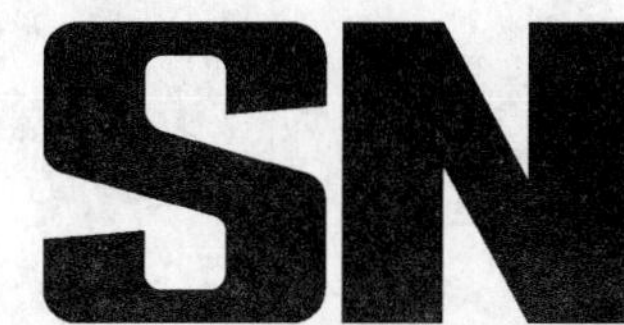

中华人民共和国出入境检验检疫行业标准

SN/T 1932.2—2008
代替 SN/T 0553—1996

进出口服装检验规程
第2部分:抽样

Rules for inspection on import and export garments—
Part 2:Sampling

2008-04-29 发布　　　　2008-11-01 实施

中华人民共和国
国家质量监督检验检疫总局 发布

前　言

SN/T 1932《进出口服装检验规程》分为9个部分：

——第1部分：通则；

——第2部分：抽样；

——第3部分：室内服装；

——第4部分：牛仔服装；

——第5部分：西服、大衣；

——第6部分：羽绒服装及羽绒制品；

——第7部分：衬衫；

——第8部分：儿童服装；

——第9部分：便服。

本部分为SN/T 1932的第2部分。

本部分代替SN/T 0553—1996《出口服装检验抽样方法》。

本部分与SN/T 0553—1996相比主要变化如下：

——修订了标准的外观抽样方案；

——增加了对于进口服装及市场采购用于出口的服装的抽样；

——增加了内在质量的抽样方法。

本部分的附录A为资料性附录。

本部分由国家认证认可监督管理委员会提出并归口。

本部分起草单位：中华人民共和国山东出入境检验检疫局。

本部分主要起草人：李黎、衣玉凤、郭朝红、刘新运。

本部分所代替标准的历次版本发布情况为：

——SN/T 0553—1996；

——ZBY 75020—1990。

进出口服装检验规程
第2部分:抽样

1 范围

SN/T 1932 的本部分规定了进出口服装外观及内在质量检验抽样方案、抽样方法、判定和转移规则等技术特征。

本部分适用于进出口服装外观及内在质量的检验抽样。

2 规范性引用文件

下列文件中的条款通过 SN/T 1932 的本部分的引用而成为本部分的条款。凡是注日期的引用文件,其随后所有的修改单(不包括勘误的内容)或修订版均不适用于本部分,然而,鼓励根据本部分达成协议的各方研究是否可使用这些文件的最新版本。凡是不注日期的引用文件,其最新版本适用于本部分。

GB/T 2828.1 计数抽样检验程序 第1部分:按接收质量限(AQL)检索的逐批检验抽样计划(GB/T 2828.1—2003,ISO 2859-1:1999,IDT)

SN/T 1932.1 进出口服装检验规程 第1部分:通则

3 术语和定义

GB/T 2828.1 确立的以及下列术语和定义适用于 SN/T 1932 的本部分。

3.1

A 类缺陷 A defect

单位产品上出现非工艺要求的缝制不良、整烫不良、沾污、破洞、规格不符等严重影响整体外观及穿着性能的缺陷。

3.2

B 类缺陷 B defect

单位产品上出现非工艺要求的缝制不良、线头、沾污等轻微影响整体外观及穿着性能的缺陷。

3.3

A 类不合格品 A nonconforming item

单位产品中有一个及以上 A 类缺陷,也可含 B 类缺陷。

3.4

B 类不合格品 B nonconforming item

单位产品中有一个及以上 B 类缺陷,不含 A 类缺陷。

3.5

接收质量限 acceptance quality limit,AQL

当一个连续系列批被提交验收抽样时,可允许的最差过程平均质量水平。

3.6

接收数 acceptance number,Ac

作出批合格判定,样本中所允许的最大不合格品数。

3.7

拒收数 rejection number,Re

作出批不合格判定,样本中所允许的最小不合格品数。

4 外观质量检验抽样

4.1 抽样

4.1.1 检验水平

采用GB/T 2828.1规定的一般检验水平I。

4.1.2 接收质量限(AQL)

A类不合格品:AQL=2.5。

B类不合格品:AQL=4.0。

4.1.3 抽样方案

抽样方案采用正常、放宽、加严检验一次抽样方案。

正常检验、放宽及加严检验一次抽样方案见表1、表2、表3。

表1 正常检验一次抽样方案 单位为件(套)

批量 N	样本量 n	A类不合格品		B类不合格品	
		Ac	Re	Ac	Re
16~25	3	0	1	0	1
26~90	5	0	1	0	1
91~150	8	0	1	1	2
151~280	13	1	2	1	2
281~500	20	1	2	2	3
501~1 200	32	2	3	3	4
1 201~3 200	50	3	4	5	6
3 201~10 000	80	5	6	7	8
10 001~35 000	125	7	8	10	11
35 001~150 000	200	10	11	14	15

表2 放宽检验一次抽样方案 单位为件(套)

批量 N	样本量 n	A类不合格品		B类不合格品	
		Ac	Re	Ac	Re
16~25	2	0	1	0	1
26~90	2	0	1	0	1
91~150	3	0	1	1	2
151~280	5	1	2	1	2
281~500	8	1	2	1	2
501~1 200	13	1	2	2	3
1 201~3 200	20	2	3	3	4
3 201~10 000	32	3	4	5	6
10 001~35 000	50	5	6	6	7
35 001~150 000	80	6	7	8	9

表 3 加严检验一次抽样方案

单位为件(套)

批　量 N	样本量 n	A类不合格品		B类不合格品	
		Ac	Re	Ac	Re
≤25	3	0	1	0	1
26～90	5	0	1	0	1
91～150	8	0	1	1	2
151～280	13	1	2	1	2
281～500	20	1	2	1	2
501～1 200	32	1	2	2	3
1 201～3 200	50	2	3	3	4
3 201～10 000	80	3	4	5	6
10 001～35 000	125	5	6	8	9
35 001～150 000	200	8	9	12	13

4.1.4　**检验批的构成**

出口服装按同一合同、同一条件下加工的同一品种为一检验批或一个出口报验批为一检验批。

进口服装按同一报检批中同一品种为一检验批。

4.1.5　**抽箱数量**

抽箱数为总箱数开平方乘 0.6,结果取整数。

4.1.6　**样品的抽取**

在总箱数内随机抽取应抽箱数,然后根据表 1、表 2、表 3 规定的数量按规格、款式、颜色在样品箱中均匀抽取应抽样品。如规格、款式、颜色超过所抽样箱数,则可不受抽箱数限制。如因规格、款式、颜色原因应抽样品数量超过抽样方案要求时,按照下一档实施抽样并判定,以此类推。

4.1.7　**抽样实施**

外观检验依据本系列规程其他部分各类服装检验标准进行,规格检验按所抽样品的 10%,但每一规格不得少于 3 件(套)。

4.2　**外观检验合格批与不合格批的判定**

4.2.1　A 类、B 类不合格品数同时小于等于 Ac,则判定为全批合格。

4.2.2　A 类、B 类不合格品数同时大于等于 Re,则判定为全批不合格。

4.2.3　当 A 类不合格品数大于等于 Re 时,则判定为全批不合格。

4.2.4　当 B 类不合格品数大于等于 Re,A 类不合格品数小于 Ac,两类不合格品数相加,如小于两类不合格品 Re 总数,则判定全批合格。如大于等于两类不合格品 Re 总数,则判定全批不合格。

4.3　**外观检验抽样转移规则**

4.3.1　无特殊规定,连续批的出口服装开始一般采用正常检验一次抽样方案,在特殊情况下,开始可使用加严检验或放宽检验抽样方案。

4.3.2　正常检验到加严检验抽样:使用正常检验抽样连续 5 批中或少于 5 批有 2 批是不合格的,应及时转向加严检验抽样。

4.3.3　加严检验到正常检验抽样:加严检验若连续 5 批是合格的,可恢复正常检验抽样。

4.3.4　正常检验到放宽检验抽样:正常检验抽样连续 10 批检验合格,被认为是可接收的,出口工厂长期质量稳定,可转向放宽检验抽样。

4.3.5　放宽检验发现一批检验不被接收的,应转向正常检验抽样。

4.3.6　进口服装及市场采购用于出口的服装采用正常检验一次抽样方案,不适用加严或放宽检验一次抽样方案。

5 内在质量检验抽样

5.1 抽样

5.1.1 内在质量包括进出口服装的理化性能及安全、卫生性能。内在质量检验抽样应抽取加工完成的成品服装，样品的数量应满足所做试验的需要并包括所含的辅料。

注：贸易双方有协议或当最终成品不受成衣后整理工艺影响时，也可以抽取原材料(包括相关辅料)代替。

5.1.2 抽取成品服装时，应具有代表性，从每一检验批中按面料品种、颜色随机抽取代表性样品，每个面料品种和每个颜色至少各抽取 1 件样品。

5.1.3 抽取面料时，至少距布端 2 m 以上，样品尺寸为长度不小于 0.5 m～1.0 m 的整幅宽。

5.1.4 安全、卫生性能项目样品抽取后应密封放置，其他样品应妥善保管，不作任何处理。

5.1.5 部分理化及安全、卫生性能项目如成分、甲醛、pH 值、可萃取重金属、可分解芳香胺染料、羽绒羽毛检测、色牢度、阻燃性能试样要求参见附录 A。

5.2 内在质量检验判定

内在质量结果依据本 SN/T 1932.1 的有关条款进行判定。如果样品内在质量的测试结果有一项不合格，则判定该批服装的内在质量不合格，但复验时只对不合格品种的不合格项目进行检测，同批中的其他品种或颜色不再重复检测。

附　录　A
（资料性附录）
部分理化及安全、卫生性能项目试样要求

表 A.1　成分、甲醛、pH 值、可萃取重金属、可分解芳香胺染料检测试样要求

国别	甲醛[a]/g	pH 值	可萃取重金属/g	可分解芳香胺染料/g	成分
中国	成人:1±0.01 幼儿:2.5±0.01	2 g±0.05 g 3 份	10	10	1 g 2 份
欧盟	成人:1±0.01 幼儿:2.5±0.01	2 g±0.05 g 3 份	10	10	1 g 2 份
日本	成人:1±0.01 幼儿:2.5±0.01	5 g±0.1 g 2 份	10	10	1 g 2 份
美国	1±0.01	10 g±0.1 g 1 份	10	10	1 g 2 份

[a] 甲醛样品的抽取应包括所有主辅料（面料、各种标识、橡根等）。

表 A.2　色牢度、阻燃性能检测试样要求

单位为厘米

国别	色牢度[a]					阻燃性能
	耐水洗	耐汗渍	耐唾液	耐摩擦	耐光	
中国	10×4	10×4	10×4	20×5 经纬各 1 块	10×6	10×30 经纬各 5 块
欧盟	10×4	10×4	10×4	20×5 经纬各 1 块	10×6	10×30 经纬各 5 块
日本	10×4	10×4	10×4	20×5 经纬各 1 块	10×6	10×30 经纬各 5 块
美国	10×5	10×5	—	20×5 经纬各 1 块	10×6	10×30 经纬各 5 块

[a] 色牢度样品的抽取要包括所有花型。

表 A.3　羽绒羽毛检测试样要求

检测项目		单个试样质量/g	试样个数
成分分析	含绒≥30%	≥4	3，两个用于检测，一个备用
	含绒<30%	≥6	3，两个用于检测，一个备用
	纯毛片	≥30	3，两个用于检测，一个备用
耗氧量		10	2
透明度		10	2
残脂率	含绒≥30%	2～3	2
	含绒<30%	4～5	2
蓬松度		28.4	1
水分	含绒≥30%	≥50	2
	含绒<30%	≥100	2
气味		10	2

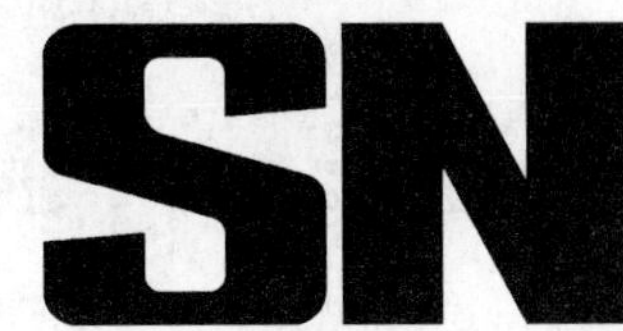

中华人民共和国出入境检验检疫行业标准

SN/T 1932.3—2008
代替 SN/T 0559—1996

进出口服装检验规程 第3部分:室内服装

Rules for the inspection on import and export garment—Part 3:Indoor wear

2008-04-29 发布　　2008-11-01 实施

中华人民共和国国家质量监督检验检疫总局 发布

前　言

SN/T 1932《进出口服装类检验规程》为系列标准，分为9个部分：

——第1部分：通则；

——第2部分：抽样；

——第3部分：室内服装；

——第4部分：牛仔服装；

——第5部分：西服、大衣；

——第6部分：羽绒服装及羽绒制品；

——第7部分：衬衫；

——第8部分：儿童服装；

——第9部分：便服。

本部分为SN/T 1932的第3部分。

本部分代替SN/T 0559—1996《出口室内服装检验规程》。

本部分与SN/T 0559—1996相比主要变化如下：

——在范围中增加了内在质量的检验范围（含安全项目）和检验内容的要求；

——在抽样内容中增加了内在质量抽样的内容；

——在检验中增加了标识检验等内容；

——在检验结果中相应地增加了内在质量检验和标识检验的判定。

本部分的附录B为规范性附录，附录A、附录C为资料性附录。

本部分由国家认证认可监督管理委员会归口。

本部分起草单位：中华人民共和国江西出入境检验检疫局、中华人民共和国山东出入境检验检疫局、中华人民共和国珠海出入境检验检疫局、中华人民共和国广东出入境检验检疫局。

本部分主要起草人：周丽萍、柯文栋、许彪、郑瑞璇。

本部分所代替标准的历次版本发布情况为：

——SN/T 0559—1996；

——ZBY 76007—1989。

进出口服装检验规程 第3部分:室内服装

1 范围

SN/T 1932 的本部分规定了进出口室内服装的内在质量、外观质量以及抽样、检验条件、检验方法、检验程序和检验结果的判定。

本部分适用于各种纺织材料制的进出口男女睡衣裤、晨衣和浴衣等室内服装的检验。

2 规范性引用文件

下列文件中的条款通过 SN/T 1932 的本部分的引用而成为本部分的条款。凡是注日期的引用文件,其随后所有的修改单(不包括勘误的内容)或修订版均不适用于本部分,然而,鼓励根据本部分达成协议的各方研究是否可使用这些文件的最新版本。凡是不注日期的引用文件,其最新版本适用于本部分。

GB 250 评定变色用灰色样卡(GB 250—1995,idt ISO 105/A02:1993)

GB/T 3923.1 纺织品 织物拉伸性能 第1部分:断裂强力和断裂伸长率的测定 条样法(GB/T 3923.1—1987,neq ISO/DIS 13934.1:1994)

GB/T 3923.2 纺织品 织物拉伸性能 第2部分:断裂强力的测定 抓样法(GB/T 3923.2—1998,neq ISO/DIS 13934.2:1994)

GB/T 8628 纺织品 测定织物尺寸变化的试验中织物试样和服装的准备、标记和测量

GB/T 8629 纺织品 试验用家庭洗涤和干燥程序(GB/T 8629—2001,eqv ISO 6330:2000)

GB/T 8630 纺织品 洗涤和干燥后尺寸变化的测定(GB/T 8630—2002,ISO 5077:1984,MOD)

SN/T 1649—2005 进出口纺织品安全项目检验规范

SN/T 1932.1—2007 进出口服装检验规程 第1部分:通则

SN/T 1932.2 进出口服装检验规程 第2部分:抽样

3 抽样

3.1 检验批的确定按照 SN/T 1932.1—2007 3.3 执行。

3.2 内在质量、外观质量检验样品按照 SN/T 1932.2 进行抽取。

4 检验

4.1 检验条件

内在质量、外观质量的检验工具和条件按 SN/T 1932.1 要求执行。

4.2 检验内容

4.2.1 内在质量检验

4.2.1.1 可分解芳香胺染料:按 SN/T 1649—2005 中 5.5 进行检验。

4.2.1.2 游离甲醛含量:按 SN/T 1649—2005 中 5.1 进行检验。

4.2.1.3 pH 值:按 SN/T 1649—2005 中 5.2 进行检验。

4.2.1.4 异味:按 SN/T 1649—2005 中 5.4 进行检验。

4.2.1.5 耐水(变色、沾色)色牢度:按 SN/T 1649—2005 中 5.3.1 进行检验。

4.2.1.6 耐酸汗渍(变色、沾色)色牢度:按 SN/T 1649—2005 中 5.3.2 进行检验。

4.2.1.7 耐碱汗渍(变色、沾色)色牢度:按 SN/T 1649—2005 中 5.3.2 进行检验。

4.2.1.8 耐干摩擦色牢度:按 SN/T 1649—2005 中 5.3.3 进行检验。

4.2.1.9 耐唾液(变色、沾色)色牢度:按 SN/T 1649—2005 中 5.3.4 进行检验。

4.2.1.10 纤维成分:按 SN/T 1649—2005 中 4.2.12 进行检验。

4.2.1.11 尺寸变化率:按 GB/T 8628～GB/T 8630 进行检验。

4.2.1.12 睡裤后裆缝缝制强力:按 GB/T 3923 进行检验。

4.2.2 外观质量检验

4.2.2.1 外观品质质量检验

外观检验的步骤参见附录 A。

4.2.2.1.1 成衣部位的划分

见附录 B。

4.2.2.1.2 成衣对条对格检验

面料有明显条格在 1 cm 以上的检验要求见表 1。

表 1 面料有明显条格在 1 cm 以上的检验

类　别	序　号	部位名称	对条对格互差
上衣	1	左右前身	条料对称,格料对横,互差不大于 0.4 cm
	2	袋与前身	条料对条,格料对格,互差不大于 0.3 cm
	3	领面、驳头	左右花型对称,互差不大于 0.3 cm
	4	袖子	格料对横,以袖山头为准,两袖互差不大于 0.5 cm
	5	左右袖口贴边	条料对称,互差不大于 0.3 cm
裤子	6	左右裤口贴边	条料对称,互差不大于 0.3 cm

4.2.2.1.3 成衣对称部位检验

对称部位检验要求见表 2。

表 2 对称部位检验

类　别	序　号	对称职位	极限互差/cm
上衣	1	领尖大小,领嘴大小	0.3
	2	两袖长短	长袖 1.0,短袖 0.5
	3	两袖袖口大小	0.5
	4	口袋大小、高低、前后	0.5
	5	门襟长短(里襟不长于门襟)	0.5
裤子	6	裤腿长短	1.0
	7	裤脚口大小	0.5

4.2.2.1.4 成衣针距密度检验

针距密度检验要求见表 3。

4.2.2.1.5 成衣整烫外观检验

4.2.2.1.5.1 熨烫平服,外观平挺、整洁,无烫黄、掉色。

4.2.2.1.5.2 翻领左右一致,折叠端正。

4.2.2.1.5.3 色差按 GB 250 进行检验,同件(套)内色差不低于 4 级,件与件之间色差不低于 3 级—4 级,箱与箱之间色差不低于 3 级。

4.2.2.1.6 **成衣缝制检验**

表 3 针距密度检验

序　号	项　目	针迹密度
1	明、暗线	3 cm 不少于 12 针
2	三线包缝	3 cm 不少于 9 针
3	五线包缝	3 cm 不少于 12 针
4	锁眼	1 cm 不少于 8 针
5	钉扣	每眼不少于 6 根线
注：装饰线按有关规定执行。		

4.2.2.1.6.1 各部位线路顺直，针距均匀。无跳线、开线和断线。

4.2.2.1.6.2 领面平服，松紧适宜，左右对称。

4.2.2.1.6.3 商标、尺码标和洗涤标定位准确，缝制牢固。

4.2.2.1.6.4 门襟不短于里襟。

4.2.2.1.6.5 袖窿、前后裆圆顺，吃势均匀，十字缝相对。

4.2.2.1.6.6 缉明线、镶嵌线、镶边宽窄一致，底边顺直。

4.2.2.1.6.7 钉扣牢固，扣与眼对位，套结定位准确。

4.2.2.1.6.8 绣花产品绣面整齐、饱满，花型周围无明显皱纹，不漏绣、不错绣、不露墨印。

4.2.2.1.6.9 起落针打回针，线头修剪干净。

4.2.2.2 **成衣的规格检验**

成衣的规格检验的步骤参见附录 C。

成衣规格极限偏差检验要求见表 4。

表 4 成衣规格极限偏差检验

类　别	序　号	部位名称	极限偏差/cm		
			睡衣裤	浴衣	晨衣
上衣	1	前衣长	±1.5	±2.0	±1.5
	2	后衣长	±1.5	±2.0	±1.5
	3	胸围	±2.5	±3.0	±3.0
	4	领大	±1.0	—	—
	5	肩宽	±1.0	±1.5	±1.5
	6	袖长	±1.5	±1.5	±1.5
	7	腰带长	—	±3.0	±3.0
裤子	8	裤长	±1.5	—	—
	9	紧腰围	±3.0	—	—
	10	松腰围	±2.0	—	—
	11	臀围	±3.0	—	—

4.2.2.3 **包装质量检验**

按 SN/T 1932.1 进行检验。

4.2.2.4 **标识检验**

按照 SN/T 1649—2005 中 4.2.12 和 4.2.13 的要求进行检验。

5 检验结果的判定

根据内在质量、外观质量检验综合判定，两项均符合标准规定，则判全批合格；其中任一项不符合标准规定，则判全批不合格。

5.1 内在质量检验的判定

根据可分解芳香胺染料、游离甲醛含量、pH 值、异味、耐水色牢度、耐酸汗渍色牢度、耐碱汗渍色牢度、耐干摩擦色牢度、耐唾液色牢度、纤维成分、尺寸变化率和睡裤后裆缝缝制强力综合判定，各项均符合标准规定，则判全批外观质量合格；其中任一项不符合标准规定，则判全批外观质量不合格。

5.1.1 可分解芳香胺染料、游离甲醛含量、pH 值、异味、耐水色牢度、耐酸汗渍色牢度、耐碱汗渍色牢度、耐干摩擦色牢度、耐唾液色牢度、纤维鉴别按 SN/T 1649—2005 中 6.2 进行判定。

5.1.2 尺寸变化率：经纬均±5％以内；

5.1.3 睡裤后裆缝缝制强力应达到 80 N。

5.2 外观质量检验的判定

根据外观品质、标识和包装检验综合判定，各项均符合标准规定，则判全批外观质量合格；其中任一项不符合标准规定，则判全批外观质量不合格。

5.2.1 按照 SN/T 1932.2 对全批外观品质质量进行判定。

5.2.1.1 根据缺陷影响服装整体外观及穿着性能的轻重程度判定 A 类和 B 类缺陷。

5.2.1.2 A 类缺陷见表 5。

表 5 A 类缺陷

序号	缺陷
1	规格偏差超过规定
2	对条对格互差超过规定
3	对称部位互差超过规定
4	1 部位黄斑、明显污迹
5	同件(套)内出现低于色差级
6	毛漏、开线、断线、破损、缺件、漏序
7	掉扣、残扣、扣眼未开、扣与眼不对位
8	逆顺毛面料同件(套)内顺向不一致
9	拉链品质不良、金属附件锈蚀
10	粘合衬脱胶、渗胶
11	1 部位烫黄、不干、严重整烫不良
12	辅料用错、辅料与面料不符，线与面料不适应、掉色
13	绣花严重不良、错绣、漏绣、掉色、墨印明显外露
14	面料丝绺不顺直
15	1 部位针距密度 1 cm 低于规定三针(含三针)
16	1 部位缉线不顺直，不等宽
17	1 部位缝制吃势严重不匀，严重吃纵
18	衬布的缩率、性能与面料不相适应
19	装饰用织物、袋布的质地与面料不适应

5.2.1.3 B类缺陷见表6。

表6 B类缺陷

序号	缺陷
1	2部位线路不顺直、不等宽
2	2部位缝纫吃势不匀,缝制吃纵
3	2部位整烫、折叠不良
4	钉扣、锁眼不良
5	斑渍、污迹
6	线头修剪不净

5.2.1.4 未列入缺陷参照表5、表6内的缺陷掌握。

5.2.1.5 服装面辅料疵点根据疵点所在部位及轻重程度判定。

5.2.2 包装质量检验的判定

包装质量按照SN/T 1932.1进行判定。

5.2.3 标识检验的判定

按照SN/T 1649—2005中4.2.12和4.2.13进行判定。

6 其他

我国或输入国强制性技术规范有其他特殊要求的,按照我国或输入国强制性技术规范要求检验,并结合本部分综合判定。

附 录 A
（资料性附录）
外观检验的步骤

A.1 上衣检验操作步骤见表A.1。

表 A.1 上衣检验操作步骤

序号	检查步骤	操作过程	检查内容
1	整体效果	把服装放置于检验台上，观看整体效果	查看衣服整体外观，线条和型格是否正确，领、口袋、袖子等部位是否对称均匀(有花型图案不能有倒顺)
2	衣领	左右手分别放入领缺口下，轻轻地向上翻动	左右领面应平服顺直，领嘴、驳头及缺口处宽窄一致对称。并查看衣领有无松紧不一及翘卷，领松紧是否适宜，吃势均匀、端正，后领中央位置是否正确
3	右袖	右手持肩部，左手持袖口	看袖缝处是否吃势均匀、平顺、牢固；袖窿是否圆顺，前后适宜
4	袖口	左右手持袖口两侧，检查效果	缉缝效果，袖口边有装饰条看装饰条宽窄是否一致、牢固
5	左袖袖口	与右袖的检验步骤相同	同右袖、袖口
6	右肩部	左手伸入肩膊之内侧，右手则拿着肩膊与袖缝接部位	领线、肩线、肩垫、袖山等部位
7	扣孔及钮扣	右手于扣孔下，左手于表面周围检查	扣孔的凤眼处理。钮扣钉的牢固效果，扣根的卷缠数目
8	腰袋	手插入袋中	袋边与身片的图案配对不能有倒顺。袋口两端缉线要牢固一致。袋饰条是否宽窄一致
9	袋布	把口袋布及垫布露出来	缝头包缝处理
10	左肩部左身片腰袋袋布	与右边的检查步骤相同	
11	前襟	把服装放置于检验台观看整体效果	门襟是否顺直，吃势是否均匀，左右衣摆之角度是否一致
12	左右侧缝	一手放在衣服下，另一手把前襟掀动	左右侧缝线缉缝效果，左右侧缝处图案配对是否一致，缉缝是否平顺
13	左右袖缝	一手拿着袖山，另一手横拉外袖袖口边	袖缝的缉线效果，有没有皱拢现象
14	后身	把服装后身朝上放置检验台上，看整体效果	查看后身整体外观、线条和型格是否正确。领后中缝是否端正。两袖与两边侧缝是否对称(有花型图案是否有倒顺)
15	里面	把服装翻出里面，放置检验台上，看整体效果	查看锁边线是否有脱线等问题，是否有死活线头

A.2 裤子检验操作步骤见表 A.2。

表 A.2 裤子检验操作步骤

序号	检查步骤	操作过程	检查内容
1	整体效果	把服装放置在检验台上,观看整体效果	查看裤子整体外观,线条和型格是否正确
2	左侧全体	右手拿着裤腰,左手则拿裤摆	裤子线条是否流畅,丝绺是否顺直
3	前后片接缝处	查看整个接缝部分	侧缝接缝处及缉缝效果,图案是否吻合
4	侧袋(有袋)	手插入袋中	袋口两端是否牢固,口袋缉线效果
5	侧袋	露出袋口布及垫布	口袋布及垫布之缉缝处理效果
6	腰部	两手撑开腰围	腰围的缉缝处理效果。袋布及裤夹里的缝头是否过长或过短
7	下裆缝	用两手把裆向两边张开	下裆缝有否缩拢、起皱现象
8	后裆缝	左侧倾斜地向前方掀开	后裆缝及十字缝的接缝是否完善
9	门襟	左手拿着门襟上端,右手则拿着小裆部位	叠合部分的缝头处理效果。扣与扣眼位置是否对称
10	后裆	两手弯握成圆弧形,伸入腰内侧	后裆缝的位置是否适当,缉缝是否完善
11	裤脚口	左右手持裤脚口,看两侧效果	缉缝效果,裤脚口装饰条宽窄是否一致、牢固
12	右侧全体	把裤子翻过右面	与左侧全体检查相同
13	前后片接缝处	左右手持前后两片处看效果	缉缝接缝处图案是否吻合
14	侧袋	手插入袋中,再翻出袋口及垫布	袋口两端是否牢固。口袋缉缝效果
15	后身	把服装放置在检验台上,观看整体效果	腰与裤后身接缝是否吻合,后裤脚两边是否对称
16	垂直效果(侧)	手持腰围向下垂直,纵横检查	裤管是否挺直,有否因缉缝或裁剪的错误而引起抽扯现象
17	垂直效果(前后)	手持腰围向下垂直,从前向后检查	裤管的前、后面有否因缉缝或裁剪的错误而引起抽扯现象

A.3 晨衣、浴衣检验操作步骤见表A.3。

表A.3 晨衣、浴衣检验的操作步骤

序号	检查步骤	操作过程	检查内容
1	整体效果	把服装放置在检验台上，观看整体效果	查看衣服整体外观，线条和型格是否正确，领、口袋、袖子等部位是否对称均匀(有花型图案不能有倒顺)
2	前片	把服装正面放在台上，向着自己，手则拿着腰的两端	前身线条是否流畅，丝旒是否顺直，腰带襟、裙摆的缉缝处理效果
3	后片	把服装后面向着自己，手则拿着腰的两端	前身线条是否流畅，丝旒是否顺直，腰带襟、裙摆的缉缝处理效果
4	腰围	两手拿着腰的两端	腰围的缉缝处理
5	左侧片	左手拿着裙摆，右手拿着腰围	侧缝接合处的图案是否吻合，缉缝是否完善
6	右侧片	左手拿着裙摆，右手拿着腰围	侧缝接合处的图案是否吻合，缉缝是否完善
7	下摆	手持两边摆边看效果	整体缉缝效果。下摆折边是否顺服。边缘的滚缝效果是否一致
8	腰带	手持腰带	是否平整、顺直、接缝是否有开线，两端宝塔形是否对称
9	里面	把服装翻出里面，放置检验台上，看整体效果	查看锁边线有无脱线，是否有无活线头

附　录　B
（规范性附录）
成衣部位的划分

B.1　睡衣裤部位划分

睡衣裤上衣摆缝和袖底缝左右各六分之一处，裤子下裆缝左右各六分之一处为2部位，其余部位为1部位（见图B.1）。

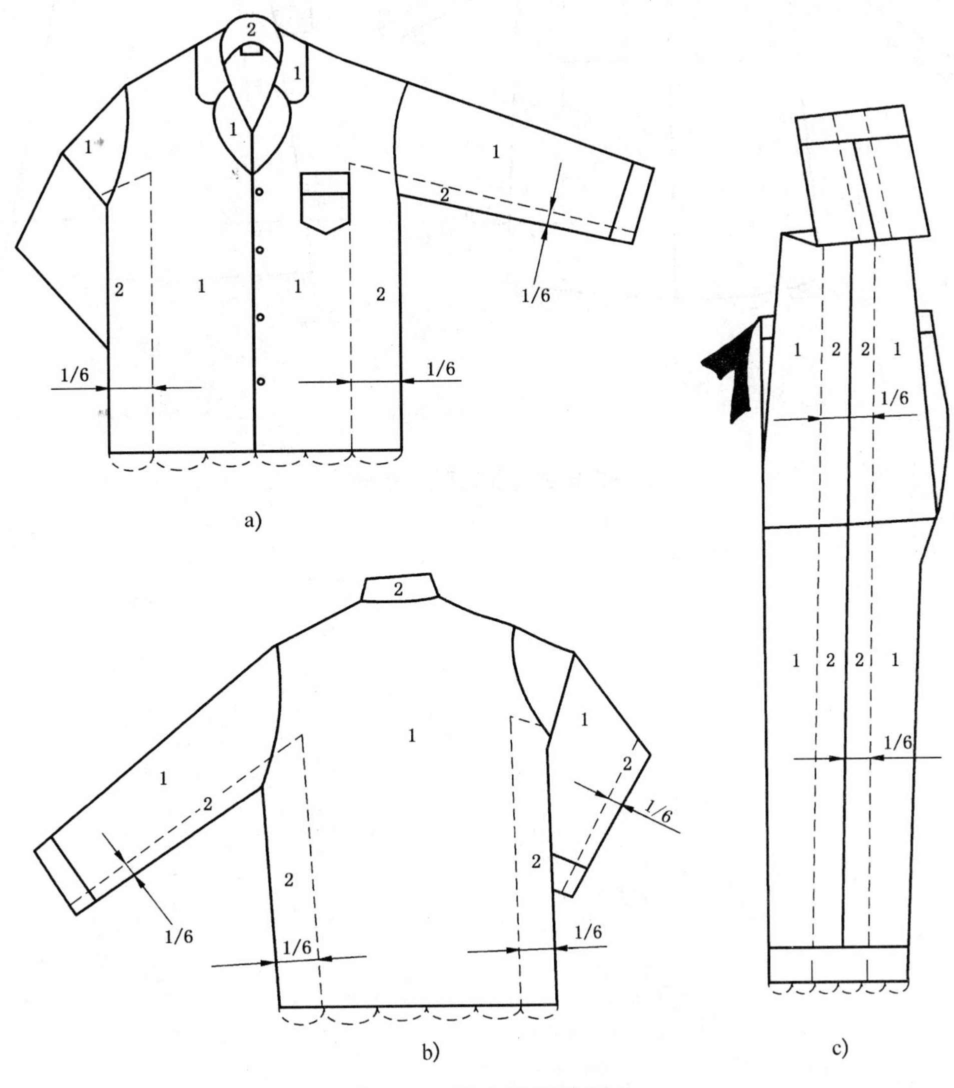

图 B.1　睡衣裤部位划分

B.2　浴衣部位划分

浴衣摆缝和袖底缝左右各六分之一处，包括领子反面为2部位，其余部位为1部位（见图B.2）。

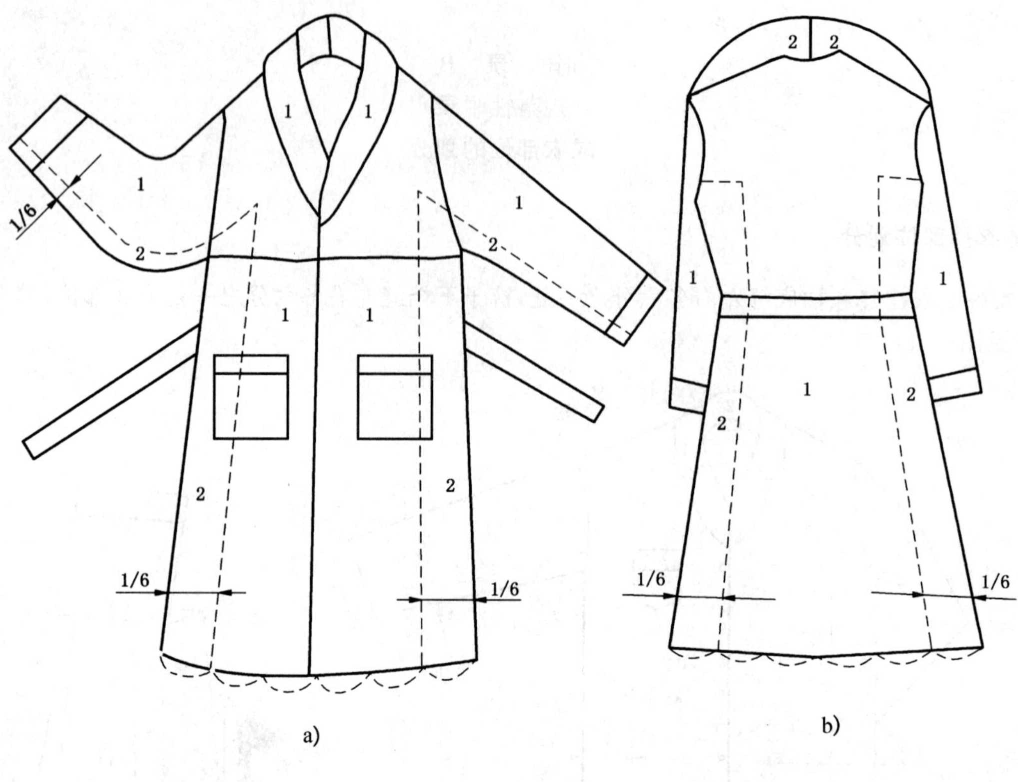

图 B.2 浴衣部位划分

附　录　C
（资料性附录）
成衣规格检验的操作

表 C.1　成衣规格检验的操作步骤

类别	序号	部位名称	检　验　方　法
上衣	1	前身长	由前身肩缝最高点垂直量至底边
	2	后身长	由后领圈居中处垂直量至底边
	3	胸围	扣好钮扣(或搭好搭门),前后身自然摊平,沿袖窿底缝横量(周围计算)
	4	领套	领子摊平横量
	5	总肩宽	由左右袖肩缝的交叉点横量
	6	袖长	由袖子最高点量至袖口
裤	7	裤长	由腰头上口沿侧缝摊平垂直量至裤脚口
	8	紧腰围	扣好钮扣,摊平沿腰头上口横量(周围计算)
	9	松腰围	扣好钮扣,沿腰宽中间拉直横量(周围计算)
	10	臀围	从腰缝以下的上裆三分之二处横量(周围计算)

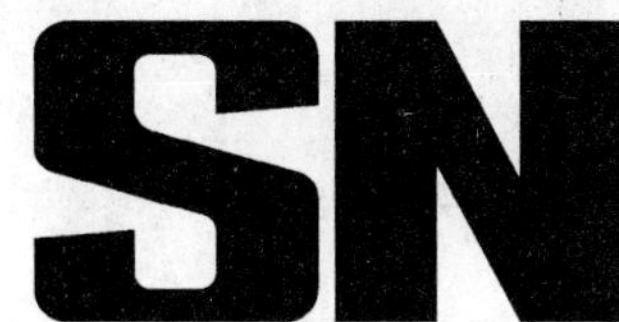

中华人民共和国出入境检验检疫行业标准

SN/T 1932.4—2008
代替 SN/T 0558—1996

进出口服装检验规程
第4部分:牛仔服装

Rules for the inspection on import and export garment—
Part 4:Jean

2008-04-29 发布　　2008-11-01 实施

中华人民共和国
国家质量监督检验检疫总局　发布

前　言

SN/T 1932《进出口服装类检验规程》分为9个部分：

——第1部分：通则；

——第2部分：抽样；

——第3部分：室内服装；

——第4部分：牛仔服装；

——第5部分：西服、大衣；

——第6部分：羽绒服装及羽绒制品；

——第7部分：衬衫；

——第8部分：儿童服装；

——第9部分：便服。

本部分为SN/T 1932的第4部分。

本部分代替SN/T 0558—1996《出口牛仔服装检验规程》。

本部分与SN/T 0558—1996相比主要变化如下：

——在范围中增加了内在质量的检验范围(含安全项目)和检验内容的要求；

——在抽样内容中增加了内在质量抽样的内容；

——在检验中增加了标识检验等内容；

——在检验结果中相应的增加了内在质量检验和标识检验的判定。

本部分的附录B为规范性附录，附录A、附录C为资料性附录。

本部分由国家认证认可监督管理委员会归口。

本部分起草单位：中华人民共和国江西出入境检验检疫局、中华人民共和国广东出入境检验检疫局、中华人民共和国深圳出入境检验检疫局、中华人民共和国福建出入境检验检疫局、中华人民共和国山东出入境检验检疫局。

本部分主要起草人：周丽萍、罗楚成、冯山、林春能、刘新运。

本部分所代替标准的历次版本发布情况为：

——SN/T 0558—1996；

——ZBY 76017—1990。

进出口服装检验规程
第4部分:牛仔服装

1 范围

SN/T 1932的本部分规定了进出口牛仔服装的内在质量、外观质量以及抽样、检验条件、检验方法、检验程序和检验结果的判定。

本部分适用于各类进出口牛仔服装的检验。

2 规范性引用文件

下列文件中的条款通过SN/T 1932的本部分的引用而成为本部分的条款。凡是注日期的引用文件,其随后所有的修改单(不包括勘误的内容)或修订版均不适用于本部分,然而,鼓励根据本部分达成协议的各方研究是否可使用这些文件的最新版本。凡是不注日期的引用文件,其最新版本适用于本部分。

GB 250 评定变色用灰色样卡(GB 250—1995,idt ISO 105/A02:1993)

GB/T 4669 机织物单位长度质量和单位面积质量的测定(GB/T 4669—1995,eqv ISO 3801:1977)

GB/T 8628 纺织品测定织物尺寸变化的试验中织物试样和服装的准备、标记和测量

GB/T 8629 纺织品 试验用家庭洗涤和干燥程序(GB/T 8629—2001,eqv ISO 6330:2000)

GB/T 8630 纺织品 洗涤和干燥后尺寸变化的测定(GB/T 8630—2002,ISO 5077:1984,MOD)

SN/T 1649—2005 进出口纺织品安全项目检验规范

SN/T 1932.1—2007 进出口服装检验规程 第1部分:通则

SN/T 1932.2 进出口服装检验规程 第2部分:抽样

3 术语和定义

下列术语和定义适用于SN/T 1932的本部分。

3.1

水洗痕 washing mark

水洗不当,衣服表面出现的条痕。

3.2

水洗不匀 washing unevenness

水洗不当,同件产品织物表面出现块状或大面积色泽差异。

3.3

黄斑 scorch mark

水洗不当,衣服表面呈现大小不等如同锈色的斑点或斑块。

3.4

白斑 white mark

水洗不当,衣服表面呈现如同雪花状的斑点或斑块。

4 抽样

4.1 检验批的确定按照 SN/T 1932.1—2007 中 3.3 执行。

4.2 内在质量、外观质量检验样品按照 SN/T 1932.2 进行抽取。

5 检验

5.1 检验条件

内在质量、外观质量的检验条件和要求按 SN/T 1932.1 要求执行。

5.2 检验内容

5.2.1 内在质量检验

5.2.1.1 可分解芳香胺染料:按 SN/T 1649—2005 中 5.5 进行检验。

5.2.1.2 游离甲醛含量:按 SN/T 1649—2005 中 5.1 进行检验。

5.2.1.3 pH 值:按 SN/T 1649—2005 中 5.2 进行检验。

5.2.1.4 异味:按 SN/T 1649—2005 中 5.4 进行检验。

5.2.1.5 耐水(变色、沾色)色牢度:按 SN/T 1649—2005 中 5.3.1 进行检验。

5.2.1.6 耐酸汗渍(变色、沾色)色牢度:按 SN/T 1649—2005 中 5.3.2 进行检验。

5.2.1.7 耐碱汗渍(变色、沾色)色牢度:按 SN/T 1649—2005 中 5.3.2 进行检验。

5.2.1.8 耐干摩擦色牢度:按 SN/T 1649—2005 中 5.3.3 进行检验。

5.2.1.9 耐唾液(变色、沾色)色牢度:按 SN/T 1649—2005 中 5.3.4 进行检验。

5.2.1.10 纤维成分:按 SN/T 1649—2005 中 4.2.12 进行检验。

5.2.1.11 尺寸变化率:按 GB/T 8628～GB/T 8630 进行检验。

5.2.1.12 单位面积重量:按 GB/T 4669 进行检验。

5.2.2 外观质量检验

5.2.2.1 外观品质质量检验

外观检验的步骤参见附录 A。

5.2.2.1.1 成衣部位的划分

见附录 B。

5.2.2.1.2 成衣对称部位检验

对称部位检验要求见表 1。

表 1 对称部位检验

类别	序号	对称部位	极限互差/cm
上衣	1	领尖大小,领缺嘴大小	0.5
	2	两袖长短、前后、两袖袖口大小	长袖 0.8;短袖 0.5
	3	口袋大小、高低、前后	0.5
	4	门襟长短(里襟不能长于门襟)	0.5
	5	前后过肩、身嵌拼高低、大小	0.5
裤(裙)	6	裤腿长短	1.0
	7	口袋大小、高低、前后	0.5
	8	串带对称	0.5
	9	裤口对称	0.5

5.2.2.1.3 成衣针距密度检验

针距密度检验要求见表 2。

表 2 针距密度检验

序号	项目	针迹密度
1	明、暗线	3 cm 不少于 8 针
2	三线包缝	3 cm 不少于 9 针
3	五线包缝	3 cm 不少于 11 针
4	锁眼	1 cm 不少于 8 针
5	钉扣	每眼不少于 6 根线

5.2.2.1.4 成衣外型检验

5.2.2.1.4.1 各部位整烫平服，无烫黄、极光、水渍。

5.2.2.1.4.2 色差按 GB 250 进行检验，同件(套)内色差不低于 4 级，件与件之间色差不低于 3 级—4 级，箱与箱之间色差不低于 3 级。

5.2.2.1.5 成衣缝制检验

5.2.2.1.5.1 各部位线路顺直、整齐牢固、松紧适宜。不准有开线、断线、连续跳针(20 cm 内允许跳 1 针)。

5.2.2.1.5.2 锁眼、钉扣位置准确，大小适宜，整齐牢固。

5.2.2.1.5.3 商标、洗水唛、尺码唛等位置准确，整齐牢固。

5.2.2.1.5.4 绣花针法流畅整齐，间隔均匀，花位端正，不错绣、漏绣，绣花衬处理干净。

5.2.2.1.5.5 包缝牢固、平整、宽窄适宜。各部位套结定位准确牢固，松紧适宜。

5.2.2.2 成衣规格检验

成衣的规格检验的步骤参见附录 C。

规格极限偏差检验要求见表 3。

表 3 规格极限偏差检验

序号	部位名称	极限偏差/cm
1	前衣长	±2.0
2	后衣长	±2.0
3	领大	±1.0
4	肩宽	±2.0
5	胸围	±3.0
6	下摆	±3.0
7	袖长	长袖±1.5；短袖±1.0；统袖±2.0
8	袖口	±1.0
9	裤长	长裤±2.0；短裤±1.5
10	内长	长裤±1.5；短裤±1.0
11	腰围	±2.0
12	臀围	±3.0
13	横裆	±1.5
14	裤脚口	±1.0
15	裙长	90 以上为±2.0；60～89 为±1.5；59 以下为±1.0
16	腰围	±2.0
17	裙摆	150 以下为±3.0；150 以上为±5.0

5.2.2.3 包装质量检验

按 SN/T 1932.1 进行检验。

5.2.2.4 标识检验

按照 SN/T 1649—2005 中 4.2.12 和 4.2.13 的要求进行检验。

6 检验结果的判定

根据内在质量、外观质量检验综合判定，两项均符合标准规定，则判全批合格；其中任一项不符合标准规定，则判全批不合格。

6.1 内在质量检验的判定

根据可分解芳香胺染料、游离甲醛含量、pH 值、异味、耐水色牢度、耐酸汗渍色牢度、耐碱汗渍色牢度、耐干摩擦色牢度、耐唾液色牢度、纤维成分、尺寸变化率和单位面积重量综合判定，各项均符合标准规定，则判全批外观质量合格；其中任一项不符合标准规定，则判全批外观质量不合格。

6.1.1 可分解芳香胺染料、游离甲醛含量、pH 值、异味、耐水色牢度、耐酸汗渍色牢度、耐碱汗渍色牢度、耐干摩擦色牢度、耐唾液色牢度、纤维成分：按 SN/T 1649—2005 中 6.2 进行判定。

6.1.2 尺寸变化率：经纬均±5%以内。

6.1.3 单位面积重量：与合同规定指标相比不超过±5%。

6.2 外观质量检验的判定

根据外观品质、标识和包装检验综合判定，各项均符合标准规定，则判全批外观质量合格；其中任一项不符合标准规定，则判全批外观质量不合格。

6.2.1 按照 SN/T 1932.2 对全批外观品质质量进行判定。

6.2.1.1 根据缺陷影响服装整体外观及穿着性能的轻重程度判定 A 类和 B 类缺陷。

6.2.1.2 A 类缺陷见表 4。

表 4 A 类缺陷

序 号	缺 陷
1	规格偏差超过允许极限偏差
2	1 部位水洗不当的缺陷
3	一件(套)内出现底于 4 级色差
4	缺件、漏序、开线、断线、毛漏、破损
5	缺扣、掉扣、残扣、扣眼未开，扣与眼不对应
6	拉链品质不良、金属附件(四合扣等)锈蚀
7	整烫不平、烫黄、严重污渍，异物残留
8	袖筒、裤筒扭曲
9	缝纫吃势严重、缝制严重吃纵
10	辅料与主料不符、线与面料不适应、掉色
11	1 部位明线跳线、链式线路跳线，针距密度低于规定 3 针以上(含 3 针)
12	缉线线路明显不顺直、不等宽
13	衬布的缩率、性能与面料不相适应
14	装饰用织物、袋布质地与面料不适应

6.2.1.3 B 类缺陷见表 5。

表5 B类缺陷

序号	缺陷
1	线路不顺直、不等宽,缝纫、绣面起皱
2	缝纫吃势不匀,缝制吃纵
3	熨烫不平服、折叠不良
4	2、3部位水洗不当的缺陷
5	钉扣不牢
6	线头修剪不净
7	轻微污渍
8	里料与面料松紧不适宜
9	针距密度低于规定3针以下
10	2、3部位20 cm内跳针两处

6.2.1.4 未列入缺陷参照表4、表5内的缺陷掌握。

6.2.1.5 服装面辅料疵点根据疵点所在部位及轻重程度判定。

6.2.2 包装质量检验的判定

包装质量按照SN/T 1932.1进行判定。

6.2.3 标识检验的判定

按照SN/T 1649—2005中4.2.12和4.2.13进行判定。

7 其他

我国或输入国强制性技术规范有其他特殊要求的,按照我国或输入国强制性技术规范要求检验,并结合本部分综合判定。

附 录 A
（资料性附录）
外观检验的步骤

A.1 牛仔茄克衫检验操作步骤见表A.1。

表A.1 牛仔茄克衫检验操作步骤

序号	检查程序	操作过程	检 查 内 容
1	整体外观	把领翻好、放检查台上，看前衣身整体外观	查看前衣身全体之线条、条格是否流畅，丝绺是否顺直。查看产品清洁、线头修剪，面料疵点，洗水缺陷，整烫效果及针迹密度，对称部位是否一致
2	领面	左右手在领缺口下伸入，查看领面	查看左右领型大小，领面缝制工艺，领子有否翻翘
3	领底	把领子竖起查看领底	查看领绱是否端正，领窝是否平服，底领有否外露
4	商标	用手勾着挂带拉扯，查看商标、尺码唛	查看挂带缝制是否牢固，商标、尺码唛缝制是否符合要求
5	左右两袖	把手插入左右两袖口，查看对称部位	查看两袖长短、两袖口大小、袖叉长短、袖里有否拧
6	左袖	右手持肩部，左手持袖口。查看左袖整体外观及缝制工艺	整体外观与前身查看内容相同，并查看袖筒有否扭曲。袖子、袖口、袖叉是否符合要求。钉扣是否牢固，位置是否准确
7	右袖	与左袖的检查步骤相同	与左袖查看内容相同
8	前衫身	观看左右肩缝、前过肩袖窿、摆缝、底边、拼驳缝、把手插入口袋	查看衫身各部位缝制工艺，套结、底边橡筋缝合是否符合要求，袋盖口袋是否对称，袋底边有否封好，袋里有无异物残留
9	门襟	把拉链拉开或纽扣解开	查看门襟长短、缉线工艺、拉链是否顺滑，有无锈斑。钉扣是否等距、平服、牢固，扣眼有否切开，纽扣是否圆滑，有无锈斑
10	夹里	查看夹里整体外观、夹里各部位缝纫工艺、把手插入里袋	查看夹里面料有无疵点，洗水唛是否符合要求，各部位缝制是否符合要求，里与面松紧是否适宜，里袋袋布有无封好
11	后身全体	把拉链拉好后纽扣扣上，将衣服反到后面，查看后身整体外观	与前身全体查看内容相同
12	后衫身	查看后过肩，拼驳缝、底边	查看各部位缝制工艺、底边橡筋缝合是否符合要求

A.2　牛仔裤检验操作步骤见表A.2。

表A.2　牛仔裤检验操作步骤

序号	检查程序	操作过程	检　查　内　容
1	左侧全体	右手拿着裤腰，左手拿着裤脚，门襟向上把裤子平放在检验台上。查看左侧整体外观	查看左侧部分的线条、型格是否流畅，丝绺是否顺直，裤筒有否扭曲，查看产品清洁、线头修剪、面料疵点、洗水缺陷、整烫效果及针迹密度
2	左侧腰部	用手勾着串带拉扯，查看串带、腰头缝合	查看串带套结是否整齐牢固，腰头是否平服，缉线是否顺直
3	左外侧裤片	手插入前弯袋查看前袋、后袋、拼驳缝、侧缝，裤脚缝工艺	查看前弯袋袋口是否平服，袋布有无封好，口袋有无异物残留，各部位缉线是否符合要求，有否漏套结
4	右侧全体	把裤子反转、门襟向下，查看右侧整体效果	与左侧全体查看内容相同
5	右外侧裤片	与左外侧裤片检查步骤相同	与左外侧裤片查看内容相同
6	左右里侧裤片	右手拿着裤脚口掀至腰头，查看左、右里侧裤片整体外观，裆缝、裤脚口缝制工艺	查看洗水缺陷、面料疵点、产品清洁，裆缝、裤脚口缝制是否符合要求
7	前、后裆缝	右手拿着右侧裤片倾斜地向前后、掀起，查看前、后裆缝	查看前后裆缝缉线是否符合要求，前后裆缝是否相对，有否漏套结
8	门襟	把拉链、纽扣打开	查看门襟长短，缉线工艺及有否漏套结，拉链是否顺滑，有无锈斑。钉扣是否牢固，扣眼有否切开，纽扣是否圆滑，有无锈斑
9	裤里	右手拿着裤腰身，左手拿着门襟底边查看里袋布、商标等	查看商标、洗水唛、尺码唛缝制工艺，有否错漏。裤里面各部位线头修剪是否干净，缝头有否毛漏
10	对称部位	把拉链拉好，扣好纽扣，双手插入裤脚查看对称部位	查看串带、侧袋、后袋对称部位是否一致

A.3　牛仔裙检验操作步骤见表A.3。

表A.3　牛仔裙检验操作步骤

序号	检查程序	操作过程	检　查　内　容
1	前幅全体	腰头上端向着自己，平放在检查台上，查看整体外观	查看裙身之线条是否流畅，丝绺是否顺直。查看产品清洁、线头修剪、面料疵点、洗水缺陷、整烫效果、针迹密度及对称部位
2	前幅腰部	用手勾住串带拉扯，查看串带、腰头缝合工艺	查看串带套结是否牢固。缝头是否平服，两侧橡筋缝合是否符合要求
3	前幅裙片	双手插入袋中，查看双侧袋、侧缝，底边工艺	查看袋口是否平服，有无漏套结、袋底布有否封好，袋里有无异物残留，侧缝、底边缉线是否符合要求

表 A.3（续）

序号	检查程序	操作过程	检 查 内 容
4	门襟	把拉链、纽扣打开	查看门襟长短，缉线工艺及有否漏套结，拉链是否顺滑，有无锈斑。钉扣是否牢固，扣眼有否切开，纽扣是否圆滑，有无锈斑
5	裙里	右手拿着裙腰身，左手拿着门襟底边查看里袋布、商标等	查看商标、洗水唛、尺码唛缝制工艺，有否错漏。裙里面各部位线头修剪是否干净，缝头有否毛漏
6	后幅全体	把拉链拉好，纽扣扣上，双手拿着腰头，把裙反到后幅查看全体	与前幅全体检查内容相同
7	后幅腰部	与前幅腰部检查步骤相同	与前幅腰部检查内容相同
8	后幅裙片	查看后袋、拼驳缝、裙叉工艺	查看两后袋是否对称，有无漏套结，后袋缝合、驳折缝、裙叉、底边缉线是否符合要求。后叉长短，有否漏套结

附　录　B
（规范性附录）
成衣部位的划分

B.1　男女上衣部位划分

男女上衣部位划分（见图 B.1）。

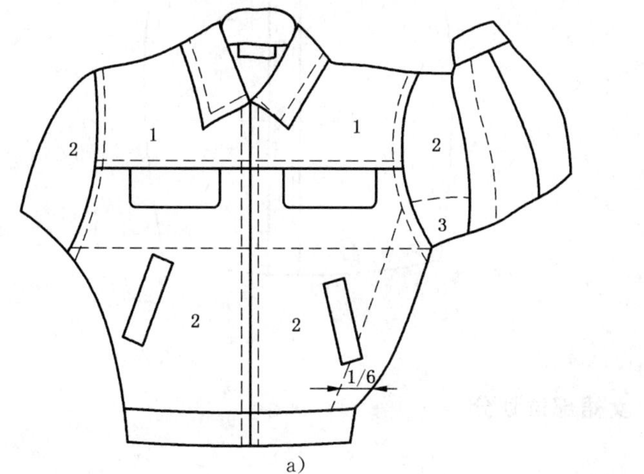

a)

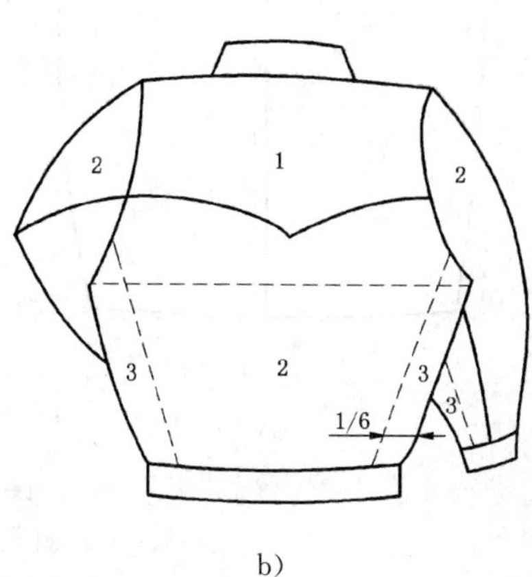

b)

图 B.1　男女上衣部位划分

B.2　男女裤部位划分

男女裤部位划分（见图 B.2）。

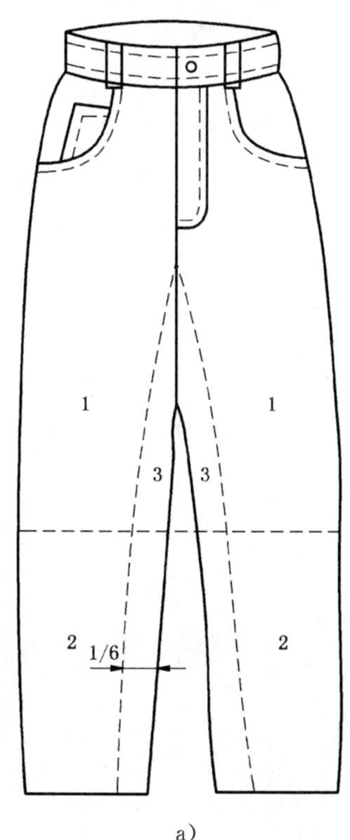

a)

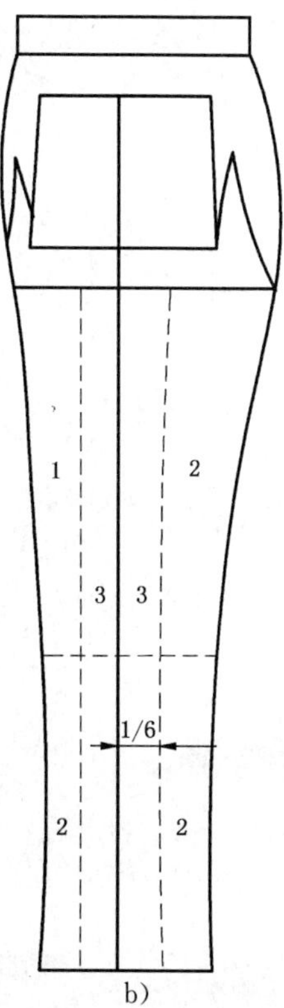

b)

图 B.2　男女裤部位划分

B.3 女裙部位划分

女裙部位划分(见图 B.3)。

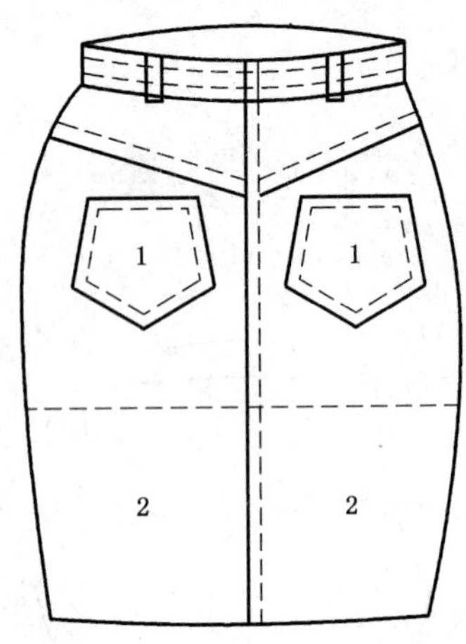

a)

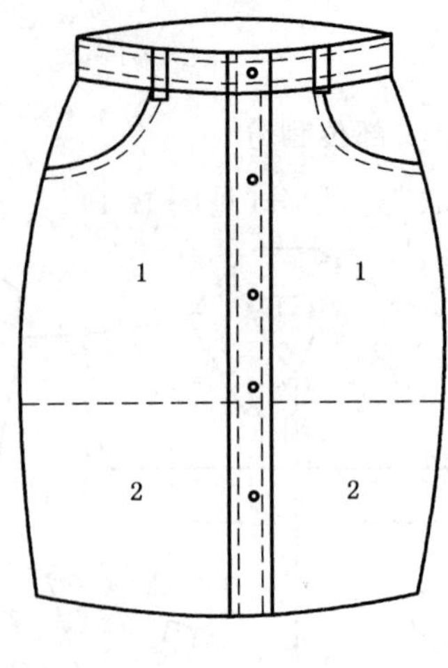

b)

图 B.3 女裙部位划分

附　录　C
（资料性附录）
成衣规格检验步骤

表 C.1　成衣规格检验的操作步骤

类别	序号	部位名称	检　验　方　法
上衣	1	衣长	由肩缝最高点量至底边
	2	后衣长	由后领窝居中处量至底边
	3	领大	领子摊平，衬衣：由扣眼中心至扣子中心横量；其他上衣：由领子下口横量
	4	肩宽	有过肩的由袖缝边过肩二分之一平放横量，无过肩的由两肩袖缝最高点平放横量
	5	胸围	扣好钮扣，前后身放平，在袖底缝处横量（周围计算）
	6	下摆	扣好钮扣，前后身放平，在下摆边处横量（周围计算）
	7	袖长	由袖子最高点量至袖口边，统袖由后领中沿着中线量至袖口边
	8	袖口	扣好袖扣，沿袖口横量（周围计算）
裤	9	裤长	由腰上口沿侧缝量至裤脚口边
	10	内长	由裤裆十字缝沿下裆缝量至脚口边
	11	腰围	扣好钮扣（裤钩）沿腰宽中间横量（周围计算）
	12	臀围	由腰下前裆三分之二处横量（周围计算）
	13	横裆	从下裆最高处横量（周围计算）
	14	裤脚口	裤脚口处横量（周围计算）
裙	15	裙长	由腰上口沿侧缝量至底边
	16	腰围	扣好裙钩（钮扣）沿腰宽中间横量（周围计算）
	17	裙摆	裙下摆边处横量（周围计算）

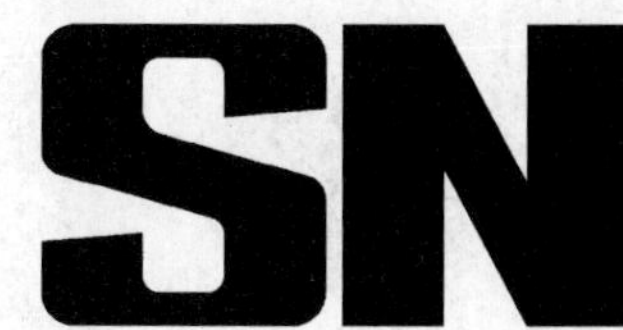

中华人民共和国出入境检验检疫行业标准

SN/T 1932.5—2008
代替 SN/T 0555—2005

进出口服装检验规程 第5部分：西服、大衣

Rules for inspection on import and export garment—Part 5：Suits and coats

2008-04-29 发布　　2008-11-01 实施

中华人民共和国国家质量监督检验检疫总局　发布

前 言

SN/T 1932《进出口服装检验规程》分为9部分：

——第1部分：通则；

——第2部分：抽样；

——第3部分：室内服装；

——第4部分：牛仔服装；

——第5部分：西服、大衣；

——第6部分：羽绒服装及羽绒制品；

——第7部分：衬衫；

——第8部分：儿童服装；

——第9部分：便服。

本部分为SN/T 1932的第5部分。

本部分代替SN/T 0555—2005《出口西服大衣检验规程》。

本部分与SN/T 0555—2005相比主要变化如下：

——在范围中增加了对进口西服大衣的标识、内在质量和外观质量的要求；

——改写了内在质量检验的内容和判定；

——改写了检验条件和工具的内容；

——增加了外观质量中标识检验的判定；

——改写了对包装的检验和判定。

本部分由国家认证认可监督管理委员会提出并归口。

本部分起草单位：中华人民共和国上海出入境检验检疫局。

本部分主要起草人：刘俭。

本部分所代替标准的历次版本发布情况为：

——SN/T 0555—1996、SN/T 0555—2005。

进出口服装检验规程 第5部分:西服、大衣

1 范围

SN/T 1932的本部分规定了进出口西服大衣的外观质量和内在质量以及抽样、检验条件、检验方法、检验程序和检验结果的判定。

本部分适用于各种纺织材料制的进出口西服大衣的检验。

2 规范性引用文件

下列文件中的条款通过SN/T 1932的本部分的引用而成为本部分的条款。凡是注日期的引用文件其随后所有的修改单(不包括勘误的内容)或修订版均不适用于本部分,然而,鼓励根据本部分达成协议的各方研究是否可使用这些文件的最新版本。凡是不注日期的引用文件,其最新版本适用于本部分。

GB 250 评定变色用灰色样卡(GB 250—1995,idt ISO/05/A02:1993)

SN/T 1649—2005 进出口纺织品安全项目检验规范

SN/T 1932.1—2007 进出口服装检验规程 第1部分:通则

SN/T 1932.2 进出口服装检验规程 第2部分:抽样

3 抽样

3.1 检验批的确定按照SN/T 1932.1—2007中3.3检验批执行。

3.2 内在质量和外观质量的检验按照SN/T 1932.2进行抽取样品。

4 检验

4.1 检验条件和工具

内在质量和外观质量的检验条件和工具按SN/T 1932.1执行。

4.2 检验内容

4.2.1 内在质量测试

按SN/T 1649检测方法中的检验条件及程序进行;

——可分解芳香胺染料:按SN/T 1649—2005中5.5检验;

——甲醛:按SN/T 1649—2005中5.1检验;

——pH值:按SN/T 1649—2005中5.2检验;

——异味:按SN/T 1649—2005中5.4检验;

——色牢度:按SN/T 1649—2005中5.3.1检验;

——纤维成分含量:按SN/T 1649—2005中4.2.12检验;

——其他项目根据输入国和地区法律法规要求的不同,按SN/T 1649—2005中4.2检验。

4.2.2 外观质量检验

4.2.2.1 成衣部位划分

部位划分见图1和图2。

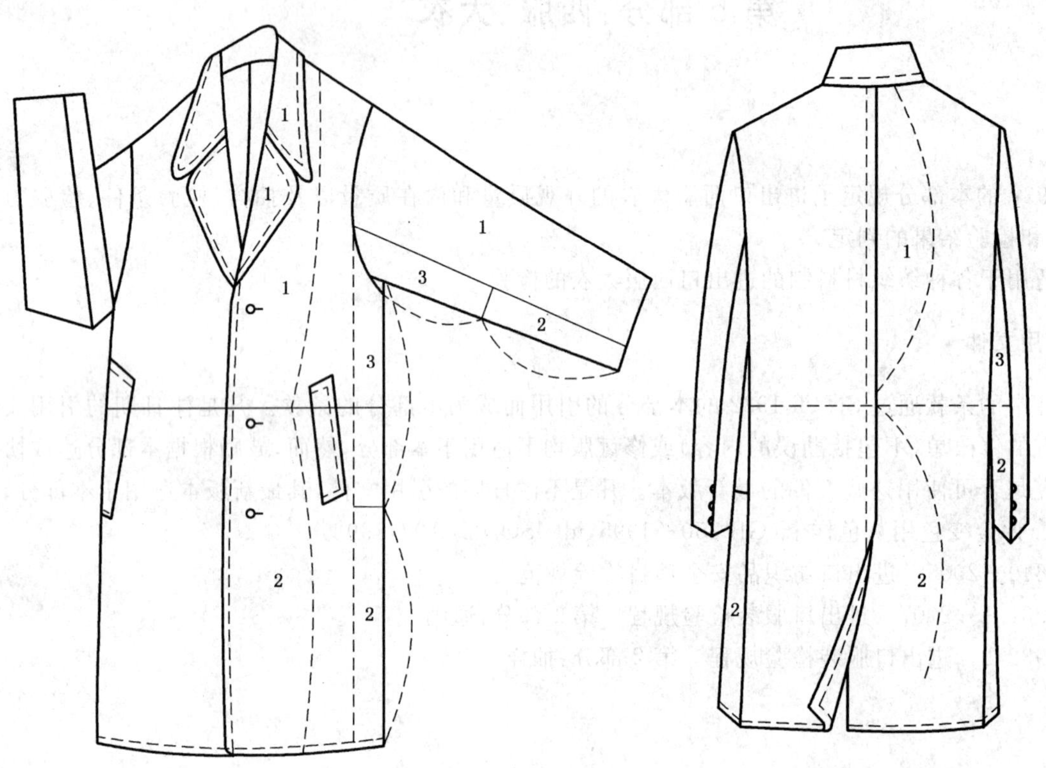

图 1　大衣部位的划分

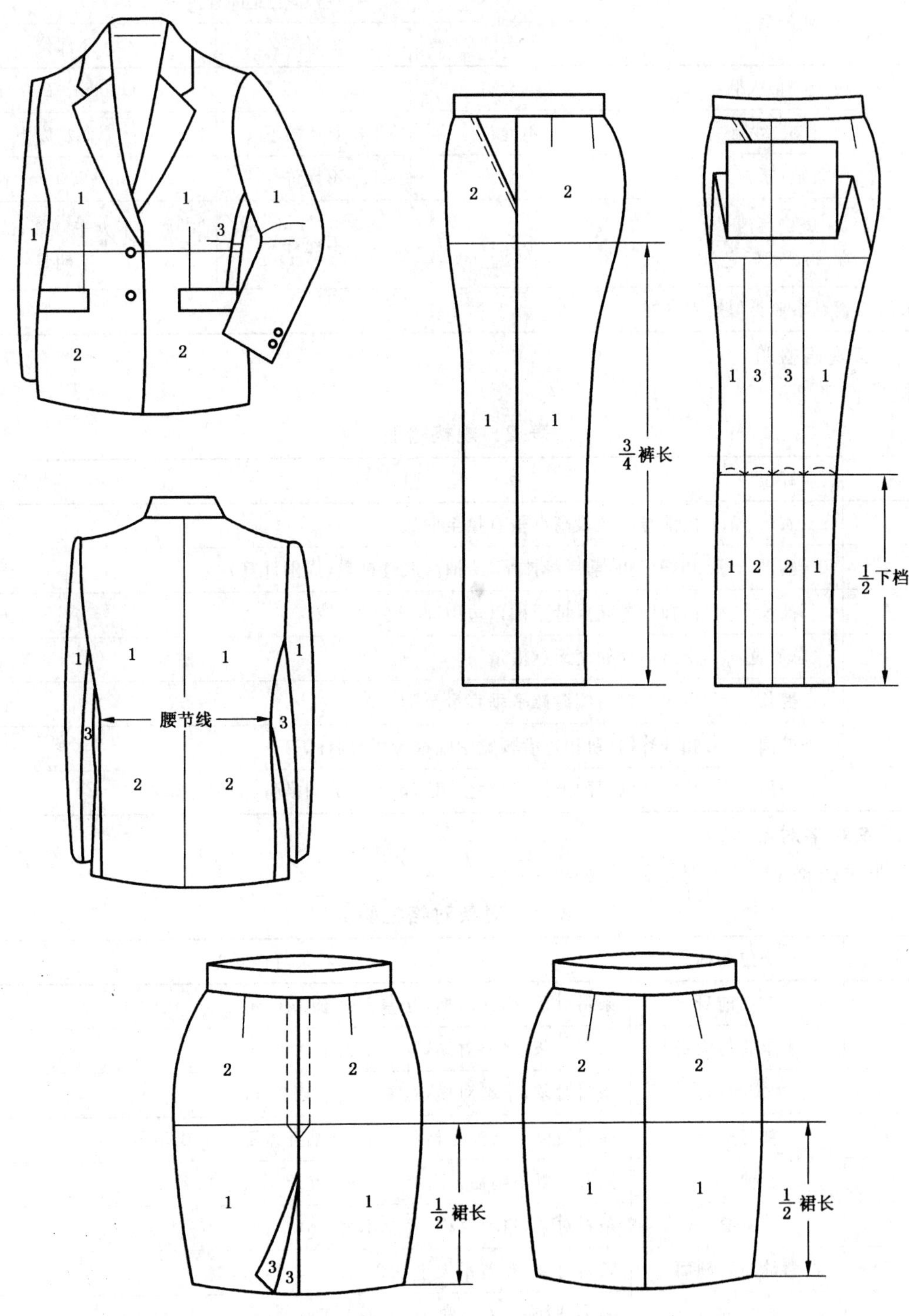

图 2 西服部位的划分

4.2.2.2 **成衣面料疵点检验**

面料疵点检验按表 1。

表 1　面料疵点检验

序号	缺陷名称	各单位允许程度		
		1部位	2部位	3部位
1	粗于一倍大肚纱	不允许	1.0 cm以下	1.1 cm～2.0 cm
2	毛粒、纱结	不允许	3个及以下	4个及以下
3	条痕(折痕)	不允许	不允许	1.0 cm～2.0 cm不明显
4	斑疵污渍 (油、锈、污斑、色渍)	不允许	不允许	不大于0.3 cm^2 不明显
注：未列入疵点参照类似疵点掌握。				

4.2.2.3　**成衣规格检验**

规格检验按表2。

表 2　规格检验

类别	序号	部位	检验方法	极限偏差/cm
上衣	1	衣长	由前身肩缝最高点垂直量至底边	±1.0
	2	胸围	扣好钮扣,前后身摊平,沿袖窿底缝横量(周围计算)	±3.0
	3	袖长	由袖山最高点量至袖口边中间	±1.0
	4	总肩宽	由肩袖缝的交叉点横量	±1.5
裤子	5	裤长	由腰上口沿侧缝摊平垂直量至脚口边	±1.5
	6	腰围	扣好裤钩(钮扣),沿腰宽中间横量(周围计算)	±1.5
	7	臀围	从腰缝以下的上裆三分之二处,前后片分别横量(周围计算)	±3.0

4.2.2.4　**成衣对格对条检验**

面料有明显条格的,对条对格检验按表3。

表 3　对条对格检验

类别	序号	部位名称	对条对格互差
上衣	1	左右前身	条料对条,格料对横,互差不大于0.3 cm
	2	手巾袋与前身	条料对条,格料对横,互差不大于0.1 cm
	3	大袋与前身	条料对条,格料对横,互差不大于0.2 cm
	4	袖与前身	袖肘线以上与前身格料对横,两袖互差不大于0.5 cm
	5	袖缝	袖肘线以下前后袖缝格料对横,互差不大于0.2 cm
	6	背缝	条料对条,格料对横,互差不大于0.1 cm
	7	背缝与后领面	条料对条,互差不大于0.2 cm
	8	领子、驳头	领尖、驳头左右对称,互差不大于0.2 cm
	9	摆缝	袖窿以下10 cm处,格料对横,互差不大于0.3 cm
	10	袖子	条格顺直,以袖山为准,两袖互差不大于0.3 cm
裤子	11	前后裆缝	条料对条,格料对横,互差不大于0.2 cm
	12	袋盖与后身	条料对条,格料对横,互差不大于0.2 cm
	13	侧缝	袋口10 cm以下,格料对横,互差不大于0.1 cm

4.2.2.5 **成衣对称部位检验**

对称部位检验按表4。

表4 对称部位检验

类别	序号	对称部位	极限互差/cm
上衣	1	领尖大小领缺嘴大小	0.2
	2	袖子(左右、大小、长短)	0.5
	3	口袋(大小、进出、高低)	0.4
裤子(裙子)	4	裤脚(大小、长短)	0.5
	5	裤口大小	0.5
	6	口袋(大小、进出、高低)	0.3

4.2.2.6 **成衣外型检验**

4.2.2.6.1 外型检验按表5和表6。

表5 男女上衣、大衣外型检验

种类	序号	外型要求
前身	1	门襟平挺,左右两边下摆外型一致(圆、平摆),无搅豁
	2	止口挺薄顺直,无起皱反吐,宽窄相等,圆的应圆,方的应方,尖的应尖
	3	驳口平服顺直,左右两边长短一致,串口要直,左右领缺嘴相同
	4	胸部挺满,无皱无泡,省缝顺直,高低一致,省尖无泡形,省缝与袋口进出左右相等
	5	手巾袋平服,封口应清晰牢固,经纬条格须与大身对齐
	6	大袋平服,嵌线宽窄一致,袋盖与袋口大小适宜,封口方正牢固,袋盖、袋爿无宽窄,双袋大小、高低、进出斜势一致
领子	7	领子平服,不爬领、荡领,翘势应准确
	8	前领丝绺正直,领面松紧适宜,左右两边丝绺须一致,包领结实,花绷整齐,领里切线清晰
袖子	9	两袖垂直,前后一致,长短相同,左右袖口大小、袖叉高低一致,袖口宽窄左右相同
	10	袖窿圆顺,吃势均匀,前后无吊紧曲皱
	11	袖口平服齐正,扣位正确
	12	连袖(套裤袖)中缝须平顺,大袖中缝须对准省缝
肩	13	肩头平服,无皱裂形,肩缝顺直,吃势均匀;连袖(套裤袖)左右大小一致
	14	肩头宽窄、左右一致;垫肩两边进出一致,里外适宜
后背	15	背部平服,背缝挺直,左右格条或丝绺须对齐
	16	后背两边吃势要顺
	17	后叉平服无搅豁,里外长短一致
摆缝	18	摆缝顺直平服,松紧适宜,腋下不能有波浪形下沉
下摆	19	下摆平服顺直,贴边宽窄一致,撬针不外露
里子	20	各部位保持平服,里子大小、长短应与面子相适宜,余量适宜
	21	里料色泽、质地与面料相协调
	22	里子前身、后背不允许有影响美观和牢固的疵点;其他部位不能有影响牢固的疵点
	23	里袋高低、进出两边一致;封口清晰牢固,袋布平服,缉线牢固

表6 男女裤、裙外型检验

种类	序号	外 型 要 求
裤(裙)腰	1	裤(裙)腰顺直平服,左右宽窄一致,缉线顺直,不吐止口,腰口无虚空
	2	串带部位准确、牢固,松紧适宜
	3	前身裥子及后省距离大小、左右应相同,前后腰身大小、左右应相同
门里襟	4	门襟小裆封口应平服,套结应牢固,缉线顺直清晰
	5	门里襟长短一致,贴门襻不过紧外吐,里襻平服,尖嘴圆头准确
	6	扣子与扣眼位置要准确,拉链松紧适宜,拉链布不外露
裤(裙)身	7	左右裤脚长短、大小一致,贴脚布居中,进出适宜,前后挺缝丝绺正直;侧缝与下裆缝、中裆以下应对准
	8	侧缝顺直,松紧适宜,袋口平服,封口牢固,斜袋垫布须对格条
	9	后袋部位准确,左右相同,嵌线宽窄一致;封口四角清晰,套结牢固
	10	下裆缝顺直,无吊紧,后身拼角大小相同;后缝松紧一致,十字缝须对准
裤(裙)里	11	腰里整齐,松紧适宜,四件扣位置准确牢固,表袋平服
	12	膝盖绸大小适宜,大小裤底须平服,后缝须缉双线
	13	袋布平服,封口无洞
	14	包缝线色泽须与面料相适宜
	15	里子大小长短应与面料相适应
	16	扯线襻位置准确,长短适宜
	17	里料色泽应与面料相适应,无影响美观和牢固的疵点

4.2.2.6.2 各部位整烫平服,不能压倒绒面,无烫黄、极光、水渍、变色等。

4.2.2.6.3 采用粘合衬的部位不渗胶、不脱胶。

4.2.2.6.4 按GB 250检验色差,同件(套)内色差不低于4级,件(套)之间色差不低于3级—4级,箱与箱之间不低于3级。

4.2.2.7 成衣缝制检验

4.2.2.7.1 面料丝绺和倒顺毛原料顺向一致,图案花型配合相适应。特殊花型以主图为准全身一致;按惯例具有明显方向性花型,以主图为准,全身一致,符合花型方向的合理性。

4.2.2.7.2 面料、里料和衬料的缝纫与整烫性能应配伍,面料与粘合衬粘合应不脱胶、不渗胶、不引起面料变色、不引起面料皱缩。

4.2.2.7.3 钉扣除装饰外,每孔双线二次绕扣脚两周以上,缠绕次数须与面料厚度相适应(大衣四周以上)。绕脚平挺,结实牢固、不外露。扣与扣眼位置、大小配合,扣眼整齐牢固。

4.2.2.7.4 缝迹牢固、平整,缝头宽窄适宜,各部位套结定位准确,平整牢固。

4.2.2.7.5 商标、洗涤说明、尺码带、成分标志等定位正确、整齐、美观、牢固。

4.2.2.7.6 各部位针迹线路清晰、顺直,针距密度一致,双明线、三明线间距相等。

4.2.2.8 针距密度检验

针距密度检验按表7。

表 7 针距密度检验

序号	项目	针距密度	备 注
1	明线	14 针/3 cm～17 针/3 cm	装饰线除外
2	暗线	13 针/3 cm～17 针/3 cm	
3	手扦(撬)针	不少于 7 针/3 cm	袖窿、肩头、裤脚不少于 9 针/3 cm 单面针算
4	花绷	不少于 5 针/3 cm	
5	锁眼	不少于 8 针/1 cm	
注：装饰线按规定执行。			

4.2.2.9 包装检验

包装检验按 SN/T 1932.1—2007 中 4.1.1.3 和 4.1.2.3 执行

4.2.2.10 标识检验

按 SN/T 1649—2005 中 4.2.12 和 4.2.13 进行检验。

5 检验结果的判定

根据内在质量和外观质量的检验检测结果综合判定，两项均符合标准规定，则判全批合格；其中任一项不符合标准规定，则判全批不合格。

5.1 内在质量的判定

内在质量检测中任何一项检测不合格，则判定全批内在质量不合格。

5.1.1 可分解芳香胺染料、甲醛含量、pH 值、异味和色牢度检验的判定，按 SN/T 1649—2005 中 6.2 进行。

5.1.2 纤维成分含量检验的判定，按 SN/T 1649—2005 中 4.2.12 进行判定。

5.1.3 其他项目按 SN/T 1649—2005 中 6.2，并对照相关附录进行判定。

5.2 外观质量判定

外观品质质量、包装质量和标识中任何一项不合格，则判定全批外观质量不合格。

5.2.1 根据缺陷影响服装整体外观及穿着性能的轻重程度判定 A 类和 B 类缺陷。

5.2.1.1 A 类缺陷见表 8。

表 8 A 类缺陷

序号	缺 陷
1	主要规格超过极限偏差
2	一件(套)内色差低于 4 级
3	1、2 部位面料疵点超过表 1 规定
4	对条对格超过表 3 规定
5	对称部位超过表 4 规定
6	粘合衬脱胶、渗胶
7	缺扣，掉扣，残扣，扣眼没开，锁眼断线，扣与眼不对位
8	缝制吃势严重不匀，严重吃纵
9	缺件、漏序、开线、断线、毛漏、破损
10	整烫严重不良，整烫变色，极光、水渍、污渍

5.2.1.2 B类缺陷见表9。

表9 B类缺陷

序号	缺　陷
1	3部位面料疵点超过表1规定
2	应滴针(条)处未滴针(条)
3	缝制吃势不匀,吃纵,轻微影响外观
4	里料与面料松紧不适宜
5	整烫、折叠不良
6	缝制不顺直,不等宽

5.2.1.3 未列入缺陷参照表8、表9内的缺陷掌握。

5.2.2 按照SN/T 1932.2对全批外观品质质量进行判定。

5.2.3 按照SN/T 1649—2005中4.2.12和4.2.13对标识进行判定。

5.2.4 按照SN/T 1932.1—2007中7.1.1.3和7.1.2.3对全批包装质量进行判定。

6 其他

我国或输入国技术规范有特殊要求的,要按照技术规范的要求执行,并结合本部分综合判定。

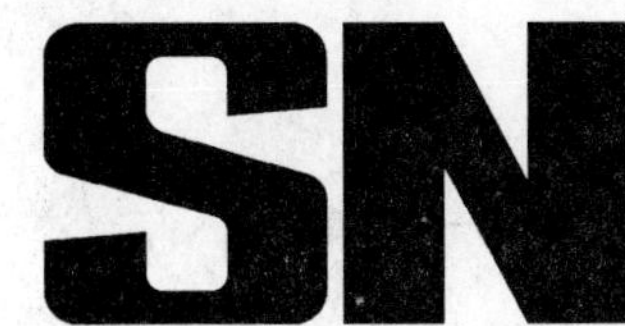

中华人民共和国出入境检验检疫行业标准

SN/T 1932.6—2008
代替 SN/T 0847—2000

进出口服装检验规程 第6部分：羽绒服装及羽绒制品

Rules for the inspection on import and export garment—
Part 6: Down garments and down-filled products

2008-04-29 发布　　　　2008-11-01 实施

中华人民共和国
国家质量监督检验检疫总局　发布

前　言

SN/T 1932《进出口服装类检验规程》分为9个部分：

——第1部分：通则；

——第2部分：抽样；

——第3部分：室内服装；

——第4部分：牛仔服装；

——第5部分：西服、大衣；

——第6部分：羽绒服装及羽绒制品；

——第7部分：衬衫；

——第8部分：儿童服装；

——第9部分：便服。

本部分为SN/T 1932的第6部分。

本部分代替SN/T 0847—2000《进出口羽绒制品检验规程》。

本部分与SN/T 847—2000相比主要变化如下：

——在范围中增加了内在质量的检验范围(含安全项目)和检验内容的要求和羽绒和腈棉混合填充制品的检验及内在质量和检验程序的要求；

——在抽样内容中增加了内在质量抽样的内容；

——在检验中增加了标识检验等内容；

——在检验结果中相应的增加了内在质量检验和标识检验的判定。

本部分的附录B为规范性附录，附录A、附录C为资料性附录。

本部分由国家认证认可监督管理委员会归口。

本部分起草单位：中华人民共和国江西出入境检验检疫局、中华人民共和国江苏出入境检验检疫局。

本部分主要起草人：周丽萍、侯玉锋、廖振伟、黄晓强、刘钊、朱长清、姜明、敖小刚、何懿智、石洁。

本部分所代替标准的历次版布发布情况为：

——SN/T 0847—2000；

——ZBY 76004—1986。

进出口服装检验规程
第6部分:羽绒服装及羽绒制品

1 范围

SN/T 1932的本部分规定了进出口羽绒服装及羽绒制品的内在质量、外观质量以及抽样、检验条件、检验方法、检验程序和检验结果的判定。

本部分适用于各种面料的进出口羽绒服及羽绒的检验,适用于羽绒和腈棉混合填充制品的检验。

2 引用标准

下列文件中的条款通过SN/T 1932的本部分的引用而成为本部分的条款。凡是注日期的引用文件,其随后所有的修改单(不包括勘误的内容)或修订版均不适用于本部分,然而,鼓励根据本部分达成协议的各方研究是否可使用这些文件的最新版本。凡是不注日期的引用文件,其最新版本适用于本部分。

GB 250 评定变色用灰色样卡(GB 250—1995,idt ISO 105/A02:1993)

GB/T 3923.1 纺织品 织物拉伸性能 第1部分:断裂强力和断裂伸长率的测定 条样法(GB/T 3923.1—1997,neq ISO/DIS 13934.1:1994)

GB/T 3923.2 纺织品 织物拉伸性能 第2部分:断裂强力的测定 抓样法(GB/T 3923.2—1998,neq ISO/DIS 13934.2:1994)

GB/T 10288—2003 羽绒羽毛检验方法

GB/T 14272—2002 羽绒服装

GB/T 17685—2003 羽绒羽毛

SN/T 1649—2005 进出口纺织品安全项目检验规范

SN/T 1932.1—2007 进出口服装检验规程 第1部分:通则

SN/T 1932.2 进出口服装检验规程 第2部分:抽样

3 术语和定义

GB/T 17685确立的术语和定义适用于SN/T 1932的本部分。

4 抽样

4.1 检验批的确定按照SN/T 1932.1—2007中3.3执行。

4.2 外观质量检验样品按照SN/T 1932.2进行抽取,内在质量检验样品按SN/T 1932.2和GB/T 10288进行抽取。

5 检验

5.1 检验条件

外观质量的检验条件和要求按SN/T 1932.1执行。

内在质量的检验条件和要求按SN/T 1932.1和GB/T 10288执行。

5.2 检验内容

5.2.1 内在质量的检验

5.2.1.1 可分解芳香胺染料:按SN/T 1649—2005中5.5进行检验。

5.2.1.2 游离甲醛含量:按 SN/T 1649—2005 中 5.1 进行检验。

5.2.1.3 pH 值:按 SN/T 1649—2005 中 5.2 进行检验。

5.2.1.4 异味:按 SN/T 1649—2005 中 5.4 进行检验。

5.2.1.5 耐水(变色、沾色)色牢度:按 SN/T 1649—2005 中 5.3.1 进行检验。

5.2.1.6 耐酸汗渍(变色、沾色)色牢度:按 SN/T 1649—2005 中 5.3.2 进行检验。

5.2.1.7 耐碱汗渍(变色、沾色)色牢度:按 SN/T 1649—2005 中 5.3.2 进行检验。

5.2.1.8 耐干摩擦色牢度:按 SN/T 1649—2005 中 5.3.3 进行检验。

5.2.1.9 耐唾液(变色、沾色)色牢度:按 SN/T 1649—2005 中 5.3.4 进行检验。

5.2.1.10 纤维成分:按 SN/T 1649—2005 中 4.2.12 进行检验。

5.2.1.11 裤后裆缝缝制强力:按 GB/T 3923 进行检验。

5.2.1.12 组成成分(毛片、陆禽毛、损伤毛、长毛片、异色毛绒、绒子、绒丝、羽丝、杂质):按 GB/T 10288—2003中 6.2 进行检验。

5.2.1.13 鹅、鸭毛绒种类鉴定:按 GB/T 10288—2003 中 6.3 进行检验。

5.2.1.14 蓬松度测定:按 GB/T 10288—2003 中 6.4 进行检验。

5.2.1.15 耗氧量:按 GB/T 10288—2003 中 6.5 进行检验。

5.2.1.16 透明度:按 GB/T 10288—2003 中 6.6 进行检验。

5.2.1.17 残脂率:按 GB/T 10288—2003 中 6.7 进行检验。

5.2.1.18 气味:按 GB/T 10288—2003 中 6.8 进行检验。

5.2.1.19 水分含量:按 GB/T 10288—2003 中 6.9 进行检验。

5.2.1.20 微生物检验:当耗氧量超过 10 mg 时,对微生物指标按 GB/T 10288—2003 中第 7 章进行检验。

5.2.1.21 质量检验:按 GB/T 14272—2002 附录 C 进行检验。

5.2.2 外观质量的检验

5.2.2.1 外观品质质量检验

外观检验的步骤参见附录 A。

5.2.2.1.1 成品部位的划分

见附录 B。

5.2.2.1.2 成衣及制品表面绗线检验

表面绗线检验要求见表 1。

表 1 表面绗线检验

部位名称	表面绗线对格规定	极限互差/cm
搭门	左右前身绗线	≤0.5
无搭门	左右前身绗线	≤0.3
袖底缝	绗线对齐	≤0.6
摆缝	绗线前后对齐	≤0.6
裤下裆缝	绗线前后对齐	≤0.8

5.2.2.1.3 成衣及制品针距密度检验

针距密度检验要求见表 2。

5.2.2.1.4 成衣对称部位检验

对称部位检验要求见表 3。

表 2 针距密度检验

序　号	项　目	针　迹　密　度
1	成衣及睡袋明、暗线	3 cm 12 针～16 针
2	被、枕、垫、褥	3 cm 13 针～16 针
3	绗线	3 cm 9 针～12 针
4	锁眼	1 cm 不少于 14 针
5	钉扣	每眼不少于 8 根线
6	包缝	3 cm 9 针～12 针

表 3 对称部位检验

序　号	部　位　名　称	极限偏差/cm
1	领角大小	粗纱色档 0.3
2	两袖长短	竹节纱 0.5
3	两袖袖口大小	缺经缺纬 0.3
4	口袋(大小、进出、高低)	纱结跳花 0.4
5	脚口大小	油纱 0.3
6	裤脚长短	轻微斑渍 0.5
7	门襟长短(里襟不能长于门襟)	0.3
8	左右身嵌拼高低、大小	0.3
注：未列入疵点参照类似疵点判断。		

5.2.2.1.5 **成品面料检验**

成品面料检验要求见表 4。

表 4 成品面料检验

缺陷名称	成　衣			睡袋	被、褥	枕、垫
	1 部位	2 部位	3 部位			
色档	0 cm	0 cm	0 m	0 cm	0 cm	0 cm
粗纱	0 cm	1.0 cm	2.0 cm	2.0 cm	2.0 cm	2.0 cm
竹节纱	0 cm	1.5 cm	3.0 cm	3.0 cm	3.0 cm	3.0 cm
缺经缺纬	0 cm	0 cm	0 cm	0 cm	0 cm	0 cm
纱结跳花	0 cm	3 个以下	6 个以下	6 个以下	6 个以下	6 个以下
油纱	0 cm	轻微 1.0 cm 以下	轻微 2.0 cm 以下	轻微 2.0 cm 以下	轻微 2.0 cm 以下	轻微 2.0 cm 以下
轻微斑渍	0 cm	0 cm	0.3 cm	0.3 cm	0.3 cm	0.3 cm
注：未列入疵点参照类似疵点判断。						

5.2.2.1.6 **成品外型检验**

5.2.2.1.6.1 表面平服、对称。

5.2.2.1.6.2 商标、标记清晰端正。

5.2.2.1.6.3 制品折叠端正平服。

5.2.2.1.6.4 填充物均匀平服。

5.2.2.1.6.5 各部位保持清洁、无脏污、无线头。

5.2.2.1.6.6 色差按 GB 250 进行检验,同件(套)内色差不低于 4 级,件与件之间色差不低于 3 级—4 级,箱与箱之间色差不低于 3 级。

5.2.2.1.7 成品缝制检验

5.2.2.1.7.1 成品各部位车缝顺直、整齐牢固、松紧适宜。不准有脱线、开线、断线、连续跳针(20 cm 内允许跳 1 针)及漏毛打褶。

5.2.2.1.7.2 锁眼、钉扣(弹簧扣等)位置准确,大小适宜,整齐牢固,松紧适宜。

5.2.2.1.7.3 绣花花位正确,装饰物应在规定位置上,平整、牢固;商标、洗水唛、尺码唛等位置准确,整齐牢固。

5.2.2.1.7.4 起针、落针必须回针 1.0 cm~1.5 cm,要回在原线上,断线、封口接头要在原线上重叠 1.0 cm~2.0 cm。

5.2.2.1.7.5 止口明显部位,双线行距宽窄一致,上下层坐齐,不得反吐,充绒封口必须封牢坐齐,不得夹毛绒。

5.2.2.1.7.6 内缝牢固、平整、宽窄适宜。各部位套结定位准确牢固。

5.2.2.1.7.7 商标、洗水唛、尺码唛等位置准确、整齐、牢固。

5.2.2.1.7.8 面料丝绺和倒顺毛原料顺向一致,图案花型配合相适应。

5.2.2.2 成品的规格检验

成品的规格检验的步骤参见附录 C。

5.2.2.2.1 成衣规格极限偏差检验

规格极限偏差检验要求见表 5。

表 5 规格极限偏差检验

序号	部位名称		极限偏差/cm					
			上衣、短大衣	中、长大衣	童上衣	童中、长大衣	裤	童裤
1	衣长		±2.0	±2.5	±1.5	±2.0	—	—
2	胸围		±2.5	±2.5	±2.0	±2.0	—	—
3	领大		±1.0	±1.0	±1.0	±1.0	—	—
4	总肩宽		±1.2	±1.2	±1.0	±1.0	—	—
5	袖长	装袖	±1.5	±1.5	±1.0	±1.0	—	—
		连肩袖	±2.0	±2.0	±1.5	±1.5	—	—
6	裤长		—	—	—	—	±2.5	±2.0
7	腰围		—	—	—	—	±2.0	±1.5

5.2.2.2.2 制品规格极限偏差检验

制品规格极限偏差检验要求见表 6。

表 6 制品规格极限偏差检验

序　　号	类　　别	长度偏差/cm	宽度偏差/cm
1	羽绒被	+3.0 −2.0	±2.0
2	羽绒褥	±2.0	±1.5
3	羽绒枕、垫	±1.0	±1.0
4	睡袋	±2.0	±1.5

5.2.2.3 **包装质量检验**

按 SN/T 1932.1 进行检验。

5.2.2.4 **标识检验**

按照 SN/T 1649—2005 中 4.2.12 和 4.2.13 进行检验。

6 检验结果的判定

根据内在质量、外观质量检验综合判定，两项均符合标准规定，则判全批合格；其中任一项不符合标准规定，则判全批不合格。

6.1 内在质量检验的判定

根据可分解芳香胺染料、游离甲醛含量、pH 值、异味、耐水色牢度、耐酸汗渍色牢度、耐碱汗渍色牢度、耐干摩擦色牢度、耐唾液色牢度、纤维成分、裤后裆缝接缝强力综合判定，各项均符合标准规定，则判全批外观质量合格；其中任一项不符合标准规定，则判全批外观质量不合格。

6.1.1 可分解芳香胺染料、游离甲醛含量、pH 值、异味、耐水色牢度、耐酸汗渍色牢度、耐碱汗渍色牢度、耐干摩擦色牢度、耐唾液色牢度、纤维鉴别：按 SN/T 1649—2005 中 6.2 进行判定。

6.1.2 裤后裆缝接缝强力：不小于 80 N。

6.1.3 组成成分(毛片、陆禽毛、损伤毛、长毛片、异色毛绒、绒子、绒丝、羽丝、杂质)、鹅、鸭毛绒种类鉴定、蓬松度测定、耗氧量、透明度、残脂率、气味、水分含量：按 GB/T 17685—2003 中第 5 章进行判定。

6.1.4 微生物：微生物指标按 GB/T 17685—2003 中 5.3 进行判定。

6.1.5 重量：羽绒服装充绒量误差不得超过±4%；羽绒被(褥)、羽绒枕(垫)睡袋不得超过±2%。

6.2 外观质量检验的判定

根据外观品质、标识和包装检验综合判定，各项均符合标准规定，则判全批外观质量合格；其中任一项不符合标准规定，则判全批外观质量不合格。

6.2.1 按照 SN/T 1932.2 对全批外观品质质量进行判定。

6.2.1.1 整体外观及穿着性能：根据缺陷影响服装整体外观及穿着性能的轻重程度判定 A 类和 B 类缺陷。

6.2.1.2 A 类缺陷见表 7。

表 7 A 类缺陷

序 号	缺 陷
1	规格偏差超过规定
2	面子严重透色
3	色差超过规定
4	面、里子烫黄
5	漏序、断线、开线、破洞、渗胶、脱胶
6	绣化不良、错绣、漏绣、墨印外露
7	针距低于规定 3 针以上(粗线按工艺文件)
8	1 号部位面料疵点超过允许范围
9	钮扣、拉链品质不良、金属附件锈蚀
10	对称部位超出极限允差
11	面子严重污渍
12	扣位严重不对，残扣等

表7(续)

序号	缺陷
13	缝制吃势严重不匀,严重吃纵
14	羽绒重量偏差超过规定
15	衬布、松紧带、线、装饰物与面料不适应
16	有漏绒,严重影响使用和美观
17	里料使用不透气的薄膜

6.2.1.3 B类缺陷见表8。

表8 B类缺陷

序号	缺陷
1	明线缉线不顺直、不等宽
2	缝纫吃势不匀,缝制吃纵
3	线头修剪不净
4	钉扣不牢、锁眼不良
5	2、3、4部位回针接头未在原线上
6	2、3、4部位明线20 cm内单跳针两处
7	粉渍、轻微油污
8	轻微钻绒(缝子处除外)

6.2.1.4 未列入缺陷参照表7、表8内的缺陷掌握。

6.2.1.5 服装面辅料疵点根据疵点所在部位及轻重程度参照表4判定。

6.2.2 包装质量检验的判定

包装质量按照SN/T 1932.1进行判定。

6.2.3 标识检验的判定

按照SN/T 1649—2005中4.2.12和4.2.13进行判定。

7 其他

我国或输入国强制性技术规范有其他特殊要求的,按照我国或输入国强制性技术规范要求检验,并结合本部分综合判定。

附　录　A
（资料性附录）
成衣外观和羽绒制品及其他制品的检验步骤

A.1　成衣外观检验的步骤

A.1.1　上衣检验操作步骤见表A.1。

表A.1　上衣检验操作步骤

序号	检查步骤	操　作　过　程	检　查　内　容
1	前身整体外观	把服装平摊于检验台上，观看整体效果	查看衣服整体外观，线条和型格是否正确，领、口袋、袖子等部位是否对称均匀（有花型图案不能有倒顺），充绒是否明显不匀
2	领面	左右手分别放入领下，轻轻地向上翻动	左右领面应平服顺直、大小一致，领嘴处宽窄一致对称。并查看衣领有无松紧不一及翘卷，领松紧是否适宜，吃势均匀、端正，后领中央位置是否正确
3	领底	竖起领子翻看领底	左右领型大小一致，领面平服，松紧适宜，带帽的拉链顺直、松紧适宜、钉扣位置准确牢固、松紧适宜
4	门里襟	将衣服自然摊平目测，然后将拉链或钉（砸）扣拉开查看	a）门、里襟顺直、平服、长短一致； b）明门襟宽窄一致； c）拉链顺直、松紧适宜； d）钉（砸）扣位置准确牢固、松紧适宜
5	左前身	左手伸入肩颈点之内侧，右手拿着肩膊与袖的接缝部位	a）肩部平服、肩缝顺直； b）袖山部分圆顺
		左手按着衣片，右手掀起袖子部位	前袖窿缝：袖窿缝圆顺、牢固
		先目测，然后将左手插入袋中，右手将袋口掀开	a）袋盖平服、直顺、与袋口大小适宜； b）袋口平服、闭合贴服； c）拉链顺直、松紧适宜
		用手拿着前身片或左手拿着大身，右手拿着下摆罗纹（橡根）部位，上下抻拉	a）前片下摆圆（直）顺； b）罗纹宽窄一致，与大身缝接牢固，吃势均匀； c）橡根楫线顺直、松紧间距均匀； d）面上是否钻毛绒、掉浮色
		左手拿着衣服腋下部分，右手拿着衣服摆缝的底边	摆缝：摆缝平服、顺直、松紧适宜； 带卡：表面光滑、卡齿里弯尖锐并转动灵活，不生锈； 轧扣：扣合松紧适度，无自动脱开或撬开现象，表面光滑，不生锈
6	右前身	同左前身	同左前身
7	左袖	左手持肩部，右手持袖口	a）袖缝平服、顺直，里、面松紧适宜； b）绱袖圆顺，吃势均匀； c）袖口宽窄一致； d）罗纹口（橡根）缝接直顺、牢固
8	右袖	同左袖	同左袖

表 A.1(续)

序号	检查步骤	操作过程	检查内容
9	左右袖对	a) 将两袖山至袖口处重合,对比 b) 左右手分别插左右袖口,对比	两袖长短、袖口大小、袖口宽窄一致。两袖绊(叉)高低、长短、袖扣高低一致
10	衣身里	a) 将左右前衣片掀开,使后身里露出 b) 左手按着衣领部位,右手抻拉下摆处 c) 左手按衣服下部,右手把里布向上掀起	a) 商标端正; b) 挂衣绊位置准确、牢固; c) 领窝圆顺平服; d) 后身里与面松紧适宜; e) 洗水唛位置准确、牢固; f) 里子是否钻毛绒、掉浮色; g) 充绒封口是否封牢
11	后身整体外观	两手将衣服翻转,背部全部露出,领子向着自己	同前身全体

A.1.2 裤子检验操作步骤见表 A.2。

表 A.2 裤子检验操作步骤

序号	检查步骤	操作过程	检查内容
1	左右侧全体	一手拿裤腰,一手拿裤脚,平放于检验台上	查看裤子整体外观,线条和型格是否正确,充绒是否明显不匀,面上是否钻毛绒、掉浮色
2	腰部	两手拿住腰口	腰头缝迹、裤袢、裤钩、商标尺码
3	左右外侧裤片	一手持腰部,一手持裤脚外侧向上	外侧缝缝合是否平服,不得有吃势不匀现象,条格应对齐
4	左右侧袋、后袋	手插入袋中	袋口两端是否牢固,口袋缉线效果
5	左右里侧裤片脚口	一手拿住裤脚并将裤脚掀至腰头上方	里侧缝、缝制效果,裤脚折边宽度
6	前后裆缝	左手拿住右侧裤片,倾斜地向前方掀起	缝合质量
7	门襟	打开拉链或钮扣	查看门襟长短,缉线工艺及有否漏套结,拉链是否顺滑,有无锈斑。钉扣是否牢固,扣眼有否切开,钮扣是否圆滑,有无锈斑
8	裤里	右手拿着裤腰身,左手拿着门襟底边查看里袋布、商标等	查看商标、洗水唛、尺码唛缝制工艺,有否错漏。裤里面各部位线头修剪是否干净,缝头有否毛漏,里子是否钻毛绒、掉浮色
9	对称部位	把拉链拉好,扣好钮扣,双手插入裤腰查看对称部位	查看串带、侧袋、后袋对称部位是否一致
10	裤脚口	左右手持裤脚口,看两侧效果	缉缝效果,裤脚口折边宽窄是否一致、牢固
11	垂直效果(侧)	手持腰围向下垂直,纵横检查	裤管是否挺直,有否因缉缝或裁剪的错误而引起抽扯现象
12	垂直效果(前后)	手持腰围向下垂直,从前向后检查	裤管的前、后面有否因缉缝或裁剪的错误而引起抽扯现象

A.2 羽绒制品及其他制品检验操作步骤

羽绒制品及其他制品检验操作步骤见表A.3。

表A.3 羽绒制品检验操作步骤

序号	检查步骤	操作过程	检查内容
1	外观检验	先上后下、先左后右(或先右后左)、从前到后、从面到里	查看整体外观,线条和型格是否正确,充绒是否明显不匀,面上是否钻毛绒、掉浮色,商标、吊牌是否缝挂在规定的位置,是否有针眼、油污迹、水渍,是否左右对称、上下对齐
2	缝制检验	先上后下、先左后右(或先右后左)、从前到后、从面到里	车缝线路是否整齐,针距、行距是否均匀,是否有脱线、断线、跳线,双边线行距宽窄是否一致,充绒封口是否封牢坐齐,衬条松紧是否适宜

附　录　B
（规范性附录）
成衣部位的划分

B.1　羽绒衣裤部位划分见图 B.1。

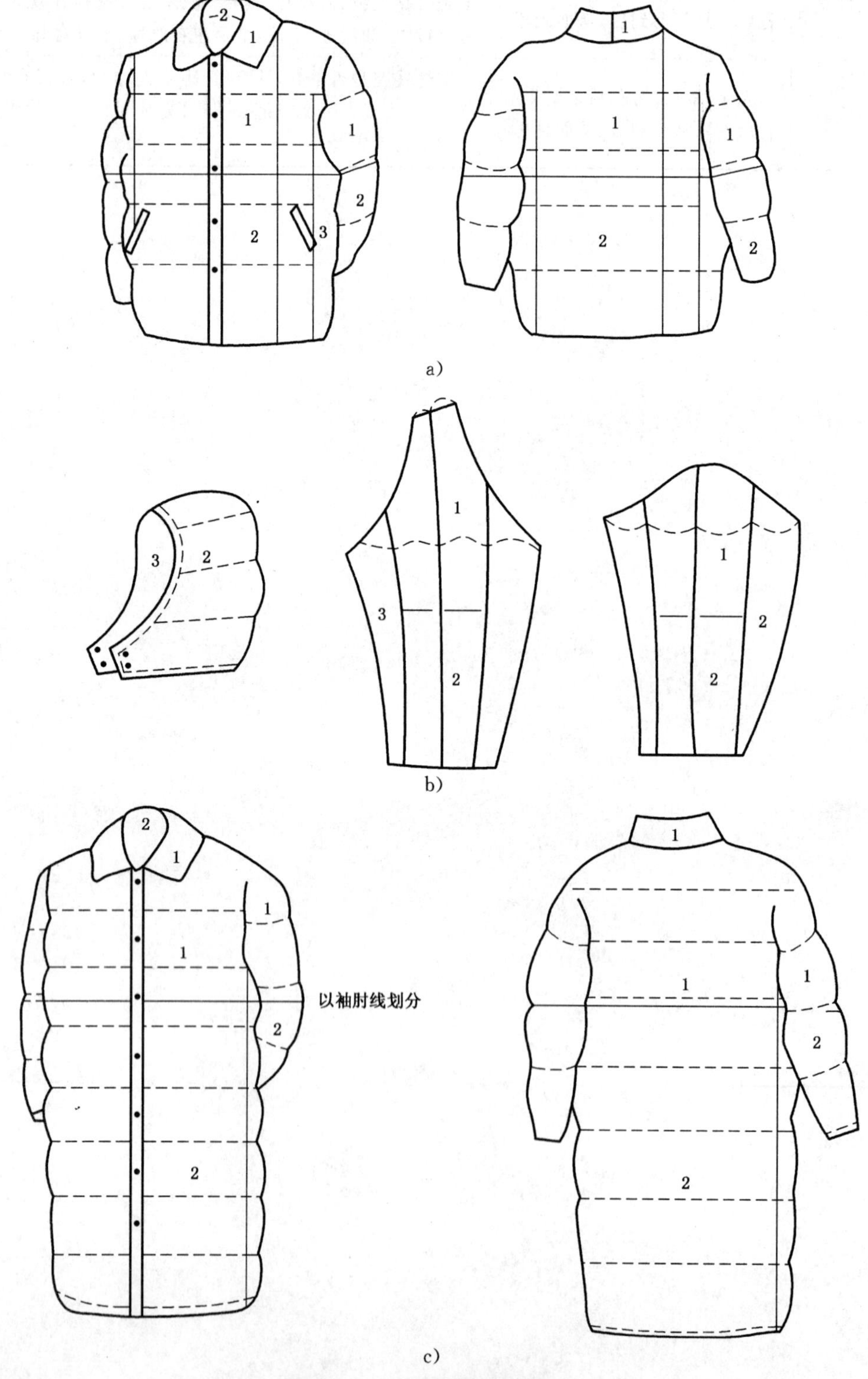

图 B.1　羽绒衣裤部位划分

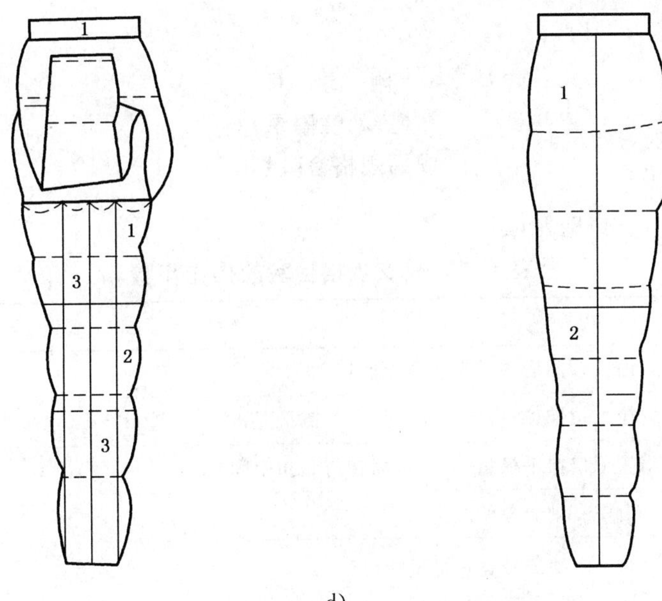

d)

图 B.1（续）

B.2 羽绒制品及其他制品部位以 3 号部位划分。

附　录　C
（资料性附录）
成品规格检验步骤

C.1　羽绒衣裤规格检验步骤见表C.1。

表C.1　成衣规格检验的操作步骤

序号	部位名称	检　验　方　法
1	衣长	由后领圈居中处垂直量至底边
2	胸围	拉上拉链(或搭扣),前后身自然摊平,沿袖窿底缝下2 cm水平横量(周围计算)
3	领大	领下口摊平横量(立领量面扣与底扣中间)
4	肩宽	由左右袖肩缝的交叉点横量
5	袖长	a)　由袖子最高点量至袖口； b)　由后领中量至袖口
6	总肩宽	由肩缝交叉处摊平横量
7	领大	领下口捋平横量
8	下摆	将拉链拉好,扣好钮扣,摆平横量(半周计算)
9	裤长	由腰上口沿栋缝线平量至裤脚口
10	腰围	扣好裤扣,沿腰宽中间拉直横量(周围计算)
11	臀围	从腰缝以下的上裆三分之二处,前后片分别横量(周围计算)

C.2　羽绒或其他制品规格检验步骤见表C.2。

表C.2　羽绒制品规格检验的操作步骤

序号	类　别		检　验　方　法
1	羽绒(或羽绒和腈棉混合)被		距边缘15 cm,距绢线5 cm外测量
2	羽绒褥		距边缘15 cm,距绢线5 cm外测量
3	羽绒枕、垫		量边
4	睡袋	前长	睡袋摊平,拉住上层居中顶点量至终点缝中间处
		后长	睡袋摊平,拉住下层居中顶点量至终点缝中间处
		莫名式上宽	睡袋摊平,横量上端最宽处(半周计算)
		莫名式下宽	摊平,将睡袋底与边缝交点处横量
		信封式宽	将睡袋拉上拉链摊平量半周

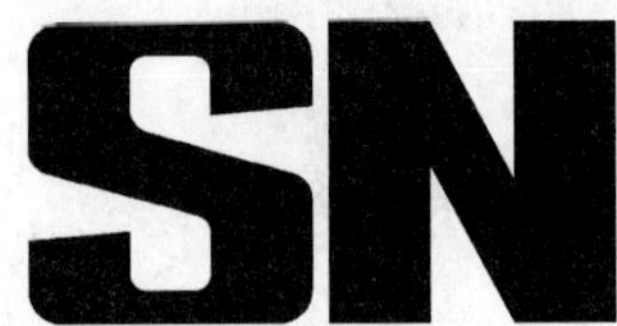

中华人民共和国出入境检验检疫行业标准

SN/T 1932.7—2008
代替 SN/T 0556—2005

进出口服装检验规程
第7部分：衬衫

Rules for inspection on import and export garment—
Part 7: Shirt

2008-04-29 发布 2008-11-01 实施

中华人民共和国国家质量监督检验检疫总局 发布

前　言

SN/T 1932《进出口服装检验规程》分为9部分：

——第1部分：通则；

——第2部分：抽样；

——第3部分：室内服装；

——第4部分：牛仔服装；

——第5部分：西服、大衣；

——第6部分：羽绒服装及羽绒制品；

——第7部分：衬衫；

——第8部分：儿童服装；

——第9部分：便服。

本部分为SN/T 1932的第7部分。

本部分代替SN/T 0556—2005《出口衬衫检验规程》。

本部分与SN/T 0556—2005相比主要变化如下：

——在范围中增加了对进口衬衫的标识、内在质量和外观质量的要求；

——修改了内在质量检验的内容和判定；

——修改了检验条件和工具的内容；

——增加了外观质量中标识检验的判定；

——修改了对包装的检验和判定。

本部分由国家认证认可监督管理委员会提出并归口。

本部分起草单位：中华人民共和国上海出入境检验检疫局。

本部分主要起草人：刘俭。

本部分所代替标准的历次版本发布情况为：

——SN/T 0556—1996、SN/T 0556—2005。

进出口服装检验规程
第7部分：衬衫

1 范围

SN/T 1932 的本部分规定了进出口衬衫的外观质量和内在质量以及抽样、检验条件、检验方法、检验程序和检验结果的判定。

本部分适用于各种纺织材料制的进出口衬衫的检验。

2 规范性引用文件

下列文件中的条款通过 SN/T 1932 的本部分的引用而成为本部分的条款。凡是注日期的引用文件其随后所有的修改单(不包括勘误的内容)或修改均不适用于部分，然而，鼓励根据本部分达成协议的各方研究是否可使用这些文件的最新版本。凡是不注日期的引用文件，其最新版本适用于本部分。

GB 250 评定变色用灰色样卡(GB 250—1995，idt ISO 105/A02:1993)

SN/T 1649—2005 进出口纺织品安全项目检验规范

SN/T 1932.1—2007 进出口服装检验规程 第1部分：通则

SN/T 1932.2 进出口服装检验规程 第2部分：抽样

3 抽样

3.1 检验批的确定按照 SN/T 1932.1—2007 中 3.3 执行。

3.2 内在质量和外观质量的检验按照 SN/T 1932.2 进行抽取样品。

4 检验

4.1 检验条件和工具

内在质量和外观质量的检验条件和工具按 SN/T 1932.1 执行。

4.2 检验内容

4.2.1 内在质量测试

按 SN/T 1649 检测方法中的检验条件及程序进行：

——可分解芳香胺染料：按 SN/T 1649—2005 中 5.5 检验；

——甲醛：按 SN/T 1649—2005 中 5.1 检验；

——pH 值：pH 值：按 SN/T 1649—2005 中 5.2 检验；

——异味：按 SN/T 1649—2005 中 5.4 检验；

——色牢度：按 SN/T 1649—2005 中 5.3.1 检验；

——纤维成分含量按 SN/T 1649—2005 中 4.2.12 检验；

——其他项目根据输入国和地区法律法规要求的不同，按 SN/T 1649—2005 中 4.2 检验。

4.2.2 外观质量检验

4.2.2.1 成衣部位划分

部位划分见图1。

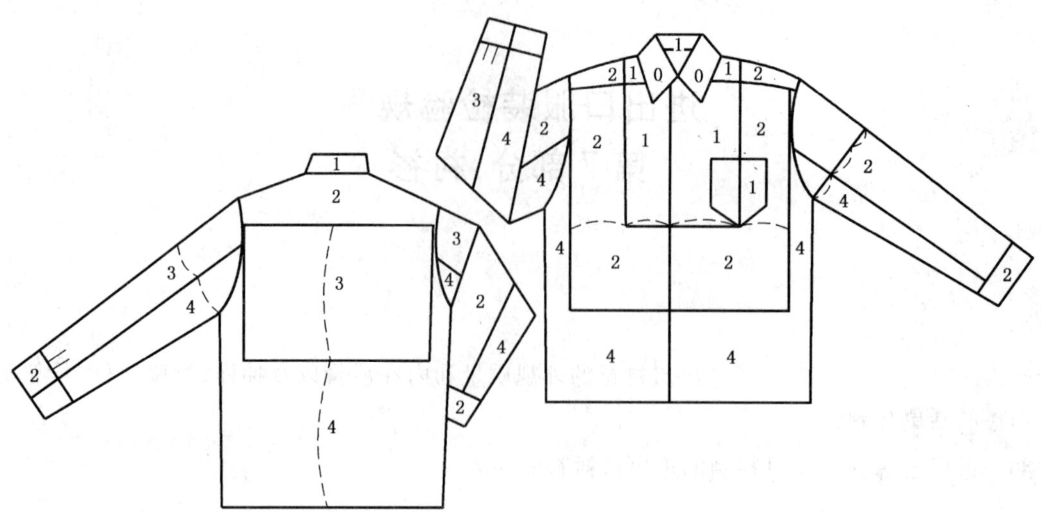

图 1　成衣部位的划分

4.2.2.2　成衣面料疵点检验

面料疵点检验按表 1。

表 1　面料疵点检验

缺陷名称	0 部位	1 部位	2 部位	3 部位	4 部位
粗纱	不允许	粗于 1 倍 2 根长 2 cm 以下	长不限	长不限	长不限
		粗于 2 倍以上 2 根长 1 cm 以下	长 4 cm	长 6 m	长 8 cm 以下
色档	不允许	不允许	不允许	轻微	轻微
油纱	不允许	不允许	轻微长 1.5 cm 以下	轻微长 2.5 cm 以下	长 5 cm 以下
断经断纬损伤	不允许	不允许	不允许	轻微长 0.5 cm 以下	轻微长 1.5 cm 以下
纱结跳花	不允许	不允许	3 个(不影响外观)	不影响外观	不影响外观
经缩纬缩	不允许	不允许	轻微	轻微长不限	轻微长不限
双经双纬	不允许	不允许	轻微	轻微长不限	轻微长不限
注：未列入疵点参照类似疵点判别。					

4.2.2.3　成衣规格检验

规格检验按表 2。

表 2　规格检验

序号	部位名称	测　量　方　法	极限偏差/cm
1	领大	领子摊平由钮中量至钮眼中	±0.5
2	衣长	a)　由后领中量至底边； b)　由衣肩最高点量至前身底边	±1.0
3	胸围	扣好钮扣，前后身摊平，在袖底缝十字口处横量(周围计算)	±2.0
4	长袖长	a)　由袖山头最高处量至袖头边	±0.8
		b)　由后领中量至袖头边	±1.2
5	短袖长	a)　由袖山头最高处量至袖口边	±0.4
		b)　由后领中量至袖口边	±1.0
6	肩宽	由肩缝最高点的一端量至另一端	±0.8

4.2.2.4 **成衣对格对条检验**

对格对条检验按表3。

表3 对格对条检验

序号	部位名称	对条对格规定	极限互差/cm	备 注
1	左右前身	条料顺直,格料对横	0.2	如面料格子有大小时,应以前身二分之一上部为准
2	袋与前身	条粒对条,格料对格	0.1	
3	斜料双袋	左右袋对称	0.3	
4	左右领尖	条格对称	0.2	阴阳条格应以明显条格为准
5	袖口	对直条为主	0.3	
6	长袖	以袖子山头为准,对横	0.5	
7	短袖	以袖口边为准,对横	0.3	

4.2.2.5 **成衣对称部位检验**

对称部位检验按表4。

表4 对称部位检验

序 号	部位名称	对 称 部 位	极限互差/cm
1	领尖	左右领尖长短对比	0.2
2	长袖长	左右袖子袖山头对齐对比	0.5
3	短袖长	左右袖子袖山头对齐对比	0.3
4	双袋高低	以前肩点为准量至袋口	0.3
5	袖口	袖口平放对比	0.3
6	门里襟长短	门里襟对比(钮扣好)	平摆 0.2 圆摆 0.4
7	过肩	左右肩对比	0.3

4.2.2.6 **成衣外型检验**

4.2.2.6.1 外型检验按表5。

表5 外型检验

序 号	外 型 要 求
1	领窝圆顺对称,领面平服
2	领尖对称,长短一致
3	商标、标记清晰端正
4	成衣折叠端正平服
5	各部位整烫平挺
6	各部位保持清洁,无脏污,无线头
7	水洗后效果优良,有柔软感,无黄斑、水渍印等

4.2.2.6.2 各部位整烫平服(无烫黄、极光、水渍、变色等)。

4.2.2.6.3 面料与粘合衬不脱胶、不渗胶,不引起面料皱缩。

4.2.2.6.4 按GB 250检验色差,同件内色差不低于4级,件与件之间色差不低于3级—4级,箱与箱之间色差不低于3级。

4.2.2.7 **成衣缝制检验**

4.2.2.7.1 各部位线路顺直、整齐、牢固、松紧适宜，不准有开线、断线、连续跳针(20 cm 内允许跳1针，0号部位不允许跳针)。

4.2.2.7.2 锁眼、钉扣位置准确，大小适宜，整齐牢固。

4.2.2.7.3 商标、洗涤说明、尺码唛等位置准确、整齐、牢固。

4.2.2.7.4 绣花花位正确、针法整齐平服，不错绣、不漏绣，墨印不露出。

4.2.2.7.5 包缝牢固、平整、宽窄适宜。各部位套结定位准确、牢固。

4.2.2.7.6 逆顺毛面料，全身顺向一致。整批产品顺向一致。

4.2.2.7.7 特殊花型以主图为准全身一致；按惯例具有明显方向性花型，以主图为准，全身一致，符合花型方向的合理性。

4.2.2.8 **成衣针距密度检验**

针距密度检验按表6。

表6 针距密度检验

序　号	项　目	针　距　密　度
1	明、暗线	12 针/3 cm～15 针/3 cm
2	三线包缝	9 针/3 cm 以上
3	五线包缝	12 针/3 cm 以上
4	锁眼	9 针/1 cm～12 针/1 cm
5	钉扣	每眼不少于 6 根线
注：装饰线按规定执行。		

4.2.2.9 **包装检验**

包装检验按 SN/T 1932.1 中 4.1.1.3 和 4.1.2.3 执行。

4.2.2.10 **标识检验**

按 SN/T 1649—2005 中 4.2.12 和 4.2.13 进行检验。

5 检验结果的判定

根据内在质量和外观质量的检验检测结果综合判定，两项均符合标准规定，则判全批合格；其中任一项不符合标准规定，则判全批不合格。

5.1 内在质量的判定

内在质量检测中任何一项检测不合格，则判定全批内在质量不合格。

5.1.1 可分解芳香胺染料、甲醛含量、pH 值、异味和色牢度检验的判定，按 SN/T 1649—2005 中 6.2 进行；

5.1.2 纤维成分含量检验的判定，按 SN/T 1649—2005 中 4.2.12 进行判定。

5.1.3 其他项目按 SN/T 1649—2005 中 6.2 和对照相关附录进行判定。

5.2 外观质量判定

外观品质质量、包装质量和标识中任何一项不合格，则判定全批外观质量不合格。

5.2.1 根据缺陷影响服装整体外观及穿着性能的轻重程度判定 A 类和 B 类缺陷。

5.2.1.1 A 类缺限见表7。

表 7 A 类缺陷

序　号	缺　陷
1	0、1、2 号部位面料疵点超过允许范围
2	规格偏差超出极限偏差
3	严重色差、烫黄、变色
4	对条对格部位超出极限互差
5	对称部位超出极限互差
6	倒顺花、倒顺毛不一致
7	领窝不圆顺,领面不平服,严重变形
8	明显污渍
9	折叠明显不端正
10	整烫严重不良
11	水洗过程中产生的黄斑、水渍印等
12	漏序、缺件、开线、断线、破洞、渗胶、脱胶
13	绣花严重不良、错绣、漏绣,墨印明显外露
14	扣眼未开、扣与眼不对位、残扣等
15	跳针,0 部位明线跳针,其他部位连续跳针
16	明线线路明显不顺直、不等宽
17	针距低于规定 3 针以上(含 3 针)

5.2.1.2　B 类缺陷见表 8。

表 8 B 类缺陷

序　号	缺　陷
1	明线线路不顺直、不等宽
2	吃势不均,缝制吃纵
3	钉扣不牢
4	2、3、4 部位接线双轨
5	2、3、4 部位明线 20 cm 内单跳针两处以上(含两处)
6	针距低于规定 3 针以下
7	轻微整烫不良,折叠不端正
8	线头修剪不净
9	水洗过程中产生的轻微水渍

5.2.1.3　未列入缺陷参照表 7、表 8 内的缺陷掌握。

5.2.2　按照 SN/T 1932.2 对全批外观品质质量进行判定。

5.2.3　按照按 SN/T 1649—2005 中 4.2.12 和 4.2.13 对标识进行判定。

5.2.4　按照 SN/T 1932.1—2007 中 7.1.1.3 和 7.1.2.3 对全批包装质量进行判定。

6　其他

我国或输入国技术规范有特殊要求的,按照技术规范的要求执行,并结合本部分综合判定。

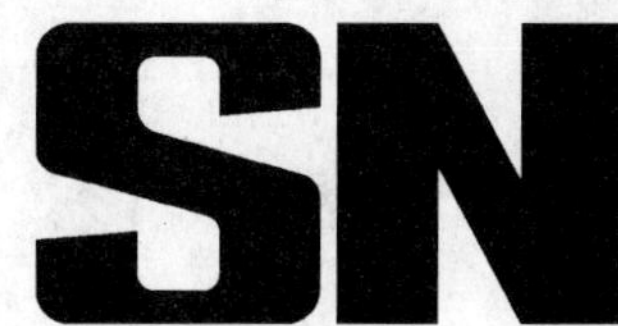

中华人民共和国出入境检验检疫行业标准

SN/T 1932.8—2008

进出口服装检验规程
第8部分:儿童服装

Rules for inspection on import and export garments—
Part 8:Children's garments

2008-04-29 发布　　　　2008-11-01 实施

中华人民共和国
国家质量监督检验检疫总局 发布

前　言

SN/T 1932《进出口服装检验规程》由9个部分组成：

——第1部分：通则；

——第2部分：抽样；

——第3部分：室内服装；

——第4部分：牛仔服装；

——第5部分：西服、大衣；

——第6部分：羽绒服装及羽绒制品；

——第7部分：衬衫；

——第8部分：儿童服装；

——第9部分：便服。

本部分为SN/T 1932的第8部分。

本部分的附录A、附录B、附录C、附录E为规范性附录，附录D为资料性附录。

本部分由国家认证认可监督管理委员会提出并归口。

本部分起草单位：中华人民共和国浙江出入境检验检疫局、中华人民共和国河北出入境检验检疫局、中华人民共和国江苏出入境检验检疫局、中华人民共和国厦门出入境检验检疫局。

本部分主要起草人：林红、陈燕、吴俭俭、裴新华、黄劲松、王欣、陈俊盛。

本部分系首次发布的出入境检验检疫行业标准。

进出口服装检验规程 第8部分:儿童服装

1 范围

SN/T 1932 的本部分规定了进出口梭织儿童服装内在质量、外观质量的检验以及抽样、检验条件和检验结果的判定。

本部分适用于各类进出口梭织面料儿童服装的检验,以梭织面料为主的相拼服装参照使用。

2 规范性引用文件

下列文件中的条款通过 SN/T 1932 的本部分的引用而成为本部分的条款。凡是注日期的引用文件,其随后所有的修改单(不包括勘误的内容)或修订版均不适用于本部分,然而,鼓励根据本部分达成协议的各方研究是否可使用这些文件的最新版本。凡是不注日期的引用文件,其最新版本适用于本部分。

GB 250 评定变色用灰色样卡(GB 250—1995,idt ISO 105/A02:1993)

GB 6675—2003 国家玩具安全技术规范

GB 18383 絮用纤维制品通用技术要求

SN/T 1649—2005 进出口纺织品安全项目检验规范

SN/T 1932.1—2007 进出口服装检验规程 第1部分:通则

SN/T 1932.2 进出口服装检验规程 第2部分:抽样

SN/T 1932.6—2008 进出口服装检验规程 第6部分;羽绒服装及羽绒制品

3 术语和定义

下列术语和定义适用于 SN/T 1932 的本部分。

3.1

儿童服装 clothing for children

年龄在14岁及以下的儿童穿着的服装。

3.2

婴幼儿服装 clothing for babies

年龄在36个月(3岁)及以下的婴幼儿穿着的服装。

4 抽样

4.1 按 SN/T 1932.1—2007 的 3.3 确定检验批。

4.2 抽样按 SN/T 1932.2 的要求执行。

5 检验

5.1 检验工具和检验条件

检验工具和检验条件按照 SN/T 1932.1 的要求执行。

5.2 检验内容

5.2.1 内在质量检测

5.2.1.1 纤维含量检测按 SN/T 1649—2005 中第 L.2 章的规定执行。

5.2.1.2 游离水解的甲醛含量检测按 SN/T 1649—2005 中 5.1 的规定执行。

5.3.1.3 pH 值检测按 SN/T 1649—2005 中 5.2 的规定执行。

5.2.1.4 色牢度检测(耐水、耐汗渍、耐干摩擦、耐唾液)按 SN/T 1649—2005 中 5.3 的规定执行。

5.2.1.5 异味检测按 SN/T 1649—2005 中 5.4 的规定执行。

5.2.1.6 可分解致癌芳香胺染料检测按 SN/T 1649—2005 中 5.5 的规定执行。

5.2.1.7 婴幼儿服装可能被幼儿抓起或牙齿咬住的附件扭力按附录 A 的规定执行。

5.2.1.8 婴幼儿服装可能被幼儿抓起或牙齿咬住的附件抗拉强力按附录 B 的规定执行。

5.2.1.9 抗扭或抗拉强力不合格的附件应做小零件测试,小零件测试按附录 C 的规定执行。

5.2.1.10 婴幼儿服装的附件涂有染料、油漆或颜料的特定元素迁移按 GB 6675—2003 附录 C 的规定执行。

5.2.1.11 填充材料安全卫生指标应符合 GB 18383 的要求,内充羽绒材料应符合 SN/T 1932.6—2008 中 5.2.1.12～5.2.1.21 的要求。

注:部分国家对儿童服装安全技术要求参见附录 D。

5.2.2 外观质量检验

5.2.2.1 儿童成衣部位的划分

5.2.2.1.1 儿童上衣部位划分见图 1。

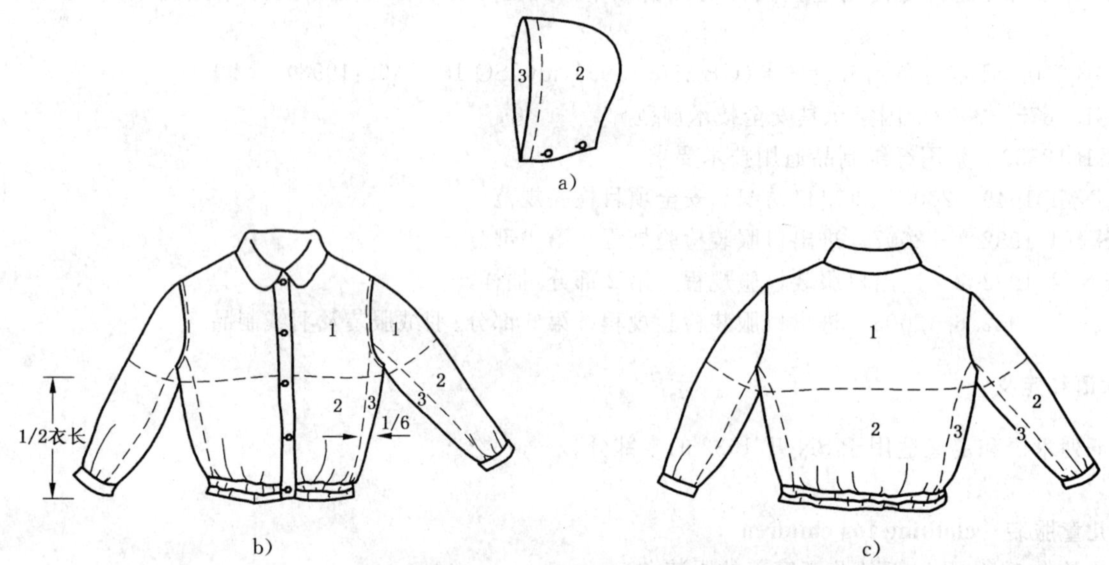

图 1 儿童上衣部位划分

5.2.2.1.2 儿童裤子、连衣裤部位划分见图 2。

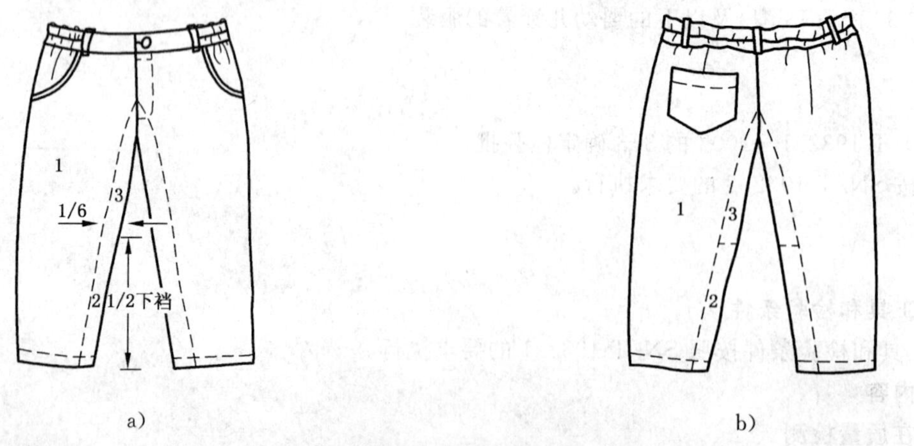

图 2 儿童裤子、连衣裤部位划分

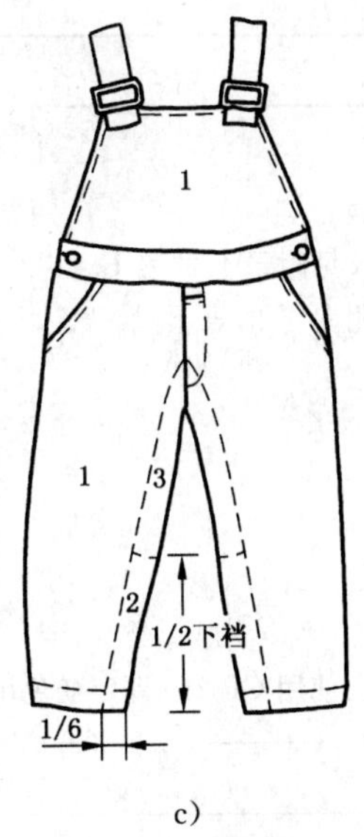

c)

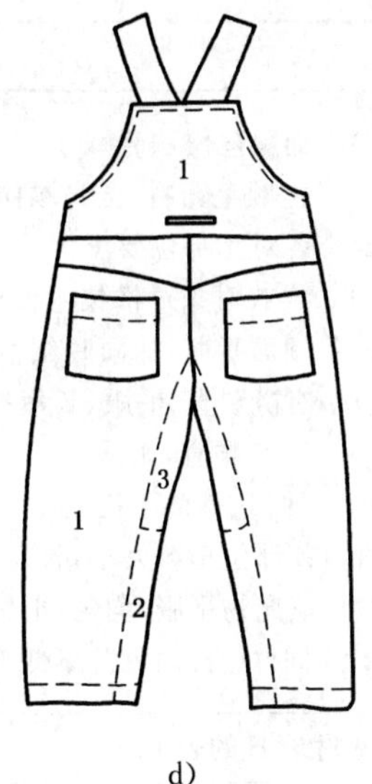

d)

图 2（续）

5.2.2.1.3　儿童裙子部位划分见图 3。

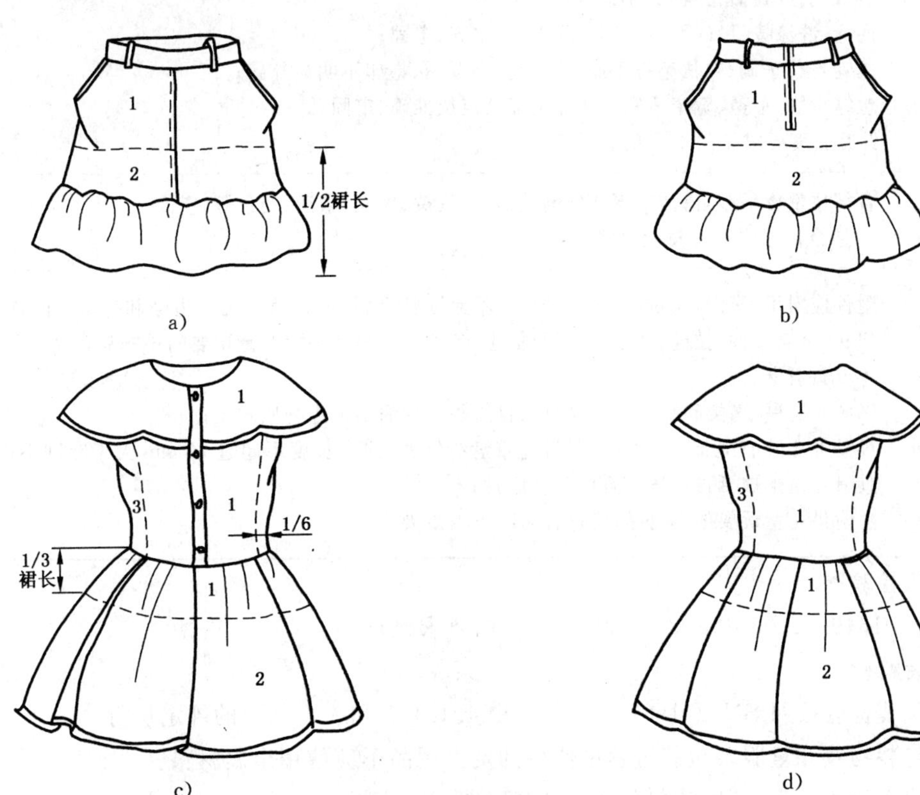

图 3　儿童裙子部位划分

5.2.2.2　外观品质质量检验

外观品质质量要求见表 1。

表 1 外观品质质量要求

检验内容	基本技术要求
整体外观	a) 面料丝绺顺直； b) 逆顺毛面料，全身顺向一致，特殊花型以主图为准，全身一致； c) 各对称部位要求大小、高低、前后一致，对称部位检验及要求见附录 E 的表 E.1； d) 成衣对条对格技术要求（面料有明显条格在 1 cm 以上）见附录 E 的表 E.2； e) 领面平服，翻领底领不外露； f) 门襟顺直、平服、长短一致，里襟不长于门襟； g) 止口顺直，无反吐，不起皱； h) 袖筒、裤筒不扭曲； i) 各部位里料大小，长短应与面料相适宜； j) 填充物平服、均匀，羽绒填充无跑绒现象； k) 同件（套）内色差不低于 4 级，件（套）之间不低于 3 级～4 级。使用 GB 250 评定变色用灰色样卡评定
面料	见附录 E 的表 E.3
规格	见附录 E 的表 E.4
缝制质量	a) 各部位线路顺直、整齐、牢固、松紧适宜，无开线、断线、连续跳针（20 cm 允许跳 1 针）； b) 锁眼、钉扣位置准确，大小适宜，整齐牢固； c) 商标、洗涤唛、尺码及附件等位置准确、整齐、牢固； d) 绣花花位正确、针法整齐平服、不错绣、不漏绣、墨印不明显外露； e) 包缝牢固、平整、宽窄适宜。各部位套结定位准确、牢固； f) 针距密度要求见附录 E 的表 E.5
整烫质量	a) 各部位整烫平服，清洁。不能压倒绒面，无烫黄、极光、水渍、变色等； b) 用粘合衬部位不渗胶、不脱胶
安全性能	a) 附件应耐用、光滑、无锈、牢固、无缺件，不允许有毛刺，可触及性锐利边缘和尖端。附件主要包括：钮扣、金属扣件、拉链、绳带、商标及标志，各类附着物及随附儿童玩耍的小物品； b) 不允许有断针； c) 不应有昆虫、鸟类和啮齿类动物及来自这些动物的不卫生物质颗粒； d) 婴幼儿服装有绳带、弹性绳或易散绳带盘绕饰物，绳带长度不超过 20 cm，大于时则不可连有可能使其缠绕形成活结或固定环的其他附件； e) 随附供儿童玩耍的小物品，应符合 GB 6675 的要求

5.2.2.3 标识检验

按照 SN/T 1649—2005 中 4.2.12 和 4.2.13 的要求执行。

5.2.2.4 包装检验

5.2.2.4.1 包装检验按照 SN/T 1932.1—2007 中 4.1.1.3 和 4.1.2.3 的规定执行。

5.2.2.4.2 包装物及儿童服装包装过程中使用的定型用品不应使用金属材料。

5.2.2.4.3 使用印有文字、图案的包装袋，其文字、图案不应污染产品。

5.2.2.4.4 供儿童玩耍的小物品包装应符合 GB 6675 的要求。

6 检验结果的判定

6.1 内在质量的判定

根据内在质量检测结果综合判定，各项均符合标准规定，则判全批内在质量合格；其中任一项不符合标准规定，则判全批内在质量不合格。内在质量各项目的判定见表 2。

表 2 内在质量的判定

检 测 项 目	限 定 指 标
纤维含量	见 SN/T 1649—2005 附录 L
游离水解的甲醛含量	见 SN/T 1649—2005 附录 A
pH 值	见 SN/T 1649—2005 的 4.1
色牢度(耐水、耐汗渍、耐干摩擦、耐唾液)	见 SN/T 1649—2005 附录 J
异味	无异味
可分解致癌芳香胺染料	见 SN/T 1649—2005 附录 B
附件扭力[a]	不脱落
附件拉力[a]	不脱落
附件的小零件测试[a]	不完全容入小零件试验器
附件特定元素的迁移	见 GB 6675—2003 中表 C.1
填充材料安全卫生指标	见 GB 18383
内充羽绒材料	见 SN/T 1932.6—2008 中 6.1.3～6.1.5
[a] 如果附件扭力或拉力试验不合格,但附件的小零件测试合格,则判定合格。	

6.2 外观质量的判定

6.2.1 外观品质质量的判定

6.2.1.1 根据缺陷影响服装整体外观、穿着性能及安全卫生的轻重程度判定 A 类、B 类及否决性缺陷:

a) A 类缺陷见表 3;

b) B 类缺陷见表 4;

c) 断针为否决性缺陷;

d) 未列入缺陷,参照表 3 和表 4 类似缺陷掌握。

表 3 A 类缺陷

检验内容	序号	A 类 缺 陷
整体外观	1	丝绺不顺直
	2	逆顺毛面料,同件(套)内顺向不一致
	3	对称部位偏差超过允许范围
	4	缺件、漏序、错序
	5	袖筒、裤筒扭曲
	6	同件(套)内出现低于 4 级色差;件(套)之间低于 3 级～4 级
	7	面料与辅料大小、长短不相配
	8	填充物明显不均匀,羽绒钻出明显
面料	9	1、2、3 号部位存在严重缺陷
	10	1、2、3 号部位轻微缺陷超过允许范围 1 处以上
	11	1、2、3 号部位累计的轻微缺陷超过允许范围 1 处以上
规格	12	规格偏差超过极限规定

表 3（续）

检验内容	序号	A 类 缺 陷
缝制质量	13	缝制吃势严重不匀、严重吃纵
	14	明线线路明显不顺直、不等宽
	15	开线、断线、毛漏
	16	1部位明线跳针，其他部位连续跳针，链式线路跳针
	17	针距密度低于规定3针(含3针)以上
	18	掉扣、残扣、扣眼未开，扣与眼不对位
整烫质量	19	整烫变色，极光，整烫严重不良
	20	粘合衬脱胶、渗胶、起泡
安全性能	21	附件品质不良，金属附件锈蚀，附件有毛刺或可触及性锐利边缘和尖端
	22	婴幼儿服装绳带长度超过 20 cm，并存在可连有可能使其缠绕形成活结或固定环的其他附件
	23	有昆虫、鸟类和啮齿类动物及来自这些动物的不卫生物质颗粒
	24	附带供儿童玩耍的小物品，不符合 GB 6675 的要求

表 4 **B 类缺陷**

检验内容	序号	B 类 缺 陷
整体外观	1	线头修剪不净
面料	2	1、2、3号部位轻微缺陷超过允许范围1处
规格	3	—
缝制质量	4	针距密度低于规定3针以下
	5	明线不顺、不等宽
	6	2、3部位明线 20 cm 内单跳针2处
	7	缝纫吃势不匀，缝制吃纵
	8	钉扣不牢
整烫质量	9	整烫、折叠不良
安全性能	10	—

6.2.1.2 按照 SN/T 1932.2 对全批外观品质质量进行判定。如发现断针判为全批不合格。

6.2.2 标识的判定

按照 SN/T 1649—2005 中 4.2.12 和 4.2.13 的要求判定。

6.2.3 包装质量的判定

按照 SN/T 1932.1—2007 中 7.1.1.3 和 7.1.2.3 及本标准 5.2.2.4 要求进行判定。

6.2.4 外观质量的判定

根据外观品质质量、标识、包装三项检验结果综合判定，三项均符合标准规定，则判外观质量合格；其中任一项不符合标准规定，则判外观质量不合格。

6.3 结果判定

根据内在质量检测、外观质量检验两项结果综合判定，两项均符合标准规定，则判全批合格；其中任一项不符合标准规定，则判全批不合格。

7 其他

我国技术规范和进口国技术法规有特殊要求的，按照国家技术规范和进口国技术法规的要求检验，并结合本部分综合判定。

附　录　A
（规范性附录）
扭力测试方法[1)]

按合理的测试位置固定好附件，使用扭力测试用夹具将测试物件夹好。用扭力计或扭力扳手顺时针方向施加 0.45 N·m±0.02 N·m 扭力至：

a)　未达到规定的扭力，但从原来的位置已转过 180°；

b)　已达到要求的扭力。

5 s 内施加最大的转角或最大的要求扭力，并保持 10 s。移去扭力，测试部件回到松弛状态，逆时针方向重复上述测试过程。

附　录　B
（规范性附录）
拉力测试方法[2)]

拉力测试应在扭力测试的同一部件上完成。

试验专用夹具的使用应不影响附件的完整结构，加载装置应是精度为±2 N 的拉力计或其他适合测量的仪器。用合适的夹具将附件固定在一个适宜的位置。

在 5 s 内，平行于测试附件的主轴，均匀施加 70 N±2 N 的力保持 10 s。

移去拉力夹具，装上另一个适合于垂直主轴测试施加拉力负载的夹具。

在 5 s 内，垂直于测试附件的主轴，均匀施加 70 N±2 N 的力保持 10 s。

---

1)　参照 GB 6675—2003 A.5.24.5。

2)　参照 GB 6675—2003 A.5.24.6。

附　录　C
（规范性附录）
小零件测试方法[3)]

在无外界压力的情况下，以任一方向将扭力试验或拉力试验脱落的附件放入如图 C.1 所示的小零件试验器，以确定是否可完全容入小零件试验器。

单位为毫米

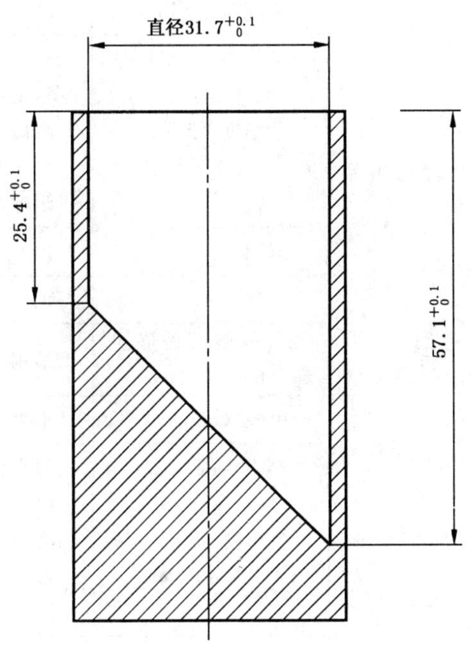

图 C.1　小零件测试器

3）参照 GB 6675—2003 A.5.2。

附　录　D
（资料性附录）
部分国家对儿童服装安全技术要求一览表

表 D.1　部分国家对儿童服装安全技术要求一览表

<table>
<tr><th>输入国/地区</th><th>输入国别或地区法规要求</th><th>产品名称</th><th>检测项目</th><th>限定指标及主要内容</th></tr>
<tr><td rowspan="13">中国</td><td rowspan="5">GB 18401—2003 国家纺织产品基本安全技术规范</td><td rowspan="5">婴幼儿用品（A类）</td><td>甲醛/(mg/kg) ≤</td><td>20</td></tr>
<tr><td>色牢度/级 ≥</td><td>耐水(变色、沾色)3-4；
耐酸汗渍(变色、沾色)3-4；
耐碱汗渍(变色、沾色)3-4；
耐干摩擦 4；
耐唾液(变色、沾色)4</td></tr>
<tr><td>pH 值</td><td>4.0～7.5</td></tr>
<tr><td>异味</td><td>无</td></tr>
<tr><td>可分解芳香胺染料/(mg/kg) ≤</td><td>禁用</td></tr>
<tr><td rowspan="8">GB/T 18885—2002 生态纺织品技术要求</td><td rowspan="8">婴幼儿用品（Ⅰ类）</td><td>甲醛/(mg/kg) ≤</td><td>不可检出</td></tr>
<tr><td>色牢度/级 ≥</td><td>耐水(沾色)3；
耐酸汗渍(沾色)3-4；
耐碱汗渍(沾色)3-4；
耐干摩擦 4；
耐唾液(沾色)4</td></tr>
<tr><td>可萃取重金属及重金属总含量/(mg/kg) ≤</td><td>锑(Sb)30.0；
砷(As)0.2；
铅(Pb)0.2；
镉(Cd)01；
铬(Cr)1.0；
铬(Cr^{+6})低于检出限；
钴(Co)1.0；
铜(Cu)25.0；
镍(Ni)1.0；
汞(Hg)0.02</td></tr>
<tr><td>含氯酚/(mg/kg) ≤</td><td>五氯苯酚(PCP)0.05
2,3,5,6-四氯苯酚(TeCP)0.05 邻苯基苯酚(OPP)0.5</td></tr>
<tr><td>聚氯乙烯和邻苯二甲酸酯增塑剂</td><td>PVC 的增塑剂：邻苯二甲酸二异壬酯(DINP)、邻苯二甲酸二辛酯(DNOP)，邻苯二甲酸二(2-乙基)乙酯(DEHP)、邻苯二甲酸二异癸酯(DIDP)、邻苯二甲酸丁基苄基酯(BBP)和邻苯二甲酸丁酯(DBP)的总量：0.1%</td></tr>
<tr><td>杀虫剂/(mg/kg) ≤</td><td>0.5</td></tr>
<tr><td>有机锡化合物/(mg/kg) ≤</td><td>三丁基锡(TBT)0.5；
二丁基锡(DBT)1.0</td></tr>
</table>

表 D.1（续）

输入国/地区	输入国别或地区法规要求	产品名称	检测项目	限定指标及主要内容
美国	美国通过了新的纺织品防火安全强制性法规	儿童睡衣	燃烧性能	规定了纺织品和成衣的最低防火要求，适用于所有成人和儿童的成衣，其中儿童睡衣要求布料放在中等程度的火焰上 3 s，在火焰移开后，布料的燃烧应熄灭
	儿童睡衣易燃性法规 CFR Part 1615 CFR Part 1616			永久标签上需注明儿童睡衣的防护要求的所有条款
欧盟	79/663/EEC 指令	儿童服装	含溴或含氯阻燃整理	用于纺织品和服装，特别是儿童服装上的阻燃整理剂三(2,3-二溴丙基)-磷酸酯(TRIS)对人体健康有害，应限制使用
	欧盟生态纺织品标签(Eco-Labelling)	婴幼儿纺织品、内衣及床上用品	甲醛/(mg/kg) ≤	30
	76/769/EC 指令 88/378/EEC 指令	3 岁以下婴幼儿的纺织品和服装	聚氯乙烯和邻苯二甲酸酯增塑剂	对适用于 3 岁以下儿童的玩具和日用品做出如下规定： 禁止在供 3 岁以下婴幼儿使用、可放入口中的软质 PVC 玩具中使用邻苯二甲酸酯，其检出的含量不得超过产品重量的 0.1%； 对含有上述一种或多种邻苯二甲酸酯的产品(不论是否供放入口中，但明显用于 3 岁以下婴幼儿的玩具，如手压玩具、浴盆中使用的玩具、洋娃娃等)，其包装和产品上要有清晰的警告标签： 包装：“警告！产品含释放出危害婴幼儿健康的邻苯二甲酸酯，请勿长时间放置于口中。” 产品表面：“不要放置于口中。”上述禁令同样适用于 3 岁以下婴幼儿的纺织品和服装及用于制造婴幼儿用品的纺织材料
瑞士等 20 国	Oeko-Tex Stand100-2005	婴幼儿用品(Ⅰ类)	杀虫剂/(mg/kg) ≤	0.5
			甲醛/(mg/kg) ≤	不可检出
			可萃取重金属及重金属总含量/(mg/kg) ≤	锑(Sb)30.0； 砷(As)0.2； 铅(Pb)0.2； 镉(Cd)01； 铬(Cr)1.0； 铬(Cr^{+6})低于检出限； 钴(Co)1.0； 铜(Cu)25.0； 镍(Ni)1.0； 汞(Hg)0.02

表 D.1(续)

输入国/地区	输入国别或地区法规要求	产品名称	检测项目	限定指标及主要内容
瑞士等20国	Oeko-Tex Stand100-2005	婴幼儿用品(Ⅰ类)	含氯酚/(mg/kg) ≤	五氯苯酚(PCP)0.05; 2,3,5,6-四氯苯酚(TeCP)0.05
			其他化学残留物/(mg/kg) ≤	邻苯基苯酚(OPP)0.5
			有机锡化合物/(mg/kg) ≤	三丁基锡(TBT)0.5 二丁基锡(DBT)1.0
			聚氯乙烯和邻苯二甲酸酯类增塑剂	PVC的增塑剂: 邻苯二甲酸二异壬酯(DINP)、邻苯二甲酸二辛酯(DNOP),邻苯二甲酸二(2-乙基)乙酯(DEHP)、邻苯二甲酸二异酯(DIDP)、邻苯二甲酸丁基苄基酯(BBP)和邻苯二甲酸丁酯(DBP)的总量:0.1%
法国	官方公报97/0141/F规定	36个月以下婴幼儿用品	甲醛/(mg/kg) ≤	20
芬兰	纺织品中甲醛限量法令(210/1998)	2岁以下婴幼儿使用的产品	甲醛/(mg/kg) ≤	30
挪威	环境部有关纺织品中化学物质的法规	2岁以下婴幼儿使用的产品	甲醛/(mg/kg) ≤	30
德国	消费品法规定	儿童用品	聚氯乙烯和邻苯二甲酸酯类增塑剂	将儿童用品定义为:所有设计用来促进儿童睡眠、玩耍、喂食和护理的任何产品。法规要求材料为塑料或部分为塑料的0岁～3岁儿童用品,含有塑料部件的可放入口中的口嚼物等其他儿童用品,包括玩具以及将来可能将其塑料部分放入口中的玩具,其邻苯二甲酸酯的含量不得超过0.1%
丹麦	第151号法规定(1999年3月15日)	0岁～3岁儿童玩具以及一些儿童护理用品中	聚氯乙烯和邻苯二甲酸酯类增塑剂	禁止将邻苯二甲酸酯类用在0岁～3岁儿童玩具以及一些儿童护理用品中。上述产品中邻苯二甲酸酯类的质量含量不得超过0.05%
荷兰	睡衣防火法规	儿童睡衣(尺寸80～164)	燃烧性能	可燃性测试: 进行的测试符合NEN 1722,测试线为520 mm,过滤纸在测试织物的下部。 儿童睡衣(尺寸80～164):测试线在17 s内不应融化;滴落的溶液在17 s内不应引燃过滤纸;不允许销售未能满足上述要求的儿童睡衣
瑞典	法规规定	儿童用品	聚氯乙烯和邻苯二甲酸酯类增塑剂	儿童用品中的邻苯二甲酸二异壬酯(DINP)、邻苯二甲酸二辛酯(DNOP),邻苯二甲酸二(2-乙基)己酯(DE-HP),邻苯二甲酸二异癸酯(DIDP)、邻苯二甲酸丁基苄基酯(BBP)和邻苯二甲酸丁酯(DBP)的单个含量不得超过500 mg/kg,总的含量不得超过1 000 mg/kg

表 D.1（续）

输入国/地区	输入国别或地区法规要求	产品名称	检测项目	限定指标及主要内容
日本	法规规定	玩具	聚氯乙烯和邻苯二甲酸酯类增塑剂	不的使用主要成分以 DINP 为原材料的聚氯乙烯的合成树脂。该规定自 2003 年 8 月 1 日起施行
	家用产品有害物质控制法规定	尿布、围嘴、内衣、手套、袜子	有机锡化合物	三丁基锡及其他有机锡化合物在尿布、围嘴、内衣、手套、袜子上，采用原子吸收分光光度计在 286 nm 处检测不出
	日本纺织品检查协会标准	2 岁以下婴幼儿服装	甲醛/(mg/kg) ≤	Af 值：0.05（相等于 15-20）
	《关于日用品中有害物质含量法规》law 112 号法令(1973)			20
	日本厚生省 34 号令(1974)《关于日用品中有害物质含量法规的实施规则》	婴儿用品		吸光度 A-Ao：0.05 以下（相当于 15-20）；
澳大利亚		睡衣防火法规	儿童睡衣	减少燃烧危险的儿童睡衣
加拿大	易燃危险产品（儿童睡衣）条例	法规规定	儿童用品	—

附 录 E
（规范性附录）
部分外观品质质量检验内容和基本技术要求

E.1 对称部位检验及要求见表 E.1。

表 E.1 对称部位检验及要求

类别	序号	对 称 部 位	极限偏差/cm
上衣	1	邻尖大小、长短，领缺嘴大小	±0.3
	2	两袖长短，前后，两袖袖口大小	±0.5
	3	口袋大小，高低，前后	±0.3
	4	门襟长短(里襟不能长于门襟)	±0.5
裤/裙	5	裤腿长短/裙左、右侧缝	±0.5
	6	口袋大小，高低，前后	±0.3
	7	裤口大小	±0.5

E.2 成衣对条对格技术要求见表 E.2。

表 E.2 成衣对条对格技术要求

类别	序号	部位名称	对条对格互差
上衣	1	左右前身	条料对称，格料对横，互差不大于 0.3 cm
	2	袋与前身	条料对条，格料对横，互差不大于 0.3 cm
	3	领面、驳头	左右花型对称，互差不大于 0.3 cm
	4	袖子	格料对横，以袖山头为准，两袖互差不大于 0.5 cm
	5	背缝	条料对称，格料对横，互差不大于 0.2 cm
裤子	6	前/后裆缝	条料对称，格料对横，互差不大于 0.3 cm
	7	侧缝	格料对横，互差不大于 0.3 cm
裙子	8	侧缝	格料对横，互差不大于 0.3 cm
	9	后缝	条料对条，格料对横，互差不大于 0.3 cm
注：面料有明显条格在 1 cm 以上。			

E.3 面料检验内容和各部位疵点允许程度见表 E.3。

表 E.3 面料检验内容和各部位疵点允许程度

检验内容	各部位疵点允许程度		
面料缺陷	1 号部位	2 号部位	3 号部位
	不允许	允许轻微 1 处	允许轻微 2 处
注 1：面料缺陷包括：织疵、印染疵、后整理疵、污渍、破损等。 注 2：轻微缺陷：疵点最长处 1.5 cm 以下；疵点与面料色差 3 级—4 级以上(使用 GB 250 评定变色用灰色样卡评定)；破损除外。			

E.4 规格要求见表 E.4。

表 E.4 规格要求

类别	序号	部位名称	检验方法	极限偏差/cm	
				单衣类	其他类
上衣	1	衣长	a) 由肩缝最高点垂直量至底边； b) 连肩袖扣上纽扣(或闭合拉链)以后摊平由领侧最高点垂直量至底边； c) 由后领窝居中处，垂直量至底边	±1.0	±1.5(衣长 1 m 以上) ±1.0(衣长 1 m 以下)
	2	胸围	扣上纽扣(或闭合拉练)以后摊平，沿袖笼底缝横量(周围计算)	±1.6	±2.0
	4	领大	领子摊平横量	±0.6	±1.0
	5	袖长	由后领中量至袖口或由袖子最高点量至袖口	±0.7	±1.5(统袖) ±0.7
	6	肩宽	由肩袖缝的交叉点摊平横量	±0.7	±1.0
裤/裙	8	裤(裙)长	由腰上口沿侧缝摊平垂直量至裤(裙)边	±1.0	±1.5
	9	腰围	扣上裤(裙)边，沿腰宽中间横量(周围计算)	±1.5	±1.5
	10	臀围	扣上裤扣，从腰缝以下的上挡三分之二处横量(周围计算)	±1.8	±2.5
	11	前裆	由腰上口沿门襟直量至十字裆缝处	±0.5	±0.8
注：夹层服装，填充型服装，睡衣、浴衣类，水洗、砂洗服装等规格检验可参照其他类的极限偏差。					

E.5 针距密度要求见表 E.5。

表 E.5 针距密度要求

序号	项目	针距密度
1	明、暗线	3 cm 不少于 12 针
2	三线包缝	3 cm 不少于 9 针
3	五线包缝	3 cm 不少于 11 针
4	锁眼	1 cm 不少于 8 针
注：装饰线要求除外。		

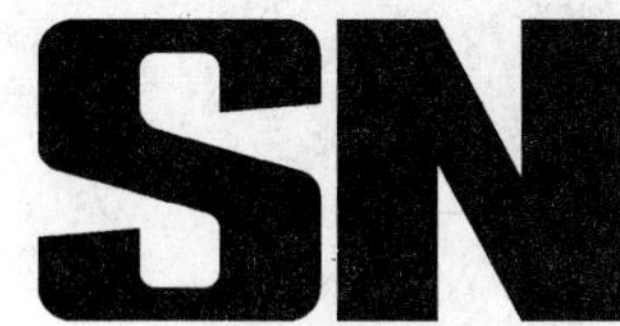

中华人民共和国出入境检验检疫行业标准

SN/T 1932.9—2008
代替 SN/T 0557—1996

进出口服装检验规程
第9部分:便服

Rules for the inspection on import and export garments—
Part 9:Casual wear

2008-04-29 发布　　2008-11-01 实施

中华人民共和国
国家质量监督检验检疫总局　发布

前　言

SN/T 1932《进出口服装类检验规程》分为9个部分：

——第1部分：通则；

——第2部分：抽样；

——第3部分：室内服装；

——第4部分：牛仔服装；

——第5部分：西服、大衣；

——第6部分：羽绒服装及羽绒制品；

——第7部分：衬衫；

——第8部分：儿童服装；

——第9部分：便服。

本部分为SN/T 1932的第9部分。

本部分代替SN/T 0557—1996《出口便服检验规程》。

本部分与SN/T 0557—1996相比主要变化如下：

——在范围中增加了内在质量的检验范围(含安全项目)和检验内容的要求；

——在抽样内容中增加了内在质量抽样的内容；

——在检验中增加了标识检验等内容；

——在检验结果中相应的增加了内在质量检验和标识检验的判定。

本部分由国家认证认可监督管理委员会提出并归口。

本部分起草单位：中华人民共和国北京出入境检验检疫局、中华人民共和国天津出入境检验检疫局、中华人民共和国江西出入境检验检疫局、中华人民共和国宁波出入境检验检疫局。

本部分主要起草人：于枫、李瓯、周丽萍、陆峰、诸敏、王建东。

本部分所代替标准的历次版本发布情况为：

——SN/T 0557—1996；

——ZBY 76006—1988；

——ZBY 76008—1988；

——ZBY 76009—1988；

——ZBY 76010—1988；

——ZBY 76011—1988；

——ZBY 76016—1988；

——ZBY 76020—1988。

进出口服装检验规程
第9部分:便服

1 范围

SN/T 1932的本部分规定了进出口便服的外观质量、内在质量检验以及抽样、检验条件、检验方法、检验内容和检验结果的判定。

本部分适用于各种纺织材料制的梭织便服的检验。

2 规范性引用文件

下列文件中的条款通过SN/T 1932的本部分的引用而成为本部分的条款。凡是注日期的引用文件,其随后所有的修改单(不包括勘误的内容)或修订版均不适用于本部分,然而,鼓励根据本部分达成协议的各方面研究是否可使用这些文件的最新版本。凡是不注日期的引用文件,其最新版本适用于本部分。

GB 250 评定变色用灰色样卡(GB 250—1995,idt ISO 105/A02:1993)

GB/T 3923.1 纺织品 织物拉伸性能 第1部分:断裂强力和断裂伸长率的测定 条样法(GB/T 3923.1—1997,neq ISO/DIS 13934-1:1994)

GB/T 3923.2 纺织品 织物拉伸性能 第2部分:断裂强力的测定 抓样法(GB/T 3932.2—1998,neq ISO/DIS 13934-2:1994)

GB/T 8628 纺织品 测定织物尺寸变化的试验中织物试样和服装的准备、标记和测量

GB/T 8629 纺织品 试验用家庭洗涤和干燥程序(GB/T 8629—2001,eqv ISO 6330:2000)

GB/T 8630 纺织品 洗涤和干燥后尺寸变化的测定(GB/T 8630—2002,ISO 5077:1984,MOD)

SN/T 1649—2005 进出口纺织品安全项目检验规范

SN/T 1932.1—2007 进出口服装检验规程 第1部分:通则

SN/T 1932.2 进出口服装检验规程 第2部分:抽样

3 抽样

3.1 检验批的确定按照SN/T 1932.1—2007 3.3执行。

3.2 内在质量、外观质量的检验按照SN/T 1932.2进行抽取样品。

4 检验

4.1 检验条件

内在质量、外观质量的检验工具和条件均按SN/T 1932.1的要求执行。

4.2 检验内容

4.2.1 内在质量检验

4.2.1.1 可分解芳香胺染料:按SN/T 1649—2005中5.5进行检验。

4.2.1.2 甲醛:按SN/T 1649—2005中5.1进行检验。

4.2.1.3 pH值:按SN/T 1649中5.2进行检验。

4.2.1.4 异味:按SN/T 1649中5.4进行检验。

4.2.1.5 色牢度

——耐水(变色、沾色)色牢度:按SN/T 1649—2005中5.3.1进行检验;

——耐酸汗渍(变色、沾色)色牢度:按SN/T 1649—2005中5.3.2进行检验;

——耐碱汗渍(变色、沾色)色牢度:按SN/T 1649—2005中5.3.2进行检验;

——耐干摩擦色牢度:按 SN/T 1649—2005 中 5.3.3 进行检验;

——耐唾液(变色、沾色)色牢度:按 SN/T 1649—2005 中 5.3.4 进行检验。

4.2.1.6 纤维含量按 SN/T 1649—2005 中 4.2.12 进行检验。

4.2.1.7 尺寸变化率按 GB/T 8628～GB/T 8630 进行检验。

4.2.1.8 缝制强力按 GB/T 3923 进行检验。

4.2.2 外观质量检验

4.2.2.1 外观品质质量检验

4.2.2.1.1 成衣部位划分

成衣部位划分见图 1。

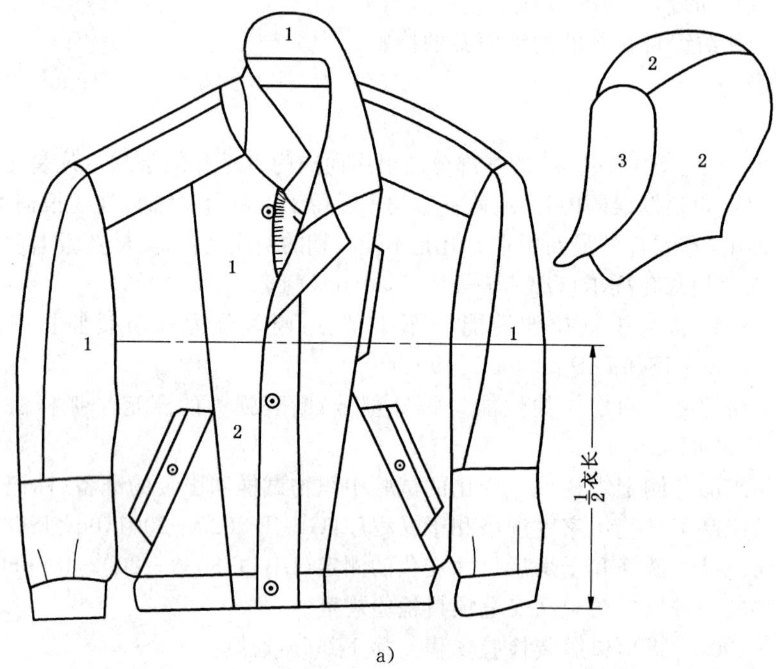

a)

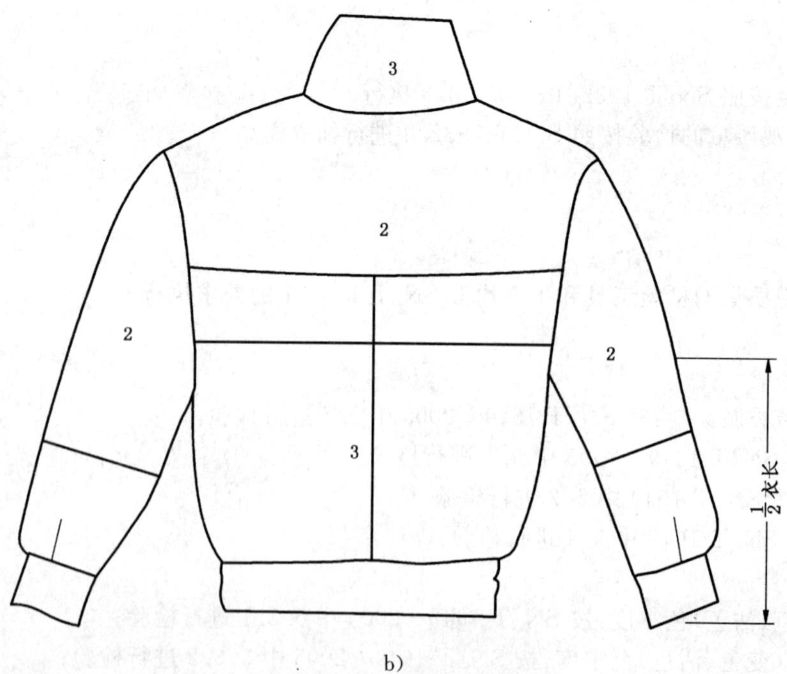

b)

图 1 成衣部位的划分

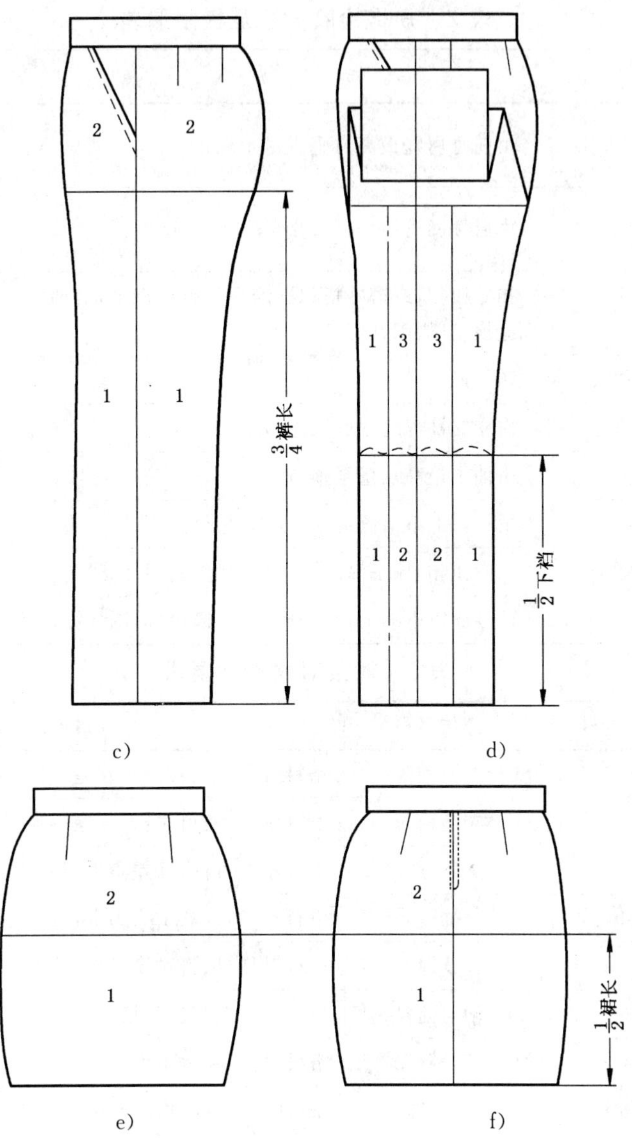

图 1（续）

4.2.2.1.2　成衣的面料疵点检验见表 1。

表 1　成衣面料疵点允许程度

序　　号	疵　点　名　称	各部位允许程度		
		1 部位	2 部位	3 部位
1	粗油纱	长 1 cm 以下	长 1 cm～2 cm	长 2 cm～4 cm
2	浅油纱	长 1 cm 以下	长 1 cm～2 cm	长 2 cm～4 cm
3	色档、横档	0 cm	0 cm	长 2 cm 以下
4	斑渍(以最长向计)	0 cm	0 cm	长 1 cm 以下
注 1：上衣领子部位不允许上述疵点存在。 注 2：未列入疵点，可参照类似疵点掌握。				

4.2.2.1.3　规格检验见表 2。

4.2.2.1.4　对条对格检验

面料有明显条格在 1 cm 以上的，检验要求见表 3。

表 2 规格检验方法及极限偏差

类别	序号	部位名称	检验方法	极限偏差
上衣	1	前衣长	由前身肩缝最高点垂直量至底边	±1.5 cm(衣长 1 m 以上)、±1.0 cm(衣长 1 m 以下)
	2	后衣长	由后领圈居中处垂直量至底边	±1.5 cm(衣长 1 m 以上)、±1.0 cm(衣长 1 m 以下)
	3	胸围	扣好钮扣(或搭好搭门),前后身自然摊平,沿袖窿底缝横量(周围计算)	±2.0 cm、±3.0 cm(防寒服)
	4	领大	领子摊平横量	±1.0 cm
	5	肩宽	由左右袖肩缝的交叉点横量	±1.0 cm
	6	袖长	由袖子最高点量至袖口	±1.0 cm
裤裙	7	裤(裙)长	由腰头上口沿侧缝摊平垂直量至裤脚口(裙边)	±1.0 cm
	8	腰围	扣好钮扣,摊平沿腰头上口横量(周围计算)	±1.5 cm
	9	臀围	从腰缝以下的上裆三分之二处横量(周围计算)	±2.5 cm

表 3 对条对格检验要求

类别	序号	部位名称	对条对格互差
上衣	1	左右前身	条料对称,格料对横,互差不大于 0.3 cm
	2	袋与前身	条料对条,格料对横,互差不大于 0.3 cm
	3	领面、驳头	条料左右对称,互差不大于 0.2 cm
	4	袖子	格料对横,以袖山头为准,两袖互差不大于 0.5 cm
	5	背缝	条料对称,格料对横,互差不大于 0.2 cm
	6	袖与前身	袖肘线以上与前身格料对横,互差不大于 0.4 cm
裤子	7	前裆缝	格料对横,互差不大于 0.3 cm
	8	后裆缝	条料左右对称,格料对横,互差不大于 0.3 cm
	9	侧缝	袋口以下 10 cm,格料对横,互差不大于 0.3 cm
裙	10	后缝	条料左右对称,格料对横,互差不大于 0.3 cm
	11	侧缝	袋口以下 10 cm,格料对横,互差不大于 0.3 cm

4.2.2.1.5 对称部位检验

对称部位技术要求见表 4。

4.2.2.1.6 针距密度检验

针距密度技术要求见表 5。

4.2.2.1.7 成衣熨烫外观检验要求

4.2.2.1.7.1 熨烫平服,外观平挺、整洁,无烫黄、掉色。

4.2.2.1.7.2 翻领左右一致,折叠端正。

4.2.2.1.7.3 同件(套)内色差不低于 4 级,件与件之间色差不低于 3 级—4 级,箱与箱之间色差不低于 3 级。

4.2.2.1.8 成衣缝制检验要求

4.2.2.1.8.1 各部位线路顺直,针距均匀。无跳线、开线和断线。

4.2.2.1.8.2 领面平服,松紧适宜,左右对称。

表4 对称部位技术要求

类 别	序 号	对 称 职 位	极限互差/cm
上衣	1	领尖大小,领嘴大小	0.3
	2	两袖长短	0.5
	3	两袖袖口大小	0.5
	4	口袋大小、高低、前后	0.4
	5	门襟长短(里襟不长于门襟)	0.5
裤裙	6	裤腿长短	0.5
	7	口袋大小、高低、前后	0.5
	8	串带对称	0.4
	9	裤口大小	0.4
	10	前、后省长短,左右对称	0.4

表5 针距密度技术要求

序 号	项 目	针 迹 密 度
1	明、暗线	3 cm 不少于 12 针
2	三线包缝	3 cm 不少于 9 针
3	五线包缝	3 cm 不少于 12 针
4	锁眼	1 cm 不少于 8 针
5	钉扣	每眼不少于 6 根线
注:装饰线按有关规定执行。		

4.2.2.1.8.3 商标、尺码标和洗涤标定位准确,缝制牢固。

4.2.2.1.8.4 门襟不短于里襟。

4.2.2.1.8.5 袖窿、前后裆圆顺,吃势均匀,十字缝相对。

4.2.2.1.8.6 缉明线、镶嵌线、镶边宽窄一致,底边顺直。

4.2.2.1.8.7 钉扣牢固,扣与眼对位,套结定位准确。

4.2.2.1.8.8 绣花产品绣面整齐、饱满,花型周围无明显皱纹,不漏绣、不错绣、不露墨印。

4.2.2.1.8.9 起落针打回针,线头修剪干净。

4.2.2.2 成衣包装检验

按 SN/T 1932.1—2007 中 6.1.1.3 和 6.1.2.3 的要求进行检验。

4.2.2.3 标识检验

按照 SN/T 1649—2005 中 4.2.12 和 4.2.13 的要求进行检验。

5 检验结果的判定

根据内在质量、外观质量检验综合判定,各项均符合标准规定,则判全批合格;其中任一项不符合标准规定,则判全批不合格。

5.1 内在质量检验的判定

根据内在质量检验综合判定,各项均符合标准规定,则判全批内在质量合格;其中任一项不符合标准规定,则判全批内在质量不合格。

5.1.1 可分解芳香胺染料、游离甲醛含量、pH 值、异味、色牢度(包括耐水色牢度、耐酸汗渍色牢度、耐碱汗渍色牢度、耐干摩擦色牢度、耐唾液色牢度)按 SN/T 1649—2005 中 6.2 进行判定。

5.1.2 纤维含量按 SN/T 1649—2005 中 4.2.12 进行判定。

5.1.3 尺寸变化率：经纬均达到±4%以内。

5.1.4 缝制强力：应达到 100 N/5 cm。

5.2 外观质量检验的判定

根据外观品质、标识和包装检验综合判定，各项均符合标准规定，则判全批外观质量合格，其中任一项不符合标准规定，则判全批外观质量不合格。

5.2.1 按照 SN/T 1932.2 对全批外观品质质量进行判定。

5.2.1.1 根据缺陷影响服装整体外观及穿着性能的轻重程度判定 A 类和 B 类缺陷。

5.2.1.2 A 类缺陷见表 6。

表 6 A 类缺陷

序号	缺陷
1	规格偏差超过规定
2	对条对格互差超过规定
3	对称部位互差超过规定
4	黄斑、明显污迹
5	同件(套)内出现低于 4 级色差
6	毛漏、开线、断线、破损、缺件、漏序
7	掉扣、残扣、扣眼未开、扣与眼不对位
8	逆顺毛面料同件(套)内顺向不一致
9	拉链品质不良、金属附件锈蚀
10	粘合衬脱胶、渗胶
11	烫黄、不干、严重整烫不良
12	辅料用错、辅料与面料不符
13	绣花严重不良、错绣、漏绣、墨印明显外露
14	面料丝绺不顺直
15	针距密度低于规定三针(含三针)
16	缉线不顺直，不等宽
17	缝制吃势严重不匀，严重吃纵
18	1 部位面料缺陷超过允许范围

5.2.1.3 B 类缺陷见表 7。

5.2.1.4 未列入缺陷参照表 6、表 7 内的缺陷掌握。

5.2.1.5 服装面辅料疵点根据疵点所在部位及轻重程度判定。

5.2.2 包装质量检验的判定

包装质量按照 SN/T 1932.1—2007 中 7.1.1.3 和 7.1.2.3 进行判定。

5.2.3 标识检验的判定

按照 SN/T 1649—2005 中 4.2.12 和 4.2.13 进行判定。

表7 B类缺陷

序号	缺陷
1	线路不顺直、不等宽
2	缝纫吃势不匀,缝制吃纵
3	整烫、折叠不良
4	钉扣、锁眼不良
5	斑渍、污迹
6	线头修剪不净
7	2、3部位面料缺陷超过允许范围

6 其他

我国或国外技术法规有特殊要求的,要按照技术法规的要求检验,并结合本部分综合判定。

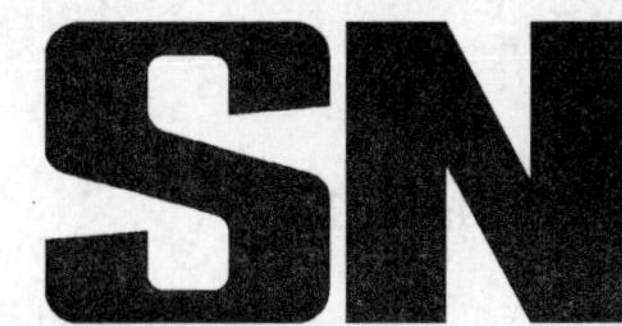

中华人民共和国出入境检验检疫行业标准

SN/T 1932.10—2010

进出口服装检验规程 第10部分：防寒服

Rules for inspection on import and export garment—Part 10:Cold protective clothing

2010-05-27 发布　　　　2010-12-01 实施

中华人民共和国国家质量监督检验检疫总局 发布

前　言

SN/T 1932《进出口服装检验规程》分为10部分：

——第1部分：通则；

——第2部分：抽样；

——第3部分：室内服；

——第4部分：牛仔服；

——第5部分：西服、大衣；

——第6部分：羽绒服及羽绒制品；

——第7部分：衬衫；

——第8部分：儿童服装；

——第9部分：便服；

——第10部分：防寒服。

本部分为SN/T 1932的第10部分。

本部分按照GB/T 1.1—2009给出的规则起草。

本部分由国家认证认可监督管理委员会提出并归口。

本部分起草单位：中华人民共和国上海出入境检验检疫局、中华人民共和国青岛出入境检验检疫局。

本部分主要起草人：刘俭、李涛、王喆。

进出口服装检验规程
第10部分:防寒服

1 范围

SN/T 1932的本部分规定了进出口防寒服的外观质量和内在质量的要求,以及抽样、检验条件、检验方法、检验程序和检验结果的判定。

本部分适用于以各种纺织织物为面料,以各种天然纤维、化学纤维及其加工制品等为填充物或制成活里用料的进出口防寒服的检验(羽绒服装除外)。

2 规范性引用文件

下列文件对于本文件的应用是必不可少的。凡是注日期的引用文件,仅注日期的版本适用于本文件,凡是不注日期的引用文件,其最新版本(包括所有的修改单)适用于本文件。

GB/T 250 纺织品 色牢度试验 评定变色用灰色样卡

GB/T 18383—2007 絮用纤维制品通用技术要求

SN/T 1649—2005 进出口纺织品安全项目检验规范

SN/T 1932.1—2007 进出口服装检验规程 第1部分:通则

SN/T 1932.2 进出口服装检验规程 第2部分:抽样

3 抽样

3.1 检验批的确定按照SN/T 1932.1—2007中3.3执行。

3.2 内在质量和外观质量的检验按照SN/T 1932.2进行抽取样品。

3.3 填充材料的抽制样规则,按照GB 18383—2007中6.1执行。

4 检验

4.1 检验条件和工具

内在质量和外观质量的检验条件和工具按SN/T 1932.1—2007执行。

4.2 检验内容

4.2.1 内在质量测试

按SN/T 1649检测方法中的检验条件及程序进行:

——可分解芳香胺染料:按SN/T 1649—2005中5.5检验;

——甲醛:按SN/T 1649—2005中5.1检验;

——pH值:按SN/T 1649—2005中5.2检验;

——异味:按SN/T 1649—2005中5.4检验;

——色牢度:按SN/T 1649—2005中5.3检验;

——纤维成分含量:按 SN/T 1649—2005 中 4.2.12 检验;

——其他项目根据输入国和地区法律法规要求的不同,按 SN/T 1649—2005 中 4.2 检验。

4.2.2 外观质量检验

4.2.2.1 成衣部位划分

部位划分见图 1。

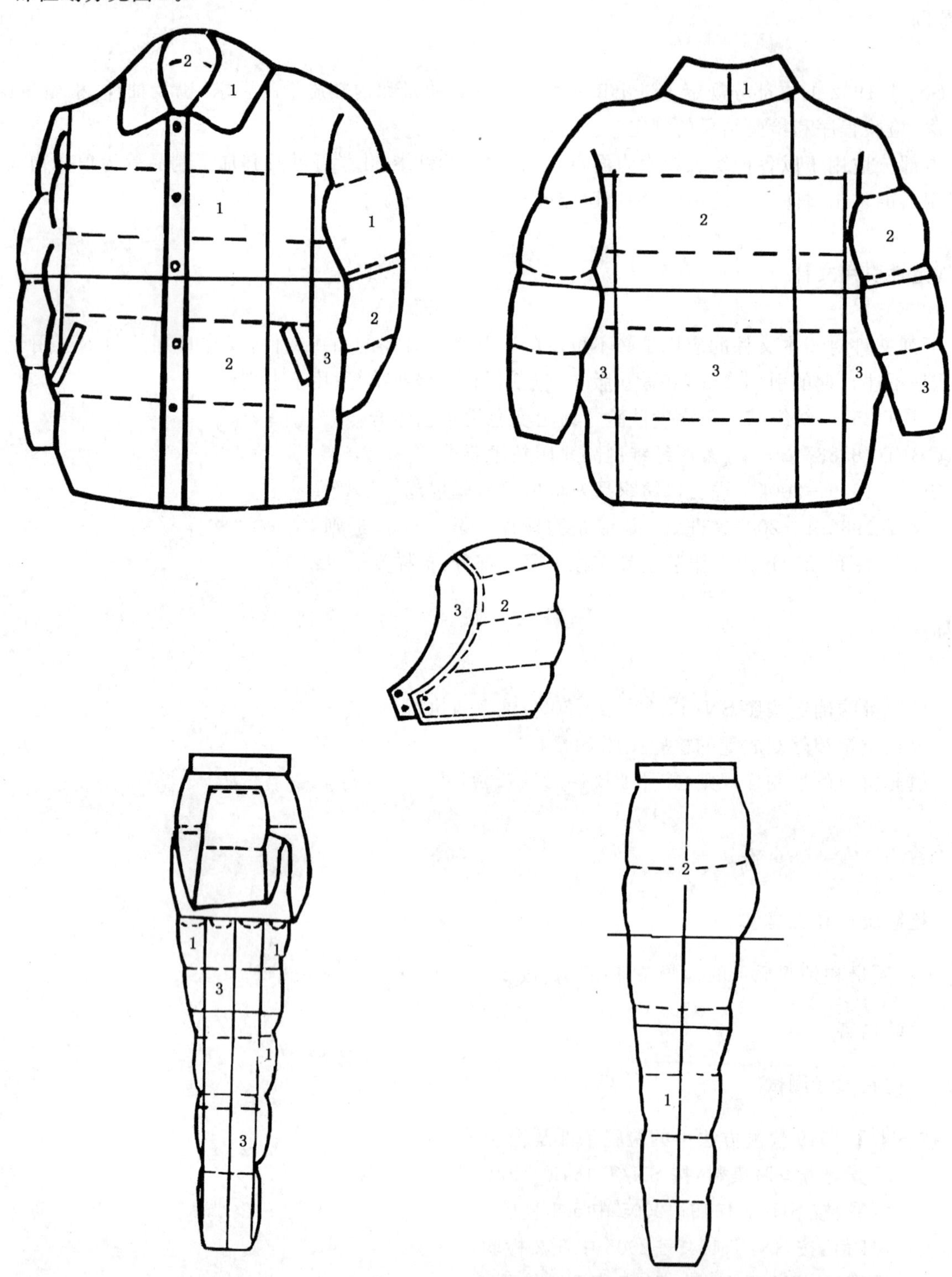

图 1 成衣部位的划分

4.2.2.2 成衣面料疵点检验

面料疵点检验按表1。

表1 面料疵点检验

单位为厘米

疵点名称	1部位	2部位	3部位
粗纱	长1以下	长1～2	长2～4
色档、横挡	不允许	不允许	长2以下
浅油纱	长1以下	长1～2	长2～4
斑渍(以最长向计)	不允许	不允许	长1以下
注1：上衣领子部位不允许有任何疵点。 **注2**：未列入疵点，参照类似疵点掌握。			

4.2.2.3 成衣规格检验

规格检验按表2。

表2 规格检验

单位为厘米

类别	序号	部位名称	测量方法	极限偏差
上衣	1	前衣长	由肩缝最高点垂直量至底边。连肩袖扣上钮扣(或闭合拉链)以后摊平，由领侧最高点垂直至底边	±2.0(衣长1 m以上) ±1.5(衣长1 m以下)
	2	后衣长	由后领窝居中处，垂直量至底边	±2.0(衣长1 m以上) ±1.5(衣长1 m以下)
	3	胸围	扣上钮扣(或闭合拉链)以后摊平，沿袖隆底缝横量(周围计算)	±2.5
	4	领大	领子摊平横量	±1.5
	5	袖长	由后领中量至袖口或由袖子最高点量至袖口	±2.0(统领) ±1.5
	6	肩宽	由肩缝的交叉点摊平横量	±1.5
	7	下摆	扣上钮扣(或闭合拉链)以后摊平，在下摆处横量(周围计算)	±2.5
裤	8	裤长	由腰上口沿侧缝摊平垂直量至裤边	±2.0
	9	腰围	扣上裤扣，沿腰宽中间横量(周围计算)	±1.5
	10	臀围	扣上裤扣，从腰缝以下的上裆三分之二处横量(周围计算)	±3.0

4.2.2.4 成衣对格对条检验

对格对条检验按表3。

表 3　对格对条检验

单位为厘米

类　　别	序　　号	部位名称	对条对格规定	极限互差
上衣	1	左右前身	条料对称，格料对横	不大于 0.3
	2	袋与前身	条料对称，格料对横	不大于 0.3
	3	袖与前身	袖肘线以上与前身格料对横	不大于 0.4
	4	背缝	条料对称，格料对横	不大于 0.2
	5	领面，驳头	左右花型对称	不大于 0.2
	6	袖子	格料对横	以袖山头为准，两袖互差不大于 0.5
裤	7	前裆缝	格料对横	不大于 0.3
	8	后裆缝	条料左右对称，格料对横	不大于 0.3
	9	侧缝	袋口 10 cm 以下，格料对横	不大于 0.3

4.2.2.5　成衣对称部位检验

对称部位检验按表 4。

表 4　对称部位检验

单位为厘米

类　　别	序　　号	部位名称	对称部位	极限互差
上衣	1	领子	领尖大小，领缺嘴大小	0.3
	2	袖子	两袖长短、前后，两袖袖口大小	0.5
	3	口袋	口袋大小、高低、前后	0.4
	4	门襟	门襟长短（里襟不能长于门襟）	0.5
	5	大身	左右身嵌拼高低、大小	0.5
裤子	6	裤腿	裤腿长短	0.5
	7	口袋	口袋大小、高低、前后	0.5
	8	串带	串带对称	0.4
	9	裤口	裤口大小	0.4
	10	前、后省	前、后省长短，左右对称	0.4

4.2.2.6　成衣外型检验

4.2.2.6.1　外型检验按表 5 和表 6。

表 5　上衣外型检验

类　　别	序　　号	外型要求
前身	1	门襟顺直、平服、长短一致。门板条平服，宽窄一致，里襟不得长于门襟
	2	止口顺直、不反吐、无搅豁
	3	驳头平服，丝咎顺直，止口不反吐，左右宽窄一致

表 5 上衣外型检验(续)

类　别	序　号	外型要求
前身	4	串口顺直、长短一致,领缺嘴大小一致
	5	袋盖、贴袋方正平服、前后、高低、大小一致
	6	袋口明线宽窄一致,封口牢固整齐
领子	7	绱领端正,两端整齐,领窝圆顺、平服,翻领底领不外露
	8	领面平服,松紧适宜,外口圆顺不起翘
肩	9	肩部平服,肩缝顺直
	10	两肩宽窄一致,垫肩进出适宜
袖子	11	绱领圆顺,吃势均匀,前后适宜
	12	连肩袖袖中缝平服、顺直
	13	袖子长短、袖口大小、袖口宽窄一致,袖襻高低、长短一致
后背	14	背部平服,背缝顺直,松紧适宜
	15	后开衩顺直,无搅豁,长短一致,里襟不得长于门襟
摆缝	16	摆缝顺直、平服,松紧适宜
	17	底边圆顺、平服。像根、罗纹宽窄一致,缝制牢固
里料	18	各部位里料大小、长短应与面料相适宜
	19	里料、包缝线色泽应与面料向协调
	20	里袋高低、大小一致。袋布平服、整齐
	21	填充物平服,线路整齐

表 6 裤装外型检验

类　别	序　号	外型要求
裤腰	1	裤腰顺直平服、左右宽窄一致,止口不反吐
	2	串带部位准确、牢固,松紧适宜
门里襟	3	门襟小裆平服,套结牢固
	4	门里襟长短一致,里襟不能长于门襟
	5	扣子与扣眼位置准确,拉链松紧适宜,拉链布不外露
前后身	6	左右裤脚长短、大小一致,前后挺缝丝咎顺直。裤筒不扭曲
	7	中缝顺直,松紧适宜
	8	后袋部位准确、左右一致,嵌线宽窄一致,封口清晰,套结牢固
	9	下裆缝顺直,后缝松紧适宜,十字缝对准
裤里	10	腰里整齐,松紧适宜,扣位准确牢固
	11	里料、包缝线色泽与面料相适宜
	12	里料与面料长短松紧相适宜

4.2.2.6.2 各部位整烫平服(无烫黄、极光、水渍、变色等)。

4.2.2.6.3 面料与粘合衬不脱胶、不渗胶,不引起面料皱缩。

4.2.2.6.4 按 GB/T 250 检验色差,同件内色差不低于 4 级,件与件之间色差不低于 3-4 级,箱与箱之间色差不低于 3 级。

4.2.2.7 成衣缝制检验

4.2.2.7.1 各部位线路顺直、整齐、牢固、松紧适宜,不准有开线、断线、连续跳针(20 cm 内允许跳 1 针)。

4.2.2.7.2 锁眼、钉扣位置准确,大小适宜,整齐牢固。

4.2.2.7.3 商标、洗涤说明、尺码唛等位置准确、整齐、牢固。

4.2.2.7.4 绣花花位正确、针法整齐平服,不错绣、不漏绣,墨印不露出。

4.2.2.7.5 包缝牢固、平整、宽窄适宜。各部位套结定位准确、牢固。

4.2.2.7.6 逆顺毛面料,全身顺向一致。整批产品顺向一致。

4.2.2.7.7 特殊花型以主图为准全身一致;按惯例具有明显方向性花型,以主图为准,全身一致,符合花型方向的合理性。

4.2.2.8 表面横向衍线检验

表面横向衍线检验规定按表 7。

表 7 表面横向衍线规定

单位为厘米

序　　号	部位名称	衍线对格规定
1	搭门	左右前身衍线,互差不大于 0.4
2	无搭门	左右前身衍线,互差不大于 0.3
3	袖底缝	衍线对齐,互差不大于 0.6
4	摆缝	衍线前后对齐,互差不大于 0.6
5	裤下裆缝	衍线前后对齐,互差不大于 0.8

4.2.2.9 成衣针距密度检验

针距密度检验按表 8。

表 8 针距密度检验

序　　号	项　　目	针距密度
1	明、暗线	12 针/3 cm～15 针/3 cm
2	三线包缝	9 针以上/3 cm
3	五线包缝	12 针以上/3 cm
4	锁眼	9 针/1 cm～12 针/1 cm
5	钉扣	每眼不少于 6 根线
6	衍线	9 针/3 cm～12 针/3 cm
注:装饰线按规定执行。		

4.2.2.10 包装检验

包装检验按 SN/T 1932.1—2007 中 4.1.1.3 和 4.1.2.3 执行。

4.2.2.11 标识检验

按 SN/T 1649—2005 中 4.2.12 和 4.2.13 进行检验。

4.2.3 防寒服用填充材料检验

防寒服所用的填充材料的检验,按照 GB/T 18383—2007 中第 5 章执行。

防寒服所用的填充材料质量检验:对整件服装的填充材料进行称量,误差范围为规定质量的±4%。

5 检验结果的判定

5.1 判定原则

根据内在质量、外观质量和填充材料质量的检验检测结果综合判定,三项均符合标准规定,则判全批合格;其中任一项不符合标准规定,则判全批不合格。

5.2 内在质量的判定

5.2.1 内在质量检测中任何一项检测不合格,则判定全批内在质量不合格。

5.2.2 可分解芳香胺染料、甲醛含量、pH 值、异味和色牢度检验的判定,按 SN/T 1649—2005 中 6.2 进行。

5.2.3 纤维成分含量检验的判定,按 SN/T 1649—2005 中 4.2.12 进行判定。

5.2.4 其他项目按 SN/T 1649—2005 中 6.2 进行判定。

5.3 外观质量判定

5.3.1 外观品质质量、包装质量和标识中任何一项不合格,则判定全批外观质量不合格。

5.3.2 根据缺陷影响服装整体外观及穿着性能的轻重程度判定 A 类和 B 类缺陷。

5.3.2.1 A 类缺陷见表 9。

表 9 A 类缺陷

序 号	缺 陷
1	1 部位面料疵点超过允许范围
2	规格偏差超出极限偏差
3	严重色差、烫黄、变色
4	对条、对格、对称部位超出极限互差
5	同件、套内出现低于 4 级色差
6	倒顺花、倒顺毛不一致
7	拉链品质不良,金属附件锈蚀
8	明显污渍、黄斑、白斑、条痕
9	粘合衬脱胶、渗胶、起泡

表 9 A 类缺陷（续）

序　号	缺　陷
10	整烫变色、极光，整烫严重不良
11	洗水效果不良，同件套内洗水效果不一致，洗水过程中产生的黄斑、水渍印等
12	漏序、缺件、开线、断线、破洞、毛漏
13	绣花严重不良、错绣、漏绣，墨印明显外露
14	扣眼未开、扣与眼不对位、掉扣、残扣等
15	跳针，1 部位明线跳针，其他部位连续跳针
16	缉线线路明显不顺直、不等宽
17	面料丝咎不顺直
18	缝制吃势严重不匀、严重吃纵
19	面料与辅料不符
20	针距低于规定 3 针以上(含 3 针)

5.3.2.2 B 类缺陷见表 10。

表 10 B 类缺陷

序　号	缺　陷
1	缉线线路不顺直、不等宽
2	缝纫吃势不均，缝制吃纵
3	钉扣不牢
4	2、3 部位面料疵点超出允许范围
5	2、3 部位明线 20 cm 内单跳针两处以上(含两处)
6	针距低于规定 3 针以下
7	轻微整烫不良，折叠不端正
8	线头修剪不净
9	轻微污渍、黄斑、白斑、条痕
10	应该滴针(嵌条)处未滴针(嵌条)

5.3.2.3 未列入缺陷参照表 9、表 10 内的缺陷掌握。

5.3.3 按照 SN/T 1932.2 对全批外观品质质量进行判定。

5.3.4 按照 SN/T 1649—2005 中 4.2.12 和 4.2.13 对标识进行判定。

5.3.5 按照 SN/T 1932.1—2007 中 7.1.1.3 对全批包装质量进行判定。

5.4 防寒服所用的填充材料的质量判定

填充材料有一项不符合 GB 18383—2007 中第 4 章规定的，则判定全批填充材料不合格。填充材料的质量判定按照 GB/T 18383—2007 中 6.2 与 6.3 执行。

填充材料的质量误差不得超过规定质量的±4%。

6 其他

我国或进口国技术法规有特殊要求的，按照技术法规的要求执行，并结合本标准综合判定。

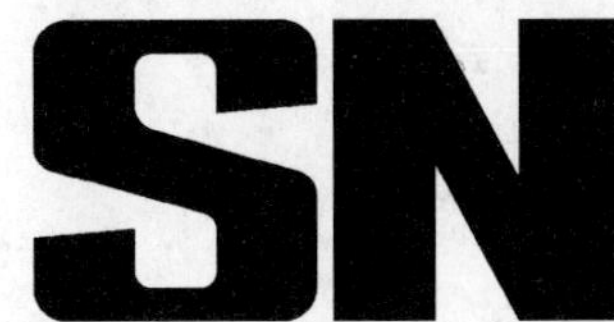

中华人民共和国出入境检验检疫行业标准

SN/T 1946—2007

进出口医用脱脂棉检验规程

Rules for the inspection of medical absorbent cotton for import and export

2007-08-06 发布　　2008-03-01 实施

中华人民共和国国家质量监督检验检疫总局 发布

前 言

本标准由国家认证认可监督管理委员会提出并归口。

本标准由中华人民共和国河南出入境检验检疫局负责起草，河南飘安集团有限公司参加起草。

本标准主要起草人：王建中、王胜启、邢卫国、陈文铃、张卫理、侯瑞生、崔继茂。

本标准系首次发布的出入境检验检疫行业标准。

进出口医用脱脂棉检验规程

1 范围

本标准规定了进出口医用脱脂棉的要求、抽样、检验和结果的判定。

本标准适用于进出口医用脱脂棉的检验。

2 规范性引用文件

下列文件中的条款通过本标准的引用而成为本标准的条款。凡是注日期的引用文件,其随后所有的修改单(不包括勘误的内容)或修订版均不适用于本标准,然而,鼓励根据本标准达成协议的各方研究是否可使用这些文件的最新版本。凡是不注日期的引用文件,其最新版本适用于本标准。

GB/T 8424.2 纺织品 色牢度试验 相对白度仪器评定方法

GB/T 9995.5 纺织材料含水率和回潮率的测定 烘箱干燥法

GB/T 14233.1—1998 医用输液、输血、注射器具检验方法 第1部分:化学分析方法

GB/T 14233.2—1993 医用输液、输血、注射器具检验方法 第2部分:生物试验方法

SN/T 0309 进出口纺织材料中荧光物质检验方法

3 术语和定义

下列术语和定义适用于本标准。

3.1

医用脱脂棉 medical absorbent cotton

经脱脂、漂白处理,用于医疗的棉花制品。

3.2

内包装 inner package

对脱脂棉起保护作用的,与脱脂棉直接接触的,独立的一个小包装。

4 要求

要求包括包装要求、感官要求、理化要求。

4.1 包装要求

4.1.1 包装应符合合同或定货单的要求。

4.1.2 包装应平整、清洁、密封、干燥、牢固,适于长途运输。

4.1.3 采用布包装时,缝包针距不应超过4针/10 cm。

4.1.4 包装标志应清晰、不退色。

4.1.5 若进出口医用脱脂棉为无菌脱脂棉,应注明灭菌方式和灭菌失效年、月。

4.1.6 标志应符合输入国家或地区的有关规定。

4.2 感官要求

医用脱脂棉应为柔软而富有弹性的白色纯棉纤维,不应有下列缺陷:

色斑、污点、霉斑、异物、蚊蝇飞虫、异味、内包装标志不清晰、内包装不良、成卷状态等。

4.3 理化要求

4.3.1 白度。

4.3.2 水中可溶物。

4.3.3 酸碱度。

4.3.4 易氧化物。

4.3.5 吸水时间。

4.3.6 吸水量。

4.3.7 醚中可溶物。

4.3.8 荧光物。

4.3.9 回潮率。

4.3.10 炽灼残渣。

4.3.11 表面活性物质。

4.3.12 无菌:若进出口医用脱脂棉为无菌脱脂棉,应确认已经过灭菌过程。

4.3.13 环氧乙烷残留量:进出口医用脱脂棉若采用环氧乙烷灭菌,应检验环氧乙烷残留量。

5 抽样

5.1 包装检验抽样

包装检验按式(1)随机抽取箱(包)数。

$$抽取箱(包)数 = \sqrt{箱(包)数} \times 0.6(取整数) \qquad \cdots\cdots(1)$$

5.2 感官检验抽样

感官检验按式(1)抽取箱(包)数,与包装检验抽取同一箱(包),然后按表1随机抽取感官检验所需的样本数量。

表1 感官检验抽样方案

批 量	样本量	接受数
≤280	13	1
281～501	20	2
501～1 200	32	3
1 201～3 200	50	5
3 201～10 000	80	7
10 001～35 001	125	10
35 001～150 000	200	14
>150 000	315	21

5.3 理化检验抽样

理化检验抽取的样品从感官检验中抽取,所抽取的样品应放置密封的容器中,以防止污染。理化检验抽取的样品数见表2。

表2 理化检验抽样方案

批量/箱(包)数	≤150	150～1 200	>1 200
样本量	3	5	8

6 检验

6.1 包装检验

6.1.1 包装检验按4.1要求,检验所抽取的每一箱(包)产品。

6.1.2 内包装的检验，在感官检验时进行。

6.2 感官检验

6.2.1 检验条件

感官检验在正常的北向自然光下进行，如在日光灯下检验，其照度应不低于 750 lx，光源与样品距离 1 m～1.2 m。

6.2.2 检验方法

将抽取的样品放置在检验台上，按 4.2 的要求，逐个检验。

6.3 理化检验

6.3.1 试样准备

将抽取的样品混合均匀后，置于洁净的盘内，在相对湿度 65%±2%，温度 20℃±2℃，一个标准大气压条件下，储存 4 h 以上。

6.3.2 理化检验

6.3.2.1 白度

用满足 GB/T 8424.2 规定要求的白度仪，取一定数量的样品，平摊成一定厚度(以保证当厚度再增加时仍不会改变光谱反射比值)，放在白度仪上任取三处测量，读取白度仪上所显数字的平均值即为该脱脂棉的白度值。

6.3.2.2 水中可溶物

取样品 12.5 g，置烧杯中加入新沸过的蒸馏水 400 mL，加热煮沸 15 min，将水浸液移入 500 mL 的容量瓶，再用新沸过的蒸馏水洗涤样品，洗液并入容量瓶中放冷，加蒸馏水至刻度，摇匀过滤，精密量取滤液 100 mL，于已知质量的蒸发皿，置水浴锅上蒸干，在 105℃烘箱中干燥至恒重，称量，按式(2)计算。

$$X = \frac{m_2 - m_1}{12.5 \times 1/5} \times 100\% \qquad \cdots\cdots(2)$$

式中：

X——水中可溶物，%；

m_1——蒸发皿质量，单位为克(g)；

m_2——蒸发器皿与水中可溶物质量，单位为克(g)。

6.3.2.3 酸碱度

取 6.3.2.2 水中可溶物项下滤液 100 mL，加酚酞指示液三滴，观察其颜色显示情况；另取水中可溶物项下滤液 100 mL，加溴甲酚紫指示液两滴，观察其颜色显示情况。

6.2.2.4 易氧化物

取 6.3.2.2 水中可溶物项下滤液 40 mL，加稀硫酸数滴与 0.1%高锰酸钾溶液三滴，5 min 内观察红色高锰酸钾溶液的消失情况。

6.3.2.5 吸水时间

取三份 5 g 的试样，分别将试样松散地放入到高 8.0 cm，直径 5.0 cm，铜丝直径为 0.04 cm，筐子网孔尺寸为 1.5 cm～2.0 cm 的圆桶形铜丝试验筐中，并精确称其质量，其质量不应大于 3 g，将筐子从水平高度 10 cm 处浸入已经盛满 20℃水温，直径为 11 cm～12 cm 的烧杯中，记录筐子沉入水面的终止时间，计算三次测量结果的平均值。

6.3.2.6 吸水量

在吸水时间试验后，将筐子从水中取出，悬挂 30 s，然后将其转移到经精确称量干净的烧杯中，用感量为 0.1 g 的天平精确称量，计算三次测量结果的平均值。

6.3.2.7 醚中可溶物

取试样 5 g，置 250 mL 的索式提取器中，将 150 mL 乙醚置于已经恒重的圆底烧杯中连续提取 4 h，每小时虹吸回流不得少于四次，提取液置于已知质量的蒸发皿中，置水浴锅上蒸干，在 105℃烘箱中干燥至恒重，称量，按式(3)计算。

$$X = \frac{m_2 - m_1}{m} \times 100\% \qquad \cdots\cdots (3)$$

式中：

X——醚中可溶物，%；

m_1——蒸发皿质量，单位为克(g)；

m_2——蒸发器皿与油脂质量，单位为克(g)；

m——样品质量，单位为克(g)。

6.3.2.8　荧光物

荧光物检验按照 SN/T 0309 规定的方法执行。

6.3.2.9　回潮率

按 GB/T 9995.5 规定的方法检验。

6.3.2.10　炽灼残渣

精密称取约 2 g 的医用脱脂棉，置预先恒重的坩埚中，放在电炉上，炽烧，待全部呈黑色时，放冷，以浓硫酸湿润后，再继续炽烧至无烟时，放在 600℃～650℃ 电阻炉内炽烧至恒重，移入干燥器中，冷却 30 min，称量，按式(4)计算。

$$X = \frac{m_2 - m_1}{m} \times 100\% \qquad \cdots\cdots (4)$$

式中：

X——炽灼残渣，%；

m_1——坩埚质量，单位为克(g)；

m_2——坩埚质量与残渣质量，单位为克(g)；

m——样品质量，单位为克(g)。

6.3.2.11　表面活性物质

取试样 15 g，加蒸馏水 150 mL，于密闭的容器中浸 2 h，轻轻倒出溶液，用玻璃棒挤出样品中残留的液体之后与刚倒出的液体混合，取 10 mL 液体，用于检测表面活性物质。

取一个 25 mL 具塞圆型量筒(外径 20 mm±2 mm)，先用稀硫酸荡洗，然后用清水洗干净，加入浸渍液 10 mL，在 10 s 内用力振荡 30 次，然后放置 1 min，再重复振动一次，静止 5 min 后，观察泡沫高度情况。

6.3.2.12　无菌

按 GB/T 14233.2—1993 中第 2 章规定的方法检验。

6.3.2.13　环氧乙烷残留量

按 GB/T 14233.1 中规定的方法检验。

7　检验结果的判定

检验结果依据包装检验结果、感官检验结果、理化检验结果综合判定。

7.1　包装检验结果判定

每一箱(包)的包装均合格，判定该批包装检验合格，否则为不合格。

7.2　感官检验结果判定

不合格样品数量小于等于表 1 对应接受数的，判定该批感官检验合格。不合格样品数量大于表 1 对应接受数的，判定该批感官检验不合格。

7.3　理化检验结果判定

理化检验各项指标均合格，判定该批理化检验合格，否则为不合格。

7.4 整批检验结果判定

包装检验、感官检验、理化检验均合格的，判定该批产品合格；有一项或一项以上不合格的，判定该批产品不合格。

8 其他

8.1 检验的有效期为1年，超过有效期，应重新检验。

8.2 检验过的样品需重新处理后才能放回去。

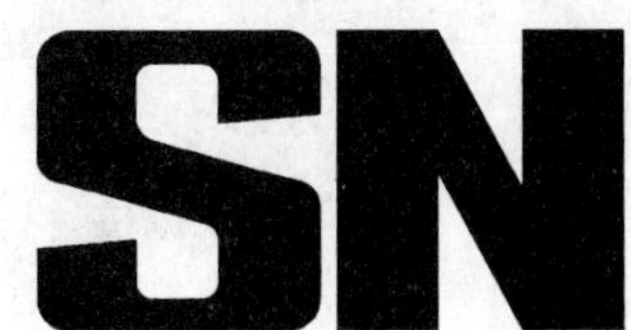

中华人民共和国出入境检验检疫行业标准

SN/T 2136.1—2008
代替 SN 0105—1992，SN 0106—1992

进出口纺织原料检验规程 动物纤维 第1部分：绒类

Rules for inspection of import and export textile raw materials—Animal fibre—Part 1：Cashmere，camel hair ane yak hair

2008-09-04 发布

2009-03-16 实施

中华人民共和国国家质量监督检验检疫总局 发布

前　言

SN/T 2136《进出口纺织原料检验规程　动物纤维》共分两部分：

——第1部分：绒类；

——第2部分：兔毛。

本部分为 SN/T 2136 的第1部分。

本部分是为了更好地适应我国进出口绒类纤维对生产、交易、质量监督和进出口检验中的质量需求，对 SN 0105—1992《出口绒类检验规程》和 SN 0106—1992《出口无毛绒检验规程》进行修订，并将两项行业标准进行了整合。

本部分与 SN 0105—1992 和 SN 0106—1992 相比较，主要变化如下：

——本部分对检验环境（调湿）提出了要求；

——用碱性次氯酸钠法取代了2.5%氢氧化钠法检验非动物纤维含量；

——用平均长度值作为动物纤维的长度检验值；

——增加了平均直径试验；

——增加了其他动物纤维含量试验；

——原绒、过轮绒、洗净绒主要考核净绒毛率或净绒率（A.C.W.C）；

——规定了每检验批次的检验吨数。

本部分的附录B是规范性附录，附录A是资料性附录。

本部分由国家认证认可监督管理委员会提出并归口。

本部分起草单位：中华人民共和国北京出入境检验检疫局、中华人民共和国包头出入境检验检疫局、中华人民共和国天津出入境检验检疫局。

本部分主要起草人：严兰珍、乔树亮、王媛。

进出口纺织原料检验规程
动物纤维　第1部分:绒类

1　范围

SN/T 2136的本部分规定了进出口分梳山羊绒、山羊原绒、过轮山羊绒和洗净山羊绒试验方法、检验证书及包装、标志、储存、运输的要求。

本部分适用于进出口分梳山羊绒、山羊原绒、过轮山羊绒和洗净山羊绒及驼绒、牦牛绒等绒类纤维的检验。

2　规范性引用文件

下列文件中的条款通过SN/T 2136的本部分的引用而成为本部分的条款。凡是注日期的引用文件,其随后所有的修改单(不包括勘误的内容)或修订版均不适用于本部分,然而,鼓励根据本部分达成协议的各方研究是否可使用这些文件的最新版本。凡是不注日期的引用文件,其最新版本适用于本部分。

GB/T 2910　纺织品　二组分纤维混纺产品定量化学分析方法(GB/T 2910—1997,eqv ISO 1833:1977)

GB/T 6500　羊毛回潮率试验方法　烘箱法

GB/T 6977　洗净羊毛油、灰、杂含量试验方法

GB/T 8170　数值修约规则

GB/T 10685　羊毛纤维直径试验方法　投影显微镜法(GB/T 10685—2007,ISO 137:1975,MOD)

GB/T 14593　山羊绒、绵羊毛及其混合纤维定量分析方法

GB 18267　山羊绒

SN/T 0980　进出口山羊绒净绒含量检验规程

3　术语和定义

下列术语和定义适用于SN/T 2136的本部分。

3.1

净绒毛率　scoured yield

除去绒毛纤维本身以外的所有杂质(包括附着的油脂及吸附的水分),以公定含油脂率和公定回潮率修正后的质量占未除去杂质、油脂、水分前原绒毛质量的百分率。

3.2

净绒率　actual clean wool content (A.C.W.C)

除去绒纤维本身以外的所有杂质(包括附着的油脂及吸附的水分)及粗毛,以公定含油脂率和公定回潮率修正后的质量占未除去杂质、油脂、水分及粗毛前原绒毛质量的百分率。

3.3

疵点绒毛　defected hair (cashmere)

非正常的、有各种缺点的绒毛。

注:疵点绒毛未包含在GB 18267中。

3.4

草刺绒毛　fibre with straws

沾附草籽、花子、蒺藜等的绒毛。

3.5

污块绒毛　fibre with dirt

粘接粪块或其他污物，难以分开的绒毛。

3.6

皮块绒毛　fibre with skin

剪毛不慎，基部带有皮块的绒毛。

3.7

黄残绒毛　fibre stained by urine

因受潮湿或粪尿等影响，颜色发黄、强力小、光泽暗淡的绒毛。

3.8

印记绒毛　fibre stained by marks

带有涂过沥青、油漆标记痕迹的绒毛。

3.9

疥癣绒毛　acariasis cashmere

从患有疥癣病的羊身上取得的绒毛，带有结痂或皮屑。

3.10

弱节绒毛　fibre with weaker scales

生长或营养不良，致纤维的一部分直径明显变细，产生弱节的绒毛。

3.11

毡并绒毛(毡片绒毛)　felted fibre

由于受潮等原因，绒毛纤维互相交错，纠缠成毡并状或束状。

3.12

重剪绒毛(二剪绒毛)　refleeced fibre

剪绒毛所留底茬过长，经再次剪下来的短绒毛。

3.13

肤皮绒毛　fibre with dandruff

纤维根部带有大量肤皮的绒毛。

4　产品分类

4.1　绒纤维分为：山羊绒、驼绒和牦牛绒等。

4.2　山羊绒按其天然颜色划分为白、青、紫三类。

4.3　山羊绒颜色分类规定见表1。

表1　山羊绒颜色分类规定

颜色类别	外 观 特 征
白山羊绒	绒纤维和毛纤维均为白色
青山羊绒	绒纤维呈灰白色或青色，毛纤维呈黑、白相间色或棕色
紫山羊绒	绒纤维呈紫色或棕色，毛纤维呈棕色或黑色

4.4　不同颜色类别的山羊绒相混，按颜色深的定类。

第一篇　分梳绒

5　抽样

5.1　批次

按同一合同、同一生产批次、同一颜色分批，为保证货物的均匀性和抽样的代表性，每检验批质量不得超过 2 t。

5.2　取样数量

按货物总包数的 30%抽取样品。软包批量低于 0.5 t 时逐包取样，机轧包少于 3 包逐包取样。每批货物品质样总质量不少于 300 g，回潮率试样质量每份约 50 g，总量不少于 400 g。同批次中对所确定的每个抽样包抽样量基本相同。回潮率试样抽取后应立即放于密封容器内，并在 4 h 之内定重。

5.3　取样方法

随机确定抽样包，在包的上、中、下部位深于包皮 15 cm 及以上抽取样品，对已确定的抽样包应完全开包取样。机轧包、软包均应在取样同时进行打包，并逐包称量，随即将称出的质量刷于包头上。

6　检验

6.1　仪器和用具

a)　显微投影仪；

b)　电子显微镜；

c)　烘箱；

d)　天平(分度值：0.01 g、0.000 1 g)；

e)　恒温水浴锅；

f)　索氏油脂抽出器；

g)　液体石蜡或粘性介质液；

h)　有塞三角烧瓶，容量不小于 500 mL；

i)　100 目铜丝筛；

j)　哈氏切片器或双刀片；

k)　载玻片、盖玻片、玻璃板、玻璃器皿；

l)　绒板：其颜色与试验纤维颜色呈对比色；

m)　直尺、坐标纸、尖头镊子等。

6.2　试样制备

6.2.1　将所抽取的品质样平铺在试验台上进行充分混合，用四分法对角分成两份，一份为试验室样品，一份留作备样保存。

6.2.2　将试验室样品置于温度 20 ℃±2 ℃，相对湿度为 65%±3%的条件下，放置一定时间后称量，当两次称量质量的差异(两次称量相隔 2 h)不超过后一次称量质量的 0.25%时，即认为试验样品达到吸湿平衡。

6.2.3　将达到吸湿平衡的试验室样品充分混合，用多点法从正、反两面随机抽取试样，试样质量及数量见表 2。

表 2　试样质量及数量

试验项目	每份试样质量/g	试样数量/份
含粗率	5	3
含杂率		

表 2(续)

试验项目	每份试样质量/g	试样数量/份
平均直径	约 20	1
其他动物纤维含量		
非动物纤维含量	5	3
含油脂率	5	3
手排长度	约 20	1
异色纤维含量	5	2

6.2.4 称取回潮率试样,精确至 0.01 g。

6.3 试验方法

6.3.1 含粗率、含杂率试验

6.3.1.1 试验

称取试样质量,精确至 0.01 g。将试样分别置于与被测绒纤维颜色反差较大的实验台上,用镊子将粗毛、杂质(包括肤皮)拣出置于玻璃器皿内,分别称取质量,精确至 0.000 1 g。

6.3.1.2 含粗率、含杂率计算

含粗率计算见式(1),含杂率计算见式(2)。

$$c = \frac{m_c}{m} \times 100 \quad \cdots\cdots(1)$$

$$z = \frac{m_z}{m} \times 100 \quad \cdots\cdots(2)$$

式中:

c——含粗率,%;

m_c——粗毛质量,单位为克(g);

m——试样质量,单位为克(g);

z——含杂率,%;

m_z——杂质质量,单位为克(g)。

6.3.1.3 试验结果

以两份试样的平均值为试验结果,当分梳山羊绒两份试样含粗率的绝对值差异大于 0.05%时,分梳驼绒、牦牛绒两份试样含粗率的绝对值差异大于 0.5%时,分梳山羊绒、驼绒、牦牛绒两份试样含杂率的绝对值差异大于 0.05%时,需增试第三份试样,并以三份试样含粗率或含杂率平均值作为最终结果。计算结果含粗率修约至一位小数,含杂率修约至两位小数。

6.3.2 异色纤维含量试验

6.3.2.1 试验

称取试样质量,精确至 0.01 g。将试样置于白色衬纸上,并在白色光不小于 400 lx 的光源条件下用镊子将白山羊绒中含有的与其颜色有差异的绒毛纤维拣出,记录根数。

6.3.2.2 结果表示

异色纤维含量以"×根/5 g"的形式表示。

6.3.2.3 试验结果

以两份试样异色纤维含量的平均值作为最终结果。计算结果修约至整数。

6.3.3 手排长度、短绒率试验

6.3.3.1 制样

将手排长度试样平铺在试验台上,用镊子在不同部位用多点法从正、反两面随机抽取纤维(不少于

40个点)约100 mg~150 mg,充分混合,平分三份,其中两份用于平行试验,一份留作备样。

6.3.3.2 排图

将试验小样用手反复整理成一头齐且纤维自然顺直的小绒束,在绒板左侧自上而下,自左而右以一定的密度均匀排成一端平齐地贴覆在绒板上的绒图。将试样起出,整理成小绒束,如此操作数遍(不多于四遍),使绒纤维以一定的密度均匀地排成底边长度为250 mm±10 mm的纤维长度分布图(如图1所示)。

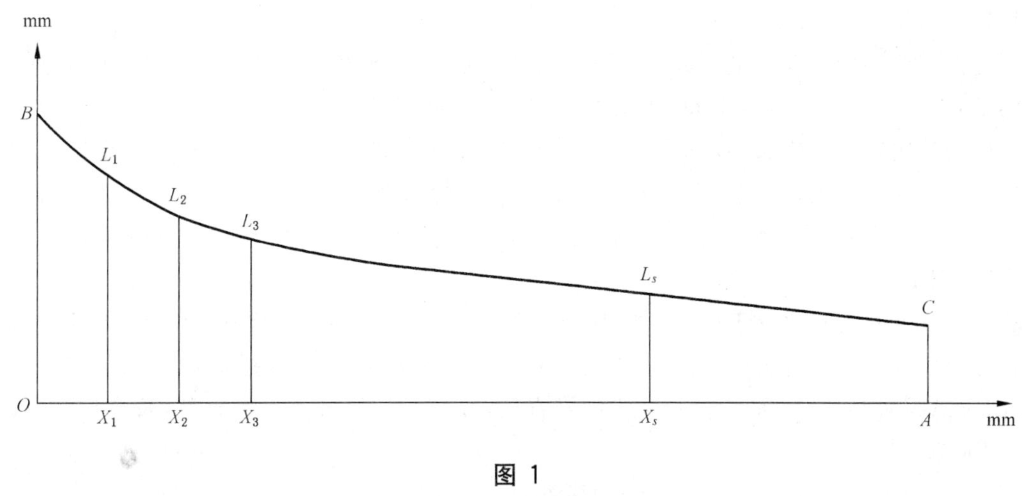

图 1

6.3.3.3 作图

将玻璃板覆盖于纤维长度分布图上,在玻璃板上画出所排纤维长度曲线图,再用半透明的坐标纸置于玻璃图板上描绘出长度曲线图。以长度曲线图的底边为横坐标,纤维长度为纵坐标,从原点O自左向右每间隔10 mm标出横坐标X_1、X_2、……、A(如果末组组距小于10 mm,标出终点横坐标点A),测量每一组对应的纤维长度OB、L_1、L_2……、AC。

6.3.3.4 平均长度计算

平均长度计算见式(3)。

$$L = \frac{1/2(OB + AC) + \sum L_i}{n} \quad \cdots\cdots(3)$$

式中:

L——平均长度,单位为毫米(mm);

OB、AC——纤维长度分布图两端的端线长度,单位为毫米(mm);

L_i——纤维长度分布图中每间隔10 mm量出的长度,单位为毫米(mm);

n——长度分布图的组数。

注:如果末组组距小于10 mm,如0.5 mm计为0.5组。

6.3.3.5 短绒率计算

短绒率计算见式(4)。

$$s = \frac{X_sA}{OA} \times 100 \quad \cdots\cdots(4)$$

式中:

s——根数短绒率,%;

X_sA——15 mm及以下长度纤维对应的底边长度,单位为毫米(mm);

OA——长度分布图底边总长度,单位为毫米(mm)。

6.3.3.6 试验结果

以两份试样的平均值为试验结果,当两份试样测得平均长度的绝对值差异超过2 mm时,须增试第三份试样，并以三份试样平均长度值作为最终结果。计算结果平均长度修约至整数，短绒率修约至一位小数。

6.3.4 平均直径试验

按 GB/T 10685 进行。

6.3.5 其他动物纤维含量试验

6.3.5.1 显微投影仪法

6.3.5.1.1 制样

将准备做其他动物纤维含量的试样平铺在试验台上，用镊子在不同部位用多点法从正、反两面随机抽取纤维(不少于 20 个点)约 600 mg，充分混合，平分三份，其中两份用于平行试验，一份留作备样。

将试样用哈氏切片器或双刀片切取 0.2 mm～0.4 mm 长的纤维片段，将这些纤维片段放在滴有液体石蜡或粘性介质液的载玻片上，用镊子搅拌，使之均匀分布在介质内，然后盖上盖玻片。盖时注意，应先去除多余的粘性介质混合物，保证覆上盖玻片后不会有介质从盖玻片下挤出，以免纤维流失。

6.3.5.1.2 测量

把载有试样的载玻片放置于放大倍数为 500 倍的投影仪载物台上，调整到纤维图像清晰，载物台水平及垂直方向以 0.5 mm 间隔移动，逐一观察进入屏幕的各类纤维，根据纤维的形态结构特征鉴别其类型(参见附录 A)，按 GB/T 10685 测量各类纤维直径，并分别记录各类纤维根数，每个试样所测纤维根数应在 1 000 根以上。

注：若所测纤维根数已够 1 000 根，而载玻片只移动到中间，则要继续计数到边端方可停止。若上述某类纤维在混合物中含量比例较低，试样达不到测量直径要求的根数，测量取片子上此类纤维全部根数为止。

山羊绒纤维直径大于 30 μm，驼绒纤维直径大于 40 μm，牦牛绒纤维直径大于 35 μm，兔毛纤维直径大于 30 μm，分别测量平均直径和记录纤维根数。上述各类纤维的根数占样品被检根数的比例小于 0.3%的，可忽略不计。

6.3.5.1.3 各组分纤维重量百分比计算

各组分纤维重量百分比计算见式(5)。

$$P_i = \frac{N_i \times d_i^2 \times \rho_i}{\sum(N_i \times d_i^2 \times \rho_i)} \times 100 \qquad \cdots\cdots(5)$$

式中：

P_i——各组分纤维重量百分比，%；

N_i——各组分纤维的计数根数；

d_i——各组分纤维平均直径，单位为微米(μm)；

ρ_i——各组分纤维密度，单位为克每立方厘米(g/cm^3)(见附录 B)。

6.3.5.1.4 试验结果

以两份试样的平均值为试验结果，若两次计算结果绝对值差异大于 3%时，应增试第三份试样，最终结果取三个试样计算结果的平均值。计算结果修约至一位小数。

6.3.5.2 扫描电子显微镜法

按 GB/T 14593 进行。

6.3.6 非动物纤维含量试验

按 GB/T 2910 进行。

6.3.7 含油脂率试验

按 GB/T 6977 进行。

6.3.8 回潮率试验

按 GB/T 6500 进行。

6.3.9 公量检验

6.3.9.1 检验

公量检验中,用称量 100 kg,分度值 0.01 kg 的衡器,对全批货物逐包称取毛重,精确至 0.01 kg。每批取有代表性的三个整包去皮,称取皮重,以其平均值作为本批货物每包平均皮重,精确至 0.01 kg。

6.3.9.2 净重计算

净重计算见式(6)。

$$m_n = m_g - N \times m_t \qquad (6)$$

式中:

m_n——全批货物净重,单位为千克(kg);

m_g——全批货物毛重,单位为千克(kg);

N——总包数;

m_t——平均每包皮重,单位为千克(kg)。

6.3.9.3 公量计算

公量计算见式(7)。

$$m = m_n \times \frac{(1+R_p)\times(1+J_p)}{(1+R_e)\times(1+J_e)} \qquad (7)$$

式中:

m——全批货物公量,单位为千克(kg);

m_n——全批货物净重,单位为千克(kg);

R_p——公定回潮率;

J_p——公定含油脂率;

R_e——实测回潮率;

J_e——实测含油脂率。

注:山羊绒公定回潮率为 17%,公定含油脂率为 1.5%;驼绒、牦牛绒公定回潮率为 15%,公定含油脂率为 1.5%;绒条公定回潮率为 18.25%,公定含油脂率为 1.5%。信用证、合同及贸易双方有规定按规定执行。

6.3.9.4 计算结果

计算结果净重及公量修约至一位小数。

6.4 试验数据的修约

按 GB/T 8170 进行。

第二篇 原绒、过轮绒、洗净绒

7 技术条件

7.1 进出口原绒、过轮绒、洗净绒质量以净绒毛率或净绒率(A.C.W.C)为计算依据。

7.2 疵点绒毛中的生皮绒、熟皮绒、干退绒、灰退绒等须分拣且单独包装,疥癣绒、虫蛀绒、黄残绒毛等应拣出不得混入。

7.3 山羊原绒回潮率不得大于 13%,驼绒原绒回潮率不得大于 14%,牦牛原绒回潮率不得大于 14%。

8 抽样

8.1 批次

按同一合同、同一批货物分批,为保证货物的均匀性和抽样的代表性,每检验批质量不得超过 5 t。

8.2 取样数量

按货物总包数的 30%抽取样品。软包批量低于 1 t 时逐包取样,机轧包少于 10 包逐包取样。每批货物品质样总质量不少于 2 kg,回潮率试样质量每份约 50 g,总质量不少于 400 g。同批次中对所确定的每个抽样包抽样数量基本相同。品质样和回潮率试样抽取后应立即分别放于密封容器内,并在 4 h 之内定重。

8.3 取样方法

随机确定抽样包,在包的上、中、下部位深于 15 cm 及以上处抽取样品,每次取样量宜少、次数宜多,勿使尘砂杂质漏失,对已确定的机轧抽样包应完全开包取样。机轧包、软包均应在取样同时进行打包,并逐包称量,随即将称出的质量刷于包头上。

9 检验

9.1 仪器和用具

a) 烘箱;

b) 天平(分度值:1 g、0.01 g、0.000 1 g);

c) 洗涤设备;

d) 100 目铜丝筛;

e) 索氏油脂抽出器;

f) 洗涤剂;

g) 绒板、直尺、坐标纸、尖头镊子、玻璃板、玻璃器皿等。

9.2 试样制备

9.2.1 将抽取的品质样称其质量,计为 m_a,精确至 1 g。然后将样品平铺在试验台上,用手将样品撕松并充分混合为均匀状态,去掉土杂后称其质量,记作 m_b,精确至 1 g。

9.2.2 将混合均匀后的样品采用四分法对角分成两份,一份为试验室样品,一份留作备样保存。

9.2.3 称取回潮率试样,精确至 0.01 g。

9.2.4 修正因子 K 值计算见式(8)。

$$K = \frac{m_b}{m_a} \qquad \cdots\cdots(8)$$

式中:

K——系数,修约至四位小数;

m_b——试样撕松后的质量,单位为克(g);

m_a——试样撕松前的质量,单位为克(g)。

9.3 原绒、过轮绒试验方法

9.3.1 净绒毛率试验

9.3.1.1 制样

从试验室样品中随机多点抽取试样三份,每份试样相当于混样前质量的 100 g,精确至 0.01 g。两份用于平行试验,一份留作备样。

9.3.1.2 洗涤

见洗涤工艺表(见表 3)。

表 3 洗涤工艺表

槽别工艺	1	2	3	4	5
洗涤溶液	清水	洗液	洗液	清水	清水
控制温度/℃	45～50	50～55	50～55	45～50	45～50
洗涤时间/min	3	3	3	3	3
注:洗涤剂为中性,洗槽浴比 1∶60。每次洗涤均由 100 目铜丝网筐过滤,以免纤维丢失。					

9.3.1.3 拣出杂质

用镊子将洗涤后试样中绒毛纤维以外的草刺、粪便、沙石等杂质拣出。

9.3.1.4 烘干

将洗净后去除杂质的试样按 GB/T 6500 烘至恒重，质量计为 m_Y，精确至 0.01 g。

9.3.1.5 含油脂率测定

将洗净烘至恒重的净绒毛试样冷却后，随机多点抽取试样 5 g，精确至 0.01 g。按 GB/T 6977 进行含油脂率测试。

9.3.1.6 净绒毛率计算

净绒毛率计算见式(9)。

$$Y=\frac{[m_Y\times(1-J_e)]\times(1+R_p+J_p)}{m_o}\times 100 \qquad (9)$$

式中：

Y——净绒毛率，%；

m_Y——洗后、去杂烘至恒重后的试样质量，单位为克(g)；

J_e——实测含油脂率；

R_p——公定回潮率；

J_p——公定含油脂率；

m_o——原绒毛试样质量，单位为克(g)。

注：山羊绒公定回潮率为 17%，公定含油脂率为 1.5%；驼绒、牦牛绒公定回潮率为 15%，公定含油脂率为 1.5%；信用证、合同及贸易双方有规定按规定执行。

9.3.1.7 试验结果

以两份试样的平均值为试验结果，当两份试样测得净绒毛率的绝对值差异超过 3%时，应增试第三份试验，并以三份试样净绒毛率的平均值作为最终结果。计算结果修约至两位小数。

9.3.2 净绒率试验(A. C. W. C)(手工检取法)

9.3.2.1 制样

从试验室样品中随机多点抽取试样三份，每份试样相当于混样前质量的 10 g，精确至 0.01 g。两份用于平行试验，一份留作备样。

9.3.2.2 择绒

用镊子将试样中的粗毛、杂质及肤皮拣出，使毛不带绒、绒不带毛，不得使绒毛失落。

9.3.2.3 洗涤

同 9.3.1.2。

9.3.2.4 烘干

将洗净后的试样按 GB/T 6500 烘至恒重质量，计为 m_A，精确至 0.01 g。

9.3.2.5 含油脂率测定

将洗净烘至恒重的净绒试样冷却后，随机多点抽取试样 5 g，精确至 0.01 g。按 GB/T 6977 进行含油脂率测试。

注：若烘至恒重冷却后的净绒试样少于 5 g，按实际克重测试含油脂率。

9.3.2.6 净绒率(A. C. W. C)计算

净绒率计算见式(10)。

$$A=\frac{[m_A\times(1-J_e)]\times(1+R_p+J_p)}{m_o}\times 100 \qquad (10)$$

式中：

A——净绒率，%；

m_A——去粗、去杂、洗涤烘至恒重后的试样质量,单位为克(g);

J_e——实测含油脂率;

R_p——公定回潮率;

J_p——公定含油脂率;

m_o——原绒毛试样质量,单位为克(g)。

9.3.2.7 试验结果

以两份试样的平均值为试验结果,当两份试样测得净绒率的绝对值差异超过3%时,应增试第三份试验,并以三份试样净绒率的平均值作为最终结果。计算结果修约至两位小数。

9.3.3 净绒率试验(A.C.W.C)(锡莱杂质分析机法)

按SN/T 0980进行。

9.3.4 手排长度试验

9.3.4.1 从试验室样品中,随机多点抽取试样质量约10 g三份,两份用于手排长度试验,一份留作备样。

9.3.4.2 用镊子将试样中的粗毛、杂质拣出。

9.3.4.3 其余试验步骤同6.3.3。

9.3.5 回潮率试验

按GB/T 6500进行。

注:勿使沙土杂质丢失。

9.4 洗净绒试验方法

9.4.1 净绒率试验(A.C.W.C)(手工检取法)

9.4.1.1 制样

从试验室样品中随机多点抽取试样三份,每份试样相当于混样前质量的10 g,精确至0.01 g。两份用于平行试验,一份留作备样。

9.4.1.2 择绒

用镊子将试样中的粗毛、杂质及肤皮拣出,使毛不带绒、绒不带毛,不得使绒毛失落。

9.4.1.3 烘干

将择绒后的试样按GB/T 6500烘至恒重,质量计为m_A,精确至0.01 g。

9.4.1.4 含油脂率测定

将烘至恒重的净绒试样冷却后,随机多点抽取试样5 g,精确至0.01 g。按GB/T 6977进行含油脂率测试。

注:若烘至恒重冷却后的净绒试样少于5 g,按实际克重测试含油脂率。

9.4.1.5 净绒率(A.C.W.C)计算

净绒率计算见式(11)。

$$A=\frac{[m_A\times(1-J_e)]\times(1+R_p+J_p)}{m_o}\times 100 \qquad \cdots\cdots(11)$$

式中:

A——净绒率,%;

m_A——去粗、去杂、烘至恒重后的试样质量,单位为克(g);

J_e——实测含油脂率;

R_p——公定回潮率;

J_p——公定含油脂率;

m_o——原绒毛试样质量,单位为克(g)。

9.4.1.6 试验结果

以两份试样的平均值为试验结果,当两份试样测得净绒率的绝对值差异超过3%时,应增试第三份试样，并以三份试样净绒率的平均值作为最终结果。计算结果修约至两位小数。

9.4.2 净绒率试验(A. C. W. C)(锡莱杂质分析机法)

按 SN/T 0980 进行。

9.4.3 回潮率试验

按 GB/T 6500 进行。

注：勿使沙土杂质丢失。

9.5 试验数据的修约

按 GB/T 8170 进行。

10 检验规则及检验证书

10.1 检验以批为单位进行，检验结果有效期为 3 个月。

10.2 检验证书内容包括：产品名称、颜色(山羊绒)、唛头、包数、质量、产地、检验依据、检验项目及检验结果。

11 包装

11.1 进出口包装应以保证其品质不受影响为原则，并便于管理、运输和储存。

11.2 包装应内衬防潮材料，外层用坚固、通风、透气的材料，并以数道铁箍均匀外扎成包。

11.3 绒类纤维每包标准质量为 75 kg，外型尺寸为 800 mm×600 mm×400 mm，若需方有特殊要求，供需双方自行商定。

12 标志

12.1 进出口绒类的外包装应有标志，标志的字迹须醒目、清晰、持久。

12.2 标志包括以下内容：产品名称、颜色(山羊绒)、唛头、毛重、净重、包号。

13 储存

13.1 进出口绒类纤维应在干燥通风的库房内储存，绒包不得与地面直接接触。

13.2 货物应以批为单位堆放，将刷有唛头的包面朝外整齐排列。

13.3 货物堆放处垛底需放置适量的防虫剂。

14 运输

14.1 运输工具应具备清净、防腐、防潮、防包装破损的条件。

14.2 运输过程中，货物不得被污染、不得使用有损包装的器械。

附 录 A
（资料性附录）
常用动物纤维的表面形态特征

A.1 山羊绒

山羊绒鳞片边缘光滑，呈竹节状，类似环状包覆于毛干，覆盖间距大，鳞片密度约为60个/mm～70个/mm，鳞片较薄(0.3 μm～0.5 μm)，紧抱于毛干，翘角较小，横截面多为规则的圆形。

A.2 绵羊毛

细羊毛的鳞片多呈环状，每个鳞片形成一个环套，套在毛干周围，一个鳞片的根部由另一个鳞片的梢部覆盖。粗毛多呈瓦状和龟裂状。细羊毛的鳞片密度约为70个/mm～110个/mm，粗毛在50个/mm左右。鳞片较厚(0.5 μm～1 μm)，翘角较大，截面多为圆形至椭圆形。

A.3 骆驼绒

骆驼绒鳞片较少，紧贴于毛干，鳞片翘角较小，呈不完全覆盖，边缘光滑，鳞片密度一般为40个/mm～60个/mm，具有天然色泽，其横截面形状大都近似圆形，细绒毛鳞片多呈环形或斜条形。

A.4 牦牛绒

牦牛绒纤维鳞片翘角较小，鳞片形似花盆，重叠地包覆于毛干上，鳞片密度为100个/mm～130个/mm，毛色为黑色、棕褐色。

A.5 兔毛

兔毛基本上都有髓质层，仅有极少数细兔毛无毛髓，兔毛的毛髓呈断续状和单列梯状，其横截面为非圆形，呈不规则四边形，中间有一个空腔。较粗的兔毛的毛髓呈梯状，有双列、三列、四列，极少数的可达到十列以上，其横截面呈腰圆形或椭圆形，中间有一个至数个空腔，兔毛的鳞片多为木纹斜条形。

A.6 马海毛

马海毛鳞片平阔紧贴于毛干，很少重叠，表面平滑，纤维的横截面形状呈椭圆形或近似圆形。

附 录 B
（规范性附录）
常用动物纤维密度表

表 B.1 常用动物纤维密度表

纤维种类	密度/(g/cm^3)
山羊绒	1.30
绵羊毛	1.31
骆驼绒	1.31
牦牛绒	1.32
马海毛	1.32
兔毛	1.10

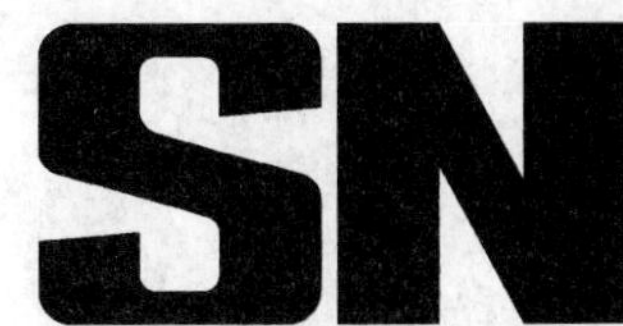

中华人民共和国出入境检验检疫行业标准

SN/T 2136.2—2008

进出口纺织原料检验规程　动物纤维
第2部分：兔毛

Rules for the inspection of textile raw material for import and export—Animal fibre—Rabbit hair

2008-09-04 发布　　　　2009-03-16 实施

中华人民共和国
国家质量监督检验检疫总局　发布

前　言

SN/T 2136《进出口纺织原料检验规程　动物纤维》共分两部分：

——第1部分：绒类；

——第2部分：兔毛。

本部分为SN/T 2136的第2部分。

本部分由国家认证认可监督管理委员会提出并归口。

本部分由中华人民共和国江苏出入境检验检疫局负责起草。

本部分主要起草人：徐生强、殷祥刚、李伟、陈兰珠、李贤清、冯小洁、曾桂材、徐红。

本部分系首次发布的出入境检验检疫行业标准。

进出口纺织原料检验规程　动物纤维
第2部分：兔毛

1　范围

SN/T 2136的本部分规定了进出口兔毛纤维取样方法、公量检验、品质检验以及炭疽菌等的检验方法。

本部分适用于进出口兔毛散纤维及兔毛条检验。

2　规范性引用文件

下列文件中的条款通过SN/T 2136的本部分的引用而成为本部分的条款。凡是注日期的引用文件，其随后所有的修改单(不包括勘误的内容)或修订版均不适用于本部分，然而，鼓励根据本部分达成协议的各方研究是否可使用这些文件的最新版本。凡是不注日期的引用文件，其最新版本适用于本部分。

GB/T 8170　数值修约规则

GB/T 13832　长毛兔兔毛

GB/T 13835.2—1992　兔毛纤维长度试验方法

GB/T 13835.3　兔毛含杂率试验方法

GB/T 13835.5　兔毛单纤维断裂强度和伸长试验方法

GB/T 13835.6　兔毛纤维细度试验方法

GB/T 13835.7　兔毛纤维白度试验方法

GB/T 13835.8　兔毛乙醚萃取物试验方法

GB/T 13835.9　兔毛纤维卷曲性能试验方法

3　术语和定义

GB/T 13832中的术语和定义适用于SN/T 2136的本部分。

4　抽样

4.1　取样方法概述

从同批、同级中随机抽取批样，从批样中抽取试验室样品，从试验室样品中抽取试验样品，从试验样品中抽取试验试样。

4.2　仪器及工具

4.2.1　天平：称量200 g，精度0.1 g。

4.2.2　取样框：取样框为500 mm×500 mm的方框，并用金属丝等分为16个方格。

4.2.3　衬板：衬板为600 mm×600 mm的平整光洁的硬质板。

4.2.4　取样袋(筒)：取样袋(筒)应可以密封。

4.3　批样

同一合同、同一发票、同一生产批号为一检验批。过磅和取样应同时进行以保证在过磅和取样之间毛包质量不发生变化。

4.4　取样数量

每批取样数量按表1执行，在异常情况下，按批次全检。

表 1 取样数量

全批数量/包(箱)	称取包件数量/包(箱)	取样数量/包(箱)
20 及以下	全部	全部
21~100	每增 10 包,增抽 1 包,不足 10 包按 10 包计	每增 10 包,增抽 1 包,不足 10 包按 10 包计
101~200	每增 20 包,增抽 1 包,不足 20 包按 20 包计	每增 20 包,增抽 1 包,不足 20 包按 20 包计
201 及以上	每增 30 包,增抽 1 包,不足 30 包按 30 包计	每增 30 包,增抽 1 包,不足 30 包按 30 包计

4.5 样品的抽取方法及质量

4.5.1 品质检验样品

4.5.1.1 兔毛散纤维

采用开包多点方法分别从确定的样包中均匀地抽取兔毛,组成批样,每个样包中的抽取量根据确定的样包数计算,批样质量约 1 000 g。取样应将毛握紧,防止尘土、杂质漏失。所扦样品即放入样品筒内。注明货物等级、数量、批次及存放地点。

4.5.1.2 兔毛条

采用开箱方法从确定的样箱中抽取代表性样品,每一检验批无论抽取箱数多少均应抽取毛球 10 只,再从每只毛球中抽取 3 m 长供检测用的检验样品。注明货物等级、数量、批次及存放地点。

4.5.2 回潮率检验样品

回潮率检验样品与取品质样品同时扦取。从开取的每包(箱)样包中,随机抽取样品 30 g~50 g 兔毛。抽样时,应从样包(箱)的不同部位均匀地抽取,所取水分检验样品应立即装入密封样品筒(袋)内,及时称取样品质量并做好记录,样品应在取出后 24 h 内定重。如水分用以计算质量,取样则应在货物打包并称出货物质量的同时进行。

4.5.3 检疫样品

在同一批兔毛中,从包(箱)或堆内的各个不同部位扦取,所取样品应装入经过消毒的容器内。抽取的每个等级中的检疫样品不得少于 50 g。

4.5.4 试验室样品

将批样用四分法混合数次,使之基本均匀,再用对分法将其分成两份,一份作试验室样品,另一份作备样。

4.5.5 试验样品

将试验室样品厚薄均匀地平铺在垫有衬板的取样框上,再合上另一取样框,从取样框的两面各 16 个方格中按表 2 的规定均匀地抽取各试验项目的试验样品。在翻转取样框时,应放上另一衬板并连同取样框下的衬板一同翻转。抽取试验样品时,应首先抽取含杂率试验样品(具体按表 2 执行)。

表 2 试验样品数量

试验项目	每只试样样品质量 ≥	试验样品只数 ≥
含杂率	30 g	3
长度	兔毛纤维:4 g	3
	兔毛条:从每根品质样品中随机剥取 200 mg~300 mg	1
细度(包括:粗毛率)	20 g	1
断裂强度和伸长	1 g	1
白度	10 g	3
乙醚萃取物	3 g	4
卷曲性能	1 g	1
炭疽菌	2~3 g	1

4.5.6　**试验试样**

各试验项目的试验试样应依据检验规程中的相应规定制取。

5　公量检验

5.1　回潮率测定

5.1.1　**仪器及工具**

5.1.1.1　烘箱：附装有天平，能进行箱内称重的自动控温烘箱。

5.1.1.2　天平：称量 200 g，精度 0.000 1 g。

5.1.1.3　盛样容器：密封性好，不吸湿。

5.1.2　**试验步骤**

将所取回潮率样品放入温度 105 ℃±2 ℃的烘箱内烘至恒重 G_0。

5.1.3　**结果的表达与计算**

按式(1)、式(2)计算试样回潮率、平均回潮率：

$$R_i = \frac{G_i - G_{i0}}{G_{i0}} \times 100 \qquad (1)$$

$$R = \frac{\sum_{i=1}^{n} R_i}{n} \times 100 \qquad (2)$$

式中：

R——平均回潮率，%；

R_i——第 i 个试验试样回潮率，%；

G_i——第 i 个试验试样湿重，单位为克(g)；

G_{i0}——第 i 个试验试样干重，单位为克(g)；

n——试验试样数。

按式(3)、式(4)计算试样含水率、平均含水率：

$$R_i = \frac{G_i - G_{i0}}{G_i} \times 100 \qquad (3)$$

$$R = \frac{\sum_{i=1}^{n} R_i}{n} \times 100 \qquad (4)$$

式中：

R——平均含水率，%；

R_i——第 i 个试验试样回潮率，%；

G_i——第 i 个试验试样湿重，单位为克(g)；

G_{i0}——第 i 个试验试样干重，单位为克(g)；

n——试验试样数。

所有结果计算到小数点后第三位，根据 GB/T 8170 修约到小数点后第二位。

5.2　质量检验

5.2.1　**抽样称量**

用于校准之磅秤，按照抽样比例逐一对样包称计质量，精确至 0.25 kg，同时称计皮重，精确至 0.01 kg，每批回皮不得少于三包。

5.2.2　**烘干质量的测定**

按本标准 5.1 中的规定正确测定每份样品的烘干质量。

5.2.3 结果的表达与计算

按式(5)、式(6)、式(7)、式(8)计算过磅毛包总净重、检验样包公量、盈亏率、全批公量：

$$M_b = M_a - M_p \times B \qquad (5)$$

$$W_f = W_n \times \frac{100+R}{100+r} \qquad (6)$$

$$\beta = \frac{W_f - W_e}{W_e} \times 100 \qquad (7)$$

$$W_s = W_v\left(1+\frac{\beta}{100}\right) \qquad (8)$$

式中：

M_a——过磅毛包总毛重，单位为千克(kg)；

M_b——过磅毛包总净重，单位为千克(kg)；

M_p——平均皮重，单位为千克(kg)；

B——过磅总毛包数；

W_f——检验样包公量，单位为千克(kg)；

W_n——检验样包总净重，单位为千克(kg)；

R——公定回潮率，%；

r——实测回潮率，%；

β——盈亏率，%；

W_f——检验样包公量，单位为千克(kg)；

W_e——检验样包发票质量，单位为千克(kg)；

W_s——全批公量，单位为千克(kg)；

W_v——全批发票质量，单位为千克(kg)。

所有结果计算到小数点后第二位，根据 GB/T 8170 修约到小数点后第一位。

6 品质检验[1)]

6.1 含杂率检验

按 GB/T 13835.3 的规定进行。

6.2 单纤维断裂强度和伸长率检验

按 GB/T 13835.5 的规定进行。

6.3 细度检验

按 GB/T 13835.6 的规定进行。

6.4 纤维白度检验

按 GB/T 13835.7 的规定进行。

6.5 乙醚萃取物检验

按 GB/T 13835.8 的规定进行。

6.6 纤维卷曲性能检验

按 GB/T 13835.9 的规定进行。

6.7 长度检验

6.7.1 梳片法

按 GB/T 13835.2 的规定进行。

1) 品质检验包括含杂率、单纤维断裂强度和伸长率、细度、纤维白度、乙醚萃取物、纤维卷曲性能、长度、外观疵点等项目的检验。

6.7.2 手摆排图法

按 GB/T 13835.2—1992 附录 A 的规定进行。

6.7.3 手测法

6.7.3.1 试验步骤

25 g 试样按 1.27 cm(0.5 in)为一档。用手将压紧的毛片依次分开,然后拿住毛束根部分拣,要少拿勤分、勤量尺,要左右轻分为小束状,不能上下硬拔,把毛束搞乱,完整的毛束分出周围的短毛即可,若毛束呈笔尖状,以毛束中 70%的毛所能达到的长度计算,在毛束周围的松散毛及 1 cm(3/8 in)以上的二剪毛,按实际长度测量。2.54 cm 以上的各档毛在长度分档时长度相差 0.254 cm(1/8 in),毛型好、色泽白,掌握在本档次,弯曲毛应将其理直量其长度。网状松毛,用手指将其摊开按其 80%毛的长度掌握,所分的各档毛分别用 0.001 g 感量天平称量记录。

6.7.3.2 结果的表达与计算

计算长度时采用加权平均法,即每档的质量乘以本档长度,其积之和除以试样实际质量就等于本级的加权平均长度(各档毛质量之和为计算结果的试样质量)。两个平行试验的结果平均数即为本批货物的加权平均长度。如不合格,允许再做第三个试样,第三个试样合格,就以三个试样平均结果计算;如第三个试样不合格,以不合格下结论。

按式(9)计算加权平均长度:

$$\text{加权平均长度}(\overline{X}) = \frac{\sum(F \times X)}{n} \times 100 \qquad \cdots\cdots(9)$$

式中:

F——各档毛的重量,单位为克(g);

X——各档毛的长度,单位为厘米(cm);

n——检验后各档毛的总重量,单位为克(g)。

试验结果计算到小数点后第三位,根据 GB/T 8170 修约到小数点后第二位。

6.7.4 阿尔米特法

6.7.4.1 原理

Almeter 仪是一种用于测定纺织纤维长度的电子仪器和一个称为"排样器"的试样设备装置连用。把条子放入排样器后,能制备出一种数字纤维样品,即每个长度分组中的纤维根数代表原来条子中纤维根数比例。

制成的试样排成一个纤维层,所有纤维的一端几乎排齐在同一直线,垂直于纤维的长度方向。

这样制备的试样从排样器送到测试主机,置于载样架的两层塑料膜之间,然后载样架以恒定速度通过电容器。

由于电容器中的电介质由原来的空气被部分纤维取代后,所发生的电容变化正比于电容器极板之间的纤维量,并根据试样的排列情况,其测出的信号相等于纤维累计豪特分布。

排样器的工作原理与精梳机的钳口相似,在每个夹取周期中,夹头将试样端部在 2.5 mm 内的所有纤维拔取出来,组成一个"数字"样品。

测试主机由两部分组成,一部分是能自动测量试样局部质量的装置,另一部分是由微机及其附属线路组成,能实施测量和计算、显示其结果以及试验报告的处理。

终端打印/描图仪主要是打印试验结果及其分布图的一个装置。

6.7.4.2 试验程序

6.7.4.2.1 抽取数量

从每一个检验批过磅包中随机抽取 10 个毛球,再从每个毛球抽取约 1.0 m 长的条子一根。全批共 10 根,其中 5 根供检验用,另外 5 根供复验用。

6.7.4.2.2 制备试验室样品

将抽取的长度样品放入标准大气中调湿 24 h。

将经调湿处理后的样品充分松弛，每根条子纵向分出约五分之一合并为 1 根条子，然后轻轻拉掉露出纤维并使端部平齐。

6.7.4.2.3 制备总样

如同制备试验室样品的方法制成 2 个试验室样品，组成总样。

6.7.4.2.4 制备试样

将对折的条子样品端部放于排样器的梳片针区中央，经过 40 次抽取，将此样品丢弃，再取样约 0.6 g 左右。

6.7.4.2.5 测量

用移样架将制好的试样移至测量主机载样架的两层塑料膜之间，然后进行测试。

6.7.4.3 结果的表达

将总样中的每个试验室样品制成一个试样进行测试，每个检验批共测 2 次，便可通过组合键盘显示出各参数的平均值，或者将平均值打印在试验报告上。

6.7.4.4 复验

若对检验结果有异议需复验时，将供复验的 5 根条子充分松弛，如同制备试验室样品的方法制成 2 个试验室样品，并将每个试验室样品制成 2 个试样进行测试，复验共测 4 次。以复验结果出证。

贸易关系人对兔毛质量发生质量纠纷，提交仲裁机关进行裁决。兔毛纤维长度检验以手测法为准；兔毛条长度检验以阿尔米特法为准。

6.8 外观疵点检验

6.8.1 毛粒

从每根品质样品中抽取每段长约 10 cm 的兔毛条，共 10 段，在天平上称量(精确至 0.01 g)，然后放在衬有黑纸的玻璃板上，用手指轻轻拨开，逐段检测毛粒。将检测毛粒实物粘贴在黑卡纸上留样。

按式(10)计算毛粒数：

$$N = \frac{N_p}{W_n} \qquad \cdots\cdots(10)$$

式中：

N_p——毛粒总只数；

W_n——试样总重量，单位为克(g)；

N——毛粒数，单位为只每克(只/g)。

6.8.2 草屑

在毛粒检验同时拣出草屑，规定长度以 3 mm 为起点，3 mm 以下不计，记录其总根数。检测草屑实物粘贴在卡纸上留样。

按式(11)计算草屑数：

$$V = \frac{V_p}{W_n} \qquad \cdots\cdots(11)$$

式中：

V_p——草屑总只数；

W_n——试样总重量，单位为克(g)；

V——草屑数，单位为只每克(只/g)。

试验结果计算到小数点后第二位，根据 GB/T 8170 修约到小数点后第一位。

7 炭疽菌检验

7.1 试验设备和工具

7.1.1 消毒橡皮手套(每批一副消毒手套)。

7.1.2 锥形瓶 250 mL。

7.1.3 恒温箱或水浴锅:1 只。

7.1.4 培养箱:1 只。

7.1.5 蒸馏水:1 000 mL。

7.1.6 注射器:5 mL。

7.1.7 高倍显微镜:1 只。

7.1.8 健康小白鼠:1 只。

7.1.9 小白鼠尸体脏器:1 g。

7.1.10 灭菌生理盐水:1 000 mL。

7.2 检验方法

7.2.1 取样

手带消毒橡皮手套(每批装一副消毒手套),自每批拣来样品的每个小样中各抓取 2 g~3 g,装入盛有灭菌豆汤培养基之锥形瓶(瓶之容积约为 250 mL),并使之浸没于培养基中。

7.2.2 加热处理

将装毛样之锥形瓶置于 70 ℃~80 ℃恒温箱或水浴锅中处理 30 min,以杀灭非芽胞细菌。

7.2.3 培养

加热处理后,冷却至 40 ℃,移入 37.5 ℃培养箱中,施以 18 h~24 h 增菌培养后取出,以铂耳划线移殖于普通琼脂平板培养基上,再置入培养箱中 18 h~24 h,以备菌落检查。

7.2.4 菌落检查

观察平板培养基上菌落发育情况,如发现疑似炭疽菌菌落时,再用低倍镜检查,并加以标记准备进一步检查。如无可疑菌落者,即可报告未发现炭疽菌(—)。

7.2.5 菌体检查

取已加标识之菌落涂片进行革兰氏染色,用千倍左右之显微镜检查,如发现可疑者(±),应分别标出,以备下一步骤之检查。如未发现疑似者,即可报告未发现炭疽菌(—)。

7.2.6 肉汤培养性状观察

将菌落检查可疑之菌落(孤立菌落),即时用铂耳取少许,移殖于肉汤培养基,培养 18 h~24 h,观察培养性状,如发现可疑者(±)记录之,并保存培养液。如未发现疑似者,即可报告未发现炭疽菌(—)。

7.2.7 运动性检查

取培养性状可疑之肉汤培养液作悬滴标本进行镜检,如发现可疑者(±)记录之,以备综合判断及动物试验。如未发现疑似者,即可报告未发现炭疽菌(—)。

7.2.8 动物接种试验

取培养性状观察及运动性检查可疑之纯培养肉汤,将其摇匀,用注射器吸取 0.2 mL,注入健康小白鼠皮下,3 d 内死亡者,应即时剖检,根据病变及涂片菌体检查,如为可疑者(±),应取尸体实质脏器进行炭疽沉淀素血清反应试验。如未发现疑者,即可报告未发现炭疽菌(—)。

7.2.9 炭疽沉淀素血清反应试验

取可疑小白鼠尸体实质脏器约 1 g,切碎加入约 5 mL 灭菌生理盐水,混合注入试管中,煮沸 5 min,或经 1.055 kg/cm^2、30 min 高压灭菌,冷却后过滤,制成沉淀原,以毛细吸管将炭疽沉淀素血清沿管壁缓缓注入反应试验管内,再以加血清之毛细吸管注入制成的沉淀原,使两液接触面清晰平整,在室温静置，于 5 min～15 min 内观察反应。另取同样试管注入炭疽沉淀素血清后，加入灭菌生理盐水做对照试验。

7.3 检验程序

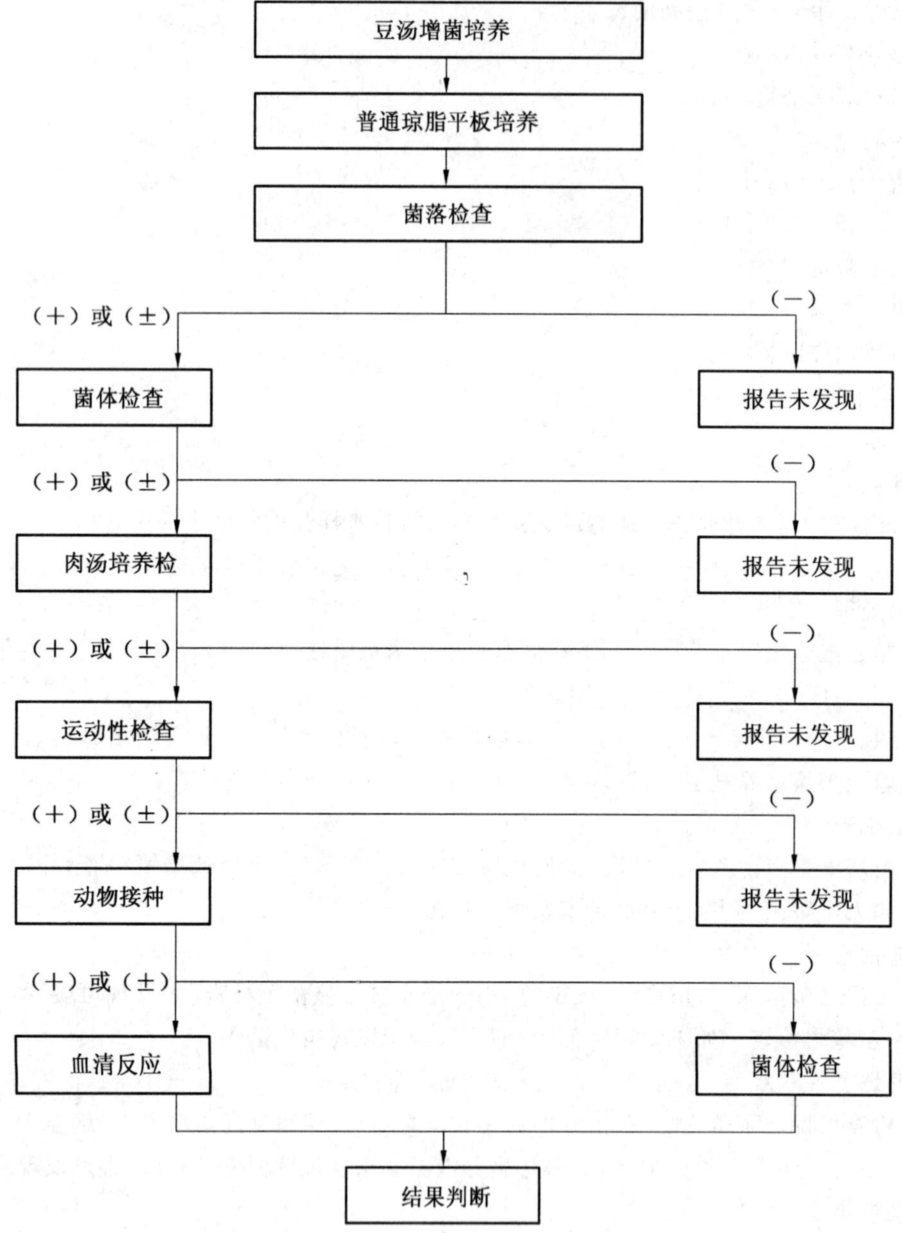

7.4 结果判断

根据表 3 的要求进行结果判断。

表 3 结果判断

菌体检查	+	－
血清反应	+	－
判断	炭疽菌	非炭疽菌
注：+表示符合炭疽菌之性状。－表示不符合炭疽菌之性状。±表示可疑。		

8 检验结果的判定

8.1 内在质量

内在质量包括品质检验和炭疽菌检验两项。内在质量按检验项目进行判定，若所有检验项目的试验结果均符合合同要求和产品标准，则判定该批内在质量合格，有一项不合格则判定该批货物内在质量不合格。

8.2 公量检验

公量检验的判定按照进出口规定要求执行。若质量符合进出口规定要求的，则判定该批批公量合格。若进口兔毛公量经检验发现与发票不符，复验后仍不符合要求的，则判定该批批公量不合格。若出口兔毛公量经检验发现与发票不符，经返工整理后仍不符合要求的，则判定该批公量不合格。

8.3 综合评定

若内在质量和公量检验均符合规定要求的，则判断为该批货物合格。若内在质量和公量检验有一项不合格的，则判断为该批货物不合格。

9 其他

对合同规定有特殊要求的检验项目，按合同规定检验。

10 试验报告

试验报告应包括：试验项目、试验方法、仪器类型和各项试验结果，并注明批样来源、批号、类别、级别、试验性质、样品编号、试验日期及试验温湿度等条件。

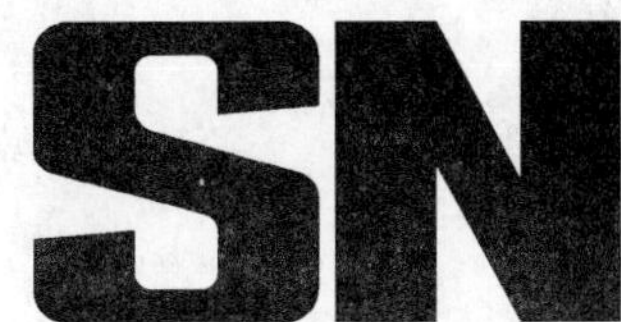

中华人民共和国出入境检验检疫行业标准

SN/T 2136.3—2008

进出口纺织原料检验规程 桑蚕绢丝

Rules for the inspection of textile material for import and export—Mulberry spun silk yarn

2008-11-18 发布　　　　2009-06-01 实施

中华人民共和国国家质量监督检验检疫总局 发布

前　言

本部分的附录A、附录B均为资料性附录。

本部分由国家认证认可监督管理委员会提出并归口。

本部分起草单位:中华人民共和国四川出入境检验检疫局、中华人民共和国浙江出入境检验检疫局。

本部分主要起草人:周盛波、吴静、董伟、温演庆、吴孟茹。

本部分系首次发布的出入境检验检疫行业标准。

进出口纺织原料检验规程　桑蚕绢丝

1　范围

SN/T 2136 的本部分规定了进出口桑蚕绢丝的抽样、检验及检验结果的评定。

本部分适用于经烧毛的并合股数二股至四股的进出口绞装桑蚕绢丝的检验。

2　规范性引用文件

下列文件中的条款通过 SN/T 2136 的本部分的引用而成为本部分的条款。凡是注日期的引用文件，其随后所有的修改单(不包括勘误的内容)或修订版均不适用于本部分，然而，鼓励根据本部分达成协议的各方研究是否可使用这些文件的最新版本。凡是不注日期的引用文件，其最新版本适用于本部分。

GB/T 250　纺织品　色牢度试验评定变色用灰色样卡(GB/T 250—2008，ISO 105-A02:1993，IDT)

GB/T 1798　生丝试验方法

GB 9994　纺织材料公定回潮率

GB/T 9995　纺织材料含水率和回潮率的测定　烘箱干燥法

FZ/T 42002—1997　桑蚕绢丝

FZ/T 40003　桑蚕绢丝试验方法

3　术语和定义

下列术语和定义适用于 SN/T 2136 的本部分。

3.1

桑蚕绢丝　mulberry spun silk yarn

以桑蚕茧丝为原料按绢纺工艺纺制的纱线。

4　进出口桑蚕绢丝规格的标示

4.1　进出口桑蚕绢丝规格以“单股名义细度/并合股数”标示。名义细度用公制支数表示，符号 Nm。

4.2　进出口桑蚕绢丝规格按单股名义细度分为高、中、低三档，规定见表 1。

表 1　单股名义细度分档规定

单股名义细度分档	单股名义细度范围/Nm
高支	160 及以上
中支	100～160
低支	100 以下

5　抽样和制样

5.1　组批

按 FZ/T 40003 的组批规定。

5.2　抽样方法

在外观检验的同时，抽取质量和品质检验样丝。样丝应在整批丝的不同部位随机抽取，每小包限抽一绞。

5.3 抽样数量

每批抽取品质检验样丝10绞;抽取质量检验样丝四绞。

5.4 制样

品质检验样丝五绞从面层卷取,五绞从底层卷取,每绞卷取两只丝筒,共20只丝筒。

6 检验

6.1 质量检验

按FZ/T 40003的检验质量规定。

6.2 品质检验

6.2.1 外观检验

6.2.1.1 检验工具

按GB/T 1798的规定。

6.2.1.2 检验方法

6.2.1.2.1 从整批绢丝各件中抽取一小包,共10小包,逐包拆除包丝纸,排列在检验台上;以感官检验其外观质量。

6.2.1.2.2 进出口绢丝色泽应基本一致,当包与包、绞与绞之间色泽差异达到GB/T 250样卡2级-3级及以下程度时为明显色泽不匀,应退回委托方重新整理,无法重新整理时在证书备注栏注明色泽不匀。

6.2.1.3 检验结果的表述

进出口绢丝的外观检验结果用等级表示。外观等级分为普通、等外品。

普通:整理成形尚好,光泽手感有差异,无评为等外品的疵点者。

等外品:进出口绢丝中有下列疵点之一者:

a) 有不同规格的绢丝混杂;

b) 有明显硬伤、油丝、污丝或霉变丝;

c) 有不符规定的合股丝混入;

d) 丝绞花纹杂乱不清;

e) 混纺入其他纤维。

6.2.2 细度检验

6.2.2.1 检验工具

a) 测长器:机框周长为1 000 mm,速度300 r/min,附有回转计数器和自动停止装置;

b) 天平:最小分度值≤0.001 g;

c) 带有天平(最小分度值≤0.01 g)的烘丝设备。

6.2.2.2 检验条件

细度检验应在温度20 ℃±2 ℃,相对湿度65%±5%的大气下进行,样品应在上述条件下平衡12 h以上方可进行检验。

6.2.2.3 检验方法

6.2.2.3.1 每只样丝筒子在测长器上摇取2绞样丝,每绞100回,长100 m,共计40绞。

6.2.2.3.2 将40绞样丝逐绞在天平上称计。

6.2.2.3.3 将40绞样丝按GB/T 9995测定干重。

6.2.2.4 检验结果计算和表述

6.2.2.4.1 细度变异系数按式(1)计算,计算结果取小数后两位。

$$CV_G = \frac{\sqrt{\sum_{i=1}^{n}(G_i - \overline{G})^2/(n-1)}}{\overline{G}} \times 100 \quad \cdots\cdots(1)$$

式中：

CV_G——细度变异系数，%；

$\overline{G}$——样丝平均质量，单位为克(g)；

G_i——各绞样丝的质量，单位为克(g)；

n——样丝总绞数。

6.2.2.4.2 进出口桑蚕绢丝实测细度用单股平均公量细度表示。单股平均公量细度按式(2)计算，计算结果取小数点后两位。按照 GB 9994 的规定桑蚕绢丝的公定回潮率为 11%。

$$X_K = \frac{n \times L \times F}{(1 + W_K/100) \times G_0} \quad \cdots\cdots(2)$$

式中：

X_K——单股平均公量细度，单位为公制支数(Nm)；

G_0——样丝的干重，单位为克(g)；

n——样丝总绞数；

L——每绞样丝的长度，单位为米(m)；

F——并合股数；

W_K——公定回潮率，%。

6.2.2.4.3 细度偏差率按式(3)计算，计算结果取小数点后两位。

$$X_P = \frac{X_K - X_S}{X_S} \times 100 \quad \cdots\cdots(3)$$

式中：

X_P——细度偏差率，%；

X_K——单股平均公量细度，单位为公制支数(Nm)；

X_S——单股名义细度，单位为公制支数(Nm)。

6.2.3 条干均匀度检验

6.2.3.1 检验工具

按 FZ/T 40003 的规定。

6.2.3.2 检验方法

6.2.3.2.1 每个样丝筒子用黑板机卷绕一个黑板丝片，共计卷取 20 片。每块黑板 10 片，每片宽 127 mm，共两块黑板。

6.2.3.2.2 不同规格绢丝在黑板上的排列线数规定见表 2。

表 2 黑板丝条排列线数规定

合股名义细度/Nm	每 25.4 mm 的排列线数线
80 及以上	25
80 以下～50	19
50 以下	16

6.2.3.2.3 其他条干均匀度的检验按 FZ/T 40003 的规定。

6.2.4 洁净度检验

按 FZ/T 40003 洁净度检验的规定。

6.2.5 **千米疵点检验**

按 FZ/T 40003 千米疵点检验的规定。

6.2.6 **捻度检验**

6.2.6.1 按 FZ/T 40003 捻度检验的规定。

6.2.6.2 进出口桑蚕绢丝的合股名义捻度合同有规定者按合同规定，合同无规定者双股规格按 FZ/T 42002 的规定，其他规格以生产设计捻度为名义捻度，由委托方提供。

6.2.7 **断裂长度和断裂伸长率检验**

按 FZ/T 40003 断裂长度和断裂伸长率检验的规定。

6.2.8 **包装与标志检验**

按 FZ/T 42002 包装和标志的规定。

6.2.9 **练减率检验**

检验方法参见附录 A。

7 检验结果评定

7.1 进出口桑蚕绢丝的品等分为优等品、一等品、二等品、三等品，低于三等品者为等外品。评定技术指标规定参见附录 B。

7.2 以附录 B 中的断裂长度、细度变异系数、条干均匀度、洁净度、千米疵点五项指标中的最低一项评定等级，若最低一项指标低于三等品则评为等外品。

7.3 当附录 B 中的细度偏差率、强力变异系数、断裂伸长率、捻度偏差率、捻度变异系数五项指标中有 1 项～2 项超过 7.2 评定等级的允许范围时，在 7.2 评定的等级基础上降一个等级；有 3 项以上超过7.2 评定等级的允许范围时降两个等级，但降至三等为止。

7.4 外观加注色泽不匀者，在 7.2、7.3 评定的等级基础上降一个等级；外观评为等外品时，一律降为等外品。

7.5 当合同有特殊要求时，按合同要求评定。

附 录 A
（资料性附录）
练减率检验方法

A.1 范围

本附录规定进出口桑蚕绢丝练减率(经皂液煮练后损耗的百分率)检验方法。本项目为选择检验，当用户提出要求时检验。

A.2 抽样方法与数量

取细度检验后的样丝 10 g 左右。

A.3 检验工具

A.3.1 煮练桶

煮练桶一只,煮练桶容积为 4 000 mL 左右。

A.3.2 加热装置

电炉或煤气炉。

A.3.3 带有天平(最小分度值≤0.01 g)的烘箱。

A.4 检验方法

A.4.1 练前干重

将所取样丝松散放置在烘箱内,烘至恒重,按 6.2.2.3.3 得出干重。

A.4.2 脱胶精练

A.4.2.1 脱胶条件

脱胶精练剂	中性工业肥皂(含 60%脂肪酸)
脱胶精练剂用量	4 g
溶液用量	2 000 mL
温度	98 ℃～100 ℃
时间	1 h
浴比	1∶200

A.4.2.2 脱胶精练液配置方法

将 4 g 中性工业肥皂加入盛有 2 000 mL 蒸馏水的煮练桶中,加温并用玻璃棒充分搅拌,配制成脱胶精练液。

A.4.2.3 脱胶精练方法

将已烘干的样丝放入脱胶精练液中,在 98 ℃～100 ℃温度下煮练 1 h。煮练后将样丝用 40 ℃～50 ℃温水冲洗两次,洗去皂液,绞干抖松。

A.4.3 练后干重

将练后样丝按 A.4.1 的方法称出样丝的干重。

A.5 结果计算

练减率按式(A.1)计算,计算结果精确至小数点后一位。

$$练减率(\%) = \frac{练前干量 - 练后干量}{练前干量} \times 100 \quad \cdots\cdots(A.1)$$

A.6　练减率控制范围

练减率用户有要求的，按用户要求控制，用户无要求的控制范围按 FZ/T 42002—1997 中 3.9 规定执行。

附 录 B
（资料性附录）
技术指标规定

表 B.1 技术指标规定

项目	规格		等级			
	细度	并合股数	优等	1等	2等	3等
断裂长度/km	高、中、低支	2～4	≥22			
细度变异系数/%	高支	2	≤3.0	≤3.5	≤4.0	≤4.5
		3	≤2.5	≤2.9	≤3.3	≤3.7
		4	≤2.1	≤2.5	≤2.9	≤3.3
	中支	2	≤3.5	≤4.0	≤4.5	≤5.0
		3	≤2.9	≤3.3	≤3.7	≤4.1
		4	≤2.5	≤2.9	≤3.3	≤3.7
	低支	2	≤4.0	≤4.5	≤5.0	≤5.5
		3	≤3.3	≤3.7	≤4.1	≤4.5
		4	≤2.9	≤3.3	≤3.7	≤4.1
条干均匀度/分	高、中、低支	2～4	≥75	≥70	≥65	≥60
洁净度/分	高、中、低支	2～4	≥85	≥80	≥70	≥60
千米疵点/只	高支	2～4	≤1.50	≤2.00	≤3.50	≤5.00
	中支	2～4	≤2.00	≤3.50	≤5.00	≤6.50
	低支	2～4	≤3.00	≤4.50	≤6.00	≤7.50
细度偏差率/%	高支	2～4	≤3.50 ≥−3.50			
	中支	2～4	≤3.60 ≥−3.60			
	低支	2～4	≤4.50 ≥−4.50			
强力变异系数/%	高、中、低支	2	≤12.0			
		3	≤10.0			
		4	≤8.5			
断裂伸长率/%	高支	2～4	≥6.0			
	中支	2～4	≥6.5			
	低支	2～4	≥7.0			
捻度偏差率/%	高支	2～4	≤5.00 ≥−5.00	≤6.00 ≥−6.00		
	中支	2～4	≤5.00 ≥−5.00	≤6.50 ≥−6.50		
	低支	2～4	≤5.00 ≥−5.00	≤7.00 ≥−7.00		

表 B.1(续)

项　目	规格		等级			
	细度	并合股数	优等	1 等	2 等	3 等
捻度变异系数/%	高支	2～4	≤5.00	≤5.50		
	中支	2～4	≤5.00	≤6.00		
	低支	2～4	≤5.00	≤6.00		

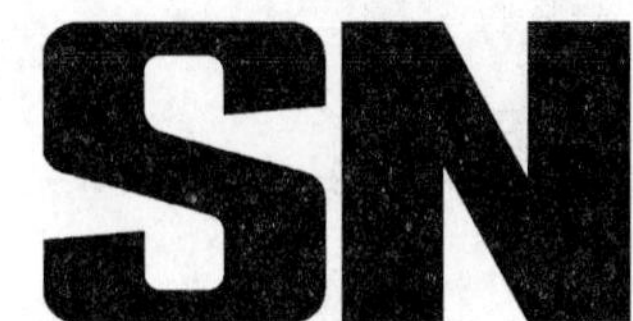

中华人民共和国出入境检验检疫行业标准

SN/T 2136.4—2009

进出口纺织原料检验规程　动物纤维 第4部分:桑蚕丝

Rules for the inspection of textile material for import and export—Animal fibre—Part 4:Mulberry Silkworm Silk

2009-02-20 发布　　2009-09-01 实施

中华人民共和国国家质量监督检验检疫总局　发布

前　言

本部分的附录A、附录B均为资料性附录。

本部分由国家认证认可监督管理委员会提出并归口。

本部分起草单位:中华人民共和国浙江出入境检验检疫局。

本部分参加起草单位:中华人民共和国重庆出入境检验检疫局。

本部分主要起草人:蔡福敏、钱强、赵明丽、汪良敏、张志毅、杜爱娟、涂红雨、徐进、沈如英。

本部分系首次发布的出入境检验检疫行业标准。

进出口纺织原料检验规程　动物纤维 第4部分:桑蚕丝

1　范围

SN/T 2136 的本部分规定了桑蚕丝(生丝、粗规格生丝、土丝、双宫丝)的品质检验、重量检验、包装使用鉴定规则。

本部分适用于绞装、筒装桑蚕丝检验。

2　规范性引用文件

下列文件中的条款通过 SN/T 2136 的本部分的引用而成为本部分的条款。凡是注日期的引用文件,其随后所有的修改单(不包括勘误的内容)或修订版均不适用于本部分,然而,鼓励根据本部分达成协议的各方研究是否可使用这些文件的最新版本。凡是不注日期的引用文件,其最新版本适用于本部分。

GB/T 1798　生丝试验方法

GB/T 9995　纺织材料含水率和回潮率的测定　烘箱法

FZ/T 42005　桑蚕双宫丝

3　术语和定义

下列术语和定义适用于 SN/T 2136 的本部分。

3.1

生丝　raw silk

以桑蚕茧为原料,按照生丝传统工艺缫制而成,纤度规格在 69D 及以下的桑蚕丝。

3.2

粗规格生丝　coarse silk

在生丝传统缫制工艺基础上,通过复合集绪缫制而成,纤度规格大于 69D 的生丝的桑蚕丝。

3.3

桑蚕土丝　native silk

按照土丝工艺要求缫制的具有传统风格的桑蚕丝。

3.4

桑蚕双宫丝　douppion silk

以桑蚕双宫茧或桑蚕双宫茧和桑蚕单宫茧混合为原料缫制的具有双宫特征的桑蚕丝。

4　组批

桑蚕丝组批分十件型与五件型。十件型是以 600 kg 左右组批;五件型是以 300 kg 左右组批。本部分生丝按十件型组批,粗规格生丝、双宫丝、土丝按五件型组批。

5　外观检验

5.1　外观检验条件

5.1.1　检验台:表面光滑无反光,尺寸以满足 60 把丝,竖放成 4 排～5 排。

5.1.2 标准灯光:内装日光荧光灯的平面组合灯罩或集光灯罩,光线照射丝把端面的照度为 450 lx~500 lx。

5.1.3 检验环境:四周无外来光线的干扰。

5.2 外观检验规则

5.2.1 外观检验应在符合外观检验条件和相适应的检验场地进行。

5.2.2 依据报检信息,核对每批丝的厂代号、规格、包件号,进行编号,逐批检验。

5.2.3 检查包丝纸是否牢固、整齐,规格标识是否一致,不符合包装要求的,按第 8 章处理。

5.2.4 绞装丝将全批受验丝逐把拆除包丝纸的一端或者全部,排列在检验台上;筒装丝根据产品的外观质量,选择不同部位,随机取大于总数的 20% 筒子进行检验。感官检验全批丝的整理成形、颜色、光泽和手感,通过绞与绞、把与把、筒与筒、件与件的对比,检验外观性状(见表 1);鉴别其差异程度是否超过标准规定范围,其数量是否达到外观疵点批注规定(见表 2)。

表 1 生丝、粗规格生丝、土丝、双宫丝外观性状

生丝、粗规格生丝外观性状					土丝、双宫丝外观性状				
颜色	种类	白色	乳色	微绿色	颜色	种类	白色	乳色	微绿色
	程度	淡	中	深		程度	淡	中	深
光泽		明	中	暗	光泽		—		
手感		软	中	硬	手感		—		

表 2 外观疵点批注规定

疵点名称		生丝批注数量				土丝、双宫丝、粗规格生丝批注数量		
		整批把	拆把绞	试样绞	筒装筒	整批把	试样绞	筒装筒
主要疵点	霉丝	>10	—	—	>10	>5	—	>5
	丝把硬化	>10	—	—	—	—	—	—
	篾角硬胶粘条	—	6	2	—	—	2	—
	附着物(黑点)	—	12	6	>20	—	—	—
	污染丝	—	16	8	>15	—	3	>10
	纤度混杂	—	—	1	1	—	1	1
	水渍	>10	—	—	>10	>5	—	>10
	成形不良	—	—	—	>20	—	—	>10
	丝条胶着	—	—	—	>20	—	—	—
一般疵点	颜色不整齐	>10	—	—	>10	>5	—	>10
	夹花(色圈)	—	16	8	>20	>5	3	>15
	白斑	>10	—	—	—	—	—	—
	绞重(丝筒)不匀	—	—	4	>20	>5	2	>10
	双丝	—	—	1	1	—	1	1
	重片丝	—	—	1	—	—	1	—
	切丝	—	16	—	>20	>5	2	>10
	飞入毛丝	—	—	8	>8	—	—	—
	凌乱丝	—	—	6	—	—	2	—
	跳丝	—	—	—	>10	—	—	>10
	缩曲丝	—	—	—	—	>5	—	>10
	扁丝	—	—	—	—	>5	—	>10

5.2.5 在抽取品质试样的同时，绞装丝逐绞检查丝绞表面、中层、内层，筒装丝检查筒子的端面和侧面，检查外观疵点。

5.2.6 发现外观疵点的丝绞、丝把或丝筒应剔除。若一把中疵点丝有四绞及以上时，则整把剔除。

5.2.7 生丝外观检验设有拆把检验，需拆把检验时，拆10把，解开一道纱绳检查。

5.2.8 外观疵点批注规定见表2。

a) 双宫丝、土丝无主要疵点和一般疵点之分；

b) 生丝其他疵点：宽紧丝、缩丝、留绪、编丝或绞把不良等整理性疵点普遍存在于整批丝中，按一般疵点应予批注；

c) 发现油污丝、虫伤丝或虫，货物退回报检人，作检验不合格处理；

d) 绞装生丝、粗规格生丝，丝绞大小重量相差在25%以上者；绞装土丝、双宫丝，丝绞大小重量相差在30%以上者；筒装生丝、粗规格生丝、双宫丝和土丝，丝筒大小重量相差在15%以上者，为"绞重(丝筒)不匀"；

e) 主要疵点附着物(黑点)项目中的散布性黑点按二绞作一绞计算，若一绞中普遍存在，则作一绞计算；

f) 器械检验发现外观疵点，应于确认，按外观疵点批注规定执行。

5.2.9 品质抽样部位和数量规定见表3。

表3 生丝(十件型)，粗规格生丝、双宫丝、土丝(五件型)品质抽样部位和数量

类别	大绞丝、长绞丝[a]/绞			筒装丝[b]/筒		
	四周	中部	角	上层	中层	下层
生丝	12	9	4	8	7	5
粗规格生丝	6	4	—	3	4	3
双宫丝	6	4	—	3	4	3
土丝	6	4	—	3	4	3

[a] 每把丝限抽一绞。

[b] 每箱限抽一筒。

5.2.10 做好试样标记，确保货样相符。对剔除的疵点丝应做好记录，验毕后退回报检人。

5.3 外观检验评等

外观评等分为良、普通、稍劣和级外品，见表4。

表4 外观评等要求

分级	生丝、粗规格生丝	双宫丝、土丝
良	整理成型良好，光泽手感略有差异，有1项轻微疵点者	整理成型良好，有1项轻微疵点者
普通	整理成型一般，光泽手感有差异，有1项以上轻微疵点者	整理成型一般，有1项以上轻微疵点者
稍劣	主要疵点1～2项或一般疵点1～3项或主要疵点1项和一般疵点1～2项	有1项～3项疵点者
级外品	超过稍劣范围或"颜色极不整齐"者	超过稍劣范围或"颜色极不整齐"者

5.4 双宫丝特殊疵点检验

5.4.1 设备

5.4.1.1 特殊疵点标准样照。

5.4.1.2 挂丝架。

5.4.2 检验规程

将已称过湿重，未进行干重检验的回潮率试样，逐一松解绷开，对照特殊疵点标准照片，按表5规定评分。

表 5 特殊疵点评分

疵点名称		疵点长度/mm							
		黑屑糙			茧片	飞型茧片	有色糙	特大长糙	杂质
		大	中	小					
名义纤度/D	≤79	>2	>1~≤2	>0.2~≤1	≥2	≥1.5	≥3	≥20	≥0.5
	≥80	>2	>1~≤2	>0.3~≤1	≥3	≥2	≥3	≥20	≥0.6
评分/分		3	2	1	1	1	1	1	1

5.4.3 特殊疵点计算

按 FZ/T 42005 中的规定。

5.5 外观质量评定

综合全批丝的外观质量,按照评等规定评定。疵点数量达到批注起点者,在外观单内加以批注;疵点未达批注者,在内部记录栏内记录备查。

6 重量检验

6.1 设备

6.1.1 台秤或电子秤:量程≥100 kg,最小分度值≤0.05 kg。

6.1.2 天平:量程≥1 000 g,最小分度值≤0.01 g。

6.2 计重规则

衡器使用前,应确认衡器在计量有效期内,用标准砝码检查衡器的灵敏度、正确度。

6.3 皮重

袋装丝取布袋不少于两只,箱装丝取纸箱五只(包括纸箱中的定位纸板、防潮纸)称其重量,得出外包装重量;绞装丝任择三把,拆下纸、绳(筒装丝任择 10 只筒管及纱套)称其重量,得出内包装重量;根据内外包装重量,计算出每箱(件)的皮重,得出全批丝的皮重。

6.4 净重

全批抽样检验后逐箱(件)称重,得出毛重,毛重减去皮重即为净重。每箱(件)毛重合计为全批的毛重,每箱(件)净重合计为全批的净重。

每批丝净重,五件型 285 kg~315 kg;十件型 570 kg~630 kg,另担丝除外。

7 回潮率及公量检验

7.1 仪器设备

7.1.1 天平:量程≥1 000 g,最小分度值≤0.01 g。

7.1.2 带有天平的烘箱。天平:量程≥1 000 g,最小分度值≤0.01 g。

7.2 抽样规定

7.2.1 试样以份为单位,绞装丝每份两绞,筒装丝每份一筒。绞装丝 20 箱(10 件)或 16 箱~19 箱(8 件~9 件)为一批者,每批抽四份,第一、二份为一组,其余为另一组;15 箱及以下(7 件及以下)的,每批抽二份,分成两组。筒装丝(十件型)每批抽四份,(五件型)每批抽二份。

7.2.2 抽样部位和数量见表 6。

7.3 湿重(原重)

将抽得的试样,以份为单位予以编号,立即在天平上称量核对,得出各份的湿重。筒装丝初次称量后,将丝筒复摇成绞,称得空筒管重量,再由初称重量减去空筒管重量加上编丝线重量,即得湿重。

试样间的重量允许差异规定:绞装丝在 30 g 以内,筒装丝在 50 g 以内。

表 6 生丝(十件型),粗规格生丝、双宫丝、土丝(五件型)抽样部位和数量

类别	大绞丝、长绞丝[a]/绞			筒装丝[b]/筒		
	四周	中部	角	上层	中层	下层
生丝	4	4	—	1	2	1
粗规格生丝	2	2	—	—	2	—
双宫丝	2	2	—	—	2	—
土丝	2	2	—	—	2	—

[a] 每把丝限抽一绞。

[b] 每箱限抽一筒。

7.4 干重

将称过湿重的试样,以份为单位,松散地放置在烘篮内,在不超过 145 ℃的温度下烘至恒重,得出干重。

相邻两次称重的间隔时间和恒重判定按 GB/T 9995 规定。

7.5 回潮率计算

按 GB/T 1798 中的规定计算。

7.6 回潮率结果控制

如两组试样之间的回潮率之差大于 1%,小于等于 2%,则应再制取一份试样,按 7.3 和 7.4 得出湿重与干重,再与前两组试样的湿重和干重合并,计算该批丝的回潮率。如两组试样之间的回潮率之差大于 2%,重抽回潮率检验试样。

桑蚕丝的公定回潮率为 11%,生丝、粗规格生丝实测回潮率超过 13.0%或低于 8.0%时;土丝、双宫丝实测回潮率超过 14.0%或低于 8.0%时,应退回报检人进行回潮率整理。

7.7 公量

按 GB/T 1798 中的规定。

8 包装使用鉴定

8.1 总要求

包装应符合桑蚕丝特性要求;满足运输、仓储要求。符合袋装丝、箱装丝的包装规定。纸箱包装的报检人应提供出境货物运输包装性能检验结果单。包装用的纸箱、布袋、纸绳等应清洁、整齐一致。不符合规定要求的应重新包装。

8.2 绞装丝包装规定

8.2.1 内包装

每把丝用棉纱绳扎五道,并包以衬纸、牛皮纸,再用九根三股棉纱绳捆扎三道。

8.2.2 外包装

布袋包装,用棉纱绳扎口、检验检疫专用铅封封识,悬挂票签,注明商品名、检验编号、包件号。

纸箱包装规定见表 7。

表 7 绞装纸箱包装规定

项目	要求
装箱排列	每箱两层、每层三把、箱内四周六面衬防潮纸。
纸箱标识	每个纸箱外按统一规定印刷。装箱后纸箱上应标识商品名、检验编号、包件号。 标志应明确、清楚、便于识别。
封箱封识	箱底箱面用封箱钉扎口,胶带封口,封口处贴上验讫封识。

8.3 筒装丝包装规定

筒装丝包装规定见表8。

表8 筒装丝纸箱包装规定

项目	要求		
筒装形式	小菠萝形	大菠萝形	圆柱形
装箱排列	每箱四层每层三盒每盒五筒	每箱三层每层四盒每盒五筒	
扣头规定	扣于大头筒管内		
内包装	绪头贴在筒管大头内，外包纱套或衬纸或有孔塑料袋，箱内四周六面衬防潮纸。		
纸箱标识	每个纸箱外按统一规定印刷，装箱后纸箱上应标识商品名、检验编号、包件号。标志应明确、清楚、便于识别。		
封箱封识	箱底箱面用封箱钉扎口，胶带封口，封口处贴上验讫封识。		

9 切断检验

9.1 检验设备

9.1.1 切断机。

9.1.2 丝络：每只约重500 g，丝络直径400 mm～550 mm，丝络宽100 mm，表面光滑、伸缩灵活。

9.1.3 丝锭：每只约重100 g，丝锭两端直径50 mm，中段直径44 mm，丝锭长度76 mm，表面光滑、转动平稳。

9.2 检验条件

温度(20±2)℃，相对湿度65%±5%的大气条件。

样品应在上述条件下平衡12 h以上方可检验。

9.3 检验规则

9.3.1 切断检验适用于绞装桑蚕丝。

9.3.2 将受检丝绞平顺地绷于丝络，摆正丝片，调节丝络，使其大小与丝片周长相适应，然后拆除编丝线、留绪线，理出丝头，绕上丝锭。绷丝过程中应注意丝绞色泽、手感、以及丝条的粗细，发现丝条胶着，用手轻微揉搓，松散丝条。切断检验部位和数量见表9。

表9 切断检验部位和数量

单位为绞

类别	面层	底层	从面层的1/4处卷取[a]	从底层的1/4处卷取[a]
生丝	10	10	3	2
粗规格生丝	5	5	0	0
土丝	5	5	0	0
双宫丝	5	5	0	0

[a] 不计切断次数。

9.3.3 卷取时间分为预备时间和正式检验时间。预备时间为5 min，不计切断次数；正式检验时间见表10规定，记录切断次数。当正式检验时间开始，尚有丝绞卷取不正常，可适当延长预备时间。

9.3.4 每当发现切断，仔细观察丝条断头处部位和形状，以判明切断的原因，做好记录。

9.3.5 检验过程中，出现异常情况，做好记录，及时处理；发现未到规定时间即已满锭，应停止卷绕。查明原因后，再继续检验。

9.3.6 同一丝片，同一缺点的切断次数记录最高5次；如为不同缺点，则该丝片的切断次数记录最高为8次。

表 10 切断正式检验时间和卷取速度规定

名义纤度/D	卷取速度/(m/min)	检验时间/min
12 及以下	110	120
13～18	140	120
19～33	165	120
34～69	165	60
70～79	165	60
80～159	165	40
160 及以上	165	20

9.3.7 生丝每绞丝卷取四只丝锭，第一、三只用于纤度、复丝断裂强度及伸长率检验，第二、四只用于黑板检验。

9.3.8 名义纤度大于 100 D 时，切断检验可适当增加卷绕张力，以防止卷取的抱平过松。备足后道检验用丝抱平。

9.3.9 检验完毕，将样余丝打绞，挂上标记，进仓库备查。

10 纤度检验

10.1 设备

10.1.1 纤度机：机框周长为 1.125 m，速度 300 r/min，附有回转计数器和自动停止装置。

10.1.2 纤度仪：量程≥500 D，最小分度值≤0.50 D。

10.1.3 天平：量程≥200 g，最小分度值≤0.001 g。

10.1.4 带有天平的烘箱，量程≥200 g，最小分度值≤0.01 g；检验温度 140 ℃。

10.2 检验条件

温度(20±2)℃，相对湿度 65%±5%的大气条件。

样品应在上述条件下平衡 12 h 以上方可检验。

10.3 桑蚕丝规格表示

桑蚕丝的规格以“纤度下限/纤度上限”标示，其中心值为名义纤度。

示例：20/22 D，表示纤度下限为 20 D，纤度上限为 22 D，名义纤度为 21 D。

10.4 试样制取

绞装丝制样规定见表 11，筒装丝制样规定见表 12。

表 11 绞装丝制样规定

类 别	每批丝锭/只	每丝锭取/绞	每绞卷取/回	共计/绞
生丝	50	4	100	200
粗规格生丝	50	2	100	100
双宫丝	40	2	100	80
土丝	50	2	100	100

表 12 筒装丝制样规定

类 别	每批丝筒(筒子分布)/只	每丝筒取/绞	每绞卷取/回	共计/绞
生丝	20(面 8/中 6/内 6)	10	100	200
粗规格生丝	10(面 4/中 3/内 3)	10	100	100
双宫丝	10(面 4/中 3/内 3)	8	100	80
土丝	10(面 4/中 3/内 3)	10	100	100

10.5 检验规则

纤度制样时，应防止废丝或邻近丝条卷入；若发现双丝，经确认后，应在纤度检验工作单上加以记录，并补齐绞数。

纤度称计时，生丝、粗规格生丝、土丝以50绞为一组，双宫丝以40绞为一组，逐绞在纤度仪上称计，求得“纤度总和”，然后分组在天平上称得“纤度总量”，每组“纤度总和”与“纤度总量”进行核对，允许差异见表13，超过规定时，应逐绞复称至每组允许差异以内为止。

表 13　纤度读数精度和每组允许差异规定

单位为旦

类　别	名义纤度	纤度读数精度	每组允许差异
生丝	33及以下	0.5	3.5
	34～49	0.5	7
	50～69	1.0	14
粗规格生丝、双宫丝、土丝	79及以下	1.0	12
	80～159	1.0	28
	160及以上	2.0	44

与名义纤度相比，偏离较大的试样，应立即核实该试样的回数，若回数无误，则在检验工作单上注明该试样回数；若回数有误，则弃之，检查纤度机的计数装置是否正常，重新补齐纤度丝。

将检验完毕的纤度丝松散、均匀地装入烘篮内，烘至恒重得出干重。计算出平均公量纤度。当平均公量纤度超出纤度上限或纤度下限时，证书上注明“纤度规格不符”。

平均公量纤度与平均纤度相差很大时，应清点试样绞数，检查天平砝码，校对烘篮的重量，查明原因，防止差错。当平均公量纤度与平均纤度超过表14允差规定时，应重做纤度检验。

表 14　平均公量纤度与平均纤度的允差规定

单位为旦

类　别	名 义 纤 度	允 许 差 异
生丝	18及以下	0.5
	19～33	0.7
	34～69	1.0
双宫丝、土丝、粗规格生丝	79及以下	2
	80～159	3
	160及以上	4

10.6　结果计算

10.6.1　平均纤度

按GB/T 1798中的规定。

10.6.2　纤度偏差

按GB/T 1798中的规定。

10.6.3　纤度变异系数

纤度变异系数按式(1)计算。

$$CV = \frac{\sigma}{\overline{D}} \times 100 \qquad (1)$$

式中：

CV——变异系数，%；

σ——纤度偏差，单位为旦(D)；

$\overline{D}$——平均纤度，单位为旦(D)。

10.6.4　纤度最大偏差

在纤度分布中，最细、最粗纤度值，各取总数的2%，分别得出最细、最粗纤度平均值，再与平均纤度比较，取其差值大的为该批丝的“纤度最大偏差”。

10.6.5　纤度极差

取纤度分布中最粗与最细纤度值之差为该批丝的“纤度极差”。

10.6.6 平均公量纤度

按 GB/T 1798 中的规定。

10.7 数值修约

数值修约见表 15。

表 15 检验项目与数值修约

类别	平均纤度	纤度偏差	纤度最大偏差	纤度极差	纤度变异系数	平均公量纤度
生丝	中间计算值不作数值修约。	保留两位	保留两位	—	—	保留两位
粗规格生丝		—	—	整数	保留两位	保留两位
双宫丝		整数	整数	—	—	保留两位
土丝		整数	整数	—	—	保留两位

11 黑板检验[1)]

11.1 检验设备

11.1.1 黑板机：卷绕速度为 100 r/min 左右，能调节排列线数。卷取丝片的卷绕张力约 10 g。

11.1.2 黑板：长 1 359 mm，宽 463 mm，厚 37 mm（包括边框），表面黑色无光。

11.1.3 标准样照：生丝标准样照（均匀标准样照、清洁标准样照、洁净标准样照）；双宫丝特征检验标准样照；土丝标准样照与生丝清洁标准样照中的主要疵点、次要疵点相同。

11.1.4 检验室：设有灯光装置的暗室与外界光线隔绝，其四壁、黑板架应涂深灰色或黑色无光漆，色泽均匀一致。黑板架左右两侧设置屏风、直立回光灯罩各一排，内装日光荧光管 1 支～3 支或天蓝色内面磨砂灯泡六只，光线由屏风反射使黑板接受均匀柔和的光线，光源照到黑板横轴中心线的平均照度为 20 lx，上下、左右允许差±2 lx；黑板架上部安装横式回光灯罩一排，内装日光荧光管 2 支～4 支或天蓝色内磨砂灯泡六只，光源均匀柔和地照到黑板的平均照度为 400 lx，黑板上、下端与横轴中心线的照度允差±150 lx。检验室结构见图 1 和图 2。

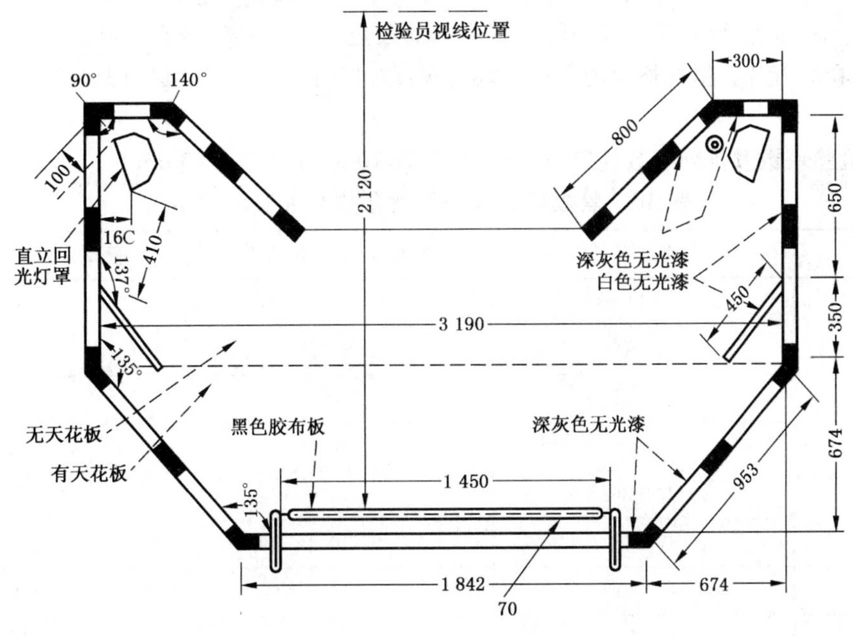

图 1 检验室结构俯视图

1） 以黑板为媒介，在特定的暗室以及光源下，对桑蚕丝的均匀性、疵点和特征进行的检验（本标准涉及生丝的均匀检验、清洁检验、洁净检验；粗规格生丝的清洁检验；土丝的糙类疵点检验；双宫丝的特征检验）。

单位为毫米

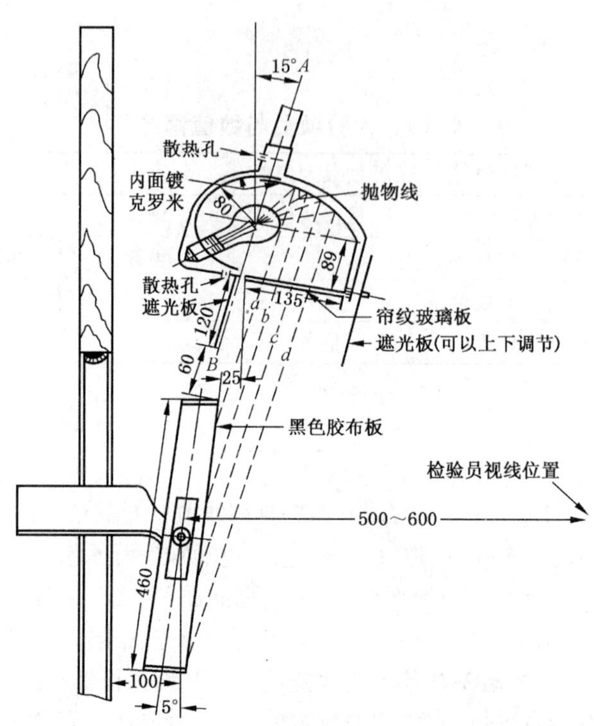

图 2　检验室结构侧面图

11.2　试样制取

11.2.1　绞装丝中,生丝:取切断检验卷取的黑板检验丝锭,每只丝锭卷取 2 片。粗规格生丝、双宫丝、土丝:取切断检验卷取的丝锭,每只丝锭卷取一片。

11.2.2　筒装丝中,生丝:取品质试样 20 筒,其中八筒面层、六筒中层(约在 250 g 处)、六筒内层(约在 120 g 处),每筒卷取五片。粗规格生丝、双宫丝、土丝:取品质试样 10 筒,其中四筒面层,三筒中层,三筒内层。

11.2.3　黑板检验块数和排列线数规定:每块黑板卷取 10 片,每片宽 127 mm。

表 16　黑板检验块数和丝条排列线数的规定

丝　类	名义纤度/D	黑板块数/(块/批)	每 25.4 mm 的线数/线
生丝	9 及以下	10	133
	10～12	10	114
	13～16	10	100
	17～26	10	80
	27～36	10	66
	37～48	10	57
	49～69	10	50
粗规格生丝	70～104	2	40
	105～149	2	33
	150～197	2	28
	198 及以上	2	25

表 16（续）

丝　类	名义纤度/D	黑板块数/(块/批)	每 25.4 mm 的线数/线
双宫丝	27～36	4	66
	37～48	4	57
	49～68	4	50
	69～104	4	40
	105～149	4	33
	150～197	4	28
	198 及以上	4	25
土丝	27～36	2	66
	37～48	2	57
	49～68	2	50
	69～104	2	40
	105～149	2	33
	150～197	2	28
	198 及以上	2	25

11.2.4　如遇丝锭无法卷取时，可在已取样的丝锭中补缺，每只丝锭限补一片。

11.2.5　生丝黑板卷绕过程中，出现 10 只及以上的丝锭不能正常卷取，则判定为“丝条脆弱”，终止黑板检验。

11.3　黑板检验规则

11.3.1　生丝、粗规格生丝检验

11.3.1.1　均匀检验（适用于生丝）

11.3.1.1.1　将黑板试样放置在黑板架上，检验员位于距离黑板 2.1 m 处，将丝片逐一与均匀标准样照对照，分别记录均均匀变化条数。

均匀一度变化：丝条均匀变化程度超过标准样照 V0，不超过 V1 者。

均匀二度变化：丝条均匀变化程度超过标准样照 V1，不超过 V2 者。

均匀三度变化：丝条均匀变化程度超过标准样照 V2 者。

11.3.1.1.2　评定方法如下：

a)　确定基准浓度，以整块黑板大多数丝片的浓度为基准浓度；
b)　无基准浓度的丝片，可选择接近基准部分作为该片基准，如变化程度相等，可按其幅度宽的作为该片基准，上述基准与整块基准对照，程度超过 V1 样照，该基准按其变化程度作一条记录。其部分变化应与整块基准比较评定；
c)　丝片匀粗匀细，在超过 V1 样照时，按其变化程度作一条记录；
d)　丝片逐渐变化，按其最大变化程度作一条记录；
e)　每条变化宽度超过 20 mm 以上者作两条记录。

11.3.1.2　清洁检验

11.3.1.2.1　评定方法

检验员位于距离黑板 0.5 m 处，逐片检验黑板两面，对照清洁标准样照，分辨清洁疵点的类型，分别记录其数量。清洁疵点分类规定见表 17。

表 17 清洁疵点分类规定

疵点名称		疵点说明	长度/mm
主要疵点(特大糙疵)		长度或直径超过次要疵点的最低限度10倍以上者	—
次要疵点	废丝	附于丝条上的松散丝团	—
	大糙	丝条部分膨大或长度稍短而特别膨大者	7以上
	粘附糙	茧丝折转,粘附丝条部分变粗呈锥形者	—
	大长结	结端长或长度稍短结法拙劣者	10以上
	重螺旋	有一根或数根茧丝松弛缠绕于丝条周围,形成膨大螺旋形,其直径超过丝条本身一倍以上者	100左右
普通疵点	小糙	丝条部分膨大或2 mm以下而特别膨大者	2～7
	长结	结端稍长	3～10
	螺旋	有一根或数根茧丝松弛缠绕于丝条周围形成螺旋形,其直径未超过丝条本身一倍者	100左右
	环	环形的圈子	20以上
	裂丝	丝条分裂	20以上

黑板跨边的疵点,按疵点分类,作一个计。废丝或粘附糙未达到标准照片限度时,作小糙一个计。

11.3.1.2.2 清洁疵点扣分标准

主要疵点每个扣1分,次要疵点每个扣0.4分,普通疵点每个扣0.1分。

11.3.1.2.3 结果计算

生丝以100分减去各类清洁疵点扣分的总和,即为该批丝的清洁成绩,以分表示,取小数点后一位;粗规格生丝以100分减去各类清洁疵点扣分的总和除以0.6,即为该批丝的清洁成绩,以分表示,取小数点后两位。

11.3.1.3 洁净检验(适用于生丝)

11.3.1.3.1 评定方法

检验员位于距离黑板0.5 m处,黑板向内倾斜约5°,检验其任何一面,根据洁净疵点的形状大小、数量多少、分布情况对照洁净标准样照,逐一评分。

11.3.1.3.2 洁净疵点扣分标准

洁净评分最高为100分,最低为10分。在50分以上者,每5分为一个评分单位,50分以下者,每10分为一个评分单位。

11.3.1.3.3 结果计算

各洁净分数的加权平均值,即为该批丝的洁净成绩,以分表示,取小数点后两位。洁净疵点扣分规定见表18。

表 18 洁净疵点扣分规定

分数	糙疵数量/个	糙疵类型	说明	分布
100 95 90	12 20 35	一类型(100分样照)	(1)第三类型糙疵以一个折三个计: a)轻螺旋长度以20 mm为起点; b)环裂长度以10 mm为起点; c)雪糙长度为2 mm以下者。 (2)夹杂有第二类型糙疵时,个数超过半数扣5分,不到半数不另扣分。	(1)糙疵集中在1/2丝片扣5分 (2)糙疵集中在1/4丝片扣10分 (3)小糠分布在1/2丝片扣10分 (4)小糠分布在1/4丝片扣5分 (5)小糠不足1/4丝片者,不作扣分规定,但评分时可适当结合。

表 18（续）

<table>
<tr><th>分数</th><th>糙疵数量/个</th><th>糙疵类型</th><th>说　明</th><th>分　布</th></tr>
<tr><td>85
80
75
70
60</td><td>50
70
100
130
210</td><td>二类型（80分样照）</td><td>(1)形状基本上如第一类型糙疵时加5分。
(2)夹杂有第三类型糙疵时，个数超过半数扣5分，不到半数时不另扣分。</td><td rowspan="2">(1)糙疵集中在1/2丝片扣5分
(2)糙疵集中在1/4丝片扣10分
(3)小糠分布在1/2丝片扣10分
(4)小糠分布在1/4丝片扣5分
(5)小糠不足1/4丝片者，不作扣分规定，但评分时可适当结合。</td></tr>
<tr><td>50
30
10</td><td>310
450
640</td><td>三类型（50分样照）</td><td>(1)形状如第一类型时加10分。
(2)形状如第二类型时加5分。</td></tr>
</table>

11.3.2 桑蚕双宫丝特征检验

11.3.2.1 分型

桑蚕双宫丝的型号分为H1、H2、M1、M2、L1、L2、L3型，根据检验结果按表19评定。

表 19 双宫丝分型规定

型号	H1	H2	M1	M2	L1	L2	L3
评分	140及以上	120～139	100～119	80～99	60～79	40～59	39及以下

11.3.2.2 评定方法

将黑板试样放置在黑板架上，垂直于地面，检验员位于距黑板1 m处，检验其任何一面，根据特征数量多少、类型大小、分布情况将丝片对照标准样照逐一进行评分，特征评分基本数量规定见表20。

表 20 双宫丝特征评分规定

分数/分	50	45	40	35	30	25	20	15	10	5	0
特征个数/个	60及以上	52	45	40	35	27	20	15	10	5	2及以下

11.3.2.3 评分说明

a) 特征起点以10分照片左下端一个为准；

b) 特征最高分为50分，最低分为0分，每5分为一个评分单位；

c) 分布要求均匀，凡空白（无特征）占黑板丝片1/4及以上者扣5分，但基本分为5分者不扣分布分；

d) 特征总分低于20分者应在检验证书备注栏说明“双宫特征不明显”。

11.3.2.4 结果计算

将40片丝片评分累计，以10除之取整数，即为该批丝的特征评分结果，再对照表19定出该批丝的特征型号。

11.3.3 土丝糙疵检验

11.3.3.1 评定方法

将黑板试样放置在黑板架上，垂直于地面，检验员站在距黑板0.5 m处，逐块检验黑板两面，根据主要疵点和次要疵点的样照分别记载其数量。

11.3.3.2 结果计算

一个主要疵点折作两个次要疵点，再加上次要疵点的个数，即作为该批丝糙疵的个数。

12 复丝断裂强度及伸长率检验（适用于生丝）

12.1 设备

12.1.1 复丝强力机：量程490 N（0～50 kgf）及以上，夹持器间距100 mm，主动夹持器牵引速度150 mm/min，拉伸方式为CRT（等速牵引）或CRE（等速伸长）。具有强力-伸长自动绘图记录装置，或直接记录断裂强力和断裂伸长的系统。强力读数精度≤2 N(0.2 kgf),伸长率读数精度≤1%。

12.1.2 天平:量程≥200 g,最小分度值≤0.01 g。

12.2 检验条件

温度(20±2)℃,相对湿度 65%±5%的大气条件。

样品应在上述条件下平衡 12 h 以上方可检验。

12.3 试样制取

不同规格的生丝按表 21 规定回数卷取试样 10 绞,每回长度 1.125 m。绞装丝取切断卷取的丝锭 10 只,每锭制取一绞试样;筒装丝取 10 筒,按四筒面层、三筒中层(约在 250 g 处)、三筒内层(约在 120 g 处)的规则,每筒制取一绞试样。

表 21 复丝断裂强度和断裂伸长率检验试样卷绕回数

名义纤度/D	每绞试样/回
24 及以下	400
25～50	200
51～69	100

12.4 检验规则

称计出平衡后的试样总重量并记录,逐绞进行拉伸试验。将试样均分、平直、理顺,放入上、下夹持器,夹持松紧适当,防止试样拉伸时在钳口滑移和切断。强力机归零、拉伸,记录最大强力及最大强力时的伸长率作为试样的断裂强力及断裂伸长率。

12.5 检验结果计算

断裂强度按式(2)计算,计算结果精确到小数两位。

$$P_0 = \frac{\sum_{i=1}^{N} P_i}{G} \times E_f \qquad \cdots\cdots(2)$$

式中:

P_0——断裂强度,单位为厘牛每分特(cN/dtex)[或单位为克力每旦(gf/D)];

P_i——各绞试样绝对断裂强力,单位为牛顿(N)[或单位为千克力(kgf)、或单位为$\frac{1}{2}$千克力($\frac{1}{2}$kgf)];

G——试样总重;

E_f——计算系数(根据表 22 取值)。

断裂强度计算系数 E_f 取值见表 22。

表 22 断裂强度计算系数 E_f 取值表

强力单位		系数		
		牛顿/N	千克力/kgf	$\frac{1}{2}$千克力/(kgf/2)
强度单位	cN/dtex	0.011 25	0.110 328 75	0.220 657 5
	gf/D	0.012 746	0.125	0.25

断裂伸长率按式(3)计算,计算结果精确到小数一位。

$$\delta = \frac{\sum_{i=1}^{N} \delta_i}{N} \qquad \cdots\cdots(3)$$

式中:

δ——平均断裂伸长率,%;

δ_i——各绞试样断裂伸长率,%;

N——试样总绞数。

13 其他检验

生丝抱合检验参见附录A,生丝茸毛检验参见附录B。

14 检验结果评定

按照贸易双方的合同约定进行检验结果评定,没有合同约定的按照相应的国家标准、行业标准评定。

附　录　A
（资料性附录）
生丝抱合检验

A.1　生丝抱合检验

适用于规格在 33 D 及以下的生丝。

A.2　设备

杜泼浪式抱合机。

A.3　检验条件

温度（20±2）℃，相对湿度 65％±5％的大气条件。

样品应在上述条件下平衡 12 h 以上方可检验。

A.4　检验规则

A.4.1　绞装丝取丝锭 20 只，筒装丝取筒子 20 只，每只丝锭（筒）检验抱合一次。

A.4.2　将丝条连续往复置于抱合机框架两边的 10 个挂钩之间，在恒定和均匀的张力下，使丝条的不同部位同时受到摩擦，摩擦速度约为 130 次/min，一般在摩擦到 50 次（可以根据实际情况适当调整）左右时，将右边的活动排钩向左方推动，作第一次观察，以后摩擦一定次数停机仔细观察丝条分裂程度，直到半数以上丝条发生 6 mm 及以上分裂时，记录摩擦次数。

A.4.3　挂丝时发现丝条上有明显糙节、发毛开裂或检验中途丝条发生切断，应废弃该样，在原丝锭上重新取样检验。

A.4.4　抱合摩擦刀片必须定期进行修磨和校对。检验人员目光定期校对。

A.5　结果计算

20 只丝锭的平均值取其整数为该批丝的抱合次数。

附 录 B
（资料性附录）
生丝茸毛检验

B.1 设备

B.1.1 自动卷取机：能按表B.1规定调节丝条排列线数。

表 B.1 茸毛检验卷取线数规定

名义纤度/D	每25.4 mm排列线数/线	每片丝长度/m
12及以下	35	87.5
13～16	30	75
17～26	25	62.5
27～48	20	50
49～69	15	37.5

B.1.2 金属篗：长770 mm，宽225 mm，厚25 mm。

B.1.3 篗架：长782 mm，宽228 mm，高280 mm，每架可放置金属篗五只。

B.1.4 煮练池、染色池、洗涤池：内长820 mm，内宽265 mm，内深410 mm，具有加温装置。

B.1.5 清水池：内长1 060 mm，内宽460 mm，内深520 mm。

B.1.6 整理架：可搁金属篗。

B.1.7 检验室：长1 820 mm，宽1 620 mm，高2 205 mm，与外界光线隔绝，其四壁及内部物件均漆成无光黑灰色，色泽均匀一致。设有弧形灯罩，内装60 W天蓝色磨砂灯泡4只，照度为180 lx左右。

B.1.8 标准物质：茸毛标准样照。

B.2 试样准备

B.2.1 丝片卷取

取20只丝锭，每只丝锭卷取一片，共卷取20个丝片。每篗卷取五个丝片，每丝片幅宽127 mm。丝片每25.4 mm排列线数规定见表B.1。

B.2.2 脱胶

用300 g中性工业皂片或相当定量的皂液，注入盛有60 L清水的煮练池中，加温并搅拌，使皂片充分溶解。当液温升至97 ℃时，将摇好的丝篗连同篗架浸入煮练池内脱胶，60 min后取出，放入温水40 ℃的洗涤池中洗涤，最后再到清水池洗净皂液残留物。

B.2.3 染色

用24 g甲基蓝（盐基性）染料，注入盛有60 L清水的染色池中，加温并搅拌，使染料充分溶解，当液温升至40 ℃以上时，将已脱胶的丝篗连同篗架浸没在染色池内中染色。保持染液温度40 ℃～70 ℃，染20 min，然后将丝篗连同篗架放在清水池中进行清洗。

B.2.4 干燥、整理丝片

用自然通风或在温度50 ℃以下进行加热干燥。用光滑的竹针或细玻璃棒在整理架上对干燥的金属篗逐片进行整理，使丝条分离，恢复原有的排列状态。

B.3 检验规则

检验员视线位置距离丝篗正前方约0.5 m处，取丝篗两面的任何一面，在灯光反射下逐片进行观察，检验丝片上呈现的茸毛缺点。

检验各片丝条上所存在的不吸色的白色疵点和白色茸毛的数量多少、形状大小及分布情况，对照标准照片逐片评分、记录。

评分规则：无茸毛者为100分，最低为10分；从100分至60分每5分为一级，从60分至10分每10分为一级。

B.4　结果计算

结果计算见下式。

$$\text{平均分数(分)} = \frac{\text{各丝片分数之和}}{\text{总丝片数}} \quad \cdots\cdots\text{(B.1)}$$

$$\text{低分平均分数(分)} = \frac{\text{分数最低的 5 片分数之和}}{5} \quad \cdots\cdots\text{(B.2)}$$

$$\text{评级分数(分)} = \frac{\text{平均分数} + \text{低分平均分数}}{2} \quad \cdots\cdots\text{(B.3)}$$

计算结果均取小数点后两位。

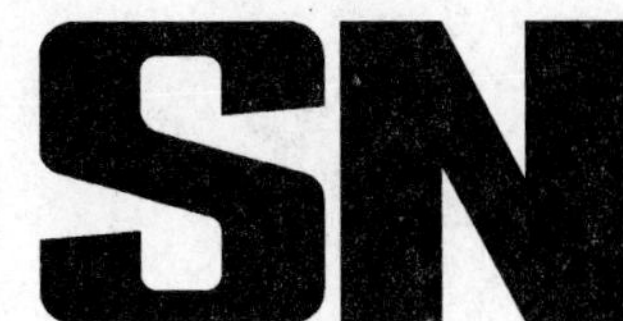

中华人民共和国出入境检验检疫行业标准

SN/T 2137.1—2008
代替 SN/T 0054—1992，SN/T 0055—1992，SN/T 0459—2005

进出口纺织原料检验规程
化学纤维 第1部分：丝束

Rule for the inspection of textile materials for import and export—Chemical fibre—Part 1：Tow

2008-09-04 发布 2009-03-16 实施

中华人民共和国
国家质量监督检验检疫总局 发布

前 言

本部分代替SN/T 0054—1992《进口锦纶丝束检验规程》、SN/T 0055—1992《进口腈纶丝束检验规程》、SN/T 0459—2005《进出口醋酯纤维丝束检验规程》。

与SN/T 0054—1992、SN/T 0055—1992和SN/T 0459—2005相比，主要变化如下：

——对术语和定义部分进行了增删；

——参照GB/T 14338—1993《合成短纤维卷曲性能试验方法》，对卷曲性能的测定进行了修改；

——将“丝束总旦数”改为“丝束线密度”，“单丝纤度”改为“单丝线密度”；

——断裂强力的测定方法等效采用ISO 5079《纺织纤维　单根纤维断裂时断裂强力和断裂伸长率的测定》；

——对计量单位、量化表达方法及文字表述进行了修改；

——对章节编排作出了调整；

——对某些仪器进行了调整；

——在品质检验项目中增加了“原理”和“检验结果的判定”的内容。

本部分的附录A是资料性附录。

本部分由国家认证认可监督管理委员会提出并归口。

本部分负责起草单位：中华人民共和国江苏出入境检验检疫局。

本部分主要起草人：邓瑾、殷祥刚、季晓丹、陈兰珠、冯小洁、曾桂材、何凌云。

本部分所代替标准的历次版本发布情况为：

——SN/T 0054—1992；

——SN/T 0055—1992；

——SN/T 0459—1995、SN/T 0459—2005。

进出口纺织原料检验规程
化学纤维 第1部分:丝束

1 范围

SN/T 2137的本部分规定了进出口涤纶、锦纶、腈纶、氯纶、丙纶、维纶、醋酯、粘胶、铜氨等化学纤维丝束的抽样、外观、商业质量和品质项目检验方法及检验结果判定。

本部分适用于进出口涤纶、锦纶、腈纶、氯纶、丙纶、维纶、醋酯、粘胶、铜氨等化学纤维丝束的检验。

2 规范性引用文件

下列文件中的条款通过SN/T 2137的本部分的引用而成为本部分的条款。凡是注日期的引用文件,其随后所有的修改单(不包括勘误的内容)或修订版均不适用于本部分,然而,鼓励根据本部分达成协议的各方研究是否可使用这些文件的最新版本。凡是不注日期的引用文件,其最新版本适用于本部分。

GB/T 16256 纺织纤维 线密度试验方法 振动仪法

3 抽样

3.1 取样及取样数量

同一合同、同一发票、同一生产批号为一检验批。

每批取样数量按表1规定随机抽取。

表1 化学纤维丝束检验取样要求

全批数量	过磅包数	取样数量	
		外观及商业质量样品	品质样品
100包及以下	5包	5包	5包,每包取6 m
101~300包	10包	10包	10包,每包取6 m
301~500包	15包	15包	15包,每包取6 m
501包及以上	20包	20包	20包,每包取6 m

3.2 取样方法和样品处理

3.2.1 回潮率测试样品

每包样品过磅后先进行外观检验,然后将丝束一端剪下1.0 m~1.5 m长,弃而不用,迅速剪取30 g~50 g样品,装入干净的塑料袋或密闭容器中,作为回潮率测试样品,并及时(不迟于抽样后8 h)将样品称重,精确到0.001 g。

3.2.2 上油率和残余丙酮含量测试样品

将刚取过回潮率样品的包件中,随机剪取少许丝束,充分混合后,称取5 g的样品两份,装入干净的容器中,作为上油率测试样品,称量精确到0.001 g。如为醋酯纤维丝束,还需称取不少于50 g的样品1份,装入干净的不致丙酮挥发和反应的容器中,作为残余丙酮含量测试样品。

3.2.3 品质测试样品

每包连续抽取约1.5 m长的丝束4段(共6 m长)。第一段作为丝束线密度测试样品,第二段作为其他品质检验用样品,另两段作为备样。其中每包抽取的第二段丝束样品先纵向剪取约50 cm长的小束(其宽度约占每根丝束宽度的十分之一),合并成一混合样品作为单丝线密度、断裂强力和断裂伸长、卷曲性能、单丝横截面形状、醋酯纤维二氧化钛(TiO_2)等品质测试项目样品;然后逐段抽取 20 根长约 60 cm～70 cm 的单纤维,共形成 n 条纤维小束样品作为收缩率测试样品。

3.2.4 样品预处理

将 3.2.3 的品质测试样品进行预调湿后,在温度 20 ℃±2 ℃和相对湿度 65%±2%条件下调湿放置 12 h 以上,供检验品质项目用。

4 外观检验

将货物开包后,先观察丝束在包内是否排放整齐、规则、无扭曲和易于抽出。再随机抽取代表性样品,平摊在周围光线明亮、空气清新、环境干净的水平工作台上,以感官检验丝束是否有异味和霉变,有否污染,卷曲是否均匀一致,外观是否有并丝、飞花、毛边、断裂等影响加工的缺陷。

5 商业质量检验

5.1 检验项目

商业质量检验项目包括总净重、回潮率、上油率。

5.2 检验方法

5.2.1 总净重测定

5.2.1.1 称量

用已校准之台秤,按表 1 规定的数量逐件称计毛重,精确到 0.25 kg。按全批包数的 1%回皮,全批不少于 3 件,精确到 0.02 kg。

5.2.1.2 计算

按式(1)计算总净重。

$$W_m = \sum_{i=1}^{m} W_i - m \times W_0 \qquad \cdots\cdots (1)$$

式中:

W_m——m 包总净重,单位为千克(kg);

W_i——第 i 包毛重,单位为千克(kg);

W_0——每包平均皮重,单位为千克(kg);

m——称计总包数。

结果计算到小数点后第三位,修约到小数点后第二位。

5.2.2 回潮率测定

5.2.2.1 原理

试样精确称量后,置于 105 ℃±2 ℃的烘箱内烘干水分至恒重(连续两次称重之差在 0.02 g 以内),试样烘干前的重量与烘干后的干重之差除以干重之比的百分数,即表达试样的回潮率。

5.2.2.2 仪器及工具

a) 热风式电烘箱:附有分度值 0.001 g 天平的箱内称量设备和恒温控制设备;

b) 长臂钳、镊子等。

5.2.2.3 试验步骤

a) 将烘箱升温到 105 ℃±2 ℃的恒定温度,待用;

b) 准确称量将盛放试样烘篮的质量(G_{i0}),精确到 0.001 g;

c) 从烘箱内取出烘篮,将试样放入烘篮内,迅速放回到烘箱中,并立即准确称量(G_{i1}),精确到0.001 g;

d) 开启烘箱转动开关,进行烘干,若同时测量多个试样,尽量使烘篮在烘箱内均匀对称分布;

e) 将试样烘至恒重(即直到每间隔 10 min 连续两次干重之差低于 0.02 g),记录最后一次称量质量(G_{i2}),停止烘干;

f) 关闭烘箱开关,从烘箱中取出烘篮,将试样取出,烘篮放回烘箱。

5.2.2.4 **计算**

按式(2)、式(3)计算回潮率。

$$R=\frac{1}{n}\sum_{i=1}^{n}r_i \qquad \cdots\cdots(2)$$

$$r_i=\frac{G_{i1}-G_{i2}}{G_{i2}-G_{i0}}\times 100 \qquad \cdots\cdots(3)$$

式中:

R——所测 n 个试样的平均回潮率,%;

r_i——第 i 个试样实测回潮率,%;

G_{i0}——盛放第 i 个试样烘篮的净重,单位为克(g);

G_{i1}——开始烘干前第 i 个试样与烘篮的质量,单位为克(g);

G_{i2}——烘至恒重时第 i 个试样与烘篮的质量,单位为克(g);

n——测试试样个数。

结果计算到小数点后第三位,修约到小数点后第二位。

5.2.3 **上油率测定**

5.2.3.1 **原理**

利用油剂能溶解于特定有机溶剂的性质,通过索氏萃取器将试样表面的油剂抽出,将所得抽出液加以蒸发烘干,称量不易挥发的油剂,以达到测定试样上油率的目的。

5.2.3.2 **仪器及工具**

a) 索氏萃取器;

b) 恒温水浴锅;

c) 恒温烘箱;

d) 分析天平,最小分度值 0.000 1 g;

e) 定性滤纸:ϕ12.5 cm;

f) 干燥器、称量瓶及不锈钢镊子等。

5.2.3.3 **有机溶剂(分析纯)**

a) 涤纶、腈纶、丙纶、氯纶、醋酯、粘胶、铜氨:乙醚;

b) 维纶:苯-甲醇(2∶1)混合溶液;

c) 锦纶:四氯化碳。

5.2.3.4 **试验步骤**

a) 将试样分别用滤纸包好,放入索氏萃取器试样管内,下接已知烘干质量 G_0 的蒸馏瓶;

b) 根据化学纤维丝束的种类注入相应的溶剂,溶剂浸没试样至少高出 30 mm;

c) 加热水浴锅,使溶剂蒸发上升,调节水浴温度,使有机溶剂虹吸次数每小时不少于 8 次,在一次试验中总回流次数不少于 18 次,时间不少于 2 h;

d) 萃取完毕后取出试样,回收溶剂;

e) 将萃取后的蒸馏瓶及试样分别放入 105 ℃±2 ℃的恒温烘箱内烘至恒重 G_1、G_2。

5.2.3.5 **计算**

按式(4)计算上油率。

$$O=\frac{G_1-G_0}{G_2}\times 100 \qquad \cdots\cdots(4)$$

式中：

O——实测上油率，%；

G_0——萃取前蒸馏瓶烘干质量，单位为克(g)；

G_1——萃取后蒸馏瓶烘干质量，单位为克(g)；

G_2——试样除油后烘干质量，单位为克(g)。

计算结果以二次测定的平均值表达，结果计算到小数点后第三位，修约到小数点后第二位。

5.3 商业质量计算

5.3.1 抽样包的商业质量

不包括上油率按式(5)计算：

$$W_f = W_m \times \frac{100 \times (100 + A)}{(100 + R)(100 + O)} \quad \cdots\cdots (5)$$

包括上油率按式(6)计算：

$$W_f = W_m \times \frac{100 + A}{100 + R} \quad \cdots\cdots (6)$$

式中：

W_f——m 包的商业质量，单位为千克(kg)；

W_m——m 包总净重，单位为千克(kg)；

A——合约规定的除油烘干后的重量补贴(合约公差)，%；

R——m 包的实测回潮率，%；

O——m 包的实测上油率，%。

结果计算到小数点后第二位，修约到小数点后第一位。

5.3.2 盈亏率

盈亏率按式(7)计算：

$$\beta = \frac{W_f - W_e}{W_e} \times 100 \quad \cdots\cdots (7)$$

式中：

β——盈亏率，%；

W_e——按发票重量计算得到的 m 包的重量，单位为千克(kg)。

结果计算到小数点后第三位，修约到小数点后第二位。

5.3.3 全批商业质量

全批商业质量按式(8)计算：

$$W = W_r \times (1 + \frac{\beta}{100}) \quad \cdots\cdots (8)$$

式中：

W——全批实测商业质量，单位为千克(kg)；

W_r——全批发票重量，单位为千克(kg)。

结果计算到小数点后第二位，修约到小数点后第一位。

6 品质检验

6.1 检验项目

品质检验项目包括丝束线密度、单丝线密度、断裂强力和断裂伸长、卷曲、单丝横截面形状、收缩率、醋酯纤维二氧化钛(TiO_2)与残余丙酮含量的测定。

6.2 检验方法

6.2.1 丝束线密度测定

6.2.1.1 原理

在一定时间内，对丝束施加一定负荷以消除丝束的卷曲，然后截取一定长度的丝束称量，并通过计算得出丝束线密度，单位为千特(ktex)。

6.2.1.2 仪器及工具

测定丝束线密度的仪器应满足以下要求：

a) 预加张力：粘胶、铜氨、醋酯为 0.60 cN/tex，线密度小于 2 dtex 的涤纶为 2.00 cN/tex，线密度大于等于 2 dtex 的涤纶为 1.00 cN/tex，其他化学单纤维为 1.00 cN/tex，用于拉伸丝束，消除卷曲；

b) 两个夹具：用于夹持试样，应能夹紧试样，不产生滑移；

c) 切刀：用于切割试样，切刀应保持锋利，两切刀间的距离满足 1 000 mm±1 mm；

d) 天平：最小分度值 0.01 g；

e) 其他工具：剪刀、样品盘、乳胶手套等。

6.2.1.3 试验步骤

在附有夹持器的取样装置上，将已预处理的丝束一端固定，另一端根据试样加上预加张力，停留 2 min，固定夹具，截取 1 000 mm±1 mm 长的丝束试样。用切刀沿夹具切下试样称重，精确到 0.01 g。

6.2.1.4 计算

按式(9)、式(10)、式(11)计算丝束线密度、丝束线密度的平均值、丝束线密度变异系数。

$$T_i = G_i \times \frac{1\,000}{1\,000} \quad \cdots\cdots(9)$$

$$T = \frac{1}{n}\sum_{i=1}^{n} T_i \quad \cdots\cdots(10)$$

$$CV(\%) = \frac{1}{T}\sqrt{\frac{\sum_{i=1}^{n}(T_i - T)^2}{n-1}} \times 100 \quad \cdots\cdots(11)$$

式中：

T_i——第 i 次测定的丝束线密度，单位为千特(ktex)；

G_i——第 i 次测定的消除卷曲后 1 000 mm 长试样的质量，单位为克(g)；

T——n 个丝束线密度的平均值，单位为千特(ktex)；

n——测试试样个数；

CV——n 个丝束线密度的变异系数，%。

所有结果计算到小数点后第二位，修约到小数点后第一位。

6.2.2 单丝线密度测定

6.2.2.1 中段切取称重法(仲裁试验方法)

6.2.2.1.1 原理

切取一定长度的丝束，称出重量，计数其根数，从而计算出纤维线密度的平均值。

6.2.2.1.2 仪器及工具

a) 30 mm 纤维切断器；

b) 天平：最小分度值 0.000 1 g；

c) 黑绒板、玻璃片、钢梳(10 针/cm、20 针/10 cm)、剪刀、镊子等；

d) 投影仪。

6.2.2.1.3 **试验步骤**

a) 从已预处理的混合样品中剪下长度约 50 mm 的小段，纵向随机抽取 1 000～1 200 根纤维，整理成基本平直，一端整齐的纤维束；

b) 握住纤维的一端，先以稀梳，继以密梳，梳除其游离纤维。将纤维束在切断器上切取中段纤维，切时应注意保持纤维束平直(伸直不伸长)，并和切刀垂直；

c) 切取的中段纤维在试验用标准大气条件下平衡调湿至少 1 h 后，称其质量 W_c(mg)。

6.2.2.1.4 **计算**

按式(12)计算单丝线密度。

$$T_0 = \frac{W_c}{L_0} \times \frac{1}{N} \times 10\ 000 \qquad \cdots\cdots(12)$$

式中：

T_0——单丝线密度，单位为分特(dtex)；

W_c——切取中段纤维质量，单位为毫克(mg)；

L——切取纤维之中段长度，单位为毫米(mm)；

N——纤维根数。

计算结果以不少于二次测定的平均值表达，结果计算到小数点后第三位，修约到小数点后第二位。

6.2.2.2 **振动仪法**

6.2.2.2.1 原理

运用弦振荡原理，使受力纤维进行定向振荡，当激发频率与自然频率发生共振时，即可测定出单纤维的线密度。

6.2.2.2.2 仪器设备

振动式细度仪。

6.2.2.2.3 试验步骤按 GB/T 16256 执行。

6.2.3 **断裂强力和断裂伸长**

6.2.3.1 **原理**

等速伸长(CRE)强力仪以一定的速度拉伸丝束或单纤维试样，试样发生断裂时所承受的最大拉力及最大伸长。

6.2.3.2 **仪器及工具**

a) 等速伸长试验仪(CRE)；

b) 镊子、绒板、刷子、秒表、预张力夹等。

6.2.3.3 **试验条件**

a) 名义隔距：20 mm；

b) 预加张力：按纤维的名义线密度计算预张力，干态实验时，粘胶、铜氨、醋酯为 0.60 cN/tex±0.06 cN/tex，线密度小于 2 dtex 的涤纶为 2.00 cN/tex±0.20 cN/tex，线密度大于等于2 dtex 的涤纶为 1.00 cN/tex±0.10 cN/tex，其他纤维为 1.00 cN/tex±0.10 cN/tex；湿态实验时，预张力约为干态的一半；

c) 拉伸速度：动夹持器的速度按表 2 进行设定；

表 2 CRE 强力仪拉伸速度对照表

纤维平均断裂伸长率范围/%	拉伸速度/(mm/min)
[0,8)	50%名义隔距长度
[8,50)	100%名义隔距长度
[50,+∞)	200%名义隔距长度

d) 实验室标准大气条件：温度 20 ℃±2 ℃，相对湿度 65%±2%。

6.2.3.4 试验步骤

a) 检查仪器零点、夹持器、夹持器距离、量程、重锤、下降速度是否正常、符合要求，进行校正；

b) 从已预处理的混合样品中剪下约 50 mm 小段放置到绒板上，并尽量使之呈松散状；

c) 用镊子随机地从绒板上夹取一根纤维，在规定的预张力下，将纤维先置入上夹持器，再置入下夹持器，应保持纤维放在强力仪上、下夹持器的中间位置；

d) 松开制动器，开动下降旋钮，使下夹持器按恒定的速度下降至试样断裂，记录断裂强力 f_i 和断裂伸长率 ε_i(%)；

e) 按动上升旋钮使下夹持器上升复位，同时松开上、下夹持器，去掉单纤维；

f) 每批测定 50 根纤维；

g) 废弃那些试样确实在夹持器内滑动的，或在夹持器内断裂的，或在离夹口边 1 mm 内断裂的测试结果，记录废弃次数。如果废弃次数超过试验次数的 10%，应检修或更换夹持器；

h) 如果实测纤维平均断裂伸长率与选择的拉伸速度不符，则应废弃结果，重新选择拉伸速度进行拉伸试验。

6.2.3.5 计算

按式(13)、式(14)计算丝束单纤维的平均断裂强力、丝束单纤维的断裂强力变异系数。

$$f = \frac{1}{n}\sum_{i=1}^{n} f_i \qquad \cdots\cdots (13)$$

$$CV_f = \frac{1}{f}\sqrt{\frac{\sum_{i=1}^{n}(f_i - f)^2}{n-1}} \times 100 \qquad \cdots\cdots (14)$$

式中：

f——n 根丝束单纤维的平均断裂强力，单位为厘牛(cN)；

f_i——第 i 根丝束单纤维的实测断裂强力，单位为厘牛(cN)；

CV_f——丝束单纤维的断裂强力变异系数，%；

n——测试试样个数。

按式(15)、式(16)计算丝束单纤维的平均断裂伸长率、丝束单纤维的断裂伸长率变异系数。

$$\varepsilon = \frac{1}{n}\sum_{i=1}^{n} \varepsilon_i \qquad \cdots\cdots (15)$$

$$CV_\varepsilon = \frac{1}{\varepsilon}\sqrt{\frac{\sum_{i=1}^{n}(\varepsilon_i - \varepsilon)^2}{n-1}} \times 100 \qquad \cdots\cdots (16)$$

式中：

ε——n 根丝束单纤维的平均断裂伸长率，%；

ε_i——第 i 根丝束单纤维的实测断裂伸长率，%；

CV_ε——丝束单纤维的断裂伸长率变异系数，%；

n——测试试样个数。

按式(17)计算丝束单纤维的平均断裂强度：

$$p = \frac{f}{T_0} \qquad \cdots\cdots (17)$$

式中：

p——丝束单纤维的平均断裂强度，单位为厘牛每分特(cN/dtex)；

T_0——单丝线密度，单位为分特(dtex)。

所有结果计算到小数点后第三位，修约到小数点后第二位。

6.2.4 卷曲性能的测定

6.2.4.1 原理

卷曲未被损坏的纤维，在一定轻负荷张力作用下，25 mm 长度纤维左右两侧的卷曲波峰和卷曲波谷个数之和除以 2，即为纤维的卷曲数。

6.2.4.2 仪器及工具

a) 卷曲弹性仪或卷曲数仪；

b) 纤维夹、镊子、绒板、秒表、刻度尺等。

6.2.4.3 试验步骤

a) 从已预处理的混合样品中剪取约 50 mm 的小段，放置到绒板上，并尽量使之呈松散状；

b) 用镊子随机地从绒板上夹取一根纤维，悬挂于卷曲仪的扭力天平横臂上，然后用镊子将纤维的另一端置于夹持器中；

c) 调节扭力天平的手柄使纤维加上相当于轻负荷的张力(0.02 cN/tex)，用目镜读出 25 mm 内纤维卷曲数，测定纤维加轻负荷张力时的长度 L_0；

d) 调节扭力天平使纤维加上相当于重负荷的张力(1 cN/tex)，30 s 后，测定长度 L_1；

e) 除去重负荷的张力，间歇 2 min 再加轻负荷张力，30 s 后，测定长度 L_2；

f) 全批共测定 30 根试样。

6.2.4.4 计算

按式(18)、式(19)、式(20)、式(21)计算卷曲数、卷曲率、卷曲弹性恢复率、卷曲恢复率。

$$K = \frac{N_L + N_R}{2} \qquad \cdots\cdots(18)$$

$$C = \frac{L_1 - L_0}{L_1} \times 100 \qquad \cdots\cdots(19)$$

$$t = \frac{L_1 - L_2}{L_1 - L_0} \times 100 \qquad \cdots\cdots(20)$$

$$h = \frac{L_1 - L_2}{L_1} \times 100 \qquad \cdots\cdots(21)$$

式中：

K——卷曲数，单位为个每 25 mm(个/25 mm)；

N_L——左侧波峰数；

N_R——右侧波峰数；

C——卷曲率，%；

L_0——纤维加轻负荷张力后的原始长度，单位为毫米(mm)；

L_1——纤维加重负荷张力后的长度，单位为毫米(mm)；

t——卷曲弹性恢复率，%；

L_2——纤维除重负荷张力 2 min 后再加轻负荷张力的长度，单位为毫米(mm)；

h——卷曲回复率，%。

计算结果以全部测试试样结果的平均值表达，结果计算到小数点后第二位，修约到小数点后第一位。

6.2.5 单丝横截面形状

6.2.5.1 原理

将一束丝束制成横向截面切片，在一定放大倍数的显微镜下观察丝束的截面形状。

6.2.5.2 仪器及工具

a) 切片机：哈氏切片机(或回转式切片机)；

b) 剪刀、刀片、载玻片、盖玻片、镊子、挑针等；

c) 生物显微镜(放大倍数:100倍～500倍)。

6.2.5.3 试剂

二甲苯、无水乙醇、苯胺或甘油、火棉胶、切片石蜡、蛋白甘油。

6.2.5.4 试验步骤

6.2.5.4.1 制片

6.2.5.4.1.1 哈氏切片器切片程序

将哈氏切片器的紧固螺丝松开，提出定位销子，将螺座旋转到与金属板凹槽成垂直位置，抽出金属凸舌。

随机剪取一小束纤维梳理整齐，紧紧夹入哈氏切片器的凹槽中间，以锋利刀片先切去漏在外面的纤维，然后装好上面的弹簧装置，并旋紧螺丝。

稍微移动刻度螺丝，将露出的纤维切去。

再稍微旋一下螺丝，用挑针滴一小滴5%火棉胶溶液，待蒸发后，用刀片小心地切下切片。

6.2.5.4.1.2 回转式切片机切片程序

随机剪取一小束纤维用手扯法将其整理平直，放入已制好的包埋模内，将融熔之石蜡慢慢倒入并使之包围纤维后慢慢冷却硬化。

将包埋纤维石蜡在已调试好的切片机上垂直方向切取6 μm～10 μm薄片，在干净的载玻片上涂少许蛋白甘油，用镊子将切片平放置于载玻片上，稍干。

当切片被沾着固定后，浸入二甲苯浴中约2 min进行脱蜡，取出再浸入第二道二甲苯浴中约1 min～2 min，然后再移入酒精浴中进行脱水，1 min后再移入第二道酒精浴中浸约0.5 min取出，制成样片。

6.2.5.4.2 观察

将上述两种方法制成的样片放在已调试好的显微镜下观察之。总测定次数不少于两次。

6.2.6 收缩率

6.2.6.1 原理

在规定条件下用热处理介质(汽蒸、沸水、干热空气)处理试样，测量处理前后试样长度的变化，计算其对原试样长度的百分比，由此得到收缩率。

6.2.6.2 丝束汽蒸收缩率

6.2.6.2.1 仪器及工具

a) 蒸锅；

b) 不锈钢网蒸格；

c) 预加张力钳:0.075 cN/dtex×20；

d) 立式量尺(附有上夹持器)。

6.2.6.2.2 试验步骤

a) 将已预处理的每条纤维小束夹入立式量尺的上端夹持器中，下端加预加张力，30 s后准确量取20 cm，在其两端加以标记，下端留出5 cm后将其余部分剪去；

b) 将试验样品放入常压下的蒸锅内，蒸15 min后，取出试样，自然晾干，经过调湿平衡后，分别夹入立式量尺，加上预加张力，30 s后准确测量收缩后的长度，计算其收缩率，取其平均值。

6.2.6.2.3 计算

按式(22)计算丝束汽蒸收缩率：

$$L_s = \frac{L_0 - L_1}{L_0} \times 100 \qquad \cdots\cdots (22)$$

式中：

L_s——丝束汽蒸收缩率，%

L_0——小束原长度(20 cm)；

L_1——小束汽蒸收缩后长度，单位为厘米(cm)。

结果计算到小数点后第二位，修约到小数点后第一位。

6.2.6.3 丝束沸水收缩率

6.2.6.3.1 仪器及工具

a) 电热恒温水浴箱；

b) 不锈钢或铜丝网蒸格；

c) 预加张力：0.075 cN/dtex×20；

d) 黑板：附有弹簧夹子、直式量尺、定位块；

e) 剪刀。

6.2.6.3.2 试验步骤

a) 将已预处理的每条纤维小束夹入立式量尺的上端夹持器中，下端加预加张力，30 s 后准确量取 50 cm，在其两端加以标记，下端留出 5 cm 后将其余部分剪去；

b) 将试样一一平摊在网格上，做到小束之间不互相重叠；

c) 在水浴箱中加入一定量的水后，接通电源加热，当温度上升到 100 ℃时，将准备好的小束连同网格一起置于箱内(注意勿使小束与箱壁接触)，待箱内温度再上升到 100 ℃时，开始计时 15 min；

d) 关闭电源，将小束取出放在通风处阴干，经过调湿平衡后，分别夹入立式量尺，加上预加张力，30 s 后准确测量收缩后的长度，计算其收缩率，取其平均值。

6.2.6.3.3 计算

按式(23)计算丝束沸水收缩率：

$$S = \frac{L_0 - L_1}{L_0} \times 100 \qquad \cdots\cdots (23)$$

式中：

S——丝束沸水收缩率，%

L_0——小束原长度(50 cm)；

L_1——小束沸水收缩后长度，单位为厘米(cm)。

结果计算到小数点后第二位，修约到小数点后第一位。

6.2.6.4 单纤维干热收缩率

6.2.6.4.1 仪器和工具

a) YG365A 热收缩仪；

b) 样筒；

c) 镊子和弯头镊子；

d) 上弹簧夹子；

e) 烘箱；

f) 黑绒板；

g) 预加张力：张力弹簧夹按表 3 选取。

表 3 张力弹簧夹的质量

名义线密度/dtex	1～1.67	1.68～3.33	3.34～6.67	6.68～8.89	8.90～10
张力夹质量/cN	0.147	0.294	0.583	0.784	0.882

6.2.6.4.2 试验步骤

a) 将已预处理的每条纤维小束各剪取约 50 mm 的小段，放置到绒板上，并尽量使之呈松散状；

b) 用镊子随机地从绒板上夹取单根纤维，每份试样共测 30 根；

c) 一手用弯头镊子夹持上弹簧夹子两端，轻轻用力使之弯曲，将纤维的一端夹入弹簧夹的中间位置；

d) 将纤维的另一端用镊子夹住，然后用手轻按弹簧夹两端圆环，使其张开将纤维送入下张力弹簧夹中；

e) 用镊子夹住上弹簧夹，连同纤维、张力弹簧夹一起移入仪器的样筒中，压上环形圈；

f) 将样筒放在调试好的仪器上进行测试，并按样筒编号顺序记录纤维长度值 L_0；

g) 测试后将筒下面的箍轻轻上移，使张力弹簧夹托住在夹箍内，使纤维保持松弛状态；

h) 取下样筒移入已达到规定温度（见表 4）的烘箱内进行热处理，30 min 后立即取出，并在标准温湿度条件下平衡；

表 4 不同纤维烘箱温度对应表

纤维品种	涤纶	腈纶	丙纶	锦纶
烘箱温度/℃	180	160	160	160

i) 经过平衡后的试样再次放在仪器上，按样筒编号顺序依次测量 L_1。

6.2.6.4.3 计算

按式(24)计算单纤维热收缩率：

$$S_0 = \frac{L_0 - L_1}{L_0} \times 100 \qquad \cdots\cdots(24)$$

式中：

S_0——单纤维干热收缩率，%；

L_0——热处理前的纤维长度，单位为毫米(mm)；

L_1——热处理后的纤维长度，单位为毫米(mm)。

结果计算到小数点后第二位，修约到小数点后第一位。

6.2.7 醋酯纤维二氧化钛(TiO_2)与残余丙酮含量测定

6.2.7.1 二氧化钛(TiO_2)含量测定

6.2.7.1.1 灼烧法(仲裁试验方法)

6.2.7.1.1.1 原理

经乙醚萃取油剂后的丝束样品，在马福炉中灰化，所得灰分冷却后称量，计算出干基试样的二氧化钛含量。

6.2.7.1.1.2 设备及工具

a) 高温炉或坩埚电炉：1 000 W；

b) 电炉或煤气燃烧器；

c) 天平：最小分度值 0.1 mg；

d) 瓷制坩埚：50 mL，100 mL；

e) 恒温烘箱；

f) 干燥器、剪刀、镊子等。

6.2.7.1.1.3 试验步骤

a) 在 700 ℃±50 ℃高温炉中，将坩埚空烧 1 h，然后在干燥器内冷却 30 min，用天平称量；

b) 取丝束试样约 10 g 两份，用乙醚萃取后，在 105 ℃±2 ℃的恒温烘箱内烘至恒重 W_0(g)；

c) 将 W_0 试样放入已恒重的瓷制坩埚内，用电炉或煤气燃烧器进行炭化；

d) 将炭化后的坩埚放入 700 ℃±50 ℃的高温炉或坩埚电炉中完全灰化后，移入干燥器冷却 30 min，再用天平称其质量 W_a(g)。

6.2.7.1.1.4 **计算**

按式(25)计算二氧化钛(TiO_2)含量：

$$T=\frac{W_a-W_0\times 0.0005}{W_a-(W_a-W_0\times 0.0005)}\times 100 \quad \cdots\cdots(25)$$

式中：

T——TiO_2 含量,%；

W_0——试样干重,单位为克(g)；

W_a——灰化物重,单位为克(g)；

0.000 5——化学纤维素本身的灰分含量。

计算结果以不少于二次测定的平均值表达,结果计算到小数点后第三位,修约到小数点后第二位。

6.2.7.1.2 **分光光度法**

6.2.7.1.2.1 **原理**

丝束样品经高温炉灰化完全后,用浓硫酸和硫酸铵制成稀释液,加过氧化氢和硫酸使其显色,显色液用分光光度计比色测定其二氧化钛含量。

6.2.7.1.2.2 **仪器设备及工具**

a) 分光光度计:波长 420 nm；

b) 恒温烘箱；

c) 天平:最小分度值 0.1 mg；

d) 高温炉、电炉、通风橱、瓷制坩埚、剪刀等。

6.2.7.1.2.3 **试剂**

a) 30%过氧化氢(H_2O_2)(分析纯)；

b) 浓硫酸(H_2SO_4)(分析纯)；

c) 硫酸铵$(NH_4)_2SO_4$(分析纯)；

d) 纯二氧化钛(TiO_2)(标准试样)。

6.2.7.1.2.4 **试验步骤**

a) 称取两份 5.00 g 已知回潮率的试样,分别放入坩埚中,先用电炉炭化,再移入 700 ℃±50 ℃高温炉中灰化完全后,用少量蒸馏水将灰分分别移入两个 200 mL 的干净烧杯中,加热使水分蒸发,再加入 15 mL 浓硫酸和 10 g 硫酸铵,盖上表面皿放在砂浴或电热板上徐徐加热,最后加高温使溶液至透明状。稍加冷却移入已装有少量蒸馏水的 1 L 容量瓶中稀释至刻度；

b) 用吸管吸 10 mL 试液于 100 mL 容量瓶中,加 30%过氧化氢 10 mL 和 1 mol/L H_2SO_4 20 mL,使其显色后用蒸馏水稀释至刻度。将此液移入比色槽中,用分光光度计测定波长 420 nm 时的吸光度。同时作空白试验；

c) 准确称取干态已知纯度的 TiO_2 约 0.5 g,加入 5 mL 浓硫酸和 35 g 硫酸铵,按 6.2.7.1.2.4a)中的方法进行加热溶解后,移入 1 L 容量瓶中稀释至刻度,制成标准溶液；

d) 分别取 10 mL、20 mL、30 mL、40 mL、50 mL 标准溶液于 100 mL 容量瓶中,用蒸馏水稀释至刻度,然后从中吸取不同浓度的溶液,在分光光度计上测定其吸光度值,做成 TiO_2 标准曲线；

e) 根据 6.2.7.1.2.4b)中测定的结果和 6.2.7.1.2.4d)中的标准曲线求出试样溶液的 TiO_2 浓度 B。

6.2.7.1.2.5 **计算**

按式(26)计算二氧化钛(TiO_2)含量：

$$T=\frac{B\times 1000}{W_1\times V}\times 100 \quad \cdots\cdots(26)$$

式中：

T——TiO_2 含量,%；

B——试液 TiO_2 浓度，单位为克每 50 毫升(g/50 mL)；

V——吸取的试样稀释液体积，单位为毫升(mL)；

W_1——试样的干燥重量，单位为克(g)。

计算结果以二次测定的平均值表达，结果计算到小数点后第三位，修约到小数点后第二位。

6.2.7.2 残余丙酮含量测定

6.2.7.2.1 原理

试样萃取液的气相色谱吸收峰高度与基准溶液的气相色谱吸收峰高度相比较，然后计算出试样的丙酮百分含量。

6.2.7.2.2 仪器、工具及试剂

a) 气相色谱仪；

b) 天平：最小分度值 0.01 g；

c) 带塞的广口瓶或三角烧瓶(500 mL)；

d) 恒温烘箱；

e) 移液管：0 mL～5 mL；

f) 微量注射器 1 μL～10 μL；

g) 干燥器、剪刀、镊子等；

h) 内标溶液：乙醇 1 mL、纯水 100 mL；

i) 丙酮(分析纯)；

j) 无水乙醇(分析纯)。

6.2.7.2.3 色谱仪设定条件

a) 充填剂及其粒度：PORAPAK Q 50 目/80 目；

b) 色谱柱温度：150 ℃；

c) 注射口温度：180 ℃(20 ℃/min 升至 180 ℃)；

d) 套管(不锈钢)：ϕ3 mm×2 m；

e) 载气(N_2)流速：70 mL/min；

f) 燃气(H_2)流速：40 mL/min；

g) 助燃气(air)流速：400 mL/min。

6.2.7.2.4 试验步骤

a) 称取试样 15 g，放入盛有 400 mL 蒸馏水的带塞三角烧瓶或广口瓶中，浸渍 10 min 以上；

b) 用移液管注入 3 mL 的内标溶液，并盖塞摇动几次；

c) 取浸渍提取液 1 μL～5 μL 注入设定条件的气相色谱仪，求出丙酮与乙醇的峰比，然后由校正曲线求丙酮含量 W_2(g)；

d) 将从浸渍液中取出的已脱干丝束试样，放入 105 ℃±2 ℃恒温烘箱中烘至恒重 W_3(g)。

6.2.7.2.5 计算

按式(27)计算残余丙酮含量：

$$c = \frac{W_2}{W_3} \times 100 \qquad \cdots\cdots(27)$$

式中：

c——残余丙酮含量，%；

W_2——由校正曲线求得的试样中的丙酮含量，单位为克(g)；

W_3——试样的干燥重量，单位为克(g)。

结果计算到小数点后第三位，修约到小数点后第二位。

7 检验结果的判定

7.1 外观质量判定

按表5对外观疵点进行判定。

表5 外观疵点的判定

序号	缺陷	要求
1	异味、霉变与污染	不允许
2	断头	不大于2个
3	丝束分裂、滴浆	不允许
4	卷曲均匀	均匀
5	并丝、毛边	不允许超过2处

7.2 商业质量的判定

商业质量按项目判定，若所有检验项目的试验结果均符合合同、发票要求或产品标准要求，则判定该批商业质量合格，有一项不合格则判定该批货物商业质量不合格。

7.3 品质的判定

品质按项目判定，并按抽检样品的试验结果的平均值作为该检验项目的试验结果，若所有检验项目的试验结果均符合合同要求或产品标准一等品要求，则判定该批内在质量合格，有一项不合格则判定该批货物内在质量不合格。

7.4 综合判定

外观质量、商业质量和品质判定均为合格，则该批产品合格；外观质量、商业质量和品质有一项判定为不合格，则该批产品不合格。

8 其他

合同约定丝束线密度的测定按5磅(22.2 N)重量法测定的，参见附录A进行。贸易合同与国家法规有特殊要求的按合同和法规要求检验。

附 录 A
（资料性附录）
5磅(22.2 N)重量法测定丝束线密度的方法

A.1 丝束线密度5磅(22.2 N)重量法试验方法

A.1.1 原理

在一定时间内，对丝束施加一定负荷以消除丝束的卷曲，然后截取一定长度的丝束称量，并通过计算得出丝束线密度，单位为千特(ktex)。

A.1.2 仪器及工具

测定丝束线密度的仪器应满足以下要求：

a) 预加张力：22.2 N±0.2 N，用于拉伸丝束，伸直卷曲；

b) 两个夹具：用于夹持试样，应能夹紧试样，不产生滑移；

c) 切刀：用于切割试样，切刀应保持锋利，两切刀间的距离满足1 000 mm±1 mm；

d) 天平：最小分度值0.01 g；

e) 其他工具：剪刀、样品盘、乳胶手套等。

A.1.3 试验条件

a) 试验用标准大气：温度20 ℃±2 ℃，相对湿度63%～67%；

b) 名义隔距：1 000 mm；

c) 预加张力：22.2 N±0.2 N。

A.1.4 试验步骤

a) 测试前将试样在标准大气条件预处理12 h以上；

b) 在附有夹持器的取样装置上，把丝束一端固定，然后在另一端加上22.2 N±0.2 N预加张力，停留2 min，固定夹头，截取1 000 mm±1 mm长的丝束试样。

A.1.5 计算

按式(A.1)计算丝束线密度。

$$T_i = \frac{1}{1\,000} \times G_i \times 1\,000 \qquad \cdots\cdots\cdots\cdots (\text{A.1})$$

式中：

T_i——第 i 根丝束线密度，单位为千特(ktex)；

G_i——第 i 根丝束1 000 mm长试样的重量，单位为克(g)。

按式(A.2)计算丝束线密度的平均值：

$$T = \frac{1}{n}\sum_{i=1}^{n} T_i \qquad \cdots\cdots\cdots\cdots (\text{A.2})$$

式中：

T——n 次测试的算术平均值，单位为千特(ktex)；

n——测定次数。

按式(A.3)计算丝束线密度变异系数：

$$CV = \frac{1}{T}\sqrt{\frac{\sum_{i=1}^{n}(T_i - T)^2}{n-1}} \times 100 \qquad \cdots\cdots\cdots\cdots (\text{A.3})$$

式中：

CV——丝束线密度的变异系数,%。

丝束线密度以10次测定的平均值表达,结果计算到小数点后第二位,修约到小数点后第一位。

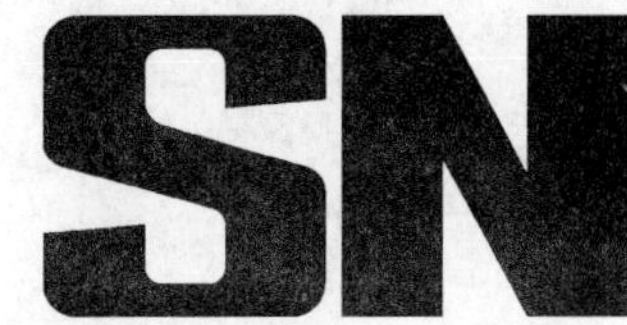

中华人民共和国出入境检验检疫行业标准

SN/T 2137.2—2009

代替 SN/T 0472—1995,SN/T 0059—1992,SN/T 0060—1992,SN/T 0061—1992

进出口纺织原料检验规程　化学纤维
第2部分:短纤维

Rules of inspection for import and export textile materials—Chemical fiber—Part 2:Staple fiber

2009-09-02 发布　　2010-03-16 实施

中华人民共和国
国家质量监督检验检疫总局　发布

前　言

SN/T 2137《进出口纺织原料检验规程　化学纤维》分为两个部分：

——第1部分：长丝；

——第2部分：短纤维。

本部分为SN/T 2137的第2部分。

本部分按照GB/T 1.1—2009给出的规则起草。

本部分代替SN/T 0472—1995《进出口涤纶、腈纶短纤维的疵点含量测定方法》、SN/T 0059—1992《进口粘胶、富强短纤维检验规程》、SN/T 0060—1992《进口涤纶、腈纶、锦纶短纤维检验规程》和SN/T 0061—1992《进口变性腈纶(腈氯纶)短纤维检验规程》。

本部分由国家认证认可监督管理委员会提出并归口。

本部分起草单位：中华人民共和国海南出入境检验检疫局、中华人民共和国上海出入境检验检疫局、中华人民共和国江苏出入境检验检疫局、中华人民共和国天津出入境检验检疫局。

本部分主要起草人：何志贵、唐敏峰、宫菡菡、吴天良、徐苇、褚乃彤、黄海民。

本部分所代替标准的历次版本发布情况为：

——SN/T 0059—1992；

——SN/T 0060—1992；

——SN/T 0061—1992；

——SN/T 0472—1995。

进出口纺织原料检验规程　化学纤维 第2部分:短纤维

1　范围

SN/T 2137 的本部分规定了进出口化学短纤维的抽样、检验方法、包装要求和检验结果的判定。

本部分适用于进出口用作纺织原料的化学短纤维的检验。

2　规范性引用文件

下列文件对于本文件的应用是必不可少的。凡是注日期的引用文件,仅注日期的版本适用于本文件。凡是不注日期的引用文件,其最新版本(包括所有的修改单)适用于本文件。

GB/T 250　评定变色用灰色样卡

GB/T 3291.1　纺织　纺织材料性能和试验术语　第1部分:纤维和纱线

GB/T 3291.3　纺织　纺织材料性能和试验术语　第3部分:通用

GB/T 4146　纺织名词术语(化纤部分)

GB/T 6503　化学纤维　回潮率试验方法

GB/T 6504　化学纤维　含油率试验方法

GB/T 6529　纺织品　调湿和试验用标准大气

GB/T 8170　数值修约规则与极限数值的表示和判定

GB/T 14334　化学纤维　短纤维取样方法

GB/T 14335　化学纤维　短纤维线密度试验方法

GB/T 14336　化学纤维　短纤维长度试验方法

GB/T 14337　化学纤维　短纤维拉伸性能试验方法

GB/T 14338　化学纤维　短纤维卷曲性能试验方法

GB/T 14339　化学纤维　短纤维疵点试验方法

GB/T 14342　合成短纤维比电阻试验方法

GB/T 16256　纺织纤维　线密度试验方法　振动仪法

GB/T 17644　纺织纤维白度色度试验方法

GB/T 20389　腈纶纤维中丙烯腈残留量的测定

FZ 50004　涤纶短纤维干热收缩率试验方法

FZ/T 50013　纤维素化学纤维　白度试验方法　蓝光漫反射因素法

FZ/T 50014　纤维素化学纤维　硫量测定方法　直接碘量法

SN/T 0565　进出口纺织纤维长度试验方法　单纤维测长仪法

SN/T 2629　进出口纺织原料公量检验方法

SN/T 2839　进出口纺织原料检验通用技术要求

3　术语和定义

GB/T 3291.1、GB/T 3291.3 和 GB/T 4146 界定的术语和定义适用于本文件。

4 抽样

4.1 同一合同、同一发票、同一生产批号为一检验批。

4.2 取样方法与取样数量:按 GB/T 14334 执行。

5 外观质量检验

5.1 感官检验

将货物开包后,随机抽取代表性样品,平摊在周围光线明亮、空气清新、环境干净的水平工作台上,以感官检验纤维是否有异味、异色和霉变,有否污染,卷曲是否均匀一致。

5.2 色差检验

5.2.1 从按 4.2 规定抽取的批量样品中,每件随机各取一束平铺于绒板上(绒板颜色与纤维颜色成对比色),以其中最深一束与最浅一束的色差(包括同一束内部的色差),按 GB/T 250 规定的灰色样卡进行比较,评定等级。

5.2.2 评定条件:采用 D_{65} 标准光源照明,光照度为 600 lx,周围无散射光,入射光与纤维束表面成 45°角,观察方向大致垂直于纤维束表面。

5.2.3 在评定等级时,评级者与试样的视线距离为 30 cm～40 cm。

5.3 疵点试验

按 GB/T 14339 执行。

6 公量检验

6.1 原理

纤维材料干燥后质量加上相应于商业回潮率或纤维材料经萃取后干燥质量加上相应商业允贴的质量所得的纤维材料质量。

6.2 试验方法

按 SN/T 2629 执行。

7 品质检验

7.1 检验条件

线密度、长度、拉伸性能、卷曲性能、比电阻项目应在 GB/T 6529 规定的试验用标准大气条件下调湿和试验,其他检验项目在室温下进行。

7.2 检验结果计算和表述

各项品质检验结果均按 4.2 规定而分取的若干份样品所试验结果的算术平均值表示。

7.3 线密度试验

7.3.1 束纤维中段称量法

7.3.1.1 原理:在试验用标准大气条件下,从伸直的纤维束上切取一定长度的纤维束,测定该中段纤维束的质量和根数,计算线密度的平均值,用分特(dtex)表示。

7.3.1.2 试验方法:按 GB/T 14335 执行。

7.3.2 振动仪法

7.3.2.1 原理:对长度范围内单位线密度均匀的单根纤维,在规定条件下以谐振频率振动,根据纤维断面惯性矩、纤维的初始模量、谐振频率、纤维振弦长度和预加张力值,自动计算并显示试样的线密度。

7.3.2.2 试验方法:按 GB/T 16256 执行。

7.3.3 束纤维中段称量法为短纤维线密度检验的仲裁方法。

7.4 平均长度试验

7.4.1 束纤维中段称量法

7.4.1.1 原理:将纤维梳理整齐,切取一定长度的中段纤维,在过短纤维极少的情况下,纤维的平均长度用中段纤维长度成正比,比例系数为总质量与中段纤维质量之比。

7.4.1.2 试验方法:按 GB/T 14336 执行。

7.4.2 单纤维测长仪法

7.4.2.1 原理:单纤维经负压源吸气孔吸入后,用手扯镊子笔直拉出,经传感器将长度信号输入单片机贮存、运算和显示。每批纤维测量结束后,即可报告平均长度、均方差及离散系数。

7.4.2.2 试验方法:按 SN/T 0565 执行。

7.4.3 中段切断称重法为短纤维平均长度检验的仲裁方法。

7.5 拉伸性能试验

7.5.1 原理:单根纤维在规定条件下,在等速伸长型拉伸仪上将纤维拉伸至断裂,从负荷-伸长曲线或数据显示采集系统中得到试样的干断裂强力、断裂伸长及湿断裂强力、断裂伸长值,并由断裂强力和线密度计算断裂强度。

7.5.2 试验方法:按 GB/T 14337 执行。

7.6 卷曲性能试验

7.6.1 原理:在规定的负荷下,在一定的受力时间内,测定纤维的长度变化,确定纤维的卷曲数、卷曲率、卷曲回复率和卷曲弹性率等性能。

7.6.2 试验方法:按 GB/T 14338 执行。

7.7 含油率试验

7.7.1 原理:利用油剂能溶解于特定有机溶剂的性质,将适当的有机溶剂通过脂肪抽取器把试样中的油剂萃取出来,蒸发溶剂,称量残留油剂的质量及试样质量,计算得到试样的含油率。

7.7.2 试验方法:按 GB/T 6504 执行。

7.8 回潮率试验

7.8.1 原理:试样称量后,置于规定温度的烘箱内烘除水分至恒重,试样的湿重与干重的差数与干重之比所得的质量分数,表示试样的回潮率。

7.8.2 试验方法:按 GB/T 6503 执行。

7.9 残硫量试验

7.9.1 原理:粘胶纤维上附着的硫与亚硫酸钠反应生成硫代硫酸钠,用碘标准溶液滴定,根据指示剂颜色的变化判断滴定终点,按消耗的体积数,计算残硫量。

7.9.2 试验方法:按 FZ/T 50014 执行。

7.10 白度试验

7.10.1 蓝光漫反射因素法

7.10.1.1 原理:模拟 D_{65} 光源,采用漫射/垂直照明观测条件,测定纤维素化学纤维对主波长 457 nm 蓝光的漫反射因数(%),其数值表示白度测定结果。

7.10.1.2 试验方法:按 FZ/T 50013 执行。

7.10.2 分光光度色度仪法

7.10.2.1 原理:应用分光光度法色度仪直接测量一定压缩密度的试样在试验盒透射面上的三刺激值 X、Y、Z,通过计算获得色度值和白度值。

7.10.2.2 试验方法:按 GB/T 17644 执行。

7.10.3 分光光度色度仪法为短纤维白度检验的仲裁方法。

7.11 干热收缩率试验

7.11.1 原理:用热收缩测定仪,在规定条件下测定单根纤维干热空气处理前后的长度变化,计算其干热收缩率。

7.11.2 试验方法:按 FZ 50004 执行。

7.12 熔点试验

7.12.1 原理:当温度升高到一定程度时,纤维大分子的整个分子链开始流动,由固体变为液体,用熔点仪测出这一温度点即纤维的熔点。

7.12.2 仪器设备:熔点测定仪。

7.12.3 试验步骤:

7.12.3.1 从 4.2 规定取得的品质样品中,随机取一束纤维,按仪器规定的制样方法制成试样,在熔点仪上进行测试。

7.12.3.2 每批测试 3 次。

7.12.4 熔点的计算按式(1)进行。

$$M_p = \frac{M_1 + M_2 + M_3}{3} \quad \cdots\cdots\cdots\cdots(1)$$

式中:

M_p ——熔点,℃;

M_1、M_2、M_3——各次测得的熔点,℃。

计算值按 GB/T 8170 修约成整数。

7.13 比电阻试验

7.13.1 原理:通过测量在一定的几何形状下、具有一定密度的纤维的电阻值,再根据纤维的填充度换算成比电阻值。

7.13.2 试验方法:按 GB/T 14342 执行。

7.14 腈纶纤维中丙烯腈残留量试验

7.14.1 原理:采用固相微萃取试样上残留的丙烯腈,用配有质量选择检测器的气相色谱仪(GC-MSD)测定,采用选择离子检测进行确证,外标法定量。

7.14.2 试验方法:腈纶纤维中丙烯腈残留量的测定按 GB/T 20389 执行。

8 包装、标志和数量

8.1 包装

8.1.1 应按不同规格、不同色别、不同等级分别包装。

8.1.2 每包内应衬一张牛皮纸,外面再用编织袋等包好。

8.1.3 唛头字迹清晰,包装整齐、清洁、牢固。

8.2 标志

8.2.1 包外应有明显标志,标明生产厂名称、产品名称、规程、等级、色别、批号、毛重、净重、包号、生产日期等,与实物一致。

8.2.2 包内应附有产品质量检验单和产品商标。

8.3 数量

数量应符合发票或装箱单要求。

9 检验结果的判定

外观质量和内在质量应符合 SN/T 2839 的要求;合同另有规定的,还应满足合同要求,否则即判定该批货物不合格。

10 其他

贸易合同和国家法规有特殊要求的按照合同和法规要求检验。

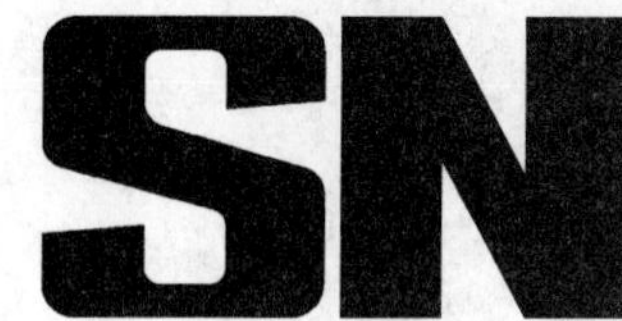

中华人民共和国出入境检验检疫行业标准

SN/T 2138.2—2010
代替 SN/T 0775—2005

进出口纺织原料检验规程 植物纤维 第2部分：棉花

Rules of inspection for import and export textile materials—Phyto-fibre—Part 2:Cotton

2010-11-01 发布 2011-05-01 实施

中华人民共和国国家质量监督检验检疫总局 发布

前　言

SN/T 2138《进出口纺织原料检验规程　植物纤维》分为以下两个部分：

——第1部分：麻；

——第2部分：棉花。

本部分为SN/T 2138的第2部分。

本部分按照GB/T 1.1—2009给出的规则起草。

本部分代替SN/T 0775—2005《进出口棉花检验规程》。

本部分与SN/T 0775—2005相比，主要技术变化如下：

——删除了短纤维率和棉结术语和定义(3.7和3.8)；

——长度检验增加了HVI测试方法(B2)；

——马克隆值检验增加了HVI测试方法(C3)；

——断裂强度检验删除了Pressley测试法(D2)，增加了HVI测试方法(D2)；

——删除了短纤维率检验(6.6)；

——删除了棉结检验(6.7)；

——修改了当贸易合同约定HVI指标(9)时，按照SN/T 1512和SN/T 2628执行。

——根据ISO 139要求的变化，调整了试验用标准大气的容差范围；

——根据GB/T 6975要求的变化，对棉花包装及标识的要求进行了调整。

本部分由国家认证认可监督管理委员会提出并归口。

本部分起草单位：中华人民共和国河北出入境检验检疫局、中华人民共和国广东出入境检验检疫局、中华人民共和国江苏出入境检验检疫局、中华人民共和国湖北出入境检验检疫局、中华人民共和国上海出入境检验检疫局、中华人民共和国北京出入境检验检疫局。

本部分主要起草人：高友军、连素梅、叶湖水、吴浩、李俊美、张念祖、周征宇。

本部分所代替标准的历次版本发布情况为：

——WM 3003—1987、WM 3004—1987；

——SN/T 0775—1999、SN/T 0775—2005。

进出口纺织原料检验规程
植物纤维　第2部分:棉花

1　范围

SN/T 2138的本部分规定了进出口棉花的抽样、检验和检验结果的处理等。

本部分适用于进出口细绒棉的皮棉检验,其他类型的皮棉检验可参照执行。

2　规范性引用文件

下列文件对于本文件的应用是必不可少的。凡是注日期的引用文件,仅注日期的版本适用于本文件。凡是不注日期的引用文件,其最新版本(包括所有的修改单)适用于本文件。

GB/T 6102.1　原棉回潮率试验方法　烘箱法

GB/T 6102.2　原棉回潮率试验方法　电测器法

GB/T 6499　原棉含杂率试验方法

GB/T 13786　棉花分级室的模拟昼光照明

SN/T 1512　进出口棉花检验方法　HVI测试法

SN/T 2628　进出口棉花短纤维指数及棉结的测定　HVI法

3　术语和定义

下列术语和定义适用于本文件。

3.1

主体品级　cotton modal grade

按批检验棉花品级时,占80%及以上的品级,其余品级仅与其相邻。

3.2

主体长度级　cotton staple length

按批检验棉花长度时,占80%及以上的长度级,其余长度级仅与其相邻。

3.3

马克隆值　micronaire

一定量棉纤维在规定条件下的透气阻力的量度,以马克隆值表示。马克隆值由国际协定确定具有成套马克隆值的“国际校准棉样”进行传递。

3.4

主体马克隆值级　cotton modal micronaire

按检验批样不同马克隆值确定马克隆值级,其中所占比例最大的为该批棉花的主体马克隆值级。

3.5

断裂强度　strength

单位截面积或单位线密度所承受的断裂强力,是与断裂负荷对应的比强度。单位为克力每特克斯(gf/tex),国际单位制(SI)采用克力每特克斯乘以9.8×10^{-3}换算为牛顿每特克斯(N/tex)。

3.6

品级实物标准　cotton physical standard for cotton grade

各国依据相应文字标准的品级条件，选取相应有代表性的棉花所制成的实物性标准样本，用以对照评定棉花品级。

3.7

成交小样　deal sample

由贸易双方任意一方或双方共同制作，经双方认可并作为检验依据的实物样品(可代表部分或全部品质指标)。

3.8

杂质　trash

在采摘、储运或轧棉时，混入皮棉中的非棉纤维性物质(包括固着于其上的棉纤维)。如沙土、棉枝、碎叶、铃壳、虫屎、虫尸、棉籽、籽棉、破籽、不孕籽、带纤维籽屑、软籽表皮等。

4　计量单位及符号

本部分依据国家标准、国际标准及进出口贸易规定对重量、长度、断裂强度、光照度，以及检测仪器等表述的不同计量单位实行公制和英制并存，并使用统一符号。

5　抽样

5.1　抽样原则

采用随机抽取代表性样品的原则。

5.2　器具和材料

天平(感量 0.01 g)、开包钳、开包刀、样品筒(袋)、牛皮纸。

5.3　抽样数量及重量

5.3.1　抽样批及要求

进口棉以同合同、同发票、同规格到货批或集装箱为一个抽样批；出口棉以轧花厂生产加工批次为一个抽样批，每个抽样批最低不少于 3 只样品。

5.3.2　品级/长度抽样数量及重量

按抽样批棉包数量的 10%抽取，每只不少于 300 g，并形成品级/长度批样。

5.3.3　马克隆值和断裂强度抽样数量及重量

5.3.3.1　进口棉：马克隆值和断裂强度分别按抽样批棉包数量的 10%和 5%抽取，每只约 30 g，形成马克隆值和断裂强度批样。

5.3.3.2　出口棉：马克隆值按品级/长度批样的 30%随机抽取，每只约 30 g，形成马克隆值批样；断裂强度批样则根据抽样批的棉包数量决定，数量在 300 包及以下的，抽取 1 份试验样品；数量在 301 包～600 包的，抽取 2 份试验样品；数量大于 600 包的，抽取 3 份试验样品，每份试验样品不少于 30 g。

5.3.4　含杂率抽样数量及重量

根据抽样批的棉包数量决定抽样数量。批量在 100 包以下时，抽取两份不少于 50 g 的试样，批量在100包～800包时，抽取两份不少于100 g的试样，批量在800包以上时，抽取三份不少于100 g的试样。

5.3.5 回潮率抽样数量及重量

按抽样批棉包数量的5%抽取，每只不低于50 g，并形成回潮率批样。

5.4 抽样方法

5.4.1 品级/长度抽样

进口棉实行磅后抽样，出口棉实行磅前抽样。抽样前，首先要根据报检信息核对并确认抽样单元。抽样时，要选取包装完好的棉包，使用开包钳钳断适当道数的包丝，然后用刀割开棉包正面中部的包装布料，去除表层棉花，在约40 cm宽、10 cm～15 cm深处抽取整块样品，装入样品筒(袋)，并做好抽样记录。

5.4.2 马克隆值、断裂强度、含杂率抽样

马克隆值、断裂强度、杂质样品均从品级/长度批样中抽取。应先抽取含杂率试样，再抽取其他指标的试样，以免杂质失落。马克隆值试样从品级/长度批样中按只数直接抽取。断裂强度抽取试样时，对品级/长度批样按只数随机减半分成相应强力批样，再从批样的每个样品中抽取部分棉纤维，形成强力试样。

5.4.3 回潮率抽样

应结合过磅工作同时进行，在抽取品级/长度样品的部位深处及时抽取，且应即刻装入样品筒(袋)封装，并做好抽样记录。

5.5 样品处理

5.5.1 品级/长度样品

品级/长度样品在常温条件下予以平衡，使其恢复正常状态后，方可进行检验。

5.5.2 马克隆值和含杂率试验样品

马克隆值和含杂率试验样品，可在常温条件下予以平衡，使其恢复正常状态后，方可进行检验。

5.5.3 断裂强度样品

应将每只断裂强度样品混合均匀后，置于温度20 ℃±2 ℃、相对湿度65%±4%的标准大气条件下24 h调湿处理，或将已整理好的断裂强度试验棉束置于标准大气条件下不少于4 h的调湿处理后，方可进行测试。

5.5.4 回潮率样品

回潮率样品抽样密封后待定重，自抽样至定重，存放时间应不超过24 h，每只样品称量时间应在1 min以内，每只样品使用精度为0.01 g的天平定重50 g。

6 检验

6.1 品级：品级检验按照附录A执行。

6.2 长度：长度检验按照附录 B 执行。

6.3 马克隆值：马克隆值检验按照附录 C 执行。

6.4 断裂强度：断裂强度检验按照附录 D 执行。

6.5 回潮率：回潮率检验使用烘箱法或电测器法，以烘箱法为准。回潮率检验方法，按 GB/T 6102.1 或 GB/T 6102.2 执行。

6.6 含杂率：含杂率检验按照 GB/T 6499 执行。

6.7 公量：公量检验按照附录 E 执行。

7 包装及标识

7.1 棉包包型、尺寸、重量及偏差

常见棉包的类型、尺寸、重量及偏差，见表 1。

表 1 常见棉包的类型、尺寸、重量及偏差

棉包型号	长度 L mm		宽度 W mm		高度 H mm		棉包重量 kg	
	尺寸	偏差	尺寸	偏差	尺寸	偏差	重量	偏差
Ⅰ	1 400	−30	530	−10	700	+150	227	±10
Ⅱ	1 060	−20	530	−10	780	+100	200	±10
Ⅲ	800	−15	400	−10	600	+50	85	±5
注：Ⅰ、Ⅱ型包为大包，Ⅲ型包为小包；进口棉的包型通常为Ⅰ、Ⅱ型包。								

7.2 包装物料

棉包各表面应采用符合棉包包装要求的、不污染棉花、不产生异性纤维的本白色纯棉布、塑料或其他材料进行包装，钢丝或钢带捆绕；包装应严密，包头和包身的接缝处应用本色棉线绳缝合严密。

合同对包装另有规定的，按合同规定执行，但应防止使用造成异性纤维混入的包装材料。

7.3 包装标识

包装标识应遵循标识与证单相一致的原则，且标识清晰、易于辨认和识别货物。

8 检验结果的数据处理

8.1 回潮率的称量和计算，精确至小数点后两位，修约至小数点后一位出具结果。

8.2 马克隆值的测试和计算，精确至小数点后一位。

8.3 杂质的称重和计算，精确至小数点后两位，修约至小数点后一位出具结果。

8.4 断裂强度：

a) 断裂强力精确至小数点后一位；

b) 棉束重量精确至小数点后两位；

c) 强力指数精确至小数点后两位；

d) 断裂强度(gf/tex 或 N/tex)计算，精确至小数点后一位；

e) 校准棉样的校准系数计算，精确至小数点后三位。

8.5 重量：

a) 每包棉花重量，精确至小数点后一位；

b) 总毛重、总净重、总皮重计算，修约至整数；

c) 平均皮重计算，精确至小数点后三位；

d) 公量计算，按四舍五入法修约至整数。

9 HVI 测试要求

当进出口贸易合约规定 HVI 检测指标时，按照 SN/T 1512 和 SN/T 2628 执行。

附 录 A
（规范性附录）
品 级 检 验

A.1 仪器和材料

模拟昼光设备、品级实物标准。

A.2 环境条件

品级检验环境条件需满足 GB/T 13786 的要求或室内北向窗光线条件。

A.3 检验规则

A.3.1 进口棉

对照通用等级实物标准，结合色征、叶片、轧工三要素逐只综合评定棉花品级。通用等级实物标准每一级别均被视为本级的底线水平，使用通用标准定级时，检验样品只要在其范围内，并符合本级标准中任何一块，就确定为符合本级；否则，即为不符合本级；对照成交小样检验时，首先按通用等级标准对成交小样进行定级，然后再根据样品的色征、叶片和轧工三要素综合评定品级是否与成交小样相符，以及确定升降级幅度。进口棉品级检验单位，最小为 1/2 级（合同另有规定的按合同规定执行）。

A.3.2 出口棉

按照国家棉花品级实物标准或成交小样，结合成熟程度、色泽特征、轧工质量三要素逐只综合评定棉花品级。品级标准或成交小样都作为底线水平，如果检验样品低于品级标准某一级或成交小样时，即确定为不符合本级。同批样品允许与本级上下相邻的一级存在，但低于本级样品的只数不得超过样品总数的 20%，不允许有跨主体品级的棉花。

A.4 检验方法

A.4.1 分级前要用实物标准或成交小样校对眼光，以便对组成品级各要素有直观而充分的认识。

A.4.2 分级时由两名以上检验员共同评定，以尽量减少感官检验中人为误差。

A.4.3 根据品级的三个因素，检视每个棉样的上、下两面及内层，并综合评定。

A.4.4 检验时，手持棉样，压平、握紧，使棉样密度与品级实物标准（或成交小样）密度尽量接近，在品级实物标准（或成交小样）旁进行对照确定品级，并逐样记录检验结果。

附 录 B
（规范性附录）
长 度 检 验

B.1 手扯尺量法

B.1.1 仪器和材料

B.1.1.1 钢尺。公制、英制两用棉花长度专用钢尺，公制最小刻度为 1 mm，英制最小刻度为 1/32 in（钢尺应经国家计量部门校准合格）。
B.1.1.2 长度校准标样。
B.1.1.3 黑绒板。

B.1.2 校准依据

进口棉以美棉长度标样或 HVI 测定的棉花上半部平均长度作为校准依据；出口棉以国家棉花手扯长度标样作为校准依据。

B.1.3 检验规则

进口棉以 1/32 in 为一个长度单位，检验中长度短于或长于规定的要求时，应分别记录；出口棉以 1 mm 为一个长度单位，批样中允许有长于或短于 1 mm 的样品存在，但短于 1 mm 的样品只数不得超过总数的 20%，不允许有跨主体长度级 2 mm 及以上的棉样存在（合同另有规定的除外）。

B.1.4 检验方法

采用手扯尺量法逐样检验长度，即从每只样品中，随机选取有代表性棉样，双手平分，在截面处抽取纤维，反复整理，并剔除其中杂物、游离纤维，使其成为平直、干净棉束约 60 mg，棉束宽度约 20 mm；然后将棉束置于黑绒板上，用棉花长度专用尺在棉束两端切线，切线位置以不露黑绒板为准，量取两端切线间距离，确定棉纤维长度，并逐样记录检验结果。

B.2 HVI 测试法

按照 SN/T 1512 执行。

附 录 C
（规范性附录）
马克隆值检验

C.1 Fibronaire 气流仪法

C.1.1 仪器和材料

C.1.1.1 Fibronaire 气流仪

主机压力范围为：55 kPa～65 kPa，测量范围：2.4 Mic～8.0 Mic。

C.1.1.2 称样天平

称量足以称出气流仪要求的试样，精确度为±0.2%。

C.1.1.3 空气压缩机

主要供给气流仪在测定马克隆值时所需要的压缩空气，一般保持在 75 kPa～125 kPa 压力范围内。

C.1.1.4 校准标样

马克隆值国际校准标样或国家棉花校准标样。

C.1.2 仪器校准

C.1.2.1 校准天平：接通电源，按压"CALIBRITION"按钮，校准天平。

C.1.2.2 接通压缩机电源，当气流仪压力表指针在 55 kPa～65 kPa 范围内，按下气流仪校准按钮，查看浮子流量计管内的浮子红线是否与标定指示红线平齐，可反复查验几次，如确有差异，则打开气流仪右侧调压门，调节内部的调压螺丝，直至两红线平齐为止。

C.1.2.3 使用马克隆值校准标样校准仪器：每次正式测定样品之前，应先用国际校准标样进行校准，校准标样的实测值与标准值相差不得超过±0.1 Mic，若差异超出此范围，需查找原因，重新校准仪器。

C.1.3 测试步骤

C.1.3.1 对马克隆值批样逐只称取试样至(50±0.1)g。

C.1.3.2 将已称好的试样逐只装入试样杯进行测试，不要填塞太紧。拉下活门杠杆，待压力回升至 55 kPa～65 kPa，浮子呈稳定状态时，浮子红线所指示的刻度即为马克隆值读数。拉起活门杠杆，试杯中的棉样自动吹出，此时可以准备测试下一个棉样。

C.1.3.3 对每只样品应作平行试验两次，其结果相差都应不超过±0.1 Mic；如超过±0.1 Mic，应增加测试次数，以两次不超过允差的结果计算平均结果，即为该样品的平均马克隆值。

注：出口棉马克隆值分为 A、B、C 三级，A 级：3.7～4.2；B 级：3.5～3.6 和 4.3～4.9；C 级：3.4 及以下和 5.0 及以上。

C.2 Micronaire 气流仪法

C.2.1 仪器技术规格

C.2.1.1 测量范围：2.5 Mic～7.5 Mic。

C.2.1.2 试验样品重量:9.7 g～10.3 g。

C.2.1.3 空气压缩机的正常气压范围:62 kPa～82 kPa。

C.2.2 仪器校准

C.2.2.1 将仪器和天平接通电源并预热 30 min,启动空气压缩机。

C.2.2.2 待仪器和空压机达到正常状态后,用校准塞校准仪器。

C.2.2.3 将资料接受设置到正常预定状态。

C.2.3 标准样品校准

C.2.3.1 在正式测试试验样品之前,选择适宜的马克隆值校准标样,按照 C.2.4 测试方法进行仪器校准。

C.2.3.2 校准结果应在标准值的 ±0.1 Mic 范围内,否则需按 C.2.2 项要求重新进行校准仪器。

C.2.4 测试方法

C.2.4.1 用天平称取试样 9.7 g～10.3 g。

C.2.4.2 将称好的试样均匀地塞入试样筒内,然后关闭试样筒盖,仪器将自动完成测试,并测试结果传送到数据处理系统。

C.2.5 数据处理

仪器的数据处理系统将自动对接受的资料进行处理,并根据设定的要求进行资料打印。完成一批试验试样的测试。然后可再进行下一个试验试样的测试。

C.3 HVI 测试法

按照 SN/T 1512 执行。

附 录 D
（规范性附录）
断裂强度检验

D.1 Stelometer 强度仪法

D.1.1 仪器和材料

D.1.1.1 Stelometer 强力仪：强力仪主机、夹持器及台钳等。

D.1.1.2 天平：感量，0.01 mg。

D.1.1.3 其他：稀梳、密梳、镊子、黑绒板、秒表等。

D.1.1.4 校准标样：Stelometer 国际校准标样。

D.1.2 仪器调试与校准

D.1.2.1 仪器水平调试

调节右面把柄下的水平螺丝，将仪器水平泡调整到中间，使仪器处于水平状态。

D.1.2.2 负荷速度校正

将专用金属片放入夹持器内，把夹持器置于支座夹槽内，装入的方向与夹持器在试验时方向一致。脱开压力钩，摆锤放松，校正负荷推进到 7 kPa 所需时间，调整油泵活门，使负荷速度达到 1 kPa/s。

D.1.2.3 零位校准

放松启动器使摆锤向右移动到最右端，观察力指示针停留在伸长刻度尺零位。

D.1.2.4 隔距校准

将夹有金属薄片的夹持器装入夹槽内，握住仪器头部，在强力指针读数为 2 kPa 时止住摆锤并检查伸长指针的位置，它应在零刻度左边的第一根刻度线上。同样，当强力指针读数为 7 kPa 时，伸长指针应指在零刻度左边的第二根划线上，如未对准，可把仪器头上的固定螺丝拧开，旋转调节螺丝，直至伸长指针在正确位置，再拧紧固定螺丝，使用不同的夹持器或夹持器隔距不同时，应重新调节。

D.1.2.5 天平调试

使用前调节天平水平、零位等。

D.1.2.6 校准标样试验

每次测试前或中间，每个操作者应使用校准标样至少进行 6 次校准测试，其校准系数，零隔距测试，通常应在 0.9～1.1 范围内；1/8″隔距测试，通常应在 1.1～1.3 范围内。如超出范围，应查明原因，重新校准。

D.1.3 测试步骤

每次试验从整理好的试验棉束中分取出一小束纤维，用梳子梳去短纤维和游离纤维，并使小棉束宽度约为 1/4 in(约 6 mm)。把夹有试样的夹持器装入仪器，松开扳柄，强力指针和伸长指针就会在标尺上移动，待试样断裂后，读出力的刻度，必要时读出伸长刻度。断裂负荷应在 3 kPa～6.5 kPa 范围内，低于或高于均应重新测试。每份棉束平行测试两次，两次测试结果相差应不超过±1 gf/tex 范围，如超出范围，应查明原因，增加测试次数，以两次不超允差的平行结果作为该试样的结果，或重新抽样测试，最后取其平均结果。

D.1.4 结果计算

校准系数和断裂强度分别见式(D.1)和式(D.2)：

$$K=\frac{V_s}{V_t} \qquad \cdots\cdots(D.1)$$

$$p_x=\frac{p}{m}\times K'\times K \qquad \cdots\cdots(D.2)$$

式中：

K ——校准系数；

V_s——校准标样的标明值；

V_t——校准标样的实测值；

p_x——断裂强度，单位为克力每特克斯(gf/tex)；

p ——断裂强力，单位为千帕(kPa)；

m ——棉束重量(mg)；

K'——常数(零隔距 $K'=11.8$；1/8″隔距 $K'=15$)；

注：其他强力仪断裂强力以牛顿表示，则断裂强度单位为牛顿每特克斯(N/tex)。

D.2 HVI 测试法

按照 SN/T 1512 执行。

附 录 E
（规范性附录）
公 量 检 验

E.1 仪器和材料

E.1.1 磅秤：技术规格要求每次称重值应在衡器的最大称量至1/5最大称量范围内。特殊情况可适当放宽，但不得小于衡器最大称量的1/10。

E.1.2 其他辅助工具：台称、开包钳、开包刀等。

E.2 检验方法

E.2.1 磅秤的校准

磅秤应经国家计量部门校准合格，并在有效期之内。称量前须对磅秤的灵敏度和磅秤误差进行检查。先校准零点，然后用相近称量重量的磅砝码或计量部门规定的方法校准，其值在千分之一以内方可使用。磅秤如需移动，移动后应重新校准使用。

E.2.2 称量毛重

棉花应逐批或逐包过磅称量，分别记录和计算毛重，确保称重结果的准确性。合约另有规定的，按合约规定办理。

E.2.3 称量皮重

对于不同类型的包装应分别回皮，其数量不得低于1%，并按不同包装的棉包数量比例加权计算出平均皮重。合约另有规定的，按合约规定办理。

E.3 结果计算

E.3.1 净重计算见式(E.1)：

$$W_2 = W_1 - (N \times M) \qquad \text{(E.1)}$$

E.3.2 合约规定以回潮率计算公量[见式(E.2)]：

$$W = W_2 \times \frac{1 + R_c}{1 + R_a} \qquad \text{(E.2)}$$

E.3.3 合约规定以回潮率、含杂率计算公量[见式(E.3)]：

$$W = W_2 \times \frac{1 + R_c}{1 + R_a} \times \frac{1 - Z_a}{1 - Z_c} \qquad \text{(E.3)}$$

式中：

W ——公量，单位为千克(kg)；

W_1——毛重，单位为千克(kg)；

W_2——净重，单位为千克(kg)；

N ——棉包包数；

M ——单包平均皮重，单位为千克(kg)；

R_c ——公定回潮率,%;
R_a ——实际回潮率,%;
Z_c ——标准含杂率,%;
Z_a ——实际含杂率,%。

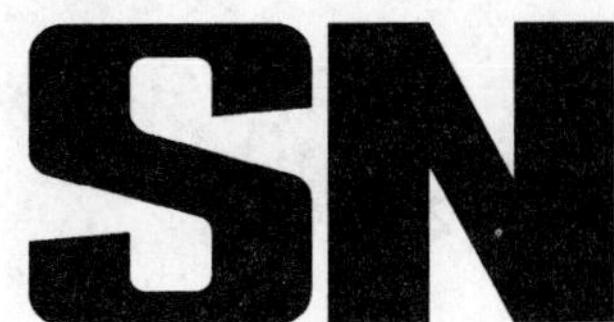

中华人民共和国出入境检验检疫行业标准

SN/T 2146—2008

进出口纱线检验规程

Rules for the inspection of yarn for import and export

2008-09-04 发布　　2009-03-16 实施

中华人民共和国国家质量监督检验检疫总局　发布

前　言

本标准的附录 A 和附录 B 均为规范性附录。

本标准由国家认证认可监督管理委员会提出并归口。

本标准负责起草单位:中华人民共和国广东出入境检验检疫局。

本标准参加起草单位:中华人民共和国河南出入境检验检疫局、中华人民共和国汕头出入境检验检疫局。

本标准主要起草人:黄伯熹、王建中、任春华、陈薇、徐敏、邓志光、叶湖水、李淳、张晓利。

本标准系首次发布的出入境检验检疫行业标准。

进出口纱线检验规程

1 范围

本标准规定了进出口棉、麻、毛、化纤纯纺及混纺本色和染色纱线的抽样、检验与检验结果的评定。

本标准适用于进出口棉、麻、毛、化纤纯纺及混纺本色和染色纱线的检验。

2 规范性引用文件

下列文件中的条款通过本标准的引用而成为本标准的条款。凡是注日期的引用文件，其随后所有的修改单(不包括勘误的内容)或修订版均不适用于本标准，然而，鼓励根据本标准达成协议的各方研究是否可使用这些文件的最新版本。凡是不注日期的引用文件，其最新版本适用于本标准。

GB 250 评定变色用灰色样卡

GB/T 398—1993 棉本色纱线

GB/T 2543.1 纺织品 纱线捻度的测定 第1部分:直接计数法

GB/T 2543.2 纺织品 纱线捻度的测定 第2部分:退捻加捻法

GB/T 2828.1 计数抽样检验程序 第1部分:按接收质量限(AQL)检索的逐批检验抽样计划(GB/T 2828.1—2003,ISO 2859-1:1999,IDT)

GB/T 2910 二组分纤维混纺产品定量化学分析方法

GB/T 2911 三组分纤维混纺产品定量化学分析方法

GB/T 3291.1 纺织 纺织材料性能和试验术语 第1部分:纤维和纱线

GB/T 3291.3 纺织 纺织材料性能和试验术语 第3部分:通用

GB/T 3292 纺织品 纱条条干不匀试验方法 电容法

GB/T 3916 纺织品 卷装纱 单根纱线断裂强力和断裂伸长率的测定

GB/T 3921 纺织品 色牢度试验 耐洗色牢度:试验1～5

GB/T 4743 纱线线密度的测定 绞纱法

GB/T 6152 纺织品 色牢度试验 耐热压色牢度

GB 6529—1986 纺织品的调湿和试验用标准大气

GB/T 8170 数值修约规则

GB/T 8427 纺织品 色牢度试验 耐人造光色牢度:氙弧

GB/T 8695 纺织纤维和纱线的形态 词汇

GB 9994 纺织材料公定回潮率

GB/T 9995—1997 纺织材料含水率和回潮率的测定 烘箱干燥法

GB/T 9996 棉及化纤纯纺、混纺纱线外观质量黑板检验方法

GB/T 15239 孤立批计数抽样检验程序及抽样表

GB/T 16988 特种动物纤维与绵羊毛混合物含量的测定

GSB W 12001 本色筒子纱线外观疵点标准样照

FZ/T 01026 四组分纤维混纺产品定量化学分析方法

FZ/T 01048 蚕丝/羊绒混纺产品混纺比的测定

FZ/T 01050 纺织品 纱线疵点的分级与检验方法 电容式

FZ/T 01053 纺织品 纤维含量的标识

FZ/T 01057 纺织纤维鉴别试验方法

FZ/T 01095 纺织品 氨纶产品纤维含量的测试方法
FZ/T 10001 气流纱捻度的测定 退捻加捻法
FZ/T 20017—2001 毛纱试验方法
SN/T 0464 纺织品中氨纶含量的测试方法
SN/T 0756 进出口麻/棉混纺产品定量分析方法 显微投影仪法
SN/T 1205 纺织品羊毛、腈纶、锦纶和氨纶定量化学分析方法
SN/T 1507 Lyocell与羊毛、桑蚕丝、锦纶、腈纶、涤纶、丙纶二组分纤维混纺纺织品定量化学分析方法
SN/T 1649—2005 进出口纺织品安全项目检验规范
ISO 6939 纺织品 筒子纱 用绞纱法测定纱线抗断裂强度的试验方法

3 术语和定义

GB/T 2828.1、GB/T 3291.1、GB/T 3291.3、GB 6529 和 GB/T 8695 中确立以及下列术语和定义适用于本标准。

3.1

公定回潮率 convantional moisture regain

纺织材料回潮率的约定值。

[GB/T 3291.3—1997,定义 2.42]

纯纺纱线公定回潮率见 GB 9994;混纺纱线公定回潮率按 GB 9994 中公式计算。

3.2

变异系数 coefficient of variation

测量值的标准偏差与测量值的平均值之比的百分率,用于表征测量结果的离散程度。

[GB/T 3291.3—1997,定义 2.29]

$$CV = \frac{\sqrt{\left[\sum_{i=1}^{n}(x_i - \overline{x})^2\right]/(n-1)}}{\overline{x}} \times 100 \quad \cdots\cdots (1)$$

式中:

CV——变异系数,%;
n——试验次数;
x_i——各子试样测试值;
$\overline{x}$——试样平均测试值。

3.3

偏差率 deviation percentage

实测值与标称值的差数对标称值的百分率。

[GB/T 3291.3—1997,定义 2.32]

$$D_p = \frac{W_a - W_d}{W_d} \times 100 \quad \cdots\cdots (2)$$

式中:

D_p——偏差率,%;
W_a——实测值;
W_d——标称值或设计值。

3.4

盈亏率 rate of profit and loss

实测样箱(包)总商业质量与样箱(包)标称总商业质量的差数对样箱(包)标称总商业质量的百分率。

$$\beta = \frac{W_c - W_i}{W_i} \times 100 \qquad \cdots\cdots(3)$$

式中：

β——盈亏率，%；

W_c——样箱(包)总商业质量，单位为千克(kg)；

W_i——样箱(包)总发票或标称商业质量，单位为千克(kg)。

3.5

商业质量　commercial mass

材料干燥后质量加上相应于商业回潮率(或公定回潮率)的质量或材料经萃取后干燥质量加上相应商业允贴的质量所得的材料质量。

注：改写 GB/T 3291.3—1997，定义 2.47。

4　要求

4.1　质量要求：

盈亏率 $\beta \geqslant -0.20\%$。

4.2　包装要求

4.2.1　包装应符合合同或定货单的要求。

4.2.2　包装应平整、清洁、密封、干燥、牢固，适于长途运输。

4.2.3　采用布包装时，缝包针距不应大于 2.5 cm。

4.2.4　包装标志应清晰、不褪色。

4.2.5　标志应符合输入国家或地区的有关规定。

4.3　外观检验项目技术允差与限量见附录 A。

4.4　品质要求中的安全检验项目及其技术允差与限量见 SN/T 1649。

4.5　品质要求中的其他检验项目及其技术允差与限量见各相关标准。

5　抽样

5.1　检验批

采用同一合同，同一报检批，同一原材料、生产工艺、等级、包装及标记的产品为一个检验批。

5.2　质量、包装和品质检验抽样方案(见表 1)

根据产品质量，参照 GB/T 2828.1 中转移规则和程序确定检验的严格度。

表 1　质量、包装和品质检验抽样方案

<table>
<tr><th rowspan="3">批量 N/箱(包)</th><th colspan="6">检验的严格度</th></tr>
<tr><th colspan="2">正常检验</th><th colspan="2">加严检验</th><th colspan="2">放宽检验</th></tr>
<tr><th>质量、包装样/箱(包)</th><th>品质样/筒(绞)</th><th>质量、包装样/箱(包)</th><th>品质样/筒(绞)</th><th>质量、包装样/箱(包)</th><th>品质样/筒(绞)</th></tr>
<tr><td>2～8</td><td rowspan="2">2</td><td rowspan="6">10</td><td>2</td><td rowspan="4">10</td><td rowspan="2">2</td><td rowspan="6">10</td></tr>
<tr><td>9～15</td><td>3</td></tr>
<tr><td>16～25</td><td>3</td><td>5</td><td>3</td></tr>
<tr><td>26～50</td><td rowspan="2">5</td><td>8</td><td rowspan="2">5</td></tr>
<tr><td>51～90</td><td>13</td><td>13</td></tr>
<tr><td>91～150</td><td>8</td><td>20</td><td>20</td><td>8</td></tr>
</table>

表 1（续）

<table>
<tr><th rowspan="3">批量 N/箱(包)</th><th colspan="6">检验的严格度</th></tr>
<tr><th colspan="2">正常检验</th><th colspan="2">加严检验</th><th colspan="2">放宽检验</th></tr>
<tr><th>质量、包装样/箱(包)</th><th>品质样/筒(绞)</th><th>质量、包装样/箱(包)</th><th>品质样/筒(绞)</th><th>质量、包装样/箱(包)</th><th>品质样/筒(绞)</th></tr>
<tr><td>151～280</td><td>13</td><td>13</td><td>32</td><td>32</td><td rowspan="2">13</td><td rowspan="2">13</td></tr>
<tr><td>281～500</td><td>20</td><td>20</td><td>50</td><td>50</td></tr>
<tr><td>501～1 200</td><td>32</td><td>32</td><td>80</td><td>80</td><td>20</td><td>20</td></tr>
<tr><td>1 201～3 200</td><td>50</td><td rowspan="2">50</td><td>125</td><td rowspan="2">125</td><td rowspan="2">32</td><td rowspan="2">32</td></tr>
<tr><td>3 201 及以上</td><td>80</td><td>200</td></tr>
</table>

5.3 需检验长度和结头项目的检验批抽样

定长 500 m 及以下，品质样数在表 1 基础上多抽取 10 筒(绞)，定长 500 m 以上多抽取 3 筒(绞)，作为长度和结头检验试样。

5.4 连续批外观检验抽样方案(见表 2)

采用一次抽样方案，检验水平选择一般检验的Ⅰ水平，接收质量限(AQL)选取 1.5。根据产品质量，按 GB/T 2828.1 中转移规则和程序确定检验的严格度。

表 2 连续批外观检验抽样方案

单位为筒(绞)

<table>
<tr><th rowspan="3">批量 N</th><th colspan="9">检验的严格度</th></tr>
<tr><th colspan="3">正 常 检 验</th><th colspan="3">加 严 检 验</th><th colspan="3">放 宽 检 验</th></tr>
<tr><th>样本量 n</th><th>接收数 Ac</th><th>拒收数 Re</th><th>样本量 n</th><th>接收数 Ac</th><th>拒收数 Re</th><th>样本量 n</th><th>接收数 Ac</th><th>拒收数 Re</th></tr>
<tr><td>2～280</td><td>8</td><td>0</td><td>1</td><td>13</td><td>0</td><td>1</td><td>3</td><td>0</td><td>1</td></tr>
<tr><td>281～1 200</td><td>32</td><td>1</td><td>2</td><td rowspan="2">50</td><td rowspan="2">1</td><td rowspan="2">2</td><td rowspan="2">20</td><td rowspan="2">1</td><td rowspan="2">2</td></tr>
<tr><td>1 201～3 200</td><td>50</td><td>2</td><td>3</td></tr>
<tr><td>3 201～10 000</td><td>80</td><td>3</td><td>4</td><td>80</td><td>2</td><td>3</td><td>32</td><td>2</td><td>3</td></tr>
<tr><td>10 001～35 000</td><td>125</td><td>5</td><td>6</td><td>125</td><td>3</td><td>4</td><td>50</td><td>3</td><td>4</td></tr>
<tr><td>35 001～150 000</td><td>200</td><td>7</td><td>8</td><td>200</td><td>5</td><td>6</td><td>80</td><td>5</td><td>6</td></tr>
<tr><td>150 001 及以上</td><td>315</td><td>10</td><td>11</td><td>315</td><td>8</td><td>9</td><td>125</td><td>6</td><td>7</td></tr>
<tr><td colspan="10">注：外观样品筒(绞)应均匀地从质量样箱中随机抽取。</td></tr>
</table>

5.5 独立批外观检验抽样方案(见表 3)

独立批外观检验抽样按 GB/T 15239 标准规定，采用一次抽样方案模式 B，检验水平选择一般检验的Ⅰ水平，极限质量(LQ)为 5.0%。

表 3 独立批外观检验抽样方案

单位为筒(绞)

<table>
<tr><th rowspan="2">批量 N</th><th colspan="3">抽 样 方 案</th></tr>
<tr><th>样本量 n</th><th>接收数 Ac</th><th>拒收数 Re</th></tr>
<tr><td>1～80</td><td>N</td><td>0</td><td>1</td></tr>
<tr><td>81～10 000</td><td>80</td><td>1</td><td>2</td></tr>
<tr><td>10 001～35 000</td><td>125</td><td>3</td><td>4</td></tr>
<tr><td>35 001～150 000</td><td>200</td><td>5</td><td>6</td></tr>
<tr><td>150 001 及以上</td><td>315</td><td>10</td><td>11</td></tr>
</table>

6 检验

6.1 质量检验

6.1.1 净重检验

6.1.1.1 仪器设备

6.1.1.1.1 磅秤(精确度 0.05 kg)。

6.1.1.1.2 天平(精确度 0.01 g)。

6.1.1.2 检验方法

按表 1 抽样数逐箱(包)用磅秤(6.1.1.1.1)称计毛重,每批回皮称量,内外包装不少于五箱(包),抽样数小于五箱(包)时全部抽样箱(包)回皮称量,筒子纱线取不少于五个筒管及包装胶袋用天平(6.1.1.1.2)称计质量,按式(4)计算净重。

$$W_n = W_g - \overline{W}_t \times N - \frac{\overline{W}_b \times n}{1\,000} \qquad \cdots\cdots(4)$$

式中:

W_n——样箱(包)总净重,单位为千克(kg);

W_g——样箱(包)总毛重,单位为千克(kg);

$\overline{W}_t$——平均每样箱(包)皮重,单位为千克(kg);

$\overline{W}_b$——平均每个筒管及包装胶袋质量,单位为克(g);

N——总抽样箱(包)数;

n——总抽样箱(包)中筒子数。

6.1.2 回潮率检验

6.1.2.1 仪器设备

6.1.2.1.1 烘箱:符合 GB/T 9995—1997 中 5.1 的要求,并附有精确度为 0.01 g 的天平。

6.1.2.1.2 天平(精确度 0.01 g)。

6.1.2.2 试样准备

在质量检验地点从称计完毛重的每个质量样箱(包)中分别抽取一筒(绞)纱线,迅速把筒子纱线样的外层去除 6 mm~10 mm 后,再剥取 50 g~80 g 试样,绞装纱线整绞作为试样,装入洁净的塑料袋或密封容器内,并于 8 h 内用天平(6.1.2.1.2)对样品称计质量,作为试样烘前质量。

6.1.2.3 回潮率检验方法

按 GB/T 9995 执行。

6.1.3 可萃取物含量检验

6.1.3.1 试剂

6.1.3.1.1 乙醚(分析纯)。

6.1.3.1.2 二氯甲烷(分析纯)。

6.1.3.1.3 四氯化碳(分析纯)。

6.1.3.1.4 苯(分析纯)。

6.1.3.1.5 甲醇(分析纯)。

6.1.3.2 仪器设备

6.1.3.2.1 烘箱:符合 GB/T 9995—1997 中 5.1 的要求。

6.1.3.2.2 天平(精确度 0.1 mg)。

6.1.3.2.3 索氏萃取器:浸抽管容量为 250 mL,配有磨砂玻璃接口接装 250 mL 蒸馏瓶,并附有蛇形回流式冷凝装置。

6.1.3.2.4 恒温水浴锅:水温控制 40 ℃~100 ℃。

6.1.3.2.5 过滤套管：能滤去所有细小固体，其长度是以超过虹吸口的顶部，容量能装入 5 g 试样；或用过滤纸代替包住试样。

6.1.3.2.6 干燥器、称量盒。

6.1.3.3 试样准备

把全部品质样筒(绞)纱线合并在缕纱测长器(6.4.2.1)上摇出一绞，从摇出的纱线中剪取各 5 g 的试样两份，分别用过滤纸包好或放入过滤套管(6.1.3.2.5)内。

6.1.3.4 检验方法

把蒸馏瓶置于温度为 105 ℃±2 ℃的烘箱(6.1.3.2.1)内按 GB/T 9995—1997 箱外称重法烘燥至恒重，用天平(6.1.3.2.2)称取蒸馏瓶质量。称量盒用同样方法确定质量。

将装有试样的过滤套管放入索氏萃取器(6.1.3.2.3)，并保证试样在萃取过程中低于虹吸管的顶部。

萃取器下接上已知质量的蒸馏瓶，注入至少 1.5 倍萃取器容量的萃取试剂(按表 4 选择试剂)。

表 4 各种纤维成分纱线可萃取物含量检验适用的萃取试剂和萃取时间

纤 维 成 分	萃 取 试 剂	萃取时间/h ≥
羊毛	乙醚、二氯甲烷	3
腈纶	乙醚、二氯甲烷	3
涤纶、丙纶、粘胶、富纤	乙醚	2.5
维纶	苯-甲醇(2∶1)	6
锦纶	四氯化碳	2.5

将蒸馏瓶放入恒温水浴锅(6.1.3.2.4)内，调节恒温水浴锅温度，使试剂虹吸回流次数每小时不少于九次，总萃取时间按表 4 规定。

萃取完成后，回收试剂，从萃取器中取下蒸馏瓶，取出试样放入已知质量称量盒。待试样和蒸馏瓶中试剂蒸发净后置于 105 ℃±2 ℃的烘箱内按 GB/T 9995—1997 箱外称重法烘燥至恒重。

6.1.4 检验结果的计算

6.1.4.1 按式(5)计算试样实测回潮率。

$$R_a = \frac{m_o - m_s}{m_s} \times 100 \quad \cdots\cdots(5)$$

式中：

R_a——试样实测回潮率，%；

m_o——试样烘前质量，单位为克(g)；

m_s——试样烘后干重，单位为克(g)。

6.1.4.2 按式(6)计算试样实测可萃取物含量。

$$O_a = \frac{W_1 - W_2}{W_3 - W_4} \times 100 \quad \cdots\cdots(6)$$

式中：

O_a——试样实测可萃取物含量，%；

W_1——萃取后蒸馏瓶烘干质量，单位为克(g)；

W_2——萃取前蒸馏瓶烘干质量，单位为克(g)；

W_3——称量盒和萃取后试样烘干质量，单位为克(g)；

W_4——称量盒烘干质量，单位为克(g)。

6.1.4.3 按式(7)计算没有协定可萃取物含量的样箱(包)总商业质量。

$$W_c = W_n \times \frac{100 + R_c}{100 + R_a} \quad \cdots\cdots(7)$$

式中：

W_c——样箱(包)总商业质量，单位为千克(kg)；

W_n——样箱(包)总净重，单位为千克(kg)；

R_c——公定回潮率，%；

$\overline{R}_a$——试样平均实测回潮率，%。

6.1.4.4 按式(8)计算有协定可萃取物含量的样箱(包)总商业质量。

$$W_c = W_n \times \frac{(100+R_c)(100+O_c)}{(100+\overline{R}_a)(100+\overline{O}_a)} \quad \cdots\cdots(8)$$

式中：

W_c——样箱(包)总商业质量，单位为千克(kg)；

W_n——样箱(包)总净重，单位为千克(kg)；

R_c——公定回潮率，%；

$\overline{R}_a$——试样平均实测回潮率，%；

O_c——协定可萃取物含量，%；

$\overline{O}_a$——试样平均实测可萃取物含量，%。

6.1.4.5 按式(3)计算盈亏率。

6.1.4.6 按式(9)计算折算全批商业质量。

$$W = W_I \times \left(1+\frac{\beta}{100}\right) \quad \cdots\cdots(9)$$

式中：

W——折算全批商业质量，单位为千克(kg)；

W_I——全批发票质量，单位为千克(kg)；

β——盈亏率，%。

6.1.5 检验结果的表示

按附录B规定。

6.2 包装检验

包装检验按4.2要求，检验所抽取的每一箱(包)产品。

6.3 外观检验

6.3.1 检验条件

成形外观质量检验应在正常天气时北向自然光或采用照度为500 lx±50 lx的灯光，光源与检验台面的距离为1 m～1.2 m，眼睛与被检物距离为65 cm±20 cm进行检验。

6.3.2 仪器设备

6.3.2.1 天平(最大称量4 kg，精确度0.1 g)。

6.3.2.2 大小适合放置50个筒子的台案。

6.3.3 检验方法

6.3.3.1 缝纫线和绣花线外观检验按各相关产品标准执行。

6.3.3.2 其他纱线按表2或表3抽样数对所取样品进行逐个检验，并以最能显示疵点程度的角度进行观察。同时用天平(6.3.2.1)逐一称量筒(绞)质量，筒(绞)质量偏差检验数量与外观检验筒子数相同，在称量时需考虑筒管的质量及实际回潮率。

6.4 品质检验

6.4.1 试样准备

品质样需在GB 6529—1986定义的二级标准大气条件下，按该标准的第4章进行调湿达到平衡，仲裁试验采用一级标准大气条件。对较湿的样品需按GB 6529—1986的第3章进行预调湿到接近平衡，使样品回潮率降至公定回潮率以下再进行调湿。

6.4.2 长度检验

6.4.2.1 仪器设备

缕纱测长器：其摇纱周长应满足由整圈数摇得所需纱长，推荐周长为 1 000 mm±0.5 mm。具有避免纱线聚集的横动导纱装置。装有定量控制张力的积极喂入系统；或通过其他方法能使其张力得以定量控制。

6.4.2.2 摇纱张力

a) 对非变形纱线以及膨体纱线：0.5 cN/tex±0.1 cN/tex；

b) 其中针织绒和粗纺毛纱线：0.25 cN/tex±0.05 cN/tex；

c) 其他变形纱线：1.0 cN/tex±0.2 cN/tex。

6.4.2.3 检验方法

按 6.4.2.2 预加张力在缕纱测长器(6.4.2.1)上摇取长度试验样品，每摇满 100 m 后应把摇出纱线拨在一旁再继续摇取，一直到样品全部摇完。

试验时如遇超长，在公差允许范围内按实际长度计算。如超过正公差时，超过部分不计算。不足长度时按实际长度计算。

6.4.2.4 按式(2)计算长度公差，实测长度以试样的全部试验值的算术平均值表示。

6.4.3 结头检验

6.4.3.1 检验方法

与 6.4.2 检验同时进行，在每摇满 100 m 后检查并记录该 100 m 试样内的结头数。单纱和初捻(即二次加捻线的第一次加捻)的结头不作结头论。

6.4.3.2 结头数

以试样的全部试验值的算术平均值表示。

6.4.4 线密度、线密度变异系数、线密度偏差、百米质量变异系数和百米质量偏差检验

按 GB/T 4743 执行。其中线密度采用方法 3，线密度变异系数、线密度偏差、百米质量变异系数和百米质量偏差采用方法 1。按式(1)计算百米质量变异系数、线密度变异系数，按式(2)计算百米质量偏差、线密度偏差。每筒(绞)最少试验一次，各筒(绞)试验次数相同，全批试验次数≥30。

6.4.5 气流纺纱捻度和捻系数检验

按 FZ/T 10001 执行，其他单纱捻度和捻系数检验按 GB/T 2543.2 执行，股线捻度和捻系数检验按 GB/T 2543.1 执行。按式(1)计算捻度变异系数，按式(2)计算捻度偏差。每筒(绞)最少试验一次，各筒(绞)试验次数相同，全批试验次数≥40。

6.4.6 单根断裂强力和断裂伸长率检验

按 GB/T 3916 执行。按式(1)计算断裂强力变异系数和断裂伸长率变异系数，按式(10)计算断裂强度，按式(11)计算断裂长度。每筒(绞)最少试验一次，各筒(绞)试验次数相同，全批试验次数≥100。

$$T_B = \frac{\overline{F}}{\bar{\rho}_1} \quad \cdots\cdots(10)$$

式中：

T_B——断裂强度，单位为厘牛每特(cN/tex)；

$\overline{F}$——平均断裂强力，单位为厘牛(cN)；

$\bar{\rho}_1$——实测线密度，单位为特(tex)。

$$L_B = \frac{\overline{F}}{0.980\,7 \times \bar{\rho}_1} \quad \cdots\cdots(11)$$

式中：

L_B——断裂长度，单位为千米(km)；

$\bar{F}$——平均断裂强力,单位为厘牛(cN);

$\bar{\rho}_1$——实测线密度,单位为特(tex)。

6.4.7 绞纱强力检验

按 ISO 6939 执行。

6.4.8 黑板条干均匀度检验

按 GB/T 9996 执行。毛纱黑板条干均匀度检验按 FZ/T 20017—2001 中 7.11 执行。麻及其混纺纱线黑板条干均匀度按各相关产品标准中检验方法执行。

6.4.9 黑板棉结杂质数检验

按 GB/T 398—1993 中附录 A 执行。毛纱表面疵点检验按 FZ/T 20017—2001 中 7.10 执行。麻及其混纺纱线粒结杂质数、粗节、麻粒等按各相关产品标准中检验方法执行。

6.4.10 电子条干均匀度检验

按 GB/T 3292 执行。

6.4.11 纱线疵点检验

按 FZ/T 01050 执行。

6.4.12 毛纱缩水率检验

按 FZ/T 20017—2001 中 7.4 执行。

6.4.13 混纺纱线纤维鉴别和含量检验

按 FZ/T 01057、GB/T 2910、GB/T 2911、GB/T 16988、FZ/T 01026、FZ/T 01048、FZ/T 01095、SN/T 0464、SN/T 0756、SN/T 1205、SN/T 1507 执行。

6.4.14 漂染纱线色差检验

按 GB 250 执行。

6.4.15 漂染纱线耐洗色牢度检验

按 GB/T 3921 执行。

6.4.16 漂染纱线耐热压色牢度检验

按 GB/T 6152 执行。

6.4.17 漂染纱线耐光色牢度检验

按 GB/T 8427 执行。

6.4.18 漂染纱线耐水色牢度检验

按 SN/T 1649—2005 中 5.3.1 执行。

6.4.19 漂染纱线耐汗渍色牢度检验

按 SN/T 1649—2005 中 5.3.2 执行。

6.4.20 漂染纱线耐摩擦色牢度检验

按 SN/T 1649—2005 中 5.3.3 执行。

6.4.21 漂染纱线耐唾液色牢度检验

按 SN/T 1649—2005 中 5.3.4 执行。

6.4.22 漂染纱线甲醛含量检验

按 SN/T 1649—2005 中 5.1 执行。

6.4.23 漂染纱线 pH 值检验

按 SN/T 1649—2005 中 5.2 执行。

6.4.24 纱线异味检验

按 SN/T 1649—2005 中 5.4 执行。

6.4.25 漂染纱线可分解芳香胺染料含量检验

按 SN/T 1649—2005 中 5.5 执行。

6.4.26　检验结果的表示

按附录B规定。

7　检验结果的判定

7.1　质量检验结果判定

盈亏率 $\beta \geqslant -0.20\%$，判定质量检验合格；盈亏率 $\beta < -0.20\%$，判定质量检验不合格。

7.2　包装检验结果判定

每一箱(包)的包装均合格，判定该批包装检验合格，否则为不合格。

7.3　外观检验结果判定

7.3.1　缝纫线和绣花线外观检验结果

按各相关产品标准判定。

7.3.2　其他纱线

7.3.2.1　累计疵筒(绞)数≤接收数 Ac，判定合格；累计疵筒(绞)数≥拒收数 Rc，判定不合格。

7.3.2.2　霉变纱、黄白纱、错规格及异性纤维纺入一经发现，判定不合格。

7.4　品质检验结果判定

7.4.1　混纺纱线纤维含量按 FZ/T 01053 要求评定。

7.4.2　漂染纱线的 6.4.18～6.4.25 各个检验项目均符合 SN/T 1649 中相关要求，判定合格；否则，判定不合格。

7.4.3　其他检验项目应符合各相关产品标准要求，全部项目符合相应标准等级要求的，判定合格；有一项不符合标准等级的要求，判该项目不合格。

7.5　整批检验结果判定

质量、包装、外观和品质检验均合格的，判定该批产品合格；有一项或一项以上不合格的，判定该批产品不合格。

8　不合格处理

8.1　合格批中的不合格品应由生产方返工整理或调换处理。

8.2　对能返工整理的不合格项目，如由于质量、包装和外观质量(仅标签不符、生头纱等)而判定不合格的批，允许返工整理。

8.3　经返工整理后可重新申请复验一次，复验时，只对不合格项目进行复验，其复验结果作为最后检验结果，如合同另有规定的按合同执行。

9　其他

国家法规或贸易合同有特殊要求的，按有关法规和合同要求，并结合本检验规程综合检验判定。

附 录 A
（规范性附录）
外观检验项目及技术允差

A.1 筒子外观项目及质量要求见表 A.1。

凡有表 A.1 中所列情况之一者作疵筒计。

表 A.1 筒子外观项目及质量要求

项 目	要 求 程 度
小头攀	长度 4 cm 以上，3 cm～4 cm 超过 1 根者或 2.5 cm 以下 5 根成网状
大头攀	3 cm 以上者
侧面重叠端面反边	卷边长度超过 5 cm 或宽度超过 0.3 cm 者
小辫子纱绕管攀	不允许
生头纱	长度短于 13 cm 或有结头、油污渍
菊花芯	细支纱小头距筒管壁 1 cm 以上，中粗支纱距筒管壁 1.5 cm 以上
轧断头	不允许
筒重偏差	超出表 A.2 允许范围不允许
平头筒子	距筒管壁 1 cm 内纱线与筒管平齐
标签不符	商标、支别标签错贴、漏贴、重叠
筒管不良	筒管用错、明显变形、筒管里外有油污、浆糊
杂物附着	筒子纱内外包装夹带飞花、回丝及其他杂物
成形不良	筒子纱表面明显凹凸，深度 0.3 cm 明显压印、松筒
注：以上疵筒样照见 GSB W 12001，定长纱不允许有生头纱。	

A.2 筒重偏差要求见表 A.2。

表 A.2 筒重偏差要求

单位为克

装箱情况/（只/箱）	每箱公定质量 100 lb 时，单只筒重	每箱公定质量 50 kg 时，单只筒重	允许偏差	定长纱允许偏差
18	2 520	2 778	±100	±35
24	1 890	2 083	±75	±30
30	1 512	1 667	±75	±30
35	1 260	1 389	±75	±30
48	945	1 042	±50	±25

A.3 绞纱外观项目及质量要求见表 A.3。

凡有表 A.3 中所列情况之一者作疵绞计。

表 A.3 绞纱外观项目及质量要求

项 目	要 求 程 度
乱绞	不允许
大小绞	绞重偏差大于平均绞重的 4%
接头不良	单纱超过 0.3 cm
双纱	不允许
松紧纱	允许轻微
断头	不允许单根断头和成束断头

附 录 B
（规范性附录）
检验结果计算值的修约规定

一批纱线的各种检验结果是由该项检验的全部检验值的计算结果表示，各种检验结果的计算值精确度，除已规定者外，按表 B.1 规定。检验结果按照 GB/T 8170 规定的方法进行修约。

表 B.1 计算值的修约规定

检 验 项 目	单 位	小数点后有效位数
单根断裂强度	cN/tex	1
单根断裂强力	cN	三位有效数字
断裂长度	km	1
变异系数	%	1
百米重量偏差及线密度偏差	%	1
平均百米干燥重量	g/100 m	3
线密度	tex	1
黑板条干均匀度	块(分)	整数
外观疵点数[a]	粒(个)/g;个/100 m;个/400 m;个/800 m	1
纱疵	个/100 km或个/50 km	整数
捻度	捻/10 cm	1
捻系数	—	整数
特克斯开方(计算捻系数用)	—	2
结头	个/筒	1
实测长度	m	1
长度公差	%	1
混纺纱线公定回潮率	%	1
修正强力用回潮率	%	1
折算重量用回潮率	%	2
可萃取物含量	%	2
样箱(包)总净重	kg	2
样箱(包)总商业质量	kg	2
折算全批商业质量	kg	1

表 B.1（续）

检 验 项 目	单 位	小数点后有效位数
盈亏率	%	2
纤维含量	%	1
[a] 棉结粒数、棉结杂质总粒数、粗节、大节、小节、麻粒等属于外观疵点数。		

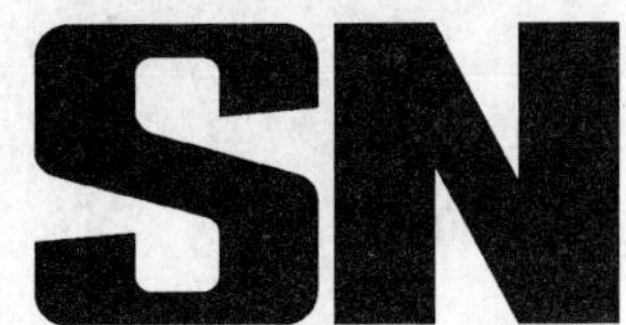

中华人民共和国出入境检验检疫行业标准

SN/T 2162—2008

壳聚糖抗菌棉纺织品检验规程

Rules for the inspection of cotton fabric treated with chitosan antimicrobial agent

2008-09-04 发布　　2009-03-16 实施

中华人民共和国国家质量监督检验检疫总局 发布

前 言

本标准的附录 A、附录 B 均为规范性附录。

本标准由国家认证认可监督管理委员会提出并归口。

本标准起草单位:中华人民共和国江苏出入境检验检疫局、江南大学。

本标准主要起草人:季晓丹、邓炳耀、邓瑾、姚静、高卫东、孙萍、王世花。

本标准是首次发布的出入境检验检疫行业标准。

壳聚糖抗菌棉纺织品检验规程

1 范围

本标准规定了壳聚糖抗菌棉纺织品的取样、检验项目、试验方法及检验结果的判定。

本标准适用于经过壳聚糖抗菌整理的棉纺织品的质量评价。

2 规范性引用文件

下列文件中的条款通过本标准的引用而成为本标准的条款。凡是注日期的引用文件，其随后所有的修改单(不包括勘误的内容)或修订版均不适用于本标准，然而，鼓励根据本标准达成协议的各方研究是否可使用这些文件的最新版本。凡是不注日期的引用文件，其最新版本适用于本标准。

GB/T 2912.1 纺织品 甲醛的测定 第1部分:游离水解的甲醛(水萃取法)

GB/T 3923.1 纺织品 织物拉伸性能 第1部分:断裂强力和断裂伸长率的测定 条样法

GB/T 6682 分析实验室用水规格和试验方法(GB/T 6682—2008,ISO 3696:1987,MOD)

GB/T 7573 纺织品 水萃取液 pH 值的测定(GB/T 7573—2002,ISO 3071:1980,MOD)

GB/T 8629—2001 纺织品 试验用家庭洗涤及干燥程序(eqv ISO 6330:2000)

GB 18401 国家纺织产品基本安全技术规范

FZ/T 01021—1992 织物抗菌性能实验方法

3 术语和定义

下列术语和定义适用于本标准。

3.1

试样 test sample

经过壳聚糖抗菌整理的棉纺织品。

3.2

壳聚糖抗菌整理 antibacterial finishing with chitosan

运用壳聚糖抗菌物质对纺织品进行处理，使其具有抗菌功能的染整加工过程。

3.3

壳聚糖抗菌棉纺织品 antibacterial cotton fabric treated with chitosan

经过壳聚糖整理剂整理，能够抑制棉织物上的细菌生长或繁殖的棉纺织品。

3.4

标准对照试样 standard comparison sample

通过常规的煮炼而得到的棉织物(见附录 A)。

3.5

菌落 colony

在一块培养基上，通过一个单一细胞的扩增生成的上百万个同种细菌所形成的菌落。该菌落肉眼可见，并根据细菌种属、所用琼脂及培养条件的不同而具有不同的形状。

3.6

十进制稀释 decimal dilutions

从原始滤液开始的一系列10倍连续递增稀释。

4 取样

用于检验的壳聚糖抗菌棉织物样品，需离下机卷装布边端 2 m 处裁剪。舍去最外面至少 1 m 的全幅布。

5 试验方法

5.1 试验项目

试验项目包括壳聚糖抗菌棉织物的甲醛、pH 值、异味、断裂强力、抗菌性能检测(见附录 B)。

5.2 甲醛的测定

甲醛的测定按 GB/T 2912.1 执行。

5.3 pH 值的测定

pH 值的测定按 GB/T 7573 执行。

5.4 异味的测定

异味的测定按 GB 18401 执行。

5.5 断裂强力的测定

断裂强力按 GB/T 3923.1 执行。

5.6 抗菌性能检测

按附录 B 执行。

6 检验结果的判定

6.1 甲醛含量、pH 值、异味、断裂强力、抑菌率指标均符合合格品技术要求的，判断该批产品为合格品。其中有一项不合格的，判断该批产品为不合格品。

6.2 合格品技术要求见表 1。

表 1 壳聚糖抗菌棉纺织品质量指标合格技术要求

项 目		技 术 要 求
甲醛含量/(mg/kg)	≤	75
pH 值		4.0～7.5
异味		无
断裂强力/(N/5×20 cm)		经(纬)向强力不低于 176
抑菌率/%	≥	50

附 录 A
（规范性附录）
标准对照试样及标准洗涤方法

A.1 标准对照试样(空白织物)是十分重要的测试基准物,应采用统一的标准对照试样。标准对照试样应由国家授权的机构或单位发放,以确保检测的可比性。

A.2 标准对照试样常用的制备工艺

标准对照试样的制备采用工厂常用的煮炼工艺,要求充分去除坯布上的杂质及油污,具有良好的外观质量和较好的吸水性、渗透性等内在品质。

标准对照试样按下列工艺制备:经烧毛和退浆的纯棉本白机织布⟶浸轧(NaOH 10 g/L～15 g/L)⟶煮炼(NaOH 织物重量 3%～4%,肥皂 0.5%～0.75%,在温度 120 ℃～130 ℃下循环煮炼 3 h)⟶水洗⟶酸洗⟶水洗⟶中和⟶水洗⟶烘干⟶检验。

A.3 标准对照试样的使用

一般情况下,用由国家授权的机构发放的标准对照试样,在进行抗菌试验时,要首先按 A.4 所示洗涤方法,不加洗涤剂,对其进行 5 次～10 次洗涤后,才能作为合格的标准对照试样。

A.4 标准洗涤方法

A.4.1 提示

为了合理评价壳聚糖抗菌棉织物耐久性和满足用户的实际需要,需要使用标准洗涤剂,采用标准的洗涤方法。

A.4.2 标准洗涤剂

标准洗涤剂应符合 GB/T 8629—2001 附录 A 中所规定的 AATCC1993 标准合成洗涤剂 WOB(无磷配方,不含荧光增白剂),标准洗涤剂应由国家授权的机构或单位发放。

A.4.3 标准洗涤方法

标准洗涤方法应按照 GB/T 8629—2001(2A,烘箱干燥)进行。

附　录　B
（规范性附录）
抗菌性能检测方法

B.1　安全要求及局限性

由于本试验所使用的试验菌是容易使人感染致病的细菌，因此应采取一切必要的预防措施，以避免危害试验人员和周围环境及有关人员。试验应由在微生物检测方面训练有素的专业人员从事。

B.2　原理

将抗菌整理织物和标准对照试样（空白织物）分别放于空三角烧瓶中，用试验菌接种，并恒温培养，一定时间后，洗涤细菌并测定细菌数量，然后计算抗菌整理织物上的细菌比标准对照试样上的细菌的减少百分率。

B.3　仪器设备与试剂

B.3.1　仪器

B.3.1.1　恒温培养箱，温度精度±1 ℃。

B.3.1.2　高压蒸汽消毒器（简称灭菌锅）。

B.3.1.3　天平，感量为±0.01 g。

B.3.1.4　生物安全柜或100级层流超净工作台。

B.3.1.5　5 ℃～10 ℃玻璃门冷藏箱。

B.3.1.6　保存菌种用冰箱。

B.3.1.7　40倍～100倍体式显微镜。

B.3.2　器皿

B.3.2.1　三角烧瓶，容量为250 mL。

B.3.2.2　生化培养皿（简称平皿），皿底直径为9 cm。

B.3.2.3　定量刻度吸管，容量为0.5 mL、1 mL和10 mL，最小刻度分别为0.005 mL、0.01 mL和0.1 mL。

B.3.2.4　试管，18 mm×200 mm。

B.3.2.5　酒精灯。

B.3.2.6　取菌环。

B.3.2.7　酸度计。

B.3.3　试剂

B.3.3.1　蒸馏水符合GB/T 6682规定的三级水。

B.3.3.2　蛋白胨：生化试剂。

B.3.3.3　牛肉膏：生化试剂。

B.3.3.4　琼脂：试剂级。

B.3.3.5　氯化钠：分析纯。

B.3.3.6　氢氧化钠：分析纯。

B.3.3.7　磷酸氢二钠：分析纯。

B.3.3.8　磷酸二氢钠：分析纯。

B.3.3.9　无水乙醇。

B.4 试验菌

B.4.1 金黄色葡萄球菌(ATCC6538)。

B.4.2 大肠杆菌(8099)。

B.4.3 根据产品用途需采取的其他测试菌种由供需双方另行商定。

B.5 试验准备

B.5.1 抗菌实验的测试样的准备

距布边 10 cm 以上剪取直径为 5 cm 的圆试样若干,所用试样块数要根据织物组织、厚薄而定,以能吸收 0.5 mL 菌液且三角烧瓶中不留残液为宜(厚型棉织物一般为 1 块～2 块,薄型的为 3 块～4 块),另剪取标准对照试样的圆样若干(标准对照试样的块数要与试样的块数相同)。将试样和标准对照试样分别装于三角烧瓶中,将两个烧瓶封口,并在 103 kPa 压力下灭菌 15 min,备用。

B.5.2 菌液准备

从 3 代～10 代的菌种试管斜面中取一接种环细菌,以划线法接种到营养琼脂斜面上,在 37 ℃培养箱中培养 24 h,用肉汤含量为 1%的磷酸盐缓冲液将斜面上的菌洗下,并进行一系列的稀释,使 1 mL 菌液含有 1×10^5～2×10^5 个细菌,备用。

B.5.3 培养基及溶液的准备

B.5.3.1 营养琼脂培养基

蛋白胨 5 g
牛肉膏 3 g
琼脂粉 15 g
蒸馏水 1 000 mL

将各成分放到一个烧瓶中混合,将烧瓶放于沸水浴中加热,充分地溶解,再用 0.1 mol/L 的氢氧化钠调节 pH 值至 6.8±0.2,在 103 kPa 的灭菌锅内灭菌 15 min。若不马上使用,把它放在 5 ℃～10 ℃的条件下保存,保存期不能超过 1 个月。

B.5.3.2 磷酸盐缓冲液(PBS)

溶液 A:0.2mol/L Na_2HPO_4

溶液 B:0.2mol/L NaH_2PO_4

(72 mLA+28 mLB)混合+5 g NaCl+1 000 mL 蒸馏水。

用 0.1 mol/L 的 NaOH 调节 pH 值至 7.0,在三个三角烧瓶中分别装 100 mL 缓冲液,封口,在 103 kPa 的灭菌锅内灭菌 15 min。

B.5.3.3 营养肉汤

牛肉膏 3 g
蛋白胨 5 g
蒸馏水 1 000 mL

将各成分放于一个烧瓶中混合,彻底地溶解,再用 0.1 mol/L 的 NaOH 溶液将 pH 调节至 6.8±0.2,盖上塞子,在 103 kPa 的灭菌锅内灭菌 15min。若不立刻使用,把它放在 5 ℃～10 ℃的条件下保存,保存期不能超过 1 个月。

B.6 试验步骤(无菌操作)

B.6.1 织物的接种

将准备好的菌液静置 15 min,分别用 0.5 mL 的灭菌定量刻度吸管,小心移取 0.5 mL 菌液,分别加在两个准备好的三角烧瓶内的织物上,确保其均匀分布,封好瓶口,以防蒸发。

B.6.2 定期培养

将装有试样和标准对照试样的三角烧瓶放入 37 ℃±1 ℃的恒温箱内培养 20 h±2 h。

B.6.3 定期培养后制取菌样

B.6.3.1 将装有试样和标准对照试样的三角烧瓶取出，向两个烧瓶中分别加入 100 mL 缓冲液，剧烈摇晃瓶子 1 min，洗涤细菌，用 1 mL 灭菌定量刻度吸管吸取 1 mL 洗涤液，沿管壁徐徐注入含有 9 mL PBS 的试管内(注意定量刻度吸管尖端不要触及管内稀释液)，摇晃试管混合均匀，做成 1∶10 的稀释液。

B.6.3.2 另取 1 mL 灭菌定量刻度吸管，按上述稀释顺序，作 10 倍递增稀释液，如此每递增一次，即换用 1 支灭菌定量刻度吸管。

B.6.3.3 通常选择 2 个～3 个稀释度是适宜的，分别在作 10 倍递增稀释的同时，即以吸取该稀释液的定量刻度吸管移 1 mL 稀释液于灭菌平皿内，每个稀释度做两个平皿。

B.6.3.4 稀释液移入平皿后，应及时将凉至 46 ℃的营养琼脂培养基(可放置于 46 ℃±1 ℃水浴保温)约 15 mL 注入平皿内，并转动平皿使其混合均匀。

B.6.3.5 待琼脂凝固后，翻转平皿，置 37 ℃±1 ℃恒温箱内培养 48 h±2 h 取出，计算平皿内菌落数目，乘以稀释倍数，即得每个样品所含细菌总数。

B.6.4 菌落计数方法

按照 FZ/T 01021—1992 中 9.4 菌落计数方法进行。

B.6.5 菌落计数的报告

按照 FZ/T 01021—1992 中 9.5 菌落计数的报告进行。

B.6.6 试验有效性判断

为保证试验的有效性(无菌性、细菌典型性)应当在试验同时另做三个试验：

a) 试样不接种，在“0”接触时间制取菌样，其菌落数为“0”个；

b) 标准对照试样接种并培养 20 h，制取菌样，其菌落数比对照织物“0”接触时间的菌落数明显增加；

c) 培养皿中不滴加稀释液，直接倾注营养琼脂培养基，培养 20 h±2 h 后，培养基上没有菌落产生。

B.6.7 试验结果计算

按式(1)计算抑菌率。

$$\text{抑菌率}(\%) = \frac{20\text{ h后标准对照样上的活菌数} - 20\text{ h后试样上的活菌数}}{20\text{ h后标准对照样上的活菌数}} \times 100 \quad \cdots\cdots(1)$$

B.6.8 试验报告

a) 试验用细菌；

b) 所用试样块数：

c) 试样洗涤方法及所用洗剂；

d) 试样洗涤次数；

e) 试验菌种；

f) 抑菌率；

g) 人员及环境认可单位：

h) 试验日期；

i) 偏离本标准规定的细节；

j) 其他需要说明的内容。

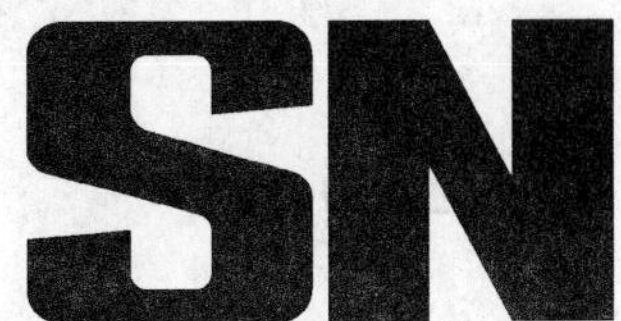

中华人民共和国出入境检验检疫行业标准

SN/T 2306.2—2010

帽类检验规程　第2部分：纺织帽

Rules for caps inspection—Part 2：Textile caps

2010-11-01发布　　2011-05-01实施

中华人民共和国国家质量监督检验检疫总局　发布

前　言

SN/T 2306《帽类检验规程》分为以下部分：

——第1部分：安全帽；

——第2部分：纺织帽。

本部分为SN/T 2306的第2部分。

本部分按照GB/T 1.1—2009给出的规则起草。

本部分由国家认证认可监督管理委员会提出并归口。

本部分起草单位：中华人民共和国深圳出入境检验检疫局。

本部分主要起草人：褚乃清、刘彩明、李丽霞、唐莉纯、李燕华。

帽类检验规程　第2部分:纺织帽

1　范围

SN/T 2306的本部分规定了纺织帽的外观质量和内在质量的要求以及抽样、检验和检验结果的判定。

本部分适用于进出口纺织帽的检验。

本部分不适用于供安全用途或特殊用途而设计制造的头部防护用品、帽子。

2　规范性引用文件

下列文件对于本文件的应用是必不可少的。凡是注日期的引用文件,仅注日期的版本适用于本文件。凡是不注日期的引用文件,其最新版本(包括所有的修改单)适用于本文件。

GB/T 250　纺织品　色牢度试验　评定变色用灰色样卡

GB/T 3921　纺织品　色牢度试验　耐皂洗色牢度

GB/T 5711　纺织品　色牢度试验　耐干洗色牢度

GB 6675　国家玩具安全技术规范

GB/T 8427　纺织品　色牢度试验　耐人造光色牢度:氙弧

GB/T 8630　纺织品　洗涤和干燥后尺寸变化的测定

FZ/T 73002　针织帽

FZ/T 80008　缝制帽术语

FZ/T 80010　服装人体头围测量方法与帽子尺寸代号标示

FZ/T 82002　缝制帽

SN/T 1649—2005　进出口纺织品安全项目检测规范

SN/T 1932.2　进出口服装检验规程　第2部分:抽样

AATCC 16(5)　纺织品　耐光色牢度试验方法—氙弧

AATCC 61　纺织品耐洗色牢度试验方法

AATCC 132　耐干洗色牢度试验方法(AATCC 132—2004,eqv ISO 105-D01:1993)

AATCC 135　织物洗涤后尺寸变化试验方法

3　术语和定义

FZ/T 73002、FZ/T 82002、FZ/T 80008、FZ/T 80010界定的及下列术语和定义适用于本文件。

3.1

纺织帽　textile caps

以纺织原料为主的缝制或针织的帽子。

3.2

缝制帽　woven caps

以纺织机织物为主要原料生产的帽子。

3.3

针织帽 knitted caps

以纺织针织物为主要原料或通过针织工艺生产的帽子。

4 要求

4.1 外观质量要求

外观不合格名称及分类规定见表1。规格要求表见表2。

表1 外观不合格名称及分类表

检验项目	不合格名称	不合格分类
整体外观	帽面存在破损或明显污渍	A
	附件品质不良,金属附件锈蚀	A
	帽顶不平圆,面顶丝绺明显歪斜	A
	帽檐不正,墙缝互差超过0.5 cm	A
	帽口歪斜、凹腰;瓣尖不正,合缝不平顺,明显嘬顶和尖顶	A
	帽前挡两角、耳扇不对称,互差超过0.5 cm	A
	对条对格互差大于0.3 cm	A
	止口不顺直,存在反吐、明显起皱	A
	绣花花型错误或明显起皱	A
	缺件、漏序、错序	A
	面料与里料大小、长短不相配	A
	成品帽表面有凹凸不匀、松紧不匀、花纹不齐、花针、漏针、吊针、稀路针、瘪针、豁口、豁口边、破洞、油针、修疤和坏针形成的疵点等缺陷	A
	线头修剪不齐,超过1.5 cm的线头达3处	B
	轻微皱缩,松紧轻微不匀	B
面料质量	粗纱粗于1倍,长2 cm以上或粗纱粗于2倍以上,长1 cm以上	A
	针织面料断纱1根或以上,机织面料断纱2根或以上	A
	油纱长1.5 cm及以上	A
	明显色档或皱缩	A
	污渍最大尺寸0.5 cm或以上	A
	机织面料断纱1根	B
	污渍最大尺寸小于0.5 cm,污渍色差大于3-4级	B
缝制质量	缝制吃势严重不匀,严重吃纵	A
	明线线路明显不顺直、不等宽	A
	开线、断线、毛漏	A
	20 cm内跳针2处以上	A
	针距密度低于要求3针或以上	A
	掉扣掉件,残扣、扣眼未开,扣与眼不对位	A

表 1（续）

检 验 项 目	不合格名称	不合格分类
缝制质量	针距密度低于规定 3 针以下	B
	明线不顺、不等宽	B
	20 cm 内跳针 2 处	B
	车缝吃势不匀，缝制吃纵	B
	接线双轨	B
整烫质量	有烫黄、掉色变色、极光、死皱印现象之一	A
	用粘合衬部位渗胶或脱胶	A
	有可恢复的皱折，折叠不良	B
	局部轻微极光	B
色差	同件产品表面部位的同一面料色差低于 4 级；帽里的色差低于3-4 级；同批产品的色差或与确认样的色差低于 4 级	A
规格	规格偏差超过表 2 规定的允许偏差 100%及以上	A
	规格偏差超过表 2 规定的允许偏差 100%以下	B
标识	标识说明内容缺项，说明内容不准确	A
	商标不端正、不平服，钉标识线与商标底色的色泽不相宜	B

表 2　规格要求表

产 品 种 类	序　　号	部　　位	允许偏差 cm
缝制帽	1	帽口内围	+0.4/−0.3
	2	帽顶中长	±0.3
	3	帽顶中宽	±0.3
	4	帽墙中高	±0.3
	5	帽檐中长	±0.2
	6	帽围中高	±0.3
	7	帽瓣中高	±0.3
	8	头门中高	±0.2
	9	帽扇中高	±0.4
	10	耳扇后挡高	±0.3
	11	帽口条宽	±0.2
	12	帽面高	±0.4
针织帽	1	帽长	±1.4
	2	帽口宽	±1.2
	3	帽身宽	±1.2
	4	翻边长	±0.7
	5	帽顶直径(圆顶帽)	±1.0
	6	帽口直径(圆顶帽)	±1.0

4.2 理化项目要求

理化项目要求见表3。

表3 理化项目要求

检验项目		单位	指标
安全项目	甲醛	—	按SN/T 1649规定
	pH值		
	耐水色牢度		
	耐(酸、碱)汗渍色牢度		
	耐干摩擦色牢度		
	耐唾液色牢度(只适用于婴儿、儿童帽)		
	异味		
	可分解芳香胺染料		
	可触及锐利尖端和锐利边缘(只适用于婴儿、儿童帽)	—	GB 6675
	小附件拉力(只适用于婴儿、儿童帽)	N	70
色牢度	耐光色牢度(变色)	级	≥3-4
	耐洗色牢度(变色)		≥3-4
	耐洗色牢度(沾色)		≥3
	耐干洗色牢度(变色、沾色)		≥3-4
	耐湿摩擦色牢度		≥2-3
水洗尺寸变化率(只考核帽口内围)		%	针织帽:-3.0~+5.0 缝制帽:-2.0~+3.0
纤维含量偏差			按SN/T 1649—2005中4.2.12规定
注:当产品仅适合于干洗时,不需要考核耐洗色牢度和水洗尺寸变化率。			

5 抽样

按照SN/T 1932.2的规定执行。

6 检验

6.1 外观质量检验

6.1.1 检验条件

检验应在正常的北向自然光下进行,如在日光灯下检验,检验时样品表面的照度不低于600 lx。

6.1.2 检验方法

外观检验以产品的正面为主。检验时将抽取的样品放在检验台上,检验人员眼部距产品约60 cm

左右,以目光按4.1要求逐项进行检验,其中色差检验按GB/T 250规定执行,规格检验按附录A执行。

6.2 理化项目检验

6.2.1 安全项目

6.2.1.1 甲醛含量按SN/T 1649—2005中5.1检验执行。

6.2.1.2 pH值按SN/T 1649—2005中5.2检验执行。

6.2.1.3 耐水色牢度按SN/T 1649—2005中5.3.1检验执行。

6.2.1.4 耐酸碱汗渍色牢度按SN/T 1649—2005中5.3.2检验执行。

6.2.1.5 耐干摩擦色牢度按SN/T 1649—2005中5.3.3检验执行。

6.2.1.6 耐唾液色牢度色牢度按SN/T 1649—2005中5.3.4检验执行。

6.2.1.7 异味按SN/T 1649—2005中5.4检验执行。

6.2.1.8 可分解芳香胺染料按SN/T 1649—2005中5.5检验执行。

6.2.1.9 可触及锐利尖端和锐利边缘按GB 6675执行。

6.2.1.10 小附件拉力按附录B执行。

6.2.2 色牢度项目

6.2.2.1 耐光色牢度

根据需要选择下列方法之一进行检验:

——GB/T 8427;

——AATCC 16(5)。

6.2.2.2 耐洗色牢度

根据洗涤标签选择下列方法之一进行测定:

a) 水洗方法:GB/T 3921和AATCC 61;

b) 干洗方法:GB/T 5711和AATCC 132。

6.2.2.3 耐湿摩擦色牢度

按SN/T 1649—2005中5.3.3执行。

6.2.3 水洗尺寸变化率检验

根据需要选择下列方法之一进行测定:

——GB/T 8630;

——AATCC 135。

6.2.4 纤维含量检验

按SN/T 1649—2005中4.2.12执行。

7 检验结果的判定

按SN/T 1932.2规定执行。

8 不合格处置

8.1 应将合格批产品中检验发现的不合格品修复、剔除或调换为合格品。

8.2 对不合格批产品，如不合格项目能进行技术处理的，如外观质量、pH 值等，应予技术处理，经返工整理后，允许重新申请检验，按加严检验方式实施检验，重新检验仍不合格的判定为最终不合格。

8.3 对不合格批产品，如不合格项目不能进行技术处理的，如色牢度、禁用芳香胺含量等，判定为最终不合格。

附 录 A
（规范性附录）
规格测量方法

A.1 测量工具

A.1.1 钢卷尺及软尺，精度 1 mm。
A.1.2 量帽尺，精度 1 mm。

A.2 测量方法

将样品平放检验台上，用手轻轻理平，使产品呈自然状态，按表 A.1 及图 A.1、图 A.2 规定的部位及方法进行检验。测量结果精确到 1 mm。

表 A.1 规格测量方法

产品种类	序　号	部　位	测 量 方 法
缝制帽	1	帽口内围	用量帽尺测量帽子内口周长
	2	帽顶中长	由前线缝量至对面线缝
	3	帽顶中宽	由一侧缝量至对面侧缝
	4	帽墙中高	由绱口缝量绱口顶缝
	5	帽檐中长	由帽檐中直量
	6	帽围中高	由帽围中直量
	7	帽瓣中高	由帽瓣底口量至瓣尖
	8	头门中高	由帽前挡底口直量
	9	帽扇中高	由耳扇底口量至耳扇尖
	10	耳扇后挡高	由耳扇后挡中直量
	11	帽口条宽	由帽口底边量至绱口缝
	12	帽面高	由底口量至帽尖
针织帽	1	帽长	帽子放平，从帽子顶端垂直量至帽口
	2	帽口宽	帽口往上 2 cm 处，从帽左端平行量至右端
	3	帽身宽	帽翻边往上最宽处，从帽左端平行量至右端
	4	翻边长	从帽翻边顶端量至帽口
	5	帽顶直径(圆顶帽)	帽放平，测量帽顶直径
	6	帽口直径(圆顶帽)	帽口朝上放平，测量帽口直径

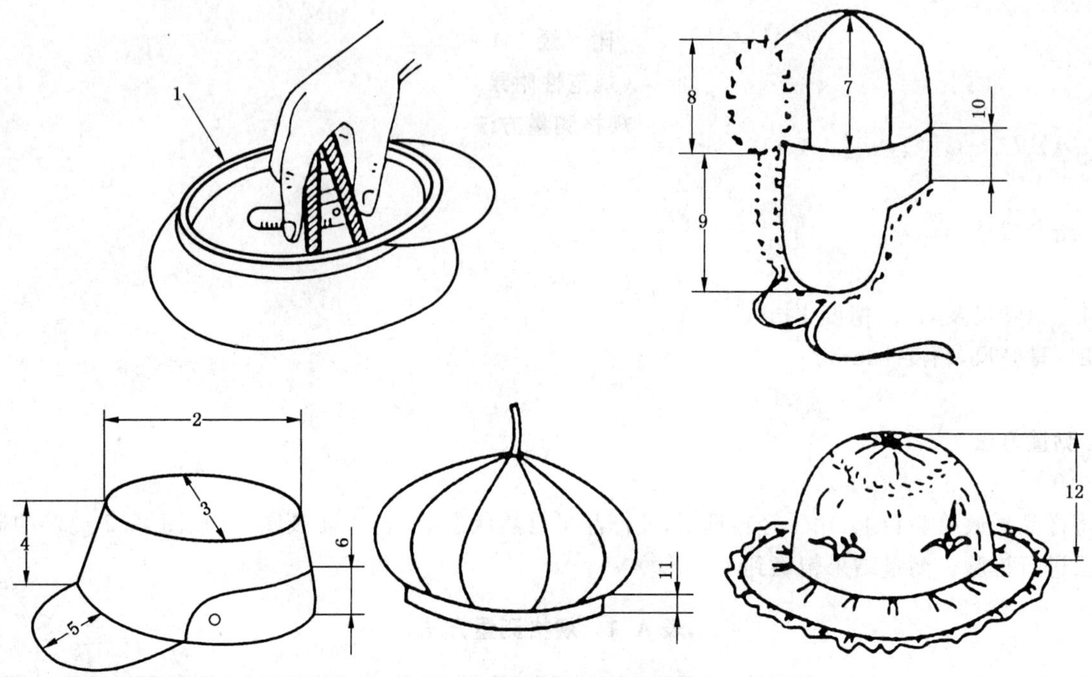

图 A.1 缝制帽的测量部位

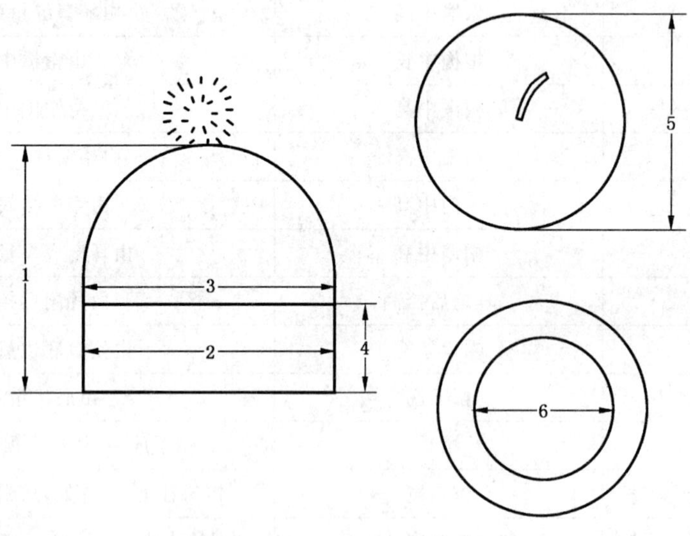

图 A.2 针织帽的测量部位

附　录　B
（规范性附录）
小附件拉力测试方法

B.1　测试仪器

B.1.1　测力仪，量程为100 N，精度为2 N。

B.1.2　三爪测力夹具（或相适应的其他夹具）。

B.1.3　计时秒表，精度为0.2 s。

B.2　测试方法

用三爪测力夹具（或相适应的其他夹具）夹持被测小附件，并将夹具与测力仪联接，平稳地施力于小附件，在5 s内达到规定拉力，同时按下计时秒表开始计时，持续10 s后卸荷，检查被测小附件是否脱落。

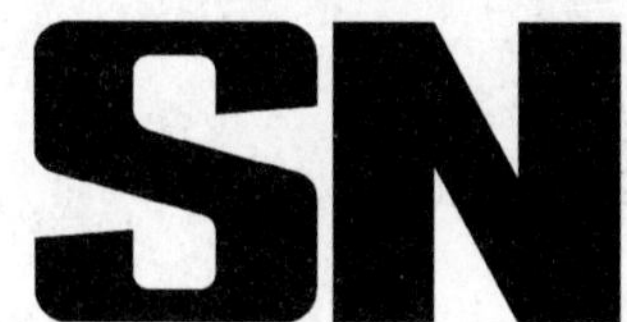

中华人民共和国出入境检验检疫行业标准

SN/T 2630—2010

进出口染色桑蚕捻线丝检验规程

Rules for inspection of coloured thrown silk for import and export

2010-05-27 发布　　　　2010-12-01 实施

中华人民共和国国家质量监督检验检疫总局　发布

前　言

本标准按照 GB/T 1.1—2009 给出的规则起草。

本标准由国家认证认可监督管理委员会提出并归口。

本标准起草单位:中华人民共和国浙江出入境检验检疫局。

本标准主要起草人:赵栋、汪良敏、董锁拽。

进出口染色桑蚕捻线丝检验规程

1 范围

本标准规定了出口染色桑蚕捻线丝的组批与抽样、检验方法和检验规则及检验结果的评定。

本标准适用于2根～9根所用原料生丝名义纤度在49 den(54.4 dtex)及以下的出口染色绞装、筒装桑蚕捻线丝的检验。

2 规范性引用文件

下列文件对于本文件的应用是必不可少的。凡是注日期的引用文件，紧注日期的版本适用于本文件。凡是不注日期的引用文件，其最新版本(包括所有的修改单)适用于本文件。

GB/T 250　纺织品　色牢度试验　评定变色用灰色样卡

GB/T 251　纺织品　色牢度试验　评定沾色用灰色样卡

GB/T 3916　纺织品　卷装纱　单根纱线断裂强力和断裂伸长率的测定

GB/T 3920　纺织品　色牢度试验　耐摩擦色牢度

GB/T 3921—2008　纺织品　色牢度试验　耐皂洗色牢度

GB/T 3922　纺织品耐汗渍色牢度试验方法

GB/T 5713　纺织品　色牢度试验　耐水色牢度

GB/T 6529　纺织品　调湿和试验用标准大气

GB/T 8170　数值修约规则与极限数值的表示和判定

GB/T 8427—2008　纺织品　色牢度试验　耐人造光色牢度：氙弧

GB/T 8693　纺织品　纱线的标示

GB/T 14033—2008　桑蚕捻线丝

GB/T 22857　筒装桑蚕捻线丝

SN/T 1649　进出口纺织品安全项目检验规范

3 术语和定义

下列术语和定义适用于本文件。

染色桑蚕捻线丝　coloured thrown silk

经过脱胶、染色加工的桑蚕捻线丝。

4 染色桑蚕捻线丝的标记

染色桑蚕捻线丝的标记、符号按GB/T 8693规定。

5 技术要求

5.1 技术要求项目

染色桑蚕捻线丝的技术要求分为品质技术指标和外观质量两项，品质技术指标包括断裂强度及断裂伸长率、色牢度(耐水色牢度、耐洗色牢度、耐汗渍色牢度、耐摩擦色牢度、耐光色牢度),外观质量包括光泽、手感和外观疵点。

5.2 评级规定

5.2.1 染色桑蚕捻线丝的分级以批为单位,按品质技术指标和外观质量的检验结果综合评定,分为双特级、特级、一级、二级和级外品。

5.2.2 品质评级:染色桑蚕捻线丝品质检验评级规定以批为单位,分为双特级、特级、一级、二级和级外品,根据品质检验结果,以其中最低一项成绩确定为品质等级。技术要求见附录A表A.1规定。

5.2.3 外观评级:染色桑蚕捻线丝外观检验评级规定以批为单位,按表1规定,分为良、普通、稍劣和级外品。外观疵点的检验和批注数量,绞装丝按附录B表B.1,筒装丝按附录B表B.2规定。

表1 外观评级规定

评等	外 观 成 绩
良	整理成形良好,光泽手感(软硬)略有差异,有1项轻微疵点者
普通	整理成形一般,光泽手感(软硬)有差异,有1项以上轻微疵点者
稍劣	主要疵点1项～2项或一般疵点1项～3项或主要疵点1项和一般疵点1项～2项者
级外品	超出稍劣范围者

5.2.4 基本等级评定:根据染色桑蚕捻线丝的品质等级和原料捻线丝的等级,以较低等级确定为该批染色桑蚕捻线丝的基本等级,若品质成绩任何一项低于最低指标时,作级外品。

5.2.5 原料捻线丝的等级评定按照GB/T 14033或GB/T 22857执行。

5.2.6 外观降级规定:外观检验评为稍劣者,依5.2.4确定的等级再降一级;若按5.2.4评为最低级者,则降为级外品;若外观检验评为级外品时,则一律作级外品。

5.2.7 产品有不符合品种、规格要求,原料混批,应作级外品处理,并在检验单上注明。

5.3 回潮率

染色桑蚕捻线丝的公定回潮率为11.0%,实测回潮率不得低于8.0%,不得超过14.0%,实测回潮率低于8.0%或超过14.0%时,应退回重新整理平衡。

5.4 安全检测项目

对安全检测项目有要求者,按SN/T 1649选择而定。

6 检验规则

6.1 组批

6.1.1 染色桑蚕捻线丝根据原料桑蚕捻线丝同一批次,同一色号,同一合同或同生产批号为一检验批。每批按300 kg±15 kg,或600 kg±30 kg组批。

6.1.2 不足315 kg的按300 kg规定组批,315 kg～570 kg的按600 kg规定组批。

6.2 检验

检验机构以批为单位,按照本标准规定进行外观、质量和品质检验,并评定染色桑蚕捻线丝的等级。

7 检验方法

7.1 抽样

7.1.1 抽样方法

在外观检验的同时，抽取具有代表性的质量和品质检验用样丝。抽样时应遍及箱与箱(件与件)的不同部位随机抽取。绞装丝每把限抽1绞，并应遍及边、中、角。筒装丝每箱限抽1筒(不足10箱的丝批每箱限抽2筒)。待检验结束后放回箱内。

7.1.2 抽样数量

按300 kg组批抽取质量和品质样丝，抽样数量按表2规定。若为600 kg组批时，则抽样数量及有关检验项目和外观批注数量按比例计算。

表2 重量和品质样丝的抽样数量规定

检验项目	样丝份数	每份样丝绞数(绞装丝)		每份样丝筒数(筒装丝)
		绞重≤100 g	绞重>100 g	
质量检验	2	2	1	2
品质检验	1	10		10
注：筒装丝从每只丝筒表层剥取80 g～100 g质量的检验样丝。				

7.1.3 丝锭准备

绞装染色桑蚕捻线丝抽取的品质样丝检验前应卷绕成丝锭，卷绕速度和卷绕时间以及卷绕丝锭个数按GB/T 14033—2008中7.1.3的规定执行。

7.2 质量检验

7.2.1 设备

设备包括：

a) 电子秤：量程100 kg～200 kg，最小分度值≤0.02 kg；

b) 电子天平：量程≥500 g，最小分度值≤0.01 g；

c) 带有天平的烘箱，天平量程≥1 000 g，最小分度值≤0.01 g。

7.2.2 检验规程

7.2.2.1 净重

全批受验丝抽样后，逐箱(件)在电子秤上称量核对，精确到0.02 kg，得出毛重。毛重复核时允许差异为0.02 kg，以第一次毛重为准。用电子秤称出5只纸箱(包括纸箱中的定位板、防潮纸等)或布袋的质量，筒装丝任抽10只筒管及纱套(包丝纸)，绞装丝任拆3把，拆下商标、纸、绳，称其质量，以此推算出全批丝的皮重。将全批丝的毛重减去全批丝的皮重即为全批丝的净重。

7.2.2.2 湿重(原重)

按GB/T 14033—2008中7.2.2.2的规定执行。

7.2.2.3　**干重**

按 GB/T 14033—2008 中 7.2.2.3 的规定执行。

7.2.2.4　**检验结果计算**

按 GB/T 14033—2008 中 7.2.3 的规定执行。

7.3　外观检验

7.3.1　设备

设备包括：

a)　灯光装置：内装荧光灯的平面组合灯罩或集光灯罩，光线以一定的距离柔和均匀地照射在丝把或丝筒端面上，其照度为 450 lx～500 lx；

b)　检验台：表面平整无反光；

c)　T 型支架：横杆表面光滑(用于绞装丝检验)。

7.3.2　检验规程

7.3.2.1　绞装丝：将全批受验丝逐把拆除包丝纸的一端，排列在检验台上，检查整批丝的外观质量。检验样丝时，将抽取的样丝挂于 T 型支架横杆上，并将丝条理直，使绞丝与地面成 45°～60°角，目光垂直丝片，视距 40 cm～50 cm，将绞丝沿圆周轮转一周，并内外翻转，进行内外全圈长检验。需要拆把检验时，拆把数量：300 kg 组批者拆 5 把，600 kg 组批者拆 10 把。解开一道纱绳，逐绞检查丝绞的表面、中层、内层。对照附录 B 表 B.1 中外观疵点，对全批丝作出外观质量评定。

7.3.2.2　筒装丝：全批受验丝中随机抽取 50% 的丝筒逐筒拆去纱套(包丝纸)，大头向上，排列在检验台上，对照附录 B 表 B.2 的规定，用手将筒子倾斜 30°～40°转动一周，检查筒子的端面和侧面，以感官检验全批丝的外观质量。

7.3.2.3　在整批丝中发现有附录 B 表 B.1 或表 B.2 所列程度的各项外观疵点的丝绞或丝筒应剔除。在一把丝中疵点丝有下列情况之一时，则整把剔除：

——12 绞及以下成把者有 2 绞及以上；

——12 绞以上成把者有 4 绞及以上。

7.3.2.4　批注规定：外观疵点达到规定的批注数量时，给予批注。外观疵点批注数量见附录 B 表 B.1 和表 B.2。

7.3.2.5　附录 B 表 B.1 和表 B.2 外观疵点中色差和色花的评判按 GB/T 250 执行。

7.4　断裂强度和断裂伸长率检验

7.4.1　检验环境

检验环境按 GB/T 6529 规定的标准大气和容差范围，在温度(20.0±2.0)℃，相对适度(65.0±4.0)%下进行，试样应在上述条件下平衡 12 h 以上方可进行检验。

7.4.2　设备

按 GB/T 3916 规定执行。

7.4.3　检验规程

7.4.3.1　染色桑蚕捻线丝的断裂强力和断裂伸长率的试验方法按 GB/T 3916 规定执行。

7.4.3.2 试验参数的选择：拉伸速度为 500 mm/min，试验仪的隔距长度为 500 mm±2 mm。

7.4.3.3 试验数量的规定如下：

a) 绞装丝：取 20 个准备好的丝锭，每锭测 5 次，共 100 次；

b) 筒装丝：将抽取的 10 筒品质检验样丝，每筒测 10 次，共 100 次。

7.4.3.4 平均纤度的测试方法和计算按 GB/T 14033 中规定执行。

7.4.4 检验结果计算

7.4.4.1 平均断裂强度按式(1)计算，$tex=\frac{1\,000}{N}$计算结果精确至小数点后两位。

$$p_0=\frac{\sum_{i=1}^{N}F_i}{N\overline{T}_d} \qquad \cdots\cdots(1)$$

式中：

p_0——平均断裂强度，单位为厘牛每分特(克力每旦)[cN/dtex(gf/den)]；

F_i——各次测试的绝对强力，单位为厘牛(克力)[cN(gf)]；

$\overline{T}_d$——平均纤度，单位为分特(旦)[dtex(den)]；

N——测试次数。

7.4.4.2 平均断裂伸长率按式(2)计算。计算结果精确至小数点后两位。

$$\overline{\delta}=\frac{\sum_{i=1}^{N}\delta_i}{N} \qquad \cdots\cdots(2)$$

式中：

$\overline{\delta}$——平均断裂伸长率，%；

δ_i——各次测试的断裂伸长率，%；

N——测试次数。

7.5 色牢度检验

7.5.1 耐水色牢度的测定按 GB/T 5713 规定执行。

7.5.2 耐洗色牢度的测定按 GB/T 3921—2008 方法 A 规定执行。

7.5.3 耐汗渍色牢度的测定按 GB/T 3922 规定执行。

7.5.4 耐摩擦色牢度的测定按 GB/T 3920 规定执行。

7.5.5 耐光色牢度的测定按 GB/T 8427—2008 中的方法 3 规定进行。

7.5.6 变色评定按 GB/T 250 执行，沾色评定按 GB/T 251 执行。

8 包装和标志

8.1 包装

8.1.1 染色桑蚕捻线丝的整理、质量和装箱规定按用户要求执行。

8.1.2 包装应牢固，便于仓储及运输，使产品不受损伤和受潮。包装用的筒管、纸箱、纸、纱套等应清洁、坚韧、整齐一致。

8.2 标志

8.2.1 标志应明确、清楚、便于识别。

8.2.2 每箱(件)内应附商标,每箱(件)外包装上应标明规格、包件号、企业代号等。

9 数值修约

本标准的各种数值修约,按 GB/T 8170 数值修约规则取舍。

10 其他

对染色桑蚕捻线丝的规格、品质、包装、标志有特殊要求者,供需双方可另行协议。

附 录 A
（规范性附录）
品质技术指标评级规定

表 A.1 品质技术指标评级规定

<table>
<tr><td colspan="3" rowspan="2">检验项目</td><td colspan="4">等　级</td></tr>
<tr><td>双特级</td><td>特级</td><td>一级</td><td>二级</td></tr>
<tr><td rowspan="5">色牢度/级
≥</td><td rowspan="2">耐水
耐洗
耐汗渍</td><td>变色</td><td>4</td><td>3-4</td><td>3</td><td>2-3</td></tr>
<tr><td>沾色</td><td>4</td><td>3-4</td><td>3</td><td>2-3</td></tr>
<tr><td rowspan="2">耐摩擦</td><td>干摩</td><td>4</td><td>3-4</td><td>3</td><td>2-3</td></tr>
<tr><td>湿摩</td><td colspan="2">3</td><td colspan="2">2-3</td></tr>
<tr><td colspan="2">耐光</td><td colspan="2">4</td><td colspan="2">3</td></tr>
<tr><td colspan="3">断裂强度/(cN/dtex)　≥</td><td colspan="2">3.00</td><td colspan="2">2.80</td></tr>
<tr><td colspan="3">断裂伸长率/%　≥</td><td colspan="2">15.50</td><td colspan="2">14.50</td></tr>
<tr><td colspan="3">原料捻线丝等级</td><td>双特级</td><td>特级</td><td>一级</td><td>二级</td></tr>
<tr><td colspan="7">注：染色捻线丝名义纤度为 200D(222.2 dtex)以上时，断裂强度及伸长率项目不作考核。</td></tr>
</table>

附　录　B
（规范性附录）
外观疵点名称和批注数量

表 B.1　绞装丝外观疵点名称和批注数量

<table>
<tr><th colspan="2" rowspan="2">疵点名称</th><th rowspan="2">疵　点　说　明</th><th colspan="3">批注数量</th></tr>
<tr><th>整批/把</th><th>拆把/绞</th><th>样丝/绞</th></tr>
<tr><td rowspan="7">主要疵点</td><td>规格混杂</td><td>丝把或丝绞内有不同规格的丝混入</td><td>—</td><td>—</td><td>1</td></tr>
<tr><td>色差</td><td>丝把或丝绞之间有明显色泽差异或丝绞内有明显色泽层差超过 4 级者</td><td>10</td><td>10</td><td>3</td></tr>
<tr><td>色花</td><td>丝绞内有不规则的色泽差异超过 4 级者，包括轧白、轴花、碎花、油花、白雾、色渍花等</td><td>—</td><td>10</td><td>3</td></tr>
<tr><td>宽急股</td><td>单丝或股丝松紧不一，呈小麻花状</td><td>—</td><td>8</td><td>2</td></tr>
<tr><td>双线</td><td>双线长度 1.5 m 及以上者</td><td>—</td><td>—</td><td>1</td></tr>
<tr><td>起毛</td><td>丝绞明显起毛</td><td>10</td><td>—</td><td>—</td></tr>
<tr><td>多根（股）或缺根（股）</td><td>股线中比规定出现多根（股）或缺根（股），长度在 1.5 m 及以上者</td><td>—</td><td>—</td><td>1</td></tr>
<tr><td rowspan="8">一般疵点</td><td>长结</td><td>结端长度在 4 mm 以上</td><td>—</td><td>8</td><td>2</td></tr>
<tr><td>污渍</td><td>丝绞被异物污染</td><td>—</td><td>8</td><td>2</td></tr>
<tr><td>绞重不匀</td><td>丝绞质量相差在 15%以上者，即：$\frac{M-m}{M}\times100\%>15\%$</td><td>—</td><td>—</td><td>4</td></tr>
<tr><td>凌乱丝</td><td>丝绞层次不清，络交紊乱，难于退解卷曲者</td><td>—</td><td>—</td><td>2</td></tr>
<tr><td>杂物飞入</td><td>废丝或杂物带入丝筒绞内</td><td>—</td><td>8</td><td>2</td></tr>
<tr><td>切丝</td><td>股丝中存在一根及以上的断丝</td><td>—</td><td>8</td><td>2</td></tr>
<tr><td>整理不良</td><td>绞把不匀，编丝留绪不当等</td><td>10</td><td>—</td><td>—</td></tr>
<tr><td colspan="6">注 1：达到以上程度者判为疵绞，达不到者则为轻微疵点。
注 2：在同一丝绞中同时存在几种外观疵点时，以严重一项判定。
注 3：疵点绞重不匀中：M 为大绞质量，m 为小绞质量。</td></tr>
</table>

表 B.2　筒装丝外观疵点名称和批注数量

<table>
<tr><th colspan="2">疵点名称</th><th>疵　点　说　明</th><th>批注数量/筒</th></tr>
<tr><td rowspan="4">主要疵点</td><td>规格混杂</td><td>丝筒内有不同规格的丝混入</td><td>1</td></tr>
<tr><td>色差</td><td>丝筒之间有明显色泽差异或丝筒内有明显色泽层差超过 4 级者</td><td>10</td></tr>
<tr><td>色花</td><td>丝筒内有不规则的色泽差异超过 4 级者，包括轧白、轴花、碎花、油花、白雾、色渍花等</td><td>10</td></tr>
<tr><td>宽急股</td><td>单丝或股丝松紧不一，呈小麻花状</td><td>10</td></tr>
</table>

表 B.2 筒装丝外观疵点名称和批注数量（续）

疵点名称		疵 点 说 明	批注数量/筒
主要疵点	成形不良	丝筒两边不平整，高低差 4 mm 及以上者或两端塌边有松紧丝层	20
	双线	双线长度 1.5 m 及以上者	1
	起毛	丝筒明显起毛	10
	多根(股)或缺根(股)	股线中比规定出现多根(股)或缺根(股)，长度在 1.5 m 及以上者	1
一般疵点	污渍	丝筒被异物污染	8
	筒重不匀	筒子质量相差在 15%以上者，即：$\frac{M-m}{M}\times 100\% > 15\%$	20
	跳丝	丝筒一端丝条跳出，其弦长在 30 mm 及以上者	10
	杂物飞入	废丝或杂物带入丝筒内	10
	切丝	股丝中存在一根及以上的断丝	8

注 1：达到以上程度者判为疵筒，达不到者则为轻微疵点。

注 2：在同一丝筒中同时存在几种外观疵点时，以严重一项判定。

注 3：疵点筒重不匀中：M 为大筒质量，m 为小筒质量。